ZHONGXIYI JIEHE
JIWEI ZHONGZHENG YIXUE

U0271510

ZHONGXIYI JIEHE
JIWEI ZHONGZHENG YIXUE

中西医结合
急危重症医学

刘　镇　刘惠灵　霍敏俐　主　编

云南出版集团公司
云南科技出版社

图书在版编目（CIP）数据

中西医结合急危重症医学 / 刘镇，刘惠灵，霍敏俐
主编. -- 昆明 ：云南科技出版社，2018.8
ISBN 978-7-5587-1536-5

Ⅰ．①中… Ⅱ．①刘… ②刘… ③霍… Ⅲ．①急性病
－中西医结合疗法②险症－中西医结合疗法 Ⅳ.
①R459.7

中国版本图书馆CIP数据核字(2018)第183230号

中西医结合急危重症医学

刘 镇 刘惠灵 霍敏俐 主编

责任编辑：王建明 蒋朋美
责任校对：张舒园
责任印制：蒋丽芬

书 号：978-7-5587-1536-5
印 刷：廊坊市海涛印刷有限公司
开 本：889mm×1194mm 1/16
印 张：45
字 数：1440千字
版 次：2020年7月第1版 2020年7月第1次印刷
定 价：198.00元

出版发行：云南出版集团公司云南科技出版社
地址：昆明市环城西路609号
网址：http://www.ynkjph.com/
电话：0871-64190889

前　言

　　急危重症医学是医学领域中一门实践性很强的交叉性学科,急危重症多来势凶猛、瞬息多变、病情凶险、病死率高,极大的考验着临床医生的专业知识和临床技能,随着医学科学的迅猛发展和社会需求的日益增强,对急危重症患者能否做出迅速而准确的判断和及时妥善的处置,至关重要。这就需要临床医生不仅要具备坚实的理论基础和娴熟的临床技能,而且要具备丰富的临床经验和善于观察辨证分析的能力。医生对急危重症的抢救能力和水平直接关系到患者安危和预后,而且在很大程度上直接决定着医院的综合实力和社会影响力。

　　近年来,医学理论上的成熟和临床实践方法的不断改进,加上医务工作者们的不懈努力,重症医学不断充实发展完善,形成了一个独立的新型学科。而中医急症的发展已有数千年的历史了,在发展过程中,逐渐形成了运用中医学理论和中医临床思维方法研究急危重症的病因病机、症候演变规律、辨证施治等问题的临床学科,在救治患者、抢救危重过程中做出了不可磨灭的贡献。但由于历史条件的局限,急救手段和投药途径受到了多方面的限制,致使其理法特色和专长未能充分发挥,而近代医学的发展推动了中医急危重症医学的发展,中西药物联用、抢救手段多样化、救治途径多渠道化,不但最大限度地满足了中医对急症的应急之需,而且最大限度地发挥了中医救治上的综合处理优势。进而形成了中西医结合急危重症医学这一新兴学科,这一学科的出现和发展有望成为中医学术发展的突破口。中医的整体观念与辨证论治思维和理念是中医的灵魂、精髓、优势和特色,将这一理念融入中西医结合急危重症医学的理论中将极大的推动这一学科站在维护生命的制高点上不断发展、不断进步、不断迈上新台阶。

　　急危重症的紧急处理是院前、急诊、ICU 医师经常需要面对的问题,实际上在临床工作中,各科医生都有可能会面临各种急危重症,即使在中医临床工作中也不例外。因此,作为一名临床医生,如何全面掌握跨学科的知识和技能,如何提高急危重症的救治能力和水平,如何获得急危重症医学领域的新理论、新观点、新技术,对临床医生都有极其重要的价值。为此,我们组织了多名在临床上长期从事急危重症救治工作并富有临床经验和专业特长的专家学者,群策群力,精心编撰了这本《中西医结合急危重症医学》,将中西医结合急危重症的精彩内容介绍给大家。

　　本书结合临床实际的需要,以实用性为出发点,突出"急、危、重"的特点,有较强的科学性、先进性和实用性,适用于临床一线医师及其它相关医务人员和医学院校师生参考使用。

　　全书编写历时1年余,参编各专家均付出了艰辛的努力,经过出版社编辑同仁的精心雕琢而呈现于世,在此对诸位同仁表示衷心感谢,但由于编撰人数较多、编撰内容丰杂,众笔合撰,文采各异,虽反复琢磨、竭力推敲,限于编者知识水平,难免有诸多不妥之处,恳请同道和读者不吝赐教。

2018 年 3 月写于深圳

目　　录

第一篇　绪　论

第二篇　中西医结合急危重症常见症候

第三篇　内科急症

第七篇　急危重症护理

第一篇　绪　论

第一章　中西医结合急危重症学的概念和发展概述

第一节　中西医结合急危重症学的概念

中西医结合急危重症学是在中医药理论指导下结合现代医学,研究中医各科急、重、危症的病因病机、变化规律、诊疗技术和救护措施的一门学科,是中医临床医学的重要组成部分。急救、急症、急诊是中西医结合急危重症学研究的重要内容。急救,是指抢救患者生命,缓解病情,纠正病势,由逆转顺以及预防综合病、并发症时所采取的紧急医疗救护措施。急症,是指急性发病、慢性病急性发作、急性中毒或意外伤害等需要立即进行紧急医疗处理的病症。急诊,是指紧急快速、准确地运用四诊,为急诊患者诊察病情,确立救治原则,遣方选药,促使病情转危为安。中西医结合急危重症学运用中医药理论和现代科技手段,发展和完善有中医特色的急救技术和方法,探索中西医结合急危重症诊治规律,是一门跨学科专业的临床医学学科。中西医结合急危重症学的范围包括院前急救、院内急救、急性中毒、急诊医学组织管理及灾害医学。具体内容有猝死、脱证、血证、中风、脏器衰竭、急性中毒等。

中西医结合危重急症学是一个新的医学专用名词,在近 20 年的学科发展中,它脱胎于传统中西医结合急危重症范畴,吸收了现代急诊医学的技术和方法,进入了一个新的阶段,产生了质的飞跃。中西医结合急危重症学的实质是突出中医特色,借鉴和吸收现代急诊医学的成果和优势的"中西医结合急危重症学"。其在中医学学术发展的历程中占有重要地位,是中医学学术发展和飞跃的突破口。

（刘　镇）

第二节　古代医学对急诊的贡献

一、《黄帝内经》奠定了中医急症理论基础的雏形

急症、急救在祖国医学发展中源远流长。在中医学理论体系形成的初期,《黄帝内经》详细记载了中医急症相关病名、临床表现、病因病机、诊治要点及预后,从而奠定了中医急诊医学的理论基础。如对急危重症命名均冠以"暴"、"卒(猝)"、"厥"等,以与非急症病区别,如"卒中"、"卒心痛"、"厥心痛"、"暴厥"、"薄厥"等。厥脱证是临床常见的危重病证之一,类似现代医学的休克、高血压脑病或重症急性脑血管病。《素问·阴阳应象大论》论厥脱证脉象曰:"厥气上行,满脉去形",即脉沉细无力,或微细欲绝,或不能触及,明确提出了厥脱证脉象的共同特点。《素问·大奇论》载"脉至如喘,名曰暴厥",说明当时已经能够认识到当

心率加快到一定程度时,会导致脑供血不足,引发阿-斯综合征。《素问·调经论》谓:"血之与气并走于上,则为大厥,厥则暴死,气复返则生,不返则死",提出气血逆乱而致昏迷的主要原因及影响预后因素。《素问·生气通天论》谓:"阳气者,烦劳则张,精绝,辟积于夏,使人煎厥",论述了暑热之邪导致气阴耗伤,而致昏厥的病因病机。

《黄帝内经》有关真心痛的论述较为丰富,如《灵枢·五邪》谓:"邪在心,则病心痛",指出真心痛的发生与寒邪入心有关。为什么会突然发生疼痛呢?《素问·举痛论》给予了回答:"经脉流行不止,环周不休,寒气入经则稽迟,泣而不行。客于脉外则血少,客于脉中则气不通,故卒然而痛。"同时也提到"脉泣则血虚,血虚则痛,其俞注于心,故相引而痛"。论述了心痛发生的另外一种原因,即心血供应不足,心失于濡养,气血不通而痛的道理。对真心痛的症状描述也极为详细,如《灵枢·厥病》谓:"病真心痛者,必手足冷至节,爪甲青,且发夕死,夕发旦死";《素问·脏气法时论》谓:"心病者,胸中痛,胠背肩胛间痛,两臂内痛。虚则胸腹大,胁下与腰相引而痛……"另外,《黄帝内经》对厥心痛进行了临床分型,厥心痛因它经的阳气虚衰而使少阴心经经气逆乱,即阳虚阴厥而导致的心痛,心痛又分为脾心痛、胃心痛、肾心痛、肝心痛、肺心痛的不同,为心痛急症的临床治疗明确了方向。

《黄帝内经》提出"内虚邪中"是中风病的主要病机。如《素问·风论》载:"风之伤人也,或为偏枯,风中五脏六腑之俞,亦为脏腑之风,各入其门户所中,则为偏风",《灵枢·刺节真邪》载:"虚邪偏客于身半,其人深,内居营卫,营卫稍衰,则真气去,邪气独留,发为偏枯"。其在《素问·通评虚实论》中说:"凡治消瘅,仆击,偏枯,痿厥,气满发逆,甘肥贵人则高梁之疾也",验之当今急诊临床,仍有一定的指导意义。并提出情志过度是内风产生的原因,如《素问·生气通天论》载:"大怒则形气绝,血菀于上,使人薄厥。有伤于筋纵,其若不容,汗出偏沮使人偏枯"。今之"中风",也即急性脑血管病,与"大厥"、"薄厥"、"仆击"相近。《灵枢·刺节真邪》等篇对中风的病位、病状、病因、病机及预后等方面认识更为详尽,是后世医家论治中风的理论渊源,为中风病的辨证论治奠定了基础。

对于急症病因的论述,《黄帝内经》重视内因、外因以及内因外因相互作用。外因包括六淫、疫疠之邪。对内因提出了"七情太过,反伤五脏"的理论。在内外因相互关系上,《灵枢·百病始生》谓:"风雨寒热,不得虚,邪不能独伤人。卒然逢疾风暴雨而不病者,盖不虚,故邪不能独伤人。此必因虚邪之风,与其身形,两虚相得,乃客其形",对内外因的相互作用而导致的疾病作了很好的说明。

关于病机的论述,《素问·逆调论》:"夫不得卧,卧则喘者,是水气之客也",类似现代医学慢性心衰急性发作,夜间阵发性呼吸困难,与体内液体负荷过多有关,即所谓的"水气"。关于邪正盛衰,《素问·通评虚实论》中指出"邪气盛则实,精气夺则虚";关于寒热属性,《素问·刺志论》阐述"气实者,热也,气虚者,寒也"。《素问·至真要大论》归纳的病因病机,即后世统称的"病机十九条"。所列病症二十余种,其中大半为急症,将病机与临床急症概括归纳分类,创造性地把风、寒、湿、热、燥、火六淫病机与心、肝、脾、肺、肾五脏病机结合起来,有效地指导急症的辨治,受到历代医学的重视。在诊断上体现了司外揣内,以表知里,知常达变,审证求因,四诊合参的中医急症临床辩证方法。如《素问·阴阳应象大论》指出:"知我知彼,以表知里,以观过与不及之理,见微得过,用之不怠"。《素问·玉机真脏论》:"天下至数,五色脉变,揆度奇恒,道在于一。"

在治疗上,《黄帝内经》提出"出入废则神机化灭,升降息则气立孤危",为急症治疗用调理气机之法,恢复气机的升降等提供了理论依据,后世颇多重视。《黄帝内经》在疾病的预后转归上也有相应的描述。如《素问·玉机真脏论》:"大骨枯槁,大肉陷下,胸中气满,腹内痛,心中不便,肩项身热,破皮脱肉,目眶陷,真脏见,目不见人,立死,其见人者,至其所不胜之时则死。"又"急虚,身中卒至,五脏绝闭,脉道不通,气不往来,譬于堕溺,不可为期",指出急性突然发病,正气暴虚,五脏气绝,如同从高处落下或溺水,是无法预测死期的。

二、《伤寒杂病论》推动中医急危重症理论的发展

东汉末年,张仲景以当时伤寒热病为基础,创立了中医学辨证论治的学术思想,奠定了中西医结合急危重症学辨证救治体系。《伤寒杂病论》全书397条,有关急症条文约300余条。在急症诊断上,《伤寒杂病论》注重鉴别诊断,如三阳病同是发热,太阳病为恶寒发热,阳明病为但热不寒,少阳病为往来寒热。在急症救治上,抓住主要矛盾,急救为先,如急下存阴的承气汤类,回阳救逆的四逆汤类。在急症治疗上,强调以病机为先,理、法、方、药一线贯通的治疗原则,如"病常汗出……以卫气不共荣气谐和故尔……营卫和则愈,宜桂枝汤","太阳病不解,热结膀胱,其人如狂,血自下……但少腹急结者,乃可攻之,宜桃核承气汤"。在急症病情观察及预后判断,注重临床体征的监测,如"伤寒……其人汗出不止者,死","少阴病六七日,息高者死","少阴病,下利,若利自止,恶寒而蜷卧,手足温者,可治","少阴病,恶寒,身蜷而利,手足逆冷者,不治"。对一具体病症的诊断与急救处理也有重大贡献。如对高热、神昏的治疗,创立清热与攻邪两大治法。清热用白虎汤,通里攻下用承气汤。外感发热按六经分证辨治。太阳病是外感热病的初期阶段,主人体之表,主症恶寒发热,脉浮,头项强痛。若兼汗出、恶风、脉浮缓者,称中风,治以桂枝汤解肌和营;兼无汗、恶寒、脉浮紧者,称伤寒,治以麻黄汤解表散寒;兼无汗烦躁者为表寒里热,治以大青龙汤解表清里;兼喘咳、干呕、不渴者为表寒夹有水饮,治以小青龙汤解表化饮;少阳病是指外感热病呈现口苦、咽干、目眩、耳聋、目赤、不欲食、脉弦等症,主症是寒热往来、心烦喜呕、胸胁苦满,病在太阳将要传入阳明之间,称半表半里。虚火者,治宜小柴胡汤和解少阳,实火者治宜大柴胡汤和解通里;阳明病是实热证,分经证和腑证。经证主症是高热,不怕冷、口渴、汗出、热不退、脉洪大,治宜白虎汤清热生津。腑证主证是大便秘结、汗出而壮热不退或潮热谵语,呈现痞、满、燥、实的临床表现,治宜小承气汤急下存阴。对于暴喘,提出三种临床类型:风寒束肺,发汗定喘法,方用麻黄汤或小青龙汤,肺卫失宣用宣肺平喘法,方用桂枝加厚朴杏子汤;热郁于肺用清热泄肺平喘法,方用麻杏甘石汤。关于暴利,主张分表利、热利和寒利治之。挟表下利用解表清里,方用葛根黄芩黄连汤,热剩下重用清热解毒法,方用白头翁汤,虚寒下利而厥用急救回阳法,方用四逆汤。对于急黄,病死率很高,仲景倡立辨阳黄、阴黄。提出了茵陈五苓散利尿、栀子大黄汤攻下、抵当汤逐瘀三法。在论治血症方面,分吐血、衄血、便血、尿血治之。热性出血者,泻心汤类主之,寒性出血者,用温经止血法;热郁下焦尿血者用育阴清利止血法;吐衄属心火亢盛,用泻心汤清热降火;中虚气寒者,以柏叶汤温经止血。下血有远血、近血之别,远血多因脾气虚寒,治以黄土汤温经止血;近血多因大肠湿热,治以赤小豆当归散清热利湿。厥证仲景主张先辨其寒热属性,热厥于里应用通腑泄热法,阳脱寒厥用回阳救逆法。此外还采用了灸法治厥。

急性腹痛,病情复杂。仲景把胸腹体表划分为胸胁、胁下、心下、脐、脐下、少腹等部位来诊断的,将自觉症状如"满"、"痛"、"悸"等和体征如"按之濡"、"弦急"、"支结"、"石硬"、"按之痛"等出现的部位与所在脏腑经络有机地结合起来,作为推测急性腹痛的寒、热、虚、实,察知气、血、水饮、积滞的有无,作为判断病情的又一重要依据,指导处方用药。在论治急性腹痛,张仲景提出了八种分型,即心腹猝痛证、腹中痛呕吐证、腹痛下利证、腹中痛里急证、腹痛小便不利证、腹满痛证、腹胀满不大便证、妇人腹中痛证。其证治概括为三法,即温下通腑法、泻热逐承法、散寒止痛法。

关于胸痹、心痛,仲景认为"阳微阴弦"、本虚标实是其主要病机,治疗扶正祛邪,急则治标,缓则治本为原则,祛邪以通阳宣痹为主,扶正以益气温阳为主。具体治疗还体现了"症变治变"、"证不同治亦不同"的辨证论治精神。胸痹、心痛病皆因上焦阳虚,阴寒之邪上乘胸位,导致胸阳痹塞而成,可夹痰盛气滞,也可夹中焦虚寒;选用瓜蒌薤白白酒汤、瓜蒌薤白半夏汤、枳实薤白桂枝汤以通阳散结、豁痰下气;中焦虚寒者,

加人参汤补虚振阳；寒湿重者，助以薏苡附子散散寒除湿。阴寒固结不散、心痛彻背、背痛彻心、身寒肢冷者，用乌头赤石脂丸助阳逐阴。

仲景有许多治疗急症宝贵的经验，他提出"夫病痼疾，加以卒病。当先治其新病，后乃治其痼疾"对体健者患急诊，邪气"适中经络，未流传脏腑，即医治之"，免由传生变。对病情复杂的表里同病，"本发汗而复下之，此为逆也；若先发汗，治不为逆"；本先下之而反汗之，为逆；若先下之，治不为逆。前者为表急先治表，后者为里急先治里。对阴阳俱损者，先扶阳后救阴，先顾虚后治实。凡病邪在表者，不论其为伤寒、中风、温病、湿病、水气、溢饮、均用汗法；邪实在胸中或上脘者，均用吐法；燥屎、宿食、瘀血等邪结下焦者，用下法。在方药使用上，仲景亦有极丰富的经验。他用麻黄发汗，大黄泻下，石膏清热，甘遂逐水，瓜蒂催吐。麻黄配桂枝发汗力倍增，太黄配芒硝则泻热通便，配枳实厚朴则行气通便，配附子攻下寒积，配栀子清热利湿退黄，配黄连、黄芩降火止血，石膏配知母清热泻火保津，甘遂配芫花、大戟增强峻下逐水之力。后世医家用苍术配熟地治疗消渴，黄芪配升麻治疗脱肛等均在此基础上发展而来的。临床已证实，四逆汤能抢救某些休克，大黄甘草汤能治心律失常，乌梅丸能治胆道蛔虫、支气管哮喘，葛根黄芩黄连汤能治急性细菌性痢疾，白虎汤可治流行性乙型脑炎，茵陈蒿汤可治急性黄疸型肝炎，大柴胡汤能治胆结石、胆囊炎之胆绞痛，麻杏石甘汤、小柴胡汤能治大叶性肺炎，葛根汤能治流行性感冒，芍药甘草汤能治三叉神经痛、坐骨神经痛、胆绞痛、肾绞痛等。

《伤寒杂病论》还介绍了张仲景治猝（卒）死及中毒的方法。卒死包括中暑、溺死、缢死、真心痛等疾病；抢救首先应做好保暖、人工呼吸，用通关散吹鼻，可鼻饲给药，舌下点药。也用针灸，以求开窍醒神，畅通气机，解除邪气。如足食物、药物中毒，应饮盐汤催吐，用三物备急丸攻下，甘草紫苏汤解毒，借以迅速排除和中和毒素。

《伤寒杂病论》另一重大贡献就是动态辨证，用动态的观点去把握急症，就能更好的控制病情。如外感急症的由表入里、由轻转重、由阳入阴具有一定的演变规律，杂病急症的由浅入深、由实转虚、因虚致实亦有规可循。"观其脉证，知犯何逆，随证治之"就是对急症动态辨证的高度总结。

三、晋唐至明清时期的重要贡献

晋·葛洪对急症贡献较大，所著的《肘后备急方》总结了魏晋南北朝时期治疗内、外、妇、儿、五官科急症的经验，拓宽了急症范围，发展了给药途径，创立了肠吻合术。

隋代巢元方编著的《诸病源候论》，共载病 67 类、1739 证候，其中急症病证占四分之一多，急症证候占六分之一。提出流行性传染病的病因是"人感乖戾之气而生病"。最早提出急黄证候，特别强调"热毒"的作用，以与寒湿、湿热相区别，在黄疸病因认识上是一创见。

唐·孙思邈在《千金要方》和《千金翼方》中明确提出"备急方"27 首专供急救，如救治卒死。首先外用"仓公散"开窍，急救时"取药如大豆，纳竹内吹鼻取嚏，则气通则活"；内服"还魂散"若口不开，去齿下汤即活，同时又针间使、百会、灸人中。大大提高了临床急救的疗效。

金元时期。急症的理论和治疗方法进一步丰富和发展了，以金元四大家为首的医家各有侧重。刘完素以"火热"立论，善治热病，其治疗急性热病，以清热通利为主，兼顾润泽脾胃。创立不少行之有效的辛润方剂。张从正力主攻邪，强调病邪或受于外，或生于内，留着不去，是一切病证之总根，采用发汗、催吐、泻下三法攻邪。朱丹溪倡导"阴不足而阳有余"，侧重于体内火热化生，重视痰、气致病。李杲注重顾护脾胃，认为饮食不洁、劳役过度和精神刺激是内伤病的主要病因，其治疗多以益脾胃、升阳气为主。

四、温病学说的形成和发展奠定了中西医结合急危重症内科学理论体系

温病学说源远流长。温病一词首见于《内经》,《素问》的"热论"、"刺热"、"评热病论"和《灵枢》的"热病"是有关温病的专论,对后世温病学说有着极其深远的影响。有关温病的病因,《素问·生气通天论》谓"冬伤于寒,春必病温",《素问·热论》谓"凡病伤寒而成温者,先夏至日者为病温,后夏至日者为病暑"。说明此时已认识到温病与伤寒的不同,乃是由于感受寒邪之后经过节气的更移与机体内部一系列的复杂变化所致。《素问·刺热》从脏腑角度提出五脏热病的临床表现,实为温病学分型辨证之渊源。对于温病的治疗,《内经》最早提出了"治之各通其脏脉,病日衰已矣。其未满三日者可汗而已,其满三日者可泄而已";"泻其热而出其汗,实其阴以补其不足"等,提出温病的治疗以祛邪为先务,补阴为要着。张子和在《内经》启示下,力主张首先祛邪,常用汗、吐、下法奏功;吴又可更倡"客邪贵乎早逐"之说。后世医家总结出"不论寒暑湿温热疫疠,总以逐邪为功"。"邪早退一日,正即早安一日,此为治一切外感证之总决";《难经》认为,伤寒有五,有中风,有伤寒,有湿温,有热病,有温病,其所苦各不同。在治疗上,《难经》认识到对于表证,辛温发表对伤寒则汗出而愈,于温病则惟有增疾

晋,王叔和在温病方的重要贡献是,创造性提出了"寒毒藏于肌肤,至春变为温病,至夏变为暑病",为伏气温病学说奠定了基石;首创四时之气与时行之气为病,开新感温病之先河;明辨伤寒与温病之异,为温病学说的形成作了理论准备。

巢元方提出了"乖戾之气"。尝谓"岁时不和,温凉失节,人感乖戾之气而生病,则病转相染易,乃至灭门,延及外人"。《诸病源候论》对证候和病机进行详细叙述和探究,如论"温病发斑候"时谓:"冬月天时温暖,人感乖戾之气,未即发病;至春又被积寒所折,毒气不得发泄;至夏遇热,温毒始发于肌肤,斑烂隐疹,如锦文也。"

唐代孙思邈改变了晋隋时期的"有论无方"局面,《千金要方·伤寒杂治》指出:"凡除热解毒,无过苦泄之物,故多用苦参、青葙、艾、栀子、葶苈、苦酒、乌梅之属,是其要也"。对于伤寒,则宜辛温而不宜苦寒,《千金翼方·伤寒》载"尝见太医疗伤寒,惟大青、知母等诸冷物投之,极于仲景本意相反。汤药虽行,百无一效。"《千金要方》收录治五脏温病方,在清热祛邪的同时照顾到各脏腑的特点,如柴胡宜于肝胆寒热交作,玄参宜于心脏惊悸,升麻宜于脾胃热毒,麻、杏、前胡、紫菀宜于肺金喘咳,苦参、茵陈宜于肾、膀胱下焦湿秽。此外,孙氏还创制了许多方剂,对后世很有影响,生地黄汤治时病表里大热欲死方;治风温之葳蕤汤,滋阴与解表并行,补仲景所未备;犀角地黄汤治温病热入血分。至唐代中叶,温病学经王焘的整理,又有了进步。王焘对温热方药的引述,不仅切中病症,又发前人之未备。如治天行肺热咳嗽,喉有疮,引《广济方》地黄方,滋阴润喉、清热解毒并举。又如治天行毒病,酷热下痢,引七物升麻汤。治冬伤温至夏发斑的温病,引葛根橘皮汤,补巢之阙。

宋元以降,温病学有了新的发展。其突出成就是脱离了伤寒学说的羁绊,向独立的理论体系前进了一大步。其中,刘完素和王安道的贡献最大,可称温病发展史上的重大突变,对后世影响深远。刘完素首先明确了外感发热性传染病(广义伤寒)属于"热",使医家对热病的治疗树立了牢固的清热思想,解决了千百年来的理论难题。他提出了"六经传受,自浅至深,皆是热证,非有阴寒之病"的观点。并从外感热病每多见汗出这一症状入手,论注其属于热;从运气角度论述"故病寒者自是寒病,非此汗病之气也。……万物之水液,皆生于阳热之气,如天气阳热极甚则万物湿润,而冬寒则万物干燥。由是言之,既为作汗之病气,本热非寒明矣"。在实践上,他主张治温汗、吐、下、和,而清则一以贯之。邪热在表当汗,常用滑石、石膏、甘草、葱、豉之辛凉疏散;邪热在里当下,常用承气、抵挡之类下之;邪热在上则涌之,宜瓜蒂散;邪在半表半

里,则宜和解。师小柴胡法而不拘其药,自制防风通圣散、双解散、凉膈散等药方。由于刘完素过分强调外感发热概以清泻,不免矫枉过正。王履从仲景立法原意出发,提出"仲景书专为即病之伤寒设,不兼为不即病之温病设"之精论。彻底地从理论上将温病与伤寒并列起来,结束了温热隶属伤寒的历史,迫使温病学家须于仲景法外求法。

明清时期温病学派有两大主流,一为疫性温病学说,主要代表人有吴有性、戴天章、余霖等;二为非疫性温病学说。主要代表人有叶桂、薛雪、吴瑭等。吴氏面对具有烈性传染性的温病,接受了朱肱有关瘟疫的认识。将这种烈性传染性温病命名为"温疫"。他创造性地提出了"夫温疫之为病,非风、非寒、非暑、非湿、乃天地间别有一种异气所感"。为了区别戾气与六淫,他提出了邪伏膜原论。这一理论是他经过长时间的临床观察总结出的,即疫邪以膜原为中心,以表里为主线的九种传变类型,从而完善了辨证体系。吴氏在《素问·四时刺逆从论》"除其邪则乱气不生"等祛邪务尽思想的影响下,强调温疫以逐邪为第一要义,"邪不去则病不瘳"。吴氏的祛邪思想充分反映在达原饮的组方意义及运用上。其祛邪论突出表现在:一是寻找针对病因的特效药,吴氏认为一病有一病之毒,一毒有一药以解之。二是驱邪着眼于变通,《素问·热论》载有"治之各通其脏脉"在此经义启发下,结合张仲景"若五脏元真通畅,人即安和"及刘河间、张子和有关宣通祛邪的学术思想,对宣通疫邪作了充分发挥,得出了"百病疫邪,皆由于壅郁"的见解。在治疗上首次提出"疫邪首尾以通行为治"的著名论点。善用大黄,且得心应手。尝谓:"一窍通,诸窍皆通,大关通而百关尽通也"。传吴有性之学者,有江苏上元戴天章者,其著《广瘟疫论》,讨论了疫性温病的诊断和常见的兼、夹症,诊断上突出辨气、辨色、辨舌、辨神、辨脉为全书精华。其中,"凡此嗅尸气、观垢晦、察舌苔积粉、判神情昏昧,别脉数模糊五辨"皆据实践心得发表议论,为辨识疫性温病的关键所在。在症状辨证方面,戴氏继承了吴又可疫邪表里辨治学说,尝谓"疫邪见证千变万化,然总不出表里二者"。从部位言,疫性温病的症状不外表里二类;从病机言,其发病机理不外因表因里。《广瘟疫论》还讨论了疫性温病的五大治法,疫邪与伤寒所用汗法不同:伤寒汗不厌早,时疫汗不厌迟;伤寒发汗必以辛温辛热以宣阳。时疫发汗必以辛凉辛寒以救阴;伤寒发汗不犯里,时疫发汗必通里。时疫发汗有不求汗而汗自汗解者,如里热太甚,用大承气汤以通其里,不已而再,再不已而汗解。直待里邪逐尽,里气外达,多能战汗而解;或里热燥甚,忽得痛饮而汗解;或气虚之质,加人参而汗解;或阴血枯竭,用大剂滋阴润燥生津而汗解。戴氏认为,时疫汗法不专在乎升表,而在乎"通其郁闭,和其阴阳"。必察表里无一毫阻滞,逐邪而兼顾其正,乃为时疫汗法之万全。时疫与伤寒所用下法不同:伤寒下不厌迟,时疫下不厌早;伤寒在下其燥结,时疫在解其郁热;伤寒证当下,必待表证全祛,时疫不论表邪祛否,但兼里证即下;伤寒邪在上焦不可下,时疫邪在上焦亦可下;伤寒一下即已,时疫有再三而下者。时疫下法有六:①结邪在胸,用贝母两许下之;②结邪在心胸,小陷胸汤下之;③结邪在胸胁连心下,大柴胡汤下之;④结邪在脐上,小承气汤下之;⑤结邪在当脐及脐下,调胃承气汤下之;⑥痞满燥实下焦俱结,大承气汤下之。论清法着重指出时疫为热证,未有不当清者也。在表汗之不退,在里下之不解,或有热无结,则惟以寒凉直折其热而已,故清法可济汗下之不逮。热之浅者以石膏、黄芩为主,柴胡、葛根为辅;热之深者花粉、知母、瓜蒌仁、栀子、豆豉为主;热入心包者黄连、犀角、羚角为之;热直入心脏则难救矣,重用牛黄犹可十中救一。论和法认为凡两种相互对立的治法同用称为"和",如寒热并用,补泻合剂,表里双解等。时疫之热夹他邪之寒,须寒热并用以和之,如黄连与生姜同用,黄芩与半夏同用,石膏与苍术同用,知母与草果同用;时疫之气实,病人之正虚,须补泻合剂以和之。如参、芪、归、芍与硝、黄、枳、同用疫邪既有表复有里,须表里双解以和之,如麻、葛、羌、防、柴、前与硝、黄、枳、朴、芩、栀、苓、泽同用。或用下法而小其剂缓其峻,或用清法变汤为丸亦可称"和"。戴氏认为时疫病情复杂,尤其宜和,如热为痰、滞、瘀附丽,若但清其热而不去其物,未能有效,必察其附丽何物,于清热诸方加入何药,始能奏功。论补法着重指出时疫"为病药所伤,当消息其所伤在阴在阳以施补阴补阳之法"。尤其"虽疫邪为热证伤阴者多,然亦有用药太过而伤阳者",更觉从实践中得来,信而有证。

余霖对疫性温病的认识突出在"热毒"二字。其著《疫疹一得》一书,在认识到"火毒"致疫的前提下,在治疗用药上本于"热者寒之"之旨。而于"清解"法上着力。他再三强调疫疹不可表、下。因为表散则燔灼火焰,如火得风,风乘火势,火借风威,燎原莫制;攻下则虚其中州,阴液涸竭,邪毒易乘虚内犯。奈何世之医者不明此理,肆行发表攻里,致变症蜂起。余氏有鉴于此,自制清瘟败毒饮,重用石膏,随证变通,于疫疹之治,竟奏大功。清瘟败毒饮为白虎、犀角地黄、黄连解毒三方加减而成,治火热疫毒,表里俱盛,狂躁烦心,口干咽痛,大热干呕,错语不眠,吐血衄血,热盛发斑。此方取十二经泻火之药,重用石膏直入胃经,退其淫热。余氏经反复的临床实践,得出"非石膏不足以取效"的重要体会,指出石膏直入戊己,先捣其窝巢之害,而十二经之足易平矣。佐以黄连、犀角、黄芩,泄心肺之火;丹皮、栀子、赤芍泄肝经之火;连翘、元参解散浮游之火;生地、知母抑阳扶阴而救欲绝之水;桔梗、竹叶载药上行;使以甘草和胃。此皆大寒解毒之剂,热毒疫疠非此方不足以当其任。综观上述,余霖治疫重在清解,因病制宜,自成一家之言,对疫性温病作出了贡献。

叶天士生平致力于温病研究。创立了非疫性温病的辨证纲领,发明了非疫性温病的察舌、验齿、辨斑疹、观白㿠等特殊诊断方法,建立了较为系统的非疫性温病的治疗大法。叶氏的温病观主要反映在他的口述稿《温热论》。叶氏研究的非疫性温病,其病因是感天地温热之邪气,不同于吴有性研究的杂气温疫,更不同于仲景的"伤寒"。他提出了卫、气、营、血作为非疫性温病辨证纲领,为非疫性温病奠定了坚实的理论基石。"卫气营血"不仅阐明了温病的四大证候类型,而且揭示了四型之间的内在联系,如叶氏指出"温邪上受,首先犯肺,逆传心包"。在温病的诊断方面,通过观察舌质、舌苔的色泽、润枯和形态等变化,作为辨别属卫属气属营属血,以及判断津液存亡,病情转归和预后好坏的重要指征。通过察舌以辨别病变的深浅:如说:"其热传营,舌色必绛,绛,深红色也。初传,绛色中兼黄白色,此气分之邪未尽也……"是以绛舌之有否兼夹黄白苔,作为辨别病邪是否完全入里的主要指征。通过察舌为治疗立法提供依据:如用承气攻下,必"验之于舌,或黄甚,或如沉香色,或如灰黄色,或老黄色,或中有断纹,皆当下之,如小承气汤……若未见此等舌,不宜用此等法"。通过齿龈周围的血色以区别病之阴阳,指出"阳血者,色必紫,紫如干漆;阴血者,色必黄,黄如酱瓣。阳血若见,安胃为主;阴血若见,救肾为要"。认为阳血是胃热邪实所致,阴血是肾阴亏损之故,因此在治疗上亦有重在祛邪和重在救阴之异。在温病的治疗方面,《温热论》虽重点论述了风温和湿温的治疗方法,但对其他温病也有普遍的指导意义。该论著提出的"在卫汗之可也,到气才可清气;入营犹可透热转气,……入血就恐耗血动血,直须凉血散血",制定了温病传变过程中不同阶段的治疗原则和大法。叶氏对湿热证的治疗,主张,其一,湿热兼治,使两邪孤立,不致搏结为患。如说:"挟湿加芦根、滑石之流……或渗湿于热下,不与热相搏,势必孤矣。"其二,强调利小便是祛除湿邪,导邪出路的重要方法。提出"通阳不再温,而在利小便"。在叶氏的启迪下,后世治湿温证的方剂,如三仁汤、茯苓皮汤、宣痹汤等均于清热之中配合淡渗利湿之品,影响之深远,当不言而喻。《温热论》对养阴和护阴有独创性的论述,提出"救阴不在血,而在津与汗"。因此,温病救阴的目的并不在滋补阴血。而在于生津养液和防止汗过多而损耗津液,在用药上多取生地、麦冬、甘蔗浆、梨皮之类生津养液,而不用四物、左归等滋养阴血。后世不少生津养液的名方,如五汁饮、增液汤、益胃汤等均循此而立。叶氏将养阴法分为甘寒濡润和咸寒滋填两大类,为后世准确运用养阴法指出了要领。另外,叶氏应用清热解毒合芳香开窍法,为救治热病昏迷、痉厥等危症开辟了新途径。叶氏选药十分精细,以轻灵见长,从而形成了温热学派用药的独特风格。叶氏主张"分消上下之势",举杏、朴、苓为例。盖杏仁宣肺达邪,以开上焦,气化则湿化;厚朴运脾畅中,以化中焦之湿;茯苓甘淡渗利,以祛下焦之湿,可见这三味药作为分消三焦湿浊之邪。有一定代表性。

吴鞠通著《温病条辨》标志着温病学说进入了更新更深的境界。其突出的成就在以下两大方面。一是创造性地提出以三焦为主线的温病辨证施治。"温病由口鼻而入,鼻气通于肺,口气通于胃。肺病逆传则为心包,上焦病不治,则传中焦,胃与脾也;中焦病不治,即传下焦,肝与肾也。始上焦,终下焦……"点明了温病过程中自上及下,由浅而深的传变规律。提出"治上焦如羽,非轻不举"的观点,用药力主轻浮升散,如银花、桑叶、薄荷、桔梗等。盖温邪由外及里。自上向下侵入,机体之抗邪力应激由里向外,自下而上抵御,治疗必须因势利导,开邪出路。他创制了桑菊饮、银翘散、新加香薷饮、杏苏散、桑杏汤等,辛能升散,凉能清泄,颇合病情。中焦为脾胃处所。湿重热轻者酌情选用加减正气散,祛湿为主,清热次之;热多湿少者当投白虎加苍术汤或三石汤清热为主,燥湿次之;湿热并重者以杏仁滑石汤及黄芩滑石汤清热燥湿并举。下焦是肝肾所属的领地,主藏阴精。温病发展至下焦,已为病变之后期。此时正气已衰,邪少虚多,阴精耗损十分突出。吴氏于下焦病倡"治下焦如权,非重不沉"之法则。盖滋阴增液,填精补髓,潜阳息风之品,如鳖甲、龟板、牡蛎、生地、麦冬、阿胶等,气厚味浓,能直取下焦,吴氏为此而设的加减复脉,三甲复脉,大、小定风珠等,深合下焦温病病情,为临床所习用。二是确立了温病养阴法则。吴氏谓"温为阳邪……最善发泄,阳盛必伤阴。"在温病的发展过程中始终存在着伤阴的基本矛盾。吴氏根据温病各个发展阶段伤阴的不同情况,提出了不同的养阴方法,归纳起来可分甘寒生津、咸寒养液、酸甘化阴以及苦甘合化等几个方面。甘寒生津法主要适用于温病初、中期,邪在上、中焦阶段,肺胃津液耗伤之证。常用如沙参、麦冬、生地、梨汁等甘寒之品,代表方如沙参麦冬汤、五汁饮、益胃汤等。当邪热深入肝肾,灼伤阴精,真阴亏耗之时,甘寒濡润已不能胜任,惟咸寒滋填之品,常用药如玄参、阿胶、地黄、龟板等,代表方为加减复脉汤,始能收到养阴复液,壮水制火之效。肾水枯竭,肝失涵养,而出现肝风内动、手足瘛瘲之证,亟须填补真阴,息风潜阳,大、小定风珠即是代表方剂。其他如黄连阿胶汤,为咸寒之中加入苦甘,以治真阴亏耗而心中烦不得卧之虚实相杂之证。青蒿鳖甲汤是咸寒辛凉之剂,温病后期热伏阴分,需透热外出,入阴搜邪,宜用此方,临床上治虚热时也广为应用。酸甘化阴法与上二法不同,是用酸敛药物收敛阴气,不使阴气散脱,同样起到保阴作用。主要方剂是生脉散,常用于温病特别是暑温津气耗伤之证。其他还有连梅汤,此方为酸甘化阴兼酸苦泄热法,用于暑邪深入厥、少二阴,水亏火旺之证。人参乌梅汤为久痢之后阴液大伤,热病液涸,急以救阴之方。苦甘合化法将苦寒药与甘寒之品配合运用,取苦甘之性以化阴气,苦寒又能泻热。但此法中苦寒所占的比重不多,因苦寒太过反伤阴气,冬地三黄汤便是一个代表方,为热结于上焦,肺气不化而小便不利的阴伤而挟热邪所设,三黄苦寒各一钱,意在泄热结而通小肠火腑,但又不使苦寒化燥;麦冬、元参、生地剂量较大,取其甘寒滋其化源。热病小便不利,阴液已伤,此方确为对证之治。又温病内陷下痢,欲为厥脱,立法应以救阴为主。育阴坚阴为救阴之两大法门,故吴氏化裁仲景之黄连阿胶汤组成加减黄连阿胶汤,以黄连、黄芩苦寒坚阴泄热,阿胶、生地、白芍甘寒育阴,共救厥脱。以上四条治法是吴氏养阴的主要手段。但四者未可截然分开,临床可根据症情相互配合应用。

(刘　镇)

第三节　近现代中医急危重症学发展概况

中医急危重症学是一门古老而又新兴的学科,是运用中医学理论和中医临床思维方法研究急危重症的病因病机、证候演变规律、辨证救治与处理等问题的临床学科。其在中医学学术发展的历程中占有重要地位,是中医学学术发展和飞跃的突破口。从中医学的发展历史看,中医学学术发展的核心是急诊学科的进步。清代末年,随着帝国主义侵略,西方医学广泛在我国传播开来。受西方先进医学的冲击和民族虚无主义情绪的影响,中医学特别是中西医结合急危重症的发展受到极大的阻碍。这时期一些医家为中医的生存和发展,试图用中西医汇通的方式研究中医,他们对中西医结合急危重症都作出了一定的贡献,如唐宗海、朱沛文、恽铁樵、张锡纯等中西医汇通学派,虽未取得明显的成就,但对后来中西医结合治疗急症影响很大。

20世纪中叶至今,中西医结合急危重症的研究虽然取得了进展,但因为现代西医学急诊急救发展迅速,对临床急症的救治形成了一套较为完整的常规指南,也逐步形成了"中医治慢、西医救急"的观念,因此,新世纪中西医结合急危重症学的研究任重而道远。近20年来,中西医结合急危重症学学科发展较快,在确定中西医结合急危重症学科地位、内涵外延,常见急危重病的规范化诊治方面进行了深入的研究。1997年中华中医药学会急诊分会的成立,全国11家国家中医药管理局中医急症诊疗中心的建立,标志着中西医结合急危重症学这一临床学科的诞生。此后在老一辈中西医结合急危重症专家任继学教授、王永炎教授、王左教授、晁恩祥教授、梅广源教授、陈绍宏教授、孙塑伦教授等的带领下,中西医结合急危重症学学科从临床、教学、科研方面都取得了明显的进步,尤其是在临床学科的建设方面更加突出,全国三级以上中医院都建立了一定规模的急诊科,所有的中医院校均开设了《中西医结合急危重症学》这门临床课,近2/3的院校将其设立为临床主干课,对学科的发展、人才的培养起到了积极的推进作用。

从20世纪50年代开始,中西医结合急危重症在吸收古人经验的基础上就进行了探索性的研究,且形成了一定的规模,并取得了良好疗效。例如1954年,石家庄地区运用中医学温病理论和方法治疗流行性乙型脑炎,取得了显著疗效。此后中西医结合急危重症的研究范围不断扩大,如急腹症、冠心病心绞痛、急性心肌梗死等,在20世纪70年代均取得了不少的临床经验,但当时是在无统一组织、无计划的情况下进行的。20世纪70年代末、80年代初,中西医结合急危重症学进入了一个振兴与发展的时期。政府十分重视中医急症研究的组织工作,如1983年11月,卫生部中医司在重庆召开了全国中医院急症工作座谈会,专题讨论如何开展中医急症工作,并提出了《关于加强中医急症工作的意见》。1984年,国家中医药管理局医政司在全国组织了高热(分南、北方组)、痛证(后分为心痛、胃痛)、厥脱、中风、血证和剂改攻关协作组,后又成立了多脏衰协作组等11个协作组,各地也建立了相应组织,在全国范围内有领导、有计划地开展了中医急症工作。

1984年以来,以这11个急症协作组为龙头,在中医急症诊疗规范化、临床研究、剂型改革、基础与实验研究等方面,对一些急症进行了较全面的研究,并出版了一些急症学专著,从一个侧面反映了中西医结合急危重症学的成就与发展趋势。

一、诊断、疗效标准逐步规范化

中西医结合急危重症学作为一门临床学科,要与国内外医学接轨,首先就要依据中医理论、中医特色和优势,在临床实践中进行诊疗标准规范化的研究。其内容组成包含病名、诊断、疗效3个标准。中西医结合急危重症学经典病名是学科发展的重要起点,不可废除,但其广泛的内涵却严重影响着研究水平、学术水平的纵深性提高,不可墨守,必须规范。以王永炎教授为领导的脑病急症协作组对中风病的病名诊断作了深入研究,提出三层诊断法,包括病名、病类、证名的全病名诊断。统一命名为中风病,又称卒中(内中风),相当于西医的急性脑血管病颈内动脉系统病变。病类按有无神识昏蒙分为中经络和中脏腑。证名9条,包括中经络5条(肝阳暴亢、风火上扰证,风痰瘀血痹阻脉络证,痰热腑实、风痰上扰证,气虚血瘀证和阴虚风动证)和中脏腑4条(风火上扰清窍证,痰湿蒙塞心神证,痰热内闭心窍证和元气败脱、心神散乱证)。其病名诊断的描述举例为:"中风病,中脏腑:痰热内闭心窍证"。中风病的病名诊断经全国30余个医疗科研单位2200多例患者的反复临床验证而具科学性和可行性,极大地推动了中西医结合急危重症的学术发展。胸痹急症协作组对胸痹病的病名诊断作了探讨,提出了"病证相配,组合式分类诊断法"。首先将中医病名内涵赋以西医病名,实现规范化。胸痹病相当于冠心病,把5个临床类刊全部归人中医病名内涵,即胸痹心痛相当于冠心病心绞痛;胸痹心悸相当于冠心病心律失常;胸痹心水相当于冠心病心力衰竭;胸痹心厥相当于冠心病心肌梗死;胸痹心脱相当于冠心病心脏停搏。再分6个证名,即气虚损证、心阴不足证、心阳不振证、痰浊闭塞证、心血瘀阻证和寒凝气滞证。其病名诊断的描述举例为:"胸痹心痛.心气虚损兼痰浊闭塞证"。胸痹病的病名诊断经全国近20个医疗科研单位1800多例患者的反复临床验证而具科学性和可行性。此外,血证组将吐血黑便的诊断标准定为血由胃来,从窍而出。厥脱组明确厥脱证是指邪毒内陷或内伤脏气或亡津失血所致气机逆乱、正气耗脱的一类病证,以脉微欲绝、神志淡漠或烦躁不安、四肢厥冷为主症,并提出听医学中各种原因引起的休克可参照本证辨证。在病名方面无法运用传统中医学概括者,就及时地推出西医学的病名,如王今达教授领导的多脏衰协作组不仅全名引人了"多脏器功能障碍综合征"的病名,而且较早在国内提出了多脏器功能障碍综合征危重程度的判定标准,同时归纳总结了本病"三证三法"的辨证体系,提出了"菌毒炎并治"的创新理论,在世界危重病医学范围内都具有十分重要的意义。

诊断标准突出诊断点,从主证与兼证加以描述,并指出诱发因素,还合理吸收西医学如生化、细菌、免疫、X线、CT、B超等诊断标准,补充有意义的体征和理化检查内容。疗效标准采用计量评分法,采用显效、有效、无效、加重四级制。特别是对中医证候学的判断由以往的定性法改为目前的定量法,增强了评定的客观性和可信度。国家中医药管理局医政司早在1984年就组织制订中风、外感高热、胸痹心痛、血证、厥脱证和胃痛6个急症的诊疗规范,于1989年试行,1990年7月1日在全国试行,后又补充了头风、痛证、风温肺热病、温热、多脏衰5个诊疗规范,印成《中西医结合急危重症诊疗规范》一书在全国推行使用,使中医急症诊疗标准的规范化迈出了可喜而扎实的第一步。

二、辨证方药突出序列化

中医诊治急症的理法,既是对急症临床诊断和治法用药的学术归纳,也是对急症病因、病理、病性、病位和病势的综合分析,具有具体体现中医的整体观和辨证观、融熔理法方药于一体的理论特色,是探索和开拓中医治疗急症的临床基础,所以成为近年各地开展中医治疗急症十分重视的又一思路特点。

保持急症辨证论治的理法特色,从方法学的角度而论,主要是通过有效治法方药的药效学研究来体现,这种研究方法对阐明和印证中医"证"的病机理论及其诊治规律,具有现代科技进步的内容。这样"以药探理"的研究方法,为深入探讨急症理法方药的内在联系,揭示急症的治法特点,开拓了新的途径,扩大了一批传统方药的急救应用范围,明显提高了急救的疗效。

目前,中医急症方药的研究已从单一的治法方药向辨证序列方药方面发展,在中医药理论特别是辨证论治原则的指导下,急症方药强调按病种、病机、病情序列配套。如治疗胸痹心痛,速效止痛分辨寒证、热证,研制出组方新、工艺新、标准新的序列方药,在临床配套使用中明显提高了中医诊治胸痹心痛的疗效水平。对暴喘的治疗,中医认为肺肝肾之虚为本,痰瘀交阻为标,但在论治时,攻实则伤正,补虚则助邪,此时应当标本兼治,而不能一味攻邪或扶正;经临床观察,采用一日两方标本兼治法,疗效不仅较一日一方治标法好,而且还较一日一方标本兼治法为佳,投药方法的辨证序列配套也明显提高了临床疗效。另外,中风病、外感高热、急性血证及急性胃痛等病证也分别实施了辨证方法的序列配套,使中医诊治急症的临床疗效明显地迈上了新台阶。

三、抢救手段重视综合性

中西医结合急危重症急救,由历史条件的局限,急救手段和投药途径受到多方限制,致使其理法特色和专长未能充分发挥。因此,能否发挥急救方药的药效,是影响中医急救疗效的重要环节,也是近年来各地集中协作攻关的重要难题。更新中医的应急手段,从临床的角度而论,与急救有效方药的剂型和投药途径的改革密切相关,这些改革包括以下技术进步的内容:①保持中医的理法特色,具有中医理论和经验提供的处方依据;②采取现代临床验证观察分析方法,参考现代诊断检查数据;③经临床验证为可靠的有效急救方药;④按照现代制剂的先进工艺进行试制,并进行相应的药理实验,取得安全有效的实验结果;⑤再经临床随机对照试验,取得客观的疗效评价。通过这样的设计,基本上能反映出新制剂在继承的基础上,有了提高和改进。据近年全同9个急症协作组的不完全统计,已先后推出各种急救中药新制剂共40多个品种,给药途径及剂型有注射液、吸入剂、舌下给药薄膜及含片、结肠灌注剂及栓剂,以及口服剂(口服液、冲剂、散剂、片剂)等,具体药物有清开灵注射液、双黄粉针、穿琥宁注射液、脉络宁注射液、生脉针、参附针、补心气口服液、滋心阴口服液、瓜霜退热灵等。这些新制剂的研制成功大大丰富了急症的救治手段。

采用多种治法联用的急救措施,概言之有内治法和外治法、药物治法和非药物治法等,也指理法方药一体化中的不同治法原理而言。它是在临床辨证之理明确之后,针对不同病症诊断制订的不同治法原则,依此治法原则立方遣药,以求选方对证、用药效专之功。近年来在探索提高中医急症治疗的进程中,多采用多种治法联用,如对急性感染所致急症的治疗采用了如下几种两法联用:活血与清解联用;清解与救阴联用;固脱与清解联用;中西药物的联用等。抢救手段上采取多品种、多制剂、多途径,不但最大限度地满足了中医对急症的应急之需,而且最大限度地发挥了中医救治上综合处理的优势。

四、中医急救理论创新化

中医学的发展历史表明,中医理论的创新和学术上质的飞跃,都首先在急诊医学上有所突破。历史上伤寒和温病的两次学术高峰对中医学的功绩已经载入史册而不可磨灭,当今我们正面临第三次突破,近年来存中医急救理论的创新上已经做了不少的学术准备。在外感高热和多脏器功能障碍综合征的救治上:提出了"热毒学说";在急腹症、感染性休克、脑卒中、急性呼吸窘迫综合征(ARDS)、细菌性痢疾和消化道出血的治疗中采用了大黄通下法,运用了"肺与大肠相表里"的理论;对急性脑出血热主张运用破瘀化痰、解毒通络法,并在其基础上提出了"毒损脑络"的新理论;对流行性出血热主张运用凉血行瘀、解毒开闭固脱法;对冠心病提出痰瘀同治;中风病的治疗重点已转到先兆病的预防及大康复的概念;在护理上提出了"辨证施护"的观点,以及明确中医学"辨证施护"与西医学"整体护理"之间的关系;提出中药肌肉、静脉针剂的创制等,都是"星星之火",将会带来第三次中西医结合急危重症学理论上的突破,真正推动中医学的全面发展。

五、研究方法逐步科学化

临床研究方法一改以往个案报道及病例总结的低水平状态,大力引进了现代科学研究内容,如诊断和疗效评判,采用社会公认的标准;临床观察研究,采取严格的科研设计,遵循随机对照的原则,并按近年西医的疗效评定及要求进行。由于客观指标(包括临床、药效学实验指标)是新药研究必不可少的内容,因而促进了中西医结合急危重症制剂作用机制的研究,加强了对急症发生、传变、预后机制的认识。

临床和实验研究引入现代科技方法的结果,既保持,中医特色和优势,又使中医迈入了科学化、现代化的新殿堂。可以预测,基于中西医结合急危重症的临床实验学一旦创建和诞生,中医学术的第三次突破必将迅速来临。

虽然中西医结合急危重症医学的发展向辨证方药序列化、诊疗标准规范化、急救理论创新化、抢救手段多样化、研究方法科学化的方向有了长足发展,但是中西医结合急危重症研究工作中仍存在不少问题,主要表现为:缺乏创新的急诊辨证论治体系;缺乏具有中医特色的应急先进技术手段;缺乏具有中医特色的序列新药新制剂。为了中西医结合急危重症研究工作快速、顺利地进行,应加强对中西医结合急危重症研究思路与方法学的探讨,以促进中西医结合急危重症学的更大发展。

(刘　镇)

第四节　中西医结合急危重症学学科特点

中西医结合急危重症的范围非常广泛。临床上,我们将疾病的程度分为3个等级,即急症:疾病发生、发展比较紧急,但不一定危及生命;重症:这类疾病比急症带给患者的痛苦要重,而且病情严重,并且很可能威胁到患者的生命;危症:这类疾病一旦发生,患者的生命随时都会受到威胁。这三类疾病中,中医比较擅长的是对于急症和重症的治疗。急诊医学在中医诊疗系统中占有重要的地位。然而,近百年来,中西医结合急危重症学科的阵地正在逐渐缩小,但中西医结合急危重症仍然具有鲜明的学科特点。

一、急症、重症是中西医结合急危重症的临床优势

中医最大的优势在于急症、重症的诊断与治疗,从中医学术几次大的飞跃和中医学发展最为繁荣的几个阶段来看,都与中医药治疗急症、危重症密切相关。东汉著名的中医学家张仲景在《伤寒论》序中谈到"余宗族素多,向余二百,建安纪年以来,犹未十稔,其死亡者,三分有二,伤寒十居其七。"说明当时流行的疾病之危重。从一个侧面反映《伤寒论》所治疾病多是急危重症,并且首次提出六经辨证的思路。晋代葛洪的《肘后备急方》记述的是治疗各种急危重症的单方验方,将危重症、急症的用药以及处理的方法等都囊括在内,其中一些治法是非常有效的,如目前在国际上都非常有名的青蒿素,其原创就是《肘后备急方》以鲜青蒿榨汁治疗疟疾。在金元时期,中医的发展空前繁荣,但最为突出的还是对于危重症的治疗。中医学发展的另一个飞跃是在明清时期,其学术上最为重大的发展是温病学说的兴起。实际上,当时的温病主要是指各种烈性的传染病,当然也属于危重病的范畴。所以,从六经辨证的形成到金元四大家在学术上的发展,再到温病学派中卫气营血、三焦辨证学说的创立,任何一种对于中医学来说具有划时代意义的辨证方法的确立都是根源于危急重症的治疗。因此从历史的渊源上来看,中医本身就是以治疗急症、危重症为主要内容。中医自古以来在许多急症治疗与慢性病调理方面都有很显著的效果,只是随着社会的发展和现代医学的涌入,从事中西医结合急危重症的人相对而言越来越少了,很多中医药的学者也逐渐将研究的重点转向慢性病的防治上了,但是近百年以来,尤其是20世纪四五十年代以后,整个中医的发展并不是很快,从某种意义上说中医的疗效甚至在退化。究其原因,其中很重要的一点就是中医的研究对象搞错了,重点放在了慢性病的治疗上,却忽略了中医真正的优势所在——急危重病。所以,整个中医学的发展是与急症、危重症的治疗有着密切的关系的。

二、中医学术发展的突破口必须是中西医结合急危重症的进展

在 20 世纪 80 年代,我国专门成立了 11 个中西医结合急危重症研究协作组,进行了如多脏衰、胸痹心痛、血证、厥脱证和急性热病、急性脑病的研究等。经过大量临床和实验室的研究,确实取得了一些成果,其中具有标志性的成果有基于急性热病、急性中风研究的清开灵注射液在临床治疗中的应用,基于厥脱证的参附注射液在临床治疗中的应用等。目前政府机构对中西医结合急危重症的发展越来越关注。1997 年国家中医药管理局在全国 11 个不同的医院建立了中医急症中心,2007 年又确立了 23 个中西医结合急危重症临床基地建设单位,目的就是要拓展中医急症,发展中西医结合急危重症学术。而且中华中医药学会已经将中西医结合急危重症列为二级学会。从中医教育上来看,已经把中西医结合急危重症学作为一门很重要的中医临床专业课进行教授,并且规范、统一了教材。

很多中医界的前辈也在指出中医在急症方面大有潜力。如急性脑血管病,中医治疗非常有优势,但是目前来说疗效并不是非常好,这主要是因为治疗方法混乱,临床研究缺乏科学性,不能够得到共识;对于急性感染性疾病在抗生素出现以前,中医药一直是治疗的重要方法,但其效果并不是很好,否则自古以来不会有众多的医家对于热病进行不懈的研究。随着 20 世纪抗生素的问世,感染性疾病的病死率明显下降,但是中医在感染性疾病中还是有很大的空间可以发挥其优势。因为随着时间的推移,临床上出现了大量的耐药菌株,尤其是一些重症感染用抗生素治疗后出现的一些不良反应、二重感染、耐药等情况,西医学暂时没有很好的解决办法,而这正是中医值得深入研究的问题。我们在临床研究中发现,通过中医药的介入和应用,二重感染和不良反应等问题能够得到改善,甚至对于耐药菌群也有一定的影响,有赖于今后的进一步研究和探索。中医对于出血类疾病,尤其是中等量的出血具有疗效优势,如消化道出血特别是溃疡类、肿瘤晚期的出血,通过中医治疗可以很快止血。另外,重症哮喘治疗过程中有许多环节是需要中医药参与以弥补现代医学的不足的。通过中西医的结合达到良好的治疗目的和效果,可缩短疗程。急性呼吸衰竭,尤其是慢性呼吸衰竭出现的急性发作,中医也有很多行之有效的传统方法。呼吸衰竭如果危及患者的生命,我们可以首先考虑进行机械通气,上呼吸机,但是上机以后.就出现了其他的问题,如脱机的问题、感染的问题、营养的问题等,这些问题都是机械通气不能解决的,也可能因这些问题使机械通气失败,患者死亡。针对这些,正确使用中医药可以减少上机的比例、缩短上机的时间、减少并发症的发生。在中西医结合领域,如通腑泻下治疗急腹症(包括肠梗阻、阑尾炎等),以及急性心肌梗死、心衰疾病的治疗中。中医不仅有非常重要的地位,而且有确切的疗效。2006 年获得全国科学大奖的活血化瘀成果中最重要的一点就是运用活血化瘀的方法对心血管疾病这一领域的治疗。由此可以看出,中医在急症治疗的各个领域都有其非常重要的地位和确切的疗效。实际上,从 20 世纪 80 年代后期到 21 世纪,有一些医学上的有识之士也已经把研究的注意力转移到危重症上,而不是仅专注于慢性疾病的防治。如中西医结合对于多脏衰的研究、对于急性心肌梗死的研究等。在整个中医学体系中,治疗危重症的经验非常丰富,但是也非常可惜,很多经验已经丢失,甚至已经失传了,需要现代的中西医结合急危重症工作者不遗余力地加以研究和发掘。目前许多学者也开始尝试将中医学体系中的一些经验用于本专业的一些危重症的研究,这是非常有前景的一个研究方向。如由北京友谊医院感染危重病医学科王宝恩教授、张淑文教授牵头的北京市科委"十五"重大攻关课题"中西医结合治疗感染性多脏器功能障碍综合征降低病死率的研究",全国有 60 家医院参加,这一研究成果对建立有中国特色的中西医结合治疗多脏器功能障碍综合征(MODS)的临床诊疗指南具有重大的学术意义。

三、中西医结合急危重症的优势是中医思维

目前中西医结合急危重症在急诊危重病的诊疗中所占的比例并不算大,出现此现象多是由于很多从事中医急症研究的医者自信心不足,不知道使用中药能否把患者治好,因此在临床中中药与西药混用,中药和西药都在起作用,到头来就不知道是中药起效还是西药起效,这其中还包括一些不良反应的评判。在更深层次上,这也说明他们在临床中并没有正确认识到中医在治疗危重症上的优势和确切的疗效。问题的关键是怎样找出一个面、一个着眼点去具体操作。目前,一提到中医治疗急症就想到中医治疗高热、中风、急腹症等,实际上并不是中医只能治疗这些疾病,而是因为中医在这些领域研究得比较多、比较透,而在其他领域研究和思考得相对少一些而已。这样对一些急危重病就显得无从下手。在现代危重病领域,中西医结合急危重症的研究要由点到面,从治疗一个危重症病例救治过程中的一个点深入,逐步找到一个面,在危重症治疗过程中,逐步达到如果没有中医的参与,其死亡率会明显增加,而中医的合理参与则使治疗的成功率和成活率明显提高,使中医在危重症的治疗中"不再可有可无,而是必不可少"。

另外,目前很多西医医院也在用中药类的制剂。但是对中药的使用多数都没有考虑到辨证施治,也不了解中药的使用方法和宜忌。许多中药制剂的研制和开发偏离了中医传统的理、法、方、药以及辨证体系,在临床上的应用也步入了一个误区,不是中药,而是植物药,如丹参注射液属中医活血化瘀类药,在临床上一提到活血化瘀类的药物许多人就会想到抗凝、扩张动脉等,但是中医的活血化瘀并不是抗凝和扩张血管就能够概括的。丹参注射液一般认为用于实证的治疗,用于虚证的治疗就没有效或还可能出现一些不良反应,一些人因此认为这个药效果不好,实际上是没有做到辨证用药,效果当然不会好。现在对于证效关系的研究极少,其原因:主要是这方面的研究难度太大,这从一定程度上限制了中医的发展。但是尽管难,我们也要进行这方面的研究,因为如果长期将这个问题搁置起来,将会导致废医存药情况的发生。还以丹参注射液为例,丹参注射液中的有效成分是丹参酮,具有活血化瘀的作用,但是据研究丹参注射液还具有抗炎、杀菌的作用,可以用于一些肺炎的患者,这就是用"抗凝、扩张血管"解释不清的问题了,但反过来用中医的辨证方法来看,这个患者虽然属肺炎,但其临床表现可能就是一个中医的瘀血证,那么用丹参注射液就是顺理成章的了。但是目前许多人都"丧失"了辨证的能力,只会辨病了,如冠心病用活血化瘀、扩张动脉的药,肺炎用清热解毒、杀灭细菌的药,这种用药方法与中医讲的辨证论治的方法相差很远,这也从一定程度上限制了中医药在急症临床中的应用。因此要呼唤中医临床思维的研究,用中医学思考问题的方法研究急症。

四、急诊人才培养,扬长补短,中西融合

人才是学科发展的核心,没有中西医结合急危重症队伍,中西医结合急危重症学科的发展将成为空谈。目前的人才建设,应当侧重于临床技能的培养,同时加强中医经典的学习和应用,如《黄帝内经》、《伤寒论》、《金匮要略》、《备急千金要方》、《千金翼方》、《温疫论等》,这些经典著作中蕴涵了中医治疗急症的丰富内容。除此之外,还要有扎实的现代医学的急救知识,因为掌握现代医学急救知识就可弥补中医在急救技术上的不足。作为技术而言,并没有中西医之别,应用现代技术制造的先进设备为中医诊疗服务,更好地扶危济困、济世活人是医学的最大目的。同时我们更应该加强对现代急救技术中医理论内涵的认识,如机械通气技术的使用使中医的"喘脱"患者起死回生,我们是否可以将其归属于中医学的"回阳固脱法"的范畴等。

从传统上来说,并不存在中西医结合急危重症学这一个学科,但是中医体系中包含有非常丰富的中西医结合急危重症学的内容。从大的方面来说,中西医结合急危重症学也属于现代危重病急救医学研究中的一个分支。想要让这一个分支不断地发展壮大,只有通过从事中西医结合急危重症学的学者们从不同的角度、不同的领域中对其进行研究和探索,使它的点越来越多、面越来越大,才能最终形成一个比较完整的体系。

（刘惠灵）

第二章　中医内科急症的治疗

第一节　中医内科急症的治则与治法

一、急症的治疗法则

由于内科急症具有起病急，病情重，变化快等特点，救治的目的在于及时有效地控制病情，纠正危及生命的病理生理改变，挽救患者的生命。因此，中医急症的治疗法则必须在中医治疗理论指导下，针对当前最危急、最突出的病证，分清标本、逆从，采用多种治疗方法和手段，多途径、多渠道综合治疗，力缓其急，防传杜变，有条不紊地完成急诊任务，提高临床救治的成功率，降低致死率和致残率。

1.急救为先　急救工作是针对急、危、重、险病人的生命而采取相应的救护措施，是医院业务水平的重要标志，也是保证患者生命安全和医疗工作安全、正常运行的关键。因此，急诊医生、护士及相关人员均应时刻保持急救是医疗工作的重心，一切医疗工作均应以临床急救为先，实现"绿色通道"的观念。如遇心搏骤停患者，当立即进行心脏按压和人工呼吸，及时电除颤，适时通过四诊及其他相关检查了解病因、病性、病位等，建立静脉通道，当自主循环恢复后，方可考虑进一步治疗。

2.诊治并重　对于初次就诊的急症患者。包括新出现急性病变的患者及突发危及生命病症的住院患者，当务之急是立即进行急救处理，重点关注患者神志、呼吸和循环功能.生命指征，如意识状态、心率、血压、呼吸、脉搏、氧饱和度等。然后通过问诊快速了解发病过程及发病因素，望诊以了解病势危急及邪正盛衰，脉诊以判断气血循环及五脏六腑受邪深浅。特别是对于昏迷和厥脱的患者，一面进行抢救，一面进行四诊资料的收集和相关检查，切不可因一时诊断不明而无视病情危急失去抢救时机，也不要一味重视抢救而忽视对病情的及时、正确的诊断。对一时诊断不清、辨证不明的患者，可通过密切监护，对症处理，或转入重症监护病房进行综合救治。

3.综合救治　急救工作不仅仅是急诊医护人员的事情，它涉及医院检验、功能检查、药剂、后勤等职能部门，它需要全院统一指挥，院前处理与院内急救需密切配合、协调有序，是一个系统工程。急症并非孤立的临床证候或症状，其病因复杂多样，早期难以诊查。患者的病情较重，生命体征不稳定，邪盛正虚，易于传变。因此，在处理急症时，单一疗法，难以奏效，必须采取综合抢救措施，集各种治疗之长，内服与外治相结合，药物疗法与非药物疗法相结合，传统抢救技术与现代抢救措施相结合，才能提高救治的疗效。从近年来急症发展的趋势看，中医内科急症已有单一口服给药发展到多剂型、多途径的给药方式，并应用多种急救手段和现代科学仪器的综合疗法。

4.动态观察　由于急危病人的病情变幻莫测,因此必须严密、动态观察和监护患者,尤其是主要生命指征的观察,如神志、呼吸、面色、脉象、尿量、体温、血压等。以及疾病主要症状、体征的变化,并及时做好记录,作为救治处理的依据。

医护人员应以高度的责任心,密切协作,积极做好监护工作。对危重病人的观察项目,由主管医生开列医嘱,医护协作,共同完成,并随时记录观察、监护的结果。要重视查对,作出书面和床边交接班,勤加巡视,尤其对出现危象先兆的患者,应高度警惕,及时讨论和会诊,合理、准确地采取急救措施。

此外,救治患者的饮食、生活起居及心理的护理也十分重要,还要重视急症康复期的监护工作,防止病情反复,前功尽弃。必须强调的是,对急症病人的监护,不可将其视为一般的护理,主管医师应随时了解病情,及时处理。

5.审因求本　无论外感急症还是内伤急症,其发生发展都是由特定的病因或诱因所导致,只有及时祛除病因,才能阻断病情进一步发展。正所谓"观其脉证,知犯何逆,随证治之"。因此在处理急症过程中,要审证求因,时刻注意探求急症发病的根本原因,治疗求本。如有机磷中毒引起喘脱急症,在急救过程中除呼吸循环功能支持外,还要通过反复洗胃,清除体内毒素,祛除外邪后,正气才能逐渐恢复。再如气胸引起的暴喘病急症,只有及时进行胸腔引流。清除胸腔内的空气,才能缓解病情。

6.扶正祛邪　正邪消长是判断急症病势发展的重要标志,急症病变特点与一般内科疾病有所不同,往往表现为邪气愈盛,正气愈损,虚实极端错杂。因此在治疗上必须详审邪正主次、虚实的多少,针对病机的动态变化,注意把握祛邪与扶正的关系,采取相应的治疗措施。邪实标急者,以祛邪为主,邪去则正复;正虚欲脱者,宜扶正为主,匡正以祛邪。在邪正交争激烈,正气衰竭尚未成为主要矛盾之时,救治应重在祛邪,祛邪就是扶正,只有及时祛除标邪,才能防止正气的进一步耗伤,决不可姑息养奸;即使正虚欲脱,扶正之中亦应不忘祛邪,这是积极的治疗策略,因为当诸多急症发展至正虚外脱时,扶正救脱虽为第一要务,但此时救治已难,故多数情况下,均应以祛除标邪为主。如真心痛之温阳散寒止痛,昏迷的开窍醒神,厥脱的行气活血均为此意。

7.防治结合　传变迅速是急症的主要特点,往往在极短时间内便可发生一系列严重病理演变,在治疗时密切观察病情变化,根据不同疾病的特点,预见其可能发生的传变,采取相应的措施,阻断病情的发展。因此针对急症的特点,采取防治结合的治疗措施极为重要。

8.证病结合　急症是多种疾病危重情况下的共有表现,原发疾病虽有多端,但一旦出现某一急症,其病理特点、辨证救治规律往往是共同的,因此我们应当充分发挥中医辨证论治的特色与优势,牢牢把握病机变化,法随证立,药随法出。同时必须认识到,在基本病理机转相同的前提下,不同的疾病还有其各自的特异性,故治疗时既要遵从基本大法。还当根据不同疾病的特点,有针对性地进行治疗。

二、急症的治疗方法

急症的治疗方法根据药物的用药途径分为外治法和内治法;根据是否用药物治疗可分为药物疗法和非药物疗法。急症的治疗方法通常包括二层含义:一是针对某一具体的证候,在中医辨证论治原则指导下制定的治疗方法,即所谓法随证立,方随法出,如清热解毒法,开窍醒神法;二是具体的治疗措施,包括内服、肌肉注射、静脉用药、针灸、刮痧、火罐、推拿等。

急症治法须辨证立法,选方用药可结合下面介绍的常用急症治法。

（一）宣透法

宣，为宣达内外气机，顺调安抚正气，宣布散发祛邪；透，为通透外泄，以使邪气由肌出表，由脏出腑，由经出络，使邪毒无留滞之所而外达。宣透法是临床急救的重要治法。

1.宣肺透邪　肺主气，推行营卫，宣肃气机，职司玄府、皮毛开阖之用，以宣肺之品布卫气，托邪外出。借辛味走窜之开，宣发腠理、玄府之闭，引邪外达。因于风寒者，法以辛温散寒；因于风热者，法以辛凉解热；因于暑湿者，法以清暑化湿；因于时疫者，法以辛透双解，即清化疫毒，宣解表邪。

2.宣毒透斑　宣发辛散，透络托解之味，可以开透郁闭，宣达气血。若邪毒内结于经络之中，则瘀毒聚于肌腠之内，故以宣散清透之味，令邪外出，使瘀毒外发。玄府开张，毒浊多可随汗而外泄。

3.宣表透里　人身上下表里为统一的整体。若内有郁滞，易受邪侵，即"郁则伤神，为害非浅"。表里受邪，单攻其表，或仅攻其里，均不能灭邪于根本之中，故当取宣解于外，透达于内，使表里之邪双解，邪溃速而正易复，病愈时间短缩。

（二）清解法

解者，解其毒；清者，清其热。热结成毒，毒生则热炽，或毒随邪入，其热乃成者，当以解毒达邪，当以寒凉泄热作用的药物治疗热性病。但热毒内结，有在脏腑者；有结经络者；有滞于气血者；故当分而治之。

1.清解毒热　体内邪滞，结而成毒，蕴郁化热者，非解不能除其毒，非清不能平其热，故以寒凉清泄之品，解其毒滞，折其热邪，使毒去热清而病瘥。因毒结部位不同，邪毒差异，选方用药亦不同，其在上者宜宣，在中者宜调，在下者宜泻。

2.清解气热　"阳盛则热"，阳气郁结，即"气有余，便是火"，故邪滞气分，正邪交争而生气分热炽者，急宜以辛寒、甘寒之剂透解阳郁，宣泄邪滞，使邪去热解，气血和调而病去身安。

3.清解血热　邪毒内伏血分，潜藏不发，聚结不透而为热者，治以清凉泄热，透解血毒，使血气得清，其病自愈。

4.清热渗湿　湿性黏滞，湿与热合，缠绵难解，不可逮去。故标急当选苦燥寒凉之味以燥湿泄热。待热势稍缓，再取解秽除湿，芳香透达之味，以清湿浊。

（三）攻下法

攻者，攻伐其邪；下者，逐除其滞。攻下法即指以通便下积，当以泻实逐水作用的药物。攻逐燥屎内结、实热水饮的一种治法。

1.通腑泻浊　里实热结，邪毒内滞，痰积瘀血等有形邪毒壅滞而不出，毒浊郁积而无出路者，急当用泻下攻逐之品以疏通胃肠，泻下粪浊，因势利导，使毒浊从大便顺势而去。但病性有寒热之殊，故当分寒热而治。

2.泻下逐水　水饮内聚，泛滥肌表，内滞脏腑膜原，或停聚胸肺者。若体质尚实，当以通便酊作用的药物排出秽浊结粪之毒，泻下郁滞之浊水，攻逐潴留之水饮。但本法易伤正，只可用于标急者，中病即止。

（四）活血化瘀法

活血化瘀法是以透络活血，祛瘀生新的药物治疗瘀血内积证的一种治疗方法。旨在消除体内瘀积，通畅血脉，调和气血，使"气血冲和，万病不生"。但因发病之因不同，治法亦异。

1.解毒活血　邪毒内炽，逆陷血络之中，使毒血相结，弥漫停积，脉络气痹，毒发则高热发斑。故极宜以解毒之品清肃血中邪毒，活血避络之味，透达络脉瘀滞。使气血得清，邪毒外达，经络通畅病解。

2.凉血活血　血与热结，内伏不透，迫血妄行，外溢脉络，而见身热夜甚，肌肤发斑。故当以重剂清热之品疏解血热，活血化瘀之味透散瘀滞，使气血畅达，病去身安。

3.通脉活血　脉络瘀滞，气血周流受阻，故当以活血透络之品开通血脉，使瘀去脉通，气血流贯，因心主血脉,故急证心脑病常用此法。

4.化痰活血　"血者,水也","风痰之源,血之本也"《血证论》,血液内变滞而为瘀,瘀则水溢。津结而成痰,痰瘀互阻,脉络不通,诸证丛生。血病祛痰,痰病活血,痰消血易活,血活痰易祛。临床宜分清瘀痰偏重程度,或以祛瘀为要,或以消痰为主。

5.活血止血　《血证论》说:"离经之血,虽清血鲜血,亦是瘀血。"瘀血内阻,气血郁闭不通,瘀胀脉络,又易引发出血,故当以活血透络之品祛逐瘀浊,通选气血使之归经,则绝其出血水源,不止血而血自止。

(五)醒神法

内伤外感诸疾,均可造成心脑窍闭,神气内伏不行,或元神散脱,或髓海气精为病毒所抑遏,神明不清,心脑失养引发神昏之候。故急当以辛透开达之品,或开窍醒神,或强心固脱之法,或固护元神。

1.开窍醒神　邪毒上蒙脑窍,阻闭脑气,下不能与脏腑经络之气顺接,以致神明出入受阻,邪气内伏,出现窍闭神昏,必以祛邪解毒以通络,开窍通腑以醒神。用药多以辛开之剂疏达窍闭,如辛温、辛凉、芳香之属。临床上就注意因病邪性质不同而合理选用通腑活血、豁痰、泻热、化湿之品,使之更有针对性。

2.强心提神　急危病证,攻伐之后,或邪炽伤正,造成精、气、神败伤,心气衰竭,神明失主而出现元神脱散,昏萎不振者,急当强心壮神,兴奋神机之品,使心阳速复,改善血液循环,神气通达,使道畅通。临床多用回阳救阴,复脉提陷等法。

(六)吐洗法

吐者,是引邪毒上越随呕吐而出;洗者,荡涤邪浊,随冲洗而下出,故吐洗法是清除邪浊等有形塞邪滞留肠胃皮肤的一种常用治法。

1.吐法　痰浊、宿食、毒物等有形实邪留滞于咽喉、胸膈、胃脘等部位,当以吐法驱邪外达,防止邪毒滞留体内加重病情。临床常用探吐、药物催吐等。

2.洗法　邪毒外滞肌表。内留食道、胃脘等脏腑部位,应当采取简洁的洗冲之法祛邪外出,防止毒质吸收,伤正揭体。临床常用洗胃术、皮肤清洗术等。

(七)固脱法

固者,留也;脱者,失也。固脱法是以固护元真之气的药物治疗元气散脱的一种急救治疗方法。

1.回阳固脱　邪炽正衰,元阳耗散,脏真之气衰竭。若不及元阳,即可造成"气绝而亡"故急取益气回阳,固护元阳,使真气续而不绝,阴阳相抱。

2.固阴救逆　亡血伤津,损液耗精,以致阴精衰耗。若不峻补真精,则元阴衰脱无以敛阳则可引发阴阳离绝,故当急取敛阴生精之味,固护元阴,使阴精能续,阴阳不离。

(八)探病法

探病法始于《景岳全书》,针对虚实难明,寒热难辨,阴阳相杂,病在疑似之时,应以相应之法试探或诊断性治疗。若疑为虚证而欲用补药,先轻以消导之剂,若消而不效,即知为真虚;若疑为实证而欲用攻法,则先轻用甘温纯补之剂,补而觉滞,即知其为实邪。假寒者,略投温剂必见烦躁;假热者,略投寒剂必现呕恶。但当注意:探病之法不要贻误治疗,试探亦当轻剂,不可雪上加霜,否则造成误治。

(刘　镇)

第二节 中医内科急症的常用治疗措施

中西医结合急危重症治疗措施自《内经》始,代有发挥,内容极其丰富,且多行之有效,加之近二十年结合现代科技手段不断充实与完善,方法多样,手段更加切实有效。

1.内治疗法 内治疗法是在中医理论指导下,将单味药或复方有机地组合,经特定的炮制方法,口服以治疗疾病的方法。汤药采用水煎、醋煎、酒煎、水泡等方法制成汤液口服,是中医临床最多使用的方法。另外还有丸药法、散药法、丹药法、药酒法、药片法、药茶法、浸膏法、口服液法、滴丸法、胶囊法、冲剂法等多种方法。

2.针剂疗法 将药物经科学提炼,制成针剂,经注射机体的肌肉、皮下、血管或穴位,可迅速使药物吸收而达到治疗疾病的一种常用的急救疗法。特别是近二十年中药剂型改革的不断深入,该疗法已是急诊病证的高效疗法之一,备受重视。临床上常见的针剂疗法有肌肉注射、血管内注射、穴位注射、皮下注射等。

3.针刺疗法 运用不锈钢或银针刺机体相关的穴位。通过调节经络,疏达气血,协调阴阳而达治疗疾病的一种常用治法。因其简、便、廉、验,起效迅速而被广泛地应用于各种疾病,如发热、神昏、抽搐、吐泻、眩晕等常见的多发的急症。而且疗效十分显著,急诊医生必须掌握,针刺疗法包括体针、头针、耳针、眼针等。

4.雾化吸入疗法 利用超声波的空化作用,使浸渍在液体中的药物在气相中分散,转变成雾化颗粒,直接作用于皮肤黏膜,或经气道吸入,使药物吸收达到治疗疾病目的的一种疗法。临床上对肺系病证有良好的治疗效果。如急喉痹、哮喘等。本法可灵活地使用辨证处方,不必像针剂那样受到限制,是目前常用的急救疗法之一。

5.肛肠注药法 将制成的不同的剂型的药物,注入肛门,直肠之内,促使药的吸收或直接作用于肛肠局部而起到治疗疾病的一种方法。本法避免了口服给药的首过效应,具有药物吸收快、疗效显著等特点,目前该方法广泛应用于肛肠急症、发热、喘证等急症,且不良反应低。本法还包括灌肠法、肛门栓塞法、肠肠灌注法、肛门涂药法等。

6.手术疗法 采用器械或药物,并以熟练的手法切割机体部分脏器组织,达到治疗疾病的方法。此法源于中医,但发展完善时又落后于西医,然而中医独特的手法技巧,又反过来对西医手术疗法有所补益。本法是目前急诊医学中最为重要的疗法之一,特别是在外科、鼻科、妇科、眼科、骨伤肛肠科等的急诊救治上有不可估量的治疗作用,是提高急救成功率的主要方法之一。

7.正骨疗法 运用特定的手法程序和夹缚固定技术,使骨折对接、关节复位的一种疗法。手法包括拔伸、旋转、屈伸、分骨、折顶、回梳、撩平、挤压等;常用小夹板、绷带、竹帘等固定。在临床上各类关节脱位、骨干骨折等急诊有独特而显著的疗效,为中医、西医骨伤科急救所常用。

8.情志疗法 通过各种情志调节疗法,辅助治疗急症,防止病情加重、恶化的一种疗法。随着身心医学的不断发展和医学模式的不断完善,中医情志疗法越发受到临床急救的重视。主要包括情志相克、言语疏导、暗示、释惑顺情等疗法。

除上述之外,推拿、舌下给药、催嚏开窍、药浴、涂贴、刺血、冰敷、熏蒸、刮痧、点穴、拔罐、食疗蘸疗、水疗、坐药、填脐、扑药、吹药、点眼等疗法也广泛应用在不同的急症治疗上。尚有后世发展完善的复苏术、吸氧术、导尿术、鼻饲术、开噤术、胸腹腔穿刺术、吸痰术等。

（刘　镇）

第三节　中医内科急症针灸学应用

　　针灸作为一种治疗方法,历来是用于急性病症的,最早源于《黄帝内经》。后世历代针灸学家一直把急症证治作为针灸学的重要组成部分,不但有理论基础,而且穴位的主治,多数载有急症。如《黄帝明堂灸经》所载成人灸穴169穴,近160穴主治项下列有急性证候。《类经图翼》载14经腧穴,其主治项下几乎都有急症。

　　就汤药与针灸相较,针灸治急症,汤药治缓病。《铜人针灸经》序说:"针艾之法,旧列王官之守,人命所系,日用尤急",亚拙山人序《针灸便览》也说:"缓病仍以方药治之,急症即以针法奏效",《扁鹊心书》强调"大病宜灸",谓"世有百余种大病,不用灸艾、丹药,如何救得性命,劫得病回?"《神灸经纶·说原》认为:"风寒卒中,危在须臾,用药有所不及,灸得其要,立可回生,医家取效见功,莫过于此者",可见古代已将针灸广泛用于急症治疗。

一、针灸救治急症的理论基础

　　以经络学说为依据,突出经络、经筋受邪,以及循行于经脉中气血运行失常,分布偏颇,是针灸学有关急症发病学认识的特殊之处。

(一)邪客经脉、大络是急症的病机

　　《素问·缪刺论》说:"夫邪之客于形也,必先舍于皮毛,留而不去入舍于孙脉,留而不去入舍于络脉,留而不去入舍于经脉,内连五脏,散于肠胃,阴阳俱感,五脏乃伤。此邪之从皮毛而入,极于五脏之次也",如果病邪一侵入经脉,就引起阴阳的严重失调,可以产生急症。如《素问·经脉别论》所述:"太阳脏独至,厥喘虚气逆,是阴不足,阳有余也,表里当俱泻,取之下俞",这时所举厥逆、喘息、浊气上逆,都是因为太阳经脉偏盛所造成的。

　　《素问·缪刺论》还指出,如"邪客于皮毛,人舍于孙络,留而不去,闭塞不通,不得人于经,流溢于大络",则生"奇病"。其起病多急暴。例如:"邪客于足少阴之络,令人卒心痛,暴胀,胸胁支满","邪客于足厥阴之络,令人卒疝暴痛"。又如邪客于手少阳之络、足少阳之络、手阳明之络、足太阴之络等,虽未用"卒"与"暴"提示其急,但从"喉痹舌卷"、"枢中痛,髀不可举"、"胸中喘急"、"腰痛引少腹控胁"等症状,可见其均为急症。若病情更加严重,"邪客于手足少阴、太阴、足阳明之络",便会发生"尸厥"。

(二)气血以并、阴阳相倾是急症的重要病理变化

　　气血以并、阴阳相倾,是指气血阴阳在体内的分布失去常态,发生偏聚与倾移,这种情况,常常导致急病的发生。阴阳协调,营卫偕行,则无虚实之弊。若"气血以并,阴阳相倾,气乱于卫,血逆于经"则"气血离居",造成一"虚"一"实"之证。若血并于阴则实,无者为虚,故气并则无血,血并则无气,今血与气相失,故为虚焉。络之与孙脉,俱输于经,血与气并则为实焉。此节文字,更进一步说明"虚"与"实"是气血偏颇造成的。

　　气血的相失、偏颇,必然产生急症。薄厥与大厥便是这样产生的:"血之与气,并走于上,则为大厥,厥则暴死,气复反则生,不反则死"(《素问·调经论》)。大厥,后世称为中风,此段文字精辟地阐述了其病机。

　　以上是脏腑功能失调而引起的气血阴阳偏颇。除此以外,还有外邪入侵所造成的阴阳相并。如《素问·疟论》对疟疾发病的论述:"夫疟之始发也,阳气并于阴。当是之时,阳虚而阴盛,外无气,故先寒傈也;阴

气逆极则复出之阳,阳与阴复并于外,则阴虚而阳实,故先热而渴。夫疟气者,并于阳则阳盛,并于阴则阴盛,阴盛则寒,阳盛则热"。

(三)经筋发病是各种急症的重要发病部位

十二经筋隶属于十二经脉。经筋发病,多为急症。现将《灵枢·经筋》有关内容引述于下:"足太阳之筋……其病小指支,跟踵痛,腘挛,脊反折,项筋急,肩不举,腋支缺盆中痛,不可左右摇。治在燔针劫刺,以知为数,以痛为输"。燔针,即火针,将针烧红刺人应取的部位。以痛为输,即痛处作为取穴部位,亦即阿是穴,一直针刺到获效为止。临床上用火针治疗寒痹和瘰疬,患者并无多大痛苦,且效果显著。

"足少阳之筋……其病,小指次指支转筋,引膝外转筋,膝不可屈伸,腘筋急,前引髀,后引尻,即上乘眇,季胁痛,上引缺盆,膺乳,颈维筋急,从左至右,右目不开……右足不用。""足阳明之筋……髀前肿、㿉疝、腹筋急,引缺盆及颊……"

"足太阴之筋……阴器纽痛,上引脐,两胁痛,引膺中脊内痛……"

"足少阴之筋……主痫瘛及痉,在外者不能俯,在内者不能仰……在内者,熨引饮药,此筋折纽,纽发数甚者,死不治。"

"足厥阴之筋……伤于寒则阴缩入,伤于热则纵挺不收……"

其他手之六经筋,亦多发急症,如手太阴筋病的"息贲,胁急吐血",手少阴之"伏梁唾血脓"等。从上述情况可以看出,经筋发病与其循行部位相关,多数由转筋、反折、拘急而引起卒然疼痛。同时由于经筋维络于胸胁腹,上行于头,故有胸痛、息贲、唾血、伏梁及抽搐之疾发生。又由于足三阴,阳明之筋皆聚于阴器,故又病前阴缩入或纵挺不收。"经筋之病,寒则反折筋急,热则筋弛纵不收,阴痿不用,阳急则反折,阴急则俯不伸"。其治疗方法,寒则燔针取痹,热则无用燔针,背部筋急。燔针劫刺,腹部筋急,热熨按摩,并饮以缓急温里之药。

二、针法治疗急症的机制

(一)补虚泻实

急症发生的病机关键是"正气虚于一时,邪气突盛而爆发"。即所谓气血以并,阴阳相倾,机体功能失调。《素问·调经论》对补泻的方法及机制进行了详细的论述。"帝曰:血气以并,病形以成,阴阳相倾,补泻奈何?岐伯曰:泻实者,气盛乃内针,针与气俱内,以开其门,如利其户;针与气俱出,精气不伤,邪气乃下,外门不闭,以出其疾,摇大其道,如利其路,是谓大泻,必切而出,大气乃屈。帝曰:补虚奈何?岐伯曰:持针勿置,以定其意,候呼内针,气出针入,针空四塞,精无从去,方实而疾出针,气入针出,热不得还,闭塞其门,邪气布散,精气乃得存,动气候时,近气不失,远气乃来,是谓追之",这段文字指出,补泻针法是根据"气血以并,阴阳相倾"提出来的。使用泻法时在患者吸气时进针,呼气时出针,出针时不闭针孔,需要大泻时还应摇大孔。这样操作,可以使邪随针孔出。补法应在呼气时进针,使针与机体紧密接触,使精气不得外泄。在吸气时出针,闭泄,远处的精气又能诱导使来,可见针灸补泻不外是调气而已。

对于真虚证,即气血津液亏耗之证,针刺是无能为力的。《灵枢·根结》说:"形气不足,病气不足。此阴阳气俱不足也,不可刺之,刺之则重不足,重不足则阴阳俱竭,血气皆尽,五脏空虚,筋骨髓枯,老者绝灭,壮者不复矣",《灵枢·邪气脏腑病形》也说:"阴阳形气俱不足,勿取以针,而调以甘药也"。

后世发展了多种补泻手法,但其机制均不外调整气血阴阳,使之平衡。

1.使用补泻手法的依据

(1)凭脉象定补泻:《灵枢·小针解》说:"所谓虚则实之者,气虚而当补之也。满则泻之者,气口盛而当泻之也"。气口即手之三部脉,脉虚当补,脉实当泻。《灵枢·终始》篇把这个原则更加具体化了,"脉动而实且疾者,疾泻之;虚而徐者,则补之",不仅如此,对补泻的多少,亦当凭脉而定。"人迎一盛,泻足少阳而补足厥阴,二泻一补,日一取之……上气和乃止。……人迎三盛,泻足阳明而补足太阴,二泻一补,日二取之。……脉口三盛,泻足太阴而补足阳明,二补一泻……上气和乃止"。

(2)凭症状定补泻:《素问·调经论》概举五脏虚实症状,以作为补泻的依据,即"神有余则笑不休,神不足则悲","气有余则喘咳上气,不足则息利少气","血有余则怒,不足则恐","形有余则腹胀,经溲不利,不足则四肢不用","志有余则腹胀飧泄,不足则厥",该篇举五脏虚实之。见症,借以说明精、气、津、液、四肢、九窍、十六部、三百六十五节都有虚实,都可以从症状上表现出来,凭症状的虚实就可以施用补泻手法。

(3)视络脉辨虚实:经脉、脏腑的虚实是从脉象和症状表现出来的。络脉显现于体表,它的虚实是通过肉眼观察得到的。《灵枢·经脉》篇说:"脉之见者,皆络脉也","脉色青则寒且痛,赤则有热……,其青短者,少气也",对于络脉的治法,实证则刺血结处出血,虚症不能用刺,若误刺则会使人昏倒,《灵枢·经脉》篇提出"虚者饮药以补之"。

2.补泻成功与否的确定　　确定补泻成功与否,除了看症状是否缓解外,重点还应观察体内正气的变化。《素问·三部九候论》强调:"以平为期"。《灵枢·终始》强调:"气调而止"。"平"和"气调",都是指体内阴阳气血的平衡协调,主要从脉象上体现出来。"所谓气至而有效者,泻则益虚,虚者脉大如其故而不坚也,坚如其故者,适虽言故,病未去也;补则益实,实者脉太如其故而益坚也。夫如其故而不坚者,适虽言快,病未去也,故补则实,泻则虚,痛虽不随针(减),病必衰去",即是说,使用补法后,脉道的大小虽无变化,但应该比针前充实有力。若脉象无变化,尽管病痛当时有所减轻,但不久必将复发,因为脉象未调,标志着补泻并未成功。若脉象已经调和,病痛虽一时未去,但可预言,不久病必获愈。因为全身的气血阴阳已经调和,局部病变必将随之而解。反之,泻法亦然。

与此同时,患者的针下感觉,也是确定补泻成功与否不可缺少的依据。《灵枢·小针解》说:"言补者僻然若有得也,写则慨然若有失也。"僻即满之意,倪然同恍然。亦即用补法后,患者有精气充实,若有所得的感觉。写则恍然感觉邪气消失,顿觉轻松。此外,针下的寒热感觉也是针刺成功与否的依据。《灵枢·针解》说:"刺虚则实之者,针下热也,气实乃热也;针下寒也,气虚乃寒也。"也就是说,使用补法时患者感觉针下有热感便是达到补的目的。针下有凉感,便达到泻的目的了。

(二)气至病所

气至病所是用巧妙的针刺手法,控制气感,使针感直达患病之处,用以治疗急症。《针灸大成》引用明·石泉《金针赋》,作为归纳比较。运气法是一种泻法,"用针之时先行纯阴之数,若觉针下气满,便倒其针,命患者吸气,使针力至病所。此乃运气方法,可治疼痛之病。"但是针感到达关节时难以通过,而治疗脏腑疾病又多用肘膝以下的五俞穴。《针灸大成》对此提出了解决的方法,"若关节阻塞,气不通者,蹦龙虎大段之法,通经接气,驱而运之,仍以循摄切摩,无不应矣。…苍龙摆尾"和"赤风摇头"两种手法就是为使针感通过关节而设的。"凡欲下针之时,飞气至关节去处,便使回拨者,将针慢慢扶之,如船之舵,左右随其气而拨之,其气自然交感左右慢慢拨动,周身遍体,夺不失其所矣。"这便是"苍龙摆尾"法。同时"凡针不得气,如要使之上,须关其下,要下须关其上,连连进针,从辰到巳,退针,从巳到午……退方进圆,兼之左有摇而振之。"所谓关上、关下,是指进针后若要针感上行就得按住针的下方皮肉,反之亦然。这便是"赤风摆头"法。其他如"龙虎变战"、"龙虎升降"、"五脏交经"、"通关交经"、"隔角交经"、"关节交经"等手法,都是控制气感,引达病所的手法。这些手法都是可以重复而行之有效的,当前仍然指导着针灸临床。

(三)刺血通络

《灵枢·九针十二原》说:"凡用针者,虚则实之,满则泄之,宛陈则除之,邪胜则虚之",这些便是针刺的一般原则。"宛陈则除之"是指刺血疗法,可见刺血与补泻在治疗中具有同等重要的作用。刺血的目的在于通络而急泻邪气,《灵枢·经脉》说:"刺诸络脉者,必刺其结上,甚血者虽无结,急取之以泻其邪而出其血,留之发为痹也。"即是说凡见有络脉充盈,不管有结无结,都应急刺出血。否则邪气内留会发为闭塞不通一类的疾病。

刺血不仅用于"刺诸络脉",其临床应用范围是非常广泛的,凡是气血瘀滞的疾病,刺血当为第一要义,刺血后再议补泻。如《素问·血气形志》指出"凡治病,必先去其血,乃去其所苦,伺之所欲,然后泻有余,补不足"。《素问·三部九候论》中提到,治病"必先去其血脉,而后调之"。

《黄帝内经》涉及刺血的病症 30 余种,其中多数为急症。如肝"其状若死,刺足厥阴见血";"卒心痛,暴胀","刺然骨之前出血";"衄不止","刺腘中出血";"暴瘖气硬,取扶突与舌本出血";"风痉身反折,先取足太阳及腘中及血络出血";"厥头痛","视头动脉反盛者,刺尽去血";"狂而新发","盛者见血";"堕坠…'刺然骨出血","见血立已",如此等等,随处可见。刺血治疗急症,后世多有发展。《审视瑶因》载,"唐高宗常苦头重,目不能视","侍臣秦鸣鹤于天子头刺血"而愈。

张子和对于刺血治疗急症多有体会,他放血主张量大,如在《儒门事亲》中记载一背疽患者,"以非针绕疽晕,刺数百针,去血一斗,如此三次,渐渐痛减肿消",又治一风搐反张患者,"以筋针刺百会穴,出血二杯愈"。

刺血既能通络,又能通闭。《普济方·针灸门》载:"诸疟而脉不见者,刺十指间出血,及看两舌下有紫肿红筋,亦须针去血,效,血去必已。先视身之赤如小瓦者,尽取之",疟为阴阳相倾,气机闭塞之急症,至"脉不见",可见其闭郁程度之深,刺血则可通调气机而解郁闭。又《串雅外编·针法门》言:"挑闷疹子,分开顶门有红筋、红瘰,挑破即止","闷疹子"是麻疹内闭的急症。再《养生镜》治水臌,"急刺委中出血,要将手往下抚摩,顺将水流不止,妙,如流一日,大妙",这种刺血出水的解闭法,甚是独特,委中是膀胱经的合穴,先是出血,继出永,既通闭利水而又不伤正气,较之从水分穴放腹水则别有新义,实为经验之谈。

综上所述,可见刺血法具有通络祛邪开闭的作用,用于临床急症的治疗,大有探讨的必要。

三、灸法治疗急症、重症的机制

灸法治疗急症较之针法更为广泛。灸法治疗急症十有七八,而针法仅十有二三。需要说明的是,古代用灸多主张直接灸和隔物灸。用灸条悬灸近百年来才开始使用。艾条的前身当推雷火神针,即以药、艾为条,点燃,隔布数层或直炷患处,热则提起,反复施术,其状有如针刺,故不名灸而名针。古代之直接灸必待化脓而方有效,灸之化脓与否,犹如针之得气与不得气。化脓后局部留有瘢痕,因此又叫化脓灸、瘢痕灸。寒热虚实之证皆可施用。若艾条悬灸则只起温阳通经活血的作用,对于实证、热证是断不可施的。由于古代条件的限制,认为针难而灸易,故灸法十分普及,历代积累了不少宝贵经验。现将灸法治疗急症的机制,分述如下。

(一)散风活血、回阳益气

灸法能散风邪,通血脉,回阳益气。古人对风一类的急症,多主张灸法治疗。孙思邈说:"凡人卒暴得风,或中时气,凡百所苦,皆须急灸疗,慎勿忍之停滞也",对于中风病,张景岳主张灸神阙。他引用罗天益的话说:"中风服药,只可扶持,要收全功,艾火为良,盖不惟逐散风邪,宣通血脉,其于回阳益气之功,真有莫能尽述者"。他不仅主张灸,而且主张"以多为良,若灸三、五百壮,不惟愈疾,宜且延年,若灸少,则时或暂愈,后恐复发,必难救矣",他举了两个例子,其一为卒中风,灸脐中百壮始苏,但由于壮数不足,致数月不起。孙思邈灸膏肓穴,亦主张上千壮,"主无所不疗"。

《串雅外编》载,小儿惊风重症用灸法,"小儿目视不转睛,指甲黑,作鸦声,是死形无可治,惟用此灸法,十灸十生",取穴为尺泽、内庭。此证,儿科诸书多认定为死证,而灸法有起死回生之妙。难怪《扁鹊心书》说:"世有百余种大病,不用灸艾、丹药,如何救得性命,劫得病回?"《串雅外编》还收集了"百发神针"、"消癖神火针"等灸法,用以治疗中风、痞块、腰痛、小肠疝气及痈疽等急症,并谓其效果"神妙百中"。

《神灸经纶》载,寒厥宜灸,谓"面青腹痛,呕吐泻痢,舌卷囊缩,手指甲唇青,心下结硬胀满,冷汗不止,四体如冰,厥逆昏沉不省人事,脉伏绝者,气海、丹田、关元,用大艾炷灸二七壮。"实际上是对《伤寒论》少阴、厥阴寒证用受的发展。

此外,肠风、便血、鼻衄不止,诸书多载灸法急救,即灸法亦具益气固摄之作用。

（二）移深就浅,引邪外出

古代用灸法治疗毒蛇咬伤、狂犬咬伤、痈疽、急黄等各种急症,其机制在于把深部的病邪引出体表,把体表的病邪引出体外。

《针灸聚英》专题论述灸法治疗痈疽发背,一旦寻及疮头后,便用大蒜切片置于上。大艾炷灸,痛者灸至不痛,不痛者灸至痛。张景岳解释说:"痛为良肉,不痛为毒气。先不痛而后觉痛者,其毒浅轻;先痛而后不痛者,其毒深重。故灸者必令火气直达毒处",他还说:"疮不仅未溃可灸。已溃亦可灸",盖未溃而灸,则能拔散郁毒,不令开大;已溃而灸,则能补接阳气,易于收敛。受法治疮,预后良好。《备急灸法》谓各种发背痈疽,按法灸治,"无不安愈"。急黄一证,由湿热毒邪郁闭而成,孙思邈晚年著《千金翼方》时,强调用灸法治疗。他说:"黄疸（急黄）之为病,若不急救,多至于死……有人患之,皆昏昧不识好恶,身形似金色,再服亦然。隔两日一剂,其黄不变,于后与灸诸穴乃差,疮上皆出黄水",从灸疮出黄水可见,灸法后邪毒从水外出,若用艾条悬灸是绝对起不到这个作用的,不仅不能治愈,反而还会加深邪毒。看来在灸法中,只有直接灸和隔物灸才能引邪外出。

（三）引火化气,通调三焦

《备急千金要方·卷十五脾脏方》用艾条治疗热痢,原文说:"泄注五痢,便脓血,重下腹痛,灸小肠俞百壮",又"赤白下,灸穷骨,惟多为佳",热痢本为湿热郁蒸,搏结肠胃,气血郁滞,化为脓血,古人有"行血则便脓自愈,调气则后重自除"的治法。灸以治痢,取其"引火化气一法,非若乱投热药,以火救火,至烂人肠胃而罔顾也"（《神灸经纶·中身证略》）。

霍乱一病,古人亦多用灸法,孙思邈谓:"凡霍乱,灸之或虽未能立瘥,终无死忧",《肘后备急方》用大椎穴灸霍乱已死,"已试数百人,皆灸毕即起坐",《神灸经纶》亦谓:"凡霍乱将死者,用盐填脐中,灸七壮立愈",霍乱一病,本为气乱肠胃所致,用灸法治霍乱,目的在于调理升降以治乱气。

淋闭一证,前人认为是热结下焦,主张用灸法治疗。例如:《备急千金要方·消渴淋闭方》（卷二十一）言:"五淋灸大敦三十壮";"卒淋灸外踝尖七壮";"淋病不得小便,阴上痛,灸足太冲五十壮";"血淋灸丹田随年壮",淋既属热,反用灸法,似乎是以热济热,实际上此处用灸,在于引火化气,通调三焦,而不在温阳。

（四）下气降逆,泻火防冲

《伤寒补例》论暴喘一证说:"若势急药力不及施,势重药力不能制,须灸膻中,关元……极效",但"每灸诸穴后,皆兼灸肩井各二三壮,以防火气上冲",可见灸法有防火气上冲,引气下行的作用。实际上灸神阙治疗中风,也是取灸能下气之义。中风之病机为气血并走于上,灸的目的在于使气复返,亦即降气。后世预防中风,多灸绝骨、足三里,目的仍在降气。

四、古代针灸治疗急症举要

（一）中风

杨继洲治疗中风闭证，非常推崇《乾坤生意》的刺井穴法。他说："凡中风跌倒，卒暴昏沉，痰涎壅滞，不省人事，牙关紧闭，药水不下，急以三棱针，刺手指十指十二井穴，当去恶血……乃起死回生妙诀"，除此之外，杨氏还提出人中、中冲、合谷为治疗中风急症的要穴。若依上法治疗，而未见效者，杨氏归纳为四条原因，一是针力不到，二是补泻不明，三是气血错乱，四是去针速。

张景岳提出中风急证灸神阙。其法以净盐炒干，填满脐中，上盖厚姜一片，灸一百壮到五百壮，愈多愈妙，姜焦则易之。也可以用川椒代盐，或者椒填于下，上盖以盐，再盖以姜灸之。孙思邈的灸法是：先灸百会，次灸风池，次灸大椎，次灸肩井，次灸曲池，次灸间使各三壮，次灸三里五壮。艾炷如耳子大，必须捏紧。从此以后每天增加一壮，一直灸到壮数与自己的年龄相等为止。

华佗将中风分属于五脏。他说，心风者宜灸心俞，肺风者宜灸肺俞，脾风者宜灸脾俞，肝风者宜灸肝俞，肾风者宜灸肾俞。

《黄帝明堂灸经》有灸法预防中风。方法是灸足三里与厥骨穴（绝谷穴），各三壮。然后用葱、薄荷、桃叶、柳叶煎汤洗灸疮，目的在于驱逐风气，使之从灸疮外出。现代临床证实，灸以上二穴可以降低血压、血脂。

（二）厥证

《素问·缪刺论》治疗"尸厥"，主要取手足少阴、太阳、足阳明之井穴，采用缪刺法。《素问·刺法论》治五脏所致之暴厥，主要取各经之腧穴。如肺虚者，肺俞、合谷；心虚者，心俞、风池；肝虚者，肝俞、丘墟；脾虚者，脾俞、冲阳；肾虚者，肾俞。进针时必先以口含针，令温暖而刺之则经脉之气无拒逆。杨继洲主张灸厉兑穴三壮。对于卒死的急救，《普济方》（卷四一七）引文甚多，简录于下。

"治卒互而四肢不曲，失便者，灸心下一寸，脐下三寸，脐上三寸各一壮。"

"治鬼周卒死及诸暴厥证，灸鼻中一壮立愈之。"

"王执中云：有贵人内子，产后暴卒，急呼其母为办后事。母至，灸会阴及三阴交，各数壮而苏，盖名医女也。"

《扁鹊心书·厥证》一案说："一妇人时时死去，已二日矣，凡医作风，治之不效，灸中脘五十壮即愈。"

从上述治法可以看出，厥证《黄帝内经》多用刺法，后世多用灸法。灸法多用于寒盛阳脱，刺法多用于气机逆乱，常用穴为人中、百会、会阴、中脘、气海、关元。

（彭智勇）

第三章　中西医结合内科学的发展现状

第一节　中西医结合内科学的内涵

　　中西医结合内科学是以中西医学基本理论和基本技能,运用中西医结合的临床思维方法,研究内科疾病的病因、病机、诊治、预防及调护规律的一门临床学科。它是中、西医临床医学及中西医结合医学的重要组成部分,是其他中西医结合临床各科的基础,也是学好中西医结合临床医学的关键。而中西医结合医学作为一个新的医学体系的形成,始于20世纪50年代,旨在把中医药知识和西医药知识结合起来,互相取长补短,融会贯通,防病治病,提高临床疗效,以新的思维与模式服务于人类健康,以中国传统医学文化丰富世界医学。它作为一门新兴学科,随着学科建设发展,尤其出现了有的把"中西医结合"设置为一级学科(国务院学位委员会《高等学校和科研机构授予博士和硕士学位的学科、专业目录》),有的把"中西医结合医学"设置为二级学科(国家标准《学科分类与代码》)以后,学术界对中西医结合内科学、中西医结合等概念的定义问题愈加关注。另一方面,从事或进入一门学科,首先需要理解一些基本概念,才能正确进行思想交流。

一、中西医结合内科学的概念

　　中西医结合内科学的定义,一直没有一个内涵确定、外延清晰的科学定义。作为"新生事物"的"中西医结合",源于一个时代的代表人物毛泽东的讲话,可以按照逻辑学规定语词定义方法下定义:中西医结合指的是把中医中药的知识和西医西药的知识结合起来,创造中国统一的新医药学。但这是一种不严格的定义方法。毛泽东的讲话强调中、西医药两种知识的结合。中、西医药知识的结合,是指两种医药学的认识成果和经验,包括理论、方法等知识的综合统一和融会贯通,不能把中西医结合仅仅理解为经验层次或常识层次的"中药加西药"等。

　　对中西医结合内科学概念有不同理解和认识,原因之一是认识层次不同。中西医结合内科学概念,在3个不同层次的概念框架中,也表现出不同的性质或含义。①在常识性质的概念框架中,人们自发地对中西医结合内科学的认识,来源于经验,依附于经验表象。有人认为"中西医结合是指用中西医两法治病",有人认为"中西医结合是中药加西药",甚至有患者把"看了西医又看中医"也称为中西医结合等。这些认识不仅是对中西医结合的经验性、常识性理解,是非本质性认识,而且从逻辑学角度讲,还混淆了中西医结合与中西医结合治疗方法两个概念。②在科学性质的概念框架中,中西医结合就是综合统一中、西医药学知识,创造新医药学、内科学。这是对中西医结合本质的理性认识及对中、西医药学内在联系的本质性认识而形成的科学概念及其内涵。③在哲学性质的概念框架中,中西医结合内科学是指两种既相互区别又相互联系、结构类似的知识系统辨证统一的学科,反映的是在哲学层次对中西医结合"思想的客观性"和"普遍必然性"的理性认识。

还有一种是按照逻辑学揭示概念内涵的定义方法,即揭示中西医结合反映对象的本质属性定义。如果直接用毛泽东讲话原文作为中西医结合的内涵给其下定义,则可用更精炼简短,又不失原意的语句将其定义为:中西医结合就是综合统一中、西医药学知识,创造新医药学。实践证明,通过中西医结合研究,不仅可以产生医学新概念、新理论、新方法,而且在我国已产生中西医结合医学、中西医结合药理学等新学科。标志着已形成了"综合统一中、西医药学知识"在现阶段的有着确定性内容的、相对独立的中西医结合知识体系。其内涵反映了中、西医药知识结合发展的规律,把握了科学技术发展规律。通过科学研究,逐步把中、西医药知识综合统一、融会贯通(即结合起来),从而产生新医药学知识。所以,中、西医药知识的结合与创造新医药学紧密联系,构成一个辨证统一、辨证发展的完整命题,反映了中西医结合的本质属性。另外,这也符合现代科学技术的综合化、融合化发展趋势和规律,体现"思维与存在"的统一观。

总之,中西医结合一词,在不同层次的概念框架中,具有不同的性质和指向。中西医结合医学研究追求的是科学层次的中西医结合。不了解在不同层次概念框架中,概念具有不同性质和特征,也是造成混淆概念或认识模糊的原因之一。

二、中西医结合的外延

中西医结合的外延也就是指它的适用范围。中西医结合这一概念不仅内涵明确,而且有明确的适用范围。第一,中西医结合学科是经过近半个世纪的研究,逐步形成且不断发展,为中、西医药学互相交叉、渗透、综合而形成的交叉学科或综合学科。其形成的诸要素有:①建立了人才培养基地;②建立了临床实践基地;③建立了科研基地;④有独立的学术团体;⑤已创办《中国中西医结合杂志》等15种学术期刊;⑥出版发行中西医结合不同学科的医学专著达百余种;⑦人事部、卫生部、国家中医药管理局制定的有关执业医师、助理执业医师考试制度及技术职务考试制度等均设置了中西医结合系列;⑧中国中西医结合学会及各省、自治区、直辖市成立了各学科专业委员会,形成各学科的学术带头人。第二,中西医结合医学在中国已被确立和设置为一门独立学科。根据我国中西医结合医学研究进展,以及构成一门学科概念的三要素——科学理论、研究方法及研究对象或研究任务,其定义为"中西医结合医学是综合运用中、西医药学理论与方法,以及在中、西医药学互相交叉综合运用中产生的新理论、新方法,研究人体系统结构与功能、人体系统与环境系统(自然与社会)关系等,探索并解决人类健康、疾病及生命问题的科学"。第三,中西医结合医学又连续划分为临床医学、基础医学等,其中临床医学有分出内科学、外科学等,内科学又划分出心血管病学、消化病学……这些学科不仅出版发行了专著,还有相应的教材,标志着中西医结合医学知识更加系统化、体系化。我们需要明确的是:一方面要正确认识中西医结合医学的性质,它是通向毛泽东科学预测的新医学的过渡性概念;另一方面不能混淆中西医结合与中西医结合医学概念。

中西医结合内科学是中西医结合概念外延化所反映的具体对象(事物)之一,是确指反映中西医结合内科学本质属性的一门具体临床学科。另外,其他如中西医结合方针、事业、人才、机构、方法、医学模式等,标志着中西医结合是一个内涵明确,外延清晰,能客观化地被肯定的医学新概念。

三、结合医学的认识

(一)结合医学概念的产生

科学是无国界的,概念是无民族性的。因此,当我国领先开展的中西医结合研究取得显著发展和成果时,即对世界产生了广泛的思想影响。

在国内,示范性地引导出其他民族医药如藏医药、蒙医药等与现代医药相结合的临床应用研究,并出现了藏西医结合、蒙西医结合等研究趋势。结合医学即成为对我国各民族医学与现代医学相结合创造新医学的现阶段的统称。

在国际上,出现了如日本的汉方医药与现代医药相结合的被称为"东方医学"、"第三医学",印度医与现代医学相结合的被称为"印度结合医学"研究,还有韩、美、澳、意等国家也产生了把传统医学与现代医学结合起来,被称为"综合医学"或"结合医学"研究。虽然各国、各民族对传统医学与现代医学结合起来创造的新医学称谓不同,但其实质内容相同,可统称为"结合医学"。

综上所述,一方面表明结合医学概念已在全世界获得普遍共识和应用,成为一个超越国界、超越民族的、国际化的普适性概念;另一方面展示着结合医学研究的全球化发展,预示着未来必将形成世界统一的结合医学。

(二)结合医学的定义

结合医学是指把世界各国、各民族的传统医学与现代医学综合统一起来,从而创造的一种新医学。狭义的结合医学是单指某一个国家或民族的传统医学与现代医学结合起来的新医学的简称,广义的结合医学包括世界各国、各民族的结合医学。基于以上认识,结合医学的定义为:结合医学是综合运用传统医学与现代医学理论、知识和方法,以及在其综合运用中创造的新理论、新方法,研究人体系统结构与功能、人体系统与环境系统(自然与社会)关系等,探索并解决人类生命、健康和疾病防治问题的一门科学。

世界各国、各民族把传统医药与现代医药结合起来防治疾病,保护和增进入类健康,均属于结合医学范畴。如中西医结合医学便属于结合医学范畴。因此,结合医学概念更具有实用性、兼容性和扩延性。我国中西医结合医学学科刚刚确立,结合医学研究在世界上还刚刚兴起。前者属于初创阶段,后者尚属于萌芽状态。其发展成为未来的一种把全世界的传统医药与现代医药学融合为一体的新医药学,实现人类医学史上的一次大综合,尚需长期的研究和知识积累,必将是一个漫长的历史过程。因此,结合医学与中西医结合医学一样,都是通向未来新医学的过渡性概念。

中医学是从数千年临床实践总结出来的经验,受中国传统哲学思想和科学文化的指导与影响,归纳、演绎、推理出来的医学理论,并沿着自己的轨迹在不断实践和探索中发展成熟。它的"天人相应"学说是机体整体化、机体与环境统一观的体现;阴阳、五行、八纲、脏腑、经络、气血津液学说都充满对立统一的朴素辨证思维;体表与内脏、脏腑与五官、脏腑与脏腑之间密切相关、互相联系的思想,在病因病理学中的发生、发展的平衡调节观,治疗工作中的辨证论治的原则,都有着极丰富的科学内容。中医药治疗一些慢性病、身心疾病、内分泌系统疾病、免疫系统疾病、心血管系统疾病、病毒性疾病、亚健康状态等的疗效优势,丰富多彩,简、便、廉、验,接近自然,副作用较少的治疗方法,在预防与康复中的重要作用等,均能体现中医药这个伟大宝库的巨大生命力。

西医学起源于古希腊、古罗马医学。欧洲文艺复兴之前,西医学的发展远远落后于中国传统医学。在欧洲文艺复兴后,从神学的桎梏下解放出来的西医学,借助实证研究发展为实验医学,并逐渐形成现代西医学,其发展速度很快,已成为世界医学的主流医学。西医学在发展过程中,受自然科学的影响较多,主动吸收和运用现代自然科学所取得的先进成果和技术、方法,丰富和发展西医学的科学理论和诊疗技术,注重分析局部病理组织细胞的改变,重视实验科学和实证的逻辑方法,观察细微、准确,能充分运用现代仪器设备测定反映疾病病理改变和病变过程的理化指标,有客观的、精确的定性、定量的数据,为临床诊断和疗效评判提供可靠的依据。西医学对一些急性病、外科疾病、感染性疾病等,有其独特的疗效。

中、西医学体系迥异,各有优势,同时又都存在着一定的不足或缺点。中医学对疾病的认识和治疗缺乏精确的客观指标,以患者的主诉和医生的直观检查为依据,难以排除主观因素的影响,理论阐述也比较笼统。西医学由于受细胞学说、机械唯物论的影响,比较注重分析局部器质与功能的病变,较少注意机体的整体性和各部之间的密切联系。

总之,中医学精于穷理而拙于格物,西医学长于格物而短于穷理。因此,中西医结合的研究与实践,必须坚持辩证唯物主义思想,分析彼此的优势与不足,在结合的具体环节上应权衡两者利弊,取长补短,有机结合。

四、中西医内科学临床思维的差异

中医和西医是两种包括基础医学、临床医学、药物学等丰富内容的,各具特色的医学体系。如果从两者的基础医学入手,对其研究对象、研究方法、理论特点进行考察,不难看出中医和西医从防病治病的共同愿望出发,各自却只研究了复杂的人身整体中的一部分现象和规律。两种体系存在一定的差异,了解其差异,有助于更好地掌握中西医结合医学。

(一)学术思想的差异

不同的文化起源,孕育出不同的自然科学技术,产生了对自然界不同的认识与研究方式。中医学吸收了周易、道家、儒家等的哲学思想,特别是元气论、阴阳学说、五行学说,并把它们转化为医学伦理,以此为基础来阐述和理解人的生理、病理现象和规律。中医对事物认识的整体观与综合观,更多地借助经验,不注重研究对象的性质与结构,以辨别关系和处理关系为解释和解决问题的出发点,形成了一整套关于天人相应、脏腑相关、生克制化、辨证论治、阴阳表里关系的本体论理念。西医学则吸收了古希腊的元素论、原子论,并把它转化为医学理论,以此为基础来理解和阐明人的生理、病理现象和规律。倾向于多元化、多层次地认识自然,热衷于向自然开拓,对自然进行细致的解剖和分析,对自然进行功能结构的分析。从结构和功能上认识人体与疾病,着重于恢复人体结构功能。

(二)方法论的差异

中医学偏重于从整体上看问题,以推理演绎和类聚相比为主,通过宏观辨证、归纳分析、推理得出结论,但过于抽象化、概念化,影响了更深层次揭示生命现象和疾病的本质;而西医学偏重于从局部还原论分析方法看问题、说明问题,沿着人体→系统→器官→细胞→细胞器→分子→原子→原子层的顺序逐层还原分析,但常将复杂的生物现象分解为单纯的物理、化学过程,割裂了其间的联系。

(三)医学模式的差异

中医学认为,人体是一个有机的整体,构成机体的各组成部分在结构上不可分割,在功能上相互协调,在病理上相互影响,强调天人相应、心神合一。整体观是中医学最基本的特点。尽管西医学正由“生物医学模式”向“生物-心理-社会”医学模式转变,但仍受“生物医学模式”的束缚,集中注意于躯体和疾病,忽视社会和心理因素。

(四)诊疗方法的差异

中医学通过对四诊获得的资料进行辨证论治,综合分析,去伪存真,从整体上把握疾病的本质,采用不同治则、治法调动机体的调节功能,促使机体趋向于有序的平衡,达到治病的目的。西医学则强调辨病施治。

(刘惠灵)

第二节　中西医结合内科学的主要研究内容

一、中医内科学技术方面的研究

1.对中医四诊的研究　采用现代先进的科学技术,重点对舌诊及脉诊进行了较多的研究,探讨了舌象、脉象的机制及变化规律,为舌诊、脉诊的客观化、规范化积累了资料。

2.对阴阳学说的研究　经探讨发现血浆中 cAMP 和 cGMP 似可作为"阴阳"的物质基础。内分泌系统的功能与作用与阴阳有相似之处,如滋阴药可以治甲状腺功能亢进,助阳药可治甲状腺功能低下。

3.对脏腑学说的研究　20 世纪 60 年代起探讨中医脏腑的实质。截至目前主要对肾本质研究较多,并取得相应结果:从下丘脑-垂体-肾上腺皮质轴扩展到下丘脑-垂体-甲状腺轴及下丘脑-垂体-性腺轴。

4.对经络学说的研究　对经络学说及经穴实质进行了多学科大量的研究,积累了大量的资料,可以说明经络的存在及经穴治病有相对的特异性。

5.对中医治则的研究　20 世纪 70 年代以来对活血化瘀、扶正固本、清热解毒、通里攻下等经历了文献整理、临床验证、实验研究,阐明了机制,明确了适应证。活血化瘀法具有改善微循环、降血黏度、降脂、抗凝、抗炎、抗肿瘤等作用,对免疫、代谢及内分泌均有影响。因此,这一疗法在临床上应用较广泛,如冠心病心绞痛、急性心肌梗死、脑血管病、肝炎、肾炎、肺炎、宫外孕及其他急、慢性炎症及结缔组织病等。扶正固本法具有增强免疫功能,用于防治慢性支气管炎、肺心病、慢性肾疾患、再生障碍性贫血、白血病、肿瘤等;清热解毒法具有抗感染消炎作用,用于治疗感染性疾病;通里攻下法具有消炎、解除消化道梗阻作用,用于治疗急腹症。

6.对针灸的研究　通过广泛反复的实践,确立了针灸治疗的适应范围,用严格的科学方法肯定了针灸的疗效,并用生理、生化、微生物及免疫学等方法对其治疗机制进行了阐明,为针灸治疗提供了科学的依据。针刺镇痛的原理已深入到神经细胞电生理学和神经介质分子生物化学水平。

7.对中药的研究　对中药的四气五味、归经、药用部位、炮制方法、制剂加工、煎煮方法、给药时间和给药途径的研究,提高了给药的准确性与有效性。目前,从天然植物,特别是中药中寻找开发研制出更多安全、无毒或低毒、速效、给药方便的新药,已引起国内外学者极大的兴趣。如青蒿素、川芎嗪、赤芍药精、猪苓多糖、雷公藤的单体等等。

另外,对新兴学科的研究,如老年医学、康复医学、时间生物医学、药膳及气功等均为近年国内外最感兴趣,逐渐成为中西结合的新兴学科。虽然刚刚起步,但已经发现了一些可喜的苗头。

二、中西医结合内科学技术方面的研究

中西医结合内科学的研究方法,是运用现代科学技术,以中医理论为指导,以实验研究为基础,将中医药和西医药的知识结合起来,发展医药学术水平的方法。具体而言包括以下 4 种。

1.实验研究方法　是根据研究的对象、目的、任务,利用科学仪器设备,人为控制或模拟人类的生理现象、疾病过程,在一定条件下排除干扰,突出主要实验因素,进行研究和发现问题,进而解决问题的方法。如对中医各"证"的模拟,可通过各种化学的、物理的、机械的作用,寻求客观依据。又如针刺镇痛、藏象、血

瘀的原理研究,对难治性疾病如心脑血管病、肿瘤的治疗研究,以及新药开发研究等,均可从形态、功能和代谢方面,从脏器、细胞、分子不同层次上通过实验对其本质属性作一定程度的了解与科学探索。实验研究方法具有安全、可靠、可重复的特性,是进行中西医结合研究的基本方法。

2.动物模型研究方法　是利用动物表达研究对象(如中医中的疾病、症候、症状、体征或中药、方剂,乃至各种治疗手段的作用等)的某些特征,从而得到关于生理和病理学的有关知识。比如脾气虚证动物模型建立后,既可观察其疾病发生、发展规律,也可将实验动物处死,观察全身各器官的变化,组织细胞超微结构的变化,乃至细胞化学、生物化学、免疫学等方面的认识,研究各种实验性治疗措施的效果,进而探讨中医学理论的现代科学基础。

3.病、证、药结合研究方法　是在中医学理论的指导下,应用现代科学技术(包括现代医学),以病的研究为基础,证的研究为关键,药的研究为重点,以病带证,以证带药,使病、证、药的研究组成有机结合,达到提高临床疗效的目的。病、证、药结合的研究方法,能将临床、基础、药学研究密切结合,对于促进中西医结合学术水平的发展与提高具有重要的意义。

4.多学科研究方法　是运用现代多种科学(包括现代医学)的理论和方法、技术和手段,对中医学进行多学科、多层次、多领域的深入研究,以论证中医药理论和实践,丰富中医药理论和临床实践的内涵和外延,从而起到推动中医学与中西医结合事业进步的作用。同时,通过中西医与现代多种学科技术的交叉渗透,把不同领域的知识、思想、方法联系起来,融合在一起所产生的新理论、新学说,则可形成新的边缘学科,有利于中西医结合医学的创立。例如"天人相应"学说是中医理论的特色之一,也是古代哲学领域的一个重要命题。可应用现代天文学的技术与知识去研究《内经》中有关四季变化与生长发育、与脏腑活动、与经气运行及与色脉的关系,四时六淫与发病的关系,昼夜变化与疾病的演变关系,四时昼夜与用药的关系等,探索其规律,阐明其实质,创立出新的学说。

(刘惠灵)

第三节　中西医结合内科学的优势

中、西医学是在不同的历史条件下和不同的科技文明的基础上建立起来的医学科学。中医内科学运用中医学理论和中医临床思维方法研究并阐明内科疾病的病因、病机、症候、诊断、辨证论治规律和转归以及预防、康复与调摄等;西医内科学则是运用现代西医学的基础理论和西医临床的思维方法,阐释内科疾病的病因、病理、临床表现、实验室及器械检查结果、诊断与鉴别、治疗与护理措施以及预防、预后等。中医立足于整体,以模式综合方法认识疾病过程以及对机体健康状态的影响程度,临床方法是在辨病同时突出辨证论治,调整机体阴阳动态平衡。西医着重于实验证明方法,借助现代检测手段,按结构、层次对人体进行纵向深入的还原性分析,使其对疾病的诊疗深入到细胞、分子的水平。中西医结合的临床思维方式,使中、西医优势互补,更好地解决内科临床问题,从而成为我国独具特色的临床内科学。

中医临证的显著特点是"整体观念"与"辨证论治"。人体生理、病理、脏腑气血阴阳的变化,通过经络反映内在的病变,并以"症候"形式体现,而且与周围环境乃至自然界都有着密切的联系。通过望、闻、问、切收集病证信息,运用阴阳五行、八纲、脏腑经络气血等中医辨证或辨病理论,进行综合分析,作出病证判断;在"病"、"证"诊断的基础上,析机制而立治法,按法遣方用药,并随病证之进退而加减变方,以求获得相应的疗效。这种注重从整体宏观、全程综合的"以表知里,司外揣内"的方法,以及理法方药一线贯通的临证思路,是中医临床思维的特征。

西医学是建立在现代自然科学发展的基础上,借助更多的实验检测方法,研究疾病的病因和病理生理学改变,重视病原学检查,注重体征和组织病理损害的形态学、功能学的客观依据;强调结构与功能、局部病理与整体病象的严格一致性。对疾病定性与定位,诊察指标定量化、规范化,形成了西医学实证分析的临床思维方法。

在中、西医学相对立而存在,相比较而发展的过程中,彼此都在演变着,不断相互借鉴,不断完善自己的理论方法体系和临床实践体系。中西医学研究的共同对象是人体,各自在阐释疾病和提出治疗方案时,通过不同的方式,最终都使患者机体由病理的不平衡状态恢复或接近生理平衡,这就使两种医学理论思维在临床效果上达到了统一。在临床实践过程中逐渐形成了以"辨病与辨证相结合"、"宏观辨证与微观辨证相结合"、"中西医药优势互补"的临床新思维。在临床诊疗过程中,既充分运用现代医学的技术方法对疾病进行定性、定位诊断,同时又严格按照中医理论方法对疾病及其各阶段表现的"证"进行全面分析,或结合现代医学对"证"研究的一些微观指标,对中医病证进行诊断;或在临床治疗中,中西医药方法配伍使用,以提高疗效。在这种中西医结合的临床思维方式下,可克服中医对疾病微观认识不足,弥补西医对疾病发病过程机体整体反应及个体差异性重视不够的不足,使临床工作者对疾病及其防治取得了更接近事物本质的认识,而且在临床实践中取得了更大的自由。

在中西医结合研究方面,在脏腑研究的基础上,抓住中医"证"这一疾病过程的客观存在,将其置于现代医学的客观检测下,研究分析各"证"的病理生理改变,从而建立了反映病证特征的一些客观指标。例如,"阳虚证"者环磷酸鸟苷(cGMP)增多,M-cGMP系统占优势,cAMP/cGMP比例降低。某些"阴虚证"表现为组织细胞内广泛存在的环磷酸腺苷(cAMP)增多,β-cAMP系统占优势,cAMP/cGMP比例升高;"血瘀证"者表现为病理性肿块、血管异常、微循环障碍、血液流变性异常、血小板聚集性增高、血浆黏度与全血黏度增高、红细胞电泳时间延长等;"肝阳上亢证"者多表现为交感神经功能偏亢;"脾气虚证"者的唾液淀粉酶活性降低,尿中木糖排泄率下降。各种"虚证"均表现出机体细胞免疫功能的低下等。

目前,已有不少客观检测指标已被结合到一些中医病证的辨病、辨证内容中,并列入其诊断标准内,对判断病情转归和疗效评价也提供了新的客观依据。在上述研究的基础上,内科临床某些缺乏明显症候表现的隐性病理变化,通过微观检测和微观辨证,可有效地指导中医的辨病与辨证相结合的临床治疗,使中医诊疗水平不断提高。为适应临床需要,中医方药研究与剂型改革也是中西医结合研究的活跃领域之一。对中草药进行植物化学和药理学分析,分离提取其有效成分,确定其化学结构,发现新的化合物,为临床提供了大量新的有效治疗药物,如青蒿素、川芎嗪、猪苓多糖、冠心Ⅱ号、通脉灵等。通过中药剂型改革,丹参、川芎、红花、当归、莪术、枳实、黄芪、柴胡、仙鹤草等多种单味中药,以及参附汤、生脉散等许多中药复方,都制成注射针剂应用于临床。通过对中草药加工炮制、给药途径与给药方法、毒副作用等的研究,再次肯定了中草药临床应用的安全性、准确性与有效性。一个新的中西医结合临床药理学正在形成并蓬勃发展,对包括内科学在内的各中西医结合临床学科的发展起着积极的促进作用。

一方面,它建立了中西结合内科临床治疗新观念。临床治疗新观念是在辨病和辨证的基础上,根据现代中西药对疾病进行治疗,把中医和西医治疗疾病的特点和优势有机地结合起来,达到提高临床疗效的目的,可以取得优于单一用西药和中药的更好效果。如临床针对感染中毒性休克引起的脏器衰竭,西医的治疗主要用抗生素,但是抗生素的应用会引起细菌的死亡,细菌死亡后又释放出大量内毒素,从而加重了病情。对于这种情况,采用中西医结合菌毒并治的方法,西医治菌,中医治毒,在临床上取得了显著疗效。

中西医结合内科学治疗观念的基本思路主要包括:辨病和辨证治疗相结合,祛邪和扶正治疗相结合,局部和整体治疗相结合,近期治愈和长远调摄相结合。如西医辨病气管炎、肺气肿合并感染,中医辨证肺肾两虚,痰热内阻,虚实夹杂之喘;在感染后的急性发作期,西医治疗用抗生素控制感染,中医治疗为补肾益肺、清化热痰、纳气定喘,突出扶正;在缓解期用中药补肾健脾,化痰降气,长期调摄,增强了患者的体质,减少了感染的发生概率,减少了急性发作,可以取得满意效果。

另一方面,它促进了中医理论的微观化创新。中医理论是宏观的辨证理论,其中一些微观的理论和学说,特别是"络病理论",由于时代的限制、认识的局限,没有受到重视,尚处于初级阶段,近年来受现代医学微循环理论的影响,经络病理论有了新的认识和发展。

1.经络病理论的新进展　经络运行气、血、津液,滋养脏腑机体,沟通上下内外。经脉是纵向性运行气血,络脉是横向弥散气血,共同发挥对机体的渗灌濡养作用。这些显然包括了现代医学神经内分泌多方面的生理功能。络脉是经脉的分支,越分越细,形成网络,构成网状的循环通路。络脉在体内分化成4个层次,即大络、细络、浮络、孙络。孙络之间有缠绊构成网状的循环通路,是按层次分级细化的庞大网络体系,在人体生命中有比十二经脉更广泛的作用。这种庞大复杂的网络体系,在体内的分布是有规律的,循行皮肤、体表、黏膜部位的为"阳络",循环于脏腑体内的络脉为"阴络",阴络再分,分布在脏腑内各个部分称为心络、肝络、脾络、胃络、肾络、脑络等,有输布气血的功能。

络病的病理主要是由久病入络、脉络瘀阻、脉虚不荣。络病是指脉络本身的病变,血瘀证主要是脉络中运行血液的病变,久病入络和脉络瘀阻,既存在脉络的病变,又存在血液瘀滞的病变。血瘀证的治疗主要是活血化瘀,对脉络病变既要用活血化瘀药,更主要的是要选用治络病的药物,如辛味入络、活血入络、益气通络、祛瘀通络、温阳通络等,因此对于涉及小血管和微循环的各种病变,既治血瘀又治络病,显然比单纯的活血化瘀更切合病机。近年来在临床用"中医络病理论、浊毒学说"指导治疗"温病"清热降浊,改变体内微循环益气通络,祛瘀通络,为慢性病患者创造了一条新的治疗途径。这些都是在现代医学的启发下,中医理论和治疗的发展与创新,也是中西医结合的成果。

2.中西医结合内科学发展的思考　首先,正确理解中西医结合学内涵。《中西医结合学会章程》中明确把"中西医结合"的含义表述为:"运用现代科学(包括现代医学)的知识和方法,继承和发展中国医药学,取中西医药之长,加强中西医结合研究,逐步融会贯通,为发展中西医结合医学科学,形成具有我国特色的医药学。"因此,中西医结合内科学是在继承中医学基础上的发扬,它是近代以来中国医学发展史上特有的过程,是西医传入中国以后两种医学体系相互渗透的结果,也是对中国传统医学发展的一种探索。

其次,建立完善的中西医结合基础理论体系。建立完善的中西医结合基础理论体系是中西医结合发展的关键。中医学和西医学有很大差异,究竟采用哪种更有效的模式去研究,建立一种更先进的、能指导现代医学以及未来医学发展的医学理论体系,即中西医结合基础理论体系,我们认为可从以下几个方面入手。

(1)以提高临床疗效为目的用现代科学理论来完善中医理论:中医学在长期的医疗实践中,探索出了一套行之有效的治疗方法,并成为自身的特色。但随着社会的进步、科学的发展,中医理论的研究也必须与时俱进,不断深入。如近年来对中医症候进行了大量动物实验和临床流行病学调查研究,特别是在脾虚证、肾虚证、血瘀证等方面有了深入进展,揭示了中医脏象气血学说的现代内涵,积累了大量科学数据和经验,并与基因组学、蛋白组学等结合进行了探索研究,为生命科学发展提供了借鉴。许自诚结合中医脏腑学说的研究,发现老年慢性病变有炎性细胞浸润、不同程度的纤维化、微循环障碍、代谢障碍的病理生理学特点,中医辨证大多为虚证(即多脏腑的损害和多功能的不足),且以阳虚居多,部分患者尚有痰证、瘀证,故在采用活血化瘀治则的基础上,抓住阳虚、血瘀、痰浊三大证,灵活运用温阳、化瘀、除痰的治疗原则,取得了比较好的疗效。

(2)病证结合是中西医结合的主要模式:病证结合简而言之,即辨西医之病,辨中医之证。辨证论治是中医的特色和优势,但同时也必须看到其不足的一面,如现代医学能够利用实验室检查和先进的影像学检查发现了大量仅靠中医四诊无法发现的疾病。因此,要解决这一问题,必须大胆地接受现代医学和现代科技的新成果,走辨证与辨病相结合的道路,灵活应用,也就是"有症辨症,无症辨病"。聂红明等结合肝病的辨治体会认为,辨证论治能解决的就用辨证论治解决,辨证论治不能解决的就与辨病论治相参。例如肾病患者水肿消退,一般情况好转,而现代理化检查示尿中蛋白定性阳性,24 小时尿蛋白定量超标,从现代医学角度看,病未痊愈仍应继续治疗,症状改善不等于疾病好转,故应在"病"的框架下,辨证与辨病相结合,既改善症状和生活质量,又结合各项指标来判定疗效;但如果片面强调辨病,丢掉辨证施治,则失掉中医的灵魂,中医学术得不到发展。

(3)宏观与微观并进,丰富辨证论治内容:中医辨证水平的提高有待于在微观上下功夫,而西医诊治方法的丰富又必须在整体上作努力,两者有机结合才能达到一种宏观与微观、整体与局部相辅相成、浑然一体的境界,才能在最大程度上体现医学的价值。所谓微观辨证,即是临床上收集辨证素材的过程中引进现代医学的先进技术,更完整、更准确地阐明"证"的物质基础。亦即试用微观指标去判别患者机体结构和功能的变化,去辨别"证"的实质。西医学通过现代手段所摄取的量化信息或局部病变结果可作为中医"四诊"内容的延伸。如黄海青等对膝关节退行性骨关节炎的 MR 诊断与中医辨证分型对比性研究发现,Ⅱ 型(脾肾两虚,湿注骨节型)的滑膜增生与Ⅰ 型(肝肾不足,筋脉瘀滞型)、Ⅲ 型(肝肾亏虚,痰瘀交阻型)比较,Ⅲ 型的骨赘增生与Ⅰ、Ⅱ 型比较,差异均有显著性意义。

(4)引入循证医学提高中医科研临床水平:循证医学是中西医结合的桥梁。中医学是数千年来历代中医学家经验的荟萃和积累,是一种典型的经验医学。目前中医临床研究的现状是前瞻性研究基本缺如,很多临床研究缺乏随机对照,许多疗法、方药的可重复性差,报道的临床疗效的可靠性、科学性受怀疑。在现代医学发展如火如荼的今天,要摘掉中医经验医学的帽子,必须改进中医临床研究的方法学,改变以往那种临床研究以个案报道、经验总结、病例总结为主的现象,引入循证医学,采用临床对照和随机对照的研究方法,提高实验结果的可靠性和科学性,对提高中医的科研、临床水平有一定的促进作用。

中西医结合内科学是中、西医两种医学的取长补短,互相渗透,要求从事中西医结合工作者必须兼有较扎实的中医理论和西医理论基础,那些只对西医理论比较熟悉,而对中医理论知道甚少,或只精通中医,没有现代医学的基本功是不能真正做到中西医结合的,为此培养高层次中西医结合人才是中西医结合发展的关键。笔者认为可通过以下途径加以完善:①在中西医结合内科学教育模式中,强调保持中医理论的特色与优势,一方面尽量以现代科学语言来表达中医理论的实质内容,另一方面要借助西医的某些思维方式,对中医学各个层次的稳态系统进行健康与病态的界定;②鼓励和吸引西医学和其他非医学学科的科技工作者加入中西医结合内科学研究队伍,促进学科交叉。

(刘惠灵)

第四章　中西医结合急危重症的优势和发展

第一节　中西医结合急危重症的优势

　　中医在急症中治疗的范围是非常广泛的。我们在临床上将疾病的程度分为几个等级，即急症：疾病发生发展比较紧急，但不一定危及生命；重症：这类疾病比急症带给病人的痛苦要重，而且病情严重，并且根可能威胁到病人的生命；危症：这类疾病一旦发生，病人的生命随时都会受到威胁。中医比较擅长的是对于急症和重症的治疗。如脑血管病、急性热病、急性感染性疾病的治疗上中医是非常有优势的。在抗生素出现以前，一直是中医药治疗急性感染性疾病。随着上个世纪抗生素的问世，感染性疾病很快得到了控制，但是尽管如此中医在感染性疾病中还是有很多的空间可以发挥。因为随着时间的推移，细菌感染引起的疾病出现了大量的耐药菌株，尤其是一些重症感染用抗生素后出现的一些不良反应、二重感染、耐药等情况现代医学暂时投有很好的解决办法，选正是中医值得花大力气深入研究的问题。通过中医药的介入和应用，二重感染和不良反应等问题很快地就能够得到改善，甚至对于耐药菌群都可能会有一定的影响，这些问题都有赖于今后的进一步研究和探索。

　　中医对于出血类疾病，尤其是中等量的出血效果非常好，目前中药的使用比较普遍，如消化道出血特别是溃疡类、肿瘤晚期的出血，通过中药的使用可以很快止血。另外，重症哮喘治疗过程中有许多环节是需要中医药参与以弥补现代医学的不足。通过中西医的结合达到良好的治疗目的和效果，可缩短疗程。

　　目前治疗呼吸衰竭，尤其足慢性呼吸衰竭出现的急性发作中医也有很多行之有效的传统的方法。呼吸衰竭如果危及到病人的生命，我们可以首先考虑进行机械通气，但是上机以后，就出现了其他的问题，如脱机的问题、感染的问题、营养的问题等，这些问题都是机械通气不能解决的，也可能因此使机械通气失败，病人死亡。针对这些，正确使用中医药可以减少上机的比例、缩短上机的时间、减少并发症的发生。同时在中西医结合领域中还有一项重大的成果——急腹症（包括肠梗阻、阑尾炎等）的治疗。

　　心血管方面的急症包括急性心肌梗死、心衰等，在这些疾病的治疗中中医不仅有非常重要的地位，而且有确切的疗效。获得全国科学大奖的活血化瘀成果中最重要的一点就是运用活血化瘀的方法对于心血管疾病这一领域的治疗。

　　由此可以看出，中医在急症治疗的各个领域都有其非常重要的地位和确切的疗效，因此需要我们大家去积极地思考现代医学和中医学的长处和不足，中西医结合急危重症的最大不足就尾急救技术的落后，治疗手段和药物是非常丰富的，关键是怎样找出一个面，一个着眼点去具体操作。在危重症治疗过程中，如果没有中医的参与，其死亡率会明显增加，中医的合理参与使治疗的成功率和成活率明显提高，使中医在危重症的治疗中"不再可有可无，而是必不可少"。

（刘　镇）

第二节　中西医结合急危重症的发展前景

一、中西医结合急危重症学科发展战略

中西医结合急危重症学科是一门新兴的学科,我们要以常见急危重病作为研究对象,提高中医药治疗急危重病的成功率。急诊学科的发展既是学科发展的需求,又是社会发展的需要,更是医院发展的必需。就中西医结合急危重症学科内涵发展来看,首先加快中西医结合急危重症常见病证中医病名的规范化研究至关重要。中西医结合急危重症常见病证的中医病名既有别于中医内科及相关学科,又与各学科密不可分,更要突出中西医结合急危重症学科的特点。其次,研究和发掘中西医结合急危重症急救技术,弥补中西医结合急危重症之不足。第三,开展常见病中医急救切入点的研究,奠定中医药在现代急诊危重病学界的地位。第四,加强中西医结合急危重症医疗人才的培养是中西医结合急危重症学科发展的根基。

二、中西医结合急危重症学科发展需求

随着社会的进步、人民生活水平的提高,以及健康观念的变化和医学模式的转变,人们对中医药需求越来越多,对中医学的要求越来越高,不仅仅局限在健康保健、慢性病调理方面,对急诊危重病的中医药治疗也在增加。这就为中西医结合急危重症学科的发展创造了新的空间,从另一方面讲,发展中西医结合急危重症学科也是中医学发展的需要。

三、中西医结合急危重症学科发展目标

1.建立充实一批中西医结合急危重症专科,使之成为中西医结合急危重症学科发展和临床教学的重要基地,成为国内外合作和交流的基地。

2.形成若干个立足于中医药前沿的中西医结合急危重症知识创新和技术创新基地,成为中医学科技发展创新源,重视中西医结合急危重症原创性的研究,为人类健康服务。

3.以急诊学科常见病为核心,如休克、脓毒症、外感高热、心脏骤停、急性心衰、急性呼吸衰竭、卒心痛等,建立较完善的个体化诊疗方案和评价标准体系。

4.开展临床基础研究,如文献的整理和继承,中西医结合急危重症学科内涵的梳理,中西医结合急危重症常见病病名的规范化研究,探讨中西医结合急危重症诊疗方法学的研究。

5.逐步建立中西医结合急危重症学信息数字化网络体系,以文献信息的数字化、网络化为重点,系统建立中西医结合急危重症学的相关数据库和信息网络、远程教学、远程诊疗等信息平台。

6.逐步建立中西医结合急危重症学科人才培养基地,培养一支结构合理、相对稳定的人才梯队,造就学术造诣较深、具有创新思想、在国内外有重要影响的学科带头人。

四、学科重点领域

（一）中西医结合急危重症重大疾病与危重病的研究

外感高热是急诊科最重要的疾病，中医学积累了丰富的临床经验，但外感高热的变迁，导致各个历史时期存在不能解决的问题，从中医学的发展历史中可以看出，中医学真正的飞跃是对外感高热诊治的进展，如张仲景的六经论治、叶天士的卫气营血论治等，无不体现了中西医结合急危重症学科发展的重要地位。虽然当代学科的发展迅速，但对外感高热的研究并未取得突破进展。因此，加强外感高热的研究是学科发展的需求，应该引起足够重视。

严重脓毒症和脓毒症休克是各种危重病死亡的重要因素，已经引起世界医学界的高度重视。对此，虽然进行了大量的基础与临床研究，但该病证的死亡率仍然高达 30％～70％之间。脓毒血症病是一个综合征，运用中医学"整体观、衡动观"、"辨证论治"、"治未病"的思想，坚持运用中医学研究疾病变化和病机变化，对于降低病死率具有重要价值。中医学具有该病证突破性的研究潜能，对该病证的研究不仅能够奠定中西医结合急危重症在现代急诊学的地位，更重要的是能够造福人类。

急性中毒是中西医结合急危重症领域的重要病证，长期以来中西医结合急危重症对该病证的研究没有实质性的突破。近年来，中医药非特异性解毒概念的提出，在急性中毒方面进行了许多有价值的探索，如中药煎剂稀释的洗胃、中药排毒、中药的脏器保护作用等，对于降低急性中毒的病死率显示了价值，值得我们深入研究。

心肺复苏术是现代急诊医学重要的一项急救技术，几乎成为急诊医学发展的标志。虽然如此，如何提高复苏成功率，提高复苏后综合征的生存率，成为急诊医学研究的重要领域。中医学的优势就是复苏后综合征的救治，为此，应加强循证医学的研究，建立中医心肺复苏指南，巩固中西医结合急危重症的地位。

各科危重病的研究如卒心痛、中风、急性脾心痛、急性出血、急性痛症等，中医学应逐步切入，救治范围应逐步扩大。

（二）涉足急性传染病防治研究

2003 年"非典"以后，急性传染病成为我国医学界研究的重要领域，加强中西医结合急危重症在急性传染病中的应用对于降低病死率有着重要意义。中医学学术的发展历来重视各种急性传染病的研究，张仲景诊治的"伤寒"、吴又可诊治的"瘟疫"无一不是烈性传染病。可觉，中医学的发展与传染病息息相关。流感、禽流感等病毒感染性疾病是当前研究的核心。除此之外，还有其他相关疾病。

（三）中西医结合急危重症学科规范化的研究

规范化研究是任何一个学科发展的必经之路。医学科学规范化研究尤为重要，不仅是医学学科传承的根本，更是学科发展的需求。但医学学科规范化的研究必须建立在临床疗效的基础之上，要围绕常见病、多发病及重大疾病，重点加强中西医结合急危重症临床病证诊疗指南的制定、修订等，开展诊疗方案优化的研究，开展中西医结合急危重症临床疗效评价的制定。

五、存在的问题与对策

中西医结合急危重症学科的发展与整个中医学一样存在两个主要问题：一是中西医结合急危重症的服务领域逐步缩小；二是中医药特色和优势淡化，没有创新理论。

（一）制约中西医结合急危重症学科发展的因素

西医学的引入、急诊急救技术的长足发展，导致中医学在急诊危重病诊疗领域逐步缩小，甚至一些中医医院不再设立急诊科。中医学从事急诊危重病专业人员逐步减少，信心逐步丧失。政府虽然提出了"中西并重"的政策，但在实际临床中，中西医结合急危重症急救的方法并没有得到真正的法律保护，往往使用西医思维来判断中医治疗方法的对错。可见制约中西医结合急危重症学科发展的根本因素是中医自身。不敢临床实践，更不敢勇于实践，缺乏自信心，对中西医结合急危重症学科的继承不足，要谈发展谈何容易。

（二）中西医结合急危重症学科发展对策的建议

多途径、多形式培养中西医结合急危重症人才，人才是学科生存和发展的根本。中西医结合急危重症首先要建立一支完整的、稳定的人才队伍。对此，应多形式地培养中西医结合急危重症人才，同时进行高层次人才的培养。这是中西医结合急危重症学科发展的基本。争取更多的科研支持科研工作是任何学科发展的根本，中西医结合急危重症学科的科研可以说刚刚起步，科研能力和思路不足，甚至学科内部认为中西医结合急危重症没有优势，更没有科研方向。这些也是导致中西医结合急危重症人才流失的原因。从事急诊工作辛苦，又没有科研支持，前程暗淡。因此，从政府层面和科研管理层面，要大力扶持中西医结合急危重症的科研工作，从小到大，从弱到强，最终达到发展中医学的目的。开展符合循证医学理念的中西医结合急危重症临床研究。临床研究重要的是科学的方法，因此，要努力培养中西医结合急危重症临床医生和临床科研人员的循证医学知识，以开展中西医结合急危重症临床科研。处理好继承与发扬的关系继承是发扬的根本，没有很好的继承，发扬就是无本之术。因此，我们要努力学习前人的经验，学习前人的临床思维方法，逐步提高中西医结合急危重症的临床疗效。

（刘　镇）

第五章　重症监测

一、呼吸功能监测

呼吸监测的病人主要包括：①神志不清的病人；②急性呼吸衰竭（如急性呼吸窘迫综合征、急性肺水肿、肺梗死以及重症肌无力等发生的急性呼衰）；③休克或严重电解质紊乱、酸碱失衡的病人；④心肺复苏后；⑤重症复合伤；⑥手术前有呼吸系统疾病或心肺功能减退者；⑦手术中（特别是开胸术）承受麻醉和手术刺激者；⑧大手术后血流动力学不稳或需辅助呼吸者；⑨准备脱离呼吸机者；⑩血气进行性恶化的病人。

呼吸监测的最终目的是防止低氧血症和高碳酸血症，因此临床上最好的监测指标是动脉血气分析，它是判定呼吸衰竭和各种抢救治疗措施是否有效的标准。辅以肺功能监测指标，有助于揭示呼吸障碍的具体环节，但肺功能检查常需要病人的主观努力和合作，当病人病情危重、无力配合或意识不清时常难以进行，故血气分析与肺功能检查皆有一定的局限性。尽管如此，呼吸功能状态常决定重症病人的病情严重程度和治疗成败，尤其在依赖机械通气维持生命的病人中更是如此。因此，将血气分析与肺功能测定相互结合，取长补短用于呼吸监测，具有重要实用价值。

可检测的呼吸指标包括：

（1）血气监测指标：①动脉血 PaO_2 及 $PaCO_2$；②动脉血氧饱和度；③氧气交换效率；④呼出气二氧化碳。

（2）肺功能监测指标：①肺容积；②气道压力；③肺顺应性；④气道阻力；⑤呼吸中枢功能；⑥呼吸肌功能；⑦呼吸形式的监测。

二、动脉血气监测

通过动脉血气分析可了解 pH，PaO_2，SaO_2，$PaCO_2$，HCO_3 等重要指标。PaO_2 和 $PaCO_2$ 反映气体交换状态，是了解呼吸功能的基本标准。作血气分析的标本采自动脉血，一般用 2mL 抗凝全血。标本血需与空气隔离，并及时测定。

（一）动脉氧分压（PaO_2）

PaO_2 是动脉血液中物理溶解的氧所产生的压力。正常值为 $80\sim100mmHg$。PaO_2 主要作为肺换气与通气功能降低程度的监测指标，了解有无低氧血症的存在，同时亦作为指导氧疗的指标。当血中血红蛋白（Hb）量及心输出量无变化时，PaO_2 将直接影响血液氧含量及对重要脏器组织的供氧能力。PaO_2 受吸入氧气浓度、肺通气功能、弥散功能及肺内分流量的影响，并随年龄增长而略有降低。

1.判断低氧血症　$PaO_2 < 80mmHg$ 为低氧血症。PaO_2 的进一步降低则成为呼吸衰竭的判定指标。由于慢性呼吸衰竭病人 PaO_2 长期偏低，组织已有一些适应代偿能力，因此 $PaO_2 < 80mmHg$ 为慢性呼吸

衰竭的血氧分压判定指标。而对于急性呼吸衰竭,其判定标准为 $PaO_2 < 60mmHg$。

2.指导氧疗

(1) Ⅰ型呼吸衰竭时,氧疗应使 $PaO_2 > 60mmHg$;

(2) Ⅱ型呼吸衰竭时,氧疗应使 PaO_2 为 $50 \sim 60mmHg$;

(3)急性呼吸窘迫综合征(ARDS)时,当 $FiO_2 > 0.4$,而 $PaO_2 < 50mmHg$ 时,是采用呼气末正压(PEEP)通气的指证。

(二)动脉血二氧化碳分压($PaCO_2$)

$PaCO_2$ 为动脉血中物理溶解的二氧化碳所产生的压力。正常值为 $35 \sim 45mmHg$。

由于二氧化碳弥散能力远大于氧的弥散能力,肺换气功能障碍对 $PaCO_2$ 的影响远小于对 PaO_2 的影响,单纯换气障碍通常不引起 $PaCO_2$ 的明显改变,所以 $PaCO_2$ 主要作为肺通气功能的监测指标。$PaCO_2$ < 95mmHg 时可产生严重低碳酸血症和呼吸性碱中毒。$PaCO_2 > 45mmHg$ 常表示通气不足,为高碳酸血症,可致呼吸性酸中毒,$PaCO_2 > 50mmHg$ 为诊断Ⅱ型呼吸衰竭的指标之一。

1.$PaCO_2$ 升高 当 $PaCO_2 > 45mmHg$ 时兴奋呼吸中枢,呼吸深大、频率增快,但若高碳酸血症系使用了麻醉性镇痛剂、肌肉松弛剂等药物所致,则无呼吸兴奋效应。高碳酸血症还可使心率增快和血压升高,并可舒张血管平滑肌使血管扩张,心肌应激性增加,甚至引起心律失常。

$PaCO_2 > 60mmHg$,呼吸中枢由兴奋转为抑制;$PaCO_2 > 80mmHg$ 时,呼吸中枢麻痹、呼吸浅表,并出现肌肉震颤和抽搐。$PaCO_2$ 升高达正常的 3 倍时,常不可避免出现昏迷。

$PaCO_2$ 升高是引起肺性脑病的基本原因。肺性脑病时,早期可表现为兴奋、失眠、多语,晚期中枢神经抑制,表情淡漠,神志恍惚,反应迟钝,严重者昏迷。

血中二氧化碳浓度升高可引起脑血管明显扩张,重度时脑微血管的通透性亦增加,可引起脑水肿、脑疝。此时可出现头痛、呕吐、意识障碍.或有癫痫抽搐,球结膜充血水肿,血压升高,瞳孔不等大,甚至呼吸、心搏骤停,为Ⅱ型呼衰病人重要死因。

2.$PaCO_2$ 降低 $PaCO_2 < 25mmHg$ 为严重低碳酸血症。临床表现为脑血管收缩,血流量减少,脑压降低,致使脑缺血、缺氧,以及呼吸性碱中毒,出现手足搐搦等。

(三)动脉血氧饱和度(SaO_2)

SaO_2 为动脉血中血红蛋白实际含氧量与其最大结合能力之比。正常人安静时 SaO_2 通常在 90% 以上。在 Hb 正常时,SaO_2 反映动脉血中所含氧量。

SaO_2 测定多采用以 PaO_2 值,参照 Hb、pH、体温,通过氧解离曲线推算 SaO_2,但需先测得 PaO_2。近年来应用较广的为脉搏血氧仪测定血氧饱和度,将测量传感器夹在指端或耳垂,可长时间、无创、连续监测 SaO_2 变化,是目前应用较广的监测氧合作用的一个手段。经皮动脉血氧饱和度($StCO_2$)与动脉血测定值十分接近,但随 PaO_2 改变略有变化。

三、脉搏血氧饱和度监测

脉搏血氧饱和度监测法是根据血红蛋白的光吸收特性设计的一种无创性连续监测血氧饱和度的方法,广泛用于危重病人及手术麻醉病人的监护。主要优点是:①脉搏血氧饱和度法所测定的血氧饱和度(SpO_2)与病人即刻的实际动脉血氧饱和度(SaO_2)有很高的相关性,能够及时而敏感地反映病人血液氧合情况,并可同时计数脉搏;②连续监测,能够及时诊断缺氧,特别是能够发现尚未出现临床症状的早期低氧血症;③监测为无创性,病人无痛苦,且操作简便,开机即可测定,无须校正;④适用范围广,可用于 ICU、手术室、复苏室及各科病人的监护。便携型脉搏血氧饱和度监测仪可使用干电池或充电电池作为电源,适用于病人转院、转科或从手术室回病房途中的监测。

脉搏血氧饱和度监测仪即是根据搏动性动脉血能产生光吸收脉冲的特性,以心室舒张期所测得的透过组织的光强度作为基线,与收缩期测得的透过光强度比较,其差值即为动脉血的光吸收强度,所以不需对组织加压、加热,不需校正。

(一)临床应用

利用脉搏血氧饱和度监测仪测得的动脉血氧饱和度能准确地反映病人实际动脉血氧饱和度。SaO_2 的测定为有创性,且不能连续监测。因此脉搏血氧饱和度监测在临床上具有其独特的优越性,其操作简便,开机后将感应器套在病人指、趾或夹在耳垂上,即可直接读取 SpO_2 和脉搏数值。

正常健康青壮年在平静状态下呼吸空气,SpO_2 可达 0.95~0.98。因此脉搏血氧饱和度监测法的正常值为 $SpO_2 \geq 0.95$。SpO_2 0.90~0.94 为轻度不饱和,0.85~0.89 为中度不饱和,<0.85 为重度不饱和。轻、中度不饱和不一定表现出缺氧的临床征象,60 岁以上老年人在平静不吸氧情况下,以及夜间入睡以后 SpO_2 通常仅为 0.89~0.92,但并无不适。

危重病人及手术、麻醉病人的血液氧合情况是不断变化的,早期缺氧临床上不易识别,如仅根据病人的血压、心率和呼吸等生命体征的改变以及皮肤、黏膜和手术野血液颜色来判断有无缺氧或缺氧程度,是不可靠的。慢性阻塞性肺病(COPD)病人通常存在一定程度的低氧血症和(或)高碳酸血症,其 SpO_2 降至 0.85 左右时,临床可不出现缺氧症状。麻醉状态下病人的呼吸、循环系统对缺氧的反应性降低,轻、中度缺氧可不引起呼吸、血压及心率的改变,也可能无发绀。危重病人常因肺内外因素发生低氧血症,其血压和心率更是受多种因素的影响,如不进行监测,单凭临床观察是很难作出正确判断的,一旦出现发绀,往往已是缺氧比较严重,而难以避免不良后果。因此,危重病人特别是有呼吸功能不全或有潜在呼吸抑制危险的病人应常规监测 SpO_2,以便及时发现变化,早期处理,提高疗效。

全麻病人术后从手术室转运到 ICU 的途中,有发生严重缺氧的危险,特别是在全麻未完全清醒,呼吸恢复不好,拔管后上呼吸道梗阻,以及简易手握式呼吸器使用不当等情况下,更易发生。SpO_2 可作为判断病人能否离开手术室,以及能否脱离氧治疗的一个基本指标。

SpO_2 虽能准确反应 SaO_2,用于危重病人的床旁连续动态监测也具有较高的临床价值,但并不能完全代替有创性动脉血气分析。在需要了解 PaO_2、$PaCO_2$ 和血液酸碱度以及有影响 SPO_2 准确性的因素存在等情况下,仍需及时作动脉血气分析。

(二)准确性及影响因素

影响 SpO_2 准确性的因素主要有:碳氧血红蛋白和正铁血红蛋白含量病理性增高、静脉内注射染料、肢端循环不良、测定部位表皮增厚(如灰指甲)或痂壳(如严重烧伤后结痂)及技术因素(如感应器未戴好)等。如碳氧血红蛋白含量的异常增高会引起 SPO_2 测定值假性降低,影响其准确性。

四、心电监测

(一)监护设备

1.心电信号输入　心电信号输入分有线及无线两种方式。有线信号输入是通过导线直接将与病人皮肤接触电极的心电信号引入监护仪内。此种方式干扰较少,心电信号失真度小、可靠。但病人必须卧床,活动受限制。无线信号输入是将与病人皮肤接触电极的心电信号通过导线引入一小型携带式无线心电信号发射装置盒,再通过无线电渡将心电信号传到心电监护仪或中心监护站的接收器,通过解码、放大,还原为心电波。此种电波信号输入方式可观察到病人动态活动时的心电图改变,接收信号范围宽,不受病房条件限制,但此种方式易受外界电波干扰而出现伪差。

2.显示器 目前采用较多的是存贮显示器。心电图显示呈规则滑动,遇有短暂异常心电活动时可以冻结,直接观察实时心电信号,增强捕获异常心电信号的机会。

3.记录器 多数监护仪都带有记录装置。常采用热笔型记录,也有采用热阵式记录。后者记录更为清晰、完整,并可显示文字报告及数据记录。

4.报警装置 心率低于设置的下限频率或高于设置的上限频率,即可通过声、光信号报警。目前已能对某些心律失常进行报警,并能自动将心律失常进行分类,将心电信号冻结、贮存和记录。

5.其他附属装置 根据临床需要,心电监护仪的功能已得到扩展,包括呼吸频率及呼吸波的监测、血氧饱和度的监测、无创血压监测、有创血流动力学监测、血 pH 监测及血钠、钾、钙等电解质浓度的监测。

(二)常用心电监护仪的种类

根据监测目的不同,目前心电监护有以下类型:

1.重症监护仪 主要用于重症监护病房(ICU),其配置包括心电、血氧饱和度、呼吸、无创血压、体温,也可配置有创直压、血流动力学测定及血 pH、钠、钾、钙离子浓度的监测装置。

2.冠心病监护仪 用于冠心病监护病房(CCU),其配置包括心电图、血氧饱和度、呼吸、无创血压、体温、心律失常及 ST 段自动分析系统、有创血压及血流动力学监测系统。

3.手术监测仪 主要用于各型大手术的监测,特别是心脏手术的术中监护,保证手术过程中对心律失常、血压、呼吸、血氧饱和度的监测。其配置有三导心电图、血氧饱和度、无创血压、体温、呼吸、二氧化碳浓度及特殊麻醉气体的监测装置。

4.急救监护仪 用于急救或病人转运时的监护。根据需要可配置心电、无创血压、血氧饱和度及呼吸监测装置。为了适合搬动,转运方便,常采用蓄电池供电。

5.其他 用于分娩、新生儿、早产儿,心导管室常选用多导、多功能监护系统的配置,以满足心电生理检查及监护之使用。

(三)监护技术

1.心电监护

(1)导联选择:目前多采用胸前综合导联,该导联记录的心电图图形比较清晰、受肢体活动干扰少;但所描记的心电图不能按常规心电图的标准去分析 ST-T 改变和 QRS 波形形态。常用的胸前监护导联有以下几种:①综合 I 导联:所记录的心电图波形与标准 I 导联图形相似。②综合 II 导联:心电图波形与 V_5 导联相似、波幅较大。③综合 III 导联:心电图波形近似于标准 III 导联。④CM_5 导联:负极置于胸骨右缘第 2 肋间隙,正极置于左腋前线第 5 肋间隙,接地电极置于右腋前线第 5 肋间隙处。⑤CL_1 导联:负极在左锁骨中点下外侧,正极置于胸骨右缘第 4 肋间隙,相当于胸前导联 V_1 处,接地电极置于右侧胸大肌下方。

(2)电极安置:心电监护多采用一次性贴附电极。该电极由塑料膜或泡沫圆盘涂上黏结剂而成,圆盘中夹嵌有金属小扣,皮肤面充以导电液,减少电极与皮肤间的阻抗,向外的金属小扣则与电极导连线相扣接。安置电极时应清洁皮肤,再用酒精涂擦脱脂,尽可能降低皮肤电阻抗,避免 QRS 波振幅过低或干扰变形。

2.呼吸功能监测 采用阻抗法,利用病人胸部安置的心电监测电极,在监测心电的同时获得呼吸活动曲线及呼吸频率。

3.血氧饱和度监测 采用脉搏血氧饱和度监测法,传感器为指夹式,测量范围 $0\sim100\%$。在氧饱和度为 $70\%\sim100\%$ 范围内,测量准确度高,误差在 $\pm2\%$ 以内。

4.无创血压监测 目前多采用袖带充气式血压监测,可自动定时测量血压,也可手动测压。血压显示收缩压、舒张压及平均压。也有采用脉搏测压法,用一脉搏指套传感器,实现无创连续测量动脉血压。

5.有创血流动力学监测　多数采用右颈内静脉穿刺法置入 Swan-Ganz 漂浮导管,当导管到达右房时,将导管头端球囊充气,导管会顺血流方向经过三尖瓣、右心室、肺总动脉而到达肺动脉远端。此时,将导管尾端与压力传感器连接,传感器会将导管头部所在的压力转变为电信号,再通过连接导线输入监护仪。当抽出漂浮导管头端气囊内气体,此时所测压力值为远端肺动脉压;当气囊充气阻断肺动脉后,所测压力为肺毛细血管楔压,反映了左房的压力。通过此方法,不仅可以获得肺动脉压及肺毛细血管楔压的数据,尚可测定心排出量,能较准确地判定左心功能。

6.血 pH 及电解质浓度的监测　利用针形传感器,通过静脉穿刺将其置入血管,可以连续显示血 pH 值及钾、钠、钙离子浓度,扩大了对危重病人的监测内容。避免反复抽取病人血去测定血电解质,减轻了病人的痛苦。

五、中心静脉压监测

中心静脉压(CVP)是指近右心房的胸腔内大静脉的压力,可直接反映回心血量与心脏功能间的相互关系,反映了右心的前负荷状态。在血流动力学急剧变化时,连续观察 CVP 的变化,特别是结合血压、脉搏等指标,对判断血容量、心功能及外周血管阻力状况有较高的临床实用价值。

目前多采用带有创压力监测功能的床旁监护仪监测 CVP。插入中心静脉导管后,导管末端通过延长管和三通接头与压力转换器和监护仪相连,三通接头的另一开口连接输液器。测压时关闭输液端,使中心静脉导管与压力转换器相通,监护仪上可自动显示压力波形和数值,不需测压时将压力转换器端关闭,输液器端与导管连通进行输液,并保持导管通畅,避免凝血块堵塞。

校零:使用压力转换器测压需预先校零。病人平卧,转换器固定于病人腋中线水平的位置。调整三通接头方向,使中心静脉导管与输液器端相通,与转换器端关闭。将转换器的另一开口打开,使之与大气相通,触按监护仪上的"校零"键完成校零,然后关闭换能器与大气相通的开口,即可开始测压。病人体位或压力转换器位置有变动,或转换器敞开过,均要重新校零,如三项均无改变,则 24h 内不需再校零。

在没有有创压力监护仪条件下,可自制简易水柱法测压装置。用一根内径 0.5~0.8cm 的无菌玻璃管(或塑料管),通过延长管和三通接头与中心静脉导管相连,三通接头的另一开口接输液器。玻璃管与标有刻度的标尺一起固定于床旁输液挂柱上,标尺零点对准病人腋中线水平。管道内充满生理盐水,排尽空气,通过开或关闭三通接头,即可进行测压或输液。当输液端阻断后,水柱在玻璃管内上升的高度(cm)即为 CVP(cmH$_2$O)。

这种测量 CVP 的装置可自行制作,简便易行,但因测压水柱管顶端开放,可能发生污染和经导管感染,故不宜在不清洁环境中长时间采用。在测压管顶端套以无菌安瓿或覆盖双层无菌敷料,或用带过滤膜的一次性输血器(管子内径 0.5cm)作测压管,有助于防止污染。

CVP 的正常值为 6~12cmH$_2$O。CVP<5cmH$_2$O 常示血容量不足;>15cmH$_2$O 常示心脏前负荷过重。因而在输血补液及使用心血管药物治疗时,连续观察 CVP 的变化极为重要。经处理后 CVP 回复到正常范围,血压回升至正常,则血流动力学状态已基本恢复到正常。当血压及 CVP 均偏低时,则应继续补充血容量。当血容量扰乱较大(如大量失血),难以确定补充是否已足而血压仍低,CVP 又接近正常时,可作试探性快速输液,了解血流动力学的反应。

CVP 受胸、腹腔内压力变化,操作技术错误(如置管进入右心室、接头松动、导管扭曲、血块半阻塞、零点位置不准等),药物的等因素的影响,应尽量排除干扰因素并连续观察,才具有临床判断病情和指导治疗的意义。

六、肺动脉压(PAP)及肺动脉楔压(PAWP)监测

PAP 反映了右心室的阻力高低即右心室后负荷情况,PAP 过高易导致右心室衰竭。使用硝普钠降压可降低 PAP,减轻右心室后负荷,从而改善右心功能。

PAWP 间接反映左房压力的高低。若心脏无器质性病变(如二尖瓣狭窄或房间隔缺损等),可反映左心室的前负荷,左心功能不全时 PAWP 有明显增高。

对危重或有严重血流动力学变化的病人,通过插入 Swan-Ganz 导管测定心排血量(CO)、每搏输出量(SV)、CVP、PAP 及 PAWP,可全面了解血流动力学的变化。这对分析判断影响循环功能的几个主要因素,如血容量、外周血管阻力、心脏功能的状况有重要价值。尤其在治疗过程中,动态观察其血流动力学各指标的变化,对及时掌握病情发展和判断治疗效果均有实用意义。

(李建松)

第六章　重症营养支持

第一节　肠内营养

肠内营养(EN),是指从鼻饲管或胃肠道瘘管输入物质的一种营养治疗方法。EN治疗的前提是患者的胃肠道尚具有一定的消化吸收功能,但因病理因素或因某种需要的治疗方法。

肠内营养和肠外营养应用的历史源远流长,可以追溯到古埃及、希腊—罗马时代,但发展缓慢,直至20世纪现代意义上的肠内营养才开始应用于临床,近30年来,逐步开展,近十余年内逐渐被广泛接受。

【主要优点】

肠内营养是一种简便、安全、有效的营养治疗方法,胃肠道是最佳的功能途径。其主要优点如下。

1.营养物质通过肠道消化吸收,不但对胃肠黏膜有直接营养作用,而且可以改善、维护胃肠黏膜细胞结构和功能的完整性,维持肠道的免疫屏障,避免肠黏膜萎缩及消化酶的活性退化,以致肠道菌群易位。

2.营养物质由门静脉系统吸收进入肝脏,对肝脏内蛋白质合成和其他物质代谢更为有利。

3.肠内营养可增加门静脉血流量,促进肠蠕动及胃肠道的内分泌功能。

4.对循环系统影响较小,不增加热量消耗。

5.在同样热量和氮量水平治疗下,肠内营养的节氮效应优于肠外营养。

6.技术设备比较简便,易于临床管理,费用仅为肠外营养的1/10左右。

【主要类型】

EN制剂目前分为要素型、非要素型、组件型、特殊应用型四种。

1.要素型

(1)制剂:氮源主要采用L-氨基酸和蛋白质完全水解物或蛋白质部分水解物两种形式。脂肪的来源是红花油、葵花籽油、玉米油、大豆油和花生油;糖源常采用葡萄糖、双糖、低聚糖或容易消化的糊精,配合一定量的维生素和矿物质。

(2)特点:成分明确、营养全面、能提供足够的热量和各类营养素以满足每天所需的营养;本品无须消化,直接吸收,因此消化功能欠佳的患者也可使用;不含乳糖,适用于乳糖不耐受患者;不含膳食纤维,服用后粪便及残渣较少。本制品渗透压高,乏味与口感差,不宜口服,以管饲为佳,热量密度不宜过高,以<4.18kJ(kcal)/ml为宜。

2.非要素型　肠内营养制剂,以整蛋白或蛋白质游离物为氮源,接近等渗,口感较好,可口服,也可管饲,患者耐受性较好,适用于胃肠消化功能正常患者。根据来源不同又可分为匀浆膳和聚合膳。

(1)匀浆膳:采用天然食物(如瘦肉、鱼虾、猪肝、鸡蛋、豆制品、全麦面包、水果汁和蔬菜等)经粉碎、搅拌、过滤后制成。含有天然食物中所有营养素,纤维含量较高。通常用于消化道功能良好而不能经口摄食的管饲患者。目前市场上已有匀浆膳商品出售,呈均质液体的形式,比自制的匀浆膳营养成分明确,维生素、矿物质成分稳定,液体易于管饲,不易污染,但价格偏高。

(2)聚合膳:这是一类以整蛋白为氮源的肠内营养剂。一般采用全奶、脱脂奶或酪蛋白、水解乳清蛋白作为氮源,葵花籽油、玉米油、大豆油、中链三酰甘油作为脂肪来源。糖类以玉米糖浆、麦芽糊精等作来源。

3.组件型　肠内营养制剂以某种或某类营养素为主的肠内营养制剂,可作为完全型肠内营养制剂的补充剂或强化剂,也可通过不同组件配合使用,以满足不同患者的需要。组件型制剂主要有蛋白质组件、脂肪组件、糖类组件、维生素和矿物质组件。

(1)蛋白质组件膳:采用优质蛋白、蛋白水解物或氨基酸混合物作为氮源,整蛋白常采用牛奶、酪蛋白、乳清蛋白、大豆分离蛋白。

(2)脂肪组件膳:采用长链脂肪酸、中链脂肪酸或二者混合物。中链脂肪酸吸收不需要胆盐和胰酶的作用,直接经门静脉吸收,但由于不含必需脂肪酸,长期单独使用可造成必需脂肪酸缺乏,故应及时补充长链脂肪酸。

(3)糖类组件膳:采用葡萄糖、玉米糖浆、麦芽糊精,结构复杂的糖,甜度和渗透压均较低,故组件多采用麦芽糊精。

(4)组件型制剂膳:一般不含维生素和矿物质,应额外添加维生素和矿物质。

4.特殊应用型　这类肠内营养制剂主要有以下几种。

(1)肝衰竭肠内营养制剂:提高支链氨基酸的比例,降低芳香族氨基酸比例,以达到营养支持又能减轻肝性脑病症状的目的。

(2)肾衰竭肠内营养制剂:含有八种必需氨基酸和组氨酸,蛋白质含量较低,以避免过多的含氮废物的产生而加重肾脏功能的损害。

(3)肺功能不全肠内营养制剂:由于糖类代谢提供的热量低,而产生的 CO_2 多;脂肪代谢提供的热量高而产生的 CO_2 少,所以肺功能不全患者采用相对高脂肪低糖类的配方,脂肪占总热量的 $40\%\sim55\%$,糖类占总热量的 $30\%\sim40\%$,同时提供足够的蛋白质满足机体需要,提高热量密度以减少液体摄入。

(4)创伤肠内营养制剂:用于中重度应激患者,如大手术、烧伤、多发性创伤和脓毒血症等。配方中提高蛋白质、支链氨基酸的比例,根据病情还可额外增加特殊营养素,如谷氨酰胺、精氨酸、核苷酸、n-3(ω-3)脂肪酸、短链脂肪酸等,以提高人体免疫力。

【适应证】

肠道是否具备吸收营养素功能是判断能否使用肠内营养的关键。

1.经口摄食不足或摄食禁忌

(1)因口腔、咽喉炎症或食管肿瘤术后无法经口进食者。

(2)摄食不足:大面积烧伤、创伤、脓毒血症、甲亢、癌症放疗或化疗、厌食、蛋白质热量营养不良、抑郁症,恶心、呕吐。

(3)有摄食禁忌证:中枢神经系统紊乱、知觉丧失、脑血管意外,以及吞咽反射丧失不能吞咽者。

2.肠道疾病

(1)短肠综合征:因各种原因导致小肠大部分切除的患者,在肠道部分功能恢复阶段,需要通过肠内营养促进肠道代偿性增生和适应。

(2)胃肠道瘘:只是使提供的营养物质不至从瘘口流出即可。高位胃瘘、十二指肠瘘可以从空肠提供要素营养,低位小肠瘘、结肠瘘可以从高位胃肠道提供营养物质。

(3)炎性肠病:克罗恩病(又称节段性肠炎)和溃疡性结肠炎急性期,主要采用肠外营养支持,使肠道休息。病情缓解后,可尝试肠外营养增加热量和蛋白质,并为将行手术的患者提供必要的营养支持。

（4）胰腺疾病：胃和十二指肠输注营养素可明显增加胰液的分泌,但空肠营养却不增加胰腺的分泌,尤其将空肠管放置在屈氏韧带下方,已被验证是安全的。与肠外营养相比,早期肠内营养更有利于重症急性胰腺炎。

（5）结肠手术和结肠镜检查前准备：需要进行肠道准备,清洁肠道,传统的无渣流质膳食提供的热量较低,无法满足每天所需,无渣的要素肠内营养具有充足的营养物质,可满足机体的需要。

（6）憩室炎,胆盐腹泻,吸收不良综合征及顽固性腹泻。

3.术前术后营养补充　　择期手术的营养不良患者,术后 2 周肠内营养有助于代谢状况改善,腹部手术 24h,早期肠内营养,有助于小肠功能的恢复。

4.心血管疾病　　心脏恶病质时,经口摄食不足,需肠内营养补充。

5.肝、肾衰竭　　采用特殊营养型的肠内营养补充制剂。

6.先天性氨基酸代谢缺陷病　　采用特殊的营养物质。

【禁忌证】

（1）严重应激状态、麻痹性肠梗阻、上消化道出血、顽固性呕吐、腹膜炎或腹泻。

（2）严重吸收不良或刚施行小肠广泛切除术后,宜采用肠外营养,待小肠恢复吸收功能或过渡至代偿期再考虑施行肠内营养。

（3）空肠瘘缺乏足够的小肠吸收面积,管饲液容易从瘘口外溢造成腹腔感染,不能贸然行管饲。

（4）<3 个月的婴儿,不能耐受高渗液体的喂养,宜采用等张肠内营养并注意水与电解质的补充。

【特殊营养物质】

1.膳食纤维　　由于膳食纤维具有吸水性、黏滞性,能与胆汁酸、致癌物质结合以及作为结肠细菌发酵的底物的功能,逐渐被应用于临床疾病的防治,如糖尿病、高脂血症、胆石症以及肿瘤。近年来认识到膳食纤维在结肠内发酵生成的短链脂肪酸（SCFA）,主要为乙酸盐、丙酸盐和丁酸盐,在促使肠黏膜细胞增殖、刺激黏蛋白产生、防止肠道内氧化损伤,产生大量分泌型 IgA 以防止细菌黏附于黏膜细胞表面等发挥重要作用。同时 SCFA 能调节肠腔内 pH,平衡肠内微生物群,增加肠道血流,刺激水、钠吸收和提供肠黏膜代谢"燃料"。因此,部分肠内营养制剂早已添加了膳食纤维,用以治疗与肠内营养相关的腹泻与便秘,增强肠道的屏障功能。

2.谷氨酰胺（Gln）　　是人体内条件必需氨基酸之一,也是体内最丰富的氨基酸,以前一直未被人们重视,近 20～30 年来,逐渐成为临床研究的热点。作为人体重要的代谢介质,Gln 是体内多种成分（嘌呤、嘧啶、核苷酸、谷胱甘肽）的合成前体。是肾内氨合成的主要成分,也是快速代谢组织、肠黏膜细胞及免疫细胞的主要能源。外源性补充 Gln 能防止住院患者特别是代谢应激患者的肌肉分解,同时在保护内脏尤其保护肠道黏膜的完整性,支持肠淋巴组织在维持胰腺功能等方面发挥重要的作用。目前临床使用谷氨酰胺的主要途径是经静脉输入,并要求使用量较大,每天 20～30g,肠道应用有待进一步研究证实。

3.精氨酸（Arg）　　在临床上作为支链氨基酸一直用于治疗肝病,近年来逐渐在临床营养领域被重新认识。作为人体一种半必需氨基酸,在儿童和严重应激的成人需要外源性补充。其作用有参与组织蛋白质、磷酸肌酸的合成,促进血氨合成尿素随尿排出,其衍生物一氧化氮（NO）具有扩血管、促进伤口愈合,增强免疫力、抗感染,加强肠道免疫屏障,减少细菌易位的作用。但在肿瘤患者中的应用有争议,研究发现精氨酸在部分诱发的大鼠骨髓瘤、纤维肉瘤、肝脏肿瘤等有抗瘤作用;但在诱发的肺肿瘤中有促瘤作用;研究还发现.静脉大剂量应用精氨酸后,其代谢产物 NO 可引起危重症患者的血流动力学的不稳定,使危重患者病情恶化。所以,危重症患者使用精氨酸需慎重。

4. ω-3 多不饱和脂肪酸　传统的营养配方中,不饱和脂肪酸(PUFA)以 n-6(ω-6)多不饱和脂肪酸为主要来源,但目前 n-3(ω-3)多不饱和脂肪酸越来越受到人们重视。它在机体代谢和免疫中是作用广泛的调理素。大量研究证实,n-3 多不饱和脂肪酸通过竞争性抑制创伤、感染等应激患者体内的花生四烯酸的代谢,改变代谢产物的类型,同时其可降低血浆三酰甘油、胆固醇;增强胰岛素的结合力和反应性,提高胰岛素的活性,促进蛋白合成。鱼油,尤其是深海鱼油中富含 n-3PUFA,可以在肠内营养制剂中额外添加鱼油来增加 n-3PUFA。但是,作为一种多不饱和脂肪酸,如何在临床应用中减轻脂质过氧化反应,从而减少氧自由基的产生,值得进一步研究。

5. 核苷酸　核苷酸是生物体的主要成分,在细胞结构、代谢、热量和调节功能等方面起着重要的作用。近年来的研究发现,补充外源性核酸可促进婴儿肠道功能的健全、免疫系统的发育和脂肪代谢,维持肝功能。

综上所述,近年来有关膳食纤维、谷氨酰胺、精氨酸(Arg)、n-3PUFA、核苷酸等物质的免疫型肠内营养制剂的应运而生,众多研究表明该类制剂对增强应激患者的免疫功能、减少感染等并发症有一定效果,但对普通患者的效果不明显,而危重患者尚须慎用。

【输注途径】

根据患者精神状态、疾病情况、实施时间长短和胃肠道功能等,可以选择不同的输注途径:口服、鼻胃管、鼻十二指肠管、胃造口、空肠造口等方式。如果肠内营养不能满足需要,可通过肠外营养的途径补充。

1. 口服　是最简便、最经济、最安全的投给方式。适用于神志清楚、吞咽功能正常、消化功能正常或患有轻度障碍的患者。可采用天然食物或口感较好的聚合膳。

2. 管饲　如经鼻胃管、鼻肠管(十二指肠、空肠)输入。一般适用于肠内营养治疗 4 周以内的患者。

(1)鼻胃管喂养:由于胃的容量较大,对营养液的渗透压不敏感,适合多种营养制剂的输注。缺点是易反流和误吸。

(2)鼻肠管喂养:可采用在内镜下将管子直接放置在十二指肠或空肠部位;也可依靠肠蠕动和重力作用将放置在胃内的管子送入十二指肠或空肠,根据抽出液体的 pH 或在透视下依据喂养管末端的不透 X 线的成分判断管子的位置。鼻肠管可弥补鼻胃管易反流的缺点。

上述两种置管方式容易压迫咽喉部,引起咽喉部红肿不适,长期应用并不合适。

3. 造口术　对于较长时间(>4 周)不能经口进食,但肠道功能较好的患者,可以采用造口的方法提供肠内营养物质。常用的部位是胃和空肠。传统的造口方式是剖腹手术过程中进行附加造口,而近年来已用内镜辅助下胃肠造口,只需在病床旁或内镜室即可进行。操作简单,已被广泛接受。同时还可借助透视和超声波进行胃肠造口。

(1)胃造口:常用于食管狭窄,严重的口、咽或食管疾患,长期昏迷、吞咽反射消失等经皮内镜辅助胃造口术(PEG)是近年来发展起来的技术,与手术造口相比具有操作简单、创伤小的优点。

(2)空肠造口:往往与胃十二指肠减压同时进行,对十二指肠以上部位有梗阻或外瘘、患各种胰腺疾病的患者施行肠内营养非常适宜。对于胆囊造口的患者,空肠造口管还可以回收胆汁。做这种造口后,患者无特殊不适,活动方便,生活质量较好,液体反流现象也少见。造口部位一般位于屈氏韧带下约 20cm 的空肠襻。剖腹手术附加空肠造口术有荷包式、隧道式、空肠穿刺置管术、经皮内镜下空肠造口术(PEJ)。

(3)其他造口术:经皮内镜下结肠造口术(PEC)来源于 PEG 的一种新的内镜下的技术操作。创伤小,适用于常规治疗失败、体弱、有手术禁忌的患者。造口后可缓解由于结肠肿瘤梗阻导致的便秘。

【输注方式】

通常有一次性输注、间歇性重力滴注和连续性经泵输注三种方式。可根据营养液的性状、喂养管的类型和大小,管段的位置及营养素的需要量。

1.一次性输注　可采用注射器将营养液缓慢推注到喂养管内,每次 200ml 左右,每天 6～8 次。多用于经胃置管患者,因胃的容量较大,对容量及渗透压的耐受性较好。

2.间歇性滴注　输液瓶或袋中营养液经喂养管依靠重力缓慢滴入胃肠道内,每次 250～400ml,每天 4～6 次,注意滴速。

3.连续泵输注　使用喂养管可使肠内营养均匀滴注,可以 24h 连续滴注,也可以每天输注 12～18h,这种给养方式患者胃肠道不良反应少,故适用于十二指肠或空肠喂养。开始可低速,每小时 40～60ml,适应后在 3～4d 内逐渐增加至 100～150ml/h,开始低浓度,逐渐增加浓度,直到达到需要量。

【并发症】

1.腹泻　原因多种,处理关键是找出原因。必要时可用解痉药或收敛药,一般无须停用肠内营养,对于处理无效的严重腹泻需停用肠内营养。

(1)药物所致肠道菌群紊乱,多见于不恰当使用抗生素、抗组胺 H_2 受体拮抗药治疗的不良反应,停药后腹泻缓解。

(2)低蛋白血症肠绒毛吸收能力下降,导致吸收障碍引起腹泻。一般认为,当血浆蛋白＜25g/L,对腹泻影响较大,需及时补充白蛋白,提高胶体渗透压,增加肠绒毛毛细血管的吸收能力。

(3)渗透压过高:要素营养制剂往往是高渗的,聚合膳热量密度过高,也可引起腹泻,可通过降低热量密度来降低渗透压。

(4)含乳糖配方的营养液:对于乳糖不耐受患者,可直接导致腹泻;采用无乳糖制剂即可避免腹泻。

(5)脂肪含量过高:如果营养制剂脂肪含量超过 50% 可引起腹泻,常用配方中脂肪应占总热量的 20%～30% 为宜。

(6)营养液温度过低:应在使用前 30min 取出或温水中隔水加温;输液皮条上增加保温器,可收到较好效果。

(7)细菌污染营养液:配制过程中不注意无菌操作,不注意低温保存,营养液受污染,导致细菌繁殖。

2.消化道功能失调　包括肠痉挛、腹胀、胃排空延迟及便秘。采用持续滴入可避免这些并发症的发生。有恶心、呕吐者应暂停输注,并检查胃内残留量。有时停注 1h 左右或减慢速度可使恶心缓解。对胃排空延缓者,可选用低脂肪等渗的营养液。便秘的患者,可选用多量纤维素的配方。

3.代谢异常　胃肠道具有缓冲作用,肠内营养引起的代谢并发症不如肠外营养严重,合理监测容易预防。

(1)血糖紊乱:长期应用要素饮食而突然停止者易发生低血糖,由于肠道已经适应高浓度糖溶液,突然停止后,其他形式的糖补充不充分时,易发生低血糖;预防方法是缓慢停止要素饮食,及时以其他形式补充适量的糖。

(2)高糖血症:多发生于老年和有胰腺疾病的患者,肠内营养液含量过高或出现应激状态下糖耐量降低,均可导致高糖血症,降低滴速,改用缓释糖类配方,适当给予胰岛素可控制血糖。

(3)电解质、微量元素和维生素异常:肠道营养供给液体不足或过多,消化液大量丢失,以及配方中的成分过多或不足等均可影响机体电解质水平。应定期检查血电解质,及时更换配方。

(4)管饲综合征:表现为脱水、高钠、高氯血症、氮质血症,常见原因是摄入过多的蛋白质,而水分不足;肾小管功能不全、肾上腺皮质激素过高,以及高龄患者等。

(5)高碳酸血症:配方中糖类含量较高,代谢产生大量 CO_2 将增加肺脏负担,特别是本身患有肺部疾病和高龄患者更易发生高碳酸血症。适当提高脂肪含量,降低糖类含量将有助于降低代谢产生的 CO_2。

4.置管危害

(1)鼻饲管:放置时间过长,可引起鼻翼部糜烂、咽喉部溃疡、鼻窦炎、耳炎、声音嘶哑以及声带麻痹等,尤其是普通胃管,管径大,材料硬,对患者损伤大。使用聚氨酯或硅胶树脂管,细芯导管光滑,柔软富有弹性,增加患者的舒适度,减少组织压迫和坏死的风险,保证鼻饲管的长期使用。

(2)胃肠造口置管:往往由于固定欠佳导致置管脱出,故受术者需特别注意。另外,由于营养液黏稠、流速慢、管径小常会引起导管阻塞,使用喂养泵,适宜软化管径,每隔 4h 左右用 20~30ml 温开水冲洗,可预防阻塞。如温开水冲洗无效,可用碳酸氢钠或活化胰酶制剂冲洗,或采用特制的导丝疏通管道。

5.感染

(1)吸入性肺炎:常见的原因为反流,多见于老年鼻胃管喂养者,临床表现常为突发性呼吸道炎症,甚至急性呼吸衰竭。尤其管径较大的鼻饲管易压迫食管下端段括约肌张力降低,引起进入胃内的营养液反流。防治方法为采用细芯管,输入后 30min 将床摇高,使患者处于半卧位状态,或采用空肠喂养,减少反流发生率。同时加强对胃内残留量的检测,放置鼻胃管的危重患者胃内允许潴留量≤200ml,胃肠造口管的允许潴留液为≤100ml。

(2)营养配方液和管道污染:注意配制时规范操作,强化无菌概念,输注管道应及时清洗,消毒或更换,以减少肠炎性腹泻的发生。

(彭智勇)

第二节　肠外营养

肠外营养(PN)是指通过静脉途径,为无法经肠道途径摄取和利用营养物质的患者,提供包括氨基酸、脂肪、糖类、维生素及矿物质等的营养素,以抑制分解代谢,促进机体合成代谢并维持结构蛋白的生理功能。

肠外营养的发展历史相对较短。20 世纪中叶,随着氨基酸、脂肪乳剂的发明,以及 20 世纪 60 年代末,美国的 Durick 及 Wilmore 等通过动物实验成功完成了中心静脉置管,后又将其成功应用于临床后,肠外营养支持技术相继在欧美、日本等地区开展,80 年代国内医院也相继开展了这项技术及有关研究。随着药学科学的快速发展,肠外营养的概念已由最初的"静脉高营养"转变为"合理的肠外营养"。目前,肠外营养支持不仅应用于外科,也已涉及内科、ICU、妇产科、儿科等领域。近 40 年来,肠外营养支持已挽救了众多危重患者及胃肠功能障碍患者的生命。明显提高了当代医学的治疗水平。但是,肠外营养作为一项新的治疗方法急需进一步完善和规范。

一、常用肠外营养制剂

通过肠外营养支持,可以为人体提供多种营养素,包括氨基酸、脂类、糖类、水、电解质、微量元素等。其中氨基酸提供氮源,脂肪和糖类提供非蛋白能源。

1.氨基酸制剂　氨基酸是机体合成蛋白质及其他生物活性物质的底物。氨基酸制剂是肠外营养配方中的氮源,用于合成人体的蛋白质。健康成人需氨基酸 0.8~1g/(kg·d)。但在严重高分解代谢、大量丢失蛋白质或重度营养不良时,需要增加补充量。目前市售的复方结晶氨基酸溶液可分为平衡型与非平衡型氨基酸制剂。

（1）平衡型：是一种按人乳或全蛋白及人体血浆游离氨基酸等模式配比的制剂。含 11～20 种氨基酸，总浓度为 3％～15％。包括所有必需氨基酸，而且 Eα 与 NEA 的比例符合人体基本代谢需要，适用于多数营养不良患者。

（2）非平衡型：氨基酸种类不全和（或）比例有差别，对普通患者长期输注容易出现氨基酸代谢不平衡，常用于特殊病种。

①肝病型：以支链氨基酸为主的氨基酸制剂。因肝功能不全或肝性脑病时，患者血中芳香氨基酸水平明显增高，而支链氨基酸水平普遍降低，两者比例失调，导致脑组织内儿茶酚胺合成障碍和假性神经递质的形成，因而干扰了神经细胞的正常功能而引起肝性脑病。根据此病理设计的支链氨基酸为主的制剂，输注后可以纠正体内支链氨基酸不足现象，改善肝性脑病。

②肾病型：是八种必需氨基酸（Eα）加组氨酸的氨基酸制剂。慢性肾衰竭患者，随着病情的进展，出现体内蛋白质、氨基酸代谢障碍，血浆内 Eα 浓度下降，而氮代谢产物大量积聚在体内，加重对残存肾功能的损害。因此，肾功能不全时输注肾病氨基酸营养液可使 Eα/NEA 比例不当所致的氮质血症减轻，临床症状缓解，并可促进蛋白质的合成，营养状况改善，延缓慢性肾衰竭的进展。

③谷氨酰胺双肽制剂：近 20 年来，研究发现 GLN 在人体内有多种生理功能，它是小肠黏膜细胞的主要热量来源，维持人体消化系统的正常功能，并能协助肝脏、肾脏，清除体内废物；它能增强人体白细胞增殖，增强机体防御功能，并能协助其他免疫细胞杀灭细菌。人体在正常情况下，体内可合成足量的谷氨酰胺。但在发热、创伤、手术等应激状态下，体内合成不能满足需要，需外源补充；在进食完全依靠肠外营养的患者，其肠黏膜上皮细胞缺乏营养物质，易引起萎缩，使肠黏膜屏障被破坏，肠道细菌容易进入血液侵入其他脏器，即所谓的细菌易位。此时提供外源性肠黏膜细胞代谢的"燃料"，保护肠黏膜，促进肠道屏障的修复有重要作用。但由于谷氨酰胺水溶液不稳定，所以临床上现多使用甘氨酰胺或谷氨酰胺双肽制剂。

2.脂肪乳剂　脂肪乳是肠外营养时人体热量来源之一，除供能外，脂肪乳还可提供必需脂肪酸。食物中的脂肪不能直接注入静脉，1961 年瑞典科学家模仿脂肪在人体血液中运输的形式——乳糜微粒，将大豆油、卵磷脂和甘油等物质制成脂肪乳剂，并在静脉注射后取得成功。

脂肪乳每克可提供 38kJ 的热量，渗透效应低，为 300～350mmol/L，无利尿作用，代谢后的呼吸熵 0.7，低于糖类 1.0 和蛋白质 0.8；与氨基酸联用具有良好的节氮效应。脂肪乳剂可分为长链脂肪乳剂（LCT）、中长链物理混合脂肪乳剂、结构型中长链脂肪乳剂、鱼油脂肪乳、其他混合型脂肪乳剂等。

（1）长链脂肪酸：需要在卡尼汀的帮助下转移进入细胞线粒体才能代谢，长期使用易在组织器官内沉积。

（2）中链脂肪酸：是由 6～12 个碳原子组成的脂肪酸，具有代谢迅速、血中廓清快、几乎不沉积在组织内的特点，但不如长链脂肪那样含有必需脂肪酸。因此，目前临床上使用脂肪乳剂是长链、中链脂肪酸各含一半的中长链脂肪酸乳物理混合物，可弥补两者的缺点。

（3）结构型中长链脂肪乳剂：是将长链脂肪酸和中链脂肪酸裂解后通过化学合成方法随即结合，即一个甘油分子上同时连接上长、中链脂肪酸，输入人体后中链脂肪酸不至于迅速大量释出，更具优越性。

（4）鱼油脂肪乳：为 n-3（ω-3）系脂肪乳剂，用于调节 n-3（ω3）和 n-6（ω-6）脂肪酸比例，有助于调节免疫功能。橄榄油脂肪乳剂以单不饱和脂肪酸（MUFA）n-9（ω-9）为主要成分，它富含天然抗氧化剂维生素 E，以减少氧化应激，减少细胞损伤。

3.糖类制剂　是最简单、最廉价的供能物质，常用的有葡萄糖、果糖、木糖醇等形式。其中以葡萄糖最常见，因为该糖最符合人体生理要求，能被所有器官利用，特别是大脑、神经组织、肾髓质、红细胞等只能以其作为能源物质。人体的葡萄糖的代谢利用率为 6mg/min，每天最大利用率可达 750g/（kg·d），但实际应用量以 300～400g/(kg·d)为宜。超量使用会引起糖尿及高血糖,长期过量输入会转化成脂肪组织沉积在肝等内脏和组织。糖尿病、严重创伤、感染等应激状态时,机体对葡萄糖的耐受性和利用率下降,需同时加用外源性胰岛素。

4.维生素和矿物质制剂　水溶性和脂溶性维生素制剂分别为长期肠外营养病人补充水溶性维生素或脂溶性维生素 A、D、E、K 等。磷参与骨质的形成,以磷脂形式参与细胞膜的组成,同时与许多代谢中的酶活性有关,在能量代谢中的作用至关重要。临床以甘油磷酸钠的形式补充磷。但慢性肾衰竭病人,常有高磷血症,应慎用。

其他常量元素和微量元素应按机体需要,"缺什么,补什么"为原则。

5.全营养混合液　目前肠外营养采用全合-营养液的静脉输注方式,即将病人一日所需的各种营养制剂先灌在特制的塑料袋中混合后再行静脉输注。这种输注方式可以将各种营养素均匀输入体内,有利于更好地代谢和利用。这种方式具有减少污染和发生气栓的机会,无须经常更换输液瓶,减少护理工作量,营养剂相互稀释,降低渗透压等特点。

6.多腔袋"全合一"肠外营养制剂　它是将不同的肠外营养成分制剂分装在多个彼此间隔的腔内,使用前先挤压腔间的分隔封条,使各营养组分相互混合,之后再加入维生素、微量元素、电解质后输注的一种肠外营养体系。根据分隔腔数量,可分为二腔袋(分别装载葡萄糖和氨基酸)、三腔袋(分别装载脂肪乳、葡萄糖、氨基酸)、四腔袋(分别装载脂肪乳、葡萄糖、氨基酸、维生素)。

多腔袋全合-肠外营养制剂减少了肠外营养液的配制操作。在缺乏符合洁净静脉输注液体配液标准的条件下,可能减少营养液污染的发生,但标准化配方可能不适用于所有个体,且医疗费用较高。

二、肠外营养支持的适应证

1.强适应证

(1)胃肠道梗阻:如贲门癌、幽门梗阻、高位肠梗阻、新生儿胃肠道闭锁等。

(2)胃肠道吸收功能障碍:①广泛小肠切除术后(短肠综合征)。一般 2～3 年后,剩余的肠管会发生代偿性增生,肠道对食物的消化吸收功能逐渐恢复,可以满足机体代谢需要;②小肠疾病:如硬皮病、SLE、结缔组织病、口炎性腹泻、不宜手术的小肠出血、多发性肠瘘、不宜手术的广泛性克罗恩病等;③放射性肠炎,小肠纤维化,狭窄;④严重腹泻:重症病毒性或细菌性肠道疾病的严重腹泻;⑤长期顽固性呕吐;⑥大剂量放疗、化疗、或接受骨移植病人治疗反应重,恶心、呕吐、进食不足,营养供给不足的病人;⑦中重症急性胰腺炎,需禁食;⑧严重营养不良,半胃肠功能障碍;⑨严重高分解代谢,如大面积烧伤、严重复合伤、破伤风、败血症、大范围手术等,对于病人恢复、降低死亡率,肠外营养至关重要。

2.中度适应证

(1)大手术及复合型外伤:如全结肠切除术,全胃切除术,胰、十二指肠切除术,盆腔广泛淋巴结清扫术、前路脊椎融合术等:一般在术后 48h 内给予肠外营养支持,直至病人已有充足的肠内营养。

(2)中度应激:如手术后 7d 内胃肠功能未能恢复,如肾移植、中度创伤手术、30%～50%烧伤,中度急性胰腺炎,脑外伤等。

(3)高位、高流量小肠瘘。

(4)肠道炎性疾病,克罗恩(Crohn)病、溃疡性结肠炎、肠结核合并蛋白质能量营养不良者。

(5)妊娠剧吐、神经性厌食症:如妊娠剧吐超过 5～7d 应给予肠外营养支持。

(6)需接受大手术或强烈化疗的中度营养不良者。

（7）炎性粘连性肠梗阻。

（8）重症急慢性肾功能衰竭、伴高分解代谢，恶心，呕吐，消化道出血等，难治性肾病综合征。

使用免疫抑制药物，副反应严重，恶心、呕吐，胃肠消化吸收功能障碍，合并蛋白质能量营养不良者，或需择期受术者，可使用肠外营养支持。

3.肠外营养禁忌证

（1）无明确治疗目的，或已确定为不可治愈，无复活希望而继续盲目延长治疗者。如已广泛转移的晚期恶性肿瘤伴恶病质的病人。

（2）心血管功能衰竭或严重代谢紊乱期间需要控制或纠正者。

（3）胃肠道功能正常，可适应肠内营养的病人。

（4）需急诊受术者。

（5）预测发生肠外营养并发症的危险性大于其可能带来的益处者。

三、肠外营养的输注途径

目前，肠外营养的静脉置管途径分为周围静脉置管（PVC）与中心静脉置管（CVC）以及经外周穿刺中心静脉置管（PICC）。

1.周围静脉置管　皮下浅静脉置短导管或钢针，由于浅静脉管径小，管壁薄，长时间输注高渗透在肠外营养配方全合一溶液，容易损伤静脉，因此对预计肠外营养输注超过 10～14d 者，尤其是老年人，宜采用中心静脉置管。

2.中心静脉置管　包括锁骨下静脉穿刺、颈内静脉穿刺、股静脉穿刺，中心静脉管径大、管腔厚、可耐受高渗溶液。但需要每天对穿刺部位进行消毒护理，避免导管相关性感染的发生。

3.经外周穿刺中心静脉置管　这是 20 世纪 90 年代发展起来的另一种静脉穿刺技术，研究发现 PICC 较 CVC 感染发生率更低。注册护士须培训合格后方可操作。

四、肠外营养支持的并发症

1.置管并发症　中心静脉置管不当可导致气胸、血胸，损伤神经、淋巴管等，因此受术者穿刺时要严格按照操作规程和解剖标志，熟练操作。通常这些并发症是可以避免的；即使发生一些小的问题，处理得当，也不致引起严重后果。

导管栓塞是常见的 CVC 和 PICC 并发症。置管前预充小剂量肝素或肝素涂层导管，能有效预防导管内血栓形成。

2.感染并发症　感染是中心静脉置管的主要并发症。穿刺前皮肤应严格消毒，置管时严格无菌操作，护理人员做好日常护理工作，是减少导管感染并发症的重要措施。

在治疗过程中出现感染迹象和不明原因发热时，应检验输液瓶内残留液，做细菌培养或血培养，拔出导管时，管尖做细菌培养，以使感染得到及时诊断和控制。

另外，细菌易位也可引起败血症。

3.代谢并发症

（1）高血糖、高渗透压、非酮症昏迷。现有制剂中将脂肪供应 30%～50% 能量后，此并发症已少见。

（2）低血糖，肠外营养应用后，胰岛素分泌相应增加，若突然中断输注营养液，体内胰岛素水平较高，易发生低血糖。故需缓慢撤退或用低浓度葡萄糖作为过渡。

（3）高氨血症，改用结晶氨基酸后，现在已很少发生。

（4）必需脂肪酸缺乏症，脂肪供给过多而输注较快，脂肪无法及时代谢和清除，导致血脂过高。

（5）及时鉴别和补充维生素和微量元素，以减少相关并发症。

（6）肝毒性反应，肝酶谱改变，如转氨酶、碱性磷酸酶、胆红素增高；可能与补充能量过多，色氨酸分解产物损伤肝脏有关。通常是可逆的，停止肠外营养或降低能量，肝酶谱可恢复正常。

（7）胆汁瘀积，肠外营养时，肠道处于休息状态，肠激素、胆囊收缩素分泌减少，可引起胆汁瘀积，继而形成胆结石。尽快实施胃肠道营养是防治这个并发症的最好措施。

（彭智勇）

第七章 镇静与镇痛

镇静与镇痛是重症加强医疗病房(ICU)常规使用的一项基础治疗措施。其目的除医学伦理学外,尚为疾病的治疗和康复提供必要的条件,同时也有利于保证 ICU 各种监测和治疗的顺利进行。在神经 ICU 给予镇痛镇静治疗的重要性已日益受到重视,致力于优化神经危重患者的临床结果,镇痛镇静治疗也势在必行。神经 ICU 的镇静原则与普通 ICU 相同。但是神经危重患者的特点又决定了其镇静策略有别于其他 ICU 患者,如对颅内压和脑氧耗量以及癫痫的控制等。

一、神经危重患者镇静镇痛的必要性和适应证

恰当的镇静镇痛对危重患者是有益的,这一观念越来越为广大医务工作者所接受。然而,对神经危重患者的镇静问题普遍缺乏共识,甚至存在一些误区。例如,神经外科与 ICU 医师之间对危重患者的镇静、镇痛的认识差异,医生对镇静、镇痛安全性的担忧,镇静状态下神经危重患者的意识评估以及镇静深度的监测等。越来越多的学者认识到,对于神经重症这一特殊患者群体,镇静更应该被看做是一种重要的治疗手段,而不仅仅是辅助手段。神经危重患者镇静的目的,除对全身影响外,主要是在不同急性大脑病理状态下,阻止和治疗颅内高压、维持脑灌注压和脑血容量、降低脑代谢,以及控制癫痫等。

尽管 ICU 中的镇静剂使用已相对规范化,但是对于神经危重患者,临床医师在使用镇静剂时一直持非常谨慎的态度,特别是针对开颅术后患者。由于镇静剂影响对患者瞳孔和意识状态变化的观察,存在掩盖病情,延误治疗的可能性。同时,镇静剂对呼吸和循环功能均会造成不同程度的影响。加之镇静剂的使用不规范,也会影响镇静效果。这些因素都会明显影响临床医师对神经危重患者应用镇静治疗时的信心。然而,对于神经危重患者,不使用或不规范使用镇静剂,也可引起严重后果,主要包括:①神经重症所伴随的交感风暴得不到有效控制,导致神经源性肺水肿、心肌收缩带的坏死、心肌收缩力下降、心律失常等,使得患者重要生命器官并发症的危险明显升高;②疼痛和躁动等因素导致心动过速、血压和颅内压升高,形成开颅术后患者脑水肿和脑出血的重要危险因素;③躁动所造成的意外情况,如导管的意外拔除,也存在于神经危重患者,并对患者带来伤害;④各种有创治疗对患者的刺激,致使氧耗增加,如机械通气时的人机对抗,使得脑代谢的失衡状态进一步加剧,严重时造成脑缺血缺氧损伤。脑损伤患者救治的中心环节在于对脑氧供-需平衡的维持。无论以颅内压还是以脑容量(隆德概念)为目标的脑损伤救治方案,镇静镇痛都占有重要地位。因此,镇静镇痛治疗对神经危重患者的有益作用毋庸置疑,主要问题则在于如何恰当实施,趋利避害。

神经危重患者镇静镇痛的适应证包括:

1.降低应激反应   流行病学调查表明,70%以上的患者在 ICU 期间存在着焦虑与躁动,而离开 ICU 的患者中约有 50%对于其在 ICU 中的经历保留有痛苦记忆。导致综合 ICU 患者应激反应的危险因素,也存在于神经危重患者,如疼痛、焦虑、躁动和谵妄等。程序化镇静镇痛治疗也同样适用于神经危重患者。

2.脑保护　在控制脑损伤引起的交感风暴,维持脑氧供需平衡,控制颅内高压等脑保护措施中,镇静镇痛具有重要作用,并成为目前研究的热点问题。镇静类脑保护药物主要有巴比妥类、异丙酚、咪达唑仑等。巴比妥类镇静药的作用机制包括降低脑代谢率、保护脑细胞、稳定溶酶体膜,继而减轻脑水肿,降低颅内压。近年来,异丙酚的脑保护作用得到越来越多的重视,其作用机制还包括清除自由基和抑制脂质过氧化作用,减少细胞凋亡,减轻兴奋性氨基酸的堆积,增强 γ-氨基丁酸的作用等。

3.控制癫痫持续状态　癫痫持续状态是痫性发作持续时间长(超过 30 分钟),存有潜在性神经损伤的癫痫类型。如果处理不及时,会引起神经元能量消耗增高,氧耗增加,在大脑血供减少时,更易导致脑氧供需失衡。同时兴奋性氨基酸过度活动,通过一系列复杂机制导致神经元凋亡和坏死。因此临床治疗上越来越强调对癫痫持续状态的快速终止,这也使得镇静剂的应用越来越受到重视。

4.低温治疗中的辅助用药　低温治疗可以改善心脏骤停患者的转归。虽然欧美国家对亚低温在急性颅脑损伤中的作用持怀疑态度,但文献分析显示,低温治疗可降低死亡率和改善患者预后。综合多项有关亚低温随机对照实验的降温方法,发现物理降温与镇静剂、肌松药联合应用,在取得良好的低温效果的同时,不良反应也很少。

二、镇静评估与镇静药物

【镇静深度的监测与评估】

镇静评估是镇静治疗的核心,没有镇静深度的监测,更谈不上镇静药物的恰当使用。目前临床中多采用主观评分系统对镇静深度进行评价。理想的镇静评分系统要求对患者的镇静和躁动程度做出正确的评判,易于记录,并能够指导镇静药物的用量以达到预期镇静目标。除这些主观评分系统外,近年来也开发出多种客观评价方法,在临床中的应用也逐渐增多。

(一)镇静和躁动的主观评估

主观镇静评分系统主要描述患者对刺激的运动反应,其有效性和可行性源于相互比较,通过对患者主观感觉的检查来实现。常用镇静评分系统主要包括:Ramsay 评分、镇静-躁动评分(SAS)、运动反应评价评分(MAAS)和里士满躁动.镇静评分(RASS)等。在这些评分系统中,最为常用的是 Ramsay 评分(表 7-1)和 SAS(表 7-2)。

目前的镇静评分对于记录觉醒水平是足够的。但清醒镇静的目标是滴定镇静剂,让患者维持在平静和合作状态。而目前的镇静评分没有一种可以对患者的状态进行快速的交流,或者直接与患者医疗干预的需求相关。2010 年有学者前瞻性研究了护士镇静交流评分工具(NICS),将其与其他 4 种常用评分进行比较。结果表明,对于 ICU 中的混合患者人群,NICS 是一个正确可信的镇静评分,更简易直接、更受护士们欢迎,与其他任意一种镇静评分始终保持很好的相关性(表 7-3)。从 NICS 的描述和定义可见,NICS 与SAS 的分级和标准几乎完全相同,唯一的差别只是计分由 SAS 的 1～7 分,变化成了 NICS 的-3～+3 分。这说明明确的标准,便于护士对患者的状态进行较确切的评估,也便于不同医护人员之间的交流。这对于ICU 患者的镇静评估尤其重要。

表 7-1　Ramsay 评分

计分	临床症状	状态
1	焦虑、躁动或烦躁	清醒
2	安静、配合、有定向力	清醒

续表

计分	临床症状	状态
3	仅对命令有反应	清醒
4	处睡眠状态,对眉间拍击和大声听觉刺激反应灵敏	睡眠
5	处睡眠状态,对眉间拍击和大声听觉刺激反应迟钝	睡眠
6	对眉间拍击和大声听觉刺激无反应	睡眠

表 7-2　镇静-躁动评分(SAS)

计分	状态	定义
7	危险躁动	试图拔除气管插管或其他导管,爬床栏,攻击医务人员,翻来覆去
6	十分躁动	不顾经常语言提醒,不能平静,肢体频繁伸出床外,需肢体约束
5	躁动	焦虑或轻微躁动,试图坐起,语言劝阻后可安静
4	安静合作	容易唤醒,听从命令
3	镇静	不易唤醒,语言刺激或轻轻摇动可醒,但重又入睡,听从简单命令
2	十分镇静	物理刺激苏醒,不能交流及听从命令,可自主移动
1	不能唤醒	对恶性刺激反应轻微或无反应,不能交流及听从命令

表 7-3　护士镇静交流评分工具(NICS)

计分	描述	定义
+3	危险躁动	对患者或其他人造成身体上的危险;试图拖、拉侵入性操作设备;受限时积极挣扎
+2	躁动	频繁的或持续的运动、活动;需要束缚患者,言辞上的提醒不能控制
+1	焦虑	指令可使其安静
0	安静	镇定,容易唤醒,听从命令
-1	昏睡	对于声音或者轻度触觉刺激易于觉醒;注意有目的的运动的检查;无刺激时眼睛紧闭镇静
-2	深度镇静	需要大的声音或者强刺激才能觉醒;当刺激时对简单的命令有回应;快速回到深度镇静水平;刺激时有目的的运动
-3	不能唤醒	对深度刺激无反应,对指令无反应或者无有目的的运动

注:0 分是患者处于非常安静、合作状态;-1 分和 1 分是临床可接受的状态;-2 分和 2 分提示患者过度镇静或镇静不足,需要严密的观察,但是这种状态尚不构成威胁;-3 分和 3 分则提示患者严重躁动或无反应,处于不安全的状况,需要立即关注和干预

(二)镇静的客观评估手段

主观评分主要是通过对患者主观感觉的检查来实现的,因此具有一定的局限性。特别是当患者表达存在障碍时,如气管插管和意识障碍的患者,这些主观评分方法难以充分发挥作用。现代科技的发展带动了临床监测手段的不断完善,各种各样的脑电图指标可用于监测镇静水平,也有学者尝试监测交感神经活动度(如皮肤电传导和阻抗)的变化作为紧张度、镇痛或镇静的指标。虽然客观监测手段目前尚处于尝试阶段,还有待进一步改进,但是这一领域也代表了镇静监测的主要进展。

1.量化脑电图监测

(1)脑电双频指数(BIS):BIS 是用来客观监测麻醉和镇静深度的一种持续、量化的脑电图。1996 年,美国食品与药品监督管理局通过了 BIS 作为监测技术在手术室中应用。BIS 评分为 0～100,代表了大脑的活动程度。一般情况下,BIS 评分在 80～100 代表了清醒状态,60～79 分为镇静状态,40～59 分为轻度

催眠状态,小于40分表现为深度催眠和各种意识不清的麻醉状态。实践证实,BIS不仅可在术中评价催眠和麻醉状态,也是一种颅脑手术后、颅脑创伤和ICU监测镇静状态的有效指标。目前脑电监测也越来越多的应用于ICU患者的神经功能监测中,不再仅仅局限于镇静后的监测,这是临床监测领域的长足进步之一。

(2)患者状态指数(PSI):PSI也是一种以脑电图为基础的监测手段。研究发现,BIS与PSI用于监测镇静水平时呈明显正相关,对过度镇静,BIS比PSI有更好的预测价值,而对镇静不足,两者并没有显著性差异。

(3)状态函数(SE)和反应函数(RB):近年来出现了一些新的监测指标和相关设备,函数计算包括两种参数,状态函数(SE,范围0~91)和反应函数(RE,范围0~100)。SE的频率范围为$0.8~32Hz$,主要代表脑电活动,RE的频率范围为$0.8~47Hz$。一般镇痛镇静状态下,RE和SE可与BIS互换,但在低温体外循环时,SE与RE的降低程度明显高于BIS。

(4)意识状态监测SNAP:SNAP是单一导联的脑电图监测仪,显示SNAP指标。这一指标是基于高频和低频脑电信号得来的数值。有学者连续比较了51名手术患者镇静期间记录的SNAP和BIS数据,结果表明并存的两种监测手段表现出相似的数据描记轨迹。

(5)脑状态指数(CSI):CSI由便携式脑状态监测仪测量得来,CSI数值从0~100。一般镇静效果时CSI与BIS一样,控制范围为40~60。CSI在中度镇静水平的40~60范围内保持相对稳定,而BIS在更深层的镇静水平20~40时保持平稳。此外,CSI对刺激的反应优于BIS。在电烧灼之后,CSI恢复速率较BIS更快。现有资料表明,CSI较BIS更适用于一般镇静监测。

2.皮肤电传导 有报道称全身麻醉时,平均皮肤电传导的波动数值(NFSC)与BIS相似。这一结果表明,NFSC是镇静而非镇痛的指标。然而,NFSC与镇痛镇静期间的恶性刺激水平明显相关。此外,术后疼痛程度严重影响皮肤电传导,NFSC在不同疼痛程度的患者中有明显差异。平均皮肤电传导的衍生指标对不同镇静水平上声音刺激产生差别与RE和SE相似。与RE和SE相比,在阿片类药物的不同镇痛水平,NFSC对强直性刺激更敏感。因此,NFSC是否能用于监测疼痛程度,需要更进一步的研究进行证实。

另一种相似的指标是由交感电图测定的皮肤电阻抗(ESG),用于监测表征交感神经活动度的变化。在靶控输注异丙酚时,ESG的变化与BIS及镇静评分没有明显差异。迄今只有一项与皮肤电阻抗有关的研究。因此,并不能确认这种监测手段是否可用于镇痛镇静效果的监测。

3.其他客观监测技术

(1)手术应激指数(SSI):以规范化的脉搏搏动间期和光体积描记手术脉搏波振幅为基础,用于监测手术应激和镇痛疗效。目前SSI也逐渐从手术室走向ICU。在有关术后疼痛的研究中,不同疼痛评分之间SSI的差距大于皮肤电传导。当SSI用于术后疼痛监测时,可明显减少瑞芬太尼的用量,同时保持血流动力学的稳定,减少不良事件的发生。

(2)有害刺激反应指数(NSRI):由加权异丙酚和瑞芬太尼浓度计算得来,由0~100的范围来表示,目前仅限于监测异丙酚—瑞芬太尼的镇痛镇静过程。

(3)RⅢ反射阈:RⅢ反射作为疼痛弯曲反射的组成部分,由刺激疼痛传入神经而引出多突触脊髓回避反射。异丙酚和瑞芬太尼镇痛镇静时,RⅢ反射阈值与无反应的一致性较BIS更好。记录此反射的过程较单纯应用EEG更复杂,耗时也更长,这是RⅢ作为一种监测手段最为不利的一点。

【镇静药物】

由于镇静药物对意识的影响,以及神经重症对意识状态评估的特殊要求,适合于神经危重患者的理想镇静药物应包括如下几个特点:①快速起效和快速恢复,以便更好地进行神经系统评估;②清除率可预测,不依赖终末器官功能,从而避免药物蓄积;③容易滴定式应用,在达到充分的镇静的同时避免药物过量;④具有降低颅内压和脑代谢的作用;⑤维持脑血管自身调节功能,保持脑血管对脑二氧化碳分压改变的正常反应性;⑥最小的呼吸和心血管抑制反应;⑦价格低廉。

到目前为止,尚无任何一种药物能够同时满足这些条件。流行病学研究显示,神经危重患者中最常应用的镇静药物包括咪达唑仑和异丙酚。

1.苯二氮卓类药物　常用的苯二氮卓类药物包括安定、劳拉西泮和咪达唑仑,均能平行降低人类的脑血流和脑代谢。苯二氮卓类药物通过与脑组织中特异性高亲和力受体(苯二氮卓受体)结合,引起内源性神经介质 γ-氨基丁酸(GABA)释放,导致神经细胞氯离子内流增加和神经元细胞超极化。超极化状态提高神经细胞兴奋阈值,防止神经元极化,产生镇静作用。镇静效果与药物的作用强度、起效时间、维持时间、体内分布和代谢等关,同时与患者因素(如年龄、当前的基础疾病和药物治疗情况、酗酒史等)密切相关。苯二氮卓类药物除有镇静作用外,还有催眠、抗焦虑、抗惊厥、遗忘以及肌肉松弛作用,与阿片类镇痛剂具有协同作用,联合使用可大大降低阿片类药物的用量。

(1)安定:安定曾是普遍应用的镇静催眠药,由于其对心血管及呼吸抑制强,起效时间和作用时间较其他苯二氮卓类药物长,目前在神经危重患者中使用较少。

(2)咪达唑仑:为短效制剂,具有抗焦虑和顺行性遗忘作用,对呼吸循环的影响较小,重复用药后无蓄积,容易滴定等优点,特别适合于神经危重患者的短期镇静。本药可间断静脉注射,0.02～0.1mg/kg,0.5～2 小时后重复给药至满意的镇静深度。咪达唑仑持续静注的速度是 0.04～0.2mg/(kg·h),有较高的安全域,也可在首剂静脉推注后,再微量泵持续静脉泵入。咪达唑仑苏醒时间为 30～120 分钟,因此如果需要完全苏醒以利于神经外科体检或其他检查,应于 2 小时前停药。用药注意个体化,仔细监测镇静深度,长时间用药应减少剂量,肝肾功能不全者可能发生苏醒延迟。对老年患者,首剂给予 5mg,持续静脉输注速度为 0.05～0.15mg/(kg·h)或 2～5mg/h。

(3)劳拉西泮:劳拉西泮的特点是起效慢,起效时间 5～20 分钟,60～90 分钟达高峰,其半衰期 12～20 小时。由于通过糖脂化代谢,因此很少出现潜在的药物相互作用。劳拉西泮在神经系统的起效和消除时间均较慢,因此限制了其在神经外科急症和神经危重患者镇静中的应用。劳拉西泮的溶媒聚乙烯二醇和丙乙二醇,长时间大剂量输注后会引起可逆性的急性肾小管坏死、乳酸酸中毒和高渗透压状态。

2.异丙酚　异丙酚是目前 ICU 最常用的镇静药物之一,具有镇静、抗焦虑、抗惊厥、遗忘和镇吐作用,起效和消除快速,容易滴定。具有高脂溶性,易于通过血-脑脊液屏障,特别适用于神经危重患者。异丙酚可减低脑血流、颅内压和脑代谢,并保持脑血流与脑代谢的良好匹配。对脑代谢的抑制使脑耗氧量减少,改善脑缺血状态下的氧供需平衡,为不完全脑缺血提供了保护作用。异丙酚的脑保护作用在最近几年得到越来越多的重视。

异丙酚的脑保护机制主要包括:

(1)清除自由基和抑制脂质过氧化。

(2)减轻兴奋性氨基酸堆积。

(3)增强 GBGA 作用。GBGA 是中枢神经系统最重要的抑制性神经递质,在脑缺血时 GBGA 作用增强有助于保持与兴奋性氨基酸的平衡,避免兴奋过度。

(4)减少钙离子内流。此外,有研究显示异丙酚麻醉时可以减少脑组织对葡萄糖的利用,整个大脑的糖代谢较清醒时明显下降,也能通过抑制脑缺血时的乳酸增加,减轻细胞内乳酸中毒而发挥脑保护作用。

本药可间断静脉注射 0.25～1mg/kg,起效时间小于 1 分钟,半衰期为 0.5～1.5 小时,持续静注的速度是 0.5～4mg/(kg·h)。也可在首剂静脉推注后,再微量泵或靶控泵持续泵入,根据 BIS 调整最佳剂量。

大剂量的异丙酚输注会导致较强的心血管系统抑制,主要的不良反应包括对心肌收缩力的抑制作用,导致心率减慢,心输出量降低,并具有血管张力作用。因此,初始应用异丙酚时易导致低血压。长期使用可导致高甘油三酯血症。药物刺激性大,需要中心静脉导管给药。另外,长期大量[＞5mg/(kg·h)]使用异丙酚引起的异丙酚输注综合征也需要引起足够的重视。

3.巴比妥类药物 常用硫喷妥钠,该药是一种超短效的巴比妥类药物,可迅速通过血-脑脊液屏障。静脉推注 10～15 分钟内起效,消除半衰期为 5～12 小时。一般在难治性颅高压时持续静脉注射 0.5～3mg/(kg·h)。巴比妥类药物同时具有镇静、催眠和抗惊厥作用,对中枢神经、周围神经、平滑肌和骨骼肌的兴奋性均有抑制作用。巴比妥类药物降低脑代谢率,当脑电图呈等电位时可获得做大的脑保护作用。脑保护作用机制包括:①稳定溶酶体膜,减轻游离脂肪酸的释放,减少缺血脑组织细胞内的钙含量,减少缺血时神经介质的释放,从而减轻脑水肿的程度;②清除脑缺血或损伤时产生的自由基;③选择性地降低突触传导耗能,稳定钠通道,收缩非缺血区健康血管,使血流向缺血区分流,可促使局灶性或不完全性脑缺血的神经功能恢复;④抑制癫痫发作,利于实施过度通气,减轻脑和全身应激反应。

巴比妥类药物脂溶性高,可快速分布到脑组织而起效迅速。但由于其半衰期长,因而呈现出明显的体内蓄积作用。大剂量时对血流动力学影响较大。故在低血容量及休克为使用禁忌证。由于其强烈的呼吸抑制作用,因此只能应用于机械通气患者。

临床的"巴比妥昏迷"治疗,降低脑细胞的能量代谢,进而达到脑血管的收缩、脑血容量的减少。巴比妥类药对脑代谢和血流的影响很快发生耐受,严重脑损伤患者,"巴比妥昏迷"维持 72 小时,第一个 24 小时不需要维持脑电图暴发性抑制,在之后的 48 小时中,继续增加剂量至脑电图出现暴发性抑制。巴比妥类药物必须单独经中心静脉通路给药,否则极易引起静脉栓塞。如误注入动脉将导致远端肢体坏死。

4.右美托咪定 右美托咪定属 α_2-肾上腺素激动剂,兼具镇静和镇痛作用。右美托咪定是美托咪定的右旋异构体,属咪唑类衍生物。镇静效应是由激动中枢 α_2-肾上腺能受体亚型而产生。与同属 α_2-肾上腺素受体激动剂的可乐定相比,右美托咪定的 α_2-受体的选择性高,效价强。右美托咪定起效迅速,起效时间为 1～3 分钟,且半衰期短(仅为 2 小时),间断给药 1μg/kg,持续静注的速度是 0.2～0.7μg/(kg·h)。蓝斑核是其产生抗焦虑镇静作用的关键部位,有别于其他镇静药物,右美托咪定能产生可唤醒的镇静,配合医师的指令,体现更好的合作性。因此,此类药物可以用于 ICU 镇静、防止"交感风暴"的发生、减少和治疗谵妄。

右美托咪定用于神经危重患者的一个潜在优势,是可使患者在接受镇静治疗的同时能够保持处于被唤醒的状态。这一特点能使患者在取得较高 BIS 数值的同时,获得足够镇静,需要神经系统检测的患者将能从中获利。动物研究显示,右美托咪定可减少脑血流量,但不降低脑代谢率,因此可能存在引起脑组织供氧不足的潜在风险。但对于血压正常的患者,尚没有证据证明右美托咪定有脑组织供氧不足的不良反应。有动物研究表明在短暂性脑缺血后,右美托咪定能够改善神经的存活时间,但确切机制未知。

虽然阿片类药物能有效控制疼痛,但可引起呼吸抑制,机械通气依赖。右美托咪定兼具镇痛效应,能减少患者的阿片类药物用量。常规剂量下,右美托咪定几乎没有呼吸抑制作用,可缩短机械通气时间。

总之,可唤醒、兼具镇痛作用和对呼吸的影响轻微的特点,使得右美托咪定在神经危重患者的镇静治疗中具有独特优势。对于右美托咪定用于神经危重患者能否减少认知障碍的发生,以及与其他镇静药物的比较,尚有待进一步的临床研究证实。

5.依托咪酯 依托咪酯具有镇静、催眠和遗忘作用,无镇痛与肌松作用,是全身麻醉的常用药物之一。依托咪酯起效迅速,体内代谢与清除均较快,持续输注后体内无明显蓄积。依托咪酯最大的优势在于对循环抑制轻微,同时对呼吸影响也较小。在降低脑代谢率的同时也降低颅内压,不影响脑灌注压。依托咪酯对颅内血流动力学的作用与巴比妥类药相似。依托咪酯麻醉诱导时引起大脑中动脉血流速度下降,本质上是脑代谢率的降低。依托咪酯可降低颅内肿瘤和颅脑创伤患者的颅内压,但不引起脑灌注压的下降。

依托咪酯静脉注射后,很快进入脑和其他血流灌注丰富的器官,其次是肌肉和脂肪等摄取较慢的组织和器官。依托咪酯的初始分布半衰期为 2.7 分钟,再分布半衰期为 29 分钟,消除半衰期为 2.9~5.3 小时。单次静脉注射的依托咪酯的起效时间与初始分布半衰期相关,单次注射剂量为 0.3mg/kg。应用依托咪酯时应注意丙二醇赋形物具有抑制肾上腺皮质功能和肾损伤作用,避免持续使用。

6.氯胺酮　氯胺酮是一种同时具有镇痛和催眠作用的药物。起效迅速、维持时间相对较短。与其他麻醉药物相反,氯胺酮增加脑代谢率和脑血流量,故限制了其在神经危重患者中的应用。氯胺酮较少影响呼吸,还有一定的支气管扩张作用,可用于严重支气管哮喘患者。氯胺酮在苏醒过程中易有致幻作用,但与苯二氮卓类(如咪达唑仑)联合使用可以预防其发生。

三、疼痛评估与镇痛药物

【疼痛评估】

疼痛评估应包括疼痛的部位、特点、加重及减轻因素和强度。任何时候,患者的主诉都是评价疼痛程度和镇痛效果的最可靠标准。疼痛强度可用一维法来进行评估,如语言评分法、视觉模拟法、数字评分法和面部表情评分法等。

(一)语言评分法(VRS)

按从疼痛最轻到最重的顺序以 0 分(不痛)至 10 分(疼痛难忍)的分值来代表不同的疼痛程度,由患者自己选择不同分值来量化疼痛程度。

(二)视觉模拟法(VAS)

用一条 100mm 的水平直线,两端分别定为不痛、最痛。由被测试者在最接近自己疼痛程度的地方画垂线标记,以此量化其疼痛强度。VAS 已被证实是一种评价老年患者急、慢性疼痛的有效和可靠方法。

(三)数字评分法(NRS)

NRS 是一个从 0~10 的点状标尺,0 代表不疼,10 代表疼痛难忍,由患者从上面选一个数字描述疼痛。其在评价老年患者急、慢性疼痛的有效性及可靠性上已获得证实。

(四)面部表情评分法(FPS)

由 6 种面部表情分别评为 0~10 分,程度从不痛到疼痛难忍。由医生或护士进行评价。FPS 与 VAS 和 NRS 有很好的相关性,可重复性也较好。

疼痛评估可以采用上述多种方法来进行,但最可靠的方法仍是患者的主诉。VAS 或 NRS 评分依赖于患者和医护人员之间的交流能力。当患者在较深镇静、麻醉或接受肌松剂情况下,常常不能主观表达疼痛的强度。在此情况下,患者的疼痛相关行为(运动、面部表情和姿势)与生理指标(心率、血压和呼吸频率)的变化可反映疼痛的程度,需定时仔细观察,以协助疼痛的评估。

【镇痛药物】

要维持患者的舒适,除药物性治疗外,非药物性干预也是重要的环节,包括将患者置于适当的体位,骨折的固定和消除物理刺激,如呼吸机管道的适当放置,以避免气管内插管的牵拉等。临床中应依据疼痛的强度,依次选择非阿片类、弱阿片类和强阿片类药物。

(一)非甾体类抗炎药(NSAIDs)

NSAIDs 通过非选择性、竞争性抑制在炎症反应中的关键性酶——环氧化酶(COX)达到镇痛效果。

NSAIDs 可能造成明显的不良反应,包括胃肠道出血、血小板抑制后继发性出血和出现肾功能不全。NSAIDs 不能用于哮喘和阿司匹林过敏的患者。典型药物为对乙酰氨基酚。在危重患者中的应用局限于缓解诸如长期卧床有关的轻度疼痛和不适,或作为解热剂使用。

（二）阿片类药物

阿片类药物具有镇痛、镇静以及减少伤害刺激传入的作用,并有免疫调节作用。可以单独使用或与其他镇静药物协同使用,以改善镇静镇痛效果。理想的阿片类药物应当具有起效快、易于控制、累积作用小以及价格便宜等特点。使用阿片类药物必须注意其对呼吸功能和消化功能的抑制作用、血流动力学的影响以及药物的成瘾性。阿片类药物主要包括吗啡、哌替啶和芬太尼。近年来,舒芬太尼和瑞芬太尼也有了长足的发展,并在临床上广泛使用。预防疼痛比治疗已存在的疼痛更有效。阿片类药物应尽量采用静脉给药途径。持续静脉注射时,每日定时唤醒计划可在达到有效的镇痛的同时,缩短机械通气时间。

1.哌替啶　由于哌替啶有较强的呼吸抑制作用,且其代谢产物可引起恐惧、震颤、谵妄和癫痫发作等,神经危重患者使用时应慎重,特别是避免反复使用。

2.吗啡　吗啡的作用强度为哌替啶的 10 倍。在使用时应注意其呼吸抑制及对瞳孔的影响。在神经危重患者最好采用持续给药方式,以免影响对瞳孔的观察,误导对病情的判断。

3.芬太尼　作用强度是吗啡的 100 倍。芬太尼起效时间快,对呼吸的抑制作用轻,在神经 ICU 中应用较广泛。

4.舒芬太尼　作用强度是芬太尼的 5～10 倍,如果持续静脉注射时间小于 8 小时,药物消除迅速。舒芬太尼可间断给药或持续给药,其呼吸抑制作用较小且作用时间短,因而适用于短期机械通气且需要镇痛的病。有研究采用靶控方法静脉输注舒芬太尼,用于颅脑创伤患者镇痛,设定目标血浆浓度为（0.4＋0.2）ng/ml 时,对脑血流动力学影响小,呼吸抑制发生率低。

5.瑞芬太尼　瑞芬太尼是一种新型、短效、选择性高、具有独特酯类结构的阿片类 μ 受体激动剂,主要经血液和组织中的非特异性酯酶代谢。瑞芬太尼起效和作用消失快,半衰期短,且不依赖于肝肾功能。多中心随机对照研究结果表明,瑞芬太尼联合其他镇静药用于颅脑创伤患者,具有起效迅速,血流动力学稳定,停药后患者迅速清醒,易于对病情作出及时而正确的评估等优点。且该药物不通过肝肾代谢,可安全应用于肝肾功能不全的患者。瑞芬太尼用于术后镇痛的有效剂量是 0.05～0.15μg/（kg·min）,持续静脉注射,使用时应注意其呼吸抑制。

四、谵妄的监测与防治

谵妄实际上是一种急性精神错乱状态及认知功能障碍,ICU 患者发病率高,与不良转归相关,但往往没有得到及时识别而被忽略或误诊。多项研究证实,不能简单地把谵妄归咎于心理应激,谵妄是一种中枢神经系统的功能失常。

【监测】

谵妄的诊断主要依据临床检查及病史,目前 ICU 中应用较多的谵妄评估工具是 ICU 谵妄诊断的意识状态评估法（CAM-ICU）和 ICU 谵妄筛选检测表（ICDSC）,与神经生理学家和精神科医师的最终诊断结果相比较,CAM-ICU 的敏感性为 95％,特异性为 98％。ICDSC 来源于 DSM-Ⅳ标准的 8 项检测方法,同样也用于神经危重患者,与精神科医师的评定结果比较,ICDSC 的敏感性为 99％,特异性为 64％。CAM-ICU（表 7-4）的主要评估内容包括:患者出现突然的意识状态改变或波动;注意力不集中;思维紊乱和意识清晰度下降。2010 年德国 ICU 镇痛、镇静与谵妄的管理指南中,以流程图的方式将 CAM-ICU 和 ICDSC 评估标准与 RASS 相结合,以量化患者的意识水平,能够快速诊断谵妄并监测谵妄的病情变化。该指南强调了对谵妄的动态监测,首先按 CAM-ICU 四项评价标准判断,同时应用 RASS 评估患者的意识状态,进行相应处理 4 小时后再评估。该流程图还提醒 ICU 医师在 CAM-ICU 或 ICDSC 阳性时应注意鉴别诊断,关注引起谵妄的原因及对症治疗。有研究显示,在 CAM-ICU 阳性的基础上,RASS 评分在 3～0 分说明患者是抑郁型谵妄,如评分在+1～+4 分,患者可能为躁动型谵妄,混合型为两者交替出现。

表 7-4　ICU 谵妄诊断的意识状态评估法(CAM-ICU)

临床特征	评价指标
1.精神状态突然改变或起伏不定	患者是否出现精神状态的突然改变?
	过去 24 小时是否有反常行为,如时有时无或者时而加重时而减轻?
	过去 24 小时镇静评分(SAS 或 MAAS)或昏迷评分(GCS)是否有波动?
2.注意力散漫	患者是否有注意力集中困难?
	患者是否有保持或转移注意力的能力下降?
	患者注意力筛查得分多少?(如视觉测试对 10 个画面的回忆准确度;听觉测试患者对一连串随机字母读音中出现"A"时点头或捏手示意。)
3.思维无序	若患者已经脱机拔管,需要判断其是否存在思维无序或不连贯。常表现为对话散漫离题、思维逻辑不清或主题变化无常。
	若患者在带呼吸机状态下,检查其能否正确回答以下问题:
	1.石头会浮在水面上吗?
	2.海里有鱼吗?
	3.一磅比两磅重吗?
	4.你能用锤子砸烂一颗钉子吗?
	在整个评估过程中,患者能否跟得上回答问题和执行指令?
	1.你是否有一些不太清楚的想法?
	2.举这几个手指头(检查者在患者面前举两个手指头)。
	3.现在换只手做同样的动作(检查者不用再重复动作)。
4.意识程度变化(指清醒以外的任何意识状态,如:警醒、嗜睡、木僵或昏迷)	清醒:正常、自主的感知周围环境,反应适度。
	警醒:过于兴奋。
	嗜睡:瞌睡但易于唤醒,对某些事物没有意识,不能自主、适当的交谈,给予轻微刺激就能完全觉醒并应答适当。
	昏睡:难以唤醒,对外界部分或完全无感知,对交谈无自主、适当的应答。
	当予强烈刺激时,有不完全清醒和不适当的应答,强刺激一旦停止,又重新进入无反应状态。
	昏迷:不可唤醒,对外界完全无意识,给予强烈刺激也无法进行交流。

＊若患者有特征 1 和 2,或者特征 3,或者特征 4,就可诊断为谵妄。

【预防与治疗】

研究证实有效的谵妄预防和治疗需要多模式、多学科参与,包括病因的消除、改善周围环境、平衡感觉以及护士措施改善等非药物及药物治疗。

（一）一级预防和非药物防治

1.对 ICU 患者谵妄的防治,首先要加强危重病医学工作者对谵妄的认识。

2.尽可能消除或减少患者发生谵妄的危险因素,包括:①积极纠正患者存在的危险因素,其中医源性因素,如药物的不良反应、手术创伤;疾病本身因素,如外伤(硬膜下血肿)、低灌注缺血缺氧、癫痫发作性或发作后状态;治疗过程中的并发症和捆绑约束等,减少这些刺激因素对脑功能的影响;②应当制订客观、规范的镇痛镇静方案,根据既定镇痛镇静目标最小化用药,同时制订适合患者的睡眠计划,恢复或保持患者的昼夜节律;③尽快明确病因,尽可能找到并去除其发病原因。

3.对于高危患者,主要以非药物手段进行干预,包括给必要的患者佩戴眼镜或助听器,使之能更好地接收外界的信息。通过交谈或辅助患者早期活动等方法帮助患者恢复定向力。及时撤离呼吸机、拔除各种引流管。有研究提示,预防性使用低剂量氟哌啶醇(<3mg/d),可缓解老年患者谵妄的严重程度和减少其发作的持续时间,但是对降低谵妄的发生率无明显影响。

（二）药物治疗

谵妄药物治疗的前提,是必须首先分析和处理引起谵妄的原因和危险因素。药物治疗主要用于处于亢奋状态、有伤害自己或他人倾向的谵妄患者。抑郁型谵妄的药物治疗尚存在较多的争议。

1.合理选择镇静和镇痛药物的种类和剂量

(1)苯二氮卓类药和异丙酚:对危重患者实施镇静镇痛的大部分药物(如苯二氮卓类和阿片类药物)均可能会诱发谵妄或者延长谵妄持续时间。尤其是长时间使用镇静药物撤离时,因此应采取缓慢减药的策略。不适当的使用苯二氮卓类药和异丙酚可能会引起过度镇静、加重思维混乱和呼吸抑制以及加重谵妄症状,临床医生在用药时必须权衡利弊。每日定时中断镇静镇痛药的应用和计划性给药,能够改善患者的预后。中华医学会重症医学分会和美国重症学会发布的 ICU 镇静镇痛治疗指南,均推荐应根据镇静评分来制订合适的目标镇静水平,并每日调整剂量以确保药物达到预期水平,防止镇静过度、镇静不足和过快撤药。

(2)右美托咪定:最近的一项多中心随机双盲研究表明,使用该药镇静的 ICU 患者,谵妄发生率明显低于使用咪达唑仑或异丙酚镇静者,提示非 GABA 受体激动型镇静剂在 ICU 中有着较好的应用前景。

2.谵妄治疗药物

(1)氟哌啶醇:ICU 镇静镇痛治疗指南均推荐氟哌啶醇作为治疗谵妄的首选药物,主要适用于躁动型谵妄。其他治疗谵妄的药物,如胆碱酯酶抑制剂(利斯的明、褪黑激素和哌甲酯等)可以用于抑郁型谵妄。氟哌啶醇的抗谵妄作用可能与以下两方面有关:①通过解除乙酰胆碱的抑制、阻滞多巴胺受体和激活 5-羟色胺受体而使大脑功能恢复正常;②有资料表明氟哌啶醇对前炎症细胞因子的产生可能发挥抗炎症作用。由于存在 QT 间期延长、尖端扭着性室速、神经安定药恶性综合征等潜在不良反应,氟哌啶醇在危重患者中的使用也有一定争议,应用过程中需严密监测心电图。临床使用氟哌啶醇的方式通常是间断静脉注射。氟哌啶醇的半衰期长(18～56 小时),对急性发作谵妄的患者需给予负荷剂量,已快速起效。通常给予首剂负荷量 2mg,若躁动症状不缓解,每 15～20 分钟重复 1 次 4mg。氟哌啶醇静脉给药最大量不超过 100mg/d,与苯二氮卓类合用时不超过 60mg/d。一旦谵妄症状得到控制,规律用药(如每 4～6 小时 1 次)继续 2～3天,然后逐渐减量。也有报道用静脉持续泵入的方法,达到更加恒定的血浆药物浓度。

(2)非典型抗精神病药:主要包括阿立哌唑、奥氮平、喹硫平和齐拉西酮。作用机制与氟哌啶醇相仿,但是除了影响多巴胺受体外,这些药物还作用于许多神经递质包括去甲肾上腺素、5-羟色胺、组织胺和乙酰胆碱。有研究报道奥氮平和氟哌啶醇对 ICU 患者谵妄的作用相似,且奥氮平的不良反应事件更少。2010 年的一项随机双盲对照研究观察了奥氮平预防性应用于老年术后患者,发现奥氮平组的谵妄发生率明显降低。

（徐连登）

第八章　水、电解质和酸碱平衡失调

第一节　水钠代谢失调

临床上水和钠的不平衡常同时发生,常见的为丢失水和钠,它们的强度可以不等,因此脱水可分等渗、高渗和低渗三种类型。水和钠丢失的程度相适应时,细胞外液的渗透压维持在正常范围以内,称为等渗性脱水。如钠离子丢失较水少,钠含量在150mmol/L以上,为高渗性脱水[渗透压>320mmol/(kg·H₂O)]。如钠离子丢失较水多,其含量在130mmol/L以下时,为低渗性脱水[渗透压<280mmol/(kg·H₂O)]。

【高渗性脱水】

失水多于失钠,血清钠浓度>150mmol/L,血浆渗透压在320mmol/(kg·H₂O)以上。

(一)病因与发病机制

1.水分摄入不足　如厌食、吞咽困难、昏迷等患者不能饮水,但肾、肺、皮肤仍然不断地排水,每日约1500ml,沙漠中缺水或海上航行缺淡水,若饮海水500ml,为排出其中的盐,则需排出800ml尿液,故饮海水会导致高渗性失水。

2.水丢失过多

(1)经肾脏排泄过多:见于使用高渗性葡萄糖溶液、甘露醇、山梨醇、尿素等脱水治疗;尿崩症或肾小管浓缩功能不全排出大量的低渗尿;长期鼻饲高蛋白质饮食等所产生的渗透性利尿;糖尿病控制不良致大量的糖排出;酸中毒发生严重脱水引起的渗透性利尿。

(2)经皮肤丢失:汗液中含Na⁺5~50mmol/L,属于低渗液体。故高温多汗,高热或运动后大量出汗,高代谢如甲状腺功能亢进,或烧伤采用开放治疗,均可从汗液中丢失大量水分。

(3)经消化道丢失:多见于呕吐、腹泻或肠瘘,使大量的消化液从胃肠道丢失而又不能摄水时。

(4)经呼吸道丢失:各种原因所致的换气过度,如大脑损伤、长时间在烈日下曝晒而无水摄入、气管切开、气管插管、使肺潮气量的无效腔部分减少等,均可使水分丢失过多。

(二)诊断

1.诊断标准　血清钠浓度>150mmol/L,血浆渗透压>320mmol/L。

2.临床分度

(1)轻度脱水:失水量占体重的2%,约1200ml。相当于24h不饮水。表现为口渴、尿少、尿比重增加。

(2)中度脱水:失水量占体重的2%~4%,1200~2400ml,断水48~72h。表现为口渴明显、口干、皮肤干燥、弹性差、乏力、眼球,下凹、声哑、尿少显著。

(3)重度脱水:失水量占体重的4%~6%,2400~3600ml,断水72~96h。表现为烦渴、口干、舌躁、昏厥。由于细胞缺水,脑活动能力下降,出现嗜睡,幻觉,还可出现循环血量不足,如脉快、血压下降等。

（4）极重度脱水：失水量占体重的 6%～15%，约 3600ml。断水约 96h。此时可有脑组织充血，神经细胞裂解，而出现高烧、谵妄、昏迷、休克。当脱水量达体重的 15% 以上时，则引起死亡。

（三）自救与互救

积极治疗原发病，严密注意每日出入水量平衡及监测电解质等指标变化，控制钠摄入和不适当的钠输入。不喝海水，不使用高渗性葡萄糖溶液、甘露醇、山梨醇、尿素等脱水剂，不高温作业。对于轻、中度脱水，神志清楚的患者应让其喝水，以白开水为主，直至口渴感觉消失为止。对于昏迷的患者则需静脉补液处理。

（四）救治

对于不能饮水或昏迷的患者，则应静脉输液。

1.输液总量　包括患者已丢失的液体量，每日生理必需的液体量约 1500ml，每日额外丢失的液体量如呕吐物、肠液、引流液等。输液量的计算方法很多，可按下列方法之一估计。

（1）根据临床表现判定补液量可按 ml/kg 计算，轻度失水 20～30，中度失水 40～60，重度失水 70～140，或按公式计算，补水量 ml＝血清钠上升值［实测值－正常值(142)］×体重 kg×K（K 为常数，男为 4，女为 3）。首日给 1/2～2/3，余量次日补给。

（2）根据体重减轻量来估计失水程度：以体重减少 1kg 需补液 1L 计算。轻度失水补 1.5～2L，中度失水补 3～6L，重度失水补 7～10L。

（3）根据血钠浓度计算：

$$所需补充液体量＝正常体液总量×(1－血清钠正常值/所测血清钠值)$$

$$正常体液总量＝患者原体重×0.6$$

2.输液种类　原则上补渗透压低于血浆的液体。轻度失水可补等渗葡萄糖溶液。中度以上失水可先补 0.45% 盐水或 2.5% 糖水，待血钠降到 145～150mmol/L 时，再用 5% 糖水或生理盐水。如是严重高钠血症只能输入 5% 葡萄糖溶液，但应避免快速输入高渗葡萄糖溶液；如不是严重高钠血症，应同时补充一定比例的电解质溶液，此时通常选用 1/3～1/4 张电解质溶液或含氯化钠 20mmol/L 和乳酸钠 10mmol/L 的低张电解质溶液。如实验室检查尚无结果时，可首选生理盐水与 5% 的葡萄糖溶液各 1/2 配制的 1/2 张电解质溶液，或 5% 葡萄糖溶液 3 份/生理盐水 2 份/1.4% 碳酸氢钠 1 份配制的 3：2：1 溶液。因高渗性失水的血钠，是由于失水大于失钠所造成的体内相对性高血钠，而整体内缺钠。因此应先补充水，待病情好转后，再适当补充钠，以防细胞外液低渗，转变为低渗性失水。

【低渗性脱水】

失水少于失钠，血清钠浓度<130mmol/L，血浆渗透压在 280mmol/(kg·H₂O) 以下。

（一）病因与发病机制

1.钠排出增加

（1）经胃肠道丢失：反复呕吐、腹泻、胃肠减压、慢性肠梗阻。

（2）局部丢失：大面积烧伤、剥脱性皮炎的大创面渗出血浆较多，引起失盐失水、反复放腹腔积液和胸水等。

（3）经肾脏丢失：利尿剂抑制肾小管回吸收钠而使水和钠大量排出；失盐性肾炎、急性肾衰竭的多尿期、肾小管酸中毒、肾上腺皮质功能减退症，以及糖尿病酸中毒均引起钠和水的排出过多。

2.只补水未补盐　任何原因所致的高渗或等渗性失水，在治疗过程中只注意补充水分而不注意补充电解质，则引起低渗性失水。

（二）诊断

1.诊断标准　血清钠＜130mmol/L，血浆渗透压＜280mmol/L。

2.临床分度

（1）轻度缺钠：每千克体重约缺氯化钠 0.5g 或血清钠＜135mmol/L。临床表现疲乏无力、头晕、淡漠、手足麻木、口渴不明显。尿中的 Na^+、Cl^- 减少。

（2）中度缺钠：每千克体重缺氯化钠 0.5～0.8g 或血清钠在 130mmol/L 以下。除上述症状加重外，出现食欲缺乏、恶心、呕吐、嗜睡，因脑细胞水肿引起，血压不稳或下降，收缩压＜12kPa 而＞10kPa，脉快、细，少尿，尿中无 Na^+ 和 Cl^-。

（3）重度缺钠：每千克体重约缺氯化钠＞0.8g，或血清钠＜120mmol/L。除上述症状加重外，可发生昏睡、昏迷、木僵。血压明显下降，收缩压在 10kPa 以下，脉细、弱，甚至不可触及。四肢厥冷，出冷汗。由于循环衰竭而肾灌注不良，故可出现少尿或无尿，患者可因循环衰竭死亡。

（三）自救与互救

积极治疗原发病。如果情况允许，胃肠道吸收正常，神志清楚的患者，鼓励患者喝水（白开水为主，亦可为盐开水），喝水没有上限，直至口渴感觉消失为止、亦可口服平衡液、盐水或葡萄糖溶液。口服少量葡萄糖溶液不仅可以补充一些热量，而且葡萄糖溶液在肠道中转运也有利于促进钠的重吸收。对于已神志不清的患者，则需要给予静脉补液。

（四）救治

严重者则需要静脉补液。

1.失盐的估计

（1）根据临床表现：轻度缺钠需补盐量 0.5g/kg 体重，补水量 25ml/kg 体重；中度缺钠需补盐量 0.75g/kg 体重，补水量 40ml/kg 体重；重度缺钠需补盐量 1.25g/kg 体重，补水量 40～60ml/kg 体重。

（2）根据血钠测定：缺钠量＝体重×（142－测定的血钠的浓度 mmol/L）×0.6。

2.补液方法　在轻度缺钠时，以生理盐水即可纠正。在重度缺钠时需大量生理盐水补充，考虑大量生理盐水可造成心、肾负担，可给予3％～5％高渗盐水。

【等渗性脱水】

等渗性脱水是指失水的同时伴有失钠，且两者丢失的比例相同或大体相同，血浆钠浓度和渗透压维持在正常范围。是临床上最常见的脱水。

（一）病因与发病机制

1.经消化道丢失　呕吐、腹泻、胃肠减压、肠梗阻、肠胰胆瘘等急性丧失体液为等渗性失水最常见的原因。

2.经皮肤丢失　大面积烧伤和剥脱性皮炎创面大量渗出血浆和水分挥发，早期引起等渗性失水，以后可表现为高渗性失水。

3.反复引流　反复多次放出大量胸水、腹腔积液、胸腹腔炎症渗出液的引流亦可引起。

4.大出血　此时血浆中的水和电解质均按正常比例丢失。

5.经肾脏丢失　在肾小管功能减退或各种尿崩症的患者，肾小管不能对水分进行有效的浓缩，失水量和失钠量的比例与肾小球滤液相似，导致等渗性脱水。

（二）诊断

1.血浆渗透压　280～310mmol/L。

2.脱水的症状　如口渴、尿少、幻觉、躁动。

3.缺钠的症状　如恶心、呕吐、厌食、软弱无力、四肢麻木、痉挛性疼痛、神志淡漠、木僵、昏厥等。

4.血液浓缩　红细胞、血红蛋白和血细胞比容都有明显的增加。

5.血清钠和氯　通常降低不明显,合并高渗性脱水时钠升高。

(三)自救与互救

在积极治疗原发病的基础上,神志清楚的患者应让其喝水,直至口渴感觉消失为止。亦可给予口服平衡液、盐水或葡萄糖溶液,补充血容量。对于已神志不清的患者,无法口服者则需要给予静脉补液。

(四)救治

原则上以补等渗液体为主。补充已经丧失量和每日生理需要量。每日生理需要量为1500ml。在补充生理盐水的同时补充5％或10％葡萄糖溶液。因为任何脱水的患者皆存在不显性失水,且不显性失水基本不排出电解质,而生理盐水的钠离子和氯化钠离子浓度明显比血浆高。因此,两者混合补充时有助于保障正常血钠和血氯浓度。

【水中毒或水过多】

水过多是指神经内分泌和肾脏对水的调节紊乱时,水排除障碍,体内水分潴留过多。细胞外液量增加,血钠降低的稀释性低钠状态而言;若过多的水从细胞外进入细胞内,使细胞肿胀,造成细胞内的低渗状态,即为水中毒。

(一)病因与发病机制

1.抗利尿激素(ADH)过多　ADH分泌过多可见于:①各种应激状态,如颅脑外伤、创伤、大手术等。②颅内疾病如脑肿瘤、脑血栓形成、脑脓肿等。③使用乙酰胆碱及拟胆碱能药物、巴比妥类、吗啡、烟碱、安妥明、氯磺丙脲、长春新碱等药物。④休克、正压呼吸、肿瘤压迫上腔静脉等致回心血量减少。⑤肿瘤胰腺瘤、淋巴肉瘤等可合成和分泌异源ADH及类ADH多肽物质。⑥心功能不全、心脏压塞等致心排血量减少,动脉血压下降。⑦肺部疾患如肺炎、肺结核、肺脓肿等。⑧其他低钾、血卟啉病等。以上因素均可刺激ADH分泌过多,通称ADH不适当分泌过多综合征。

2.肾上腺皮质功能减退　对ADH抑制作用减弱及使肾小球滤过率降低。

3.肾排水功能不良　急性肾衰竭少尿期、慢性肾衰竭期。肾病综合征、顽固性充血性心力衰竭、肝硬化腹腔积液、肾上腺皮质功能低下等,摄水过多时均可发生水过多。

(二)诊断

1.急性重度水过多　起病急骤,开始常出现脑症状,如精神错乱、凝视失语、定向失常、软弱无力、疲乏嗜睡、躁动谵语、共济失调,甚至抽搐、昏迷。

2.慢性轻度水过多

(1)多有原发病存在:如心力衰竭、肝硬化腹腔积液、肾病综合征、慢性肾上腺皮质功能不全等。

(2)患者常感嗜睡、疲乏、恶心、呕吐、皮肤苍白而湿润,体重明显增加,甚至水肿,进而出现脑水肿。

3.血细胞比容等均减少　血细胞比容、平均红细胞血红蛋白总量均减少。

4.血清钠降低　血清钠明显降低,严重者可低达115mmol/L。

5.呼吸性碱中毒　血浆碳酸氢钠明显减少,导致急性呼吸性碱中毒。

(三)自救与互救

1.治疗原发病　去除导致ADH分泌过多的因素。如对急性肾功能不全,慢性肾功能不全及术后患者,应严格控制水的出入量,预防水中毒的发生。对ADH分泌异常症的患者,适当地限制入水量,可基本纠正水中毒,减少尿钠排出,使血钠恢复正常。

2.对于轻度水过多的患者　立即停止供水,即可自行恢复。

（四）救治

对于重度患者,应采取下列措施：

1.5％高渗盐水静脉滴入　　钠进入体内后可使细胞外液钠离子浓度迅速提高,从而使细胞内水分外移,恢复细胞正常功能。输入多余的水分自尿排出。方法：5％高渗盐水 250ml,分 2 次静脉滴注,每分钟滴 1～1.5ml,间隔 30min 以观察反应。同时安置保留尿管,以测定尿量,若尿量增加,可停止输入,当血容量过多出现心肺功能不全时,需并用呋塞米,利尿酸钠,减少过多的血容量。

2.ADH 不适当分泌过多　　需用 20％甘露醇或 25％山梨醇,250ml,快速静脉滴注;并用呋塞米 20～40mg 或利尿酸钠 25～50mg 静脉滴注或肌内注射,以迅速排水。

3.地塞米松　　有脑水肿时加用地塞米松 5～10mg 静脉滴注或肌内注射。

4.透析疗法　　如上述措施疗效欠佳,可采用腹膜透析或血液透析。

5.对症处理　　如纠正低钾、酸中毒等。

（李建松）

第二节　常见的电解质紊乱

ICU 常见的电解质紊乱包括低钠血症、高钠血症、低钾血症、高钾血症等,根据实验室检查容易诊断,但引起这些紊乱的原因比较复杂,纠正不能过快。出现电解质紊乱的频率一般与 ICU 治疗和护理的质量有关。以下介绍各种电解质紊乱的主要特征和治疗注意事项。

【低钠血症】

1.诱因

(1)低血容量引起的低钠血症：①对低血容量引起的低钠血症而言,低钠血症本身没有太多临床意义。主要特征是细胞外液减少;②血钠降低超过 10～15mmol/L 可以引起皮肤张力下降、直立性低血压、尿毒症;③治疗一般用等渗盐水,血钠＜125mmol/L 时可以考虑使用高渗盐。

(2)利尿作用：①一般由多种病因引起;②使用利尿药的同时饮用大量低张液体可以引起中重度低钠血症;③老年妇女特别容易出现严重的低钠血症;④治疗主要是限制液体和补钾。

(3)水肿：①常由于血管内液体缺失和心排血量下降引起低钠血症;②低钠血症的严重程度与病情严重性和水肿的程度有关;③这种情况下,低钠血症本身没有太大临床意义,重要的是引起低钠血症的原因;④使用利尿药的同时饮用大量低张液体可以引起中重度低钠血症;⑤治疗引起低钠血症的原发病一般可以纠正低钠血症,但如果低钠血症严重或进展迅速,可能需要适当限制液体的摄入;⑥除非出现低钠血症的严重症状,一般不用高渗盐;⑦严重时可以持续肾替代治疗,但要避免纠正过快。

(4)血管升压素异常分泌综合征：治疗 SIDH 补液过程也出现低钠血症(尿钠排泄增加)。

1)诊断标准：①尿渗透压＞血渗透压.②尿钠＞50mmol/L;③没有水肿或血容量减少的表现;④没有使用利尿药;⑤甲状腺、肾上腺、肾脏、心脏、肝脏等功能正常。

2)治疗：①治疗引起 SIADH 的原因;②一般要限制液体 1～1.2L/d;③低钠血症严重出现症状时,可以使用高渗盐,高渗盐治疗效果不理想时可以同时使用利尿药。

2.临床特征和处理原则

(1)主要表现为神经系统功能不全：嗜睡、昏睡、昏迷、木僵等。血钠下降过快可出现兴奋过度表现：肌肉挛缩、惊厥等。

（2）症状严重程度取决于降低的程度和速度。血钠高于 125mmol/L 时很少出现临床症状（除非下降过快）。

（3）急性低钠血症（24h 内发生），补钠速度不能超过 2mmol/h；慢性低钠血症，补钠速度不能超过 0.5mmol/h。治疗以上 2 种低钠血症，24h 内血钠升高都不能超过 12mmol/L。过快纠正低钠血症可以引起神经脱髓鞘病变。

（4）低钠血症导致昏迷或抽搐时，需要密切监测和治疗，包括：①气管插管、机械通气、使用抗癫痫药物；②低钠血症血容量减少时用生理盐水治疗；血容量正常时用高渗盐治疗；血容量增加时用高渗盐加呋塞米治疗；③只有抽搐已经控制或意识恢复或血钠＞120mmol/L 时才能使用高渗盐；④合并肾脏功能不全时，可能需要肾替代治疗。

【高钠血症】

ICU 内患者的体液平衡主要靠 ICU 医师用液体来维持，因此，是否出现高钠血症与 ICU 内医疗护理质量有关。发生高钠血症后，治疗是否合理就非常关键。

任何原因引起的高钠血症都会引起细胞脱水收缩，细胞脱水的效应主要表现在中枢神经系统，收缩的神经元会受到牵拉导致膜电位改变而致神经功能失常。如果细胞收缩非常严重，细胞间的桥接静脉会受到牵拉和破坏，引起蛛网膜下隙出血。脑细胞缩小后会通过两种机制复原或对抗细胞进一步收缩：①快速适应反应：脑细胞缩小，电解质在脑细胞内聚集，这种反应可以在高钠血症出现后数小时内发生；②缓慢适应反应：高钠血症后，脑细胞内就会产生特发性有机高渗溶质，包括牛磺酸、肌醇、N-乙酰天冬氨酸、胆碱等，减少细胞内外的渗透梯度，产生这些有机溶质可以导致细胞内容量在几日内恢复，以免细胞结构损伤。这些进入细胞内的电解质和有机溶质随着细胞内水的补充会逐渐消散。

高钠血症治疗中存在的主要问题是，一旦发现高钠血症，就完全限制了钠的摄入并补充水，结果不但不能纠正高钠血症，反而加快了患者的死亡，主要是因为过快地纠正高钠会导致脑细胞水分吸收超过聚集在脑细胞内电解质和有机溶质的消散速度，引起细胞水肿，可能会导致严重的神经功能损伤。每小时降低血钠浓度的速度最大不超过 0.5mmol/L，输注 1L 液体对血钠的影响＝（所输液体钠浓度－血清钠浓度）/（体液总量＋1）。治疗目标选定降低血钠为 10mmol/(L·d)，可计算出 24h 液体总量，24h 内均匀输入。治疗过程中要随时监测血钠，调整和评估降钠的速度。

另一种方法适用于颅脑外伤且肾功能正常的患者，其理论基础是：自由水丢失致高渗性脱水，血循环量减少致尿钠分泌减少，血钠进一步增高，因此补充血容量可以增加尿钠分泌。方法：所有晶体液更换成与患者血清等渗的含钠溶液。如尿量＞500ml/h，加用精氨酸血管紧张素胺 0.02U/h，每小时增加 0.005U，直到尿渗透压超过血渗透压，保持输液量 8h 正平衡 300～500ml 为止。整个过程中需监测血、尿钠及渗透压，而且，此方法对颅内压无明显影响。这两种方法差别很大，可能有各自的适应证，但也提示我们，目前 ICU 内严重高钠血症的治疗还很不成熟，在治疗中应该根据具体情况选择更合理的治疗方法。

【低钾血症】

1.原因

（1）摄入不足。

（2）胃肠道内丢失过多（呕吐、腹泻、肠瘘、小肠造口）。

（3）经肾丢失（醛固酮过多、库欣综合征、肾小管酸中毒、急性肾衰多尿期、缺镁、药物：利尿药、两性霉素）。

（4）分布异常：胰岛素、β 受体激动药、甲磺嘌呤等药物，以及碱中毒、幽门狭窄、低钾性周期性麻痹等。

2.临床表现

(1)肌张力降低。

(2)抑郁。

(3)麻痹性肠梗阻、便秘。

(4)心律失常。

(5)通气衰竭。

(6)昏迷。

(7)病情严重和持续时引起横纹肌溶解。

(8)慢性低钾引起肾源性尿崩症。

(9)心电图改变:P-R 间期延长、T 波倒置及出现 U 波。

3.治疗　主要是补钾。静脉补钾的适应证为:

(1)中度低钾有并发心律失常的风险。

(2)不能经胃肠道补钾。

(3)重度低钾血症(血钾浓度<2.5mmol/L)。存在心律失常时应加快纠正速度。

【高钾血症】

1.原因

(1)假性高钾:血标本溶血、血小板增高。

(2)医源性高钾。

(3)肾排钾减少:低醛固酮血症,保钾利尿药、肾小球滤过率降低、缺钠。

(4)分布异常:严重的组织损伤、使用氯化琥珀酰胆碱(特别是同时存在烧伤和脊髓损伤时)。

(5)多种原因同时存在:酸中毒、缺氧、地高辛过量。

2.临床表现

(1)皮肤感觉异常、麻木、乏力、高钾性麻痹。

(2)低血压、心动过缓。

(3)心电图:T 波高尖、P-R 间期延长、窦性停搏、结性心律、QRS 波增宽、S 波加深、心室停搏。

3.治疗原则

(1)治疗的重点是稳定病情而不是努力将血钾浓度恢复正常,治疗前要排除假性血钾升高。

(2)实验室检查血钾>7.0mmol/L 或临床怀疑高钾血症,需要持续心电监测。停止所有含钾药物或食物中的钾。

(3)严重高钾血症已经出现心电图变化时,可危及生命,需要及时处理。首先用氯化钙稳定心脏膜电位。要防止延误心电图检查和不能正确识别延误治疗。

(4)稳定病情后还要及时进行确定性治疗。钙离子、胰岛素、葡萄糖、碳酸氢钠都是临时治疗措施。最终治疗需要增加肾脏排钾、离子交换树脂或肾替代治疗。一般使用其他治疗措施后要立即用离子交换树脂。

(5)要注意防止纠正过度,引起低钾血症。

(6)需要根据患者的病情及时调整治疗措施。如糖尿病酮症酸中毒,细胞外钾升高,但体内总体钾降低,治疗后,细胞外钾离子就会自动下降。

(7)如果患者正在服用地高辛,要评估有无地高辛中毒。

(8)高血钾引起临床症状时,寻找血钾升高的原因前就要开始治疗。

(9)治疗要根据患者的临床表现、血钾浓度及心电图调整。

(10)不是所有高血钾患者都需要多种药物治疗,轻度高钾时可能只需要增加肾脏排钾。

(11)出现严重高钾或合并肾衰时要咨询肾脏或血液透析方面的专家。

4.常用药物

(1)氯化钙或葡萄糖酸钙:可以降低高血钾引起心室颤动的风险,是治疗严重高血钾合并心电图异常(QRS增宽、P波消失、心律失常等)的一线药物。单纯T波高尖一般不需要补钙治疗。10ml 10%氯化钙比10ml 10%葡萄糖酸钙钙含量多3倍。用药5min内起效,可持续30～60min,3～5min后心电图变化没有纠正时可以重复。成人一般可以2min内静脉注射5ml 10%氯化钙或10ml 10%葡萄糖酸钙(出现心动过缓时停止注射)。

(2)葡萄糖和胰岛素:葡萄糖和胰岛素可促进钾向细胞内转运。用药30min内起效。成人可用50%葡萄糖10～20ml加胰岛素5～10U。

(3)碳酸氢钠:只有高钾血症同时存在酸中毒时才有效,治疗时需要监测血液pH,数分钟内起效,作用15～30min,成人可用1mmol/kg(总量<50～100mmol)持续静脉点滴。

(4)β_2受体激动药:能够促进钾离子向细胞内转移。沙丁胺醇能增加血浆胰岛素浓度,促进钾向细胞内转移,将血钾降低0.5～1.5mmol/L。对肾功能不全而且血容量增加的患者非常有益。30min内起效,可作用2～3h,成人可用5mg沙丁胺醇加入3ml生理盐水中,20min雾化1次。

(5)呋塞米:作用缓慢,可能需要1h以上才能生效,降钾程度不稳定,肾衰时需要剂量明显增多。

(6)离子交换树脂聚:可在胃肠道促进钠钾交换,增加肠道排钾。聚磺苯乙烯增加肠道内钠钾交换,能在肠道结合钾离子,降低体内总钾含量。使用后1～2h开始作用,作用4～6h。每次降钾0.5～1mmol/L,常常需要多次使用。成人一般用25～50g加入20%山梨醇中口服或灌肠。

(7)硫酸镁:通常是为了防止尖端扭转性室速。膝腱反射存在和呼吸功能正常时可以重复使用,成人用量:30～60s内静脉注射1～2g,需要时5～15min可以重复。也可以3～10mg/min的速度静脉泵入。

(李建松)

第三节　代谢性酸中毒

代谢性酸中毒的特征是血浆[HCO_3^-]原发性减少。根据AG(阴离子间隙)是否增加又可分为两类:AG增加类代谢性酸中毒,患者血浆[Cl^-]水平正常,亦即文献上经常提到的正常血氯性代谢性酸中毒。AG正常类代谢性酸中毒,患者血浆[Cl^-]水平升高,亦即经常提到的高血氯性代谢性酸中毒。

【病因】

1.乳酸酸中毒　乳酸酸中毒可见于各种原因引起的缺氧,其发病机制是缺氧时糖酵解作用加强,乳酸生成增加,因氧化过程不足而积累,导致血乳酸水平升高。这种酸中毒很常见。临床上伴有缺氧的休克、严重贫血、呼吸暂停、心脏停搏、CO中毒、氰化物中毒、癫痫发作及过于剧烈的运动、酒精中毒时的心脏呼吸抑制、严重肝病时肝脏对乳酸代谢障碍、糖尿病患者的糖氧化障碍、白血病时可能出现的恶性细胞糖酵解加强等。乳酸酸中毒属于AG增加类正常血氯性代谢性酸中毒。

2.酮症酸中毒　酮症酸中毒是在机体脂肪大量动用的情况下,如糖尿病、饥饿、妊娠反应(较长时间呕吐)、酒精中毒呕吐并数日少进食者,脂肪酸在肝内氧化加强,酮体生成增加并超过了肝外利用量,因而出现酮血症。酮体包括丙酮、β-羟丁酸、乙酰乙酸,后两者是有机酸,导致代谢性酸中毒。这种酸中毒也是

AG 增加类正常血氯性代谢性酸中毒。非糖尿病患者的酮症酸中毒是糖原消耗增加而补充不足,进而机体大量动用脂肪(如饥饿)等所致。

3.肾排酸保碱功能障碍　不论是肾小管上皮细胞 H^+ 排泌减少,碳酸氢盐生成减少,还是肾小球滤过率严重下降,不论急性或慢性肾衰竭,均能引起肾性代谢性酸中毒。肾脏是机体酸碱平衡调节的最终保证,故肾衰引起的酸中毒更为严重,也是不得不采取血液透析措施的临床危重情况之一。

4.肾外失碱　肠液、胰液和胆汁中的 $[HCO_3^-]$ 均高于血浆中的 $[HCO_3^-]$ 水平。腹泻、肠瘘、肠道减压吸引等,可因大量丢失 $[HCO_3^-]$ 而引起 AG 正常类高血氯性代谢性酸中毒。输尿管乙状结肠吻合术后亦可丢失大量 HCO_3^- 而导致此类型酸中毒,其机制可能是 Cl^- 被动重吸收而 HCO_3^- 大量排出,即 Cl^--HCO_3^- 交换所致。

5.酸或成酸性药物摄入或输入过多　氯化铵在肝脏内能分解生成氨和盐酸,用此祛痰剂日久量大可引起酸中毒。氯化钙使用日久量大亦能导致此类酸中毒,其机制是 Ca^{2+} 在肠中吸收少,而 Cl^- 与 H^+ 相伴随而被吸收,其量多于 Ca^{2+}。Ca^{2+} 能在肠内与缓冲碱之一的 HPO_4^{2-} 相结合,使 HPO_4^{2-} 吸收减少。水杨酸制剂如阿司匹林(乙酰水杨酸)在体内可迅速分解成水杨酸,它是一个有机酸,消耗血浆的 HCO_3^-,可致 AG 增加类正常血氯性代谢性酸中毒。

6.稀释性酸中毒　大量输入生理盐水,可以稀释体内的 HCO_3^- 并使 Cl^- 增加,因而引起 AG 正常类高血氯性代谢性酸中毒。

【代偿机制】

机体发生代谢性酸中毒时,前面所提到的一整套调节机制将发挥代偿调节作用。如能保持 pH 在正常范围内则称代偿性代谢性酸中毒,pH 低于正常下限则为失代偿性代谢性酸中毒。

1.细胞外液缓冲　酸中毒时细胞外液 $[H^+]$ 升高,立即引起缓冲化学反应。以缓冲碱中 HCO_3^- 为例,反应如下:$H^+ + HCO_3^- \rightarrow H_2CO_3 \rightarrow H_2O + CO_2$。$CO_2$ 通过呼吸加强而排出,$[HCO_3^-]$ 减少。

2.呼吸代偿 $[H^+]$ 升高　刺激延脑呼吸中枢、颈动脉体和主动脉体化学感受器,引起呼吸加深加快,肺泡通气量加大,排出更多 CO_2。

3.细胞外离子交换　H^+ 进入细胞内,K^+ 移至细胞外。H^+ 在细胞内与缓冲物质 HPO_4^{2-}、Hb^- 等结合而被缓冲。

4.肾代偿　代谢性酸中毒非因肾功能障碍引起者,可由肾代偿。肾排酸的三种形式均加强。

(1)排 H^+ 增加,HCO_3^- 重吸收加强:酸中毒时肾小管上皮细胞的碳酸酐酶活性增高,生成 H^+ 及 HCO_3^- 增多,H^+ 分泌入管腔相应增多。

(2)NH_4^+ 排出增多:酸中毒时肾小管上皮细胞产生 NH_3 增多,可能是产 NH_3 的底物如谷氨酰胺此时易于进入线粒体进行代谢的缘故。NH_3 弥散入管腔与 H^+ 结合生成 NH_4^+,再结合阴离子从尿排出。这是肾排 H^+ 的主要方式,故代偿作用大。此过程伴有对 $NaHCO_3$ 重吸收的增多。

(3)可滴定酸排出增加:酸中毒时肾小管上皮细胞 H^+ 分泌增多,能形成更多的酸性磷酸盐。

【对机体的影响】

代谢性酸中毒对心血管和神经系统的功能有影响。特别是严重的酸中毒,发展急速时可由于这两大重要系统的功能障碍而导致死亡。慢性酸中毒还能影响骨骼系统。

(一)心血管系统功能障碍

H^+ 浓度升高时,心血管系统可发生下述变化:

1.毛细血管前括约肌在 $[H^+]$ 升高时,对儿茶酚胺类的反应性降低,因而松弛扩张;但微静脉、小静脉都不如此敏感,因而仍能在一定 $[H^+]$ 限度内保持原口径。这种前松后不松的微循环血管状态,导致毛细血管容量不断扩大,回心血量减少,血压下降,严重时可发生休克。

2.心脏收缩力减弱,搏出量减少:正常时 Ca^{2+} 与肌钙蛋白的钙受体结合是心肌收缩的重要步骤,但在酸中毒时,H^+ 与 Ca^{2+} 竞争而抑制了 Ca^{2+} 的这种结合,故心肌收缩力减弱。既可加重微循环障碍,又可因供氧不足而加重已存在的酸中毒。

3.心律失常:当细胞外液 $[H^+]$ 升高时,进入细胞内换出 K^+,使血钾浓度升高而出现高钾血症,从而引起心律失常。此外,酸中毒时肾小管上皮细胞排 H^+ 增多,竞争性地抑制排 K^+,也是高钾血症的机制之一。而肾衰竭引起的酸中毒、高钾血症更为严重。此种心律失常表现为心脏传导阻滞和心室颤动。

(二)神经系统功能障碍

代谢性酸中毒时神经系统功能障碍主要表现为抑制,严重者可发生嗜睡或昏迷。其发病机制可能与下列因素有关:①酸中毒时脑组织中谷氨酸脱羧酶活性增强,故氨酪酸(原称 γ-氨基丁酸)生成增多,该物质对中枢神经系统有抑制作用;②酸中毒时生物氧化酶类的活性减弱,氧化磷酸化过程也减弱,ATP 生成减少,因而脑组织能量供应不足。

(三)骨骼系统的变化

慢性代谢性酸中毒如慢性肾衰竭、肾小管性酸中毒均可存在数年之久,不断从骨骼释放出钙盐,影响小儿骨骼的生长发育并可引起纤维性骨炎和佝偻病。在成人则可发生骨质软化病。

除以上三个主要方面的影响外,其他如呼吸功能也有改变。在代谢方面,因许多酶的活性受抑制而有代谢紊乱。

【治疗】

1.积极防治引起代谢性酸中毒的原发病,纠正水、电解质紊乱,恢复有效循环血量,改善组织血液灌注状况,改善肾功能等。

2.纠正代谢性酸中毒:严重酸中毒危及生命,要及时补碱纠正。一般多用 $NaHCO_3$ 补充 HCO_3^-,缓冲 H^+。也可用乳酸钠,不过在肝功能不全或乳酸酸中毒时不用,因为乳酸钠经肝代谢方能生成 $NaHCO_3$。

3.处理酸中毒时的高钾血症和患者失钾时的低钾血症:酸中毒常伴有高钾血症,在补碱纠正酸中毒时,H^+ 从细胞内移至细胞外不断被缓冲,K^+ 则从细胞外重新移向细胞内从而使血钾回降。但需注意,有的代谢性酸中毒患者因有失钾情况存在,虽有酸中毒但伴随着低血钾。纠正其酸中毒时血钾浓度会进一步下降引起严重甚至致命的低血钾。这种情况见于糖尿病患者渗透性利尿而失钾,腹泻患者失钾等。纠正其酸中毒时需要依据血清钾下降程度适当补钾。

4.严重肾衰竭引起的酸中毒,需进行腹膜透析或血液透析方能纠正水、电解质、酸碱平衡以及代谢产物潴留等紊乱。

(李建松)

第四节　呼吸性酸中毒

呼吸性酸中毒的特征是血 $PaCO_2$ 和 H_2CO_3 原发性增高。

【病因】

1.呼吸中枢抑制　一些中枢神经系统的病变如延髓肿瘤、延髓型脊髓灰质炎、脑炎、脑膜炎、椎动脉栓塞或血栓形成、颅内压升高、颅脑外伤等,呼吸中枢活动可受抑制,使通气减少,CO_2 蓄积。此外,一些药物如麻醉剂、镇静剂(吗啡、巴比妥钠等)均有抑制呼吸的作用,剂量过大亦可引起通气不足。

2.呼吸神经、肌肉功能障碍　此见于脊髓灰质炎、急性感染性多发性神经炎、肉毒中毒、重症肌无力,低钾血症或家族性周期性麻痹、高位脊髓损伤等。严重者呼吸肌可麻痹。

3.胸廓异常　胸廓异常影响呼吸运动,常见的有脊柱后凸、侧弯,连枷胸、强直性脊柱炎、心肺性肥胖综合征等。

4.气道阻塞　常见的有异物阻塞、喉头水肿和呕吐物的吸入等。

5.广泛性肺疾病　这是呼吸性酸中毒最常见的原因,包括慢性阻塞性肺疾病、支气管哮喘、严重间质性肺疾病等。这些病变均能严重妨碍肺泡通气。

6.CO_2吸入过多　CO_2吸入过多指吸入气中CO_2浓度过高,如坑道、坦克等空间狭小通风不良的环境中。此时肺泡通气量并不减少。

【代偿机制】

由于呼吸性酸中毒是由呼吸障碍引起,故呼吸代偿难以发挥。H_2CO_3增加可由非碳酸氢盐缓冲系统进行缓冲,并生成HCO_3^-。但这种缓冲是有限度的。

1.细胞内外离子交换和细胞内缓冲　这是急性呼吸性酸中毒的主要代偿调节。细胞内外离子交换是指细胞外液$[H^+]$升高时,H^+进入细胞内,换出K^+等,可缓解细胞外液$[H^+]$的升高。这与代谢性酸中毒时的离子交换一样。细胞内缓冲,是指进入细胞内的H^+为细胞内缓冲物质如蛋白质(Pr^-)等所缓冲,以及CO_2弥散进入红细胞内的反应。此时由于CO_2的蓄积而使PCO_2急速升高,CO_2通过红细胞膜进入红细胞内的正常作用加强。CO_2与H_2O在红细胞碳酸酐酶的催化下生成H_2CO_3,H_2CO_3解离为H^+与HCO_3^-。H^+由血红蛋白缓冲,HCO_3^-转移至血浆中,使血浆HCO_3^-呈代偿性增加,如能使$[NaHCO_3]/[H_2CO_3]$保持在正常范围内,则为代偿性呼吸性酸中毒。由于急性呼吸性酸中毒常发展迅速,肾脏代偿缓慢,故常为失代偿性的。

2.肾代偿　肾代偿是慢性呼吸性酸中毒的主要代偿措施。肾是酸碱平衡调节的最终保证,但它的调节作用比较缓慢,$6\sim12h$显示其作用,$3\sim5d$达最大效应。慢性呼吸性酸中毒指持续24h以上的CO_2蓄积,也有急性呼吸性酸中毒时的离子交换和细胞内缓冲,但肾可发挥其产NH_3、排H^+及重吸收$NaHCO_3$的功能,使代偿更为有效。

【对机体的影响】

1.呼吸性酸中毒对机体的影响,就其体液$[H^+]$升高的危害而言,与代谢性酸中毒是一致的。但呼吸性酸中毒特别是急性呼吸性酸中毒,因肾代偿性调节比较缓慢,常呈失代偿而更为严重。

2.呼吸性酸中毒可有CO_2麻醉现象,使其神经系统症状更为严重。CO_2麻醉的初期症状是头痛、视物模糊、疲乏无力,进一步加重则患者表现为精神错乱、震颤、谵妄、嗜睡直至昏迷。高浓度CO_2麻醉时患者颅内压升高,视神经乳头可有水肿,这是CO_2扩张脑血管所致。此外,患者脑脊液pH下降较其他细胞外液更多。这是由于CO_2为脂溶性,极易通过血脑屏障;HCO_3^-为水溶性,通过此屏障缓慢。

3.呼吸性酸中毒时心血管方面的变化和代谢性酸中毒一致。也有微循环容量增大、血压下降、心肌收缩力减弱、心排血量下降和心律失常。酸中毒时,$[H^+]$升高,导致高钾血症。

【治疗】

1.积极防治引起呼吸性酸中毒的原发病。

2.改善肺泡通气,排出过多的CO_2。根据情况可行气管切开、人工呼吸、解除支气管痉挛、祛痰、给氧等措施。人工呼吸要适度,因为呼吸性酸中毒时$NaHCO_3/H_2CO_3$中H_2CO_3原发性升高,$NaHCO_3$呈代偿性继发性升高。如果通气过度则血浆PCO_2迅速下降,而$NaHCO_3$仍在高水平,患者转化为细胞外液碱中毒,脑脊液的情况也如此。可以引起低钾血症、血浆$[Ca^{2+}]$下降、中枢神经系统细胞外液碱中毒、昏迷甚至死亡。

3.酸中毒严重时如患者昏迷、心律失常,可给三羟甲氨基甲烷(THAM)治疗以中和过高的[H^+],$NaHCO_3$ 溶液亦可使用,不过必须保证在有充分的肺泡通气的条件下才可使用。$NaHCO_3$ 中和呼吸性酸中毒体液中过高的[H^+],能生成 CO_2,如不能充分排出,会使 CO_2 浓度升高。

(李建松)

第五节　代谢性碱中毒

代谢性碱中毒的特点是:血液中原发性 HCO_3^- 丢失,代偿性 $PaCO_2$ 增加,而 pH 升高。

【病因】

常见原因如下:

1.酸与氯丢失过多　主要是由于频繁呕吐、长期胃肠减压、幽门梗阻、高位肠梗阻等引起胃酸丢失过多,大量氢离子丢失的同时氯离子丢失也较多,大量胃酸的丢失使得碱性的肠液得不到中和,大量碳酸氢盐回吸收入血;由于氯离子的减少,为保持阴阳离子的平衡使得肾小管对碳酸氢盐回吸收增加,从而导致低氯性碱中毒,因这种低氯性碱中毒经补充氯离子后可被纠正,又称为"对氯反应性代谢性碱中毒"。

2.长期应用利尿剂　长期应用呋塞米、利尿酸等抑制肾小管对钠、氯、水的重吸收,尿氯的排出量增加,血氯降低而引起低氯性碱中毒。

3.碱性物质摄入过多　多见于长期服用碱性药物或治疗代谢性酸中毒时静脉输入大量碳酸氢钠等碱性药物,也可见于大量输血时因枸橼酸盐的输入而致代谢性碱中毒。

4.低钾血症　多见于钾的摄入不足、丢失过多(经消化道、肾脏、汗液等丢失)和周期性麻痹。低钾血症时由于细胞内 K^+ 转移至细胞外以补充细胞外液 K^+ 不足,细胞外 Na^+、H^+ 进入细胞内,每移出 3 个 K^+ 就有 2 个 Na^+ 和 1 个 H^+ 移入细胞内,细胞外液 H^+ 降低,pH 升高。同时由于肾小管上皮细胞内缺 K^+,使 K^+-Na^+ 交换减弱,H^+-Na^+ 交换增强,H^+ 排出增多,血液 H^+ 降低,pH 升高,发生碱中毒,但尿液呈酸性。

5.盐皮质激素增多和皮质醇增多　多见于原发性和继发性醛固酮增多症、肾素分泌瘤、肾血管性高血压、Cushing 病等,盐皮质激素有明显的保 Na^+ 和泌 H^+、泌 K^+ 作用,可引起代谢性碱中毒。这种碱中毒患者给予盐水无治疗效果,又称为"对氯耐受性碱中毒"。

6.代谢性碱中毒　甲状旁腺功能减退、慢性呼吸性酸中毒等引起肾小管重吸收 HCO_3^- 增加而致代谢性碱中毒。

【临床表现】

除原发病的临床表现外,轻症患者可无明显症状,较重患者可有如下临床表现:①呼吸浅而慢,以减少二氧化碳的呼出。②手足麻木和搐搦:由于结合钙增加,游离钙减少,血钙降低,致神经肌肉兴奋性增强,引起口周及四肢麻木,面部及四肢肌肉可有小的抽动、手足搐搦。③肌张力减低:由于血钾降低可出现肌张力减低、腹胀、肠鸣音减弱,甚至出现肌无力、运动障碍、麻痹性肠梗阻、心律失常等。④中枢神经系统症状:可表现为兴奋、躁动、谵妄、意识模糊,亦可出现嗜睡、昏迷。

【诊断】

诊断需仔细分析病史和临床表现,确诊还需依靠实验室检查,特征性变化为:血浆 HCO_3^- 增加,H^+ 降低,$PaCO_2$ 增加而 pH 升高,BE 值增大,BB、AB、SB 均增加。

【治疗】

着重于原发病的治疗,由于正常人体代谢过程中有大量内源性酸的产生,因此对轻或中度代谢性碱中毒的患者无须特殊治疗,主要是治疗原发病,还应注意补充足够的水分和电解质;对严重呕吐的患者,积极采取措施止吐(除口服中毒者外),可输入生理盐水;对低氯血症者给予生理盐水,对低钾血症所致代谢性碱中毒者应视血钾含量给予口服或中心静脉补钾才能纠正细胞内、外离子异常交换和终止从尿中大量排酸。

对重度代谢性碱中毒患者(血液 pH>6.0,[HCO_3^-]>40~45mmol/L),除静脉应用生理盐水外,有时还需应用以下药物:

1.氯化铵　可提供 Cl^-,且氯化铵在体内分解可产生 H^+ 中和过多的碱,可给予氯化铵 1~2g,每日 3 次口服,必要时静脉滴注,应用氯化铵(1mmol NH_4Cl=54mg NH_4Cl)补充 Cl^-,计算方法为:

应补充 NH_4Cl(mmol)=[正常 Cl 浓度(mmol/L)-测得 Cl 浓度(mmol/L)]×体重(kg)×0.2

首次补给 1/3~1/2,用 5% 葡萄糖溶液稀释成 0.9% 的等渗液滴注,复查血 Cl^- 后再酌情补给。在肝功能不全和呼吸性酸中毒的患者,因可造成 NH_3 在体内潴留或使呼吸性酸中毒加重,故不能用氯化铵治疗。

2.稀盐酸　0.1mmol(克分子)浓度的稀盐酸可用来治疗代谢性碱中毒,所需量与计算氯化铵相同。首次补给 1/3~1/2,一般经由中心静脉缓慢滴入。

3.盐酸精氨酸　盐酸精氨酸用于重症碱中毒有明显效果,也可用于肝功能不全的患者,可用 5% 葡萄糖液稀释后静脉滴注,速度宜慢。精氨酸可引起钾从细胞内转移到细胞外而致高血钾,应引起注意。

(李建松)

第六节　呼吸性碱中毒

呼吸性碱中毒的特点是:血液中原发性 $PaCO_2$ 减少,代偿性 HCO_3^- 降低,而 pH 升高。

【病因】

常见原因如下:①休克、高热、创伤、感染、G^- 菌败血症、精神紧张、癔症等刺激呼吸中枢发生过度换气使 CO_2 排出过多。②中枢神经系统疾病也可引起呼吸增快、过度换气。③药物中毒(如水杨酸中毒)、高原缺氧、剧烈运动引起呼吸增快。④呼吸机使用不当过度通气。

【临床表现】

多数呼吸性碱中毒患者症状较轻,可有呼吸加深、加快,口周、四肢发麻、刺痛、肌肉颤动,重症者可伴有胸闷、胸痛、心悸、眩晕、视物模糊、抽搐、晕厥等。

【诊断】

根据病史和临床表现多可做出初步诊断,确诊还需依靠实验室检查,血气分析示:$PaCO_2$ 下降,HCO_3^- 减少,pH 增高,BB 一般不变,AB 和 SB 均减少。

【治疗】

应积极处理原发病,防治各种过度换气原因。

为提高血内 $PaCO_2$ 可用纸袋罩住患者口、鼻,增加呼吸道无效腔,使呼出的 CO_2 重新吸入,减少 CO_2 的排出;也可给患者吸入含 5% CO_2 的氧气,有明显纠正呼吸性碱中毒的作用。

如为癔症引起的过度通气,可给予针刺(如人中、合谷、足三里等穴)治疗,常可使呼吸变浅变慢,必要时给予镇静剂使患者安静入眠;有手足搐搦,血钙过低者应补充血钙,可用 10% 葡萄糖酸钙 10~20ml 缓慢静脉滴注;呼吸机使用不当所致的过度通气应及时调整。

(李建松)

第七节　混合性酸碱失衡

各类失代偿性酸碱失衡时血气分析指标变化见表 8-1。除了单纯性酸碱失衡外,临床上还可出现混合性酸碱失衡。混合性酸碱失衡是指同时发生的两个或两个以上代谢性或呼吸性酸碱平衡紊乱的情况。其实,临床上常见的酸碱失衡几乎都是混合性的且伴随病情变化和治疗上的干预而不断发生变化。

表 8-1　失代偿性酸碱失衡时各项血气分析指标的变化

血气分析指标	pH	$PaCO_2$	HCO_3^-	BB	BE
代谢性酸中毒	↓	↓	↓	↓	↓
代谢性碱中毒	↑	↑	↑	↑	↑
呼吸性酸中毒	↓	↑	↑	↑	↑
呼吸性碱中毒	↑	↓	↓	↓	↓

【类型】

临床常见混合性酸碱失衡的类型及血气分析特点:

1.呼吸性酸中毒合并代谢性酸中毒　常见于慢性阻塞性肺疾病伴低氧血症,糖尿病酸中毒伴肺部严重感染、心脏骤停、严重肺水肿等,血气分析表现为 $PaCO_2$ 明显升高同时伴 HCO_3^- 明显下降,pH 明显降低。

2.代谢性碱中毒合并呼吸性碱中毒　常见于严重创伤后持续胃肠减压者、手术后大量输血,心衰患者不恰当使用利尿剂等,血气分析表现为 HCO_3^- 明显升高同时伴 $PaCO_2$ 下降,pH 明显升高。

3.呼吸性酸中毒合并代谢性碱中毒　常见于慢性阻塞性肺疾病因合并呕吐或服用利尿剂后发生低钾低氯性碱中毒后引起,还见于慢性肺心病出现心衰时应用排钾利尿剂治疗等,血气分析表现为 $PaCO_2$ 升高同时伴 HCO_3^- 升高,pH 可正常、升高或降低。

4.代谢性酸中毒合并呼吸性碱中毒　常见于阿司匹林中毒、严重肝脏疾病因腹腔积液等因素促使呼吸性碱中毒形成时、慢性肾衰竭合并感染高热引起过度通气等,血气分析表现为 HCO_3^- 降低同时伴 $PaCO_2$ 下降,pH 可正常、升高或降低。

5.代谢性酸中毒合并代谢性碱中毒　常见于呕吐与腹泻并存、糖尿病酮症酸中毒伴低钾性碱中毒、肾衰竭因频繁呕吐而大量丢失酸性胃液等,血气分析依据酸中毒或碱中毒程度而不同。

6.呼吸性酸中毒合并呼吸性碱中毒　常见于严重肺部感染患者既有通气不足又有高热所致过度通气等,血气分析依据酸中毒或碱中毒程度而不同。

临床上的酸碱失衡也可能较上述情况更为复杂,甚至有可能出现 3～4 种酸碱失衡同时并存,需结合病史、临床表现和化验室检查做出综合分析和判断,然后采取进一步治疗措施。

【治疗】

混合性酸碱失衡的治疗原则同上述各种酸、碱中毒时的治疗原则和措施,但必须根据患者具体的临床实际情况详细分析发病原因,然后再采取相应的治疗措施,同时密切监测血气分析变化,注意水、电解质失衡的发生,根据临床表现和血气分析结果不断调整治疗方案。

（李建松）

第二篇　中西医结合急危重症常见症候

第九章　昏　迷

【概述】

昏迷又称神昏,即神识昏糊,不省人事的证候,属常见的内科急症。它是多种时行温病、伤寒或中风、厥证、痫证以及瘴疟、臌胀、消渴、喘促等许多脏腑杂病发展到严重阶段所出现的一种危急证候,也是外伤病中易出现的危急证候。

本症在古典医籍中名称繁多,《黄帝内经》载称"郁冒不知人"或"暴不知人",《伤寒论》称谓"不识人",《诸病源候论》、《张氏医通》称为"昏愦",《伤寒明理论》、《丹溪心法》、《医宗必读》、《证治准绳》皆称"昏迷"。叶天士称其为"昏厥",吴鞠通称其为"昏瞀"。

西医学所称的脑炎、脑膜炎、脑血管疾病、癫痫、肺性脑病、肝性昏迷、酮症酸中毒、尿毒症以及药物和食物急性中毒所出现的昏迷,均可参阅本篇内容,进行辨证救治。

【病因病理】

由于"心主神明","脑为元神之府",是为清窍之所主,故凡邪阻清窍,蒙蔽神明,心、脑受病,皆可发生昏迷。

1.热蒙心包　感受温热或疫毒之邪,邪热内陷心营,蒙蔽心包,扰乱心神,发为昏迷。

2.火毒攻心　罹患疔疮丹毒,火热陷入营血,内攻心神;或因中暑之后,暑热攻心发为昏迷。

3.痰蒙心包　感受湿热之邪,湿热夹痰浊蒙蔽心包;或宿有顽痰内伏,蒙扰心神,发为昏迷。

4.腑实燥结　外感伤寒或温热病,邪入阳明,里热炽盛,腑实燥结,扰乱心神,发为昏迷。

5.猝冒秽浊　冒触瘴疠异浊之气,蒙蔽清窍,猝发昏迷。

6.亡阴亡阳　大病久病之后元气衰竭,或汗下太过,亡血伤津,导致阴阳亡失,心神失养,发生厥脱,出现昏迷。

【类证鉴别】

1.中风昏迷　中风病,风中脏腑则突然昏仆,不省人事,醒后则见口眼歪斜、语言不利、半身不遂等症。若属脱证则并见口开目合、撒手遗尿、声如鼾睡、汗出如珠等症。

2.厥证昏迷　厥证是由脏腑之气逆乱,阴阳之气不相顺接所致,有因气、因血、因痰、因食之别。以突然昏倒,不省人事,四肢厥冷为特点。严重者一厥不复而死亡,轻者移时苏醒。并无口眼歪斜及半身不遂等后遗症。

3.痫证昏迷　痫证是因顽痰内伏,遇情志不遂、外感等诱因而触发的反复发作性疾病。以突然仆倒,两目上视,四肢抽搐,口吐白沫,作猪羊叫声,醒后如常人,反复发作为特点。每次发作时间不等,可每日数发或数日数月一发。

4.脏躁昏迷　此病多发于青壮年,女性多见。常由于明显的精神刺激而发病。症见突然失语、失明、昏睡、手足痉挛、身体僵直,但意识存在,且经常反复同样发作,暗示性强。发作时可见其眼角嘹泪,扒开患者的双眼时,其眼睑反而闭合更紧。

5.瘴疟昏迷　瘴疟为感受山岚瘴气,秽热之毒所起。症见发热,寒战,汗出,头痛,烦渴引饮,神昏谵语,闷乱发狂。

6.中暑昏迷　炎热夏天在烈日下曝晒,或高温作业,出现头晕头痛,烦渴多汗,胸闷呕逆,心悸心烦,进而突然昏倒,并见面垢,脉虚,甚则冷汗大出,四肢厥冷。

7.消渴昏迷　消渴日久,形体消瘦,烦渴多尿,发生虚脱,出现呼吸气短,烦躁不安,神志昏迷,甚则四肢厥冷,脉微欲绝。

【证治枢要】

1.注意昏迷特点　昏迷具有不同的特点,临床必须注意辨别:昏而躁扰谵语者,多属痰热内阻或阳明腑实;昏而发狂者,多属瘀热实火;昏而时清时昧者,多属湿热痰浊蒙蔽心包;昏迷不醒,昏睡不语,呼之不应者,则病情复杂,病势危重,必须详审脉症,辨清虚实,因证救治。

2.详察昏迷兼症　昏迷是许多疾病发展演变而成的一种危急证候,其临床表现必然具有明显不同的兼症,详察不同的兼症,才能明确疾病的诊断。最常见的有:昏迷而见偏瘫,属中风病;昏迷而见黄疸,属急黄病;昏迷而见口吐白沫,属痰痫病;昏迷而见四肢厥冷,属厥证;昏迷而见高热烦躁,属热陷心包;昏迷而见高热抽搐,属热盛动风;昏迷而见日晡潮热,腹胀不大便,属阳明腑实;昏迷而见壮热夜甚,谵妄躁狂,属瘀热互结。

3.明确虚实大法　昏迷有虚有实,凡昏迷发作急骤,伴见高热谵语、面赤、痰多、脉滑数者,多属实证。凡在危重病后期所发生的昏迷,伴见面色苍白、肢体厥冷、大汗不止、脉微细欲绝者,多属虚证。又临床上每多虚实并见之证,若以实证为主者,则治以祛邪开窍为先;若以虚证为主者,则治以救虚固脱为要。总须明辨虚实,因证救治。

【辨证施治】

(一)实证昏迷(闭证)

1.热陷心包

主症:高热神昏,烦躁谵语,舌蹇肢厥,或昏愦不语,或斑疹衄血,或四肢抽搐。舌质红绛而少苔,脉数或细数。

治法:清心开窍。

处方:清宫汤送服安宫牛黄丸。

玄参心15g,连翘心15g,竹叶卷心10g,连心麦冬15g,莲子心10g,水牛角180g。

另以安宫牛黄丸(成药)2丸,每次冲服1丸,每日服2次。

阐述:清宫汤中诸药必须用其心,取心以入心之意。方中犀角(现以水牛角代)清心热,玄参、莲子心、连心麦冬清心养液,竹叶卷心、连翘心清心泄热。其名清宫者,清心主宫城(心包络)之邪热也。凡邪热入心包,每见热闭痰涌而喉中时有痰声,可于方中加鲜竹沥20g、川贝粉10g,不可用辛燥化痰之药。若伴见抽搐者,加钩藤15g、羚羊角6g,或配服紫雪丹。透发斑疹者,可配服神犀丹。

热陷心包若不及时救治或救治不当,病势发展则可出现厥逆大汗、二便失禁、脉微细等症,此为内闭外脱之险候,亟宜生脉散送服安宫牛黄丸或至宝丹。

2.湿热痰蒙

主症:昏迷,时清时昧,时有谵语,身热不甚,或胸闷恶心,或喉中有痰声。舌苔白滑垢腻或黄滑垢腻,脉濡数或缓滑。

治法:豁痰开窍。

处方:菖蒲郁金汤。

石菖蒲 15g,郁金 15g,栀子 10g,连翘 10g,牛蒡子 10g,滑石 15g,竹叶 10g,丹皮 10g,菊花 10g,竹沥 30g(冲服),生姜汁 20g(冲服),玉枢丹 10 粒(研末冲服)。

阐述:湿热痰浊蒙蔽心包与热蒙心包必须明确区别,关键在于辨发热、辨舌质舌苔。热蒙心包证,身发高热,舌质必红绛而少苔或无苔。湿热痰浊蒙蔽心包证,身热不甚,舌苔必垢腻而滑。二证截然不同,处方用药不可相混。

菖蒲郁金汤中之玉枢丹,又名紫金锭,近年药店少有,可用浙贝 10g、胆星 6g、佩兰 10g 代之。若患者昏迷较甚,可配服至宝丹,或苏合香丸。

3.腑热上冲

主症:昏迷谵语,躁扰不宁,高热或日晡潮热,下肢厥冷,口干舌燥,腹满大便秘。舌红苔黄燥,脉沉实或滑数有力。

治法:通腑泻热开窍。

处方:调胃承气汤送服安宫牛黄丸。

生大黄 15g(后下),生甘草 10g,芒硝 10g(冲服),安宫牛黄丸 2 丸。

每次冲服半丸或 1 丸。

阐述:腑热上冲证,温病学家称为"阳明腑实,热入心包"证。其病机的关键在于腑实燥结,因此必须用攻下兼以开窍,俾腑实通则结热去,结热去则不能上犯心包,而病可获愈。温病学家吴鞠通治此证,每次用生大黄末 10g,调服安宫牛黄丸 1 丸,称为牛黄承气汤,临床用之,取效亦捷。

上证若见高热昏迷而夜甚昼轻,甚则入夜发狂者,是为瘀热互结,可再加入桃仁 10g、藏红花 4g、琥珀 6g。

4.猝冒秽浊

主症:猝然闷乱欲吐,昏迷不知人,口噤不语或妄语,腹部胀满,面青肢冷。脉沉伏或乍大乍小。

治法:辟秽开窍。

处方:芳香辟秽汤送服苏合香丸或行军散。

藿香 10g,佩兰 10g,白蔻仁 10g,苡仁 10g,滑石 15g,白芥子 10g,郁金 10g,杏仁 10g,厚朴 10g。

阐述:本证发作突然,在取煎中药来不及的情况下,可先服成药藿香正气水或灌以生姜汁、大蒜汁,轻者移时即苏。

(二)虚证昏迷(脱证)

1.亡阴

主症:神志昏迷,汗出而黏,面红,唇干。舌淡红而干,脉虚数或大而芤。

治法:救阴敛阳。

处方:加味生脉散。

别直参 10～20g,连心麦冬 30g,五味子 6g,龙骨 20g,牡蛎 20g。

阐述:亡阴证是在大病久病失血脱津之后所出现的危证,用生脉散必须专方大剂、浓煎频服。若量少则力薄,药杂则力不专。须浓煎者,取其味也;须频服者,救其急也;加龙骨、牡蛎者,涩汗津、敛阳气也。

2.亡阳

主症:神志昏迷,目合口开,鼻鼾息微,手撒肢厥,冷汗淋漓,面色苍白,二便自遗,口唇灰紫而润。舌色淡白,脉微欲绝。

治法:回阳救逆。

处方:参附汤。

红参 10～20g,制附片 30g。

阐述:本方参、附二味,用量宜重,轻则药力不及,难以奏效,且需浓煎频服。若阴寒内盛,舌苔白而滑润者,可加干姜 10g、炙甘草 10g;若冷汗不止者,可加龙骨 30g、牡蛎 30g。

【特色经验探要】

1.关于闭证、脱证的辨治大要 昏迷症出现之后,首先必须分辨闭证与脱证,这是辨治昏迷的纲领。

闭证,为邪气闭阻,蒙蔽清窍而发昏迷,或风,或痰,或热,或寒,总以邪实为主。闭证昏迷时以牙关紧闭,两手紧握,呼吸气粗,痰涎壅盛为特点。闭证之中,又当分清热闭(阳闭)与寒闭(阴闭)。热闭证,以火热之邪为主,症见两手握固,牙关紧闭,呼吸气粗,面赤,舌苔黄腻,脉弦数。治用清热开窍法,取凉开之剂,如安宫牛黄丸、至宝丹、紫雪丹、神犀丹以及牛黄清心丸之类。寒闭证以寒湿痰浊为主,症见两手握固,牙关紧闭,喉中痰声响鸣,静而不烦,面白,舌苔白滑,脉沉细。治用芳香开窍法,取温开之剂,如苏合香丸、通关散之类。

脱证,属津液气血衰竭,导致阴竭阳脱而发昏迷,以正气虚脱为主。昏迷时以口开目合,撒手遗尿,鼻鼾息微,汗出淋漓为特点。《杂病源流犀烛》说:"脱绝者何?经曰:口开者心绝,手撒者脾绝,眼合者肝绝,遗尿者肾绝,声如鼾者肺绝,皆由虚极而阳脱也。"《类证治裁》又说:"上脱者,喘促不续,汗多亡阳,神气乱,魂魄离,即脱阳也。下脱者,血崩不止,大下亡阴,交合频,精大泻,即脱阴也。上下俱脱者,类中眩仆,鼻声鼾,绝汗出,遗尿失禁,即阴阳俱脱也。"脱证之中,又当辨阴脱(亡阴)与阳脱(亡阳)。阴脱证,以津血衰脱为主,用生脉散之类;阳脱证,以阳气衰脱为主,较之阴脱更危。

此外,闭证与脱证,临床上还可以互见,若闭证失治或误治,抑或正不胜邪,可以发展为邪闭正脱的内闭外脱证。临证时,若是以闭证为主而兼见脱证者,治当以开窍祛邪为主,兼以扶正;若是以脱证为主而兼见闭证者,又当以扶正固脱为主,兼以祛邪。贵在辨清虚实,分清主次。

2.关于几种开关通窍急救成药的临床运用 开关通窍是中医用治邪闭昏迷的救急方法,所用方药较多,且不少已制成成药,临床运用各有区别。其中主要的有:

安宫牛黄丸:具有清心豁痰、开窍醒神之效,并侧重于清热、解毒,适用于热入心包证及一切高热神昏之证。

紫雪丹:亦具有清心豁痰、开窍醒神之效,并侧重于清热镇痉息风,适用于热盛昏迷兼见抽搐的病证。

至宝丹:仍具有清心豁痰、开窍醒神之效,并侧重于解毒辟秽,适用于中暑,中恶,中风阳闭证,温病痰热内闭的神昏不语之证。

牛黄清心丸:具有清热解毒开窍的作用,适用于热毒偏盛出现的昏迷、谵语、烦躁,以及因疔疮热毒导致的昏迷之证。

神犀丹:具有清心开窍、凉血解毒的作用,适用于高热、昏迷而且透发斑疹的病证。

行军散:相传为诸葛武侯平南时所创,故又称武侯行军散,具有辟秽解毒、清热开窍的作用,适用于中暑昏迷以及秽浊上干、头目晕眩的病证。

苏合香丸:具有温通开窍、散寒化浊、行气豁痰的作用,适用于时疫霍乱,痰厥昏迷,中风阴闭证以及真心痛的病证。

通关散:具有祛寒豁痰、开窍醒神的作用,适用于寒闭神昏、牙关紧闭、痰涎壅盛的病证。凡无高热的突然昏倒,不省人事,牙关紧闭而不能入药者,均可用此药吹鼻。若无成药,可以随即制研,即皂角 10g、细辛 10g,研成细粉末即成。

以上诸成药皆为开关通闭,用治昏迷的常用救急药,均只适用于邪实气盛的病证,而决不可用于脱证。

又凡闭证昏迷多见牙关紧闭,难于自行服药,应采用灌服或鼻饲的方法。

3.关于昏迷的针灸治疗　针灸疗法是救治昏迷的重要方法之一,运用恰当,每可出奇制胜而获速效。

凡闭证昏迷,以针刺为主,常取穴位:十宣、涌泉、人中、合谷、内关。高热引起者,可取十宣、大椎、陶道(放血)、人中、劳宫(用泻法)、涌泉。若痰浊上蒙昏迷,可取内关、中脘、丰隆、气海(用泻法)。若昏迷而牙关紧闭不开者,可取颊车、地仓、合谷(强刺激)。

凡脱证昏迷,以灸法为主,常取穴位:中脘、膻中、神阙、气海、关元,不计壮数,每次1～2穴。或先以毫针刺鸠尾、中脘、上脘、关元、气海;再以大针刺足三里、膏肓、涌泉。

【西医诊断要点】

西医学认为昏迷是最严重的意识障碍,为疾病危重的征象。引起昏迷的病因有两种:一是颅内病变,包括脑炎、脑膜炎、脑血管疾病、癫痫等病。二是代谢性脑病,包括尿毒症、肝性昏迷、肺性脑病、糖尿病昏迷以及中暑、急性中毒等疾病。

1.流行性乙型脑炎　①发病具有明显的季节性,尤以7～9月为最,以儿童患者居多。②昏迷前有高热、头痛、嗜睡,甚至抽搐等症。③脑膜刺激征阳性,婴儿前囟膨隆,四肢肌张力增高。④血白细胞增高,中性粒细胞高。⑤脑脊液检查可见白细胞中度增多,血清补体结合试验阳性。

2.流行性脑膜炎　①发病在冬、春季节,尤以2、3、4月最易流行。②具有高热、头痛、呕吐、颈项强直等症。③皮肤出现瘀斑。④脑脊液涂片和培养可发现脑膜炎双球菌。

3.脑出血　①多发于中老年,患者素有高血压或脑动脉硬化病史。②常于激动或强烈用力后发病,起病突然,剧烈头痛,呕吐,多出现昏迷。③偏瘫或四肢瘫,可有脑膜刺激征。④发病6小时以后行腰穿检查,脑脊液大多为血性并压力增高。

4.癫痫　①有癫痫病史,发作时突然跌倒,有短暂昏迷。②大发作时瞳孔散大,全身抽搐,口唇青紫,头、眼偏向一侧,口吐涎沫或喉中发出尖叫声,醒后感觉头痛,周身酸痛、疲乏。③即刻脑电图检查有特异性改变。

5.尿毒症　①有慢性肾病史。②早期可出现倦怠,头晕,食欲减退,恶心呕吐,腹痛腹泻,皮肤瘙痒,牙龈出血,排尿困难等症。③晚期出现意识蒙昧,烦躁不安,谵妄,肌肉震颤,逐渐转入昏迷,呼吸深快、有尿味。④血生化显示尿素氮、肌酐明显增高。各项肾功能检查均明显减退。尿常规全面异常。

6.肝性脑病　①有急、慢性肝病史及临床表现。②大部分患者有明显的诱发因素,如上消化道大出血、大手术、严重感染、大量进食蛋白质食物引起的腹泻、利尿、使用损害肝脏的药物等。③在以上前提下出现精神错乱、昏睡或昏迷。④有肝臭或深度黄疸,或有扑翼样震颤。⑤肝功能异常,血氨明显升高,血尿素降低,凝血酶原时间显著延长,血清胆红素显著升高,转氨酶极度升高或胆红素极度增高而转氨酶反而降至正常,出现胆酶分离现象。

7.肺性脑病　①有严重的慢性肺部疾病史。②出现精神恍惚,嗜睡或谵妄,烦躁不安,四肢抽搐,昏迷。③血气分析显示呼吸性酸中毒,氧分压低于60mmHg,二氧化碳分压高于50mmHg。

8.糖尿病昏迷　①有糖尿病病史。②酮症酸中毒昏迷者,呼吸加深加快,呼气有酮味(如烂苹果气味),有明显的脱水现象(如皮肤干燥、眼球下陷、眼压降低),血压、体温低于正常。血糖明显升高,尿中酮体和糖呈强阳性。③高渗性非酮症昏迷者,多伴见震颤、抽搐,无酸中毒大呼吸现象,血糖及血浆渗透压显著升高。

9.中暑　①在烈日暴晒或在高温环境中发病。②高热、无汗、昏迷。

10.急性中毒　①药物中毒:有中毒病史可据。巴比妥类中毒时瞳孔大多缩小,皮温降低,四肢松弛,呕吐物或尿分析可明确之。阿托品中毒呈皮肤潮红干燥,体温升高,瞳孔扩大。②重金属中毒:有摄入史,铅和锡中毒偶然产生急性头痛,谵妄,昏迷,伴眼底视盘水肿,血、尿分析可以确诊。③有机化合物中毒:有接触或摄入史,昏迷时瞳孔缩小,出汗,呼吸微弱,支气管痉挛和肌肉颤动,必要时应作血胆碱酯酶活力测定。④一氧化碳中毒:有典型病史,心率和呼吸急促,皮肤和黏膜呈樱桃红色。⑤酒精中毒:有饮酒史,呼吸有酒味,可有抽搐或二便失禁。

（刘　镇）

第十章　心悸怔忡

心悸是指病人自觉心中悸动不安,甚至不能自主的一种病证。多由气血阴阳亏虚,或痰饮瘀血阻滞,致心失所养,或心神被扰。心悸常为阵发性,可与胸闷、气短、失眠、眩晕、耳鸣等症状同时并见。

《内经》虽无心悸之名,但对其表现与病因进行了阐述。如《素问·痹论》说:"心痹者,脉不通,烦则心下鼓。"《素问·举痛论》说:"惊则心无所倚,神无所归,虑无所定,故气乱矣。"《素问·平人气象论》说:"脉绝不至曰死,乍疏乍数曰死。"这是最早对严重脉律失常(常见心悸)的预后进行阐述。汉代张仲景称之为惊悸、心下悸,认为惊扰、水饮、虚劳可以致心悸,提出了基本治则和常用方药,如炙甘草汤。唐宋以后医家丰富了对心悸的认识,如《千金要方·心藏脉论》认为"虚则惊掣心悸,定心汤主之",提出了因虚致悸。《丹溪心法·惊悸怔忡》提出心悸当"责之虚与痰"。明代《医学正传·惊悸怔忡健忘证》详细阐述了惊悸与怔忡的异同,指出:"怔忡者,心中惕惕然动摇而不得安静,无时而作者是也;惊悸者,蓦然而跳跃惊动,而有欲厥之状,有时而作者是也。"清代《医林改错》则强调瘀血内阻导致心悸,并用血府逐瘀汤治疗。

【病因病机】

凡七情过度、心血亏虚、阴虚火旺、心脉瘀阻、水饮凌心皆可导致心失所养,心神被扰而发为心悸。

1.七情过度　平素心虚胆怯,情绪过于波动,如大怒、大惊、大恐等,均可内扰心神,发为心悸。

2.心血亏虚　久病失养,素体血虚,或统摄乏力,失血过多,或思虑过度,耗伤心血,均可导致心血亏虚,心失所养,发为心悸。

3.阴虚火旺　禀赋不足,久病体虚,肾精亏耗,均可导致肾阴不足,水不济火,虚火妄动,上扰心神,发为心悸。

4.心脉瘀阻　阴亏津少,血行不畅,或心气不足,鼓动乏力,或风寒湿邪,搏于血脉等,均可导致瘀血内停,营血运行不畅,发为心悸。

5.水饮凌心　脾肾阳虚,水饮内停,上犯于心,心为所扰,发为心悸。

6.感受外邪　温病、疫毒灼伤营阴,致心失所养,或邪毒内扰心神,发为心悸。

7.药物中毒　药物过量或毒性较剧,损及于心,可致心悸。如附子、乌头,或西药锑剂、洋地黄、奎尼丁、肾上腺素、阿托品等,用药过量或不当时,均能引发心悸。

总之,心悸既可由外因引起,也常由内因所致;既可由生理因素引起,也可由病理因素所致;病程可长可短,病情可轻可重。其基本病机为心失所养,或心神被扰,病位在心,与肝、脾、肾相关。

【辨病思路】

心悸的发生机制,目前尚不十分清楚,一般认为与心率变化、心输出量变化和心律失常有关。心悸作为一种临床症状,不应将其与心脏病完全等同起来。临床工作中,对心悸可参考本节内容进行辨治。

1.心脏搏动增强　心肌收缩力增强所致的心悸可分为两类:

(1)生理性

1)剧烈运动或精神过度紧张时。

2)饮用刺激性饮料,如烈酒、浓茶或咖啡后。

3)应用某些药物,如肾上腺素、麻黄碱、阿托品、甲状腺素片等。

(2)病理性

1)心室肥大:高血压心脏病、心脏瓣膜病变(如主动脉瓣关闭不全、二尖瓣关闭不全等)所致的心室肥大等均可出现心悸。

2)其他:如甲状腺功能亢进、贫血、发热、低血糖、嗜铬细胞瘤等均可导致心率加快、心搏出量增加而出现心悸。

2.心律失常

(1)心动过速:窦性心动过速、阵发性室上性心动过速、室性心动过速等发作时均可出现心悸。

(2)心动过缓:显著的窦性心动过缓、房室传导阻滞、病态窦房结综合征等均可出现心悸。

(3)其他:房性、交界性和室性早搏、房颤、心房扑动等均可出现心悸。

3.心脏神经官能症　多见于女性,临床表现除心悸外,尚有心率加快,常伴有疲乏、失眠、头晕、头痛、耳鸣、记忆力减退等神经衰弱症状,且往往在紧张、焦虑、情绪激动时易于发生。

4.β受体亢进综合征　表现为心悸、心动过速、胸闷、头晕,心电图表现为窦性心动过速、轻度 ST 段下移、T 波低平或倒置。心得安试验阳性。

5.更年期综合征　在绝经期后出现一系列内分泌与自主神经功能紊乱的症状,心悸也是其中一个症状。

【辨证论治】

心悸的辨证,应了解其发作的诱因、出现的频率、持续的时间、缓解的方式、伴随的症状等。分清内外虚实,掌握轻重缓急。若为虚证,需区分其所属脏腑、气血、阴阳。若为实证,还需区分其源于瘀血、痰热、水饮。

惊悸与怔忡的鉴别对临床工作有一定的指导意义。惊悸往往由外因所致,时发时止,病情相对较轻,患者全身状况参差不一,病程较短;怔忡多由内因所致,易于诱发,病情相对较重,患者全身状况一般较差,病程较长。实际工作中也不乏虚实夹杂,病情复杂的病例,需审慎辨别。

心悸的治疗应本着"虚则补之,实则泻之"的治疗原则,针对虚实不同证型,选择不同的治法和方药。对虚实夹杂,错综复杂者,常宜标本兼治,可根据病情选择先攻后补,先补后攻,或攻补兼施。

1.心虚胆怯证

症状:心悸,多有诱因,坐卧不宁,失眠多梦,恶闻声响,善惊易恐,舌淡苔薄,脉数或虚弦。

治法:安神定志,镇惊宁心。

方药:安神定志丸加减。如兼有心阴不足,可加柏子仁、酸枣仁;气虚明显时,加黄芪以增强益气之功。

2.心血亏虚证

症状:心悸,面色无华,头晕乏力,倦怠懒言,舌质淡红,脉细弱。

治法:补血养心,益气安神。

方药:归脾汤加减。气虚甚者,重用人参、黄芪、炙甘草;血虚甚者,加熟地黄、白芍、阿胶;心动悸,脉结代者,可用炙甘草汤益气养血,滋阴复脉。

3.阴虚火旺证

症状:心悸,心烦失眠,头晕目眩,耳鸣腰酸,舌质红,少苔或无苔,脉细数。

治法:滋阴清火,养心安神。

方药:天王补心丹合朱砂安神丸加减。前方适用于阴虚血少之心悸,后方用于阴血不足虚火亢盛者;

若五心烦热,腰膝酸软者,可用知柏地黄丸加减。

4.心脉瘀阻证

症状:心悸,胸闷烦躁,胸痛,时作时止,可见唇甲青紫,舌质紫暗,脉涩或结代。

治法:活血化瘀,理气通络。

方药:桃仁红花煎加减。常加桂枝、甘草以通心阳;龙骨、磁石以宁心安神。气滞血瘀者,加柴胡、枳壳、木香;因虚致瘀者,加黄芪、党参。

5.水饮凌心证

症状:心悸,胸脘胀满,恶心欲吐,可见小便短少,下肢浮肿,肢端寒冷,甚者咳喘,不能平卧,舌质淡暗,舌苔白滑,脉弦滑。

治法:温化水饮,通阳化气。

方药:苓桂术甘汤加减。若心悸兼有喘咳,畏寒,浮肿明显者,可用真武汤加减,以温肾助阳,化湿利水。

6.邪毒犯心证

症状:心悸,胸闷,气短,左胸隐痛,发热,恶寒,咳嗽,舌质红,苔薄黄,脉细数或结代。

治法:清热解毒,益气养阴。

方药:银翘散加减。热毒盛者,加大青叶、板蓝根;若夹血瘀,加丹皮、丹参、红花;夹湿热,加茵陈、苦参、佩兰;若邪毒已去,气阴两虚为主者,用生脉散加味。

（刘　镇）

第十一章　胸痹心痛

胸痹心痛是以胸部闷痛,甚则胸痛彻背,喘息不得卧为主症的一种病证。轻者胸闷如室,呼吸欠畅,心前区、胸膺、背部、肩胛间区隐痛或绞痛,历时数分钟至十余分钟,反复发作,经休息或服用药物后可迅速缓解;重者则有胸痛,胸痛彻背,背痛彻胸,休息或服用药物后仍持续不能缓解,大汗淋漓,又名真心痛。

据历代文献记载,古代胸痹心痛范围可涉及心、肺、食道、胃、纵隔等多种疾病,本篇胸痹心痛则专指由心脉病变引起之病证。

胸痹最早见于《内经》。《灵枢·五邪》篇指出:"邪在心,则病心痛。"《素问·脏气法时论》:"心病者,胸中痛,胁支满,胁下痛,膺背肩胛间痛,两臂内痛。"《素问·缪刺论》有"卒心痛""厥心痛"之称。《灵枢·厥病》:"真心痛,手足青至节,心痛甚,旦发夕死,夕发旦死。"《金匮要略》为胸痹心痛设专篇论述,强调了胸阳不振、阴寒之邪痹阻心脉的主要病机,并制定了瓜蒌薤白半夏汤等多首方剂进行辨证论治。宋代、金元时期,关于胸痹心痛的论述更多,治疗方法也颇为丰富。如宋代《太平圣惠方》将胸痹心痛并列,在"治卒心痛诸方""治久心痛诸方""治胸痹诸方"等篇中,收集治疗本病的方剂甚丰,芳香、温通、辛散之品,每与益气、养血、滋阴、温阳之药相互为用。金元时期刘完素在《素问病机气宜保命集》区分"热厥心痛"和"寒厥心痛"而论治。元代危亦林《世医得效方》提出用苏合香丸"治卒暴心痛",丰富了胸痹心痛的治疗内容。明代王肯堂《证治准绳》用失笑散及大剂桃仁、红花、降香等治疗瘀血心痛。清代陈念祖《时方歌括》以丹参饮治心腹诸痛,王清任《医林改错》以血府逐瘀汤治疗胸痹心痛,从而发展了活血化瘀的治疗方法,沿用至今。

胸痹心痛当与胃脘痛、悬饮相鉴别。胸痹心痛多因心脉痹阻、气血不畅所致,痛在膈上,呈发作性或持续性;胃脘痛多因胃部郁滞,气机不畅所致,痛在膈下之胃脘,呈饥饿性疼痛或饱餐后疼痛,多伴有泛酸、嗳气、呃逆、嘈杂等胃部症状。悬饮为胸胁胀痛,持续不解,多伴有咳唾,转侧、呼吸时疼痛加重,肋间饱满,并有咳嗽、咯痰等肺系证候。真心痛乃胸痹心痛的进一步发展,症见心痛剧烈,甚则持续不解,伴有汗出、肢冷、面白、唇紫、手足青至节,甚至出现心衰、脉律紊乱、厥脱等危急重症。

【病因病机】

本病证的发生多与寒邪内侵、饮食失调、情志失节、劳倦内伤、年迈体虚等因素有关。其病机有虚实两方面,实为寒凝、血瘀、气滞、痰浊,痹阻胸阳,阻滞心脉;虚为气虚、阴伤、阳衰,肝、脾、肾亏虚,心脉失养。

1.寒邪内侵　寒主收引,既可抑遏阳气,所谓暴寒折阳,又可使血行瘀滞,发为胸痹。或素体阳虚,胸阳不振,则阴寒之邪乘虚而入,寒凝气滞,寒邪伤阳导致胸阳不展,血行不畅,痹阻胸阳,发为胸痹。

2.饮食失调　饮食不节,过食膏粱厚味,或嗜好烟酒,以致损伤脾胃,运化失健,聚湿生痰,上犯心胸,阻遏心阳,使胸阳不展,气机不畅,心脉痹阻发为胸痹。或嗜食辛辣醇酒厚味,以致湿热内蕴,湿郁成痰,热郁化火,痰火犯于心胸,心阳被遏,痰浊痹阻,留恋日久,痰阻血瘀,痰瘀互结,发为胸痹。

3.情志失调　忧思伤脾,脾失健运,津液不布,聚湿生痰。郁怒伤肝,肝失疏泄,肝郁气滞,甚则气郁化火,灼津为痰。气滞、痰阻均可使血行不畅,而致气滞血瘀,或痰瘀交阻,胸阳不运,心脉痹阻,不通则痛,而发胸痹。

4.劳倦内伤　劳倦久病,脾胃虚弱,运化失职,致气血亏虚,心脉失养,拘急而痛。积劳伤阳,心肾阳虚,鼓动无力,胸阳不展,阴寒内侵,血脉不畅,发为胸痹。

5.年迈体虚　年老者,肾气自半,精血渐亏。肾阳虚衰,则不能鼓动五脏之阳,致心气不足,或心阳不振,血脉失于温运,痹阻不畅,发为胸痹;肾阴亏虚,则不能濡养五脏,水不涵木,不能上济于心,心肝火旺,心阴耗伤,心脉失于濡养,发为胸痹;心阴不足,心火炽盛,下灼肾水,进一步耗伤肾阴;心肾阳虚,痰饮乘于阳位,阻滞心脉。以上诸虚,可因虚致实,导致寒凝、气滞、血瘀、痰浊,而使胸阳失运,心脉阻滞,发为胸痹。

胸痹心痛的主要病机为心脉痹阻,病位在心,涉及肝、脾、肾等脏。临床主要表现为本虚标实,虚实夹杂,在本病证的形成和发展过程中,大多因实致虚,亦有因虚致实者。本虚有气虚、气阴两虚及阳气虚衰;标实有血瘀、寒凝、痰浊、气滞,且可相兼为病,如气滞血瘀、寒凝气滞、痰瘀交阻等。

【辨病思路】

冠心病心绞痛、急性心肌梗死等表现为胸痹心痛临床特征者,可参照本节辨证论治,临床上需与急性肺栓塞、夹层主动脉瘤、气胸、胸膜炎、心包炎等鉴别。

1.心绞痛　多数在40岁以上,男性多于女性。典型特点是阵发性的前胸压榨性疼痛,主要位于胸骨后部,少数在心前区或剑突下,可放射至左上肢,常在劳累、情绪激动、饱食、受寒等诱因下发生,持续数分钟,常迫使患者立即停止活动,休息或用速效硝酸酯制剂可很快缓解。部分患者表现为胸闷或不适感,而非疼痛;有的患者可在休息或睡眠中发生胸痛(卧位型心绞痛)。发作时多数患者心电图可见缺血性 ST 段压低或 T 波变化,变异型心绞痛发作时 ST 段抬高,心绞痛缓解后,异常的 ST 段和 T 波变化可恢复正常。心电图正常的患者可做运动负荷试验以诱发心绞痛,或者行核素心肌显影,或行选择性冠状动脉造影,可明确冠状动脉病变。

2.急性心肌梗死　本病疼痛部位与心绞痛相仿,但性质更剧烈,持续时间长,可达数小时,休息和含用硝酸甘油多不能使之缓解,常伴有休克、心律失常及心力衰竭。心电图特征性改变及血清心肌坏死标志物的增高可明确诊断。

为了及早诊断,临床需以心肌标记物为核心检查项目进行动态监测,冠脉造影是诊断的金标准。

3.夹层主动脉瘤　常有高血压或动脉粥样硬化病史。特征表现是突然出现的胸骨后或心前区撕裂样剧痛或烧灼感,疼痛可放射到背、腰、骨盆、下肢或头颈、上肢,疼痛持续不缓解,或突然缓解。双上肢血压可有不对称。心电图无心肌梗死特征。X线检查可见主动脉阴影增宽。超声检查、主动脉增强 CT 检查有助于诊断。

4.急性肺栓塞　多见于有心脏病史、近期手术或外伤后久卧少动等存在右心或体循环静脉血栓危险的患者。表现为突发性胸痛、咯血、呼吸困难和紫绀,单侧下肢水肿。疼痛多为刺痛、绞痛,部位在胸骨后,向肩部放射,随呼吸加重,伴有发热、咳嗽、咯血。病变部位有浊音,并可闻及胸膜摩擦音。X 线摄片、心电图检查进行初步筛查,胸部增强 CT 扫描和选择性肺动脉造影有助于诊断。

5.气胸　呈突发胸痛,多于剧烈活动后出现,伴咳嗽、呼吸困难、心悸、汗出等症状,体检患侧胸部叩诊呈鼓音、听诊呼吸音消失。结合胸片检查可确诊。

6.肺部炎症　凡肺部的炎症侵犯到壁层胸膜时均可引起胸痛,如肺炎、肺脓肿、肺结核、肺真菌感染、肺阿米巴病等。以感染症状为主,胸痛仅为其中的伴随症状。

7.浆膜炎症　心包炎、胸膜炎可以引起胸痛。前者多为心前区刺痛,可闻及心包摩擦音,急性心包炎心电图可见多数导联 ST 段呈弓背向下型的抬高。胸膜炎胸痛多位于腋前线及腋中线附近,随呼吸和咳嗽加剧,患侧呼吸运动受限,可闻及胸膜摩擦音。X 线摄片和超声检查有助于诊断。

8.肋间神经痛　本病疼痛常沿一根或数根肋间神经支配区分布,但并不一定局限在胸前,呈刺痛或灼痛,多为持续性而非发作性,咳嗽、深呼吸和身体转动可使疼痛加剧,沿神经分布区有压痛,手臂上举活动时局部有牵拉疼痛。

9.肋软骨炎　多见于青壮年,女性略多。好发于2～4肋软骨,同侧上肢活动、侧身、咳嗽时疼痛加剧,局部增粗、隆起、肿胀,有明显压痛。

10.心脏神经官能症　多见于20～40岁青壮年,女性较多。患者常诉胸痛,但为短暂(几秒钟)的刺痛或持久(几小时)的隐痛,善太息。胸痛部位多在心尖部,或经常变动部位不定;多于静息时发作、活动后反而减轻。含服硝酸甘油无效。患者常情绪易激动、焦虑,伴有失眠、心悸、自汗、疲乏、头痛、眩晕及其他神经衰弱的症状。

11.不典型疼痛　还可见于食管病变、膈疝、消化性溃疡、肠道疾病、颈椎病等疾病。

临床上,必须认真对胸痛患者进行鉴别诊断,坚持辨病为先,尤其对于危及生命的急性胸痛,如急性心肌梗死、急性肺栓塞、主动脉夹层瘤、张力性气胸等,必须重点一一排查。

【辨证论治】

辨证要点应注意辨胸痹之虚实。虚当辨气虚、阴虚、阳虚。气虚常伴见疲乏,气短,舌淡胖有齿痕;阴虚伴见心烦,口干,盗汗,舌红苔少,脉细数;阳虚在气虚基础上伴见畏寒肢冷,舌淡苔白,脉沉迟。实当辨气滞、血瘀、痰阻、寒凝和痰热内郁。气滞表现为胀痛,与情绪相关,苔薄白,脉弦;血瘀表现为刺痛,固定不移,夜间发作,舌暗或见瘀点、瘀斑,脉涩或结代;痰阻表现为闷痛,肢体沉重,苔腻,脉濡或滑;寒凝表现为胸痛较剧,遇寒加重,舌淡苔白,脉沉或紧;痰热内阻表现为胸痛烦闷,口干口苦,大便秘结,舌红苔黄腻,脉滑数。

疼痛持续时间短暂,瞬息即逝者多轻;持续时间长,反复发作者多重;若持续数小时至数日者常为重症或危候。疼痛遇劳发作,休息或服药后能缓解者为顺症,服药后难以缓解者常为危候。

胸痹心痛治疗重在分清标本虚实,权衡轻重,以"通""补"为大法。胸痹心痛当时多以实为主,大抵先从祛邪人手,然后再予扶正;若虚实并见者,应扶正祛邪兼顾。实则泻之,以行气活血、辛温通阳、涤痰泻热为主;虚则补之,以补气、补阳或益气养阴为主。

1.心血瘀阻证

症状:心胸疼痛,如刺如绞,痛有定处,入夜为甚,甚则心痛彻背,背痛彻心,或痛引肩背,暴怒或劳累后加重,舌质紫暗,有瘀斑,苔薄,脉弦涩,或结、代。

治法:活血化瘀,通脉止痛。

方药:血府逐瘀汤加减。瘀血痹阻重证,胸痛剧烈,可加乳香、没药、降香、丹参等以加强活血理气之功;若血瘀气滞并重,胸闷痛甚,可加沉香、檀香、荜茇以辛香理气止痛;若寒凝血瘀或阳虚血瘀,伴畏寒肢冷,脉沉细或沉迟者,可加桂枝或肉桂、细辛、高良姜、薤白,或人参、附子等益气温阳;若气虚血瘀,伴气短乏力,自汗,脉细弱或结代者,当益气活血,用人参养荣汤合桃红四物汤,重用人参、黄芪等益气祛瘀之品。

2.气滞心胸证

症状:心胸满闷,隐痛阵作,痛有定处,遇情志不遂时诱发或加剧,或兼有脘胀嗳气,时欲太息,或得嗳气、矢气则舒,苔薄或薄腻,脉细弦。

治法:疏肝理气,活血通络。

方药:柴胡疏肝散加减。胸闷心痛明显,为气滞血瘀之象,可合用失笑散或丹参饮以增强活血行瘀、散结止痛之作用;气郁日久化热,心烦易怒,口干便秘,舌红苔黄,脉弦数者,用丹栀逍遥散加减以疏肝清热;便秘重者,加当归龙荟丸。

3.痰浊闭阻证

症状:胸闷重而心痛微,痰多气短,肢体沉重,形体肥胖,遇阴雨天诱发或加重,倦怠乏力,纳呆便溏,咯吐痰涎,舌体胖大,边有齿痕,苔浊腻或白滑。

治法:通阳泄浊,豁痰宣痹。

方药:栝楼薤白半夏汤合涤痰汤加减。两方均能温通豁痰,前方偏于通阳行气,用于痰阻气滞,胸阳痹阻者;后方偏于健脾益气,豁痰开窍,用于脾虚失运,痰阻心窍者。痰浊郁而化热者,用黄连温胆汤加郁金;痰热兼有郁火者,加海浮石、海蛤壳、栀子、天竺黄、竹沥;大便干结,加桃仁、大黄;痰浊与瘀血并见者,合桃红四物汤。

4.寒凝心脉证

症状:猝然心痛如绞,心痛彻背,喘不得卧,多因气候骤冷或骤感风寒而发病或加重,心悸,胸闷气短,手足不温,冷汗出,面色苍白,苔薄白,脉沉紧或沉细。

治法:辛温散寒,宣通心阳。

方药:枳实薤白桂枝汤合当归四逆汤加减。两方均能辛温散寒,助阳通脉,前方重在通阳理气,用于胸痹阴寒证,见心中痞满,胸闷气短者;后方温经散寒为主,用于血虚寒厥证,见心痛如绞,手足不温,冷汗自出,脉沉细者。阴寒极盛之胸痹重证,表现胸痛剧烈,痛无休止,伴身寒肢冷,气短喘息,脉沉紧或沉微者,当用温通散寒之法,予乌头赤石脂丸加荜茇、高良姜、细辛等;若疼痛剧烈而四肢不温,冷汗自出,即刻舌下含化苏合香丸或麝香保心丸,芳香化浊,理气温通开窍。

5.气阴两虚证

症状:心胸隐痛,时作时止,心悸气短,动则益甚,伴倦怠乏力,声低气微,面色㿠白,易于汗出,舌淡红,舌体胖且边有齿痕,脉细缓或结代。

治法:益气养阴,活血通脉。

方药:生脉散合人参养荣汤。两者均能补益心气,生脉散长于益心气,敛心阴,适用于心气不足,心阴亏耗者;人参养荣汤补气养血,安神宁心,适用于胸闷气短,头昏神疲等证。兼气滞血瘀者,可加川芎、郁金以行气活血;兼痰浊者,加茯苓、白术、白豆蔻以健脾化痰;兼纳呆、失眠等心脾两虚者,加茯苓、茯神、法半夏、远志、柏子仁、炒枣仁收敛心气,养心安神。

6.心肾阴虚证

症状:心痛憋闷时作,虚烦不眠,腰膝酸软,头晕耳鸣,口干便秘,舌红少津,苔薄或剥,脉细数或结代。

治法:滋阴清火,养心和络。

方药:天王补心丹合炙甘草汤加减。两方均为滋阴养心之剂,前方养心安神为主,治疗心肾两虚,阴虚血少者;后方以养阴复脉见长,主要用于气阴两伤,心动悸,脉结代之症。阴不敛阳,虚火扰神,虚烦不眠,舌尖红少津者,可用酸枣仁汤以清热除烦安神,不效者,用黄连阿胶汤;若见风阳上扰,加珍珠母、磁石、石决明、琥珀粉等重镇潜阳;心肾阴虚兼头晕目眩,腰膝酸软,遗精盗汗,心悸不宁,口干咽燥者,用左归饮以滋阴补肾,填精益髓。

7.心肾阳虚证

症状:心悸而痛,胸闷气短,动则更甚,自汗,面色㿠白,神倦怯寒,四肢欠温,四肢肿胀,舌质淡胖,边有齿痕,苔白或腻,脉沉细而迟。

治法:温补阳气,振奋心阳。

方药:参附汤合右归饮加减。两方均能补益阳气,参附汤大补元气,温补心阳;右归饮温肾助阳,补益精气。伴有寒凝血瘀标实症状者适当兼顾。若肾阳虚衰,不能制水,水饮上凌心肺见水肿、喘促、心悸者,用真武汤加猪苓、车前子温肾阳而化水饮;阳虚欲脱厥逆者,用四逆加人参汤温阳益气,回阳救逆,或用参附注射液静滴。

（刘惠灵）

第十二章　呕　吐

【概说】

呕吐是指饮食或痰涎等由胃中上逆吐出的一种病证。古人谓:有声有物谓之"呕",有物无声谓之"吐";有声无物谓之"啰"(干呕);只吐涎沫谓之"吐涎",干恶无物谓"恶心",朝食暮吐叫"反胃";妊娠呕恶称"恶阻"。临床上呕、吐、啰、恶可并见,在病机和治法用药上相一致,难以截然划分。只是恶阻、反胃与关格虽亦有呕吐症,但又属另一种特殊类型的病证,古今多分开叙述。

呕吐的记载始于《黄帝内经》,张仲景对呕吐,对症状、病因病机、治法方药作了极为充分的发挥,为后世呕吐的证治基本确定了规范和准则。尽管汉以后各代对呕吐病证均有所补充和不同见解,但少出张仲景之右者。

呕吐大致见于西医学 4 类疾病:一是消化系统器质性病变,如急、慢性胃炎,急性胃肠炎,幽门梗阻,贲门痉挛,肠梗阻,胃潴留和部分急性的肝炎、胆囊炎、胰腺炎以及消化道肿瘤等;二是其他系统或器官的疾病,如眩晕综合征、颈椎骨质增生、脑压增高性疾病,包括急性脑血管意外、中枢神经系统感染和其他中枢性疾病、代谢性酸中毒、尿毒症等;三是外来因素如食物中毒、药物过量或反应、酒精过量、暴饮暴食等;四是自主神经功能失调,胃肠神经症等。

上述疾病一般地宜和胃降逆止呕吐,少数如食物中毒、药物过量、暴饮暴食、急性胃潴留、胃痈脓等,可用反治法——催吐,呕吐本身即属保护性反应;特殊疾病如肠梗阻、消化道肿瘤、尿毒症、颅压增高等伴呕吐者,可结合反胃、噎膈、关格、眩晕等辨证施治。

【病因病理】

胃主受纳,以和降为顺,凡因外邪犯胃,饮食失调,情志内伤或脾胃虚寒等,均可导致和降失职,胃气上逆,引发呕吐。

1.外邪犯胃　风、寒、暑、湿、邪热、秽浊之邪,内犯胃腑,致浊气不降,胃气上逆,形成呕吐。

2.饮食失调　暴饮暴食,或进食生冷、油腻、不洁之物,损伤脾胃,使食滞不化,胃气不降,上逆为吐。或上述病因促使久伤之脾胃纳、降失职,致使痰饮、胃浊上逆,发为呕吐。

3.情志失调　忧思恼怒,肝失条达,横逆犯胃。或气郁化火犯胃,胃气上逆;或忧思伤脾,食停难化,水谷随上逆之胃气发为呕吐。

4.脾胃虚寒　脾胃亏虚,或中阳不振,寒饮阻胃,不能腐熟、运化水谷,食积难化,滞而上逆而成呕吐。

5.胃阴不足　久呕伤阴;或热病之后,胃阴已伤,使胃失濡养,不得润降,无力承受水谷,"无阴则呕"。

【类证鉴别】

1.反胃　反胃又称胃反,以朝食暮吐,暮食朝吐,宿食不化为特征。由于病程迁延,久吐脾胃受损,人体缺乏水谷精微化源,故多伴见形瘦、神倦、面色无华等。多见于幽门梗阻等。病情重,易反复,多见脾胃阳虚、寒饮。呕吐则与饮食多无明确规律性关系,病情较轻,少反复,有实有虚。病程久延者不多见,有中气虚、脾阳虚、胃阴虚等不同,预后一般较反胃好。

2.噎膈　噎膈严重者可伴呕吐。但初、中期多有咽下困难,胸膈梗塞,进硬、干食物尤甚,并呈进行性加重,全身状况差,可资鉴别。借助西医胃镜、X线摄片可明确鉴别。噎膈属恶性,预后差,呕吐多预后好,反胃多属良性,预后一般较噎膈为好。

3.霍乱　霍乱,临床以起病急暴,来势凶险,上吐下泻,腹痛,泻下如米泔,迅即脱水、消瘦、乏力、肢冷、脉沉微为特征。而呕吐症多不伴暴泻,来势多缓。对极少数呕吐频繁并伴腹泻者,实验室检查可资鉴别。

【证治枢要】

1.辨证需分清虚实　呕吐之病理不外虚实两端,实证因外邪、食滞、痰饮、肝郁所致,病程短,正气未虚而邪气实;虚证多因中虚、中阳虚或阴虚引起,病程多久,正虚而无邪。张景岳在《景岳全书·呕吐篇》中说:"呕吐或因暴伤寒凉,或暴伤饮食,或因胃火上冲,或因肝气横逆,或痰饮水气聚于胸中,或表邪传里,聚于少阳、阳明之间,皆有呕吐,此皆呕吐之实邪也。所谓虚者,或其本无内伤,又无外感而常有呕吐者,此既无邪,必胃虚也。"上述对病因病机的概括,也寓含了所有呕吐治法,对临床有较大参考价值。

2.不同病因的治疗原则不同　询问呕吐的发病、诱因和病史,对判断呕吐的类型、辨证立法有重要指导意义。如因外邪诱发者,常突然发病,伴寒热,主以疏和;饮食不慎诱发者,呕而胃脘胀痛,吐后则舒,主以催吐或消导;情志诱发者,多伴肝经情志症状,主以疏调;痰饮诱发者,胃肠辘辘,呕吐清水痰涎,主以温化;阳虚寒侵,主以温降;虚不受纳,主以健运和中;阴虚胃逆,主以润降。

3.呕吐发生时间及其与饮食的关系与病变部位密切相关　了解呕吐发生时间及其与饮食的关系,有利于判断病变部位,如进食即吐者,多在食道、贲门或为精神、神经性呕吐;食后6～12小时后方吐,吐出宿食臭腐,则示幽门、胃下端或十二指肠有梗阻;呕吐出现在饭后2～3小时者,多属胃或胆道疾患所致。

4.《伤寒杂病论》中与呕吐有关的条文及处方用药原则,对后世帮助颇多　熟悉并掌握张仲景与呕吐有关的证、因、脉、治条文及处方用药原则,对组方遣药,提高治呕疗效,颇多帮助。

【辨证施治】

(一)实证

1.外邪犯胃

主症:呕吐突然,病势较急,伴寒热身楚,或伴泄泻。苔白腻,脉浮滑或濡。

治法:疏和肺胃,降逆和中。

处方:藿香正气散加减。

藿香10g,苏叶梗各6～10g,陈皮6g,半夏10g,茯苓10g,厚朴6g,炒建曲10～15g,生姜3片。

阐述:要注意鉴别是上感,还是急性胃肠炎,抑或急性肝炎胃肠道症状所引起,上述三者均可伴呕吐和表证,辨证施治外,要适当配合辨病治疗。此证型呕吐易于控制,药不宜厚味,更不可见热而重用苦寒,最宜味轻气薄,组方简要,浓煎少量频服,一般2～3剂即可控制。

此方内寓小半夏加茯苓汤、二陈汤。藿香、苏叶、生姜、建曲既能解表,又有和胃降逆之功,全方药简而照顾全面,主次得当,既和胃解表,又调和中焦,醒中开胃。亦可采用藿香正气丸研碎浓煎内服,或藿香正气水1支,一日2次,开水冲服。

伴脘痞,加白蔻、枳壳;夹食滞加鸡内金、焦谷麦芽;夏令属湿热犯中,呕而心烦,口渴,苔黄腻,去苏叶、川朴、炒建曲等温燥药,加黄连、竹茹、白蔻、荷叶;表证明显,加荆防;如无发热,去藿香,加藿梗;感受秽浊之气,加服玉枢丹0.3g,一日2次冲服。

如湿热犯胃,可用苏叶黄连汤或连苏饮,量小轻煎,待冷频服。

2.食滞停胃

主症:呕吐酸腐,吐后为快,有饮食不慎史,可伴脘腹胀痛,大便臭腐不爽等症。苔黄厚腻或浊腻,脉滑实。

治法：消食导滞，和胃降逆。

处方：保和丸合枳术丸化裁。

姜半夏 10g，陈皮 6g，神曲 10～12g，山楂 10g，炒莱菔子 10～15g，茯苓 10g，枳实 10g，鸡内金 6～10g，竹茹 6～10g。

阐述：此证不以止呕为着眼点，多数重在消导。呕吐后如食滞征象不减，症较急重者，可用手法催吐，吐后则舒，或配合胃肠减压术；如便秘不通，加生军 6～10g(后下)，必要时再加芒硝 10g，冲服；食积化热，苔黄腻，加连翘 10g，胡黄连 6g；如食积不重，呕恶烧心，大便不爽，以左金丸、香连丸各 3～6g 研碎煎服。

3.痰饮中阻

主症：呕吐多为清水痰涎，脘腹水声辘辘，可伴脘痞胀，不敢进饮食，头晕心悸，形瘦肢冷。苔白滑腻，脉沉弦或滑。

治法：温化痰饮，和中降逆。

处方：小半夏加茯苓汤、苓桂术甘汤加减。

姜半夏 10～20g，茯苓 10～30g，桂枝 6～10g，白术 10g，陈皮 6g，生姜 10～15g。

阐述：此证多见于幽门不全梗阻或胃的张力与蠕动均弱的虚寒型患者。"病痰饮者，当以温药和之"即指此而言，治当温化痰饮，和胃降逆。痰饮的煦化往往非短时所为功，必须重在止呕，胃气得以通降，痰饮亦随之下行。必要时配合西医的胃肠减压和输液。中医在化饮的同时，配合温阳和助运之剂。

饮郁化热，见口苦、心烦、呕恶者，去桂枝、白术，加黄连、竹茹、枳实，或改用黄连温胆汤或苓连温胆汤；脾虚不运水湿，加党参、苍术；痞胀重，加川朴、白蔻；苔腻湿重，加藿香、川朴。脾阳虚及肾阳，桂枝改肉桂，另加仙茅、仙灵脾。中焦阳虚明显，寒饮内蓄者，加川椒、吴茱萸。

4.肝气犯胃

主症：呕吐吞酸，与情绪有关，可伴胸胁胃脘胀痛，嗳气，心烦，烧心，口苦等症。苔薄或微黄，脉弦。

治法：疏肝解郁，理气降逆。

处方：半夏厚朴汤、左金丸、四七汤化裁。

苏梗 10g，川朴 6g，姜半夏 10g，沉香 3～5g，黄连 3g，吴茱萸 1～3g，青陈皮各 6g，槟榔 10g，茯苓 10g，旋覆花 10g(包煎)。

阐述：此证呕吐宜配合暗示或心理疗法。畅怀怡情则利于止呕。如热象较重，加竹茹、枇杷叶、生山栀、黄芩；便秘加大黄、枳实；肝郁化热伤阴，见口咽干燥，舌边红少苔者，去川朴、苏梗、香附，加北沙参、麦冬、石斛、芦根等；吐甚者加代赭石 30g；脘痞明显加白蔻 3～6g、佛手 6g、藿梗 10g。

(二)虚证

1.脾胃虚寒

主症：纳少泛恶，呕吐清涎，食后难化，胃脘痞闷，稍多食即欲呕吐，或见胃中痰饮，眩晕，胃中喜暖恶寒，面色㿠白，四肢不温，便溏。舌淡，苔白，脉濡或沉细。

治法：温中健脾，和胃化饮。

处方：香砂六君子汤合半夏干姜散、吴茱萸汤加减化裁

党参 10g，焦白术 10g，姜半夏 10～15g，干姜 3～6g，陈皮 6g，砂仁 3～6g，茯苓 10g，吴茱萸 1.5～3g。

阐述：本证与痰饮中阻证可合并出现，阳虚则饮聚故也。治疗除健脾外，还要注意温降蠲饮之品的选择应用，如吴茱萸、生姜、砂仁、半夏等，少佐调气降逆药，使气畅饮化，胃纳易开；如中寒气逆明显，可加公丁香、苏叶、川朴；中焦阳亏明显，可加熟附片 3～10g；泛吐清水寒涎加肉桂 3～6g、川椒 6g、生姜 3～10g；也

可加服缩泉丸 6g，一日 2 次。上方不效，可加伏龙肝 30～60g 煎汤代水。

2.胃阴不足

主症：干呕，呕吐反复，伴口咽干燥，似饥而不欲食，脘部有嘈杂感。舌红苔少，脉细数。

治法：养阴和胃，降逆止呕。

处方：麦门冬汤加减。

麦冬 10～15g，清半夏 6～10g，北沙参 10g，石斛 15～30g，姜竹茹 6～10g，枇杷叶 10g，乌梅 6g，芦根 30g。

阐述：阴虚兼内热，加川连；阴虚改善，舌红转淡后，可增入平补气阴药如山药、莲肉、白扁豆、太子参；如上药碍气，可加白蔻壳 3g；津伤较著，口干便结，舌光红无苔，可酌加生地、元参、芦根；呕吐频繁，进药困难，可药后立即咀嚼生姜，或先服大黄甘草汤（各 1.5g），频服代茶，服完后再服上述煎剂；如兼便秘，加元参、火麻仁，再以汤药冲服白蜜 2 匙。

【特色经验探要】

张仲景在《伤寒论》、《金匮要略》二书中，涉及治呕方剂很多，择其有代表性者作一分析。

1.小半夏汤

"呕家本渴，渴者为欲解，今反不渴，心下有支饮故也，小半夏汤主之"。

半夏一升，生姜半斤，共煮，分温再服。

主治：痰饮内停，胃失和降。故重用生姜和胃止呕，散寒降逆。

2.半夏干姜散

"干呕吐逆，吐涎沫，半夏干姜散主之"。

半夏、干姜杵为散，等份，浆水煮，顿服之。

主治：胃气虚寒，胃寒饮停所致吐逆与吐涎沫并见者。干姜温胃止呕，而上方用生姜在于散饮止呕。

3.生姜半夏汤

"病人胸中似喘不喘，似呕不呕，似哕不哕，彻心中愦愦然无奈者，生姜半夏汤主之"。

半夏半升，生姜汁一升。先煮半夏，再纳生姜汁，煮取小冷，分四次，日三夜一服，止，停后服。以生姜辛散水饮，舒展胸中阳气，小冷乃因寒饮内停，恐对热药起抗拒作用，反增呕吐。分四次的含义有：一可避免服量稍大而致呕；二可使胃中寒饮渐渐消散。

主治：正气与寒饮相搏于上焦，症见胸中似喘不喘，似呕不呕，似哕不哕，心中愦愦然。

上述三方均用姜、夏，均具有和胃降逆，散寒化饮，治疗饮停胃中，胃气上逆之证的作用，可见张仲景治呕吐，半夏、姜二味药是基本药物，剂量、用法因证而异。

再分析仲景治呕其他各文，有利于在辨证指导下精选药物。

1.半夏泻心汤

"呕而肠鸣，心下痞者，半夏泻心汤主之"。

其中半夏半升，干姜三两。并用黄连、黄芩、甘草、人参、大枣。

主治：寒热错杂，升降失常，胃气上逆所致呕吐，心下痞，肠鸣等症。属寒热并用，辛开苦降剂。治胃为主，兼治肠。

2.黄芩加半夏生姜汤

"干呕而利者，黄芩加半夏生姜汤主之"。

"太阳与少阳合病，自下利者，与黄芩汤；若呕者，黄芩加半夏生姜汤主之"。

半夏半升，生姜三两，另用黄芩汤（黄芩、芍药、甘草、大枣）。

主治:邪热内犯肠胃,或太少合病,胃气上逆所致呕吐,下利。治肠为主,兼治胃。

3.葛根加半夏汤

"太阳与阳明合病,不下利,但呕者,葛根加半夏汤主之"。

葛根汤加半夏。

主治:太阳阳明合病,外邪内干肠胃,升降失常,外邪未解所致呕吐。

4.小柴胡汤

"呕而发热者,小柴胡汤主之"。

半夏半斤,生姜三两,另用柴胡、黄芩、人参、大枣、甘草。

主治:少阳热邪迫胃,胃失和降引起的呕吐,发热等症。

5.五苓散

"中风发热,六七日不解而烦,有表里证,渴欲饮水,水入则吐者,名曰水逆,五苓散主之"。

主治:外感中风水逆证,饮水则格拒。

6.大半夏汤

"胃反呕吐者,大半夏汤主之"。

半夏二升,人参三两,白蜜一升。

主治:胃气虚寒,不能容受,胃气上逆所致胃反,即朝食暮吐,暮食朝吐。重用半夏和胃降逆,再以人参、白蜜补虚润燥,因呕多则胃虚肠燥故也。

7.大黄甘草汤

"食已即吐者,大黄甘草汤主之"。

主治:大便秘结,胃热上冲之胃反或呕吐。大便通利,热泄火降,则胃气自降。

8.吴茱萸汤

"呕而胸满者,吴茱萸汤主之"。

"干呕吐涎沫,头痛者,吴茱萸汤主之"。

"食谷欲呕,属阳明也,吴茱萸汤主之;得汤反剧者,属上焦也"。

吴茱萸一升,人参三两,生姜六两,大枣十二枚。

主治:胃虚寒凝或停饮,复因肝气循经犯胃上冲引起的呕吐,干呕或欲呕,可伴胸满,吐涎沫,头痛等肝经症状。食谷欲呕为阳明中寒证,故宜吴茱萸汤温中降逆;若服汤后呕反加剧,是上焦热邪未去,格拒汤药所致,宜用他法。

9.茯苓泽泻汤

"胃反,吐而渴欲水者,茯苓泽泻汤主之"。

茯苓半斤,泽泻四两,甘草二两,桂枝二两,白术三两,生姜四两。

主治:胃有停水,影响脾气运输和津液上承之呕而口渴者,水去则呕止,不治渴而渴自愈。大半夏汤治虚寒胃反,本方治一时性停水所致呕吐,名曰治胃反,实则主治呕吐。本方辛甘化阳,利水去饮,促其水饮从小便排出。

10.橘皮汤

"干呕,哕,若手足厥者,橘皮汤主之"。

橘皮四两,生姜半斤。

主治:宣通胃阳,治胃气虚寒上逆之干呕,干哕等症。

11.橘皮竹茹汤

"哕逆者,橘皮竹茹汤主之"。

橘皮二斤,竹茹二斤,人参一两,甘草五两,生姜半斤,大枣三十枚。

主治:胃虚虚热,胃气上逆所致啰症。

12.麦门冬汤

"火逆上气,咽喉不利,止逆下气,麦门冬汤主之"。

麦门冬七升,半夏一升,人参三两,甘草二两,粳米三合,大枣十二枚。

主治:肺胃津耗,虚火上炎之咳逆上气,麦冬与半夏用量为7:1,重在清养肺胃,止逆下气。后世每借用其治阴虚呕吐。

13.四逆汤

"呕而脉弱,小便复利,身有微热,见厥者,难治,四逆汤主之"。

附子一枚,干姜一两半,甘草二两。

主治:阴寒内盛,阴盛格阳之呕吐。

14.干姜人参半夏丸

"妊娠呕吐不止,干姜人参半夏丸主之"。

干姜、人参各一两,半夏二两。

主治:胃虚寒兼寒饮之妇女恶阻。

综合上述方剂,张仲景治呕吐,不外下述法则和药物。

和胃降逆(基本药物):半夏、生姜。

温胃降逆止呕:吴茱萸、附子、干姜。

清胃泄热止呕:黄芩、竹茹。

补虚止呕:人参、甘草、大枣。

和解清热止呕:柴胡、黄芩。

辛开苦降以止呕:半夏、干姜配黄连、黄芩。

清热通便止呕:大黄、甘草。

利水祛饮止呕:茯苓、泽泻、猪苓、白术、桂枝。

滋阴润燥止呕:麦冬、白蜜。

气逆致呕:橘皮、竹茹、吴茱萸。

解表止呕:太少合病,黄芩汤加半夏、生姜;太阳与阳明合病,葛根汤加半夏。

现今治呕的最基本的辨证用药法则一般仍不脱离张仲景上述准绳。

【西医诊断要点】

(一)中枢性呕吐

1.颅压增高性呕吐　见于颅内感染、脑血管疾病、颅脑损伤、癫痫持续状态,其特点为:①呕吐呈喷射状,呕前多无恶心,症状持续反复,吐后不觉轻松。②多伴明显头痛、头胀,往往呕吐出现在头痛剧烈时。③脑脊液压力增高,脑出血脑脊液可呈血性。④中枢性感染多有高热。

2.前庭功能障碍　如晕动病、内耳迷路病变,主要表现为:①呕吐与头部位置改变有关。②有外物旋转感。③伴明显眩晕、恶心、耳鸣、出汗等。④查体可见皮肤苍白、血压下降、眼球震颤。

3.精神性呕吐　如胃肠神经症、癔症、神经性厌食等。其特点为:①呕吐不费力,吐后可继续进食,对全身状况影响不大。②无恶心,食后即吐。③呕吐的发生与精神情绪有关。但需排除器质性疾病所致呕吐。

4.**药物性呕吐**　有使用抗生素、抗癌药、磺胺药、抗疟药、洋地黄、吗啡、哌替啶(杜冷丁)、锑剂等药物史,停药可减轻或消失。

5.**全身性疾病**　主要见于尿毒症、糖尿病酮症酸中毒、甲状腺功能亢进、低血压,有时见于各种感染性疾病、高烧、低血钠、低血钾、心衰等。除呕吐外,有原发病临床表现。

6.**妊娠呕吐**　①晨间呕吐明显。②有停经史。③尿妊娠试验阳性。

7.**有毒物质中毒性反应**　包括食物中毒、有机磷农药、杀鼠药、蟾蜍中毒等,详询病史,必要时作呕吐物及尿药物定性检查可明确诊断。

(二)周围性呕吐

1.**消化系统疾病**

(1)胃炎、十二指肠炎及痉挛性疾病,胃神经症:①食后不久即吐。②可伴恶心。③胃镜可获明确诊断。

(2)慢性十二指肠溃疡伴幽门梗阻:①呕吐较顽固、反复,吐后即舒,呕吐发生在食后数小时至12小时,吐出隔宿发酵食物。②可伴脱水、消瘦、上腹胀痛。③体征有胃潴留、胃振水音,可见胃型及胃蠕动波。

(3)急性肝炎:①恶心多于呕吐。②可伴明显乏力、纳差。③有肝区叩痛或巩膜黄染等阳性体征。④肝功能异常。

(4)食道癌:①中后期出现食道梗阻时可出现呕吐,可吐出痰及血液。②进行性加重,进食尤甚,进干硬食物后明显,梗噎不下。③可伴消瘦、脱水、恶病质。④胃镜可明确诊断。

2.**反射性呕吐**　见于慢性咽炎、胆囊炎、胆道蛔虫症、胰腺炎、阑尾炎、肠梗阻等,其特点为:①有恶心先兆,吐后不觉轻松,胃虽已排空而干呕不止。②有相关疾病的症状和体征。

(刘惠灵)

第十三章　抽　搐

抽搐是指多种疾病引起的不自主的发作性骨骼肌痉挛,包括伴意识障碍的惊厥和无意识障碍的手足搐搦。抽搐可呈强直性即持续性的肌收缩,也可呈阵挛性即断续性的肌收缩,或二者兼有,可引起关节不自主运动和强直。抽搐大多表现为全身性的,至少是双侧的,局限性抽搐仅见于局限性癫痫。

抽搐属中医学中的"痫病""瘛疭""痉病""抽风"范畴。古代医家认为抽搐是一种恶候。如《东医宝鉴·小儿》说:"小儿疾之最危者,无越惊风之证。"《幼科释谜·惊风》也说:"小儿之病,最重惟惊。"皆因感受风、寒、暑、湿、疫毒之邪,引动肝风,或久病内耗津液,筋脉失养而拘急所致。

一、病因与发病机制

(一)病因

造成抽搐的原因是多方面的,归纳起来可分为特发性病因与症状性病因。

特发性病因:常由于先天性脑部不稳定状态所致。

症状性病因分为以下几种:

1.脑部疾病

(1)感染:如脑炎、脑膜炎、脑脓肿、脑结核瘤、脑灰质炎等。

(2)外伤:如产伤、颅脑外伤等。

(3)肿瘤:包括原发性肿瘤、脑转移瘤。

(4)血管疾病:如脑出血、蛛网膜下腔出血、高血压脑病、脑栓塞、脑血栓形成等。

(5)寄生虫病:如脑血吸虫病、脑包虫病、脑囊虫病等。

(6)其他:①先天性脑发育障碍;②原因未明的大脑变性:如结节性硬化、播散性硬化、核黄疸等。

2.全身性疾病

(1)感染:如急性胃肠炎、中毒型菌痢、链球菌败血症、中耳炎、百日咳、狂犬病、破伤风等。小儿高热惊厥主要由急性感染所致。

(2)中毒:①内源性:如尿毒症、肝性脑病;②外源性:如酒精、苯、铅、砷、汞、氯喹、阿托品、樟脑、白果、有机磷等中毒。

(3)心血管疾病:高血压脑病或 Adams-Stokes 综合征等。

(4)代谢障碍:如低血糖、低钙及低镁血症、急性间歇性血卟啉病、子痫、维生素 B_6 缺乏等。其中低血钙可表现为典型的手足搐搦症。

(5)免疫系统疾病:如系统性红斑狼疮、脑血管炎等。

(6)其他:如突然撤停安眠药、抗癫痫药。还可见于热射病、溺水、窒息、触电等。

3.神经症　如癔症性抽搐和惊厥。

（二）发病机制

抽搐的发生机制极其复杂，至今仍未阐明。根据引起肌肉异常收缩的兴奋信号的来源不同，基本上可分为两种情况：①大脑功能的短暂性障碍：这是脑内神经元过度同步化放电的结果。当异常的电兴奋信号传至肌肉时，则引起广泛肌群的强烈收缩而形成抽搐。在正常情况下，脑内对神经元的过度放电及由此形成过度同步化，均有一定控制作用，即构成所谓抽搐阈。许多脑部病变或全身性疾病可通过破坏脑的控制作用，使抽搐阈下降，甚至引起抽搐。②非大脑功能障碍：引起肌肉异常收缩的电兴奋信号来源于下运动神经元，主要是脊髓的运动神经元或周围运动神经元，如破伤风杆菌外毒素、各种原因的低钙血症等。

二、中医病因病机

（一）病因

1.感受外邪

(1)邪壅经络：外感六淫之邪，侵袭肌腠，壅滞经脉，致营卫不通，津液失于输布；或感邪之后，郁而化热，热盛于里，窜扰经络，消灼津液，筋脉拘急；或邪热内传营血，热盛动风；或湿热之邪侵及经脉，筋脉失养而抽搐。

(2)风毒入侵：外伤后风毒之邪由伤口侵入经脉，风毒灼耗津液或营血被阻，不得宣通，以致筋脉失养而发生强直、抽搐。

2.内伤

(1)肝阳化风：肾阴亏损，水不涵木，肝阳上亢，肝风内动而抽搐；或情志失调，肝失疏泄，肝郁化火生风而抽搐。

(2)阴液亏虚：素体气血亏虚或汗下太过，或失血过多，或热邪久羁，耗损真阴，筋脉失养而发抽搐。

(3)风痰夹瘀：大惊卒恐，伤及肝肾；或饮食不节，脾胃受伤，运化失常，聚湿生痰，痰浊上壅，阻滞清窍。

3.其他 外伤瘀血，气血逆乱，精血失于输布而致抽搐。

（二）病机

本病病理因素总以痰为主，每由风火触动，痰瘀内阻，蒙蔽清窍而发病。以心脑神机失用为本，风火痰瘀治病为标。其中痰浊内阻，脏气不平，阴阳偏胜，神机受累，元神失控是病机的关键所在。本病的发生与五脏均有关联，但主要责之于心肝，顽痰痹阻心窍，肝经风火内动是本病的主要病机特点。病机转化决定于正气的盛衰及痰邪深浅，发病初期，痰瘀阻窍，肝郁化火生风，风痰痹阻或痰火炽盛等以实证为主；日久不愈，损伤正气，表现为虚实夹杂。

三、临床表现

1.全身性抽搐 以全身骨骼肌痉挛为主要表现，典型者为癫痫大发作，表现为患者突然意识模糊或丧失，全身强直、呼吸暂停，继而四肢发生阵挛性抽搐，呼吸不规则、尿便失控、发绀、抽搐发作约半分钟自行停止，也可反复发作或呈持续状态。发作时可有瞳孔散大，对光反射消失或迟钝、病理反射阳性等。发作停止后不久意识恢复。

2.局限性抽搐 以身体某一局部肌肉抽动，如仅一侧肢体抽动，或面肌抽动，或手指、脚趾抽动，或眼球转动，眼球震颤、眨眼动作、凝视等。而手足搐搦症则表现为间歇性双侧强直性肌痉挛，以上肢手部最典型，呈"助产士手"表现。

3.高热惊厥　　主要见于 6 个月到 4 岁小儿在高热时发生抽搐。高热惊厥发作时间短暂,发作后神志恢复快,多发生在发热的早期。在一次患病发热中,常只发作一次抽搐,可以排除脑内疾病及其他严重疾病,且热退后一周做脑电图正常。

四、诊治要点

(一)西医常见疾病的诊断

1.原发性癫痫　　慢性反复发作性短暂脑功能失调综合征,以脑神经元异常放电引起反复痫性发作为特征,是发作性意识丧失的常见原因。其病因未明,首次发病多在 20 岁以前,有反复发作的倾向,起病急,发作前可有短暂的感觉运动和精神性先兆,发作时意识完全丧失,并常有尖叫声,随即有四肢强直及阵挛性抽搐,发作持续 3~5 分钟,然后停止,进入昏迷。查体可见面色先发红,后发紫,头向后仰,两眼球偏向病灶侧,常有跌伤和咬破舌头,口吐泡沫,大小便失禁。脑电图异常为不规则杂乱的多棘波及慢波。

2.流行性脑脊髓膜炎　　是由脑膜炎双球菌引起的化脓性脑膜炎,致病菌由鼻咽部侵入血液循环,形成菌血症,最后局限于脑膜及脊髓膜,其发作具有明显的季节性,多发于春季 3~4 月份。发作时伴高热头痛,恶心呕吐,皮肤可见瘀斑,口唇可见疱疹,脑膜刺激征阳性,严重者出现烦躁不安、昏迷、抽搐,有的还可出现呼吸衰竭和循环衰竭。脑脊液检查初期压力升高,外观可澄清,稍后即可见混浊或脓样,白细胞明显增多,以中性粒细胞为主,蛋白升高,糖与氧化物减少。血常规检查现白细胞明显增多,一般在 20000/mm³ 左右,中性粒细胞占 80% 以上。皮肤瘀斑、口唇疱疹涂片可查到脑膜炎双球菌。

3.流行性乙型脑炎　　脑实质、脑膜部发炎,严重者脑实质坏死软化,其发作有明显的季节性,多发于 7、8、9 三个月。主要由蚊虫叮咬传播,多发于几岁儿童。发作时高热持续不退,体温可达 40℃ 以上,抽搐和意识障碍。体格检查现脑膜刺激征(+),浅反射消失,深反射亢进,病理反射(+)。脑脊液检查呈无色透明,压力正常或稍高,白细胞增多,在 50~500/mm³,个别可高达 1000/mm³ 以上,以淋巴细胞为主。

4.高热惊厥　　常见于小儿上呼吸道感染、扁桃体炎,少数见于消化道感染或出疹性疾病,抽搐发生在急骤高热的初期,体温在 39~40℃ 以上,多发于 6 个月至 4 岁的儿童。高热消退,抽搐即缓解,神志也恢复正常。抽搐发作形式多为单次,全身性强直阵挛性发作。脑电图常有节律性变慢或枕区高幅慢波,在退热后 1 周消失。

5.高血压脑病　　指在当血压突然升高超过脑血流自动调节的阈值(中心动脉压大于 140mmHg)时,脑血流出现高灌注,毛细血管压力过高,渗透性增强,导致脑水肿和颅内压增高,甚至脑疝的形成。发病时先出现头痛、恶心呕吐、颈项强直等脑膜刺激征症状,随即出现抽搐。辅助检查:胸片、心脏彩超可见左室大,血压升高。

6.心血管疾病　　常因心室停搏或心室纤颤导致急性脑缺血,引起晕厥及抽搐发作,患者常有心脏病史。结合心电图、心脏电生理、心脏彩超、胸片等可明确诊断。

7.破伤风　　是破伤风杆菌经由皮肤或黏膜伤口侵入人体,在缺氧环境下生长繁殖,产生毒素而引起肌痉挛的一种特异性感染。抽搐从头面嚼肌开始,然后向其他部位的肌肉扩展,表现为牙关紧闭,颈项强直,角弓反张,呈苦笑面容。抽搐间歇期,肌肉仍呈紧张强硬状态。发病时患者神志始终清楚,能述说抽搐过程和所造成的痛苦,伴有排尿和吞咽困难,有轻微声光刺激就可诱发强烈的阵发性抽搐。伤口分泌物细菌培养可查到破伤风杆菌。

8.某些代谢性疾病

(1)低血糖:常见于糖尿病病史应用胰岛素后,或饥饿后。抽搐前首先有短暂的倦怠、乏力、饥饿、出汗、手颤震、复视、激动、意识模糊等先驱症状。抽搐发作时,伴有心动过速,全身出汗(冷汗),血压升高,瞳孔散大等交感神经兴奋症状。血糖监测可见正常成年人空腹血糖浓度低于 2.8mmol/L,糖尿病患者血糖浓度低于 3.9mmol/L。

(2)手足搐搦症:多发于未成熟儿和佝偻病患者,也可见于甲状旁腺功能减退与肾功能衰竭者。抽搐呈鹰爪状(肘腕及掌指关节屈曲,指间关节伸直,大拇指内收,双脚下攀,膝髋关节屈曲),沃斯特克氏征(缺钙弹指试验)阳性(弹耳前面神经,该侧眼睑口角收缩)。特鲁索氏征阳性(压迫阻止肱动脉,在数分钟,出现鹰爪手)。生化检查血钙低于 1.9mmol/L,心电图提示 Q-T 间期延长。

9.癔症　发病前有情感刺激因素,发作时意识并无丧失,对外界刺激有反应,暗示或强刺激可终止其发作。发作时四肢抽搐无节律,双眼常紧闭,无舌咬伤及吐血沫等特点,无瞳孔变化和病理反射。发作时脑电图正常,头颅 CT、MRI 检测无异常。

(二)诊疗思路

1.一般情况　年龄、是否为首发、是否怀孕及家族史。

2.发作情况　发病前有无先兆、感染、外伤、手术、犬咬伤、突然停药、情绪激动等;发病时有无意识丧失、为局部发作或全身发作、发作持续时间、发作频率;发病后有无遗留头痛、头晕、全身乏力、偏身肢体功能障碍。

3.既往情况　包括出生史、生长发育史、寄生虫感染史、特殊药物服用史,有无颅脑、心、肝、肾、内分泌疾病病史。

4.体格检查　生命体征如体温(高热)、心率(较长停搏及室颤)、呼吸(急促或缓慢)、血压(异常高压);全面体格检查,重点检查神经系统及心血管系统。神经系统如神经系统定位体征、脑膜刺激征、病理反射、意识、瞳孔。心血管系统如严重的心律失常。

5.辅助检查　血常规、尿常规、便常规、血气分析、肝肾功能、电解质、血糖、心电图、脑电图、头颅 CT 或者 MRI,必要时进行脑脊液检查及颅脑血管造影。

(三)中医辨证要点

1.发作期　如起病急骤,四肢抽搐伴头痛项强,手脚挛急,口噤流涎,舌质红,苔白腻或黄腻,脉弦数或弦滑为阳痫;如发病时昏愦不知,面色晦暗,手足清冷,舌质淡,苔白腻,脉多沉细或沉迟为阴痫。

2.休止期　急躁易怒,心烦失眠,喉间痰鸣,便秘溲黄多为痰热;头部刺痛,痛有定处而拒按,口唇青紫多为瘀阻脉络;神疲倦怠,纳呆,面色㿠白或萎黄,四肢欠温多为脾虚;腰膝酸软,两目干涩,耳轮焦枯不泽多为肝肾阴虚;头晕,露睛,手足蠕动,爪甲无华多为气血不足。

五、急救处理

(一)西医急救处理

在以抽搐为主要表现的疾病中,需迅速判断患者神志是否清楚。对于较重的抽搐性疾病,如癫痫持续状态、高热抽搐等强直-阵挛性抽搐,急救以迅速控制抽搐状态为治疗目的,稳定生命体征;对于诊断明确的患者,在积极稳定生命体征的前提下,积极进行病因治疗。

1.稳定生命体征,对症治疗

(1)平卧于空气流通处,解开衣扣,保持呼吸道通畅;头偏向一侧,防止患者误吸;用开口器将上下牙齿分开防止舌咬伤。

(2)立即肌注地西泮 10mg 或苯巴比妥 0.1g,必要时 2~4 小时可重复。小于 6 个月的婴儿慎用。

(3)对症治疗:低钙性抽搐者可予10%或5%葡萄糖酸钙20mL静注(>10min);癫痫持续状态控制抽搐时,应予脱水剂减轻脑水肿,如20%甘露醇125mL、甘油果糖250mL、呋塞米(速尿)20mg等降低颅内压;高热抽搐性疾病应迅速降低体温。

2.病因治疗　如癫痫持续状态可转神经内科进行治疗;高热抽搐针对不同病原微生物给予抗菌治疗或抗病毒治疗。

(二)中医急救处理

在抽搐急性发作期或休止期,均可根据病情积极采用中医疗法,如中药注射剂、中成药、针灸治疗等。

1.急救中成药　属痰火扰神者可选用痰热清注射液以清热解毒、化痰止痉;痰蒙清窍者可选用醒脑静注射液以清热解毒,凉血活血,开窍醒脑;也可选用安宫牛黄丸、柴芩清宁胶囊、紫雪丹以清热解毒、镇惊开窍等,服药方法采用口服或鼻饲。

2.针灸治疗　急性发作期常选水沟(人中)、内关、合谷、太冲行毫针泻法;伴神昏者配十宣、涌泉;痰盛者配阴陵泉、丰隆;血虚者配血海、足三里;发热者配大椎、曲池;高热者可选十宣行三棱针点刺放血;惊风者可选素髎、承浆、地仓、合谷行灯火灸;休止期可选印堂、鸠尾、间使、太冲、丰隆等行毫针泻法;耳针法可选耳穴皮质下、肝、脾、耳中、心等。

六、中医治疗

(一)治疗原则

发展期,病急则开窍醒神,豁痰定痫治其标;休止期,病缓则补虚扶正以治其本。临证时前者多以豁痰息风、开窍定痫为法,后者宜健脾化痰、补益肝肾、养心安神,配合祛痰化瘀。

(二)辨证论治

1.发作期

(1)阳痫

主要证候:病发前多有眩晕,头痛而胀,胸闷乏力等先兆症状,旋即仆倒,不省人事,面色青紫,牙关紧闭,两目上视,四肢抽搐,口吐涎沫,或喉中痰鸣,或发怪叫,甚则二便自遗。发作后除感到疲乏、头痛外,一如常人。舌质红,苔白腻或黄腻,脉弦滑或弦数。

治法:急以开窍醒神,继以泄热息风。

方药:定痫丸。急以针刺人中、十宣、合谷醒神开窍。热甚者以黄连解毒汤送服定痫丸。

(2)阴痫

主要证候:发痫时面色晦暗,手足清冷,昏愦,或抽搐时作,口吐涎沫。醒后周身疲乏,或如常人。舌质淡,苔白腻,脉多沉细或沉迟。

治法:急以开窍醒神,继以温化痰涎。

方药:五生饮合二陈汤加减。急以针刺人中、十宣穴开窍醒神。本型可配合参附注射液静脉滴注。

2.休止期

(1)痰火扰神证

主要证候:急躁易怒,心烦失眠,咳痰不爽,口苦咽干,便秘溲黄。舌红,苔黄腻,脉多沉弦滑而数。

治法:清肝泻火,化痰宁神。

方药:龙胆泻肝汤合涤痰汤加减。

（2）瘀阻脑络证

主要证候：继发于颅脑外伤、中风病、产伤、颅内感染性疾患等。平素头部刺痛，痛有定处，常伴单侧肢体抽搐，或一侧面部抽动，颜面口唇青紫。舌质暗红或有瘀点、瘀斑，脉涩或沉弦。

治法：活血化瘀，息风定痫。

方药：通窍活血汤加减。

（3）脾虚痰盛证

主要证候：神疲乏力，体瘦，胸闷或恶心泛呕，或痰多，纳差便溏，四肢不温。舌质淡，苔白腻，脉濡或弦细。

治法：健脾化痰。

方药：六君子汤加减。

（4）肝肾阴虚证

主要证候：痫病频作，神思恍惚，面色晦暗，头晕目眩，两目干涩，耳轮焦枯不泽，健忘失眠，腰膝酸软，大便干燥。舌红，苔薄黄少津，脉沉细而数。

治法：滋养肝肾。

方药：大补元煎加减。

上述各证的痫病，可在临床辨证治疗的基础上，加入适量全蝎、蜈蚣等虫类药物，以息风解毒、活络解痉，可提高疗效。一般研粉，每服 1～1.5g，每日 2 次为宜，小儿量酌减。

（李建松）

第十四章　厥　脱

一、概述

厥脱包括厥证和脱证,是内科常见急症。两者均发病急骤,临床特点有部分相同之处,都可表现为面色苍白、四肢厥冷、出冷汗、脉搏细弱或脉微欲绝、脉象散乱,神情淡漠或烦躁不安,重者可猝然昏仆、不省人事等。厥证有虚实之分,包括气厥、血厥、痰厥、食厥、暑厥等,多以一时性昏仆为特征,主要病机为气血逆乱。脱证多以邪毒内陷,脏腑败伤,气血津液严重受损,阴阳互不维系为病机特点,分为气脱、阴脱、阳脱、阴阳俱脱。脱证多属虚实夹杂,以虚为主,而不一定有一时性昏仆、四肢厥冷的表现。厥证不论虚实,如救治失当,可进一步发展为阴阳两脱之证。厥、脱可以同时出现,临床并称为厥脱证。现代医学的各类休克均可参考本证救治。

二、诊断要点与鉴别诊断

(一)诊断要点

厥脱证起病急骤,病情重,可发于各年龄段,常有明确病因。情志不遂,五志过极常是气厥、血厥实证的病因;素体痰盛,痰随气升常是痰厥的病因;暑厥则有夏季暑热的季节性因素;脱证常有久病体虚,继发于大吐、大汗、大泄、大失血后。厥证轻者可移时苏醒,厥证重者和脱证如不及时救治,可迅速危及生命。其临床表现:早期多见面色苍白,四肢发冷,心悸多汗,气短乏力,尿少.烦躁不安,神情淡漠,脉搏细弱;后期或病情重者多见昏不知人,唇甲发绀,四肢厥冷,呼吸短促,无尿,脉微欲绝,或脉象散乱。

厥脱证可分为气厥、血厥、痰厥、食厥、暑厥,气脱、阴脱(亡阴)、阳脱(亡阳)、阴阳俱脱。气脱表现为面色苍白,神情淡漠,声低息微,气短乏力,汗漏不止,四肢微冷,舌淡苔白,脉微弱;阴脱表现为神情恍惚或烦躁不安,面色潮红,口干欲饮,尿少色黄,肢厥不温,脉细数或沉微欲绝;阳脱多为亡阴之后演变而成,突然大汗不止或汗出如油,四肢厥冷,神情恍惚,心慌气促,二便失禁,舌卷舌颤,脉微欲绝;阴阳俱脱:厥脱之重症,多见神志昏迷,目呆口张,瞳仁散大,喉中痰鸣,气少息促,汗出如油,舌卷囊缩,周身俱冷,二便失禁,脉微欲绝。

(二)证候诊断

1.热毒内陷证　烦热不宁,口渴,溺赤便秘,便下腐臭,谵妄,舌燥苔黄,脉数。

2.瘀血内阻证　突然昏仆,牙关紧闭,面赤唇紫,舌黯红,脉弦。

3.气虚阳脱证　手足逆冷,冷汗不止,神清淡漠,尿少或二便失禁,面色苍白或晦暗,舌淡苔白,脉微欲绝。

4.气虚阴脱证　面唇苍白,发热烦躁,心悸多汗,口渴喜饮,尿少色黄,肢厥不温,脉细数或沉微欲绝。

5.阴阳俱脱证　神志昏迷,目呆口张,瞳孔散大,喉中痰鸣,气少息促,汗出如油,舌卷囊缩,周身俱冷,二便失禁,脉微欲绝。

（三）鉴别诊断

1.中风　中风病可有猝然昏仆、四肢厥冷之症,但中风病多伴有口舌歪斜、言语不利、半身不遂等症,故与本病不难鉴别。

2.痫病　痫病是一种发作性神志异常之病,常突然发病,神志不清,双目凝视,或肢体抽搐;重者猝然昏倒,口吐涎沫,两目上视,牙关紧闭,或口中做猪羊叫声,移时苏醒,醒后无异常,可反复发作,每次相似。厥脱证无此特点。

3.神昏　神昏是以神志不清为特征的急危重症,不是一个独立的疾病,是多种急慢性疾病危重阶段所表现出的常见临床症状,可突发或在疾病发展过程中逐渐出现。症状表现为神志不清,甚者对外界刺激毫无反应,可伴见抽搐、喉中痰鸣、口唇发绀等症。

三、处理原则

厥脱证属危急重候,治疗应首先明辨虚实。具体而言,若厥而气壅息粗,喉间痰鸣,或烦热不宁,抽搐反张,脉多实或滑数者,属实;若厥而气息微弱,冷汗淋漓,肤冷肢凉,嗜睡蜷卧,脉沉细而欲绝者,即为脱象,属虚。厥证属实证者通常有明确原因,与情志变化密切相关,如五志过极、气机逆乱所致气厥、血厥实证的治疗当灵活运用醒脑开窍、顺气活血之法;若厥证由热毒内陷所致,又当清热解毒固脱并重。脱证与厥证属虚证,总体治疗原则以益气救阴、回阳固脱为主。

四、急救处理

（一）急救原则

厥脱证属危急重候,病情复杂且多变,临证应分秒必争,迅速稳定患者血压、呼吸、心率、体温等基础生命体征。

1.快速准确进行病情评估　厥脱病情有轻重之别,轻者发病时间不长,气息相对平和,无痰阻,四肢微凉,少尿,脉有力而不乱,无神志异常,或有一时神昏,而移时苏醒;重者四肢逆冷重,气息急促或微弱,无尿,可见痰鸣,脉至如喘,或迟缓散乱,神志昏迷较重。

2.详查病史寻找病因　厥脱乃多种病因所致,审明病因对厥脱的治疗至关重要。若气机逆乱、肝阳暴张所致厥脱,当平肝顺气与救逆兼用;若厥脱系热毒内陷所致,当清热解毒固脱并重;若大出血所致亡阴亡阳,当益气摄血、回阳救逆同治;若厥脱由暑热引起,当迅速使患者摆脱热环境,同时给予物理降温。脱证多有年老、久病,正气衰微病史。

（二）急救治疗

1.常规处理　保持安静,稳定患者情绪,鼻导管或面罩吸氧,心电监护,开通静脉通路,补液治疗等。

2.中成药治疗

(1)益气养阴固脱:生脉注射液20～40ml静脉推注,直到脱离厥脱状态;或生脉注射液100ml加入等渗液体稀释静脉滴注,每天2次;或选用参麦注射液,用法与生脉注射液同。

(2)益气回阳固脱:参附注射液20～40ml静脉推注,1～2h1次,直到脱离厥脱状态。

(3)清热解毒醒脑开窍:清开灵注射液40～120ml加入等渗液体稀释静脉滴注,或醒脑静注射液20～

40ml 加入等渗液体静脉滴注,每日 1 次。

(4)活血解毒通络:血必净注射液 50～100ml 加入等渗液体静脉滴注,每日 1～2 次。

3.针灸治疗　针灸具有疏通经络、调整气血、平衡阴阳之功效,对厥脱具有一定的救治之用。

(1)实证:水沟、素髎、合谷、内关、十宣、涌泉,选择 1～2 个穴位强刺激,留针,间断捻针。

(2)虚证:足三里、三阴交、水沟、涌泉、百会、神阙、关元,选择 1～2 个穴位中度刺激,留针,间断捻针。体温低或阳脱者宜灸,可灸百会、神阙、关元、涌泉。

五、分证论治

1.热毒内陷证

治法:清热解毒,醒神开窍。

方药:白虎汤。

生石膏、知母、水牛角片、生大黄、牡丹皮。

若气壅息粗、喉间痰鸣、脉滑者,宜豁痰行气,用导痰汤加竹沥、姜汁、海浮石、石菖蒲、郁金等。

2.瘀血内阻证

治法:活血化瘀,调畅气机。

方药:血府逐瘀汤。

当归、生地黄、桃仁、红花、枳壳、赤芍、柴胡、甘草、桔梗、川芎、牛膝。

若面红肢麻、头晕急躁,气血逆乱于上者,宜潜阳泻火,加石决明、钩藤、牛膝、泽泻、夏枯草等。

3.气虚阳脱证

治法:益肾回阳。

方药:参附汤合当归四逆汤。

人参、制附片、干姜、当归、细辛、桂枝。

4.气虚阴脱证

治法:养阴益气固脱。

方药:生脉散合固阴煎。

人参、麦冬、五味子、熟地黄、黄精、山茱萸、黄芪、怀山药、甘草。

5.阴阳俱脱证

治法:回阳救阴。

方药:参附汤合生脉散。

人参、制附片、麦冬、五味子、干姜、山茱萸等。

若唇面爪甲发绀者,加丹参、赤芍、红花、川芎等。

六、预防护理

(一)一般护理

厥脱是内科常见急症,对厥脱重症患者要加强护理。应建立特别医护记录,详细观察病情变化,注意神志、呼吸、血压、心率、体温、出入量等生命体征变化。保持室内安静、通风。保持患者口腔、皮肤、尿道清洁,体温低者要注意保暖。

（二）中医护理

1.调节情志。因情志不遂、五志过极所致的厥脱实证患者,应避免情绪刺激,保持患者情绪平稳,避免因情绪原因导致外伤。如遇到大便干结,痰热腑实重的患者,应采用通下化痰法,必要时给予中药灌肠,保持大便通畅。

2.虚证患者应卧床休息,以免进一步耗伤气血。

3.饮食宜清淡,容易消化,避免油腻厚味加重痰湿。

（刘惠灵）

第三篇　内科急症

第十五章　院内感染与抗菌药使用

一、概述

医院感染的发病率各国及各地区报道差异较大，平均为 5%～10%，较常见于规模较大的医院。在 ICU 的危重患者，医院感染的发生率明显高于普通病房，为普通病房发病率的 3～15 倍。医院感染造成的住院时间的延长、医疗费用的增加以及病死率的增高，使其成为影响医学发展的一大障碍。因此，加强院内感染的控制、降低院内感染的发病率是全球关注的课题。

（一）概念

医院感染是指病人在住院期间获得的感染，包括在住院期间发生的感染和在医院获得而出院后才发病的感染；不包括入院前或入院时已存在的感染。通常认为在入院 48 小时获得的感染，即入院时不存在感染，又不处于潜伏期。

据国外文献报道，医院感染的发病率依次为尿路感染（23%～42%）、下呼吸道感染（17%～23%）、外科伤口感染（11%～24%）、血流感染（1.6%～5%）。国内资料报道下呼吸道感染最常见（25%～40%），其次为尿路感染（10%～20%）和胃肠道感染（10%）。ICU 住院病人下呼吸道感染的发病率更高。

（二）病原学及危险因素

1.致病源　医院感染的病原体主要来源有以下方面。

（1）医院内的病人、医务人员，探望者携带的病菌以及在医院环境中滋生的细菌，如空气、未消毒完全的物品等，这些病原菌可以通过接触传播、空气传播、血源传播、器械传播等导致患者感染，称为外源性感染。

（2）患者自身的皮肤、口腔、咽部和胃肠道寄生的正常菌群在患者防御功能受损时菌群移位导致的院内感染，成为内源性的感染。

2.病原学　引起医院感染的病原绝大多数为细菌，其中革兰阴性菌略占优势。近年来革兰阳性菌及真菌的发病率呈现上升趋势，病毒、支原体等也是引起医院感染的重要致病菌。

2006 年 CHINET 中国细菌耐药性监测对国内 10 家医院分离的 34915 株细菌显示，革兰阴性菌有 23859 株，占 68.3%，革兰阳性菌有 11056 株，占 31.7%。

不同部位的感染在病原学方面存在着的一定的差异。

其中，耐甲氧西林的金黄色葡萄球菌（MRSA）占金葡菌总数的 56.8%，产超广谱 B 内酰胺酶（ESBL）的大肠埃希菌和肺炎克雷伯菌占相应菌群的 36.9% 和 29.3%。ICU 病房分离的细菌排在前五位的依次为：铜绿假单胞菌、金黄色葡萄球菌、白色念珠菌、肺炎克雷伯菌和大肠埃希菌。

泛耐药菌近年来越来越受到关注，即细菌对包括头孢菌素类、青霉素类、喹诺酮类、氨基糖苷类、碳青霉烯类、单环类、其他类等在内的七类抗生素中的至少五类耐药。发病率也呈明显上升趋势，据 2006 年中国细菌耐药性 CHINET 监测所得的细菌耐药率显示,铜绿假单胞菌泛耐药率达 3.0%(146/4837),鲍曼不动杆菌达 1.4%(38/2734),肺炎克雷伯菌达 0.2%(6/3107),弗劳地柠檬酸杆菌为 4.9%(9/182)。

3.诱发因素　各种慢性病、肿瘤患者的增多,各种创伤性措施的广泛应用,放射治疗、广谱抗生素及皮质激素、免疫抑制剂的应用,均为细菌侵入创造了条件。医院感染的诱发因素主要有以下几方面。

(1)应用创伤性的诊疗措施,如静脉导管、气管插管或切开、导尿管、机械通气、腹膜或血液透析、脑脊液分流术等。

(2)异物的植入,如心脏瓣膜、人工关节等;器官移植或骨髓移植。

(3)污染手术。

(4)机体免疫力低下、中性粒细胞缺乏或者合并糖尿病、肝病、肾病、慢阻肺、恶性肿瘤的病人。

(5)应用糖皮质激素、免疫抑制剂等。

ICU 患者医院感染发生率高与入住 ICU 的时间较长,使用抗生素、皮质激素,机械通气,留置中心静脉导管、尿管,预防性的应用抑酸剂以及营养状况差等多种因素相关。

(三)抗菌药物的应用

1.细菌的耐药性　抗菌与细菌耐药在自然界广泛存在,细菌的耐药机制十分复杂,不同的细菌对不同的抗生素耐药机制不同。大致可以分为以下几种。

(1)产生抗生素灭活酶或钝化酶:为细菌的主要耐药方式,如 β 内酰胺酶、氨基糖苷类钝化酶、红霉素酯化酶、氯霉素乙酰转移酶等。其中,产超广谱酶(ESBL)的革兰阴性杆菌(如肺炎克雷伯菌、阴沟肠杆菌、大肠埃希菌等)耐药率极高且增长迅速。

(2)抗菌药对细菌渗透障碍与细菌主动外排:细菌通过改变其细菌外膜的结构或主动排出进入菌体的药物,使药物无法达到菌体内部,从而达到耐药的作用,如铜绿假单胞菌对亚胺培南的耐药。

(3)靶位改变:细菌通过基因重组或自发变异改变抗生素靶位,使药物亲和力降低,导致细菌耐药,如耐甲氧西林的金黄色葡萄球菌(MRSA)的耐药机制以及肠球菌对万古霉素的耐药。

(4)其他因素:如细菌通过质粒介导的靶位保护作用对喹诺酮类耐药,金黄色葡萄球菌通过增加对磺胺类药物具有拮抗作用的底物对氨基苯甲酸的产量从而对其耐药。

细菌的耐药机制虽然不是因为抗生素的临床应用而产生的,但是抗生素的应用,特别是不合理应用,对细菌的选择与流行有重要作用。

2.抗生素合理应用的原则　抗菌药物临床应用是否正确、合理,基于以下两方面:①有无应用抗菌药物指征;②选用的品种及给药方案是否正确、合理。2004 年中华医学会提出的《抗菌药物临床应用指导原则》中指出,抗生素治疗性应用的基本原则有以下几方面。

(1)诊断为细菌性感染者,方有指征应用抗菌药物,包括真菌、结核分枝杆菌、非结核分枝杆菌、支原体、衣原体、螺旋体、立克次体及部分原虫等病原微生物所致的感染。缺乏细菌及上述病原微生物感染的证据以及病毒性感染者,均无指征应用抗菌药物。

(2)尽早查明感染病原,根据病原种类及细菌药物敏感试验结果选用抗菌药物。危重患者在未获知病原菌及药敏结果前,可根据患者的临床症状、基础疾病等推断最可能的病原菌,并结合当地细菌耐药状况先给予抗菌药物经验治疗。

(3)按照药物的抗菌作用特点及其体内过程特点选择用药。

(4)抗菌药物治疗方案应综合病原菌、感染部位、感染严重程度和患者的生理、病理情况制订抗菌药物治疗方案,包括抗菌药物的选用品种、剂量、给药次数、给药途径、疗程及联合用药等。

应用抗生素时应特别注意特殊人群的用药,如儿童、老年人、孕妇及哺乳期妇女、肝肾功能不全者,应注意药物的相关毒副作用,避免使用或相应减量。

(四)中医中药

祖国传统医学在治疗感染性疾病方面有着独特的疗效。中药的抗感染作用主要不是直接抑菌或杀菌作用,而是通过提高血中嗜中性粒细胞体外吞噬指数及血清总补体水平,从而增强机体非特异性免疫功能,增强机体防御和抗感染能力,从而减轻因细菌引起的炎症反应。其治疗更多是通过清热、利湿、活血化瘀、解毒消肿等方法达到调节人体自身免疫功能,增强人体的抗感染能力的目的。

中药的抗菌作用主要表现在下列几个方面。

1.菌毒并治 细菌可释放内毒素引起组织损伤,导致症状加重及引发多器官功能障碍综合征(MODS),应用抗生素后由于细菌被杀死,会释放出更大量的内毒素。在这时可加用中药清热解毒方剂,一方面可发挥一定的抗菌作用,协同抗生素抗感染;另一方面发挥抗内毒素作用,保护机体组织免于遭受严重打击,达到菌毒并治的目的。常用清热解毒类中药注射剂有血必净注射液、清开灵注射液、醒脑静注射液、双黄连注射液、炎琥宁注射液、鱼腥草注射液等。

2.提高机体免疫力 危重症患者自身免疫功能低下,处于高代谢、高分解状态,故感染更难以控制。应用参附注射液、生脉注射液等具有益气、温阳、养阴作用的中药,可以稳定融酶体膜,从而保护机体细胞组织,改善组织器官缺血、缺氧状况,抗氧自由基,增强机体免疫力,发挥扶正祛邪的作用。

3.改善微循环 危重症患者一旦发生弥漫性血管内凝血(DIC),则病情急剧恶化,死亡率高。改善微循环活血化瘀中药可明显改善内毒素所致的微循环障碍,抑制血小板黏附、聚集,溶解微血栓,减轻白细胞黏附、聚集,减少白细胞血栓的形成,预防 DIC 形成。常用活血化瘀药可选用血府逐瘀汤、桃红四物汤,口服或鼻饲,亦可选用血必净注射液、丹参注射液、洛泰注射液、红花注射液、脉络宁注射液等。

4.保护胃肠道屏障功能 胃肠道是一道有力的细菌防御屏障,当机体处于应激状态时,胃肠黏膜充血水肿,肠蠕动减弱,防御屏障功能减弱或被破坏,肠道内蓄积的细菌或内毒素等易穿过肠壁进入血液循环,导致 MODS 的发生。有通热下结、理气健脾、调和胃肠作用的中药有助于保护胃肠道屏障防御功能。可选用大承气汤或调胃承气汤加木香、青皮、柴胡、砂仁,以利胃肠道蠕动恢复,排出细菌及毒素,使毒邪有去路,达到解除肠道缺血、缺氧状态,恢复肠黏膜屏障功能,阻止肠道细菌移位及减缓内毒素吸收、组织炎性介质产生、减轻炎性反应的目的。

总的来说,中药单方或复方在感染性疾病治疗方面颇有优势,中药汤剂或注射剂与抗生素配伍使用,可以提高临床疗效。中药对抗生素有不同程度的增效作用,提高耐药菌对抗生素的敏感性,使抗生素最大限度地杀灭细菌。同时,有研究证明,细菌对中药不易产生耐药性,尤其是中药复合制剂。因此在中医理论指导下进行辨证论治,随证加减,就可能逃避细菌对药物耐药性的产生,或是对耐药菌有增敏或逆转作用。

二、医院获得性肺炎

(一)概念

医院获得性肺炎(HAP)也称医院内肺炎(NP),是指患者入院时不存在,也不处于感染潜伏期,而入院 48 小时后在医院内发生的肺炎。在西方国家,HAP 发病率为 0.5%～1.0%,占医院内感染的第 2～4 位;ICU 内发病率为 15%～20%,其中接受机械通气的患者高达 18%～60%,病死率超过 50%。在医院获得性感染的病人中,HAP 是死亡原因的首位。我国 HAP 的发病率为 1.3%～3.4%,占医院内感染的29.5%,是第一位的医院内感染。因此,控制 HAP 的发生,采取有效的治疗十分重要。

（二）病原学

医院获得性肺炎大多由细菌引起,细菌的种类和住院后肺炎发生的时间有关。早期发生的肺炎,即住院后 2~4 天内出现的肺炎,病原菌多为社区获得性菌群,包括金黄色葡萄球菌、肺炎链球菌和流感嗜血杆菌。在这一时期之后,主要病原体为革兰阴性菌,包括假单胞菌属、克雷伯菌属、肠杆菌属、大肠埃希菌和沙雷菌属等。前者占医院内感染肺炎的 50%~60%,后者占 50%~80%。另外,10%~20% 的病例为多种微生物感染。

金黄色葡萄球菌是最常见的引起 HAP 的革兰阳性球菌,约占所有 HAP 的 10% 以上,尤其是耐苯唑青霉素的金黄色葡萄球菌(MRSA)近年来发病呈明显上升趋势。肺炎链球菌约占 HAP 的 3%,常在入院的最初几天内发病。

革兰阴性菌是 HAP 的主要病原菌,约占 HAP 病原体总数的 60% 以上,其中肠杆菌属超过半数。按照发生率的高低,HAP 最常见的三种致病菌为:假单胞菌,克雷伯菌及大肠埃希菌。由于对 B 内酰胺类耐药的革兰阴性菌的大量出现,20 世纪 80 年代以来对 β 内酰胺酶稳定的抗生素(如三代头孢)被广泛应用,进而又出现了产超广谱酶(ESBL)的革兰阴性杆菌。ESBL 在肺炎克雷伯菌中检出最高,在大肠埃希菌、铜绿假单胞菌和不动杆菌中也有发现。我国 2000 年调查,产 ESBL 的肺炎克雷伯菌占 15%~20%。

厌氧菌在 HAP 中的重要性尚不明确,不同作者报道厌氧菌的比例为 7%~35%。军团菌属和病毒的发生率尚缺乏确切的数据,但其重要性也越来越得到关注。对于免疫功能低下的患者,奴卡菌属、衣原体、分枝杆菌属、巨细胞病毒、单纯疱疹病毒、卡氏肺囊虫及弓形体等少见的致病菌也应值得注意。

（三）危险因素及发病机制

发生下呼吸道感染必须具备下列条件之一:患者的防御功能障碍,有足够数量的致病菌达到患者的下呼吸道并破坏其自身防御机制,或者出现很强的致病菌。

1.发病的危险因素 HAP 发生的危险因素可以概括为以下几方面。

(1)宿主因素:老年人和慢性肺部疾病或其他基础疾病、恶性肿瘤、免疫受损、昏迷、营养不良、低血压、酸中毒、近期呼吸道感染等,可通过影响防御功能导致病原菌定居和感染。

(2)医源性因素:长期住院,特别是久住 ICU、人工气道和机械通气、长期经鼻留置胃管、胸腹部手术、先期抗生素治疗、糖皮质激素、镇静剂、细胞毒药物和免疫剂、H_2 受体阻滞剂和抑酸剂的应用等。

上述危险因素与病原学分布有一定相关性。

1)金黄色葡萄球菌:感染的主要危险因素为昏迷、头部创伤、近期流感病毒感染、糖尿病、肾功能衰竭等。

2)铜绿假单胞菌:长期住 ICU、长期应用糖皮质激素、长期应用抗生素、支气管扩张症、粒细胞缺乏、晚期 AIDS 等。

3)厌氧菌:腹部手术、误吸等。

2.发病机制 HAP 的主要发病机制有:口咽部微生物的误吸,吸入含有细菌的微粒,或远处感染灶的血行播散。

口咽部和胃受污染的分泌物的误吸是 HAP 最重要的致病因素。30%~40% 的患者入院后 48 小时口腔内即有革兰阴性菌的定居,危重病人更高达 70%~75%。Huxley 等人用同位示踪法发现,45% 的正常人熟睡时存在误吸。而那些吞咽困难、神志不清,或应用镇静剂、气管插管或切开、胃肠道疾患和术后患者,误吸发生率可达 70%。长期通过鼻胃管行肠内营养能够引起胃液潴留、反流及细菌的过度生长,且影响食道的下括约肌功能,增加误吸的危险性。气管插管或气管切开管的气囊上方潴留的分泌物也可以通过气囊与气管间隙进入下呼吸道。因此,误吸是危重病患者普遍存在的现象。发生细菌定居和误吸后,肺部防御机制障碍的患者(糖皮质激素、氧疗、酸中毒、氮质血症、糖尿病等)可发生医院获得性肺炎。

近期的研究显示,胃肠道的细菌移位也是 HAP 的重要来源。健康人胃内 pH 值小于 2,基本处于无菌状态,但当胃内 pH 值大于 4 时,微生物即在胃内大量繁殖,在高龄、胃酸缺乏、肠梗阻、上消化道疾患以及接受胃肠营养、制酸药或 H_2 受体拮抗剂的患者尤为常见。

通过吸入被呼吸治疗或麻醉设备污染的空气是细菌进入下呼吸道的另一种方式。呼吸机的雾化装置能通过超声雾化作用产生大量的小于 $4\mu m$ 的微粒,一旦受到污染,可含有很高浓度的细菌,从而进入下呼吸道。此外在很少的情况下,细菌性肺炎由远处的感染灶通过血行播散所致。

(四)诊断

医院获得性肺炎的诊断有时比较困难,参照美国疾病控制中心关于 HAP 的诊断标准,HAP 的诊断应包括以下几点。

1.患者入院时不处于感染潜伏期,于入院 48 小时后发病。

2.发热。

3.白细胞增高。

4.脓性痰及合格标本(涂片镜检白细胞＞25/低倍视野,上皮细胞＜10/低倍视野)发现或分离到病原体。

5.X 线胸片有新的或进展性的浸润。

这一标准虽然符合肺炎的诊断,但缺乏特异性。尤其应注意排除肺不张、心力衰竭和肺水肿、基础疾病肺侵犯、药物性肺损伤、肺栓塞和 ARDS 等。诊断 HAP 的金标准是肺组织活检的病理结果,通常表现为肺内存在实变病灶、细支气管和肺泡周围的炎性细胞浸润。但由于肺组织活检的危险性很大,通常采用留取痰标本的方法。

HAP 特别是机械通气患者的痰标本病原学检查存在的问题不是假阴性,而是假阳性,难点在于区分肺部感染和细菌定居。呼吸道分泌物分离到的表皮葡萄球菌,除奴卡菌外的革兰阳性菌,除流感嗜血杆菌外的嗜血杆菌属、微球菌、肠球菌、念珠菌和厌氧菌临床意义不明确。采用支气管镜引导下的保护性毛刷(PSB)或支气管肺泡灌洗(BAL)获取气道内标本并进行细菌定量培养是确定病原菌的比较可靠的方法。近年来采用的防污染支气管肺泡灌洗(PBAL)和微量支气管肺泡灌洗(mBAL)是在 BAL 技术上的发展。培养结果的意义需参考细菌浓度。PSB 标本细菌浓度＞10^3CFU/mL、BAL＞10^4CFU/mL 是判定致病菌的标准。

(五)治疗

对医院内获得性肺炎的治疗,可分为经验性治疗及抗病原微生物治疗两种。

1.HAP 的经验治疗　中华医学会呼吸分会制定的《医院获得性肺炎诊断和治疗指南》提出的 HAP 抗菌的经验治疗意见如下。

(1)轻、中症 HAP:一般状态好,早发性发病(入院≤5 天,机械通气≤4 天),无高危因素,生命体征稳定,器官功能无异常者。常见病原体:肠杆菌属细菌、流感嗜血杆菌、肺炎链球菌、甲氧西林敏感金黄色葡萄球菌(MSSA)等。抗菌药物选择:第二、三代头孢菌素(不包括具有抗假单胞菌活性者)、β 内酰胺类/β 内酰胺酶抑制剂;青霉素过敏者选用氟喹诺酮类或克林霉素联合大环内酯类。

(2)重症 HAP:下列病症多为重症肺炎的表现:意识障碍;呼吸频率每分钟超过 30 次、PaO_2＜8.0kPa(60mmHg)、PaO_2/FiO_2＜300,需行机械通气治疗;血压小于 12/8.0kPa(90/60mmHg),胸片显示双侧或多肺叶受累,或病变扩大不小于 50%;尿量＜20mL/h,或＜80mL/4h,或急性肾功能衰竭需要透析治疗。晚发性发病(入院＞5 天、机械通气＞4 天)和存在高危因素者,即使不完全符合重症肺炎规定标准,亦视为重症。

常见病原体：铜绿假单胞菌、耐甲氧西林金黄色葡萄球菌（MRSA）、不动杆菌、肠杆菌属细菌、厌氧菌。抗菌药物选择喹诺酮类或氨基糖苷类联合下列药物之一：抗假单胞菌 β 内酰胺类，如头孢他啶、头孢哌酮、哌拉西林、替卡西林、美洛西林等；广谱 β 内酰胺类/β 内酰胺酶抑制剂（替卡西林/克拉维酸、头孢哌酮/舒巴坦钠、哌拉西林/他佐巴坦）、碳青霉烯类（如亚胺培南），必要时联合万古霉素（针对 MRSA）；当估计真菌感染可能性大时应选用有效抗真菌药物。

2.针对几种常见的病原微生物的治疗

(1)金黄色葡萄球菌(MSSA)：苯唑西林或氯唑西林单用或联合利福平、庆大霉素；替代：头孢唑啉或头孢呋辛、克林霉素、复方磺胺甲噁唑、氟喹诺酮类。MRSA 首选(去甲)万古霉素单用或联合利福平或奈替米星；替代(须经体外药敏试验)：氟喹诺酮类、碳青霉烯类或青霉素。

(2)肠杆菌科(大肠杆菌、克雷伯杆菌、变形杆菌、肠杆菌属等)：第二、三代头孢菌素联合氨基糖苷类(参考药敏试验可以单用)，如头孢呋辛、头孢噻肟、头孢曲松等一种联合阿米卡星或奈替米星。氟喹诺酮类也可应用。产 ESBL 的肺炎克雷伯菌或大肠埃希菌应使用亚胺培南、美洛培南等碳青霉烯类或 β 内酰胺类/β 内酰胺酶抑制剂或青霉素类。产 AmpC 酶的肠杆菌属首选碳青霉烯类或第四代头孢菌素(头孢吡肟)，严重时可联合使用氨基糖苷类抗生素。

(3)铜绿假单胞菌：是常见的 HAP，在呼吸机相关性肺炎中尤为常见。首选：氨基糖苷类、抗假单胞菌 β 内酰胺类(如哌拉西林/他佐巴坦、替卡西林/克拉维酸、美洛西林、头孢他啶、头孢哌酮/舒巴坦钠等)及氟喹诺酮类。替代：氨基糖苷类联合氨曲南、亚胺培南。也可产生 ESBL 或 AmpC 酶，治疗参考肠杆菌。

(4)不动杆菌：为机会致病菌，耐药率较高，也可产生 ESBL 菌株。首选：亚胺培南或氟喹诺酮类联合阿米卡星或头孢他啶、头孢哌酮/舒巴坦钠。

(5)嗜麦芽窄食单胞菌：长期使用广谱抗生素，如亚胺培南、氨基糖苷类、三代头孢菌素，是发生该菌感染的重要因素，广泛耐药。首选：复方磺胺甲硝唑、替卡西林/克拉维酸、氟喹诺酮类。

(6)厌氧菌：主要为吸入性肺炎，除厌氧菌外，厌氧菌与需氧菌混合感染也不少见。首选：青霉素联合甲硝唑、克林霉素、β 内酰胺类/β 内酰胺酶抑制剂。替代：替硝唑、氨苄西林、阿莫西林、头孢西丁。

(7)军团杆菌：首选：红霉素或联合利福平、环丙沙星、左氧氟沙星。替代：新大环内酯类联合利福平、多西环素联合利福平、氧氟沙星。

(8)流感嗜血杆菌：首选：第二、三代头孢菌素、新大环内酯类、复方磺胺甲噁唑、氟喹诺酮类。替代：β 内酰胺类/β 内酰胺酶抑制剂(氨苄西林/舒巴坦钠、阿莫西林/克拉维钾酸)。

(9)巨细胞病毒与卡氏肺孢子虫：是免疫受损宿主常见的机会感染，在用大剂量免疫抑制剂的器官移植和 AIDS 患者中常见。巨细胞病毒性肺炎首选：更昔洛韦单用或联合静脉用免疫球蛋白(IVIG)，或巨细胞病毒高免疫球蛋白。替代：磷甲酸钠。卡氏肺孢子虫感染首选：复方磺胺甲噁唑。

(10)真菌：疗程：应个体化。其长短取决于感染的病原体、严重程度、基础疾病及临床治疗反应等。以下是一般的建议疗程。

流感嗜血杆菌 10～14 天，肠杆菌属细菌、不动杆菌 14～21 天，铜绿假单胞菌 21～28 天，金黄色葡萄球菌 21～28 天，其中 MRSA 可适当延长疗程。卡氏肺孢子虫 14～21 天，军团菌、支原体及衣原体 14～21 天。

3.预防 相比于抗感染治疗，有效地预防可减少 HAP 的发生，能更显著地改善患者的预后，缩短住院时间，降低住院费用及病死率。下面列举几种预防措施。

(1)患者取半坐位以减少吸入的危险性。

（2）医护人员洗手是减少和防止交叉感染的最简便和有效措施之一，诊疗器械，特别是呼吸治疗器械，严格消毒、灭菌，切实执行无菌操作制度。

（3）尽可能缩短人工气道留置和机械通气时间。

（4）减少鼻胃插管和缩短留置时间。有研究证明，肠内营养治疗需 6 周以上者，均需行胃造瘘或空肠造瘘以减少反流。尽量避免或减少使用 H_2 受体阻滞剂和抗酸剂，或以硫糖铝取代之。

（5）避免呼吸道局部应用抗生素。

（6）积极纠正全身系统情况，如营养不良、贫血、酸中毒、氮质血症等。

4.中医中药　中医药辨证论治及中西医结合治疗下呼吸道感染在减轻患者症状、提高患者生存质量和减轻细菌耐药性方面具有明显优势。肺炎在传统医学中为"风温肺热，属痰热阻肺证"。肺炎的中医药辨证治疗多按"卫气营血"四个阶段论治，但也不拘于此。依据疾病的不同病机概括分为祛邪法、扶正祛邪、扶正固本，常见治法如下。

（1）宣肺解表法：适用于邪在肺卫。临床应用"发表祛风、宣肺理气"之法，运用止嗽散或麻黄杏仁甘草石膏汤加味治疗急性支气管炎。

（2）清泻肺热法：适用于外感风热之邪或风寒入里化热。遵循"急则治其标"的原则，主以泻白散清泻肺热。

（3）清肠泄热法：根据中医"肺合大肠""肺与大肠相表里"的理论，遵循病在上（肺）、取之下（肠）的法则，予以清肠泄热饮（葛根 20g，黄芩、黄连、生大黄各 10g，生甘草 3g）。

（4）清热化痰法：适用于痰热壅肺证。有报道运用清金化痰汤治疗老年慢性支气管炎急性发作，总有效率95.2%。

（5）活血化瘀法：适用于痰热瘀肺。依据"肺朝百脉""全身血脉皆汇聚于肺"的理论，认为风热病毒侵犯肺脏，百脉首当其冲，致肺的血流通气比例失衡，通气换气下降，宣降失司，痰热内生，阻碍气血运行而成血瘀。治以活血化瘀为主，佐以宽胸理肺、清热化痰。

（6）益气清热解毒法：适用于气虚外感风热之邪或气虚外感风寒入里化热，方选银翘散合补中益气汤加减。

（7）益气化痰除湿法：适用于久病肺脾气虚，痰湿内生。有研究显示，对迁延性肺炎的治疗，采用中医的扶正固本、标本同治法比单纯采用治标法和消炎抗菌治疗有更明显的疗效。

有研究显示，对于院内获得性肺炎的患者，在应用抗生素等常规治疗的同时，初期配合静脉滴注穿琥宁类解毒退热中药，中末期配合静脉滴注黄芪注射液及丹参粉针剂类益气活血中药，能明显提高总体治疗效果，缩短疗程，改善预后，巩固疗效。中西药结合，是充分体现了祖国医学"急则治标，缓则治本""辨证与辨病相结合"的有效治疗方法。

三、血管内导管相关性感染

（一）概念

导管相关性感染（CRI）在医院获得性感染中占有相当的比例。在美国，每年使用尿管3000 万次以上，应用中心静脉导管超过 500 万次。由于各种用于疾病诊断和治疗的导管使用领域越来越广泛，随之而来的并发症也不可避免，如出血、感染、置入失败等。导管相关性感染发生的比率严重性与导管置入部位、导管性质、留置时间、置入次数、操作者的经验等有关。如果尿管使用广泛，感染发生率也高，为 10%～30%，但感染较轻,多限于下尿路感染;中心静脉导管感染率为3%~8%,但可引起严重的血流感染,威胁患者生命。本节重点讲述血管内导管相关性感染。血管内导管是临床应用最为广泛的诊疗器械,包括静脉输血、输液用导管,血液动力学监测导管及血液净化用管路,感染为其使用的常见并发症之一,可以导致患者住院时间延长、治疗费用增加,甚至死亡率增加。

(二)发病机制和危险因素

1.导管相关性感染的致病菌　主要有以下四个来源。

(1)皮肤插管部位:是短期留置导管细菌定居和感染的最常见来源,约占导管相关感染的50%。皮肤表面的菌落能够从插管部位沿导管外表面移动,形成导管皮内段乃至导管远端的定居,最终引起菌血症。

(2)导管接头的污染:致病菌常由医务人员的手进入导管接头,并沿导管内表面移动,约占导管相关感染的40%。有研究显示,对于长期留置的导管(>30天)由于多次使用接头,造成内表面细菌的定居远远超过外表面,是感染的主要来源。

(3)其他感染灶的血行播散。

(4)静脉输液的污染。

后两种情况较少见,约占10%。

2.导管相关性感染的危险因素　主要有以下几方面。

(1)宿主因素:患者病情危重,应用免疫抑制或合并多种基础疾病。

(2)插管部位:30项前瞻性临床研究显示,外周塑料静脉导管发生导管感染的危险性为每天1.3%,外周动脉导管为1.9%,中心静脉插管为3.3%。研究还显示,颈内静脉插管较锁骨下静脉更容易发生感染,而股静脉插管较前两者感染发生的概率更大。

(3)导管的材料:由于微生物有在导管表面黏附形成生物被膜,从而导致血栓形成及导管性感染的特征,对于不同的材料,微生物的黏附性不同。聚氯乙烯较Teflon更易于黏附,聚乙烯较聚氨甲酸酯更易于黏附,乳胶较硅胶更易于黏附。

(4)导管留置的时间:导管留置的时间越长,感染发生的概率越大。

(5)对导管的频繁操作:操作频繁的三腔导管较操作较少的单腔导管感染发生的概率要大。

(6)临床操作及护理问题:在插管和留置导管期间未能严格遵守无菌操作规范,插管过程中反复穿刺,插管部位护理不周等。

(三)病原学

导管相关性感染的病原学是不同感染来源的直接反映,多数导管相关性感染由皮肤表面细菌引起,其中凝固酶阴性的葡萄球菌和金黄色葡萄球菌占2/3。主要致病菌为:凝固酶阴性的葡萄球菌(20%~96%)、金黄色葡萄球菌(5%~40%)、革兰阴性杆菌(20%~33%)、白色念珠菌(4%~15%)、肠球菌(2%~11%)等。

(四)诊断

1.临床表现　血管内导管相关性感染的临床表现缺乏特异性和敏感性,主要有发热且找不到其他感染灶,如果为突发的高热伴有全身中毒症状,常高度提示导管相关性感染;插管部位有炎症,但并非所有导管感染均有局部炎症;拔管后症状消失,高度提示导管相关性感染。此外,导管相关性感染还可引起休克、感染性心膜炎、栓塞等并发症。

2.细菌学检查

(1)定量与半定量细菌培养:对导管相关性感染诊断价值较高。对于留置时间小于一周的导管,细菌定植大多源于皮肤菌群,可采用导管滚碟的半定量培养,阳性标准为≥15CFU/mL;留置时间超过一周的导管,细菌感染可能来自针芯污染,可采用导管冲洗、振荡或超声洗涤的方法,阳性标准为≥10^2CFU/mL。

(2)经导管与皮肤采血同步培养:对诊断导管相关血流感染应同时进行两种采血的培养,如果导管血培养阴性可除外导管相关血流感染,阳性则需进一步结合临床分析。

(3)经中心静脉导管与皮肤采血同步定量培养:中心静脉导管感染可采用此方法。如果中心静脉导管血细菌定量为外周血细菌定量的5~10倍以上,对诊断有价值;隧道型中心静脉导管经导管血培养细菌定量≥100CFU/mL也有诊断价值。

(4)经中心静脉与经皮肤采血同步连续细菌培养:目的在于比较不同部位血培养出现的时间差别,如中心静脉导管血培养阳性早于外周血培养阳性2小时以上对诊断有价值。

(五)治疗

1.预防　预防措施的实施对减少导管相关性感染至关重要,很多保护性措施被证实可能减少导管相关性感染的发生率。

(1)置管时严格实行无菌操作:有资料显示,置管时严格加强无菌措施(佩戴无菌手套、帽子、口罩,并使用大的无菌巾)有助于预防导管感染,可使导管相关性感染减少6倍,肺动脉飘浮导管引起的相关感染减少4倍。而且,有经验的医师实行操作也能大大降低导管相关性感染的发生。

(2)导管的选用:在导管的选择上,使用抗生素包裹的导管可以有效地预防导管相关性感染。目前应用的有洗必泰和磺胺嘧啶银、米诺霉素和利福平以及头孢类等抗生素包裹的导管。多项研究显示,可以有效地减少细菌定居2~4倍。

(3)插管部位的保护:使用密闭透明塑料敷贴使得插管部位温暖潮湿,微生物聚居,因而增加了细菌定居和菌血症的危险,应用纱布敷料和非密闭的透明塑料敷贴可以减少感染的危险。局部应用抗生素和消毒剂可以通过减少皮肤插管部位的菌落而减少感染的发生,临床上可采用莫匹罗星或洗必泰局部应用。

2.治疗

(1)一般处理:最直接的治疗是拔除导管,特别是合并感染性休克、化脓性血栓性静脉炎、肺动脉栓塞、超过2cm的皮下隧道感染以及应用抗生素24小时后血培养仍呈阳性时,应立即拔除导管。

对于隧道型导管、血液透析用的导管或没有其他静脉通路的患者,因价格昂贵且更换困难,或者经过抗生素治疗有效而得以保留的导管,部分感染可在12周内复发,因为抗生素只能清除游离的细菌,而对于黏附在导管表面形成生物膜的细菌无效。因此可采用高浓度抗生素灌注导管的"抗生素锁"疗法。具体用法为:将抗生素配置为1~5mg/mL浓度,与50~100U肝素混合,在导管内灌注2~5mL,疗程一般为2周。大量临床研究证明,"抗生素锁"对血管内导管相关性感染的治疗效果比保留导管单纯应用抗生素好,感染复发时间也明显延长。但是对于金黄色葡萄球菌脓毒症、假单胞菌感染、真菌感染、合并心内膜炎、隧道型导管伴袋感染者需立即拔除导管。

(2)抗生素的使用:抗生素治疗是血管内导管相关性感染的主要措施,抗生素的选用需要结合患者的临床症状、最初的菌血症程度、危险因素以及可能的致病菌。

1)凝固酶阴性的葡萄球菌:是导管相关性感染最常见的致病菌,感染多较轻,一般不发生脓毒症等严重表现,部分患者拔除导管后可痊愈,但多数需要抗生素治疗。可单用耐酶青霉素或万古霉素,无需联合应用抗生素,疗程5~10天。

2)金黄色葡萄球菌感染:可首选耐酶青霉素,头孢菌素备选,MRSA感染首选万古霉素。疗程多提倡超过15天甚至1个月,以防止晚期出现的感染播散,尤其是心内膜炎。对于金黄色葡萄球菌感染者应常规行食道超声心动图或胸壁超声心动检查,除外心内膜炎。

3)革兰阴性菌感染:多发生在输液相关的导管感染与免疫抑制个体隧道型导管相关感染,可选用三代头孢菌素、喹诺酮类、酶抑制剂复方制剂,应经验覆盖假单胞菌,特别是中性粒细胞减少者。抗生素治疗一般 10～14 天,对于心瓣膜病者,需要延长至 4～6 周。

4)真菌感染:均需拔除导管,同时行系统的抗真菌治疗,念珠菌最常见,氟康唑首选,两性霉素 B 备选。疗程至少在真菌培养转阴且临床恢复正常后 2 周。

四、侵袭性真菌感染

(一)概念

真菌感染,尤其是威胁到生命的侵袭性真菌感染,随着易感因素的增加而迅速的增多。侵袭性真菌感染在 ICU 病房中最常见。在过去的几十年中,ICU 患者真菌感染的发生率不断增加,占医院获得性感染的 8%～15%,是导致 ICU 患者死亡的重要危险因素。

(二)病原学

根据真菌致病性的不同可分为致病性真菌与条件致病菌性真菌。

致病性真菌:或称传染性真菌,属原发性病原菌,常导致原发性外源性真菌感染,可侵袭免疫正常宿主,免疫缺陷的患者感染易导致全身播散且为致命性的。病原性真菌主要有组织胞浆菌、球孢子菌、副球孢子菌、皮炎牙生菌、足癣菌和孢子丝菌等。

条件致病性真菌:或称机会性真菌,如念珠菌属、曲霉属、隐球菌属、毛霉、青霉属、根霉属、犁头霉属、镰刀霉、肺孢子菌等。这些真菌多为腐生菌或植物致病菌,对人体的病原性弱,但在宿主存在真菌感染的易患因素时,会导致深部真菌感染。是院内深部真菌感染的主要致病菌。

院内真菌感染常见的致病菌主要有以下几种。

1.致病性念珠菌　念珠菌是最常见的条件致病菌,包括白色念珠菌、热带念珠菌、近平滑念珠菌、光滑念珠菌、克柔念珠菌、季也蒙念珠菌和葡萄牙念珠菌。念珠菌在自然界存在广泛,只有机体防御机制受损时才会感染,其毒力和念珠菌与组织的黏附性、念珠菌酵母相一菌丝相的双向性以及机体的防御功能相关。其中白色念珠菌占所有侵袭性真菌感染的 40%～60%,而光滑念珠菌和热带念珠菌感染的死亡率明显高于其他念珠菌。

2.致病性曲霉　致病性的曲霉主要包括烟曲霉、黄曲霉和土曲霉等。曲霉孢子易在空气中悬浮,吸入后可引起曲霉病。免疫功能正常的个体,曲霉可引起鼻窦或肺的局限性感染或成为过敏源;免疫功能受损的患者可引起全身性的播散。侵袭性的曲霉感染发生率呈逐年上升趋势,占所有侵袭性真菌感染的 5.9%～12%,且病死率高。

3.致病性的隐球菌　新生隐球菌是隐球菌属中最常见的致病菌,健康人对该菌有免疫力,只有当机体免疫力低下时才易于侵入人体,好发于艾滋病、糖尿病、晚期肿瘤、器官移植患者。最常侵犯中枢神经系统,也可引起严重的肺部病变。

4.致病性结合菌　最常见的是毛霉目中的毛霉、根霉、犁头霉,高血糖、代谢性酸中毒、大剂量应用皮质激素、白细胞减少等是易感因素。大多数患者通过吸入空气中的毛霉孢子感染,肺和鼻窦最易受累。

5.双相型真菌　即因温度、营养等外界环境改变既可以呈酵母型(人或动物体内)又可以呈菌霉型(自然环境中)的真菌,为原发性病原真菌,主要包括申克孢子丝菌、组织胞浆菌、球孢子菌、皮炎芽生菌等。除孢子丝菌多为皮肤外伤后感染外,其他主要经呼吸道感染,绝大多数无症状,少数可发展成全身系统损害。

6.类真菌　包括卡氏肺孢子菌、奴卡菌、放线菌等。卡氏肺孢子菌可引起肺部感染,主要见于艾滋病及免疫功能受损患者。

（三）危险因素

真菌感染,特别是院内条件性致病真菌感染的危险因素有以下几种。

1.外周血白细胞（WBC）$<0.5\times10^9/L$,中性粒细胞减少或缺乏,持续 10 天以上。

2.此前的 60 天内出现过持续的中性粒细胞减少（$\geqslant10$ 天）。

3.此前的 30 天内曾接受或者正在接受免疫抑制剂治疗。

4.有侵袭性真菌感染病史。

5.存在免疫功能抑制（血液系统恶性肿瘤,HIV 感染,骨髓移植或造血干细胞移植）。

6.存在移植物抗宿主病。

7.长期应用糖皮质激素（相当于强的松每天 0.5mg/kg 以上,超过 2 周）。

8.有慢性基础疾病（肝硬化、糖尿病、肾功能不全、肠功能减退、COPD 等）。

9.创伤、大手术、长期住 ICU、长时间机械通气（>48 小时）、体内留置导管、全胃肠外营养和长期使用广谱抗生素等。

（四）诊断

侵袭性真菌感染的诊断主要依靠发病危险因素、临床特征、微生物学检查以及组织病理学检查。组织病理学是诊断的"金标准"。

1.临床特征

（1）主要临床特征:存在相应部位感染的特殊影像学改变的证据。

1）侵袭性肺霉菌病:感染早期,胸部 X 线和 CT 检查发现胸膜下密度增高的结节,病灶周围可出现晕轮征;发病 10~15 天后,肺实变区液化、坏死,胸部 X 线和 CT 检查发现空腔阴影或新月征。

2）肺孢子菌肺炎:胸 CT 检查发现毛玻璃样肺间质浸润,伴有低氧血症。

（2）次要临床特征

1）呼吸系统:具有肺部感染的症状和体征:咳嗽、咳痰、咯血、胸痛和呼吸困难等胸部症状以及肺部啰音或胸膜摩擦音等体征。影像学检查发现除主要症状之外的新的非特异性肺部浸润影。

2）泌尿系统:具有尿频、尿急、尿痛等尿路刺激症状,下腹触痛或肾区叩击痛,尿液细胞数异常;对于留置尿管超过 7 天的患者,发现尿袋中有絮状物也应考虑。

3）腹腔:有腹痛、腹胀、腹泻、腹肌紧张等腹膜炎表现;腹腔引流管或穿刺液标本检查异常。

4）中枢神经系统:有癫痫、偏瘫、脑膜刺激征等中枢神经系统症状;脑脊液检查异常,而未见病原体。

5）血源性:当出现眼底异常、心脏瓣膜赘生物、皮下结节等表现而血培养阴性时,也要高度怀疑血源性真菌感染。

2.微生物学检查

（1）气管内吸引物或者合格的痰标本直接镜检发现菌丝,且培养连续$\geqslant2$ 次分离到同种真菌;支气管肺泡灌洗液经直接镜检发现菌丝,真菌培养阳性。

（2）直接导尿术获得的尿样或未留置尿管时,连续 2 份尿样或更换尿管前后两次获得的尿样培养呈酵母菌阳性（尿念珠菌$>10^5\text{CFU}/mL$）

（3）经胸、腹、盆腔引流管或脑室引流管留取的引流液直接镜检/细胞学检查发现菌丝/孢子或真菌培养阳性。

（4）血液、胸腹水等无菌体液直接镜检/细胞学检查发现除隐球菌外的真菌或隐球菌抗原阳性。

（5）血清 1,3-β-D 葡聚糖抗原检测（G 试验）或血清半乳甘露聚糖抗原检测（GM 试验）连续两次阳性。

3.组织病理学　组织标本病理学检查除见真菌所致炎症和肉芽肿外,镜下发现真菌,并根据其形态特征大体区分其种属。

4.分级诊断　侵袭性真菌感染实行分级诊断的判定,即确诊、临床诊断、拟诊。

(1)确诊:符合宿主发病危险因素≥1项,具有侵袭性真菌感染的临床特征,深部组织具有真菌侵入的组织病理学和(或)正常无菌的封闭体腔或器官中发现下列任何一项的微生物学证据。

1)标本培养有真菌生长,但如果血液标本培养为曲霉或青霉培养阳性时,须结合临床以排除污染的可能性。

2)标本镜检发现隐球菌。

3)用组织化学方法染色发现肺孢子菌包囊、滋养体或囊内小体。

(2)临床诊断:同时符合宿主发病危险因素≥1项,可能感染部位的1项主要临床特征或2项次要的临床特征以及一项微生物学的检查依据。

(3)拟诊:同时符合宿主发病危险因素≥1项,可能感染部位的1项主要临床特征或2项次要的临床特征。

(五)治疗

1.预防

(1)一般预防措施

1)加强环境的控制,建设隔离病房,实行分区管理。定期用甲醛溶液熏蒸病房,紫外线消毒,对仪器管路定期消毒,加强病房通风,有条件的话使用高效的空气过滤器、层流设施。

2)医务人员需要培养严格的洗手制度,对高危患者应尽量使用一次性的医疗用具,严格执行无菌操作,以减少医源性的传播。

3)对于高危患者,减少不必要的侵入性操作,积极保护并尽早恢复生理屏障的完整,尽早拔除留置的导管,早日转静脉营养为肠内营养。

4)对于免疫抑制的高危患者,需要促进免疫功能的恢复。每日2～3次的制霉菌素漱口液和呋喃西林漱口液漱口对病人的口腔清洁、预防真菌感染是有帮助的。

(2)预防用药:由于深部真菌感染病情严重,病死率高,而且确诊需要同时获得病理学和微生物学的证据又比较困难,如果在深部真菌诊断明确后,方进行治疗,则感染常进入不可逆阶段,治疗效果很差,势必造成多数患者失去早期治疗的机会,因此对高危患者预防性地应用抗真菌药是可以接受的。

在ICU中,以下具有免疫功能抑制的患者需要进行预防用药,包括有高危因素的粒细胞缺乏患者、接受免疫抑制治疗的高危肿瘤患者、具有高危因素的实体器官移植患者及HIV感染者。部分患者机械通气超过48小时,预期的ICU停留时间超过72小时;吻合口瘘;感染性休克的患者虽然也是高危人群,但研究显示预防用药并不能改善预后,一般不提倡应用。

1998年,以美国西弗吉利亚大学医院为主的医疗机构根据多种疾病风险评估方案(MDRA)制定了对可疑深部真菌感染患者预防性用药的指征,可作为预防用药的参考。

2.抗真菌治疗原则　由于真菌感染的复杂性,目前多提倡分层治疗、预防和治疗相整合,可以使有指征的病人及早得到治疗和预防,以期减少疾病,改善预后。

(1)拟诊治疗:即经验性治疗。在高危患者,临床表现和影像学征象提示真菌感染(拟诊)时,即给予抗真菌药物治疗。治疗属于试验性的,理论上应该选择强效、广谱而不良反应少的药物,以便尽快地观察治疗反应和避免不良反应,还应结合其他因素综合考虑。试验性治疗一般应持续5～7天,必要时可延长至10天,若仍不见效,应停止试验性治疗。

（2）临床诊断治疗：即先发治疗。与经验性治疗的区别在于患者已经具备微生物学（分泌物或体液真菌培养和/或血液真菌抗原及其他血清免疫学检测）阳性证据，但尚无组织病原学确诊证据，即符合临床诊断，其抗真菌治疗已有较强的选择性用药指征。用药同确诊治疗。

（3）确诊治疗：即靶向治疗，按不同的真菌选择用药。

3.抗真菌药物

（1）多烯类

1）两性霉素B：作用机制为与麦角固醇结合，破坏细胞膜，抗菌谱广，可用于曲霉、念珠菌、隐球菌、组织孢浆菌等引起的感染；静脉给药，每天 0.5～1.0mg/kg；不良反应常见且严重，特别是肾毒性，用药期间需严密监测肾功能和血钾水平，肾功能显著下降时需减量。

2）两性霉素B含脂质体剂：包括两性霉素B脂质复合体（ABLC）、两性霉素B胶质分散体（ABCD）和两性霉素B脂质体（L-AmB），抗菌谱基本同两性霉素B，可用于曲霉、念珠菌、隐球菌、组织孢浆菌等引起的感染，肾毒性较两性霉素B明显降低。用药剂量：ABLC 5mg/kg，ABCD 3～4mg/kg，L-AmB 3～5mg/kg。

（2）唑类

1）氟康唑：属于三唑类抗真菌药，通过抑制麦角固醇合成起到抗真菌的作用。可用于深部念珠菌病、急性隐球菌性脑膜炎、侵袭性念珠菌病的预防和治疗。用法：念珠菌病的预防为 50～200mg/d，侵袭性念珠菌病为 400～800mg/d。长期用药需要注意对肝功能的影响。

2）伊曲康唑：作用机制同氟康唑，抗菌谱较广，包括念珠菌属、曲霉菌、隐球菌属和组织胞浆菌。用法：第 1～2 天，400mg/d，分两次静脉给药；第 3～14 天，静脉给药，1 次，200mg/d；之后可改用口服，200mg/d。长期应用也应注意肝功能的问题。

3）伏立康唑：是氟康唑的衍生物，抗菌谱广，可覆盖念珠菌（包括克柔、光滑）、曲霉菌、隐球菌、镰刀菌属等。用法：首先予以负荷剂量 6mg/kg，每 12 小时给药 1 次，连用两次后，给予 4mg/kg，每 12 小时 1 次的维持剂量。

（3）棘白菌素类

1）卡泊芬净：通过抑制葡聚糖合成，影响真菌细胞壁的形成，可用于侵袭性念珠菌病、念珠菌血症和侵袭性曲霉菌病。用法为首日予以 70mg 负荷量，随后 50mg/d 维持。肝功能受损者用药需慎重。

2）米卡芬净：是一种新型的棘白菌素类脂肽，对念珠菌属（包括耐唑类的白色念珠菌、光滑念珠菌、克柔念珠菌）和曲霉菌引起的深部感染有良好的抗菌活性。主要不良反应为肝损害。

（4）胞嘧啶类

氟胞嘧啶：可干扰真菌核酸合成，对隐球菌、念珠菌属、球拟酵母菌有抗菌活性，但很少单一用药，一般需联合应用两性霉素B。用药期间应监测血细胞计数和肝肾功能。

4.中药　某些中药具有直接或间接的抗真菌作用，如大蒜素注射液，具有广谱抗菌作用，可合并其他抗真菌药用于深部真菌感染；黄连、黄芪、鱼腥草、土槿皮等多种中药或复方制剂均有不同疗效的抗真菌作用。在中西医结合抗真菌方面，云南省中医医院的经验是患者在应用广谱抗生素时若出现舌苔白腻或黄腻等症状，则给予具有抗真菌作用的中药。常用芳香化浊、利湿解毒类中药，如苍术、茯苓、藿香、公丁香、土槿皮、黄檗、黄连、儿茶煎汤口服或鼻饲，均可预防真菌感染，延缓及抑制真菌繁殖。

五、抗生素相关性腹泻

随着抗生素的广泛应用，一些与抗生素相关的腹泻现象时有发生。临床上根据病人的临床表现、致病菌以及局部病理改变的差异,有菌群交替性肠炎与假膜性肠炎之分。

（一）概念

1.菌群交替性肠炎　由于应用抗生素后肠道菌群失衡发生的腹泻,也叫与抗菌药物相关性腹泻。病原菌可以是变形杆菌、产气荚膜杆菌、白色念珠菌、金黄色葡萄球菌等,临床症状相对较轻。

2.假膜性肠炎　常见于应用抗生素之后,出现的累及结肠、小肠的急性黏膜坏死、纤维素渗出性炎症,黏膜表面覆有黄白或黄绿色假膜。主要由难辨梭状芽孢杆菌引起,病情可较重,重症可死亡。

（二）发病机制与危险因素

抗生素特别是广谱抗生素的长期应用,可引起肠道生态平衡的失调,肠道菌群的失衡,引起菌群交替性肠炎。由于肠道正常菌群受到抑制,使难辨梭状芽孢杆菌得以迅速繁殖并产生毒素,导致假膜性肠炎的发生。难辨梭状芽孢杆菌是厌氧的革兰阳性杆菌,可以产生 A 毒素(肠毒素)、B 毒素、蠕动改变因子和不稳定因子,其中肠毒素是主要的致病因子,可引起局部肠黏膜血管通透性增加、炎性细胞浸润、出血,甚至黏膜坏死。

常见的可引起腹泻的抗生素有氯林可霉素、氨苄青霉素、羟苄青霉素、头孢菌素等。入住 ICU、胃肠道手术后、恶性肿瘤、尿毒症、糖尿病、肠梗阻、心衰、败血症等患者应用抗生素后是发病的高危人群。可以在应用抗生素过程中至停药后 1～2 周内发病。

（三）诊断

抗生素相关性腹泻的诊断主要依靠临床表现、实验室检查、内镜检查以及其他一些辅助检查。在高危人群接受抗生素治疗 2 周内突然发生腹泻、伴/不伴发热、白细胞增多,均应怀疑本病。

1.实验室检查

(1)便常规有时可见到白细胞。

(2)粪菌群分布检查明显异常,菌落计数明显减少,球杆比例倒置,念珠菌感染时可直接看到菌丝和孢子。

(3)怀疑难辨梭状芽孢杆菌感染时应送厌氧菌培养,确诊需进行毒素鉴定,可采用组织细胞培养法或 ELISA 法,但正常人粪便中也有难辨梭状芽孢杆菌的定植(10%～20%)。

2.结肠镜检查　由于抗生素相关性腹泻病变绝大多数在结肠,累计小肠较少,行结肠镜检查可直接观察结肠病变情况,特别是怀疑假膜性肠炎时,结肠镜检查的结果是支持诊断的有力证据。轻型假膜性肠炎内镜下仅表现为肠黏膜充血水肿,稍重者可见散在的浅表性溃疡,重者典型的假膜性肠炎可见假膜呈斑片状或地图状,不易脱落。行结肠镜检时应注意肠出血、穿孔等并发症。

（四）治疗

1.治疗措施

(1)一般治疗

1)首先要及早停用相关抗生素,如患者仍有应用抗生素的必要时,应避免使用氯林可霉素、氨苄青霉素、羟苄青霉素以及头孢菌素,可选用相对安全的氟喹诺酮类、氨基糖苷类、甲硝唑、万古霉素等。

2)调节肠道菌群:可给予酸奶、乳酸菌素片、双歧杆菌制剂、酵母菌制剂等。一般情况下菌群交替性肠炎通过停用抗生素以及调节肠道菌群症状可以恢复。

3)对于重度假膜性肠炎应注意抗休克,维持水、电解质平衡,必要时给予静脉营养支持治疗。阳离子交换树脂可以通过结合难辨梭状芽孢杆菌而减轻腹泻,如消胆胺,口服 4g,每日 3～4 次。应避免使用抑制胃肠道蠕动的药物如苯乙哌啶、阿托品等。

(2)抗生素治疗:目前已证实对抗生素相关性腹泻有效的抗生素为口服甲硝唑和万古霉素,杆菌肽、梭链孢酸和替考拉宁也有一定疗效,但应用不广泛。

1)甲硝唑:因价格便宜,常作为首选用药,口服200～400mg,每日3～4次,疗程7～14天。对口服不耐受的患者可应用静脉制剂,但疗效较口服差。

2)万古霉素:是危重患者的首选用药,口服800～1000mg,每日2次,疗程7～14天,疗效可达95%～100%。

2.预防　由于抗生素相关性腹泻主要由应用抗生素导致肠道菌群失调、难辨梭状芽孢杆菌过度繁殖引起,而很多情况下抗生素的应用是不可避免的,特别是严重感染时,因此本病没有绝对的预防措施。但是,使用抗生素时如果能严格掌握适应证及应用疗程,可以有效地减少腹泻的发生。此外,发生抗生素相关性腹泻的患者多有免疫力低下以及各种基础疾病,因此通过提高机体免疫力,积极治疗原发病等手段,也可以间接地减少本病的发生。

3.中医中药　中医理论认为,肠道菌群移位与胃肠黏膜充血水肿、肠蠕动减弱、防御屏障功能减弱或被破坏、毒邪蓄积有关。中药主要通过提高机体免疫力、改善肠道缺血缺氧、恢复肠黏膜屏障功能来达到阻止肠道细菌移位的作用。

有通热下结、理气健脾、调和胃肠作用的中药有助于保护胃肠道屏障防御功能。有报道显示,予以参苓白术散加味治疗抗生素相关性腹泻总有效率可达85.0%,较对照组予以金双歧三联活菌片治疗的有效率高出12.5%。还有报道称,在抗生素相关性腹泻患者治疗原发病的同时口服肉蔻四神丸,有效率为80.9%。

增强机体免疫力的中药(如应用参附注射液、生脉注射液等),具有益气、温阳、养阴的作用,可起到保护机体细胞组织,改善组织器官缺血、缺氧状况,从而达到增强机体免疫力的作用。

此外,由于中成药对多种感染性疾病均具有较好的治疗作用,当病情不是特别严重时,可以适当选择某些中成药,通过清热、利湿、活血化瘀、解毒消肿等方法调节人体自身免疫功能,增强人体的抗感染能力,当加上合理的休息与饮食,有些疾病可以很快康复。这样可以减少抗菌药物的使用,避免因随意使用抗菌药物导致的不良反应。

六、ICU 常见错误

(一)诊疗及护理中常见的错误

医院感染的获得取决于患者、病原体和环境之间复杂的相互作用。ICU中由于医源性的原因导致患者发生院内感染占相当大的比率,由于诊疗和护理中某些环节的疏忽导致患者发生医院感染,不但增加了患者的住院时间和费用,同时也大大增加了患者的死亡率,对预后产生不良影响。比较常见且易犯的错误有以下几种。

1.没有严格地执行洗手制度　医务人员的手是病原菌定植的重要部位,而ICU病房医务人员工作繁重,常常忽略了洗手的重要性,使病原菌通过患者一手一患者的方式得以传播。

2.环境消毒不彻底　一般来说,ICU病房对环境的清洁消毒都比较重视,但是仍然存在消毒不彻底、空气流通不够以及一些容易遗忘的角落,如污水排出、中央空调通风口等。

3.医疗用品的污染　污染的医疗器械,特别是重复性使用的医疗器械,如内窥镜、体温计等,如果消毒不严格,可以成为病原菌传播的重要媒介。

4.医疗操作的不规范　在进行如静脉置管、输液、胸腹腔穿刺、血液净化、腹膜透析、吸痰、伤口换药等操作中,由于消毒不彻底、操作不规范导致了医院感染的发生。

5.对胃肠道的疏忽　前面已经提到过胃肠内菌群移位是发生医院内感染的重要因素,对胃肠道的关注是当前预防医院内感染的热门课题。而目前仍有很多 ICU 病房存在过度应用抑酸剂预防溃疡、长期经鼻留置胃管、没有合理的开放肠道等问题。

6.对系统疾病的延误治疗　当患者存在肝肾功能不全、营养不良、酸中毒、低血压、高血糖等情况时免疫力低下,如果没有及时得到纠正,极易发生医院内感染。

(二)抗生素的不合理应用

1.未能及时应用抗生素　由于入住 ICU 的患者常常免疫力低下,合并感染时机体免疫反应不强烈,常常没有发热、白细胞增高等感染的常见表现,影像学检查和病原微生物检查结果往往滞后,因此病史的采集和体格检查就尤为重要。对于高危人群,合理的预防性用药也是必要的。

2.不合理应用抗生素　临床上更为常见的是抗生素的不合理应用,包括无指征的预防用药,无指征的治疗用药,抗菌药物品种、剂量的选择错误,给药途径、次数及疗程不合理等,导致不良反应的发生以及细菌耐药率的增加。常见的错误有以下几种。

(1)无指征的滥用抗生素:有资料显示,ICU 中有高达 60%～90% 的病人应用抗生素,不管患者是何种疾病、是否存在感染、是否是感染的高危患者,均常规应用抗生素,结果不仅增加了住院费用,而且可以导致机体菌群失调,条件致病菌的发生,易诱导细菌耐药。

(2)抗菌药物品种选择的错误:在考虑存在感染又缺乏病原学证据时,经验用药也是有原则可循的。如泌尿系感染以革兰阴性菌为主;怀疑导管相关性感染应覆盖革兰阳性球菌;吸入性肺炎除了考虑革兰阴性杆菌外,还应注意厌氧菌感染的可能。如果漫无目的地应用抗生素,不但可以导致不良反应的发生,而且容易延误病情,导致病情恶化。

(3)长期应用广谱抗生素:ICU 中长期住院的病人常见呼吸道、泌尿系、消化道等部位病原菌培养持续阳性,针对此情况长期应用抗生素,特别是对于一些多重耐药菌长期应用广谱抗生素,结果造成患者脏器功能的损害、菌群失调等不良后果。其实,对于此类患者培养所得的病原菌不一定是致病菌,很可能是定植菌,已经与机体达到了菌群平衡。应用抗生素时应充分结合体温、体征及其他化验和检查。

(4)剂量选择的错误:某些医生给药时千篇一律,不论患者的病情轻重、感染部位而全是同一剂量,这是完全错误的。治疗重症感染(如败血症、感染性心内膜炎等)和抗菌药物不易达到的部位的感染(如中枢神经系统感染等),抗菌药物剂量宜较大;而治疗单纯性下尿路感染时,由于多数药物尿药浓度远高于血药浓度,则可应用较小剂量,但都应该在各种抗菌药物的治疗剂量范围内给药。

(5)给药方式的错误:无论何种抗生素均是静脉给药、每日 2 次的做法是不正确的。每种药的给药方式应结合该药的药代动力学和药效学。青霉素类、头孢菌素类和其他 β 内酰胺类、红霉素、克林霉素等消除半衰期短者,应一日多次给药。氟喹诺酮类、氨基糖苷类等可一日给药一次(重症感染者例外)。感染较轻可接受口服给药者,可选用口服吸收完全的抗菌药物,不必采用静脉或肌肉注射给药。重症感染、全身性感染患者初始治疗应予以静脉给药,以确保药效;病情好转能口服时应及早转为口服给药。

(6)忽视药物的毒副作用:是临床常犯的错误。很多抗生素具有较强的肝、肾毒性,合并肝、肾功能不全的患者应用时应注意减量或避免应用,有明确应用指征时应同时严密监测肝、肾功能和血药浓度,据此调整剂量,使给药方案个体化,以达到用药安全、有效的目的。对于老年患者宜选用毒性低并具杀菌作用的抗菌药物,青霉素类、头孢菌素类等 β 内酰胺类为常用药物,毒性大的氨基糖苷类、万古霉素、去甲万古霉素等药物应尽可能避免应用。儿童、孕妇应严格按照药品使用说明给药。此外,也不能忽视某些抗菌药物的其他毒副作用,如粒细胞、血小板减少,皮疹,消化道症状,心血管系统症状,神经系统症状等。应做到及时监测,早期发现,必要时停药。

(7)疗程的不合理:应用抗菌药物治疗的疗程因感染不同而异,一般宜用至体温正常、症状消退后 72～

96 小时。但是,败血症、感染性心内膜炎、化脓性脑膜炎、骨髓炎、溶血性链球菌咽炎和扁桃体炎、深部真菌病、结核病等需较长的疗程方能彻底治愈,并防止复发。应结合患者的症状、体征、化验以及病原学证据调整用量,过早停药和超常用药都是不合理的。

　　抗菌药物的应用涉及临床各科,正确合理应用抗菌药物是提高疗效、降低不良反应发生率以及减少或减缓细菌耐药性发生的关键。

（霍敏俐）

第十六章　呼吸系统疾病

第一节　慢性阻塞性肺病急性发作

　　慢性阻塞性肺疾病(COPD)是一种常见的慢性呼吸系统疾病,患病人数多,病死率高,严重影响患者的劳动能力和生活质量。COPD 是以慢性进行性不可逆气流限制为其特征,包括慢性阻塞性细支气管炎伴小气道纤维化和阻塞;肺气肿伴肺实质破坏和空隙的增大;肺弹性丧失和小气道闭合。COPD 患者有三个病理学机制:慢性阻塞性细支气管炎、肺气肿和黏液栓。AECOPD 是由于症状加重肺功能变坏甚至衰竭;其细胞和分子生物学机制尚未清楚。AECOPD 时间可以很长,对生命质量影响很深并加速 COPD 的进展。2002 年世界卫生组织(WHO)公布的资料显示,COPD 是目前世界上死亡的第 5 位病因,预计到 2020 年,COPD 将成为第 3 位死亡病因。COPD 急性加重(AECOPD)合并呼吸衰竭是导致 COPD 患者住院最重要的原因,加强对 AECOPD 的防治,对提高 AECOPD 合并呼吸衰竭的抢救成功率具有重要意义。

一、AECOPD 的发病机制

　　1.感染原因　　COPD 是一复杂的炎症疾病,涉及几种炎症细胞和多种炎症介质。在 COPD 已证实炎症细胞数目异常,这些细胞类型、出现顺序及持续时间大都不清楚。

　　COPD 患者痰和肺泡盥洗液(BALF)中发现激活的中性粒细胞增加,而在气道和肺实质中增加很少。这颗反映激活的中性粒细胞通过气道和肺实质快速转移。中性粒细胞分泌丝氨酸蛋白酶,包括:中性弹力酶(NE)、组织蛋白酶 G 和蛋白酶-3;这些酶可导致肺泡破坏,也可强有力地刺激黏液分泌。在气道和肺实质募集中性粒细胞,涉及内皮细胞黏附和 E 选择素;上调患者内皮细胞功能。黏附的中性粒细胞在粒细胞趋化因子直接作用下移行呼吸道,包括 IL-8、相关的 CXC 化学增活素和白三烯 B4(LTB4)。呼吸道中性粒细胞存活可使介质增加,如 GM-CSF(粒细胞-巨噬细胞集落刺激因子)。COPD 中性粒细胞的作用尚不清楚。支气管活检和痰中性粒细胞数目与 COPD 严重度相关。然而,中性粒细胞也能引起弹性组织溶解,包括肺囊性纤维化、支气管扩张。这些慢性气道疾病中性粒细胞增多更显著,这可能与慢支患者中性粒细胞增多与黏液高分泌相联系。巨噬细胞在 COPD 病理生理改变方面起到关键作用,并能解释疾病的大多症状。COPD 患者的气道、肺实质、BALF 和痰中巨噬细胞数明显增多。

　　另外,肺气肿患者巨噬细胞位于肺泡壁的破坏部位;气道中巨噬细胞数目和 COPD 严重度相关。巨噬细胞可由吸烟激活,释放炎性介质,包括 TNF、IL-8、LTB4 和 ROS,是吸烟导致 COPD 的分子机制。转录因子:核因子(NF)-KB 在巨噬细胞激活起关键作用,而且是 COPD 大多数基因的开关。COPD 患者 NF-KB 激活巨噬细胞增加;在急性发作期可被进一步激活。COPD 患者肺泡巨噬细胞激活分泌更多炎性蛋白,而且弹性蛋白溶解活性更高。

在吸烟和COPD患者中巨噬细胞数目增加,在对单核细胞选择性趋化作用下将循环中的单核细胞募集,也可增加肺组织中的巨噬细胞存活时间。吸烟可延长巨噬细胞的存活时间,增加抗凋亡蛋白Bcl-XL。

在肺实质疾病,COPD患者外周和中枢气道有T淋巴细胞计数增加伴CD8增加。T细胞数和肺破坏量及气道阻塞严重度之间相关。CD8细胞能引起细胞溶解,通过释放穿孔蛋白和粒酶B使肺泡上皮细胞凋亡。

COPD患者嗜酸性粒细胞的作用尚未确定。嗜酸性粒细胞的存在预示对皮质醇有反应,可提示共存哮喘。有作者报告在AECOPD患者气道活检、BALF中嗜酸性粒细胞增加。

枝状细胞在先天性和适当免疫方面起中枢作用。在气道和肺内有丰富枝状细胞且位于表面;因此,它能很容易接受吸入外源性物质的信号并激活各种炎症和免疫细胞,包括巨噬细胞,中性粒细胞,T、B淋巴细胞。因此,枝状细胞对吸烟和其他毒物的反应起重要作用,是导致COPD重要细胞成分。

2.蛋白酶和抗蛋白酶失衡　各种蛋白酶破坏结缔组织成分,尤其是弹性蛋白,在肺实质产生肺气肿,蛋白酶和内源性蛋白酶间失衡。弹性蛋白是这些酶最重要的靶组织。COPD弹性蛋白降解的代谢产物是增加锁链素的排泄。吸烟患者的肺功能比正常人降得快。以前多数研究集中在驱赶中性粒细胞丝氨酸蛋白酶、NE、蛋白酶3和组织蛋白酶-G,所有这些酶在实验动物产生肺气肿。NE在肺实质抑制al-AT缺陷。丝氨酸蛋白酶是强有力的黏液分泌刺激剂;在慢支所见黏液高分泌可起重要作用。在肺气肿患者的BALF中MMP-I(胶原酶)和MMP-9(明胶酶-9)巨噬细胞表达增加;MMP-9的活性也增加。吸烟患者肺泡巨噬细胞比正常人MMP-9表达增高,而COPD增加更高;表明有更高的促进弹性组织溶解的活性。MMP也可产生趋化肽促进巨噬细胞募集到肺实质和气道并可激活TGF-β从隐匿形式到活性形式。正常这些蛋白水解酶可由过多的抗蛋白酶消除。丝氨酸蛋白酶主要抑制剂是在肺实质al-AT和气道上皮细胞的分泌型白细胞蛋白酶抑制剂(SLPI)。MMP至少有四种组织抑制剂(组织金属蛋白酶抑制剂1～4)抵消MMP。吸烟产生炎症并增加蛋白酶的释放;抗蛋白酶可以拮抗以预防肺损伤。但在患有COPD的吸烟患者,产生的抗蛋白酶不足以中和多种蛋白酶,损害了蛋白质的产生和功能。巨噬细胞释放组织蛋白酶(K、L、S),具有很强的溶解弹性组织的活性。

3.急性加重期的机制　AECOPD由于症状加重,肺功能衰竭是入院的常见原因。其细胞和分子生物学机制远未清楚。COPD常由于上呼吸道病毒感染以及环境因素,如大气污染和温度变化,使其症状加重。COPD加重期,痰中的中性粒细胞和IL-6、IL-8、TNF-a和LTB4水平增加,SLPI水平较低,即使在COPD稳定期也是如此。AECOPD肺泡巨噬细胞NF-KB激活增加。细菌感染时脓痰增加,痰中LTB4明显增加。严重AECOPD患者痰中嗜酸粒细胞并不增加。氧化应激和呼出NO标记物增加,反映气道炎症的加重。因此说,AECOPD是炎症反应的进一步加重,治疗炎症可阻止病情的发展。

近代研究表明,在AECOPD 600例患者的痰标本中有24%查到病原菌,而稳定期有18%查到病原菌。大约1/3 AECOPD患者查到新菌株,提示患者有新的获得性的感染而不是原有病原菌导致的发作,新菌株可以由定植菌株的抗原变异而来,从而对局部免疫机制不敏感。另外,由于这些细菌处在被保护位置下,使其在呼吸道可持续存在。嗜血流感杆菌位于气道壁内,如在细胞间,这些病原菌对抗生素不敏感;当在气道上皮细胞间,对抗生素介导的防卫机制不敏感。因此,COPD患者下呼吸道细菌定植的确切原因尚不能确定。

4.肺外效应　COPD全身性效应,主要是影响生活质量。COPD有氧化应激伴ROS释放增加和循环中中性粒细胞黏附分子表达。IL-6和急性期反应蛋白(如CRP)在稳定期也增加,在加重期进一步增加。有些患者,特别是肺气肿患者可以出现体重明显下降,这是病死率增加的独立预测因子。COPD患者体重下降是由于代谢率的增加,导致骨骼肌减少和四肢废用。骨骼肌无力是 COPD 常见的症状,并加重呼吸困难。呼吸肌无力是由于慢性缺氧、不活动和代谢率增加综合作用的结果。肌肉废用的分子基础是继发于对炎症介质反应,如 TNF-A 激活 NF-KB 导致骨骼肌细胞凋亡。COPD 这些全身作用是骨骼肌和呼吸肌训练的靶目标,是肺重建的一部分。改善营养和减少分解代谢,激素应用在 COPD 患者也显示能改善肺功能。

二、AECOPD 所致呼吸衰竭的病理生理学变化

COPD 是一种具有气流受限特征的疾病,其气流受限不完全可逆,呈进行性发展,与肺部对有害气体或有害颗粒的慢性异常炎症反应有关。

慢性炎性反应累及全肺,在中央气道(内径>2～4mm)主要改变为杯状细胞和鳞状细胞化生、黏液腺分泌增加、纤毛功能障碍,临床表现为咳嗽、咳痰;外周气道(内径<2mm)的主要改变为管腔狭窄,气道阻力增大,延缓肺内气体的排出,造成了患者呼气不畅、功能残气量增加。其次,肺实质组织(呼吸性细支气管、肺泡、肺毛细血管)广泛破坏导致肺弹性回缩力下降,使呼出气流的驱动压降低,造成呼气气流缓慢。这两个因素使 COPD 患者呼出气流受限,在呼气时间内肺内气体呼出不完全,形成动态肺过度充气(DPH)。由于 DPH 的存在,肺动态顺应性降低,其压力-容积曲线趋于平坦,在吸入相同容量气体时需要更大的压力驱动,从而使吸气负荷增大。

DPH 时呼气末肺泡内残留的气体过多,呼气末肺泡内呈正压,称为内源性呼气末正压(PEEPi)。由于 PEEPi 存在,患者必须首先产生足够的吸气压力以克服 PEEPi,才可能使肺内压低于大气压而产生吸气气流,这也增大了吸气负荷。肺容积增大造成胸廓过度扩张,并压迫膈肌使其处于低平位,造成曲率半径增大,从而使膈肌收缩效率降低,辅助呼吸肌也参与呼吸。但辅助呼吸肌的收缩能力差、效率低,容易发生疲劳,而且增加了氧耗量。

COPD 急性加重时上述呼吸力学异常进一步加重,氧耗量和呼吸负荷显著增加,超过呼吸肌自身的代偿能力,使其不能维持有效的肺泡通气,从而造成缺氧及 CO_2 潴留,严重者发生呼吸衰竭。COPD 急性加重的原因包括支气管-肺部感染、肺栓塞、肺不张、胸腔积液、气胸、左心功能不全、电解质紊乱、代谢性碱中毒等,其中支气管-肺部感染是最常见原因,呼吸衰竭的发生与呼吸肌疲劳和痰液引流不畅两方面因素有关。因此,在这类患者应用机械通气的主要目的包括:改善通气和氧供,使呼吸肌疲劳得以缓解,并设法减少 DPH 及其不利影响;通过建立人工气道以利于痰液的引流,在降低呼吸负荷的同时为控制感染创造条件。

在 AECOPD 的早期,患者神志清楚,咳痰能力尚可,痰液引流问题并不十分突出,而呼吸肌疲劳是导致呼吸衰竭的主要原因,此时予以无创正压机械通气(NPPV)早期干预可获得良好疗效。若痰液引流障碍或有效通气不能保障时,需建立人工气道行有创正压机械通气(IPPV),以有效引流痰液和提供较 NPPV 更有效的通气。一旦支气管-肺部感染或其他诱发急性加重的因素有所控制、自主呼吸功能有所恢复、痰液引流问题已不是主要问题时,可撤离 IPPV,改用 NPPV 以辅助通气和进一步缓解呼吸肌疲劳。实践表明,有创-无创序贯通气行之有效,已成为 AECOPD 机械通气的实用方法。

三、临床表现

1.症状 咳嗽、咳痰、呼吸困难是常见症状。病情加重期上述症状加重,咳痰量增加,呈淡黄、黄痰,极

少咳血;有的患者不能咳痰;炎症较重时可伴发烧、呼吸窘迫、烦躁不安、嗜睡、谵妄以至昏迷。有的患者可伴有不能进食、腹胀、少尿甚至无尿等多脏器受累症状。

2.体征 患者呈严重呼吸困难,唇甲发绀,意识不清或谵妄,体温正常或升高,明显肺气肿症状、体征:桶状胸,呼吸减弱,触诊语颤减弱或消失,叩诊过清音,大面积肺实变可叩诊浊音,双肺可闻及干鸣及湿性啰音,心浊音界缩小,心音遥远,心动过速和心律失常。

3.胸部X线平片检查 根据病原菌的不同可以表现为双肺纹理增粗,表现为间质性病变;多叶实变,但以双下叶多见;可伴少量胸水。

COPD常常在反复呼吸道感染的基础上加重,导致呼吸衰竭。如伴发细菌感染,在院外可为革兰阳性菌、阴性菌或军团菌;院内多为ESBL＋及AMPC＋肺炎克雷伯菌、大肠杆菌,以及非发酵菌(铜绿假单胞菌、不动杆菌);长期应用抗生素及激素患者真菌患病率增加导致AECOPD。

四、诊断、鉴别诊断

1.诊断 在COPD基础上症状加重,表现为痰量增多、咳喘加重,可伴发热、意识障碍,结合胸片及血气分析(Ⅱ或Ⅰ型呼吸衰竭表现),采用支气管镜、保护性毛刷(PSB)及肺泡盥洗液留取痰标本培养寻找下呼吸道致病菌以便针对性应用抗生素。

2.鉴别诊断

(1)肺间质纤维化:慢性临床经过的肺间质纤维化开始为咳嗽、咳痰,偶感气短,严重者出现意识不清及昏迷。仔细听诊在胸部下后侧可闻及爆裂音。血气分析检查:重度动脉血氧分压降低为主。逐渐发生杵状指。胸CT平扫可发现广泛的肺间质纤维化。

(2)肺结核:有发热、乏力、盗汗及消瘦。痰中结核菌及胸部X线可明确诊断;晚期患者可合并Ⅱ型呼吸衰竭。

(3)支气管哮喘:以发作性哮喘为特征。发作时两肺满布哮鸣音,缓解后可无症状,常有过敏史。

(4)肺癌:有多年吸烟史,刺激性咳嗽,咳少量痰,常有痰中带血或慢性咳嗽性质改变者。反复阻塞性肺炎,经抗生素治疗肺内阴影未能完全消散,应警惕肺癌可能。肺内脱落细胞学检查及纤维支气管镜检查可明确诊断。

五、治疗

(一)一般治疗

1.抗生素治疗 采用PSB、BALF的方法寻找下呼吸道感染菌。在未获得细菌证据前,初始适当的经验性治疗至关重要。获得细菌学证据后,给予靶向抗生素治疗。有效的抗炎治疗可以明显减少气道分泌物,减轻呼吸负荷。结合患者年龄,临床应关注合并其他基础病、免疫状况、营养状况、肺功能损害程度及先前抗生素的使用情况。近年来,真菌等少见病原体发病率明显增加,应加强监护并给予相应治疗。这是治疗AECOPD最重要的一环。

2.缓解支气管痉挛 给予茶碱类及β_2受体激动剂、抗胆碱药物,以扩张支气管。

3.糖皮质激素使用 口服或静脉使用糖皮质激素是AECOPD治疗的重要手段。近年来主张当AE-COPD合并哮喘时应用,以缓解支气管痉挛。激素抑制炎症反应,但不能抑制炎症,长期使用不利于肺功能改善,并且加重呼吸肌无力,因此应根据病情需要合理使用。

4.稀释痰液药物　给予超声雾化湿化气道利于痰液咳出。

5.加强营养支持　尽量采用肠道营养途径,必要时对于能量摄入不足,可辅以肠道外途径。

6.其他　保证水及电解质的摄入;维持酸碱平衡保持重要脏器氧供,预防和治疗 MODS。

(二)无创正压机械通气

NPPV 是指患者通过鼻罩、口鼻面罩或全面罩等无创性方式将患者与呼吸机相连进行正压辅助通气,与气管插管和气管切开等有创的连接方式存在显著区别。相比常规治疗而言,NPPV 可降低 AECOPD 的气管插管需求率、住院时间以及院内病死率。

1.适应证与禁忌证

(1)适应证:多项 RCT 及荟萃分析均显示,与常规治疗相比,NPPV 应用于 AECOPD 成功率可达 80%～85%。绝大多数研究提示有效的 NPPV 治疗可在短时间内(通常为 1～6 小时)使其 pH 值增高、$PaCO_2$ 降低、呼吸困难程度下降,长时间应用可降低气管插管率,缩短住院时间。因此,NPPV 可作为 AECOPD 的一项常规治疗手段。而早期 NPPV 成功率高达 93%,延迟 NPPV 的成功率则降为 67%。

如何选择合适的病例进行 NPPV,是成功应用 NPPV 的关键。NPPV 并非对所有的 AECOPD 患者都适用,不恰当地应用 NPPV 会延误 IPPV 的时机,因此,患者应具备行 NPPV 的一些基本条件,其中意识、咳痰能力、血流动力学状态和患者主观及客观配合 NPPV 的能力最为重要。

多项 RCT 均针对中度呼吸性酸中毒(7.25<pH<7.35)及有呼吸困难表现(辅助呼吸肌参与呼吸、呼吸频率>25 次/min)的 AECOPD,与常规治疗相比,NPPV 取得了显著疗效。无论是即时效应(NPPV 短时间应用后呼吸困难症状和基本生命体征,血气指标),还是整个住院期间的疗效(气管插管率、院内/ICU 病死率、住院/住 ICU 时间)均有明显改善。Bardi 等随访 1 年的研究中还发现,NPPV 治疗后可降低该组患者 1 年内的再次住院率。

(2)禁忌证及相对禁忌证:NPPV 的禁忌证主要基于多项 RCT 所采用的排除标准来制定。气道保护能力和自主呼吸能力较差,以及无法应用面罩的患者均为 NPPV 禁忌证,包括:①误吸危险性高及气道保护能力差,如昏迷、呕吐、气道分泌物多且排除障碍等;②心跳或呼吸停止;③面部、颈部和口咽腔创伤、烧伤、畸形或近期手术;④上呼吸道梗阻等。

NPPV 相对禁忌证:①无法配合 NPPV 者,如紧张、不合作或精神疾病,神志不清者;②严重低氧血症;③严重肺外脏器功能不全,如消化道出血、血流动力学不稳定等;④肠梗阻;⑤近期食道及上腹部手术。

常用的面罩有鼻罩和口鼻面罩,鼻罩更舒适,胃胀气发生率低,但易经口漏气。由于 AECOPD 患者往往存在张口呼吸,临床多选用口鼻面罩,若病情改善后还需较长时间应用 NPPV 时可更换或交替使用鼻罩。

应特别注意对临床表现、SpO_2 和血气指标三方面进行监测。如果 NPPV 有效,在应用 NPPV 1～2 小时后患者的呼吸困难、呼吸频率、心率以及精神状态均有改善,否则,提示肺泡通气量不足,这可能与呼吸机参数设置(吸气压力、潮气量)过低、管路或面罩漏气等有关,应注意观察分析并及时调整。SpO_2 是观察 NPPV 后氧合变化比较简便易行的方法,特别是对于 AECOPD 患者,更强调控制性氧疗,在 NPPV 治疗初期应持续监测 SpO_2 以指导调节吸入氧浓度/流量,使 SpO_2 维持在 90% 左右。此外,在 NPPV 1～2 小时后进行血气分析是判断 NPPV 疗效比较确切的指标。若血气指标无明显改善,需进一步调整参数或检查漏气情况,4～6 小时后再次复查血气指标,若仍无改善,则需考虑停止 NPPV 并改用 IPPV。

对于 NPPV 有效者何时停机尚无统一标准,临床状况改善,并且病情稳定即可考虑逐渐撤离 NPPV。总的来说,NPPV 较 IPPV 使用更为灵活,可根据病情间断使用,也可采用逐渐降低压力支持和(或)逐渐延长 NPPV 停用时间的方法撤离。

(3)常见不良反应:严重胃肠胀气、误吸、口鼻咽干燥、面罩压迫和鼻面部皮肤损伤、排痰障碍、恐惧(幽闭症)、气压伤。

(三)有创正压机械通气

1.适应证 对于 AECOPD 患者,早期 NPPV 的干预明显减少了 IPPV 的使用,但对于有 NPPV 禁忌或使用 NPPV 失败的严重呼吸衰竭患者,一旦出现严重的呼吸形式、意识、血流动力学等改变,应及早插管改用 IPPV。

2.禁忌证

(1)血流动力学不稳定。

(2)气道分泌物多且引流障碍,气道保护功能丧失。

(3)NPPV 治疗失败的严重呼吸衰竭患者。

3.人工气道的建立 AECOPD 患者行 IPPV 时,人工气道应首选气管插管,其常见途径包括经鼻气管插管和经口气管插管。经鼻气管插管时,患者耐受性较好,患者可经口饮食,插管留置时间长,且口腔护理方便,但其操作技术需求较高,且鼻窦炎的发生率较高。经口气管插管操作相对简单,管径较粗,便于痰液引流,鼻窦炎的发生率较低。有研究显示,鼻窦炎的发生与呼吸机相关性肺炎有着密切的联系,但对病死率无显著影响。所以,对 AECOPD 患者行 IPPV 治疗时,人工气道宜选经口气管插管。

4.通气模式的选择 常用的通气模式包括辅助控制模式(A/C)、同步间歇指令通气(SIMV)和压力支持通气(PSV),也可试用一些新型通气模式,如比例辅助通气(PAV)等。其中 SIMV+PSV 和 PSV 已有较多的实践经验,临床最为常用。PSV 的吸气触发、吸气流速和吸呼切换三个环节均由患者控制,人机协调性好,患者感觉舒适,所以上机早期即可考虑单独应用,或与低频率的 SIMV 联用,这样有利于及时动员自主呼吸能力。PAV 尚处于探索阶段,显示了一定的应用前景。

5.通气参数的调节 DPH 和 PEEPi 的存在是导致呼吸衰竭的最重要的呼吸力学改变,为缓解其不利影响,可采取限制潮气量和呼吸频率、增加吸气流速等措施以促进呼气,同时给予合适水平的 PEEPe,降低吸气触发功耗,改善人机的协调性。

(1)潮气量(V_T)或气道压力(Paw):目标潮气量达到 6~8mL/kg 即可,或使平台压不超过 2.94kPa 和(或)气道峰压不超过 3.43~3.92kPa,以避免 DPH 的进一步加重和气压伤的发生;同时要配合一定的通气频率以保证基本的分钟通气量,使 $PaCO_2$ 值逐渐恢复到缓解期水平,以避免 $PaCO_2$ 下降过快而导致的碱中毒的发生。

(2)通气频率(f):需与潮气量配合以保证基本的分钟通气量,同时注意过高频率可能导致 DPH 加重,一般 10~15 次/min 即可。

(3)吸气流速:一般选择较高的峰流速(40~60L/min),使吸呼比(I:E)≤1:2,以延长呼气时间,同时满足 AE-COPD 患者较强的通气需求,降低呼吸功耗,并改善气体交换。

临床中常用的流速波形主要是递减波、方波和正弦波。对于 COPD 患者,递减波与其他两种波形相比,具有能降低气道压、减少死腔量和降低 $PaCO_2$ 等优点。

(4)外源性 PEEP(PEEPe):加用适当水平的 PEEPe 可以降低 AECOPD 患者的气道与肺泡之间的压差,从而减少患者的吸气负荷,降低呼吸功耗,改善人机协调性。控制通气时 PEEPe 一般不超过 PEEPi 的80%,否则会加重 DPH。临床可采用呼气阻断法测量静态 PEEPi。临床也可常采用以下方法进行设定:在定容通气条件下从低水平开始逐渐地增加 PEEPe,同时监测平台压,以不引起平台压升高为宜。

(5)吸氧浓度(FiO_2):通常情况下,AECOPD 只需要低水平的氧浓度就可以维持基本的氧合。若需要更高水平的氧浓度来维持患者基本的氧合,提示存在合并症和(或)并发症,如肺不张、肺栓塞、气胸、心功能不全等。

（四）监测

1.呼吸力学的监测

(1)气道压:应严密监测和限制气道峰压($<3.43\sim3.92kPa$)和平台压($<2.94kPa$),以避免气压伤的发生。气道峰压的变化主要受气道阻力、胸肺弹性阻力和PEEPi的影响,而平台压主要受胸肺弹性阻力和PEEPi的影响,后者可通过吸气阻断法测量。对于AECOPD患者,若在机械通气过程中出现气道峰压增加,提示患者气道阻力增加和(或)DPH加重的可能,但若同时出现平台压的同步增高,则DPH加重是致气道压增加的主要原因。

(2)PEEPi:PEEPi的形成主要与患者气道阻力的增加、肺部弹性回缩力的下降、呼气时间缩短和分钟通气量增加等有关。可以根据患者临床症状、体征以及呼吸循环监测情况来判断PEEPi存在的可能性:①呼吸机检测示呼气末有持续的气流;②患者出现吸气负荷增大的征象(如"三凹征"等)以及由此产生的人机的不协调;③难以用循环系统疾病解释的低血压;④容量控制通气时峰压和平台压的升高。若需准确地测量PEEPi,可以采用呼气末气道阻断法和食道气囊测压法。

(3)气道阻力(Raw):气道阻力的变化往往通过上述气道压力的变化得以反映。为准确测量,需在完全控制通气条件下通过吸气阻断法来测量。与气道压相比,影响Raw的因素较少,能更准确地用于判断患者对治疗的反应,如用于对支气管扩张剂疗效的判断。

2.气体交换的监测　应使用常规气体交换监测手段,包括血气分析、呼出气CO_2监测等,以此来指导通气参数调节。尤其要注意pH值和$PaCO_2$水平的监测,避免$PaCO_2$下降过快而导致的严重碱中毒的发生。

（五）常见并发症

1.气压伤　气压伤的常见类型包括肺间质气肿(PIE)、皮下气肿、纵隔气肿和气胸等。其中PIE是气压伤的早期表现,在临床中会发现相当一部分患者仅表现为PIE、纵隔气肿或皮下气肿而未出现气胸,正确的识别和处理PIE对预防气压伤的进一步加重具有重要意义。

气压伤的发生除受气道压力和潮气量的影响外,还与基础疾病也有密切的联系。由于存在DPH和肺组织本身的病变特点(如肺气肿、肺大泡等),AECOPD患者发生气压伤的风险明显增加。因此应在保证患者基本通气和氧合的条件下限制气道压力和潮气量,预防气压伤的发生。最近一项研究亦显示,在对气道压和潮气量进行限制后,COPD患者的气压伤的发生率可降至2.9%。

2.呼吸机相关性肺炎(VAP)　COPD是发生VAP的一项独立危险因素,而且此类患者一旦行IPPV,其气管插管的时间较长,易发生VAP。由于VAP使患者住ICU时间延长,死亡风险显著增加,因此预防VAP的发生对改善AECOPD患者的预后具有重要意义。VAP预防措施主要包括:经口气管插管、半卧位、声门下分泌物的引流、人工鼻(HME)、有创—无创序贯通气辅助撤机等。

3.人机对抗　AECOPD患者出现人机对抗除与患者本身的病情变化和呼吸机及人工气道故障有关外,还常见于通气模式和参数设置的不当,包括PEEPe、潮气量、峰流速和流速波形等。人机不协调会进一步加重DPH,进而出现低血压、休克等严重的并发症;增加呼吸功耗,加重呼吸肌疲劳;呼吸频率增快,出现呼吸性碱中毒等。出现人机不协调后,应在保证患者基本通气和氧合的条件下积极查找原因并加以处理。

4.有创正压通气的撤离　当患者满足以下条件时,可考虑进行撤机:①引起呼吸衰竭的诱发因素得到有效控制,这是撤机的先决条件,应仔细分析可能的诱发因素并加以处理;②神志清楚,可主动配合;③自主呼吸能力有所恢复;④通气及氧合功能良好,$PaO_2/FiO_2>33.3ikPa$,$PEEP<0.490kPa$,$pH>7.35$,$PaCO_2$达缓解期水平;⑤血流动力学稳定,无活动性心肌缺血,未使用升压药治疗或升压药剂量较小。

当患者满足上述条件后,可逐渐降低部分通气支持模式的支持力度,而增加患者的自主呼吸成分,直至过渡到完全自主呼吸。常用的部分支持通气模式包括 SIMV＋PSV 和 PSV 模式。在运用 SIMV＋PSV 模式撤机时,可逐渐降低 SIMV 的指令频率,当调至 2～4 次/min 后不再下调,然后再降低压力支持水平,直至能克服气管插管阻力的压力水平(0.490～0.686kPa),稳定 4～6 小时后可脱机。单独运用 PSV 模式撤机时,压力支持水平的调节可采取类似方法。与其他撤机方式相比,SIMV 可能会增加撤机的时间,不宜单独运用于撤机。

35％～67％的 COPD 患者存在撤机困难,其中 59％的机械通气时间用于撤机,需逐步撤机。造成这些患者撤机困难的主要原因是呼吸泵功能和呼吸负荷之间的不平衡,表现为撤机过程中呼吸肌肌力下降、中枢驱动增强、PEEPi 和气道阻力增加等,亦可由于营养不良、心功能不全和呼吸机依赖等因素造成。所以,对于撤机困难的 COPD 患者,在逐渐降低通气支持水平和逐渐延长自主呼吸时间的同时,还应积极地为撤机创造条件。①增强呼吸泵的功能:保持适宜的中枢驱动力、加强呼吸肌肌力和耐力的训练、避免电解质紊乱和酸碱失衡等;②减少呼吸肌负荷:如降低 PEEPi 和气道阻力、减少 DPH 的形成、避免人工鼻的使用等;③加强营养支持;④对于有心功能不全的患者,在撤机过程中可适当地使用扩血管、利尿等药物改善患者的心功能;⑤加强心理支持,增强患者对撤机的信心。

近年来,国内外学者将 NPPV 运用于辅助撤机,发现这种早期拔管改为 NPPV 的方法,可以显著提高撤机成功率,缩短 IPPV 和住 ICU 的时间,降低院内感染率,并增加患者存活率。

(六)预防

1.禁烟及禁止吸入刺激性气体。

2.不能忽视 COPD 缓解期的治疗;尽量避免再发上呼吸道感染。

3.坚持家庭氧疗。

4.加强营养,提高机体抵抗力。

（云惟峥）

第二节   肺水肿

肺水肿为内科危急重症,临床症状凶险,变化快,病死率极高。肺水肿是一个综合征,包括由心功能不全(收缩和/或舒张功能不全)引起的肺静脉高压致心源性肺水肿和由于多种心外病因所致肺毛细血管通透性改变、肺血容量过高、血浆渗透压过低、淋巴回流障碍等原因所致的非心源性肺水肿。

一、病因和发病机制

第一类是肺毛细血管静水压增高所致肺水肿。最常见于心源性肺水肿。心脏解剖或功能的突发异常,使心排血量急剧降低和肺静脉压突然升高,均可发生急性心源性肺水肿。常见病因有:与冠心病有关的急性广泛前壁心肌梗死、乳头肌梗死断裂、室间隔破裂穿孔;感染性心内膜炎引起的瓣膜穿孔、腱索断裂所致瓣膜性急性反流;高血压心脏病血压急剧增高,原有心脏病基础上快速心律失常或严重缓慢性心律失常。

心力衰竭导致左心室舒张末压和左心房压上升。继之肺毛细血管静水压上升,引起肺水肿。其他尚见于肺血容量过多,常见于输液量过多、过快,尤其是已有潜在功能不全者及肾病、肝硬化、低蛋白血症等致胶体渗透压过低,过度负压通气等。近年来,尤其关注潜在的心功能不全,如睡眠呼吸暂停综合征患者心源性肺水肿也时有发生。

第二类是肺毛细血管通透性增加为主要病理生理变化所致的肺水肿,多见于非心源性肺水肿。包括多种病因所致的肺损伤、常见的多种病原所致感染性肺损伤;有害气体、烟雾、吸入过热气体造成的吸入性肺损伤;有害物质的摄入,如蛇毒、海洛因、大伦丁、有机磷,严重药物过敏等所致肺损伤;其他外源性过敏性肺泡炎、移植肺、过敏性肺炎、尿毒症、外伤、休克及坏死性胰腺炎,各种病因之毒血症等,以上诸病因,均可激活机体免疫系统,产生多种细胞因子,释放多种血管活性物质,如组胺、5-羟色胺、激肽、前列腺素、一氧化氮、内皮素及血小板活化因子等,导致急性肺损伤(ALI),进而发展为急性呼吸窘迫综合征(ARDS)。这类肺水肿发病机制为肺毛细血管通透性过高,液体透入肺泡及气道。其他还有透析相关性肺水肿、神经源肺水肿、高原肺水肿、子痫、肺栓塞、心肺复苏后不恰当人工通气及复张后肺水肿等。发病机制可能是多种发病因子造成的。以上非心源性肺水肿,有人称之为"肺毛细血管张力衰竭"。

二、临床表现

临床表现除原发病症状、体征外,早期有胸闷、气短、焦虑、心悸和端坐呼吸。开始肺部啰音不多,伴轻度低氧血症,此期为间质肺水肿阶段;若诊治不及时,则发展为严重呼吸困难,导致强迫端坐呼吸、发绀、苍白、冷汗、剧咳、咳大量泡沫痰或粉色泡沫痰,肺底密集水泡音,随体位而变化。病情变化快,病变范围分布广泛,可有严重低氧血症。后期合并休克、呼吸衰竭,甚至多脏器功能衰竭,以致死亡。此期为肺泡肺水肿阶段。间质肺水肿和肺泡肺水肿只是疾病发展的两个序贯的阶段,在心源性及非心源性肺水肿均可出现,或混合存在于同一患者不同部位。

三、诊断与鉴别诊断

(一)诊断

1.X 线检查　间质肺水肿在细支气管周围形成液体包绕的"袖口",尚可见肺内 kerley A、B、C、D 线,B 线较多见,偶见叶间、胸膈角积液,肺门阴影模糊、增大。当肺水肿发展为肺泡肺水肿时,肺门阴影向外周扩展形成类似蝴蝶双翼状(尤多见于心源性肺水肿)。亦可在肺野内呈现斑片状,甚至融合成片状阴影,少数呈大叶状,甚或孤立片状阴影(非心源性肺水肿常见)。

2.CT　早期即可发现小叶间隔、淋巴组织水肿表现。

3.B 型利尿钠肽　慢性心力衰竭伴肺水肿时,应用快速荧光免疫分析其"B 型利尿钠肽"的浓度明显增高。对鉴别心源性及非心源性肺水肿,特别是对二者造成的气短症状鉴别有肯定价值。若低于 50pg/mL,则大部分病例可除外心源性肺水肿。

4.肺动脉楔压(PAWP)　通过置入四腔导管可测定肺动脉楔压(PAWP),这是反映左房压较可靠的指标。PAWP 一般小于 1.60kPa(12mmHg),若大于 2.4kPa(18mmHg)则支持心源性肺水肿。

5.脉搏指示剂连续心排出量监测(PICCO)　反映肺病理生理的指标较多,有氧合指数、肺泡-动脉分压差、肺内分流、肺顺应性、死腔与潮气容积之比、血管外肺水(EVLW)、肺血管通透性(PVP)指数等。近年来,基于单一温度稀释技术与脉搏轮廓联合应用的脉搏指示剂连续心排出量监测(PICCO)法,经过多年的改进,已在临床应用,它可以同时连续监测心排出量、EVLW、PVP 指数等指标,对危重病患者的监护达到了创伤小、简便、连续和精确的优点。近年来,EVLW、PVP 作为评价肺病理生理的指标在临床上得到更加广泛的认识和应用。EVLW 即肺血管外的液体,包括细胞内液、间质液和肺泡液,一般情况下细胞内液是比较固定的,而后两者是容易变化的。正常值在 $3.0\sim7.0\mathrm{mL/kg}$,大于 $7.0\mathrm{mL/kg}$ 提示有肺水肿。传统的反映心脏前负荷的指标有中心静脉压(CVP)和肺小动脉楔压(PAWP),但最近的研究发现,EVLW 和胸腔内血容量(ITBV)比 CVP 和 PAWP 更能反映机体的前负荷。由于 EVLW 还受肺血管通透性等因素的影响,CVP 和 PAWP 并不能真实地反映肺水肿的变化,比如急性呼吸窘迫综合征(ARDS)的主要特征是肺血管高通透性造成的肺水肿,其 CVP 和 PAWP 并不能反映肺水的变化。此外,在心肌顺应性降低的情况下,较少的容量也会引起 CVP 和 PAWP 的明显增加。EVLW 能直观地反映肺水肿的严重程度,是目前监测肺水肿最具有特异性的量化指标,其含量的多少与危重患者的预后密切相关。PVP 作为反映肺病理生理的指标,是肺损伤时一个比较敏感的指标,PVP 可以用来判断肺水肿的类型:高压性肺水肿、通透性肺水肿。单纯由于渗透压过高引起的肺水肿为高压性水肿,如由低蛋白血症和继发于左心衰的肺水肿等;而单纯因肺血管通透性增高引起的水肿为通透性水肿,如 ARDS。PVP 可以反映肺损伤的程度,并且能评价危重病患者的预后状况。研究发现,预后较好的 ARDS 患者的 PVP 入院后具有动态下降的趋势,而预后较差的 ARDS 患者入院后的 PVP 动态升高,患者临死前其 PVP 最高,表明肺血管通透性反映了肺损伤的程度,可以评价危重病患者的预后。

6.诊断标准　心源性肺水肿根据典型症状和体征,一般不难作出诊断。ARDS 1999 年中华医学会呼吸分会制定的诊断标准如下。

(1)有 ALI/ARDS 的高危因素。①直接肺损伤因素:严重肺感染、胃内容物吸入、肺挫伤、吸入有毒气体、淹溺、氧中毒;②间接肺损伤因素:感染中毒症、严重的非胸部创伤、重症胰腺炎、大量输血、体外循环、弥漫性血管内凝血(DIC)。

(2)急性起病、呼吸频数和(或)呼吸窘迫。

(3)低氧血症:ALI 时,动脉血氧分压(PaO_2)/吸入氧浓度(FiO_2)≤300;ARDS 时,动脉血氧分压(PaO_2)/吸入氧浓度(FiO_2)≤200。

(4)胸部 X 线显示双肺浸润阴影。

(5)PAWP≤2.4kPa(18mmHg)或临床上能除外心源性肺水肿。

(二)鉴别诊断

非心源性肺水肿与心源性肺水肿的鉴别见表 16-1。

表 16-1　非心源性与心源性肺水肿的鉴别

项目	非心源性肺水肿	心源性肺水肿
病史	无心脏病史	有心脏病史
体征	无心脏病体征	有心脏病体征
肺楔压	<1.60kPa(12mmHg)	>2.66kPa(20mmHg)
P(A-a)O_2 及 QS/QT	升高	不高
X 线	双肺散在弥散性浸润阴影多见	肺门蝶形浸润多见
B 型利尿肽钠	<50pg/mL	>50pg/mL
水肿液	蛋白含量高	蛋白含量低

四、治疗

(一)心源性肺水肿的治疗

1.体位　患者取坐位,双腿下垂,以减少静脉回流。

2.吸氧　立即高流量鼻导管给氧,对病情特别严重者应采取无创呼吸机持续正压给氧,使肺泡内压增加,一方面使气体交换加强,另一方面可以对抗组织液向肺泡内渗透。

3.吗啡　吗啡5～10mg静脉缓注,不仅可以使患者镇静,减少心肌耗氧量,同时具有小血管舒张功能而减轻心脏的负荷。

4.快速利尿　呋塞米20～40mg静注,于2分钟内推完,10分钟内起效,可持续3～4小时。除利尿作用外,呋塞米还有静脉扩张作用。

5.血管扩张剂　包括硝普钠、硝酸甘油、酚妥拉明。

(1)硝普钠:为动、静脉扩张剂,静注2～5分钟后起效,一般剂量为12.5～25μg/min滴入,根据血压调整剂量,维持收缩压在13.3kPa(100mmHg)左右,对原有高血压者,血压降低幅度(绝对值)以不超过10.6kPa(80mmHg)为度,维持量50～100μg/min。硝普钠含氰化物,用药时间不宜连续超过24小时。

(2)硝酸甘油:可扩张小静脉,减少回心血量,使LVEDP及肺血管压降低,患者对本药的耐受量个体差异很大,可先以10μg/min开始,然后每10分钟调整一次,每次增加5～10μg。

(3)酚妥拉明:为α受体阻滞剂,以扩张小动脉为主。静脉用药以100μg/min开始,每5～10分钟调整一次,最大可增至1.5～2.0mg/min。

6.洋地黄类药物　可用毛花糖苷丙静脉给药,最适合于有心房纤颤伴快速心室率者。首剂可0.4～0.8mg,2小时后可酌情再给0.2～0.4mg。对急性心肌梗死患者,在24小时内不宜给洋地黄类药物;二尖瓣狭窄所致肺水肿应用洋地黄类药物无效。后两种情况(如伴有心房纤颤快速心室率)则可用洋地黄类药物减慢心室率,有利于缓解肺水肿。

7.氨茶碱　可解除支气管痉挛,并有一定的正性肌力及扩血管利尿作用。

(二)非心源性肺水肿的治疗

1.纠正缺氧　采取有效措施,尽快提高PaO_2。一般需高浓度给氧,使$PaO_2 \geqslant 90\%$。轻症者可使用面罩给氧,但多数患者需使用机械通气。

2.机械通气　尽管ARDS机械通气的指征尚无统一的标准,多数学者认为一旦诊断为ARDS,应及早进行机械通气。ALI阶段的早期轻症患者可试用无创正压通气,无效或病情加重时应尽早气管插管行有创机械通气。机械通气的目的是提供充分的通气和氧供以支持器官功能。由于ARDS时大量肺泡不均匀性萎陷,重力依赖区肺泡危险明显,而非重力依赖区肺泡仍保持开放状态。非重力依赖区开放的肺泡顺应性好,但占肺脏比例小,当较大的潮气量机械通气时,气体容易进入这些顺应性好的肺泡,使肺泡过度充气,造成肺泡上皮和血管内皮损伤,加重肺水肿。而萎陷的肺泡在通气过程中仍维持萎陷状态,在局部扩张的肺泡和萎陷的肺泡之间产生剪切力,引起严重的肺损伤。因此复张萎陷的肺泡并使其维持在开放状态,可增加肺容积,改善氧合,并避免肺泡随呼吸反复开放、闭合所造成的剪切力损伤,是ARDS治疗的重要环节。目前ARDS的机械通气治疗采取肺保护性通气策略,主要措施如下。

(1)呼气末正压(PEEP):适当的PEEP可使呼气末肺容积增加,使萎陷了的小气道和肺泡再开放;肺泡内正压亦可减轻肺泡水肿,从而改善肺泡弥散功能和通气/血流比值,减少肺内分流,达到改善氧合功能和肺顺应性的目的。但PEEP可增加胸内正压,减少回心血量,从而降低心排血量。在应用PEEP时需注意:①对血容量不足的患者,应补充足够的血容量以代偿回心血量的不足;但又不能过量,以免加重肺水肿。②从低水平开始,先用 0.490kPa(5cmH_2O),逐渐增加至合适的水平,争取维持 PaO_2 大于 8.0kPa(60mmHg)而 FiO_2 小于 0.6。一般 PEEP 水平为 0.981~1.77kPa(10~18cmH_2O)。

（2）小潮气量:ARDS 机械通气采用小潮气量,即 6~8mL/kg,旨在将吸气压控制在 2.94~3.43kPa(30~35cmH_2O)以下,防止肺泡过度通气。为保证小潮气量,可允许一定程度的 CO_2 潴留和呼吸性酸中毒(pH 7.25~7.30)。

目前,对 ARDS 机械通气时选择通气模式尚无统一标准,压力控制通气可以保证气道吸气压不超过预设水平,避免呼吸及相关性肺损伤,因而较容量控制通气更常用。机械通气模式还有双水平气道正压通气、反比通气、俯卧位通气、压力释放通气等,并可联用肺复张法。

3.液体管理　为减轻肺水肿应合理限制液体入量,以允许的较低循环容量来维持有效循环,保持肺脏于相对"干"的状态。在血压稳定的前提下,液体出入量宜轻度负平衡;可使用利尿剂促进水肿消退。必要时可做 PAWP 监测。关于补液的性质尚存在争议,由于毛细血管通透性增加,胶体物质可以渗至肺间质,所以早期宜用晶体液,不宜输注胶体液。对于创伤出血多者,最好输新鲜血;用库存一周以上的血时,应加用微过滤器,以免发生微栓塞加重 ARDS。

4.积极治疗原发病　原发病是 ARDS 发生和发展最重要的因素,必须及时治疗。鉴于 ARDS 常由严重创伤、感染、休克、吸入性肺损伤、DIC 等因素引起,故防治引起 ALI 的原始病因、增加免疫力、加强抗感染、保护胃肠黏膜屏障功能和呼吸道功能甚为重要。

5.营养支持和监护　ARDS 时机体处于高代谢状态,应补充足够的营养。静脉营养可引起感染和血栓形成的并发症,应提倡全胃肠营养,不仅可以避免静脉营养的不足,而且可以保护胃肠黏膜,防止肠道菌群移位。ARDS 患者应在 ICU 病房动态监测呼吸、循环,以及水电解质、酸碱平衡。

6.其他治疗　糖皮质激素、表面活性物质替代治疗,吸入一氧化氮在 ALI/ARDS 的治疗中可能有一定价值。

7.治疗进展　治疗方面,纠正缺氧,降低肺毛细血管通透性,消除肺水肿液,对心源性及非心源性肺水肿是共同的。但病因治疗至关重要,如心源性肺水肿,减少肺血容量、降低回心血量、增加心肌收缩力、改善心肌代谢、增加胶体渗透压等是十分重要的;而非心源性肺水肿,由于病因复杂,病因治疗更加复杂,不同病因所致 ALI 以致 ARDS,因病、因人而异。近年来对肺水肿,尤其是心源性肺水肿治疗有了较为突出的进步,主张及早使用无创人工辅助通气,迅速改善气体交换,缓解症状,特别是呼吸窘迫症状。国内外应用口、鼻罩,双水平正压通气模式较多,流量触发,压力支持,使重度心源性肺水肿血氧分压迅速上升,呼吸困难减轻,泡沫痰减少,尿量增加,心率下降。心源性肺水肿血 pH 值<7.25,血压>24kPa(180mmHg)伴高二氧化碳血症,更应考虑首先应用无创通气,避免气管插管带来的危险;并认为早期应用无创通气能改善氧合指数,降低动脉血二氧化碳水平,减少插管概率。多数学者认为,心源性肺水肿及早应用无创通气是近 10 年来治疗这种疾病最重要的进展之一。20 世纪 90 年代以来,对 ACPE 尤其是缺血性心脏病病理、生理改变的研究显示,除了在药物治疗方面的进展以外,比较一致的支持措施是主动脉内球囊反搏泵(IABP)、体外膜氧合(ECMO)、心室辅助装置(VAD)等,但对晚期、极危重患者能否降低病死率尚不肯定,故强调及早应用。无创通气应用于非心源性肺水肿,轻中度者可应用,但要因人、因病而异。重症者,尤其是 ARDS,则多需要气管插管,应用呼气末正压通气。

（云惟峥）

第三节　重症哮喘

哮喘病急性发作期按病情分为轻度、中度、重度和危重型哮喘。重症哮喘包括重度和危重型哮喘。重症哮喘发作持续 24 小时以上,常规疗法不能缓解,称哮喘持续状态。

祖国医学无重度哮喘病名,但其症状体征与哮病、喘脱类似。《内经》在许多篇章里都有有关哮病症状、病因病机的记载。如《素问·阴阳别论》所说之"阴争于内,阳扰于外,魄汗未藏,四逆而起,'起则熏肺,使人喘鸣"即包括哮病症状在内。《金匮要略》将本病称为"上气",不仅具体描述了本病发作时的典型症状,提出了治疗方药,而且从病理上将其归属于痰饮病中的"伏饮"。《诸病源候论》称本病为"呷嗽",明确指出本病病理为"痰气相击,随嗽动息,呼呷有声",治疗"应加消痰破饮之药"。元·朱丹溪首创哮喘病名,在《丹溪心法》一书中作为专篇论述,并认为"哮喘必用薄滋味,专主于痰",提出"未发以扶正气为主,既发以攻邪气为急"的治疗原则。明·虞抟《医学正传》则进一步对哮与喘做了明确的区别,指出"哮以声响言,喘以气息言"。严重者可由喘致脱,出现喘脱之危重证候。

一、病因与发病机制

1.**遗传因素**　哮喘是一种多基因遗传相关疾病。有研究显示某些受体如 IL-4,以及 IL-4 受体相关基因突变与肺功能的丧失有关,与哮喘发作具体关系尚处于研究阶段。

2.**过敏源接触**　过敏源是哮喘发作主要诱发因素之一。吸入性过敏原或其他致敏因子持续存在,使机体持续发生抗原抗体反应,导致支气管平滑肌持续痉挛和气道黏膜的变态反应性炎症及水肿,致使气道阻塞不能缓解。

3.**药物因素**　药物使用不当,尤其是激素使用不当是导致哮喘发作的常见原因。哮喘患者长期使用糖皮质激素治疗,当激素突然不适当地减量或停用,会造成患者体内激素水平突然降低,极易导致哮喘恶化,且对支气管扩张剂的反应不良。β2 受体激动剂使用过量以及错误地使用 β 受体阻滞剂等均可导致病情恶化。对患者的病情估计不足,处理不力或不及时,轻中度哮喘可能发展为重症哮喘。

4.**感染诱发**　呼吸道感染是导致哮喘急性发作的主要原因。病毒感染特别是呼吸道合胞病毒感染是诱导儿童哮喘急性发作的主要原因,而细菌、支原体、衣原体感染则是成人哮喘急性发作的主要原因。

5.**精神因素**　精神过度紧张、不安、焦虑和恐惧等因素均可导致哮喘的发作和恶化。精神因素通过神经肽的分泌等影响机体内环境稳定,从而导致哮喘加重。

6.**疾病继发性**　肺系常见病、多发病,如慢阻肺等,随着疾病的发展,会产生一些病理产物,致使酸碱失衡、电解质紊乱,其中哮喘急性发作时二氧化碳潴留和严重缺氧所致的呼吸性及代谢性酸中毒可加重支气管痉挛,且由于 pH 过低导致患者支气管平滑肌对支气管扩张剂的反应性降低,致使患者喘息等症状不能控制。如脱水、感染、发热等原因,造成气道分泌物黏稠难以咳出,甚至形成小气道黏液栓阻塞并发肺不张,从而加重病情。如发生气胸、纵隔气肿、肺不张等都可造成哮喘病情加重,经一般处理不能缓解。其他肺外因素如肥胖、胃食管反流疾病和过敏性鼻炎等也与哮喘的严重程度有关。

二、中医病因病机

哮病的发生为宿痰内伏于肺,每因外感、饮食、情志、劳倦等诱因而引触,以致痰阻气道,肺失肃降,肺气上逆,痰气搏击而发出痰鸣气喘声。

（一）病因

1.**外邪侵袭**　外感风寒或风热之邪,失于表散,邪蕴于肺,壅阻肺气,气不布津,聚液生痰。《临证指南医案·哮》说:"宿哮……沉痼之病……寒人背腧,内合肺系,宿邪阻气阻痰。"如吸入风媒花粉、烟尘、异味气体等,影响肺气的宣发,以致津液凝痰,亦为哮病的常见病因。

2.**饮食不当**　具有特异体质的人,常因饮食不当,误食自己不能食的食物,如海膻鱼蟹虾等发物,而致脾失健运,饮食不归正化,痰浊内生而病哮,故古有"食哮""鱼腥哮""卤哮""糖哮""醋哮"等名。

3.**体虚及病后**　有因体质不强、家族禀赋而病哮者,如《临证指南医案·哮》指出有"幼稚天哮"。部分哮病患者因幼年患麻疹、顿咳,或反复感冒,咳嗽日久等病,以致肺气亏虚,气不化津,痰饮内生;或病后阴虚火旺,热蒸液聚,痰热胶固而病哮。体质不强多以肾虚为主,而病后所致者多以肺脾虚为主。

（二）病机

哮病发作的基本病理变化为"伏痰"遇感引触,邪气触动停积之痰,痰随气升,气因痰阻,痰气壅塞于气道,气道狭窄挛急,通畅不利,肺气宣降失常而喘促,痰气相互搏击而致痰鸣有声。《证治汇补·哮病》说:"因内有壅塞之气,外有非时之感,膈有胶固之痰,三者相合,闭拒气道,搏击有声,发为哮病。"《医学实在易·哮证》也认为哮病的病机为邪气与伏痰"狼狈相因,窒塞关隘,不容呼吸,而呼吸正气,转触其痰,鼾駒有声"。由此可知,哮病发作时的病理环节为痰阻气闭,以邪实为主。由于病因不同,体质差异,又有寒哮、热哮之分。哮因寒诱发,素体阳虚,痰从寒化,属寒痰为患则发为寒哮;若因热邪诱发,素体阳盛,痰从热化,属痰热为患则发为热哮。或由痰热内郁,风寒外束,则为寒包火证。寒痰内郁化热,寒哮亦可转化为热哮。

若哮病反复发作,寒痰伤及脾肾之阳,痰热伤及肺肾之阴,则可从实转虚。于是,肺虚不能主气,气不布津,则痰浊内蕴,并因肺不主皮毛,卫外不固,而更易受外邪的侵袭诱发;脾虚不能转输水津上归于肺,反而积湿生痰;肾虚精气亏乏,摄纳失常,则阳虚水泛为痰,或阴虚虚火灼津生痰,因肺、脾、肾虚所生之痰上贮于肺,影响肺之宣发肃降功能。可见,哮病为本虚标实之病,标实为痰浊,本虚为肺、脾、肾虚。因痰浊而导致肺、脾、肾虚衰,肺、脾、肾虚衰又促使痰浊生成,使伏痰益固,且正虚降低了机体抗御诱因的能力。本虚与标实互为因果,相互影响,故本病难以速愈和根治。发作时以标实为主,表现为痰鸣气喘;在间歇期以肺、脾、肾等脏器虚弱之候为主,表现为短气、疲乏,常有轻度哮症。若哮病大发作,或发作呈持续状态,邪实与正虚错综并见,肺肾两虚而痰浊又复壅盛,严重者因不能治理调节心血的运行,命门之火不能上济于心,则心阳亦同时受累,甚至发生"喘脱"危候。

三、临床表现

1.患者休息状态下也存在呼吸困难,端坐呼吸或卧床;说话受限,只能说字,不能成句,常有烦躁、焦虑、紫绀、大汗淋漓,呼吸急促,提示病情较重。

2.若患者不能讲话,嗜睡或意识模糊,呼吸浅快则提示病情危重。如果患者能够不费力地以整句形式说话,表明其呼吸困难不严重。

3.如果患者只能以单音节说话为重度呼吸困难;完全不能说话则为危重状态。

四、诊治要点

(一)西医诊断

1.重度哮喘　患者休息状态下也存在呼吸困难,端坐呼吸;说话受限,只能说字,不能成句。常有烦躁、焦虑、紫绀、大汗淋漓。呼吸频率常>30次/分,辅助呼吸肌参与呼吸运动。双肺满布响亮的哮鸣音,脉率>110次/分。常有奇脉。使用β_2激动剂后PEFR或$FEV_1$$<50\%$正常预计值或本人平时最高值,或$<100L/min$,或疗效$<2h$。PEF昼夜变异率$>30\%$。吸入空气情况下,$PaCO_2>45mmHg$,$PaO_2<50mmHg$,$SaO_2<91\sim92\%$,pH降低。

2.危重型哮喘　除上述重度哮喘的表现外,患者常不能讲话,嗜睡或意识模糊,呼吸浅快,胸腹矛盾运动,三凹征,呼吸音减弱或消失(沉默肺),心动徐缓,动脉血气表现为严重低氧血症和呼吸性酸中毒,提示危险征兆,患者呼吸可能很快停止,于数分钟内死亡。原因可能为广泛痰栓阻塞气道,呼吸肌疲劳衰竭,或并发张力性气胸、纵隔气肿。总体上根据其临床特点,危重哮喘可分为两种基本类型。

(1)缓发持续型(致死哮喘Ⅰ型):此型多见于女性,占致死性哮喘的$80\%\sim85\%$。患者症状控制不理想,常反复发作,或长时间处于哮喘持续状态不能缓解,常规治疗效果不佳,病情进行性加重,在几天甚至几周内恶化,以迟发性炎症反应为主,病理改变为气道上皮剥脱,黏膜水肿、肥厚,黏膜下嗜酸性粒细胞浸润,黏液栓堵塞。

(2)突发急进型(致死哮喘Ⅱ型):此型较少见,主要发生在青壮年,尤其是男性患者。病情突然发作或加重,若治疗不及时,可于短时间内(几小时甚至几分钟内)迅速死亡,故也称之为急性窒息性哮喘。以速发性炎症反应为主,主要表现为严重气道痉挛,气道黏膜下病理变化以中性粒细胞浸润为主,而气道内无黏液栓。若治疗及时,病情可迅速缓解。

(二)分型

PEFR和FEV_1的测定可较客观(但是用力依赖)地反映气流阻塞程度,虽然个别患者深吸气可加重支气管痉挛,甚至导致呼吸骤停,但总的来说是安全的。一般认为如PEFR或FEV_1小于患者最好状态的$30\%\sim50\%$,通常为$PEFR<120L/min$和$FEV_1<1L$则提示严重哮喘。PEFR测定不仅可用于判断病情轻重,还可用于观察病情演变,以估计对治疗的反应。研究表明,初始治疗不能改善呼出气流则意味着病情严峻,定时观察FEV_1或PEFR是估计急性发作患者是否住院治疗的最佳指标。根据PEFR的变化规律,有学者将哮喘分为三种类型:

1.脆弱型　患者吸入支气管扩张剂时PEFR可有改善,但维持时间不长,这种患者病情不稳定,需要呼吸监测,病情不易控制,用药量也不易掌握,有突然死亡的危险。

2.不可逆型　PEFR经常处于低水平,用支气管扩张剂后,PEFR改善不明显,预后一般较差。

3.清晨下降型　白天PFFR近于正常水平,夜间至清晨PEFR显著下降,呈现明显的昼夜波动。对于有明显昼夜波动的患者应提高警惕,在致命性哮喘或猝死前PEFR常出现明显的昼夜波动,夜间到清晨PEFR显著下降,因此对于危重哮喘患者不仅要加强白天的观察护理,更重要的是加强夜间呼吸监护。

(三)中医辨证要点

哮病发作的基本病理变化为"伏痰"遇感引触,邪气触动停积之痰,痰随气升,气因痰阻,痰气壅塞于气道,气道狭窄挛急,通畅不利,肺气宣降失常而喘促,痰气相互搏击而致痰鸣有声。哮病发作时的病理环节为痰阻气闭,以邪实为主。由于病因不同,体质差异,又有寒哮、热哮之分。哮因寒诱发,素体阳虚,痰从寒化,属寒痰为患则发为冷哮;若因热邪诱发,素体阳盛,痰从热化,属痰热为患则发为热哮。或由痰热内郁,

风寒外束,则为寒包火证。寒痰内郁化热,寒哮亦可转化为热哮。哮病为本虚标实之病,标实为痰浊,本虚为肺、脾、肾虚。因痰浊而导致肺、脾、肾虚衰;肺、脾、肾虚衰又促使痰浊生成,使伏痰益固,且正虚降低了机体抗御诱因的能力。本虚与标实互为因果,相互影响,故本病难以速愈和根治。发作时以标实为主,表现为痰鸣气喘;在间歇期以肺、脾、肾等脏器虚弱之候为主,表现为短气、疲乏,常有轻度哮症。若哮病大发作,或发作呈持续状态,邪实与正虚错综并见,肺肾两虚而痰浊又复壅盛,严重者因不能治理调节心血的运行,命门之火不能上济于心,则心阳亦同时受累,甚至发生"喘脱"危候。

五、急救处理

(一)西医急救处理

1.糖皮质激素

(1)局部糖皮质激素:如用布地奈德福莫特罗气雾剂,必要时口腔吸入,1～2喷/次,吸入糖皮质激素气雾剂后,应用清水漱口。如全身应用糖皮质激素,则应在停用全身激素后使用。

(2)全身糖皮质激素:开始时应用泼尼松1周左右,每日剂量为1～1.5mg/kg,早晨1次或分次服用。1周后逐渐减量,以至停用口服制剂,以吸入性糖皮质激素气雾剂维持。静脉滴注甲泼尼龙琥珀酸钠对症治疗。

2.β_2肾上腺素能受体激动剂

(1)吸入治疗:如用硫酸沙丁胺醇气雾剂,每日可用4～6次,每次1～2揿(100～200pg),吸入方法同上。

(2)雾化治疗:可选用硫酸沙丁胺醇混悬液2.5mg,高压泵氧化雾化,日2～3次;特布他林混悬液5mg,高压泵氧化雾化,日2～3次。

3.色甘酸钠气雾剂　每日4次,每次2揿,吸入方法同前。

4.茶碱缓释片　应用茶碱类药物,最好有血浆药浓度监测,以使血浆茶碱浓度为5～15μg/mL为宜。

5.细胞膜稳定剂　如用酮替芬,每次用0.5～1mg(3岁以下用0.5mg,3岁以上用1mg),每12小时用药1次。

6.呼吸机辅助呼吸　对于通气功能严重受限,或CO_2气体潴留大于60mmHg,或PO_2低于35mmHg,或指脉氧监测低于50%,或呼吸频率大于30次/分钟,出现其中一项或多项时,可给予呼吸机辅助呼吸,根据患者实际情况选择无创呼吸机或有创呼吸机。

(二)中医急救处理

1.针灸

取穴:肺俞、膻中、大椎、足三里、定喘、丰隆等。

操作:实证采取泻法,虚症采取补法,每天1～2次。可加用艾灸,留针约20分钟。

2.艾灸

取穴:实证、痰热证取定喘、肺俞、丰隆;虚证、寒证取肺俞、肾俞、天突、关元、气海、膏肓。

操作:将艾条点燃,置于穴位上方,雀啄灸,每日一次,每次30分钟,方便安全。

六、中医治疗

(一)治疗原则

按照急则治其标,缓则治其本的治疗原则。根据本虚标实的疾病性质,给予祛邪、扶正对症治疗。实证患者,给予温肺化痰、涤痰降逆、化痰降逆平喘、清热化痰平喘、温阳利水益气、醒脑开窍安神等,并辅以回阳救逆、救阴回阳等治法。

(二)辨证论治

1.寒哮证

主要证候:呼吸急促,喉中哮鸣有声,胸膈满闷如窒,咳不甚,痰少咳吐不爽,白色黏痰,口不渴,或渴喜热饮,天冷或遇寒而发,形寒怕冷,或有恶寒、喷嚏、流涕等表寒证,舌苔白滑,脉弦紧或浮紧。

治法:温肺散寒,化痰平喘。

方药:射干麻黄汤加减。兼痰涌喘逆不能平卧者,加葶苈子、紫苏子、杏仁;兼表寒里饮,寒象较甚者,可用小青龙汤。

2.热哮证

主要证候:气粗息涌,喉中痰鸣如吼,胸高胁胀,张口抬肩,咳呛阵作,咳痰色黄或白,黏浊稠厚,排吐不利,烦闷不安,汗出,面赤,口苦,口渴喜饮,舌质红,苔黄腻,脉弦数或滑数。

治法:清热宣肺,化痰定喘。

方药:定喘汤加减。兼痰稠胶黏,酌加知母、浙贝母、海蛤粉、瓜蒌、胆南星之类;兼气息喘促,加葶苈子、地龙;兼内热壅盛,加石膏、金银花、鱼腥草;兼大便秘结,加大黄、芒硝;兼表寒里热,加桂枝、生姜;兼病久热盛伤阴,痰热不净,虚实夹杂,气急难续,咳呛痰少质黏,口燥咽干,烦热颧红,舌红少苔,脉细数者,可用麦门冬汤;偏于肺阴不足者,酌加沙参、冬虫夏草、五味子、川贝母。

3.寒包热哮证

主要证候:喉中鸣息有声,胸膈烦闷,呼吸急促,喘咳气逆,咳痰不爽,痰黏色黄,或黄白相兼,烦躁,发热,畏寒,无汗,身痛,口干欲饮,大便偏干,舌苔白腻罩黄,舌边尖红,脉弦紧。

治法:解表散寒,清热化痰。

方药:小青龙加石膏汤加减。兼表寒重者,加用细辛;若喘哮痰鸣气逆者,加用白芥子、紫苏子、浙贝母;若热重者,加用黄芩、瓜蒌等。

4.风痰哮证

主要证候:喉中痰涎壅盛,声如拽锯,或鸣声如吹笛,喘急胸满,但坐不得卧,咳痰黏腻难出,或为白色泡沫痰,无明显寒热倾向,面色青暗,起病多急,发作前有鼻、咽、眼、耳发痒,喷嚏,鼻塞,流涕,胸部憋闷,发作迅速,舌苔厚浊,脉滑实。

治法:祛风涤痰,降气平喘。

方药:三子养亲汤加减。若喘较甚加用麻黄、僵蚕、地龙、厚朴、半夏、陈皮,另吞皂荚丸,必要时可加大黄、芒硝。

5.虚哮证

主要证候:喉中哮鸣如鼾,声低,气短息促,动则喘甚,发作频繁,甚则持续喘哮,口唇爪甲青紫,咳痰无力,痰涎清稀或质黏起沫,面色苍白或颧红唇紫,口不渴或咽干口渴,形寒肢冷或烦热,舌质淡或偏红,脉沉细数。

治法:补肺纳肾,降气化痰。

方药:平喘固本汤。若久病阳虚,发作频繁,发时喉中痰鸣如鼾,声低,气短不足以息,咳痰清稀,面色苍白,汗出肢冷,舌淡苔白,脉沉细者,用苏子降气汤,酌配黄芪、山茱萸、紫石英、沉香、诃子之类;阳虚者,伍以附子、补骨脂、钟乳石等。

6.喘脱证

主要证候:张口抬肩,鼻煽气促,面青,汗出,肢冷,脉浮大无根。

治法:回阳固脱。

方药:黑锡丹、参脉饮、参附注射液。若喘急、烦躁不安,汗出肢冷,舌质暗紫,脉细弱,吞服黑锡丹;若阳虚甚者,气息微弱,汗出肢冷,舌淡,脉沉细,口服大剂参附汤或参附注射液。

(云惟峥)

第四节　呼吸衰竭

呼吸衰竭是各种原因引起的肺通气和(或)换气功能严重障碍,以致不能进行有效的气体交换,导致缺氧伴(或不伴)二氧化碳潴留,从而引起一系列生理功能和代谢紊乱的临床综合征。在海平大气压下,于静息条件下呼吸室内空气,并排除心内解剖分流和原发于心输血量降低等情况后,动脉血氧分压(PaO_2)低于$8kPa(60mmHg)$,或伴有二氧化碳分压($PaCO_2$)高于 $6.65kPa(50mmHg)$,即为呼吸衰竭(简称呼衰)。它是一种功能障碍状态,而不是一种疾病,可因肺部疾病引起,也可能是各种疾病的并发症。

本病属于中医学的"喘证"、"喘脱"等危急重症的范畴。

【病因病机】

(一)中医

肺主气,可呼吸,吸入大气中清气,呼出浊气,与大气相通,为气机出入升降之枢纽。肺为娇脏,外合皮毛。外邪侵袭人体首先犯肺,肺失宣降而发咳喘。肺系病变久延不愈,肺气虚损可累及脾肾。脾失健运,气血化生无源,肾虚摄纳失常,气不归元,气逆于肺则喘促。肺主通调,脾主转输,肾司开合,肺、脾、肾俱虚,则三焦决渎失职,水湿泛溢,致全身水肿,水气凌心则心悸气喘。肺虚不能治理调节心血运行,血脉瘀阻,必累及于心。心气亏虚,不能帅血运行,血行瘀滞则心悸,喘促加重,面唇发绀并见颈脉怒张。水湿聚为痰,痰浊蒙蔽心神可出现神志模糊、嗜睡,甚则昏迷。痰浊郁于肝,引动肝风上蒙清窍,则可出现狂躁、抽搐、言语错乱等症状。最终则出现气阴衰败、亡阴亡阳之垂危症候。气候变化、饮食、情志及劳累等因素,则可诱发为本病。

(二)西医

任何能减损呼吸功能的因素都可导致衰竭,临床上常见的病因大致有如下 5 类。

1.中枢神经　周围神经传导系统及呼吸肌的病变,如脑血管病变、脑炎、脑外伤、电击、药物中毒等直接或间接抑制呼吸中枢;脊髓灰质炎,多发性神经炎、重症肌无力、颈椎外伤等所致的肌肉神经接头阻滞影响传导功能,可使胸廓扩张和收缩失去动力,削弱通气量,产生缺氧和二氧化碳潴留,甚至呼吸骤停。

2.胸廓病变　如胸廓外伤、畸形、手术创伤、大量气胸、胸腔积液等,影响胸廓活动和肺脏扩张,导致通气减少及吸入气体不匀,影响换气功能。

3.肺组织病变　重度肺结核、肺炎、肺气肿、广泛肺纤维化、肺硅沉着病(矽肺)、肺气肿等,可引起肺容量、通气量、有效弥散面积减少,或通气和血流比例失调,发生缺氧和二氧化碳潴留。

4.呼吸道病变　支气管痉挛、呼吸道分泌物或异物阻塞气道、增加通气阻力和呼吸肌负担,最后发展至呼吸动力衰竭,而产生缺氧和二氧化碳潴留。

5.肺血管病变　肺毛细血管瘤、肺小动脉栓塞,使部分静脉血注入肺静脉,使动脉血氧减少。

呼吸衰竭、缺氧和二氧化碳潴留的发生机制主要为:

1.肺泡通气不足　并发呼吸道感染时,支气管及肺部炎症加重,分泌物增多,造成通气阻塞,肺泡通气不足,导致肺泡氧分压降低,二氧化碳分压增加,产生缺氧和二氧化碳潴留。

2.通气与血流灌注比值失调　严重的阻塞性肺病,通气与血流灌注不能保持正常比值。若肺泡通气量正常,血流量减少,结果无效腔气量增多,使通气与血流灌注比值增加;若血流量正常,肺泡通气量减少,结果静动脉分流增加,使通气与血流灌注比值减低。通气与血流灌注比值失调大多只引起缺氧而无二氧化碳潴留,这是因为代偿性过度通气排出过多的二氧化碳,而氧离解曲线达平坦部分后,即使肺泡通气量增加,血氧饱和度却极少增加,故不能过多摄氧。动静脉血的 PaO_2 差较大(8kPa), $PaCO_2$ 差较小(0.8kPa),且二氧化碳弥散系数为氧的 20 倍左右,故以缺氧为主;直到肺泡通气量严重减少时,方才伴有二氧化碳储留。

3.弥散障碍　肺气肿时肺泡及毛细血管床大量减损,弥散面积减小;肺间质纤维组织增生或肺泡毛细血管床减少,弥散距离增大,均可导致弥散功能减退,影响氧的摄入。现一致认为,慢性阻塞性肺疾病导致呼吸衰竭所引起的缺氧和二氧化碳潴留的主要因素为通气不足和通气与血流灌注比值失调,而弥散障碍是次要因素。

【分类】

在临床实践中,呼吸衰竭有以下几种分类方法。

（一）按照动脉血气分析分类

1.Ⅰ型呼吸衰竭　即缺氧性呼吸衰竭,血气分析特点是 $PaO_2<60mmHg$, $PaCO_2$ 正常或降低。主要见于肺换气功能障碍疾病。

2.Ⅱ型呼吸衰竭　即高碳酸性呼吸衰竭,血气分析特点是 $PaO_2<60mmHg$,同时伴有 $PaCO_2>50mmHg$,是肺泡通气不足所致;但在临床上Ⅱ型呼吸衰竭还常见于另一种情况,即吸氧治疗后, $PaO_2>60mmHg$,但 $PaCO_2$ 仍升高。

（二）按照病变部位分类

1.中枢性呼吸衰竭　由于呼吸中枢功能异常、呼吸肌功能异常引起的海平面静息状态下平静呼吸 $PaO_2<60mmHg$,见于脑干大面积梗死、乙型脑炎、格林巴利综合征等。

2.周围性呼吸衰竭　由于呼吸肌麻痹引起的。

（三）按照病程分类

1.急性呼吸衰竭　呼吸功能原来正常,由于某些突发的病因,引起肺通气和(或)换气功能严重损害,突然发生的呼吸衰竭。因机体不能很快代偿,如不及时抢救,会危及患者生命。

2.慢性呼吸衰竭　是在有慢性呼吸系统疾病基础上,造成的呼吸功能损害逐渐加重,经过较长时间发展为呼吸衰竭。慢性呼吸衰竭因机体有一定的代偿能力,虽有低氧血症和(或)二氧化碳潴留,仍能维持一定程度的日常生活活动,无严重症状,称为慢性呼吸衰竭代偿期。因种种诱因导致呼吸功能障碍进一步加重,出现危重症状,称为慢性呼吸衰竭急性加重期或失代偿期。

（四）按照病因分类

可分为通气性呼吸衰竭和换气性呼吸衰竭,也可分为泵衰竭和肺衰竭。

1.泵衰竭　驱动或制约呼吸运动的中枢神经系统、外周神经系统、神经肌肉组织以及胸廓,这些部位的功能障碍引起的呼吸衰竭称为泵衰竭。

2.肺衰竭　肺组织、气道阻塞和肺血管病变所致的呼吸衰竭,称为肺衰竭。

【临床表现】

（一）病史

有呼吸衰竭的病因,如气道阻塞性疾病、肺实质浸润、肺水肿、肺血管病、胸廓及胸膜疾病、麻醉药过量、神经肌肉疾病或睡眠性呼吸暂停综合征等。

（二）症状与体征

1.症状

（1）呼吸困难，发绀。

（2）神经精神症状：急性呼衰的症状较慢性为明显，急性严重缺氧可立即出现精神错乱、狂躁、昏迷、抽搐等症状；慢性缺氧多有智力或定向功能障碍而被忽视。机体严重缺氧及二氧化碳潴留导致的肺性脑病，早期有失眠、烦躁或躁动，患者夜间失眠，白天嗜睡，表情淡漠，肌肉震颤，可出现扑翼样震颤及间歇抽搐，昏睡甚至昏迷，腱反射减弱或消失。

（3）血液循环系统症状：可发生右心衰竭，严重缺氧可出现心律失常。二氧化碳潴留及脑血管扩张，可产生搏动性头痛。

（4）消化道和泌尿系统症状。

2.体征　缺氧和二氧化碳潴留早期，患者皮肤红润、温暖多汗、末梢发绀。颞浅静脉充盈，球结膜充血，水肿。瞳孔常缩小，眼底检查，可见血管扩张或视神经乳头水肿。鼻翼翕动，口唇和口腔黏膜发绀，有吸气三凹征（颈静脉切迹，锁骨上窝），颈静脉充盈或怒张。双肺底听到干性和湿性啰音。心率加快，严重二氧化碳潴留，可出现腱反射减弱或消失，锥体束征阳性等。

（三）实验室检查

主要为血气分析。

1.pH 和［H^+］　pH 低于或［H^+］高于正常范围为酸血症。

2.实际碳氢盐（AB）和标准碳酸氢盐（SB）　二氧化碳分压 5.333kPa，血氧饱和度 100%，温度 37℃ 的标准条件下测的 HCO_3^- 值为 SB；AB 是指采血时血浆中 HCO_3^- 的实际含量，即实测 HCO_3^- 值。AB 受呼吸因素的影响；SB 反映代谢因素的影响。

3.剩余碱（BE）　大于 2.3mmol/L 表示有碱剩余，可以是原发的代谢性碱中毒，也可是继发的呼吸性酸中毒的代偿。

4.二氧化碳分压（$PaCO_2$）　大于 6.0kPa 为呼吸性酸中毒，也可以是继发性的代谢性碱中毒的代偿。小于 4.7kPa 为呼吸性碱中毒，也可以是继发性代谢性酸中毒的代偿。$PaCO_2$ 的病理改变范围在 1.3～20.0kPa。

5.氧分压（PaO_2）　在 10.6kPa，相当氧饱和度 95%，这是正常成人 PaO_2 的下限；PaO_2 在 8.0kPa，相当氧饱和度 90%，这是氧解离曲线的开始转折部位；PaO_2 在 5.3kPa 相当于氧饱和度 75% 时，临床已有明显发绀。

【诊断与鉴别诊断】

（一）临床诊断要点

呼吸衰竭的诊断主要依靠血气分析，尤其是 PaO_2 和 $PaCO_2$。血气分析是诊断和判断呼吸衰竭严重程度的主要手段。在许多情况下，必须经常重复测定以判断其恶化或改善程度。

（二）鉴别诊断

1.气道阻塞性病变　气管-支气管的炎症、痉挛、异物、肿瘤、纤维化瘢痕。如慢性阻塞性肺疾病、重症哮喘等引起气道阻塞和肺通气不足，或伴有通气/血流比例失调，导致缺氧和二氧化碳潴留，引起呼吸衰竭。

2.肺组织病变　肺泡和肺间质的各种病变。如肺炎、肺气肿、严重肺结核性肺纤维化、肺水肿、肺尘埃沉着病（尘肺）等均可导致肺泡减少，有效弥散面积减少，导致通气/血流比例失调，缺氧和二氧化碳潴留，引起呼吸衰竭。

3.**肺血管病变** 肺栓塞、肺血管炎等使肺毛细血管灌注减少,通气/血流比例失调,或部分动脉血未经过氧合直接流入肺静脉,导致呼吸衰竭。

4.**胸廓与胸膜病变** 胸部外伤造成连枷胸、严重的脊柱畸形、各种原因所致的胸膜肥厚粘连、自发性或外伤性气胸、大量胸腔积液等均可影响胸廓活动,胸腔内负压降低,使肺脏扩张受限,造成通气不足和吸入气体分布小,均导致肺通气和换气功能障碍,引起呼吸衰竭。

5.**神经肌肉疾病** 脑血管疾病、颅脑外伤、脑炎及镇静催眠药中毒均可抑制呼吸中枢;脊髓病变、肋间神经炎、重症肌无力以及钾代谢紊乱等均可累及呼吸肌功能,造成呼吸肌无力、麻痹,导致呼吸动力下降,而使肺通气不足。

【治疗】

(一)中医辨证分型治疗

1.急性呼吸衰竭

(1)痰热壅盛:

症候特点:喘促气急,喉间痰鸣,痰稠且黄,发热口渴,烦躁不安,时有抽风,口干,舌质红,苔黄厚,脉滑数。

治则:清肺化痰平喘。

方药:清热化痰汤加减(苇茎、薏苡仁、冬瓜仁、麻黄、杏仁、生石膏、甘草、连翘、黄芩、桔梗、鱼腥草)。

加减:热甚者,加黄连、栀子以加强清肺泄热祛湿之力;喘甚者,加葶苈子以助泄肺平喘之力;夹瘀者,加桃仁以化痰通瘀,痰瘀去而喘促可平。

(2)热犯心包:

症候特点:喘促气急,高热夜甚,谵语神昏,心烦不寐,口干甚渴,舌质红绛,脉细数。

治则:清心开窍。

方药:清营汤加减(水牛角、黄连、生地黄、麦门冬、玄参、丹参、金银花、连翘、郁金、石菖蒲)。

加减:毒热盛者,加黄芩、栀子以加强清心营邪之力;喘甚者,加瓜蒌皮、桑白皮以加强清热祛痰之力;昏迷者,加安宫牛黄丸、至宝丹以加强清热除痰开窍之力;抽搐者,加钩藤、全蝎、蜈蚣以加强祛风、镇痉之功效。

(3)阳明腑实:

症候特点:发热不恶寒,喘促气憋,腹胀满痛,大便秘结,小便短赤,舌苔黄燥,脉洪数。

治则:清热宣肺泻下。

方药:黄鱼承气汤加减(大黄、枳实、厚朴、芒硝、黄芩、鱼腥草)。

加减:痰热壅盛者加冬瓜仁、瓜蒌皮、金银花、桑白皮清热解毒祛痰;热邪炽盛者加生石膏、知母、黄连助大黄清解三焦邪热之力;皮下出血或瘀斑,或胃内抽出咖啡色液体者,加赤勺、桃仁、三七末以活血化瘀止血。

(4)气阴两竭:

症候特点:呼吸微弱,间断不续,或叹气样呼吸,时有抽搐,神志昏沉,精神委靡,汗出如油,舌红无苔,脉虚细数。

治则:益气养阴固脱。

方药:生脉散合炙甘草汤加减(西洋参、麦门冬、生地黄、阿胶、五味子、黄芪、山药、生牡蛎、炙甘草)。

加减:大汗淋漓,汗出如洗者加龙骨、牡蛎、白芍药以加强益气固脱之力;阳脱者,加熟附子、肉桂以加强回阳救脱之力;暴喘下脱,肢厥滑泻者,加黑锡丹以止泄固脱平喘。

2.慢性呼吸衰竭

(1)呼吸功能不全:

1)肺气虚弱,痰瘀互结:

症候特点:呼吸不畅,喘促短气,喉间痰鸣如锯,语言无力,咳声低微,自汗畏风,口唇青紫,或感咽喉不利,口干面红,舌质淡胖,苔白腻,脉细滑。

治则:补益肺气,涤痰祛瘀。

方药:生脉散合三子养亲汤加减(人参、黄芪、麦门冬、五味子、白芥子、苏子、莱菔子、紫菀、款冬、桔梗、川贝母、川芎、甘草)。

加减:兼有阴虚者,加沙参、玉竹以润肺生津;脾虚有寒,吐痰清稀,形寒肢冷者,加干姜、吴茱萸协同人参、黄芪温中回阳救逆。

2)肺脾阳虚,痰瘀内阻:

症候特点:喘促气急,咳嗽痰多,脘腹胀闷,肢体困重,口淡不渴,纳呆便溏,口唇青紫,舌淡胖,苔白滑,脉濡弱。

治则:温脾渗湿,化痰行瘀。

方药:苓桂术甘汤加减(党参、茯苓、白术、炙甘草、法半夏、陈皮、桂枝、干姜、赤勺、桃仁)。

加减:气虚甚者,加黄芪、玉竹补益中气,养肺润燥;咳嗽痰多者,加薏苡仁、紫菀加强化痰止咳之力;喘甚者,加苏子、白芥子加强肃肺平喘之力。

3)肺肾阴虚,痰郁化热:

症候特点:呼吸浅促急迫,动则喘甚,痰多色黄,口唇、指甲发绀,耳鸣,腰酸,口干,心烦,手足心热,尿黄,舌质红,脉细数。

治则:滋肾纳气,清热化痰行瘀。

方药:七味都气丸加减(熟地黄、山药、山茱萸、瓜蒌皮、浙贝母、川芎、丹参、牡丹皮、五味子、枸杞子、胡桃肉)。

加减:喘促较甚者,合用参蛤散,以加强益气平喘之力;虚火明显者,加知母、黄柏以加强滋阴降火之力;兼肺阴虚者,合用生脉散以加强润肺养阴之力。

4)肾阳虚衰,痰瘀泛滥:

症候特点:喘促日久,呼多吸少,心悸气短,动则喘促更甚,汗出肢冷,面青唇黯,精神疲惫,时有下肢或颜面水肿,舌质淡胖,胎苔白腻,脉沉弱无力。

治则:温肾纳气,祛瘀利水。

方药:金匮肾气丸合真武汤加减(熟地黄、山药、山茱萸、茯苓、泽泻、牡丹皮、熟附子、肉桂、白芍药、白术、丹参)。

加减:肺气虚者,加党参、黄芪以加强温阳益气之力;稍动则喘者,加沉香、枳壳以加强下气平喘之力;痰多者,加白芥子、苏子以加强祛痰、化痰平喘之力。舌质青紫,用赤芍药加强活血消瘀之力。

(2)肺性脑病:

1)痰迷心窍:

症候特点:嗜睡,朦胧,甚至昏迷,气促痰鸣,痰涎清稀,舌紫黯,苔白腻,脉细滑。

治则:涤痰开窍。

方药:导痰汤加减(法半夏、陈皮、茯苓、枳实、竹茹、制南星、川贝母、石菖蒲、郁金、甘草)。

加减:湿盛者,加苍术、薏苡仁以加强燥湿祛痰之力;痰多者,加桔梗、川贝母以加强祛痰化痰之力;水肿尿少者,加猪苓、泽泻、沉香、琥珀末以加强益肾利水,温中降气之力。

2)痰火扰心:

症候特点:神昏谵语,躁动不安,痰黄而稠,呼吸气粗,大便秘结,舌苔黄厚而腻,脉滑数有力。

治则:清热涤痰。

方药:礞石滚痰丸加减(礞石、茯苓、大黄、黄芩、黄连、栀子、制南星、石菖蒲、郁金)。

加减:痰多者,加桔梗、川贝母以加强祛痰化痰之力;痰郁而化热,热象重者,加连翘、鱼腥草以加强清除邪热之力;痰火扰心,夜烦不寐者,加生地黄、夜交藤以加强滋阴降火,除烦静心之功力。

3)肝风内动:

症候特点:肌肉颤动,手足抽搐,甚至癫痫发作,气粗痰黄,手颤动,苔黄腻,脉弦数。

治则:平肝熄风,清热涤痰。

方药:止痉散合清气化痰丸加减(全蝎、蜈蚣、白僵蚕、陈皮、杏仁、枳实、黄芩、瓜蒌仁、制南星、法半夏)。

加减:痰热甚者,加竹茹、黛蛤粉以加强清热华痰之力;神昏谵语者,加石菖蒲、郁金祛痰开窍,醒神;大便秘结者,加大黄、火麻仁通腑泄热。

4)元阳欲脱:

症候特点:神志昏迷,面唇青黯,气息微弱,汗出如油,四肢厥冷,舌质淡胖,脉微欲绝。

治则:回阳救逆。

方药:人参四逆汤加减(人参、熟附子、干姜、肉桂、甘草)。

加减法:气虚甚者,加黄芪、玉竹以加强益气回阳之力;汗出多者,加龙骨、牡蛎、白芍药固涩止汗;发绀明显者,加丹参,川芎以加强行气活血祛瘀之力。

(二)中成药治疗

1.百令胶囊　补肺肾,益精气,适用于呼吸衰竭肺肾两虚者。每次5～10粒,每天3次,口服,疗程8周。

2.痰热清注射液　20ml加入5％葡萄糖注射液250ml静脉滴注,每日1次,用于急慢性呼吸衰竭伴有黄痰者,痰蒙清窍者更适用。

3.参附注射液　20ml或参芪注射液20ml加入5％葡萄糖注射液20ml或0.9％生理盐水20ml,静脉推注,用于呼吸衰竭伴有阳虚者。

4.生脉注射液　20～40ml加入5％葡萄糖注射液250ml静脉滴注,每日1次,治疗呼吸衰竭气阴两虚型。

5.复方丹参注射液　30ml加入5％葡萄糖注射液250ml静脉滴注,每日1次,7～14天一疗程,治疗用于呼吸衰竭伴有血瘀者。

(三)外治

1.针灸疗法

选穴:针刺大椎、风门、素髎、人中、肺俞。

操作:点刺,不留针,起针后加火罐。痰多气壅者,加天突、膻中、丰隆。喘而欲脱者,加内关、三阴交,急灸气海、关元穴。

另外肺衰属邪实内闭者,可选人中、素髎、涌泉、人迎、内关、合谷等穴,针刺用泻法。或三棱针点刺十宣放血。肺衰属脏真耗散者,可选百会、关元、气海、神阙、涌泉、绝骨、太冲、足三里等穴,针刺用补法并配合温灸。还可取足三里、人中、肺俞、会阴等穴,中强刺激,反复施针。

2.耳针疗法　取耳穴的脑、交感、肺、皮质下、肾等,先用毫针捻转数分钟,待病情缓解后再行单耳或双耳埋针 24~48 小时,隔日更换。

3.电针疗法　可针鼻区素髎、耳区肾上腺为一组,内关、太冲为一组,两组四穴同时选用,穴位左右以体位方便而定,频率及电流视病情及个体反应而定。用于治疗呼吸衰竭实证昏迷患者。

4.穴位注射

选穴:大椎、足三里、肺俞。

操作:穴位定位后,用一次性 5ml 注射器套 5 号针头,抽取核酪注射液 5ml,在穴位局部行常规消毒后,右手持注射器对准穴位,快速刺入皮下,然后将针缓慢推进(肺俞穴斜刺,足三里和大椎穴直刺),达到一定深度后产生得气感应,回抽针筒无回血,便可将药液注入,每穴注入 1ml。每周 2 次,连用 3 个月。

5.穴位敷贴(白芥子涂法)

选穴:肺俞、脾俞、足三里、定喘、肾俞,痰多加丰隆。

操作:白芥子、延胡索各 20g,甘遂、细辛、半夏各 10g,共为末,加麝香 0.5g,和匀,在夏季三伏天和冬季三九寒,分 3 次,用姜汁调。选穴后用酒精擦去皮肤油脂,将药物置于穴位上,用胶布固定,约 4~6 小时弃之,每 10 日敷 1 次,若患者不能耐受,则提前去药。敷贴后有水疱,可用烫伤油外涂,若水疱过大,则到医院处理,勿自行将水疱刺破。

6.鼻喷　用搐鼻散(细辛、皂角、法半夏)合通关散(牙皂、细辛、薄荷、麝香)吹入患者鼻中,使之打喷嚏,以兴奋或苏醒神志,必要时可隔 15~30 分钟重复 1 次。适用于肺衰邪实内闭者。

7.中药保留灌肠法　阳明腑实者用清肺通腑汤灌肠:大黄 20g(后下),芒硝 20g,枳实 20g,厚朴 20g,公英 30g,虎杖 30g。一次 100ml,保留灌肠,每日 1 次。

(四)西医治疗

治疗原则是在保持呼吸道通畅的条件下,纠正缺氧、二氧化碳潴留和酸碱失衡所致的代谢功能紊乱,从而为基础疾病和诱发因素的治疗争取时间和创造条件。

1.保持呼吸道通畅　呼吸衰竭的猝死多因呼吸道多种原因引起的阻塞,保持呼吸道通畅是抢救和治疗呼衰成功与否的关键。如用多孔导管通过口腔、鼻腔、咽喉部,将分泌物和胃内反流物吸出。痰黏稠不易咳出、气道痉挛者,可用超声雾化吸入,也可口服或静脉用药。如上述处理效果欠佳,则应经口、鼻气管插管或气管切开,建立人工气道。

2.氧疗

(1)吸氧浓度:原则是保证 PaO_2 迅速提高到 60mmHg 或脉搏容积血氧饱和度(SpO_2)达 90% 以上的前提下,尽量减低吸氧浓度。Ⅰ型呼吸衰竭主张较高浓度(>35%)给氧,Ⅱ型呼吸衰竭主张低浓度给氧。

(2)吸氧装置:

1)鼻导管或鼻塞:优点是简单、方便,不影响患者咳痰、进食。缺点是氧浓度不恒定,易受患者呼吸的影响;高流量时对局部黏膜有刺激,氧流量不能大于 7L/min。

2)面罩:优点是吸氧浓度相对稳定,可按需调节,该方法对于鼻黏膜刺激小;缺点是在一定程度上影响患者咳痰、进食。

3.改善通气

(1)机械通气:在危重病的现代抢救治疗中,机械通气的应用为呼吸支持提供了非常有效的治疗手段。

1)使用呼吸机治疗的目的:主要包括以下几个方面:①维持适当的通气量,使肺泡通气量满足机体的需要;②改善肺气体交换功能,维持有效的气体交换,纠正低氧血症及急性呼吸性酸中毒等;③减少呼吸肌做功;④改变压力容积关系,防止或逆转肺不张,改善肺的顺应性,防止肺的进一步损伤;⑤肺内雾化吸入治疗;⑥促进肺或气道损伤愈合;⑦急性肺损伤、ARDS或休克等情况下呼吸衰竭的干预性治疗,防止并发症的发生。

2)通气方式:

A 无创通气:无创通气是指不经过气管插管或气管切开而增加肺泡通气量的一系列辅助通气方法的总称,包括负压通气、经口鼻面罩正压通气等。目前常用于临床的是无创正压通气,其实施的关键是以足够的吸气相压力支持来保证潮气量的吸入。由于该技术在辅助通气过程中能够保持上气道的完整,有效减少/避免气管插管或切开相关的并发症,特别是呼吸机相关性肺炎的发生,近年来广泛应用于高二氧化碳及低氧血性急性呼吸衰竭的救治,疗效最为确切的是改善慢性阻塞性肺疾病呼吸衰竭和心源性肺水肿,也有在重症支气管哮喘、拔管后的急性呼吸衰竭、手术后呼吸衰竭、创伤后呼吸衰竭、肺不张及肺部感染合并呼吸衰竭时成功应用的报道。对于严重的肺部感染和 ARDS 患者早期应用无创通气可能改善氧合,但应严密监测,以便及时进行插管行有创通气治疗,避免延误抢救时机。另外,对于无插管指征或拒绝插管治疗的终末期肺疾病患者,无创通气可以作为一种姑息通气治疗手段。

目前对无创通气的适应证包括:①中重度气短,伴有呼吸窘迫,呼吸辅助肌用力,反向或腹式呼吸;②pH<7.35 并伴有 $PaCO_2$>45mmHg;③呼吸频率≥25 次/分。若存在其中两项,则是使用无创通气的指征。

使用无创通气的绝对禁忌证有:①呼吸循环骤停;②循环功能不稳定(严重的心律失常、低血压、心肌梗死导致的肺水肿);③患者和呼吸机难以配合;④近期接受颌面、食管或胃手术的患者以及存在颌面损伤或烧伤的患者;⑤不能主动排痰有窒息可能的患者;⑥鼻咽部解剖狭窄(后鼻孔闭锁、重症喉软化)。

相对禁忌证有:①过度紧张;②极度肥胖;③分泌物过多有窒息可能者;④ARDS 所导致的急性呼吸衰竭。

综上,凡是有稳定自主呼吸的患者都可以通过无创正压通气来为患者提供动力支持和呼气末正压。不过因为其效果的不确切性,对于病情危重、复杂和不稳定的患者,在有气管插管技术保证时,都不妨直接插管以避免对治疗造成延误。

B.有创通气:有创通气是指通过使用气管内插管或经气管切开连接呼吸机进行辅助治疗的方式,和无创通气相比,有创通气具有密闭性好、通气容积和压力容易控制等特点,但是和无创通气相比,也增加了机会性感染的危险。

适应证:①严重通气不足:如慢性阻塞性肺疾病引起的呼吸衰竭、哮喘持续状态,各种原因引起的中枢性呼吸衰竭和呼吸肌麻痹等;②严重换气功能障碍:急性呼吸窘迫综合征、严重的肺部感染或内科治疗无效的急性肺水肿;③减少呼吸功耗:胸部和心脏外科手术后,严重胸部创伤等;④心肺复苏。

3)应用呼吸机的指征:①临床指征:呼吸浅、慢,不规则,极度呼吸困难,呼吸欲停或停止,意识障碍,呼吸频数,呼吸频率>35 次/分;②血气分析指征:pH<7.20~7.25,$PaCO_2$>70~80mmHg,PaO_2 在吸入 FiO_2 0.40、30 分钟后仍<50mmHg。

禁忌证:①未经减压及引流的张力性气胸,纵隔气肿;②中等量以上的咯血;③重度肺囊肿或肺大疱;④低血容量性休克未补充血容量之前;⑤急性心肌梗死。(以上均为相对禁忌证)

常用的通气模式包括控制通气(CMV)、辅助通气(AMV)、辅助-控制通气(A-CV)、同步间歇指令通气(SIMV)、压力支持通气(PSV)等。

(2)呼吸兴奋剂:现常采用呼吸兴奋剂和机械通气支持改善通气功能。机械通气已成为呼吸衰竭的主要治疗手段,呼吸兴奋剂可兴奋呼吸中枢刺激通气,不需要机械通气那样的设备和技术要求,易于推广普及。但在临床实践中,对呼吸兴奋剂疗效的评价不一致,甚至有持否定态度。我们认为,应结合具体病例的病理生理和临床情况严格掌握使用指征。如低通气,是以中枢呼吸抑制为主,呼吸兴奋剂的疗效较好;但以换气障碍为特点为呼吸衰竭,呼吸兴奋的有弊无益,应列为禁忌。目前国内最常用的呼吸兴奋剂尼可刹米能刺激呼吸中枢,增加通气量,并有一定的苏醒作用,常规用量 0.375～0.75g,静脉缓慢推注,随即以 3～3.75g 加入 500ml 液中,按 25～30 滴/分静脉滴注,密切观察患者神志,随访动脉血气,以便调节剂量,如出现不良反应须减慢滴速。若经 4～12 小时未见效,或出现肌肉抽搐、严重不良反应等应停用。吗乙苯吡酮是末梢化学感受器的刺激剂,对延髓呼吸中枢有直接作用,具改善肺泡通气作用,可防止慢阻肺呼衰氧疗不当所致的二氧化碳麻醉。一般用每次 0.0～2mg/kg 静脉滴注,开始滴速 1.5mg/min,每天最高剂量 2.4g,长期使用可产生肝损害或消化道溃疡穿孔。烯丙哌三嗪是一种新的口服兴奋剂,它的作用是兴奋外周化学受体感受器,而对呼吸中枢影响较小;还能改善通气/血流比例,提高动脉血氧分压。用量为每日 200mg,分两次口服。长期服用可以缓解继发红细胞增多症。口服大剂量可出现消化症状,如恶心、呕吐等,静脉注射可发生心动过缓,在严重肺动脉高压患者慎用。

4.抗感染治疗　呼吸道感染是呼吸衰竭最常见的诱因,建立人工气道机械通气和免疫功能低下的患者易反复发生感染,且不易控制。应在呼吸道分泌物引流通畅的条件下,参考细菌培养和药物敏感试验结果,选择有效的抗生素。

5.一般支持治疗

(1)纠正酸碱平衡失调和电解质紊乱:酸碱平衡是呼吸衰竭处理中一个十分重要的问题,首先应分析是哪种类型。Ⅱ型呼吸衰竭,呼吸性酸中毒发生率最高,其次是代谢性酸中毒(低氧性乳酸证)和多数属于医源性低钾、低氯性代谢性碱中毒。因发生的原因不同,处理应给以针对性治疗。前二者是由缺氧和二氧化碳潴留引起。关键是纠正缺氧和二氧化碳潴留。当 pH 低于 7.20 时,用碱性药物作应急性对症处理,常用药物为 4%(或 5%)碳酸氢钠和 11.2% 乳酸钠溶液。可按以下公式计算:所需碱性液总量(mol/L)＝0.3×BE(负值)×体质量;4% 碳酸氢钠 2.1ml＝1mol;11.2% 乳酸钠 1ml＝1mmol;实际应用时先给半量或 2/3量,以免 pH 上升过快,氧离曲线左移,血氧亲和力增加,氧不易释出,致组织的缺氧更加严重。代谢性碱中毒时补氯化钾,可口服或静脉补充。静脉补充按每日每千克体质量 1～3mmol 计算,浓度不超过 0.3%(相当 40mmol/L),15% 氯化钾 1ml＝2mmol。

(2)营养支持:呼吸衰竭患者机体处于负代谢,呼吸肌易疲劳乃至衰竭,会降低机体免疫功能,所以抢救时常规给患者鼻饲高蛋白。高脂肪和低糖类(碳水化合物)以及多种维生素和微量元素的饮食,必要时给予脂肪乳剂静脉滴注,一般每日热量为 2000 千卡左右。

(云惟峥)

第五节　急性呼吸窘迫综合征

一、ALI/ARDS 的概念与流行病学

ALI/ARDS 是心源性以外的各种肺内外致病因素导致的急性进行性低氧性呼吸功能不全或衰竭。常发生于严重感染、休克、创伤及烧伤等疾病过程中,是肺毛细血管内皮细胞和肺泡上皮细胞损伤导致的弥

漫性肺间质及肺泡水肿。以肺容积减少、肺顺应性降低、严重的通气/血流比例失调为病理生理特征,临床上表现为进行性低氧血症和呼吸窘迫,肺部影像学上表现为非均一性的渗出性病变。

　　流行病学调查显示,ALI/ARDS 是临床常见危重症。根据 1994 年欧美联席会议提出的 ALI/ARDS 诊断标准,ALI 发病率为每年 18/10 万,ARDS 为每年 13～23/10 万。2005 年的研究显示,ALI/ARDS 发病率分别在每年 79/10 万和 59/10 万。提示 ALI/ARDS 发病率显著增高,明显增加了社会和经济负担,这甚至可与胸部肿瘤、AIDS、哮喘或心肌梗死等相提并论。

　　多种危险因素可诱发 ALI/ARDS,主要包括:①直接肺损伤因素:严重肺感染、胃内容物吸入、肺挫伤、吸入有毒气体、淹溺、氧中毒等;②间接肺损伤因素:严重感染、严重的非胸部创伤、急性重症胰腺炎、大量输血、体外循环、弥漫性血管内凝血等。

　　病因不同,ARDS 患病率也明显不同。严重感染时 ALI/ARDS 患病率可高达 25％～50％,大量输血可达 40％,多发性创伤达到 11％～25％,而严重误吸时,ARDS 患病率也可达 9％～26％。同时存在 2 个或 3 个危险因素时,ALI/ARDS 患病率进一步升高。另外,危险因素持续作用时间越长,ALI/ARDS 的患病率越高,危险因素持续 24、48 及 72 小时时,ARDS 患病率分别为 76％、85％和 93％。

　　虽然不同研究对 ARDS 病死率的报道差异较大,总体来说,目前 ARDS 的病死率仍较高。Krafft 等将 1967～1994 年国际正式发表的 ARDS 临床研究进行综合分析,3264 例 ARDS 病人的病死率在 50％左右。中国上海市 15 家成人 ICU2001 年 3 月至 2002 年 3 月 ARDS 病死率也高达 68.5％。不同研究中 ARDS 的病因构成、疾病状态和治疗条件的不同可能是导致 ARDS 病死率不同的主要原因。

二、ALI/ARDS 病理生理与发病机制

(一)ARDS 发病机制的进展

　　近年来较一致的看法是脓毒症/全身炎症反应综合征(sepsis/SIRS)是 ALI/ARDS 的主要发病基础,且常为多脏器功能障碍综合征(MODS)中最早受累的器官,因此,脓毒症/全身炎症反应综合征的发病机制和重要环节也就是 ARDS 的发病机制和重要环节,根据与国内外学者的研究认为重要的发病环节有以下几个方面。

　　1.内毒素(ET)　　可导致全身促炎症反应介质的失控性释放,是造成脓毒症一系列病理生理变化的基础,内毒素来自严重的革兰阴性杆菌感染和肠屏障功能损害时的肠道菌群和内毒素移位(内源性内毒素血症)。

　　2.中性粒细胞活化　　中性粒细胞受内毒素和炎症细胞因子作用后被激活,一方面产生多种黏附分子,使中性粒细胞黏附在血管内皮上导致内皮损伤和游离至血管外造成炎症;另一方面释出多种蛋白酶和氧自由基等,损害周围细胞和组织。肺的毛细血管网可视为一个大滤器,在脓毒症和 SIRS 时可扣押大量中性粒细胞,是造成 ALI 和 ARDS 的重要机制。

　　3.氧自由基(OFR)　　众所周知,缺氧及缺血再灌流时可造成 Ca^{2+} 内流、激活磷脂酶 A_2 引起一系列酶变化和氧化磷酸化过程紊乱产生氧自由基。此外中性粒细胞活化及中毒等都可以产生大量的氧自由基,造成细胞坏死和细胞凋亡。

　　4.一氧化氮(NO)　　血管内皮细胞中存在着结构型 NO 合酶(cNOS),它以精氨酸为底物合成 NO,以旁分泌形式作用在血管内皮下的平滑肌细胞上,使平滑肌舒张,ARDS 时肺血管内皮细胞受损,cNOS 途径合成的 NO 减少,而内皮素(ET-1)增高,肺血管痉挛造成肺动脉高压和通气/灌流比例失衡。此外,其他细胞和炎症细胞在内毒素和促炎症因子作用下可发生诱导型 NO 合酶(iNOS)的表达,后者可产生大量 NO

和超氧化物阴离子,它们结合成 $ONOO^-$,再进一步演化成羟自由基,造成组织细胞的坏死。

（二）ARDS 病理、病理生理变化的进展

ALI/ARDS 的基本病理生理改变是肺泡上皮和肺毛细血管内皮通透性增加所致的非心源性肺水肿。由于肺泡水肿、肺泡塌陷导致严重通气/血流比例失调,特别是肺内分流明显增加,从而产生严重的低氧血症。肺血管挛缩和肺微小血栓形成引发肺动脉高压。

ARDS 早期的特征性表现为肺毛细血管内皮细胞与肺泡上皮细胞屏障的通透性增高,肺泡与肺间质内积聚大量的水肿液,其中富含蛋白及以中性粒细胞为主的多种炎症细胞。中性粒细胞黏附在受损的血管内皮细胞表面,进一步向间质和肺泡腔移行,释放大量促炎介质,如炎症性细胞因子、过氧化物、白三烯、蛋白酶、血小板活化因子等,参与中性粒细胞介导的肺损伤。除炎症细胞外,肺泡上皮细胞以及成纤维细胞也能产生多种细胞因子,从而加剧炎症反应过程。凝血和纤溶紊乱也参与 ARDS 的病程,ARDS 早期促凝机制上调,而纤溶过程受到抑制,引起广泛血栓形成和纤维蛋白的大量沉积,导致血管堵塞以及微循环结构受损。ARDS 早期在病理学上可见弥漫性肺损伤,透明膜形成及 I 型肺泡上皮或内皮细胞坏死、水肿、II 型肺泡上皮细胞增生和间质纤维化等表现。

少数 ALI/ARDS 病人在发病第一周内可缓解,但多数病人在发病的 5～7 天后病情仍然进展,进入亚急性期。在 ALI/ARDS 的亚急性期,病理上可见肺间质和肺泡纤维化,II 型肺泡上皮细胞增生,部分微血管破坏并出现大量新生血管。部分病人呼吸衰竭持续超过 14 天,病理上常表现为严重的肺纤维化、肺泡结构破坏和重建。

三、ALI/ARDS 的临床特征与诊断

一般认为,ALI/ARDS 具有以下临床特征:①急性起病,在直接或间接肺损伤后 12～48 小时内发病。②常规吸氧后低氧血症难以纠正。③肺部体征无特异性,急性期双肺可闻及湿啰音,或呼吸音减低。④早期病变以间质性为主,胸部 X 线片常无明显改变。病情进展后,可出现肺内实变,表现为双肺野普遍密度增高,透亮度减低,肺纹理增多、增粗,可见散在斑片状密度增高阴影,即弥漫性肺浸润影。⑤无心功能不全证据。

目前 ALI/ARDS 诊断仍广泛沿用 1994 年欧美联席会议提出的诊断标准:①急性起病;②氧合指数(PaO_2/FiO_2)≤26.6kPa(200mmHg)[不管呼气末正压(PEEP)水平];③正位 X 线胸片显示双肺均有斑片状阴影;④肺动脉嵌顿压≤2.39kPa(18mmHg),或无左心房压力增高的临床证据。如 PaO_2/FiO_2≤39.9kPa(300mmHg)且满足上述其他标准,则诊断为 ALI。

四、防治的进展

（一）针对重要发病环节的治疗进展

1.针对内毒素的治疗　国内外研究较多的是针对内毒素抗体类,在动物实验中证实有效。暨南医科大学和天津市第一中心医院急救医学研究所分别证实甘氨酸具有拮抗和破坏内毒素的作用。近来中药拮抗内毒素作用的研究不断取得新的成果,研究证明每 1g 连翘生药的水煮醇沉制剂可中和 150EU 内毒素,在电子显微镜下可见到该制剂具有破坏内毒素正常构型的作用。

2.针对白细胞活化的治疗　国内外研究均证实己酮可可碱具有肯定的抑制中性粒细胞活化的作用,临床及基础研究均证实对 ARDS 有一定的防治作用。

3.针对氧自由基和 Ca^{2+} 内流的治疗　经研究证实灯盏花注射剂具有肯定的显著清除氧自由基和抑制氧自由基生成的作用,同时具有一定的 Ca^{2+} 拮抗作用。根据 Fenten 反应（H_2O_2 在 Fe^{2+} 存在的情况下可形成·OH:$Fe^{2+}+H_2O_2\rightarrow Fe^{3+}$·$OH+OH^-$,生成的·OH 用过量的苯甲酸捕捉,可形成有荧光的羟苯甲酸）原理在体外进行灯盏花清除·OH 作用的研究结果表明,灯盏花对·OH 的清除率达 99.196%,几乎完全清除·OH。动物实验证实,灯盏花可有效地防治因缺血再灌流导致的氧自由基损害。

4.针对 NO 作用的研究　在脓毒症/SIRS 时,重要的是抑制 iNOS 的高表达,而不影响血管内皮的 cNOS 的功能,近来发现,氨基胍具有明确的抑制 iNOS 表达的作用,中药白芍也有一定的作用,极具研究的前景。

5.针对 SIRS 和 CARS 的研究　由于脓毒症/SIRS 时机体并非单纯的炎症反应,而是炎症反应和抗炎症反应同时存在,若炎症反应占优势则表现为 SIRS,若抗炎症反应占优势则表现为代偿性抗炎反应综合征（CARS）,此时若单纯地针对炎症反应进行治疗反可使病情恶化,应予以重视。

（二）呼吸支持治疗

1.氧疗　ALI/ARDS 病人吸氧治疗的目的是改善低氧血症,使动脉血氧分压（PaO_2）达到 7.98～10.64kPa（60～80mmHg）。可根据低氧血症改善的程度和治疗反应调整氧疗方式,首先使用鼻导管,当需要较高的吸氧浓度时,应采用可调节吸氧浓度的文丘里面罩或带贮氧袋的非重吸式氧气面罩（可提供高达90%的氧浓度）。ARDS 病人往往低氧血症严重,大多数病人一旦诊断明确,常规的氧疗常常难以奏效,机械通气仍然是最主要的呼吸支持手段。

2.无创机械通气　无创机械通气（NPPV）可以避免气管插管和气管切开引起的并发症,近年来得到了广泛的推广应用。尽管随机对照试验（RCT）证实 NPPV 治疗慢性阻塞性肺疾病和心源性肺水肿导致的呼吸衰竭的疗效是肯定的,但是 NPPV 在急性低氧性呼吸衰竭中的应用却存在很多争议。迄今为止,尚无足够的资料显示 NPPV 可以作为 ALI/ARDS 导致的急性低氧性呼吸衰竭的常规治疗方法。

不同研究中 NPPV 对急性低氧性呼吸衰竭的治疗效果差异较大,可能与导致低氧呼吸衰竭的病因不同有关。2004 年一项综合分析显示,在不包括慢性阻塞性肺疾病和心源性肺水肿的急性低氧性呼吸衰竭病人中,与标准氧疗相比,NPPV 可明显降低气管插管率,并有降低 ICU 住院时间及住院病死率的趋势。分层分析发现 NPPV 对 ALI/ARDS 的疗效不明确。最近 Rana 等观察了 54 例 ALI/ARDS 病人,应用NPPV 后 70% 病人无效,逐步回归分析显示,休克、严重低氧血症和代谢性酸中毒是 ARDS 病人 NPPV 治疗失败的预测指标。Declaux 等人的 RCT 研究显示,与标准氧疗比较,NPPV 虽然在应用第一小时明显改善 ALI/ARDS 病人的氧合,但不能降低气管插管率,也不改善病人预后。可见,ALI/ARDS 病人应慎用NPPV。

当 ARDS 病人神志清楚、血流动力学稳定,并能够得到严密监测和随时可行气管插管时,可以尝试NPPV 治疗。Sevransky 等建议,在治疗全身性感染引起的 ALI/ARDS 时,如果预计病人的病情能够在48～72 小时缓解,可以考虑应用 NPPV。

应用 NPPV 可使部分合并免疫抑制的 ALI/ARDS 病人避免有创机械通气,从而避免呼吸机相关肺炎（VAP）的发生,并可能改善预后。目前两个小样本 RCT 研究和一个回顾性研究结果均提示,因免疫抑制导致的急性低氧性呼吸衰竭病人可以从 NPPV 中获益。对 40 名实体器官移植的急性低氧性呼吸衰竭病人的 RCT 研究显示,与标准吸氧治疗相比,NPPV 组气管插管率、严重并发症的发生率、入住 ICU 时间和 ICU 病死率明显降低,但住院病死率无差别。而对 52 名免疫抑制合并急性低氧性呼吸衰竭病人（主要是血液肿瘤）的 RCT 研究也显示,与常规治疗方案比较,NPPV 联合常规治疗方案可明显降低气管插管率、ICU 病死率和住院病死率也明显减低。对 237 例机械通气的恶性肿瘤病人进行回顾性分析显示,NPPV

可以改善预后。因此,合并有免疫功能低下的 ALI/ARDS 病人早期可首先试用 NPPV。

一般认为,ALI/ARDS 病人在以下情况时不适宜应用 NPPV:①神志不清;②血流动力学不稳定;③气道分泌物明显增加而且气道自洁能力不足;④因脸部畸形、创伤或手术等不能佩戴鼻面罩;⑤上消化道出血、剧烈呕吐、肠梗阻和食道及上腹部手术等;⑥危及生命的低氧血症。应用 NPPV 治疗 ALI/ARDS 病人时应严密监测生命体征及治疗反应。如 NPPV 治疗 1～2 小时后,低氧血症和全身情况得到改善,可继续应用 NPPV。若低氧血症不能改善或全身情况恶化,提示 NPPV 治疗失败,应及时改为有创通气。

3.有创机械通气

(1)机械通气的时机选择:ARDS 病人经高浓度吸氧仍不能改善低氧血症时,应气管插管进行有创机械通气。ARDS 病人呼吸功明显增加,表现为严重的呼吸困难,早期气管插管机械通气可降低呼吸功,改善呼吸困难。虽然目前缺乏 RCT 研究评估早期气管插管对 ARDS 的治疗意义,但一般认为,气管插管和有创机械通气能更有效地改善低氧血症,降低呼吸功,缓解呼吸窘迫,并能够更有效地改善全身缺氧,防止肺外器官功能损害。

(2)肺保护性通气:由于 ARDS 病人大量肺泡塌陷,肺容积明显减少,常规或大潮气量通气易导致肺泡过度膨胀和气道平台压过高,加重肺及肺外器官的损伤。目前有 5 项多中心 RCT 研究比较了常规潮气量与小潮气量通气对 ARDS 病死率的影响。其中 Amato 和 ARDSnet 的研究显示,与常规潮气量通气组比较,小潮气量通气组 ARDS 病人病死率显著降低,另外 3 项研究应用小潮气量通气并不降低病死率。进一步分析显示,阴性结果的 3 项研究中常规潮气量组和小潮气量组的潮气量差别较小,可能是导致阴性结果的主要原因之一。

气道平台压能够客观反映肺泡内压,过度升高可导致呼吸机相关肺损伤。在上述 5 项多中心 RCT 研究中,小潮气量组的气道平台压均<2.94kPa(30cmH$_2$O),其中小潮气量降低病死率的 2 项研究中,对照组气道平台压>2.94kPa(30cmH$_2$O),而不降低病死率的 3 项研究中,对照组的气道平台压均<2.94kPa(30cmH$_2$O)若按气道平台压分组<2.26kPa、2.26～2.65kPa、2.65kPa～3.24kPa、>3.24kPa(<23、23～27、27～33、>33cmH$_2$O),随气道平台压升高,病死率显著升高(P=0.002)。若以气道平台压进行调整,不同潮气量通气组(5～6、7～8、9～10、11～12mL/kg)病死率无显著差异(P=0.18),而随气道平台压升高,病死率显著增加(P<0.001)。说明在实施肺保护性通气策略时,限制气道平台压比限制潮气量更为重要。

由于 ARDS 肺容积明显减少,为限制气道平台压,有时不得不将潮气量降低,允许动脉血二氧化碳分压(PaCO$_2$)高于正常,即所谓的允许性高碳酸血症。允许性高碳酸血症是肺保护性通气策略的结果,并非 ARDS 的治疗目标。急性二氧化碳升高导致酸血症可能产生一系列病理生理学改变,包括脑及外周血管扩张、心率加快、血压升高和心输出量增加等。但研究证实,实施肺保护性通气策略时,一定程度的高碳酸血症是安全的。当然,颅内压增高是应用允许性高碳酸血症的禁忌证。酸血症往往限制了允许性高碳酸血症的应用,目前尚无明确的二氧化碳分压上限值,一般主张保持 pH>7.20～7.25,否则可考虑静脉输注碳酸氢钠。

(3)肺复张:充分复张 ARDS 塌陷肺泡是纠正低氧血症和保证 PEEP 效应的重要手段。为限制气道平台压而被迫采取的小潮气量通气往往不利于 ARDS 塌陷肺泡的膨胀,而 PEEP 维持肺复张的效应依赖于吸气期肺泡的膨胀程度。目前临床常用的肺复张手法包括控制性肺膨胀、PEEP 递增法及压力控制法(PCV 法)。其中实施控制性肺膨胀采用恒压通气方式,推荐吸气压力 2.94～4.41kPa(30～45cmH$_2$O),持续时间 30～40 秒。临床研究证实肺复张手法能有效地促进塌陷肺泡复张,改善氧合,降低肺内分流。一项 RCT 研究显示,与常规潮气量通气比较,采用肺复张手法合并小潮气量通气,可明显改善 ARDS 病人的预后。然而,ARDSnet 对肺复张手法的研究显示,肺复张手法并不能改善氧合,试验也因此而中断。有学者认为,得到阴性结果可能与复张压力不够有关。

肺复张手法的效应受多种因素影响。实施肺复张手法的压力和时间设定对肺复张的效应有明显的影响,不同肺复张手法效应也不尽相同。另外,ARDS 病因不同,对肺复张手法的反应也不同,一般认为,肺外源性的 ARDS 对肺复张手法的反应优于肺内源性的 ARDS;ARDS 病程也影响肺复张手法的效应,早期 ARDS 肺复张效果较好。值得注意的是,肺复张手法可能影响病人的循环状态,实施过程中应密切监测。

(4)PEEP 的选择:ARDS 广泛肺泡塌陷不但可导致顽固的低氧血症,而且部分可复张的肺泡周期性开放而产生剪切力,导致或加重呼吸机相关肺损伤。充分复张塌陷肺泡后应用适当水平 PEEP 防止呼气末肺泡塌陷,改善低氧血症,并避免剪切力,防治呼吸机相关肺损伤。因此,ARDS 应采用能防止肺泡塌陷的最低 PEEP。

ARDS 最佳 PEEP 的选择目前仍存在争议。Barbas 通过荟萃分析比较了不同 PEEP 对 ARDS 病人生存率的影响,结果表明 PEEP$>$1.18kPa(12cmH$_2$O),尤其是$>$1.57kPa(16cmH$_2$O)可明显改善生存率。有学者建议可参照肺静态压力—容积(P-V)曲线低位转折点压力来选择 PEEP。Amato 及 Villar 的研究显示,在小潮气量通气的同时,以静态 P-V 曲线低位转折点压力$+$0.20kPa($+$2cmH$_2$O)作为 PEEP,结果与常规通气相比 ARDS 病人的病死率明显降低。若有条件,应根据静态 P-V 曲线低位转折点压力$+$0.20kPa($+$2cmH$_2$O)来确定 PEEP。

(5)自主呼吸:自主呼吸过程中膈肌主动收缩可增加 ARDS 病人肺重力依赖区的通气,改善通气血流比例失调,改善氧合。一项前瞻对照研究显示,与控制通气相比,保留自主呼吸的病人镇静剂使用量、机械通气时间和 ICU 住院时间均明显减少。因此,在循环功能稳定,人机协调性较好的情况下,ARDS 病人机械通气时有必要保留自主呼吸。

(6)半卧位:ARDS 病人合并 VAP 往往使肺损伤进一步恶化,预防 VAP 具有重要的临床意义。机械通气病人平卧位易发生 VAP。研究表明,由于气管插管或气管切开导致声门的关闭功能丧失,机械通气病人胃肠内容物易于反流误吸进入下呼吸道,导致 VAP。低于 30°的平卧位是院内获得性肺炎的独立危险因素。前瞻性 RCT 研究显示,机械通气病人平卧位和半卧位(头部抬高 45°以上)VAP 的患病率分别为 34%和 8%(P$=$0.003),经微生物培养确诊的 VAP 患病率分别为 23%和 5%(P$=$0.018)。可见,半卧位显著降低机械通气病人 VAP 的发生。因此,除非有脊髓损伤等体位改变的禁忌证,机械通气病人均应保持半卧位,预防 VAP 的发生。

(7)俯卧位通气:俯卧位通气通过降低胸腔内压力梯度、促进分泌物引流和促进肺内液体移动,明显改善氧合。一项随机研究采用每天 7 小时俯卧位通气,连续 7 天,结果表明俯卧位通气明显改善 ARDS 病人氧合,但对病死率无明显影响。然而,若依据 PaO$_2$/FiO$_2$ 对病人进行分层分析结果显示,PaO$_2$/FiO$_2$$<$11.70kPa(88mmHg)的病人俯卧位通气后病死率明显降低。此外,依据简化急性生理评分(SAPS)Ⅱ进行分层分析显示,SAPS Ⅱ高于 49 分的病人采用俯卧位通气后病死率显著降低。最近,另外一项每天 20 小时俯卧位通气的 RCT 研究显示,俯卧位通气有降低严重低氧血症病人病死率的趋势。可见,对于常规机械通气治疗无效的重度 ARDS 病人,可考虑采用俯卧位通气。

严重的低血压、室性心律失常、颜面部创伤及未处理的不稳定性骨折为俯卧位通气的相对禁忌证。当然,体位改变过程中可能发生如气管插管及中心静脉导管意外脱落等并发症,需要予以预防,但严重并发症并不常见。

(8)镇静镇痛与肌松:机械通气病人应考虑使用镇静镇痛剂,以缓解焦虑、躁动、疼痛,减少过度的氧耗。合适的镇静状态、适当的镇痛是保证病人安全和舒适的基本环节。

机械通气时应用镇静剂应先制定镇静方案,包括镇静目标和评估镇静效果的标准,根据镇静目标水平来调整镇静剂的剂量。临床研究中常用 Ramsay 评分来评估镇静深度、制定镇静计划,以 Ramsay 评分 3～4 分作为镇静目标。每天均需中断或减少镇静药物剂量直到病人清醒,以判断病人的镇静程度和意识状

态。RCT 研究显示,与持续镇静相比,每天间断镇静病人的机械通气时间、ICU 住院时间和总住院时间均明显缩短,气管切开率、镇静剂的用量及医疗费用均有所下降。可见,机械通气的 ARDS 病人应用镇静剂是应先制定镇静方案,并实施每日唤醒。

危重病人应用肌松药后,可能延长机械通气时间、导致肺泡塌陷和增加 VAP 发生率,并可能延长住院时间。机械通气的 ARDS 病人应尽量避免使用肌松药物。如确有必要使用肌松药物,应监测肌松水平以指导用药剂量,以预防膈肌功能不全和 VAP 的发生。

4.液体通气　部分液体通气是在常规机械通气的基础上经气管插管向肺内注入相当于功能残气量的全氟碳化合物,以降低肺泡表面张力,并促进肺重力依赖区塌陷肺泡复张。研究显示,部分液体通气 72 小时后,ARDS 病人肺顺应性可以得到改善,并且改善气体交换,对循环无明显影响。但病人预后均无明显改善,病死率仍高达 50% 左右。近期对 90 例 ALI/ARDS 病人的 RCT 研究显示,与常规机械通气相比,部分液体通气既不缩短机械通气时间,也不降低病死率,进一步分析显示,对于年龄<55 岁的患者,部分液体通气有降低机械通气时间的趋势。部分液体通气能改善 ALI/ARDS 病人气体交换,增加肺顺应性,可作为严重 ARDS 病人常规机械通气无效时的一种选择。

5.体外膜氧合技术(ECMO)　建立体外循环后可减轻肺负担,有利于肺功能恢复。非对照临床研究提示,严重的 ARDS 病人应用 ECMO 后存活率 46%~66%。但 RCT 研究显示,ECMO 并不改善 ARDS 病人预后。随着 ECMO 技术的改进,需要进一步的大规模研究结果来证实 ECMO 在 ARDS 治疗中的地位。

(云惟峥)

第六节　重症肺炎

重症肺炎是指除肺炎常见呼吸系统病况外,尚有呼吸衰竭和其他系统明显受累的表现,既可发生社区获得性肺炎(CAP),亦可发生医院获得性肺炎(HAP)。在医院获得性肺炎中以 ICU 内获得的肺炎、呼吸机相关性肺炎和医疗护理相关性肺炎常见,是临床常见的急危重症之一。它具有起病急、症状重、治疗困难、预后差、病死率高的特点。

重症肺炎属于中医学"风温""肺热病""肺炎喘嗽"等范畴。风温肺热病是肺热病与风温病的合称,是以发热、咳嗽、胸痛等为主要临床表现的外感疾病。首见于《伤寒论》:"太阳病,发热而渴,不恶寒者,为温病。若发汗已,身灼热者,为风温。"这里所谓的风温,是指温病误治后的一种变证,与后世风温肺热病完全不同。宋·庞安时在《伤寒总病论》中说:"病人素伤于风,因复伤于热,风热相搏,则发风温,四肢不收,头痛身热,常自汗出不解。"指出了风温的病因病机及症状。明·汪石山首先确立风温病为 4 种温病中的独立病种。"有不因冬月伤寒而病温者"即指风温病,在理论上突破了以往春季温病皆由于"冬伤于寒"的传统观念。清代为风温病成熟时期,创立了卫气营血辨证。叶天士在《外感温热篇》指出:"温邪上受,首先犯肺,逆传心包。"为风温的传变及辨治规律提供了理论依据。

一、病因与发病机制

(一)病因

重症肺炎又称中毒性肺炎或暴发性肺炎,病原可以是单一致病微生物,也可以是混合感染所导致的肺实质性重症肺炎,最常见的致病菌为肺炎双球菌,其次为化脓性链球菌、金黄色葡萄球菌、绿脓杆菌、流感嗜血杆菌、厌氧菌等,还有少见的病毒,如鼻病毒等,这些病原体所分泌的内毒素造成血管收缩功能障碍,并引起血压下降,并发休克,造成细胞损伤和重要脏器功能损害。

(二)发病机制

重症社区获得性肺炎进展快,可以迅速导致器官失代偿、多器官功能障碍及衰竭。其病程经历:局部感染致下呼吸道感染(轻度肺炎);进而肺部扩散引起急性呼吸衰竭;系统性传播相继引起脓毒症、重症脓毒症、感染性休克和 MODS 或 MOF。重症肺炎的基本病理生理机制:①致病微生物侵入肺部造成感染后激活过度炎症介质反应,造成快速进展的肺损害,炎症介质反应及肺损伤所致的低氧进一步造成全身多器官功能受损,严重时发展为 MODS 或 MOF。②对于合并免疫功能低下或缺陷的患者发生重症肺炎的机制是由于致病微生物不能被局限、杀灭,直接播散入血造成 MODS 或 MOF。

重症肺炎的病理损害主要包括两方面:一方面是致病微生物可引起肺部上皮细胞及间质的结构、功能损害,从而引起呼吸困难、低氧血症、急性呼吸窘迫综合征甚至呼吸衰竭。另一方面是机体防御反应过度。重症肺炎时机体产生大量炎症细胞因子,如肿瘤坏死因子、白细胞介素-1,白细胞介素-6 等,炎症细胞因子作用于肺部和全身器官从而引起全身炎症反应综合征,不仅加重 ARDS 及呼吸衰竭,而且会引起 MODS。

二、中医病因病机

(一)病因

1.外感六淫　温热之邪,从口鼻而入;或反复外感风邪,表卫不固,复感热邪而发病,或冬伤于寒,入里化热而病。

2.素体亏虚　素体正气不足,尤阴虚之体,起居不慎,脏腑功能一时性失调,导致卫外失固,外感风热病邪所致。

(二)病机

本病是因机体正气不足,营不内守,卫不御外,抗病能力低下,暴感风热之邪而发。起病急,传变快,病程短,四季发病,以冬春多见。病位在肺,与心、肝、肾关系密切。因"温邪上受,首先犯肺";若邪热内陷,即现"逆传心包";或邪热羁留不解,深入下焦,则劫灼真阴,下竭肝肾。病初多为阳、热、实证,后期则虚实夹杂或以虚为主。病势初起即见肺胃证候,可顺传于胃,致阳明邪热炽盛;或逆传心包,扰动心神。病变过程中,常因邪热壅肺而致痰、热、咳、喘,病至后期,则多肺胃阴伤。其感染途径是从口鼻而入,先犯上焦肺卫,正盛邪实;病势不解,则卫气之邪入里而达气分,肺气壅塞,但病变重点始终在肺,如及时救治,邪去正复。若失治误治或治之不当或正不胜邪,必邪气深入,病情发展。其传变趋势有二:一为顺传阳明,而伤气(邪热壅肺),伤营入血;二为逆传心包,热伤心营,上扰神明(脑)。若邪热深盛,邪正剧争,正气溃败,骤然外脱,则阴津失其内守,阳气不能固守,终则阴阳不能维系,阴竭阳脱。此外,风温热邪,久羁不解,易深入下焦,下竭肝肾,导致真阴欲竭,气阴两伤。

三、临床表现

重症肺炎可急性起病,部分患者除了发热、咳嗽、咳痰、呼吸困难等呼吸系统症状外,可在短时间内出现意识障碍、休克、肾功能不全、肝功能不全等其他系统表现。少部分患者甚至可不表现典型的呼吸系统症状,容易引起误诊。也可起病时较轻,病情逐步恶化,最终达到重症肺炎的标准。在急诊门诊遇到的主要是重症 CAP 患者,部分是卫生保健相关性肺炎(HCAP)患者。重症 CAP 的最常见的致病病原体有:肺炎链球菌、金黄色葡萄球菌(金葡菌)、军团菌、革兰阴性杆菌、流感嗜血杆菌等,其临床表现简述如下:

1.肺炎链球菌　肺炎链球菌为重症 CAP 最常见的病原体,占 30%～70%。呼吸系统防御功能损伤(酒精中毒、抽搐和昏迷)时咽喉部大量含有肺炎链球菌的分泌物可能被吸入到下呼吸道。病毒感染和吸烟可造成纤毛运动受损,导致局部防御功能下降。充血性心衰也为细菌性肺炎的先兆因素。脾切除或脾功能亢进的患者可发生暴发性的肺炎链球菌肺炎。多发性骨髓瘤、低丙种球蛋白血症或慢性淋巴细胞白血病等疾病均为肺炎链球菌感染的重要危险因素。典型的肺炎链球菌肺炎表现为肺实变、寒战,体温大于39.4℃,多汗,胸痛,多见于原本健康的年轻人。而老年人中肺炎链球菌的临床表现隐匿,常缺乏典型的临床症状和体征。典型的肺炎链球菌肺炎的胸部 X 线表现为肺叶、肺段的实变。肺叶、肺段有实变的患者易合并菌血症。肺炎链球菌合并菌血症的死亡率为 30%～70%,比无菌血症者高 9 倍。

2.金葡菌肺炎　金葡菌肺炎为重症 CAP 的一个重要病原体。在流行性感冒时期,CAP 中金葡菌的发生率可高达 25%,约 50% 的病例有某种基础疾病的存在。呼吸困难和低氧血症较普遍,死亡率为 64%。胸部 X 线检查常见密度增高的实变影。常出现空腔,可见肺气囊,病变较快,常伴发肺脓肿和脓胸。MRSA(耐甲氧西林金葡菌)为 CAP 中较少见的病原菌,但一旦明确诊断,则应选用万古霉素治疗。

3.革兰阴性菌　重症 CAP 中革兰阴性菌感染约占 20%,病原菌包括肺炎克雷伯杆菌、不动杆菌属、变形杆菌和沙雷菌属等。肺炎克雷伯杆菌所致的 CAP 占 1%～5%,但其临床过程较为危重。易发生于酗酒者、慢性呼吸系统疾病患者和衰弱者,表现为明显的中毒症状。胸部 X 线的典型表现为右上叶的浓密浸润阴影,边缘清楚,早期可有脓肿的形成。死亡率高达 40%～50%。

4.非典型病原体　在 CAP 中非典型病原体所致者占 3%～40%。其中肺炎支原体居首位,在成人中占 2%～30%,肺炎衣原体占 6%～22%,嗜肺军团占 2%～15%。但是肺炎衣原体感染所致的 CAP,其临床表现相对较轻,死亡率较低。肺炎衣原体感染可表现为咽痛、声嘶、头痛等重要的非肺部症状,其他可有鼻窦炎、气道反应性疾病及脓胸。肺炎衣原体可与其他病原菌发生共同感染,特别是肺炎链球菌。老年人肺炎衣原体肺炎的症状较重,有时可为致死性的。肺炎衣原体培养、DNA 检测、PCR、血清学(微荧光免疫抗体检测)可提示肺炎衣原体感染的存在。军团菌肺炎占重症 CAP 病例的 12%～23%,仅次于肺炎链球菌,多见于男性、年迈、体衰和抽烟者,原患有心肺疾病、糖尿病和肾功能衰竭者如患军团菌肺炎则危险性增加。军团菌肺炎的潜伏期为 2～10 天。患者有短暂的不适、发热、寒战和间断的干咳。肌痛常很明显,胸痛的发生率为 33%,呼吸困难为 60%。胃肠道症状表现显著,恶心和腹痛多见,33% 的患者有腹泻。不少患者还有肺外症状,如急性的精神神志变化、急性肾功能衰竭和黄疸等。偶有横纹肌炎、心肌炎、心包炎、肾小球肾炎、血栓性血小板减少性紫癜。50% 的病例有低钠血症,此项检查有助于军团菌肺炎的诊断和鉴别诊断。军团菌肺炎的胸部 X 线表现特征为肺泡型、斑片状、肺叶或肺段状分布或弥漫性肺浸润。有时难以与 ARDS 区别。胸腔积液相对较多。此外,20%～40% 的患者可发生进行性呼吸衰竭,约 15% 以上的病例需机械通气。

5.流感嗜血杆菌肺炎　占 CAP 病例的 8%～20%,老年人和 COPD 患者常为高危人群。流感嗜血杆菌肺炎发病前多有上呼吸道感染的病史,起病可急可慢,急性发病者有发热、咳嗽、咳痰。COPD 患者起病较为缓慢,表现为原有的咳嗽症状加重。婴幼儿肺炎多较急重,临床上有高热、惊厥、呼吸急促和紫绀,有时发生呼吸衰竭。听诊可闻及散在的或局限的干、湿性啰音,但大片实变体征者少见。胸部 X 线表现为支气管肺炎,约 1/4 呈肺叶或肺段实变影,很少有肺脓肿或脓胸形成。

6.卡氏肺孢子虫肺炎(PCP)　PCP 仅发生于细胞免疫缺陷的患者,但其仍是一种重要的肺炎,特别是

HIV 感染的患者。PCP 常常是诊断 AIDS 的依据。PCP 的临床特征性表现有干咳、发热和在几周内逐渐进展的呼吸困难。患者肺部症状出现的平均时间为 4 周，PCP 相对进展缓慢可区别于普通细菌性肺炎。PCP 的实验室检查异常包括：淋巴细胞减少，CD4 淋巴细胞减少，低氧血症，胸部 X 线片显示双侧间质浸润，有高度特征的"毛玻璃"样表现。但 30％的胸片可无明显异常。PCP 为唯一有假阴性胸片表现的肺炎。

四、诊治要点

（一）诊断

1.主要标准　①需要有创机械通气；②感染性休克需要血管收缩剂。

2.次要标准　①呼吸频率≥30 次/分；②氧合指数（PaO_2/FiO_2）≤250；③多肺叶浸润；④意识障碍或定向障碍；⑤氮质血症（BUN≥20mg/dl）；⑥白细胞减少（WBC＜4.0×10^9/L）；⑦血小板减少（血小板＜10.0×10^9/L）；⑧低体温（T＜36℃）；⑨低血压，需要强力的液体复苏。

符合 1 项主要标准或 3 项次要标准即可诊断为重症肺炎。

（二）辅助检查

1.血常规和痰液检查　细菌性肺炎血白细胞计数多增高，中性粒细胞多在 80％以上，并有核左移；年老体弱及免疫力低下者的白细胞计数常不增高，但中性粒细胞的百分比仍高。痰呈黄色、黄绿色或黄褐色脓性混浊痰，痰中白细胞显著增多，常成堆存在，多为脓细胞。病毒性肺炎白细胞计数一般正常，也可稍高或偏低。继发细菌感染时白细胞总数和中性粒细胞可增高。痰涂片所见的白细胞以单核细胞为主；痰培养常无致病菌生长；如痰白细胞核内出现包涵体，则提示病毒感染。在重症肺炎时可因骨髓抑制出现白细胞减少症（WBC 计数＜4×10^9/L）或血小板减少症（血小板计数＜100×10^9/L）。二者均提示预后不良，是诊断重症肺炎的 2 个次要标准。在感染控制、病程好转后可恢复。

2.病原学　包括血培养、痰革兰氏染色和培养、血清学检查、胸水培养、支气管吸出物培养，或肺炎链球菌和军团菌抗原的快速诊断技术。此外，可以考虑侵入性检查，包括经皮肺穿刺活检、经纤支镜防污染毛刷（PSB）采样、支气管肺泡灌洗（BAL）采集标本定量培养。血培养一般在发热初期采集，如已用抗菌药物治疗，则在下次用药前采集。采样以无菌法静脉穿刺，防止污染。成人每次 10～20mL，婴儿和儿童 0.5～5mL。血液置于无菌培养瓶中送检。24 小时内采集血标本 3 次，并在不同部位采集可提高血培养的阳性率。

3.影像学检查　影像学检查是诊断肺炎的重要指标，也是判断重症肺炎的重要指标之一。肺炎的影像学表现：片状、斑片状浸润性阴影或间质性改变，伴或不伴胸腔积液。影像学出现多叶或双肺改变，或入院48h 内病变扩大≥50％，提示为重症肺炎。由于表现具有多样性，特异性较差。但影像改变仍对相关病原菌具有一定的提示意义。

4.血气分析　肺炎时由于发热、胸痛或患者焦虑可出现呼吸次数加快，患者可出现呼吸性碱中毒，$PaCO_2$ 降低。重症肺炎时由于通气-血流比例失调、肺内分流增加、弥散功能异常等可出现严重的低氧血症，PaO_2 小于 60mmHg，出现 Ⅰ 型呼吸衰竭。痰液过多致气道堵塞、呼吸浅慢或停止。以往有 COPD 时可表现为 Ⅱ 型呼吸衰竭，PaO_2 降低，小于 60mmHg，并伴有 $PaCO_2$＞50mmHg。

5.其他检查　可有血沉增快、C-反应蛋白升高、血清碱性磷酸酶积分改变等，提示细菌感染的变化。肾功能不全时可有尿改变及血清尿素氮、肌酐升高，尿量＜20mL/h（或＜80mL/4h），血清肌酐＞177μmol/L（2mg/dl），BUN＞20mg/dL，可提示为重症肺炎。另外也可有肝功能异常。由于患者进食差、消耗增加，常可有低蛋白血症存在。心肌损害可有心肌酶的增高及心电图的改变。

（三）鉴别诊断

重症肺炎可以表现不典型,而许多其他疾病的表现可类似典型肺炎,鉴别诊断具有重要意义。

1.表现不典型的重症肺炎的鉴别

（1）脑炎或脑膜炎等：老年人的重症肺炎可无典型的肺炎表现,可无咳嗽,甚至无发热,仅表现为意识障碍,如谵妄、淡漠或昏迷,易被误诊为脑炎或脑膜脑炎。胸片应作为常规检查,以明确是否是肺炎、是否有肺部并发症。早期的粟粒性肺结核、部分卡氏肺孢子虫肺炎胸片可正常,应提高警惕,仔细排除。脑CT、脑脊液检查也是必需的,如出现异常则支持脑炎、脑膜炎的诊断。但结核性脑膜炎常有肺结核存在,脑隐球菌感染常有肺部隐球菌感染,应引起注意。患者有头痛、呕吐时也可误诊为脑血管病,脑CT检查可助鉴别。

（2）急腹症：肺炎累及膈胸膜可引起上腹痛,易被误诊为急性胆囊炎、急性胰腺炎、消化性溃疡等。病情重时才就诊检查可出现淀粉酶升高、肝功损害、黄疸、麻痹性肠梗阻等,使鉴别更困难。对于多系统损害患者应警惕重症肺炎,胸片检查必不可少。

2.同肺炎表现相似的疾病的鉴别

（1）肺栓塞：有发热的肺栓塞因有胸痛、多发肺部阴影、呼吸困难、低氧血症、白细胞增高等很容易误诊为重症肺炎。诊断要点在于对有肺栓塞高危因素的患者提高警惕,对有下肢深静脉血栓形成、卧床、手术后患者应行心脏超声肺动脉压估测、CT肺动脉造影、肺通气-灌注扫描等明确诊断。

（2）风湿性疾病引起的肺病变：如皮肌炎、系统性红斑狼疮（SLE）、类风湿性关节炎、血管炎等,有时全身表现不明显,影像表现同肺炎不能区别。有关抗体检测或组织活检病理有助于鉴别。

（3）肿瘤：肺肿瘤、淋巴瘤、白血病肺浸润等都可表现为发热、肺浸润影,必要时行病理、骨髓细胞学等检查。

（4）过敏性肺炎：急性患者在吸入大量抗原4～12小时后出现胸闷、呼吸困难和干咳,并伴有发热、寒战、乏力、头痛和躯体痛等全身症状。双肺可闻及湿啰音,部分可有哮鸣音和紫绀。双肺小结节影或者斑片状浸润影。血气分析可有低氧血症。吸入激发试验有助诊断。抗原接触史对诊断具有重要意义。

（四）中医辨证要点

1.辨虚实　疾病的早期和极期,仍以实证为多见,常见壮热、咳喘声粗、痰黄黏稠、胸闷、烦躁、小便短赤、舌苔厚、脉浮或有力等表现;而本病后期或者年老体弱者可以虚证为主要表现,常见低热、咳痰无力、体倦乏力、舌质淡、脉无力等症。

2.辨邪之性质　热邪为主多见发热、痰色黄、舌红、苔黄、脉数等,痰邪为主则见痰多、胸闷、舌苔腻、脉弦或滑等,瘀邪为主则常见胸痛或腹痛、唇甲紫绀、舌质暗或有瘀斑、脉涩或结等。

本病辨治须分清主要矛盾是邪实抑或是正虚,结合邪的不同性质和分型施治。

五、急救处理

（一）西医急救治疗

重症肺炎的治疗包括抗菌药物治疗、呼吸支持、营养支持、加强痰液引流,以及免疫调节、防治多器官系统功能衰竭等。重症肺炎易出现多器官系统功能衰竭,有效的抗生素初始治疗是治疗的核心,可预防出现多器官系统功能衰竭。

1.抗生素的治疗

（1）社区获得性肺炎的抗生素治疗：第一次抗生素应在急诊科留取细菌培养标本后尽早给予。早期经验性抗生素治疗方案必须根据总的流行病学类型来制定,即基本的抗生素的初始方案应该根据具体患者的风险因素来进行调整,然后再根据微生物学调查结果调整。在肺炎链球菌的耐药率低(<5%)的地区,常规抗生素治疗应包括以下联合治疗:二代头孢菌素(如头孢呋辛)或氨基青霉素加β内酰胺酶抑制剂加红霉素,或者选用三代头孢菌素(如头孢噻肟或头孢三嗪)。当有特殊合并情况时,这种抗生素的基本方案应做相应调整:①对于存在肺脏合并症,如 COPD 或支气管扩张的患者,治疗中应包括 GNEB 或铜绿假单胞菌。四代头孢菌素如头孢吡肟和头孢匹罗可以覆盖这些病原体,也能覆盖青霉素耐药性肺炎链球菌,而且联合用红霉素是这种情况下的合理选择。如果高度怀疑铜绿假单胞菌感染,应考虑给予抗假单胞菌的联合治疗,如β内酰胺类(头孢他定、头孢吡肟、亚胺培南)和加氨基糖苷类(最好是妥布霉素或阿米卡星)加红霉素或用一种β内酰胺类加环丙沙星(或曲伐沙星)。②对于长期卧床患者,存在吸入性肺炎的风险,尤其是神经系统病变的患者,抗生素治疗应覆盖金黄色葡萄球菌和厌氧菌。此时不应选用二代头孢菌素,而应选择氨基青霉素加β内酰胺酶抑制剂或克林霉素。另外亚胺培南也有效。③当存在特殊病原体的风险因素时,也应考虑修改抗生素的基本方案:先前的抗生素治疗超过 48 小时,应考虑 GNEB 感染。对于从护理院收入的老年患者,治疗也应覆盖 GNEB。应选择三代头孢菌素,而不是二代头孢菌素。尤其是在青霉素和头孢菌素耐药率高的地区更是如此。另外,四代头孢菌素也是不错的选择。在军团菌发病率高的地区,应考虑加用利福平。在冬春季节,当由流感病毒引起的肺炎多发时,应考虑到金黄色葡萄球菌感染,因此应使用二代头孢菌素或氯唑西林。④如果已知当地的微生物类型和易感性,应根据这些类型另外调整抗生素用药。2007 年 ATS 对需 ICU 住院的 CAP 患者的治疗提出了建议:①一种β内酰胺类(头孢噻肟,头孢曲松,或氨苄西林、舒巴坦)加阿奇霉素或一种氟喹诺酮。对青霉素过敏的患者,推荐呼吸喹诺酮类和氨曲南。②对假单胞菌感染,用一种抗球菌、抗假单胞菌β-内酰胺类(哌拉西林-他唑巴坦,头孢吡肟,亚胺培南,或美罗培南)加环丙沙星或左氧氟沙星(750mg/d),或以上的β-内酰胺类加氨基糖苷类和阿奇霉素,或以上的β-内酰胺类加一种氨基糖苷类和抗肺炎球菌的氟喹诺酮类。对青霉素过敏的患者,可用氨曲南替换以上的β-内酰胺类。③如果考虑 CA-MRSA,加万古霉素或利奈唑烷。

(2)医院获得性肺炎的抗生素治疗:初始经验性治疗要根据 HAP 患者的分组来选择抗生素,一组为住院后早发的、没有 MDR 病原体感染危险因素者,其可能的病原体包括肺炎链球菌、流感嗜血杆菌、甲氧西林敏感金黄色葡萄球菌(MSSA)、敏感的肠杆菌科阴性杆菌(大肠杆菌、肺炎克雷伯杆菌、变形杆菌和沙雷杆菌),可分别选用头孢曲松、左氧氟沙星(或莫西沙星、环丙沙星)、氨苄西林-舒巴坦、艾他培南治疗。另一组则为晚发的、有 MDR 感染的危险因素者,其可能病原体包括 PA、产超广谱β内酰胺酶(ESBLs)的肺炎克雷伯杆菌、不动杆菌属、MRSA、军团菌。如怀疑为前三者,可选用具有抗绿脓活性的头孢菌素(头孢吡肟、头孢他啶),或具有抗绿脓活性的碳青霉烯类(亚胺培南或美洛培南),或β-内酰胺类/β-内酰胺酶抑制剂(哌拉西林/他唑巴坦)加具有抗绿脓活性的氟喹诺酮类(环丙沙星或左氧沙星),或氨基糖苷类(丁胺卡那、庆大霉素、妥布霉素)联合治疗;后两者可分别选用利奈唑烷或万古霉素、大环内酯类或氟喹诺酮类治疗。重度 HAP 常见病原体包括铜绿假单胞菌、不动杆菌、肺炎克雷伯杆菌、肠杆菌科细菌和 MRSA。怀疑这些病原体感染者,在初始治疗时应联合用药,具体使用哪一种抗生素应依据当地或本单位的抗生素敏感性情况、药物的副作用、患者过去两周内用药情况等因素综合考虑,尽量不选择已经使用过的抗生素。治疗中要尽可能增加对不同病原体的覆盖,联合应用碳青霉烯类、阿米卡星和万古霉素是覆盖面最广的用药方案。如果要覆盖 ICU 内引起呼吸机相关性肺炎(VAP)最常见的两种病原体 PA 和 MRSA,需联合应用万古霉素、一种碳青霉烯类和一种氟喹诺酮类,这种方案可覆盖 90% 以上的病原体。如果患者是在应用抗生素治疗其他部位感染期间发生了 HAP,经验性选药应选择另一种不同类型的抗生素。

(3)对抗生素疗效的评估和处理:如果微生物培养结果证实为耐药菌或是没有预计到的病原体感染,

并且患者对治疗没有反应，则应对已选择的抗生素进行调整。如果培养结果与预计的 MDR 病原体不符，也不是铜绿假单胞菌或不动杆菌感染，或细菌对更窄谱抗生素敏感，则应降阶梯或选用窄谱抗生素治疗。初始治疗有效时，通常在治疗 48～72h 后临床有改善，不应调整用药。如治疗没有反应，且病情恶化较快，则要调整抗生素，增加对病原体的覆盖面，等待培养结果和其他诊断数据。治疗 3d 后临床情况没有改善，可认为治疗无效，应对病情重新评估：对病原体的估计是否错误，是否系耐药病原体，诊断是否有误，是否为非感染因素所致，有无肺外感染的证据（肺不张、肺栓塞、ARDS、肺出血症、基础疾病、肿瘤），是否出现了并发症（肺脓肿、机会菌感染，药物热等）。影像学检查有助于发现治疗失败的原因，侧卧位 X 线胸片、超声、肺 CT 能发现可能的胸腔积液，除外肺脓肿等。对于低血压、需液体复苏的重症 CAP 患者需要警惕隐性肾上腺功能不全。

2.机械通气　机械通气用于治疗严重低氧血症通过吸氧不能改善者。在需要机械通气的重症肺炎中，严重低氧血症的主要病理生理机制是存在肺内分流和通气-血流比例失调，通气-血流比值降低。轻到中度肺炎的患者分流量达到心输出量的 10% 以上，低通气-血流比值的区域达到血流量的 10% 以上。需要机械通气的患者，肺内分流量和低通气-血流比值的区域都达到心输出量的 50%。死腔增加到肺泡通气量的 60%。平均肺动脉压可能有轻到中度增高（35mmHg）。这些气体交换障碍，部分原因是精氨酸等舒血管性代谢产物的释放，部分抵消了缺氧性肺血管的收缩。对不需要立即插管的低氧血症或呼吸窘迫患者，可试用 NIV（无创通气）。在 COPD 患者可减少 25% 的插管需要。咳痰无力、痰多限制了 NIV 的应用。在最初的 1～2 小时内，如呼吸次数、氧合指数未改善，$PaCO_2$ 未下降，需及时改用有创通气。对需要插管的患者，延长 NIV 时间会增加不良结局。NIV 对 ARDS 没有益处，而双肺肺泡浸润的 CAP 患者与 ARDS 几乎不能鉴别。对于有严重低氧血症的患者（$PaO_2/FiO_2<150$）也不适合 NIV。因此，对 $PaO_2/FiO_2<150$、双肺肺泡浸润患者应及时插管，行有创通气。对双侧弥漫性肺炎和 ARDS 患者应低潮气量通气（6mL/kg 理想体重）。经供氧和机械通气仍难以缓解的严重或难治的低氧血症，根据病变部位选择不同体位进行通气。对于单侧肺炎，调整患者体位到"健侧肺向下"，通过使通气好的区域增加血流量，可以使 PaO_2 平均增加 10～15mmHg。同样的道理，对于病变主要位于双肺背部的患者可进行俯卧位通气。

3.抗炎药物　给予抗炎药物，环氧合酶抑制剂，如阿司匹林和消炎痛，可以逆转对缺氧性肺血管收缩的部分抵消作用。接受消炎痛治疗后，有一半患者的 PaO_2 明显改善，但也有研究显示阿司匹林可以轻度改善肺内分流，而动脉氧合作用没有明显变化。因此这类抗炎药物改善低氧血症的作用仍无定论。

4.前列腺素雾化吸入　低剂量的前列腺素雾化吸入，可以允许肺内通气-血流比值正常的肺泡区的血管舒张，可以减少肺内分流和肺动脉高压，而不会引起心输出量的变化，因此，可以使 PaO_2 平均增加 20mmHg。

5.一氧化氮（NO）　主要在成人呼吸窘迫的患者中研究了吸入少量 NO 的作用。吸入少量 NO 可引起选择性的肺动脉血管扩张，并通过减少肺内分流，改善动脉氧合作用。在一项对单侧重症肺炎的初步研究中，NO 表现出良好效果，使 PaO_2 平均增加 20mmHg。但不论是雾化前列腺素还是雾化 NO，都需要研究更多的例数、远期效应以及这种方法对重症肺炎结局的影响。

6.免疫调节[粒细胞集落刺激因子（G-CSF）]　这种治疗的原理是通过增强多形核白细胞的肺内趋化以及其对细菌病原体的杀菌活性，调节免疫反应。用 G-CSF 治疗重症肺炎和败血症，在降低死亡率和器官衰竭发生率方面都有良好效果趋势。在最近一项关于中性粒细胞减少重症肺炎患者的单相研究中发现，当用 G-CSF75～600μg/d 的剂量，联合适当的抗生素治疗时，G-CSF 治疗是安全的。

7.重组活化蛋白 C（rhAPC）　对于死亡危险性高的患者（APACHEⅡ≥25 分、感染导致多器官功能衰竭、感染性休克、感染导致的急性呼吸窘迫综合征）推荐使用，出血性疾病不是使用 rhAPC 的绝对禁忌证。治疗费用高使其应用受到了一定的限制。

8.感染性休克的治疗　　补充血容量,以维持收缩压 90～100mmHg,脉压大于 30mmHg,尿量大于 30mL/h,中心静脉压 4.4～7.4mmHg;应用血管活性药物,如多巴胺、间羟胺、去甲肾上腺素和山莨菪碱;应用糖皮质激素,在病情重、经补液升压药治疗血压不恢复时,可在应用抗生素的基础上使用氢化可的松 100～200mg 或地塞米松 5～10mg 静滴,病情好转后停药;纠正水、电解质和酸碱平衡紊乱;纠正心力衰竭。

六、中医治疗

(一)治疗原则

本病应辨病情缓急,病情平缓者当以清热化痰,益气养阴为治疗原则,病情危重、阳气不固、正气欲脱者,则当以回阳救逆为治疗原则。

(二)辨证论治

1.风热犯肺证

主要证候:身热较重,微恶风,汗泄不畅,头胀痛,面赤,咳嗽,痰黏或黄,咽燥,鼻塞,流黄浊涕,口干欲饮,舌苔薄白微黄,舌边尖红,脉浮数。

治法:辛凉解表。

方药:银翘散加减。若风热上壅,头胀痛较甚,加桑叶、菊花;痰阻于肺,咳嗽痰多,加贝母、前胡、杏仁;痰热较盛,咳痰黄稠,加黄芩、知母、瓜蒌皮;气分热盛,身热较著,恶风不显,口渴多饮,尿黄,加石膏、鸭跖草;热毒壅阻咽喉,乳蛾红肿疼痛,加一枝黄花、土牛膝、玄参;若肺热素盛,风寒外束,热为寒遏,烦热恶寒,少汗,咳嗽气急,痰稠,声哑,可加用石膏、麻黄;风热化燥伤津,或秋令感受温燥之邪,伴有呛咳痰少,口、咽、唇、鼻干燥,苔薄舌红少津等燥象者,可酌配南沙参、天花粉、梨皮,不宜再伍辛温之品。中成药可选疏风解毒胶囊、柴芩清宁胶囊。

2.痰热壅肺证

主要证候:发热,咳嗽,痰多,气促,口渴,烦躁,小便短赤,大便秘结。舌红苔黄腻,脉弦滑数。

治法:清热化痰,宣肺平喘。

方药:麻杏石甘汤合千金苇茎汤加减。痰热壅盛,腑气不通,胸满咳逆,痰涌,便秘,配葶苈子、大黄、玄明粉;痰热伤津,口干,舌红少津,配北沙参、天冬、天花粉。高热神昏者加安宫牛黄丸 1 粒冲服。中成药可选疏风解毒胶囊、柴芩清宁胶囊。

3.气阴两虚证

主要证候:干咳,咳声短促,或痰中带血丝,或声音逐渐嘶哑,口干咽燥,或午后潮热,颧红,盗汗,口干,日渐消瘦,神疲,舌质红,少苔,脉细数。

治法:滋阴润肺,化痰止咳。

方药:麦冬汤合泻白散加减。肺气不敛,咳而气促,加五味子、诃子;阴虚潮热,酌加功劳叶、银柴胡、青蒿、鳖甲、胡黄连;肺热灼津,咳吐黄痰,加海蛤粉、知母、黄芩;热伤血络,痰中带血,加牡丹皮、山栀、藕节。

4.邪陷正脱证

主要证候:喘息鼻煽,张口抬肩,气短息促,烦躁,昏蒙,面青,四肢厥冷,汗出如油,脉细数不清,或浮大无根,舌质青暗,苔腻或滑。

治法:补肺纳肾,扶正固脱。

方药:回阳急救汤、生脉饮加减。阳虚甚,气息微弱,汗出肢冷,舌淡,脉沉细加肉桂、干姜;气息急促,心烦内热,汗出黏手,口干舌红,脉沉细数加生地黄、玉竹,人参改用西洋参。临床上可用参附注射液、参麦注射液静脉推注。

（三）针灸治疗

1.风热犯肺证

取穴：风池、大椎、尺泽、外关、合谷。头胀痛者加百会、太阳穴。

针刺手法：泻法，留针 15～20 分钟。配合大椎穴刺络拔罐以清泻热邪；咽痛咽痒者点刺放血少商、商阳穴清热利咽。

2.痰热壅肺证

取穴：定喘、肺俞、中府、列缺、曲池、丰隆，大肠俞。

针刺手法：泻法，留针 20～30 分钟。配合曲池、大椎、肺俞刺络拔罐以清泻痰热。

3.气阴两虚证

取穴：定喘、肺俞、膏肓、肾俞、太溪、照海、列缺。

针刺手法：平补平泻，留针 20～30 分钟。痰中带血加孔最清肺止血。

4.邪陷正脱证

取穴：百会、中府、膻中、太渊、中脘、气海、关元、足三里、三阴交、太冲。

针刺手法：补法，留针 20～30 分钟。重灸神阙、气海、关元、百会、足三里穴。

（郑　平）

第七节　肺血栓栓塞症

肺栓塞（PE）是由内源性或外源性的栓子堵塞肺动脉主干和分支，引起肺循环障碍的临床和病理生理综合征。包括肺血栓栓塞症 PTE、脂肪栓塞综合征、羊水栓塞、空气栓塞等。肺血栓栓塞症（PTE）为来自静脉系统或右心的血栓阻塞肺动脉或其分支所致疾病，以肺循环和呼吸功能障碍为其主要临床和病理生理特征。PTE 为 PE 的最常见类型，占 PE 中的绝大多数，通常所称 PE 即指 PTE。肺动脉发生栓塞后，若其支配区的肺组织因血流受阻或中断而发生坏死，称为肺梗死（PI）。引起 PTE 的血栓主要来源于深静脉血栓形成（DVT）。PTE 常为 DVT 的并发症。PTE 与 DVT 共属于静脉血栓栓塞症（VTE），为 VTE 的两种类别。

一、流行病学

西方国家 DVT 和 PTE 的年发病率分别为 1.0‰和 0.5‰。在美国 VTE 的年新发病例数约为 20 万，其中 1/3 为 PTE，2/3 为单独的 DVT，PTE 成为美国的第三位死亡原因；法国 VTE 年新发病例数约为 10 万，英国为 6.5 万，意大利为 6 万。未经治疗的 PTE 病死率为 25%～30%。由于 PTE 发病和临床表现的隐匿性和复杂性，对 PTE 的漏诊和误诊率普遍较高。肺栓塞在我国一直被认为是少见病，但近 10 年的有关临床流行病学调查显示，我国肺栓塞病例数呈稳步上升趋势，应引起临床医师警惕。

二、危险因素

PTE 的危险因素同 VTE，包括任何可以导致静脉血液淤滞、静脉系统内皮损伤和血液高凝状态的因素。易发生 VTE 的危险因素包括原发性和继发性两类。原发性危险因素由遗传变异引起，包括 V 因子突变、蛋白 C 缺乏、蛋白 S 缺乏和抗凝血酶缺乏等，常以反复静脉血栓栓塞为主要临床表现。如 40 岁以下的年轻患者无明显诱因或反复发生 VTE,或呈家族遗传倾向,应注意做相关遗传学检查。继发性危险因素是指后天获得的易发生 VTE 的多种病理生理异常,包括骨折、创伤、手术、恶性肿瘤和口服避孕药等。上述危险因素可以单独存在,也可同时存在,协同作用。年龄可作为独立的危险因素,随着年龄的增长,VTE 的发病率逐渐增高。

三、病理和病理生理

引起 PTE 的血栓可以来源于下腔静脉、上腔静脉或右心腔,其中大部分来源于下腔静脉,特别是从腘静脉上端到髂静脉段的下肢近端深静脉(占 50%～90%)。来源于盆静脉丛的血栓较前有增多趋势。颈内和锁骨下静脉插入,留置导管和静脉内化疗,使来源于上腔静脉的血栓亦较前增多。右心腔来源的血栓所占比例较小。

肺动脉的血栓栓塞既可以是单一部位的,也可以是多部位的。病理检查发现多部位或双侧性的血栓栓塞更为常见。一般认为栓塞更易发生于右侧和下肺叶。

PTE 发生后,栓子阻塞肺动脉及其分支达一定程度,一方面通过机械的阻塞直接影响呼吸系统和心血管功能;另一方面通过心肺和肺的反射效应以及神经体液因素(包括梗死后的炎症反应)等导致多种功能及代谢变化。没有基础心肺疾病时,肺动脉压和右房压力的变化与肺血管床受阻的程度直接相关,当肺血管被阻塞 20%～30% 时开始出现一定程度的肺动脉高压;随着血管床阻塞程度的加重,肺动脉压力会相应增加,当肺血管床面积被阻塞 75% 以上时,由于严重的肺动脉高压,可出现右心功能衰竭,甚至休克、猝死。若患者存在明显的心肺基础疾病时,即使是较小的栓子,只要导致肺动脉压力急剧升高超过 5.32kPa(40mmHg)即可引起急性肺心病。大面积肺栓塞时,肺动脉压力上升,右心室心肌做功和氧耗增加,右心室压力升高,主动脉与右心室压力阶差缩小,冠状动脉灌注下降。另外,急性肺栓塞时体内大内皮素浓度显著升高,在冠状动脉局部转化为内皮素的量也明显增多,导致冠状动脉痉挛,造成冠状动脉灌注不足,心肌缺血,在心脏冠状动脉处形成第二个恶性环路。因此一些肺栓塞患者心电图可表现出 V_1、V_2、V_4 导联。Ⅱ、Ⅲ、aVF 导联 T 波倒置等心肌缺血的表现。

肺泡通气与血流比例失调是 PTE 中最重要的病理生理改变,可表现为栓塞部位的高通气/血流区,肺不张及肺萎缩部位的低通气/血流区。由于肺内血流的重新分布,使得循环阻力相对正常的肺组织血流量增多,在这部分肺泡通气量无明显变化的情况下即形成了低通气/血流区,出现功能性分流,在肺不张的区域,由于肺泡通气完全丧失,流经肺泡的血流完全未进行气体交换而直接掺入动脉血,形成真性分流,肺动脉压增加引起右心房压力增高,卵圆孔开放,造成心内右向左分流。神经体液因素可以引起支气管痉挛;栓塞部位肺泡表面活性物质分泌减少;毛细血管通透性增高,间质和肺泡内液体增多或出血;肺泡萎陷,呼吸面积减小;肺顺应性下降,肺体积缩小并可出现肺不张;如果累及胸膜,则可出现胸腔积液。以上因素导致呼吸功能不全,出现低氧血症、代偿性过度通气(低碳酸血症)或相对性低肺泡通气。

由于肺组织接受肺动脉、支气管动脉和肺泡内气体弥散等多重氧供,同时当肺动脉阻塞时阻塞远端肺动脉压力降低,富含氧的肺静脉血可逆行滋养肺组织,故 PTE 时较少出现肺梗死。

PTE 所致病情的严重程度取决于以上机制的综合作用。栓子的大小和数量、多个栓子的递次栓塞间隔时间、是否同时存在其他心肺疾病、个体反应的差异及血栓溶解的快慢,对发病过程及预后有重要影响。

四、临床类型及表现

（一）常见症状

1.不明原因的呼吸困难及气促，尤以活动后明显，为肺栓塞最多见的症状。

2.胸痛，包括胸膜炎性胸痛或心绞痛样疼痛。

3.晕厥，可为肺栓塞的唯一或首发症状。

4.咳血，常为小量咳血，大咳血少见。

5.烦躁不安、惊恐或濒死感。临床有典型肺梗死三联症（呼吸困难、胸痛及咯血）的患者不足 1/3。

（二）体征

1.呼吸系统体征　呼吸急促最为常见；发绀；肺部有时可以闻及哮鸣音和（或）细湿啰音，肺野偶可闻及血管杂音；合并肺不张和胸腔积液时出现相应的体征。

2.循环系统体征　心动过速；血压变化，严重时可出现血压下降甚至休克；颈静脉充盈或异常搏动；肺动脉瓣区第二心音（P₂）亢进或分裂，三尖瓣区有收缩期杂音。

3.其他　可伴发热，多为低热。

（三）DVT 的症状体征

特别是下肢 DVT 主要表现为患肢肿胀、周径增粗、疼痛或压痛、皮肤色素沉着、行走后患肢易疲劳或肿胀加重。但约半数或以上的下肢 DVT 患者无自觉症状或明显体征。

五、诊断

1.动脉血气分析　低氧血症、低碳酸血症、肺泡-动脉氧分压差[P(A-a)O₂]增大在肺栓塞患者中很常见。

2.心电图　肺栓塞的心电图改变是非特异性的，但如能结合病情，仔细观察心电图动态变化则是颇有价值的。①SⅠⅢTⅢ图形（即Ⅰ导联 S 波加深，Ⅲ导联出现 Q/q 波及 T 波倒置）；②QRS 波电轴右偏；③暂时性、完全性或不完全性右束支传导阻滞；④右胸导联 T 波倒置。对心电图改变，需动态观察。

3.X 线胸片　典型肺栓塞可见到区域性肺气管纹理的稀疏、纤细，肺透过度增加，未受累部分可呈现纹理相应增多。累及范围较大时可出现肺动脉高压征象，如中心肺动脉突出、右下肺动脉干增宽伴截断征、肺动脉段膨隆及右心室扩大征。最典型的征象为横膈上方外周楔型致密影，但较少见。其他非特异性表现有肺实变或肺不张、胸膜渗出。

4.超声心动图　超声心动图可从直接征象与间接征象为诊断 PE 提供依据。直接征象显示右心系统血栓，超声心动图检测 PE 间接征象主要表现为急性右心负荷加重及肺动脉高压。栓子栓塞肺动脉，肺血管阻力升高，右心负荷增大，右心系统扩大。这些征象仅说明右心室负荷过重，不能作为肺栓塞的确定诊断指标，只有在肺动脉近端发现栓子才能确诊肺栓塞。而且，超声检测下肢深静脉血栓灵敏性及特异性均较高，超声检测到深静脉血栓更支持 PE 的诊断。超声检查不仅可以检测有无血栓、血管的阻塞情况及有无侧支循环等，还可以了解血栓的分期，对指导治疗有重要意义。近年来，经食道超声逐渐取代了经胸超声，特别是在病情危重而行心肺复苏的过程中，此法直接、简便，不耽搁抢救时间。

5.D-二聚体　D-二聚体是一种特异的纤维蛋白降解产物，其水平升高常提示一定程度的凝血过程的活化或纤维蛋白降解产物的清除受损，因此可用于肺栓塞的诊断。文献报道，D-二聚体升高的特异性在 30～

39 岁年龄段为 72%，而在 80 岁以上年龄段特异性降至 9%。所以，D-二聚体 $>500\mu g/L$ 对肺栓塞的阳性预计值较低，不能用来诊断肺栓塞。血浆 D-二聚体阴性结果，可基本除外急性肺栓塞。

6.放射性核素通气-灌注肺扫描　该方法简单、安全，是目前 PE 的主要筛选检查方法。典型表现为局部血流灌注缺失，而通气正常或接近正常。

7.螺旋 CT　近年来螺旋 CT 已有较广泛的应用，它扫描速度快，无创伤，图像清晰。通过螺旋 CT 检测对肺动脉主干、叶段肺动脉血栓的诊断敏感性达 86%～100%，特异性达 92%～100%。非增强螺旋 CT 表现为以下几方面。

(1)非梗死性肺渗出：表现为楔形或不规则毛玻璃状致密影(类似于肺炎或水肿)，以胸膜为底，尖指向肺门。

(2)肺梗死：可见尖端截断的楔形或锥形的实变影，底部贴于胸膜面，中心部可见网状、毛玻璃状低密度影，代表其中心没有梗死的次级小叶。肺梗死时常伴有肺出血及少量的胸腔积液，有继发感染者还可见空洞。典型的肺段或亚段实变，亦称汉氏驼峰，但不常见。梗死病灶吸收慢，以原有形态似融冰状由外向内体积逐渐缩小。病灶可完全吸收，或留有盘状肺不张、长条状的肺实质的纤维瘢痕，即 Feischner 线。

(3)镶嵌性出血：在慢性肺栓塞中，供应次级小叶的小动脉栓塞，可使肺实质密度呈不均匀改变，亦称马赛克征。肺动脉栓塞增强螺旋 CT 表现为肺动脉内可见充盈缺损、阻塞近端肺动脉扩张，可以见到肺梗死的表现及胸腔积液的表现。急性肺栓塞表现为段以上肺动脉中心性充盈缺损及肺动脉扩张。据文献报道，其对段以上肺栓塞诊断的准确率可达到 100%，其结果阴性对排除肺栓塞也是可靠的。安全的增强螺旋 CT 肺动脉造影可以取代数字减影血管造影术，作为急性肺栓塞的一线检查方法。

8.磁共振显像(MRI)技术　本检查主要利用 MRI 的流空效应，区别流动的血液和不流动的血栓以诊断肺栓塞。但是缓慢的血流由于产生类似于高信号强度灶，在一定程度上影响其结果，再加上心脏和呼吸活动人为的影响，故而磁共振血管造影有其更大的优势。有研究表明，其在肺栓塞诊断中，敏感性为 75%～100%，特异性为 42%～100%。现在又出现了三维动态增强磁共振肺血管成像(MRPA)，国外报道其对于中心、叶和段的肺动脉栓塞有很高的敏感性和特异性。MRI 检查无辐射、无创伤、无对比剂过敏危险，显示周围型肺栓塞效果好，也可同时显示肺栓塞对肺组织的低灌注区，而且，随着磁共振新序列和新型对比剂的开发和应用，有理由相信，它将成为未来诊断肺栓塞首选的影像学方法。

9.肺动脉造影　目前仍被认为是诊断的"金标准"。对肺段及以上肺动脉栓塞诊断的敏感性(98%)和特异性(94%～98%)很高，表现为肺动脉及其分支内充盈缺损、截断、充盈和排空延迟、无血流灌注等。但对于小分支栓塞的诊断，由于解剖变异、互相重叠等因素影响而仍有限度，且属于有创性检查，在临床上应用较少。尤其是伴有中度以上肺动脉高压和病情较重的急性 PE，更应严格掌握适应证。目前主要用于 PE 的介入治疗过程中。

发生 PE 者必须尽快被确诊以便及早治疗，但同时 PE 缺乏有确诊价值的特异性症状。出现下列症状或体征时应考虑 PE：①突发性呼吸困难(或原有呼吸困难突然加重)、咯血、胸痛等；②不明原因急性右心衰、晕厥及休克；③肺动脉瓣区收缩期杂音较原来增强，P_2 亢进。如有周围静脉血栓证据更加支持本病诊断。通过进一步检查作出诊断。疑有大面积 PE 需手术治疗者首选肺动脉造影检查。少数慢性 PE 可做肺组织活检以与原发性肺动脉高压鉴别。为了提高 PE 的诊断率，近年来开始采用评分法，其中以日内瓦预后指数较为常用。

六、鉴别诊断

PE 的鉴别诊断范围较广，包括哮喘、慢性阻塞性肺病、肺炎、自发性气胸和胸膜炎等呼吸系统疾病，心绞痛、急性心肌梗死、急性左心衰和心包炎等心脏疾病以及主动脉夹层、急性胆囊炎、急性胰腺炎、肋软骨炎和肋骨骨折等多种疾病。

七、PTE 的临床分型

1.急性肺血栓栓塞症

(1)大面积PTE:临床上以休克和低血压为主要表现,即体循环动脉收缩压<12.0kPa(90mmHg),或者较基础值下降幅度≥5.32kPa(40mmHg),持续15分钟以上。需除外新发生的心律失常、低血容量或感染中毒症所致的血压下降。

(2)非大面积PTE:不符合以上大面积PTE标准的PTE。此型患者中,一部分人的超声心动图表现有右心室运动功能减弱或临床上出现右心功能不全表现,归为次大面积PTE亚型。

2.慢性栓塞性肺动脉高压　对于证实存在肺动脉内血栓栓塞的病例,尚不能确认其属于急性PTE,因其中部分病例(占1%～5%)可能为慢性栓塞性肺动脉高压或慢性栓塞性肺动脉高压的急性加重。此时需注意追溯该病例有无呈慢性、进行性病程经过的肺动脉高压的相关表现,如进行性的呼吸困难、双下肢浮肿、反复晕厥、胸痛和发绀、低氧血症,并能除外慢性阻塞性肺疾病、原发性肺动脉高压、间质性肺病、结缔组织病、左心功能不全等。在此类病例常可发现DVT存在。影像学检查证实肺动脉阻塞,并可见提示慢性肺动脉血栓栓塞的征象:肺动脉内偏心分布、有钙化倾向的团块状物,贴近血管壁;部分叶或段的肺动脉呈截断现象;肺动脉管径不规则。右心导管检查示静息肺动脉平均压>2.67kPa(20mmHg),活动后肺动脉平均压>4.0kPa(30mmHg)。心电图示右心室肥厚征。超声波检查若示右心室壁增厚,符合慢性病源性心脏病诊断标准,对于明确该病例存在慢性病程有重要意义。

八、治疗方案及原则

(一)一般治疗

密切监测患者生命体征(体温、呼吸、脉搏、血压)、中心静脉压、心电图和血气变化等。为防止栓子再次脱落,要求绝对卧床,保持大便通畅,避免用力。急性肺栓塞发生低氧血症给予高浓度氧气吸入;胸痛严重者给予镇痛剂,如吗啡、盐酸哌替啶等,但遇心血管功能失调患者,应避免使用阿片类镇痛剂。

(二)溶栓治疗

溶栓治疗可迅速溶解部分或全部血栓,恢复肺组织再灌注,减少肺动脉阻力,降低肺动脉压,改善右室功能,减少严重PE患者的病死率和复发率。由于溶栓剂治疗的主要并发症为出血,故用药前应充分评估出血的危险性,做好输血准备。溶栓前置留外周静脉套管针,以方便溶栓中取血监测,避免反复穿刺血管。

1.溶栓适应证　溶栓治疗主要适用于大面积PTE病例,即出现因栓塞所致的休克和(或)低血压病例;对于次大面积PTE,即血压正常但超声心动图显示右室运动功能减退或临床上出现右心功能不全表现的病例,若无禁忌证可以进行溶栓;对于血压和右室运动均正常的小面积急性肺栓塞不主张进行溶栓治疗。在老年人(<75岁)溶栓治疗有同样的效果,只是大出血的危险性增加。溶栓的时间一般为症状发生14天以内,溶栓治疗越早越好。PTE常常呈反复发作,不断有新的血栓栓子形成,对溶栓的时间窗应适当放宽,不做严格规定。症状发生时间超过2周,溶栓治疗也有一定效果。

2.溶栓禁忌证　溶栓治疗的绝对禁忌证有活动性内出血、近期(14天内)有自发性颅内出血。相对禁忌证有:10天内的胃肠道出血;15天内的严重创伤;2周内的大手术、分娩、器官活检或血管穿刺部位不能以压迫止血的;1个月内的神经外科或眼科手术;2个月内的缺血性脑卒中病史;近期曾行心肺复苏;未控制的重度高血压(收缩压>24.0kPa,舒张压>14.6kPa);细菌性心内膜炎;严重肝肾功能不全;糖尿病出血性视网膜病变;出血性疾病;血小板计数<100×10⁹/L;妊娠、分娩期等。对于大面积 PTE,因其对生命的威胁极大,上述绝对禁忌证亦应被视为相对禁忌证。

3.溶栓制剂　溶栓剂有链激酶、尿激酶和重组纤溶酶原激活剂。Goldhaber 等远期随访后认为溶栓结合抗凝治疗疗效较好。

(1)组织型纤溶酶原激活剂(r-tPA)用法:①2 小时方案,50～100mg 持续静滴 2 小时;②加速的 90 分钟方案,较 2 小时方案更安全有效。剂量取决于体重:体重>67kg 者先给予 15mg 静脉弹丸注射,然后 50mg 静脉输入 30 分钟,最后 35mg 静脉输入 60 分钟,总量不超过 100mg;体重<67kg 者先 15mg 静脉弹丸注射,然后 0.75mg/kg 静脉输入 30 分钟以上,剂量不超过 50mg,然后 0.5mg/kg 静脉输入 60 分钟以上,剂量不超过 35mg。溶栓治疗接近结束或结束后立即给予肝素,可减少血栓复发。治疗后 4 小时开始监测凝血功能。

(2)尿激酶:优点是没有抗原性。用法:①4400U/kg 静注 10 分钟,继而 2200U/(kg·h)连用 12 小时;②2 小时方案:20000U/kg 持续静滴 2 小时。

(3)链激酶用法:25 万 U 静注 30 分钟,继而 10 万 U/h 连续 24 小时静脉滴注。链激酶有高度抗原性,有些患者需要停药。20%患者治疗期间出现寒战、发热、恶心、呕吐和皮疹,10%患者治疗期间或治疗后出现血压、心率下降。晚期并发症有皮疹、呼吸窘迫综合征、血清病、Guillain-Barre 综合征、血管炎和肝肾功能不全。应用链激酶前,需进行行皮内试验。

(三)抗凝治疗

1.普通肝素疗法　肝素治疗是否有效取决于治疗开始的前 24 小时是否达标,即 aPTT 达基础值的 1.5 倍或正常值上限。根据体重决定肝素用量有助于保证抗凝效果,起始冲击剂量为 2000～5000U/kg 或 80U/kg 静脉弹丸注射,随后按照 18～20U/(kg·h)剂量维持,然后根据 aPTT 调整。用药 6 小时后开始监测 aPTT。如 aPTT<对照值 1.5 倍,再次静脉弹丸注射 5000U 并将静脉输入速度增加 10%;如 aPTT>对照值 2.5 倍,将输入速度降低 10%;如 aPTT>100 秒应停止静脉输入 1 小时,然后将输入速度降低 10%。肝素治疗的并发症有致命性出血(发生率 1%～2%,需输血者 5%～25%,如发生用 15mg 鱼精蛋白输入 3 分钟以上对抗)、骨质疏松和脱发。肝素的禁忌证包括药物过敏、亚心炎、活动性出血和肝素相关性血小板减少病史。地高辛、尼古丁、四环素、抗组胺药可降低肝素的疗效;NSAID、右旋糖酐、潘生丁等可增加肝素毒性。3%使用肝素治疗者会发生血小板减少(HAT),通常发生在肝素治疗后 5～15 天,表现为血栓延长或出现新血栓,可危及生命。治疗期间应每 2～3 天检查血小板计数。如血小板低于 10 万/mm³ 或较基础值下降 50%应考虑 HIT,血小板<100×10⁹/L 应中断肝素治疗。替代的方法包括华法林、静脉滤器、其他迅速起效的抗凝药(如达那肝素钠、蛇毒蛋白酶、水蛭素等)。少数患者需要使用大剂量肝素才能获得理想的 aPTT,称为肝素抵抗。其原因是血浆Ⅷ因子和肝素结合蛋白增加,导致 aPTT 和血浆肝素水平分离,常见于有炎症性疾病的患者。如大剂量肝素未能达到理想的 aPTT,可检测血浆肝素水平或换用低分子肝素(LMWH)。

2.低分子肝素　(LMWH)较普通肝素生物利用度更高,抗凝作用时间更长,可皮下注射,不必监测 aPTT。研究表明,低分子肝素治疗 PE 至少与普通肝素同样安全有效。因其可在门诊安全使用,故可节省费用。LMWH 有多种,药代动力学不同,剂量和用药间隔时间各不相同。美国只有 Enoxaparin(克赛)被 FDA 批准治疗 DVT,剂量 1mg/kg,皮下注射,每 12 小时 1 次,或 1.5mg/kg,皮下注射,每日 1 次。禁忌证包括药物过敏、大出血和血小板减少。血小板抑制剂或潘生丁、阿司匹林、NSAID、噻氯匹定等口服抗凝药能增加出血的危险。可引起可逆性转氨酶升高和肝素相关性血小板减少。发生明显出血可用鱼精蛋白（1mg：1mg）对抗。

3.华法林　开始口服 3～5mg/d，与肝素治疗至少重叠 4～5 天，监测 INR 可了解华法林治疗是否充分。推荐标准是 INR 为 2～3。此数值不降低疗效但可减少出血危险。开始 INR 每天检测一次，达到稳定剂量后可 1～2 周或更长时间检测一次。首次发病，存在可能引起复发的因素，如制动、手术、创伤等应服用华法林 3～6 个月；无危险因素的初发 PE 最少治疗 6 个月；PE 复发者或危险因素持续存在者，如恶性肿瘤、制动、严重肥胖等需治疗 6 个月以上；有不可逆危险因素的 PE，如抗凝血酶Ⅲ缺乏、蛋白 S 和 C 缺乏、因子 VLeiden 突变、抗磷脂抗体等，需长期抗凝治疗。禁忌证包括药物过敏、严重肝肾疾病、溃疡病、恶性高血压以及怀孕。注意事项：达到治疗效果后不要更换品牌；活动性结核和糖尿病患者慎用；华法林开始使用和停用时可有一过性高凝状态，有时会引起大面积皮肤坏死和静脉血栓栓塞复发。至少 186 种不同食物和药物会与华法林相互作用。服用华法林者如不能获得到充分的抗凝效果，需要限制含维生素 K 的食物。

（四）肺动脉血栓摘除术

适用于大面积 PE 肺动脉主干或主要分支次全堵塞，不合并固定性肺动脉高压者，有溶栓禁忌证者及经溶栓和其他积极的内科治疗无效者，但手术死亡率较高。

（五）经静脉导管碎解和抽吸血栓

用导管碎解和抽吸肺动脉内巨大血栓或行球囊血管成形，同时还可进行局部小剂量溶栓。适应证：肺动脉主干或主要分支大面积 PTE 并存在以下情况者：溶栓和抗凝治疗禁忌；经溶栓或积极的内科治疗无效；缺乏手术条件。

（六）静脉滤器

为防止下肢静脉大块血栓再次脱落阻塞肺动脉，可于下腔静脉安装滤器。适用于下肢近端静脉血栓，而抗凝治疗禁忌或有出血并发症者，经充分抗凝而仍反复发生 PE 者；伴血流动力学变化的大面积 PE 者；近端大块血栓溶栓治疗前。

（七）慢性血栓栓塞性肺动脉高压的治疗

伴有肺动脉高压的慢性反复性 PE，行肺动脉血栓切除术或血栓内膜剥脱术。

九、预防

对存在发生 DVTPTE 危险因素的病例，宜根据临床情况采用相应预防措施。采用的主要方法：机械预防措施包括加压弹力袜、间歇序贯充气泵和下腔静脉滤器；药物预防措施，包括小剂量肝素皮下注射、低分子肝素和华法林。

对重点高危人群，包括普通外科、妇产科、泌尿外科、骨科（人工股骨头置换术、人工膝关节置换术、髋部骨折等）、神经外科、创伤、急性脊髓损伤、急性心肌梗死、缺血性中风、肿瘤、长期卧床、严重肺部疾病（慢性阻塞性肺疾病、肺间质疾病、原发性肺动脉高压等）的患者，根据病情轻重、年龄、是否符合其他危险因素等来评估发生 DVTPTE 的危险性，制订相应的预防方案。建议各医院制订对上述病例的 DVT PTE 预防常规并切实付诸实施。

（郑艳娥）

第八节　肺脓肿

肺脓肿是肺组织坏死形成的脓腔,它是由多种病原菌引起的肺部化脓性感染性疾病。早期为肺组织的感染性炎症,继而坏死、液化,由肉芽组织包裹形成脓肿。临床以高热、咳嗽、咯大量脓臭痰为特征。典型 X 线片显示一个或多个的含气液平面的空洞,如多个直径小于 2cm 的空洞则称为坏死性肺炎。病程超过 3 个月,迁延不愈者称为慢性肺脓肿。发病率男多于女,自抗生素广泛应用以来,肺脓肿发病率已明显降低。

本病属中医"肺痈"范畴。

【病因病理】

(一)西医病因病理

1.病因　根据感染途径,肺脓肿分为三种类型。

(1)吸入性肺脓肿:自口腔或鼻腔吸入的污染物,阻塞某一肺段支气管,致远端肺组织萎陷,吸入的细菌迅速繁殖引起化脓性炎症、组织坏死,最终形成肺脓肿。正常情况下,吸入物经气道-黏液纤毛系统、咳嗽反射,可迅速被清除,防止误吸。当有意识障碍(如在麻醉、醉酒、药物过量、熟睡、昏迷、癫痫、脑血管意外时)支气管失去其反射性的保护作用,将异物吸入,是引起肺脓肿的常见原因;或有极度疲劳、受寒等诱因,全身免疫力低下(如患艾滋病、慢性肉芽肿性疾病时),气道防御清除功能降低,吸入的病原菌则可致病。还可因患扁桃体炎、鼻窦炎、牙槽脓肿等,脓性分泌物增多而被吸入致病。不带菌的栓子,如金属或植入异物等,则引起支气管阻塞,发生肺不张,随之因继发感染而引起肺脓肿。支气管异物阻塞也是小儿肺脓肿的重要因素,吸入性肺脓肿常为单发性,病变部位与支气管解剖和体位有关。由于右主支气管较陡直,且管径粗大,吸入物易进入右肺,引起肺脓肿。仰卧位时,好发于肺上叶后段或下叶背段;坐位时,好发于下叶后基底段;右侧卧位时,则好发于右上叶前段或后段。致病菌多为厌氧菌。

(2)血源性肺脓肿:血源性肺脓肿是因皮肤外伤、肺外感染、痈疖、骨髓炎等所致的败血症和脓毒血症,致病菌(金黄色葡萄球菌为常见)或脓毒栓子,经血行播散到肺,引起小血管栓塞,肺组织炎症、坏死而形成肺脓肿。常为两肺外周部的多发性病变。

(3)继发性肺脓肿:在肺部其他疾病的基础上,如细菌性肺炎、支气管扩张、支气管囊肿、支气管肺癌、空洞型肺结核继发感染等,由于病原菌毒力强、繁殖快,肺组织广泛化脓、坏死而形成肺脓肿。肺部邻近器官化脓性病变,如膈下脓肿、肾周围脓肿、脊柱旁脓肿和食管穿孔感染等,穿破至肺也可形成肺脓肿。阿米巴肝脓肿好发于右肝顶部,易穿破膈至右肺下叶,形成阿米巴肺脓肿。

2.病理　早期感染物阻塞细支气管,小血管炎性栓塞,肺组织化脓性炎症、坏死,形成脓肿。病变向周围扩展,可超过叶间裂侵犯邻近的肺段。菌栓使局部肺组织缺血,助长厌氧菌感染,加重组织坏死、液化。液化的脓液,积聚在脓腔内引起张力增高,最后破溃到支气管,脓液一部分排出后,如空气进入脓腔,形成有液平的脓腔,空洞壁表面常见残留坏死组织。开始常在小区域坏死形成小脓肿,以后病变可融合成单个较大脓肿(直径＞1～2cm)。急性肺脓肿显微镜下见大量中性粒细胞浸润,伴有不同程度的大单核细胞。当炎症向周围肺组织扩散,可超越叶间隙,延及邻近的肺段而形成数个脓腔。若脓肿靠近胸膜,可发生局限性纤维蛋白性胸膜炎,引起胸膜粘连。位于肺脏边缘的张力性肺脓肿,破溃到胸膜腔,形成脓胸、脓气胸或支气管胸膜瘘。急性肺脓肿经及时有效的抗生素治疗,若气道通畅,脓液经气道排出,脓腔可缩小、关闭,逐渐消失,直至病变完全吸收,或仅剩少量纤维瘢痕。

急性肺脓肿若治疗不及时、不彻底,或支气管引流不畅,导致大量坏死组织残留脓腔内,炎症持续存在,脓腔不能愈合,治疗超过 3 个月以上,则称为慢性肺脓肿。由于脓腔壁成纤维细胞增生,肉芽组织形成,使脓腔壁增厚,不仅使周围细支气管受累,致支气管变形或扩张,还可使坏死组织中残存的血管失去肺组织的支持,管壁损伤部可形成血管瘤。管腔壁表面肉芽组织的血管丰富,如血管瘤破裂则可出现反复中、大量咯血。

(二)中医病因病机

肺痈的形成,历代医家认为主要是在肺经痰热素盛,或原有肺系其他痼疾,或中毒、溺水、昏迷不醒,导致正气内虚的基础上,风热上受,或风寒袭肺,未得及时表散,郁而化热,内犯于肺,肺脏受邪热熏灼,失于清肃,肺络阻滞,蒸液成痰,痰热壅阻,血滞为瘀,而致痰热与瘀血互结,蕴酿成痈,血败肉腐化脓,肺络损伤,脓疡内溃外泄。

1.初期　风热(寒)之邪侵袭卫表,内郁于肺,肺卫同病,蓄热内蒸,热伤肺气,肺失清肃。

2.成痈期　热邪内盛,壅滞肺气,炼液成痰;热化火成毒,伤及血脉,热壅血瘀,蕴酿成痈而形成痰热瘀毒蕴肺。

3.溃脓期　痰热与瘀血壅阻肺络,热盛肉腐,血败化脓,继则肺损络伤,脓疡内溃外泄。该期是病情顺和逆的转折点:溃后邪毒渐尽,病情趋向好转,进入恢复期。若脓溃后流入胸腔,发为脓胸,是为严重的恶候。若溃后脓毒不尽,邪恋正虚,则病情迁延,3 个月不愈转成慢性,或发展为肺痿。

4.恢复期　脓疡溃后,邪毒渐尽,病情趋向好转,此时因肺体损伤,故可见邪去正虚、阴伤气耗的病理过程,随着正气逐渐恢复,病灶趋向愈合。

归纳言之,肺痈的病变部位在肺,病理性质主要为邪盛的实热证候,其成痈化脓的病理基础在于热壅血瘀,随着病情的发展,邪正的消长,演变过程表现为初期、成痈期、溃脓期、恢复期等不同阶段,脓疡溃后可见阴伤气耗之象。

【临床表现】

(一)主要症状

肺脓肿多急性起病。吸入性肺脓肿患者多有口、齿、咽、喉或皮肤的感染灶,或有手术、劳累、受凉等病史。患者起病急,畏寒,高热,体温可达 39℃～40℃,伴有咳嗽、咯黏液痰或黏液脓性痰。炎症波及到壁层胸膜者可引起胸痛,其胸痛与呼吸运动有关,于深呼吸时胸痛加重。病变范围大者,可出现气促、精神不振、乏力、纳差等全身中毒症状。若感染未能及时控制,于发病 10～14 天,咳嗽加剧,脓肿破溃于支气管,患者突然咳出大量脓臭痰及坏死组织,每日量可达 300～500mL,静置后分层。约有 1/3 患者有不同程度的咯血,偶有中、大量咯血而致患者突然窒息死亡。一般在咳出大量脓痰后,体温可明显下降,全身中毒症状亦随之减轻,数周内一般情况逐渐恢复正常。痰臭多系合并厌氧杆菌感染所致。单纯厌氧菌感染肺脓肿发病较隐袭,症状不明显,约两周后仅出现乏力、咳嗽、低热,继而咯脓性臭痰,贫血,体重减轻,伴有明显的中毒症状。慢性肺脓肿有慢性咳嗽、咯脓痰,反复发热和咯血等症状,常有贫血、消瘦等慢性病消耗病态,持续数周到数月。血源性肺脓肿多先有肺外原发性疾病感染引起的畏寒、高热等全身性脓毒血症的表现,经数日或数周后才出现咳嗽、咯痰、胸闷不适等呼吸道症状,但通常痰量不多,极少咳血或咳脓臭痰。肺脓肿有 20％～30％破溃到胸膜腔,出现脓气胸,可伴有突发性胸痛、气急等表现。

(二)体征

肺脓肿的体征与脓肿的部位、大小有关。初起时因病变范围小,肺部可无阳性体征,或于患侧出现湿啰音。如病变范围较大者,脓肿周围有炎症,叩诊呈浊音或实音,听诊呼吸音减弱;病变进一步发展,出现实变体征,可闻及支气管呼吸音。脓腔增大时,可出现空瓮音。病变累及胸膜时,可闻及胸膜摩擦音或出现胸腔积液体征。慢性肺脓肿常有贫血、消瘦、杵状指(趾)等体征。血源性肺脓肿多无阳性体征。

【实验室及其他检查】

1.血液检查　急性肺脓肿外周血白细胞总数增多,可达$(20\sim30)\times10^9/L$,中性粒细胞可达90％以上,核左移明显,常有中毒颗粒。慢性肺脓肿患者的血白细胞可稍升高或正常,红细胞和血红蛋白减少。

2.细菌学检查　典型肺脓肿患者咳出的痰呈脓性黄绿色,可夹血,留置分层(上层为泡沫,中层为混浊液,下层为脓性物)。痰液的涂片、培养和药物敏感试验,有助于病原体的确定和有效抗生素的选择,应在抗生素的使用之前尽早进行,以免影响痰菌的检出率。咳出的痰液应立即做细菌培养,以免污染菌在室温下大量繁殖,则难以发现致病菌,且接触空气后厌氧菌迅速死亡,影响细菌培养的可靠性。并发脓胸时,胸腔脓液及血的需氧和厌氧菌培养较痰液更可靠。血源性肺脓肿患者的血培养常可发现致病菌,对病原学的诊断和抗生素的选择有意义。有条件可以做纤维支气管镜检查,用防污染毛刷在气管深部取材做涂片染色检查和需氧、厌氧菌培养。

3.X线检查　肺脓肿的X线表现因临床类型、病程、支气管的引流是否通畅以及是否有并发症等而有所不同。吸入性肺脓肿早期多表现为大片浓密模糊浸润阴影,边缘不清,或为团片状浓密阴影,分布在一个或数个肺段,且好发于上叶的后段或尖后段、下叶背段,少数可在基底段。在肺组织坏死,肺脓肿形成,大量脓液经支气管咳出后,空气进入脓腔,脓腔出现圆形透亮区及液平面,其周围有浓密炎症浸润,可于开始见到多个小透亮区的炎症浸润,而后再融合成一较大空洞,脓腔四壁光整或略有不规则。肺脓肿消散期,经抗生素治疗和脓液引流后,脓腔周围炎症吸收,脓腔逐渐缩小至完全消失,最后残留少许纤维条索阴影。慢性肺脓肿脓腔壁增厚,内壁不规则,有时呈多房性,周围炎症消散不完全,有纤维组织增生及邻近胸膜增厚,肺叶收缩,可致纵隔向患侧移位,其健侧肺发生代偿性肺气肿。肺脓肿并发脓胸时,患侧胸部呈大片浓密阴影,若伴发气胸时可见气液平面。血源性肺脓肿,病灶可分布在一肺或两肺,呈小片状局限炎性阴影,或有边缘整齐的球形病灶,其中可见小脓腔和气液平面,炎症吸收后可有局灶性纤维化或形成小气囊后遗阴影。X线侧位检查可明确脓肿的部位及范围大小。

4.CT扫描检查　CT扫描检查能够更准确地分清肺脓肿脓腔的位置,并能发现体积较小的脓腔,有助于指导体位引流及外科手术治疗。

5.纤维支气管镜检查　纤维支气管镜检查有助于肺脓肿的病因、病原学诊断以及治疗。通过病理组织检查,分泌物的涂片、培养、瘤细胞检查,除对治疗提供依据外,尚对肺脓肿、肺结核、肺癌等疾病的鉴别诊断有价值。如发现异物,应取出异物,以利气道引流通畅;如疑肿瘤阻塞,则可做病理活检诊断。脓多黏稠者还可借助纤维支气管镜用0.9％氯化钠注射液尽量冲洗脓腔引流脓液,并在病变部位注入抗生素,提高疗效和缩短病程。

【诊断与鉴别诊断】

(一)诊断

对有口、咽、鼻感染灶,或有口腔手术、昏迷呕吐、异物吸入等病史,并有急性发作的畏寒、高热、咳嗽,咳大量脓臭痰等临床症状的患者,其血白细胞总数及中性粒细胞显著增高,胸部X线显示大片浓密的炎性阴影中有空腔及气液平面,可做出急性肺脓肿的诊断。对有皮肤感染、痈、疖等化脓性病灶或静脉吸毒者,出现发热不退、咳嗽、咳痰等临床症状,X线胸片示两肺多发性小脓肿,可诊断为血源性肺脓肿。血和痰的细菌培养,包括厌氧菌培养和药物敏感试验,均有助于病原菌的确定和抗生素的选择。

(二)鉴别诊断

1.细菌性肺炎　早期肺脓肿与细菌性肺炎临床表现与X线胸片都很相似。但肺炎球菌肺炎多伴有口唇疱疹、咳铁锈色痰,而无大量脓臭痰,X线胸片示肺叶或肺段实变,或呈片状淡薄炎性病变,边缘模糊不清,其间无空洞形成,痰和血的细菌培养可作出鉴别。经抗生素治疗后高热不退,咳嗽、咳痰加剧,并咳大量脓痰时,应考虑为肺脓肿。

2.支气管肺癌　支气管肺癌阻塞支气管,引起远端肺组织化脓性感染,其形成脓肿和支气管阻塞的过程相对较长,故患者病程多较长,痰量较少,毒性症状多不明显。阻塞性感染由于支气管阻塞引流不畅,发热和感染不易控制,因此,对40岁以上患者局部肺反复感染,抗生素治疗效果不佳时,要考虑有支气管肺癌所致阻塞性肺炎的可能,可查痰找癌细胞,并进行纤维支气管镜、肺CT等检查,以明确诊断。支气管鳞癌病变可发生坏死、液化,形成空洞,但一般无毒性或急性感染症状。X线胸片空洞壁较厚,癌灶坏死、液化形成癌性空洞,一般无液气平面,常呈偏心性空洞,残留的肿瘤组织使内壁凹凸不平,空洞周围亦少有炎症浸润,由于癌肿常发生转移,可有肺门淋巴结肿大,故不难与肺脓肿鉴别。可行纤维支气管镜、胸部CT以及痰液中找癌细胞等检查,有助于支气管肺癌的诊断。

3.空洞性肺结核继发感染　空洞性肺结核起病缓慢,病程较长,常伴有结核中毒症状,如长期咳嗽、午后低热、乏力、盗汗或反复咯血等。X线胸片示空洞壁较厚,一般无液平面,周围可见结核浸润病灶,或呈斑点状、条索状、结节状或肺内有其他部位的结核播散灶。痰中可查到结核杆菌。应注意肺结核在合并化脓性感染时也可有急性感染症状和咳大量脓痰,更由于化脓性细菌大量繁殖,痰中难以找到结核菌,故应仔细鉴别,以免误诊。如鉴别有困难,可先控制急性感染,再做胸片检查,胸片可显示纤维空洞及多形性的结核病变,痰结核菌可阳性。

4.肺囊肿的继发性感染　肺囊肿继发感染时,囊肿呈圆形,囊壁薄而光滑,伴有液平面,其周围肺组织虽有炎症浸润,但相对较轻。患者无明显中毒症状和咳大量脓痰。感染控制后X线片呈现光洁整齐的囊肿壁。

【治疗】

(一)治疗思路

本病主要采用西医治疗,治疗原则主要是积极控制感染和痰液引流。应根据痰或血的细菌学检查选择有效的抗生素。可以辅以中医药清热解毒、排脓化瘀以祛邪。脓未成者着重清肺消痈,脓已成则应排脓解毒,但清肺要贯穿始终,重视"有脓必排"的原则。治疗时应根据疾病不同阶段的证候特点,分别融合清热解毒、排脓、化瘀、益气、滋阴等方法。对有明显痰液阻塞征象患者防止发生窒息;若发生大咯血,一方面防止窒息,另一方面,观察血压,采取相应的急救措施;如痈脓破溃流入胸腔,其预后较差,必要时可做胸腔穿刺引流。

(二)西医治疗

1.抗菌治疗　在应用抗生素治疗前应做血、痰、胸水的细菌培养,并做药物敏感试验。吸入性肺脓肿多为厌氧杆菌感染,绝大多数对青霉素敏感,病情轻者,青霉素每日120万～240万U,病情严重者,为提高坏死组织中的药物浓度,每日可用1000万U静脉滴注,体温一般在治疗3～10天内降至正常,然后可改为肌注。对青霉素不敏感的脆弱杆菌,可采用林可霉素每日1.8～3.0g静脉滴注,或甲硝唑0.4g,每日3次,口服或静脉滴注,或克林霉素每日0.6～1.8g静脉滴注。

血源性肺脓肿多为葡萄球菌或链球菌感染,可选用耐β-内酰胺酶的青霉素类或头孢菌素。如为耐甲氧西林的葡萄球菌,应选用万古霉素0.5g静脉滴注,每日3～4次;或替考拉宁,每日0.4g,静脉滴注,首剂加倍。

若为阿米巴原虫感染,可用甲硝唑每日1～1.5g,分2～3次静脉滴注。若为革兰阴性杆菌,则可选用第二代或第三代头孢菌素如头孢孟多、头孢噻肟钠、头孢唑肟钠及喹诺酮类,可联用氨基糖苷类抗生素。

抗生素疗程为8～12周,直到X线上空洞和炎症消失,或仅有少量稳定的残留纤维化。

2.引流排脓　脓液引流是提高疗效的重要治疗措施,体位引流有利于脓液的排出,对身体状况较好的患者可采用体位引流,使脓肿处于最高位置,轻拍患部,每日 2～3 次,每次 10～15 分钟。痰黏稠不易咳出者,可选氯化铵(0.3g,每日 3 次)、沐舒坦(30mg,每日 3 次)或鲜竹沥(10～15mL,每日 3 次)等祛痰药口服。痰液浓稠者还可用 0.9％氯化钠注射液加 α-糜蛋白酶或异丙托溴铵,超声雾化吸入以利痰液引流。有明显痰液阻塞征象时,亦可经纤维支气管镜冲洗脓腔,并吸脓引流,同时脓腔内滴入抗生素治疗,可提高病灶局部抗生素的浓度,增强疗效。

3.外科治疗　少数肺脓肿病人经内科治疗效果不佳时,可考虑手术治疗,手术适应证为:①肺脓肿病程超过 3 个月,经内科治疗,病变无明显吸收,脓腔不缩小,或脓腔直径＞5cm 不易闭合者;②反复感染、大咯血经内科治疗无效或危及生命者;③伴有支气管胸膜瘘、脓胸,经抽吸冲洗疗效不佳者;④支气管阻塞限制了气道引流,疑为支气管肺癌需做外科手术者。对病情重、不能耐受手术者可经胸壁插入导管到脓腔进行引流,并应坚持长期积极的内科治疗。术前应评价患者一般情况和肺功能。

(三)中医治疗

1.初期

症状:发热恶寒,咳嗽,胸痛,咳时尤甚,咳白色黏痰或黏液脓性痰,痰量日渐增多,胸闷,呼吸不利,口干鼻燥,舌红,苔薄黄或薄白,脉浮数而滑。

治法:疏风宣肺,清热解毒。

方药:银翘散加减。表证重者,酌加桑叶、淡豆豉以疏表;若热甚,加黄芩、石膏、鱼腥草以清肺泄热;痰多咳甚,加瓜蒌、浙贝母、杏仁、冬瓜仁、枇杷叶以肃肺化痰;头痛,可加白芷、菊花清利头目;胸痛、呼气不利者,加桃仁、郁金.瓜蒌皮宽胸理气,化瘀止痛。

2.成痈期

症状:身热转甚,时时振寒,继则壮热不退,汗出烦躁,咳嗽气急,胸满作痛,转侧不利,咯吐黄绿浊痰且气味腥臭,口干咽燥,舌红,苔黄腻,脉滑数。

治法:清热解毒,化瘀消痈。

方药:《千金》苇茎汤加减。若高热不退者,可适当选择加入蒲公英、黄芩、山栀子、黄连、败酱草、鱼腥草、石膏、知母、紫花地丁、金银花等药清热解毒,凉血消痈;若胸闷,咳而喘满,痰黄脓浊而量多,不得卧者,可酌加桑白皮、瓜蒌、葶苈子、射干、海蛤壳以清热化痰;若胸痛甚,酌加郁金、乳香、没药、丹参化瘀止痛;便秘者,可加大黄、枳实通腑泄热;若伴咯血,加用丹皮、三七粉凉血止血;热毒瘀结,咯脓浊痰腥臭味甚者,可合犀黄丸以解毒化瘀。

3.溃脓期

症状:咯吐大量脓血痰,痰液黏稠,或如米粥,味异常腥臭,胸闷疼痛,转侧不利,甚则气喘不能卧,面赤身热,汗出,烦躁不安,口渴喜饮,舌质红,苔黄腻,脉滑数或数实。

治法:化痰排脓,清热解毒。

方药:加味桔梗汤。若脓痰量少难出,可加皂角刺、山甲珠、鲜竹沥以化痰溃痈排脓(但咳血量多者禁用),亦可加连翘、野荞麦根、鱼腥草、败酱草、黄芩清热解毒排脓;若血热甚咳血量多,可加丹皮、山栀子、生地黄、蒲黄、藕节、白茅根、三七、侧柏叶凉血止血;若气喘乏力,无力咯痰者,为气虚不能托脓,加生黄芪益气扶正,托里透脓;若兼腑气不通而见便秘者,加生大黄、枳实通腑泄热;若肺热津伤而见口干舌燥者,则酌配玄参、沙参、天花粉、麦冬以养阴生津。

4.恢复期

症状:身热渐退,咳嗽减轻,咯吐脓血痰日渐减少,痰腥臭味减轻,痰液渐转清稀,精神渐振,食纳好转,或见胸胁隐痛,难以平卧,乏力气短,自汗,盗汗,心烦,口干咽燥,面色无华,神疲形瘦,舌质红或淡红,苔薄黄,脉细或细数无力。

治法:清热养阴,益气补肺。

方药:沙参清肺汤合竹叶石膏汤。若脾虚食少便溏者,则加白术、山药、茯苓健脾,以培土生金;若正虚邪恋,咯腥臭脓痰,反复迁延日久不愈者,宜扶正祛邪,益气养阴,配合解毒排脓,可加野荞麦、败酱草、鱼腥草、连翘;咯吐血痰者,可酌加白蔹、阿胶以敛补疮口;阴虚重者,加玉竹润肺养阴。

【预后】

本病多能痊愈而无后遗症。极少数患者因脓肿破溃后大量脓痰排出,或因大咯血造成气道阻塞,导致窒息而病情险恶。少数患者如治疗不及时,可成慢性肺脓肿,使病情迁延不愈。亦有少数患者可并发支气管扩张或患侧胸膜增厚。

【预防与调护】

加强口腔卫生的宣传教育,并要重视口腔、上呼吸道慢性感染灶的根治,防止分泌物误吸入肺。口腔和胸部手术时,注意清除血块和分泌物,加强对昏迷病人或全麻病人的口腔护理。积极治疗皮肤感染如疖、痈等化脓性疾病,以防止血源性肺脓肿。鼓励患者咳嗽,及时吸出呼吸道异物,保持呼吸道通畅。合并感染时,及时使用有效的抗生素,以截断疾病的发展。忌油腻厚味及辛辣之品,严禁烟酒。

(郑艳娥)

第九节　胸腔积液

胸膜是一层薄而光滑的浆膜,分为脏胸膜与壁胸膜两部分,具有分泌和吸收浆液的功能。由脏胸膜与壁胸膜在肺根和肺韧带处相互移行所构成的密闭的潜在腔隙,称胸膜腔。腔内呈负压,并有少量浆液(3～15mL),在呼吸运动中起润滑作用。任何因素使胸膜腔内液体形成增加和(或)吸收减少,发生胸膜腔内液体潴留,称胸腔积液(简称胸水),临床主要表现为胸闷、气促、呼吸困难,可伴有发热、胸痛、心悸等。胸腔积液的出现多伴有基础疾病,可原发于肺、胸膜,也可见于心血管、肾脏等肺外疾病。我国4个大样本胸腔积液的综合分析显示,结核性占46.7%,恶性占28.2%。

本病归属于中医"悬饮"范畴。

【病因病理】

(一)西医病因和发病机制

1.胸膜毛细血管内静水压增高　充血性心力衰竭、缩窄性心包炎、血容量增加,上腔静脉或奇静脉阻塞造成静水压增加,产生胸腔积液,此类胸腔积液为漏出液。

2.胸膜毛细血管内胶体渗透压降低　低蛋白血症、肾病综合征、肝硬化、黏液性水肿等蛋白丢失或合成减少性疾病,使血浆白蛋白减少,血浆胶体渗透压降低,形成胸腔漏出液。

3.胸膜毛细血管通透性增加　胸膜炎症(结核病、肺炎)或邻近胸膜的组织器官感染(急性胰腺炎、膈下脓肿、肝脓肿)、胸膜肿瘤(恶性肿瘤转移、间皮瘤)、肺梗死或全身性疾病(系统性红斑狼疮、类风湿关节炎)累及胸膜,均可使胸膜毛细血管通透性增加,毛细血管内细胞、蛋白和液体等大量渗入胸膜腔,胸水中蛋白含量升高,胸水胶体渗透压升高,产生渗出性胸腔积液。

4.壁层胸膜淋巴引流障碍　发育性淋巴引流异常或癌瘤、寄生虫阻塞等造成淋巴引流受阻,胸水中蛋白含量升高,产生渗出性胸腔积液。

5.损伤性胸腔积液　外伤(如肋骨骨折、食管破裂、胸导管破裂)或疾病(如胸主动脉瘤破裂)等原因,胸腔内出现血性、脓性(继发感染)、乳糜性胸腔积液,属渗出液。

6.医源性　药物过敏、放射治疗、液体负荷过大、手术或操作如中心静脉置管穿破等都可造成胸腔积液。

(二)中医病因病机

中医认为,悬饮属于痰饮病之一,是饮邪渗流于胸胁,停积不散,阻滞气血水液运行输布,而发生咳嗽、胸痛、胸闷、气急的一种病证。

主要病因病机:

1.外感时邪　时邪外袭,侵犯胸肺,肺失宣肃,少阳枢机不利,水液不能正常输布循行,停蓄于胸胁。

2.感染痨虫　痨虫袭于胸肺,肺阴受伤,宣肃失职,水液停蓄,积于胸胁。

3.痰瘀凝结　各种因素致体内痰浊瘀毒凝聚,结于胸胁,阻滞经络,气血水液循行不畅,肺气不利,水停不散。

4.脾肾阳虚　劳伤久病,脾肾阳虚,气化转运失司,水液失于输布,停于胸胁。

总之,饮停胸胁,主要因外感时邪,感染痨虫,痰瘀凝结,或大病久病致脾肾阳虚,致水液不能正常运化输布,停蓄于胸胁而成悬饮。本病病位在胸胁,与肺、脾、肾关系密切,尤其关乎肺。痰饮湿邪均源于水,总属阴性,又常相兼为病,寒热虚实夹杂,病证复杂多变。

【临床表现】

(一)症状

常见呼吸困难,多伴有胸痛和咳嗽。由于胸腔积液多在原发疾病基础上出现,所以其症状因病因不同而有所差别。如结核等感染性胸膜炎多有发热,随着胸水量的增加胸痛可有缓解,但可见胸闷气促;恶性胸腔积液多见于中年以上患者,常伴有消瘦和原发部位肿瘤的症状,或有相关病史,一般不发热;心力衰竭者为漏出液,并有心功能不全的其他表现;炎性积液多为渗出液。积液量少于0.3L时临床症状多不明显,积液达0.3~0.5L或以上时,可见胸闷或气急,大量胸腔积液时气急明显,呼吸困难及心悸加重。

(二)体征

胸腔积液的体征与积液量的多少有关。少量积液时,可无明显体征或仅因胸痛出现患侧胸部呼吸运动受限,胸式呼吸减弱,触及胸膜摩擦感。中至大量胸腔积液时,患侧胸廓饱满,触觉语颤减弱或消失,叩诊浊音或实音,听诊呼吸音减弱或消失。大量胸腔积液可伴有气管、纵隔向健侧移位。

【实验室及其他检查】

1.影像学检查　胸腔积液X线改变与积液量、是否有包裹或粘连有关。积液在第4前肋间以下称为少量胸腔积液(积液量0.3~0.5L),胸片可见肋膈角变钝。积液达第4与第2前肋间之间属于中等量积液,可见肋膈角消失,后前位胸片有从外上方向内下方呈斜行外高内低的弧形线,膈边界不清;积液位于第2前肋间以上为大量胸腔积液,此时整个患侧呈致密影,纵隔向健侧移位。积液如掩盖肺内原发病灶,则抽液后可发现肿瘤或其他病变。液气胸时有液平面。包裹性积液不随体位改变而变动,边缘光滑饱满,局限于叶间或肺与膈之间,超声检查有助诊断。

B超对胸腔积液的灵敏度高,定位准确,临床用于积液量和深度的估计,协助胸腔穿刺的定位。

CT检查对胸膜病变有较高的敏感性与密度分辨率,容易发现X线平片上难以显示的少量积液,并能根据胸液的密度不同判断渗出液、血液或脓液。CT扫描对胸膜病变、肺内病变、纵隔和气管旁淋巴结病变诊断、鉴别诊断有重要意义。

2.胸腔穿刺和胸水检查　大多数胸腔积液的原因可以通过胸腔穿刺抽出胸水检查而确定。

(1)外观:漏出液多清亮透明,静置不凝固,比重<1.018。渗出液混浊,易有凝块,比重>1.018。渗出液病因不同而呈现不同颜色,血性渗出液呈洗肉水样,或肉眼全血(静脉血样)性,多见于肿瘤,也见于结核、肺栓塞。结核性渗出液多为草绿色、淡黄或深黄色、淡红色等;脓性积液呈黄脓性,有恶臭味考虑厌氧菌感染所致;阿米巴肝脓肿破溃入胸腔能引起巧克力色积液;曲霉菌或绿脓杆菌感染则胸液分别呈黑色和绿色;乳糜胸液呈乳状。

(2)细胞检查:漏出液中有核细胞数常少于 $100 \times 10^6/L$,以淋巴细胞和间皮细胞为主。渗出液有核细胞数常多于 $500 \times 10^6/L$,以白细胞为主,以淋巴细胞为主的多为结核性或肿瘤性。肺炎合并胸腔积液、脓胸时细胞数可达 $10000 \times 10^6/L$ 以上。血性积液中红细胞数超过 $5 \times 10^9/L$ 时,外观淡红色,红细胞数达 $10 \times 10^{10}/L$ 以上时,呈肉眼血性,主要见于外伤、肿瘤、肺栓塞。系统性红斑狼疮并发胸腔积液时可找到狼疮细胞,能够为诊断提供可靠依据。恶性胸腔积液中 $40\% \sim 90\%$ 可检出恶性肿瘤细胞,初检阳性率为 $40\% \sim 60\%$,反复多次检查可提高检测阳性率。

(3)生化检查

1)pH 值:正常胸水 pH 值接近 7.6。脓胸、类风湿性胸腔积液、食管破裂所致的胸腔积液 pH 常降低,结核性和恶性胸腔积液的 pH 也可降低。

2)蛋白质:漏出液蛋白含量低(30g/L),以白蛋白为主,黏蛋白试验(Rivalta 试验)阴性。渗出液中蛋白含量高于 30g/L,Rivalta 试验阳性。

3)葡萄糖:正常胸腔积液中葡萄糖含量与血糖相近。漏出液与大多数渗出液葡萄糖含量正常(>3.3mmol/L)。恶性肿瘤、结核性、类风湿关节炎及化脓性胸腔积液中葡萄糖含量可低于 3.3mmol/L。

4)类脂:乳糜性胸腔积液中含大量甘油三酯(>1.24mmol/L),苏丹Ⅲ染色呈红色,胆固醇含量不高。脂蛋白电泳可显示乳糜微粒。胸导管破裂,由陈旧性结核性胸膜炎、类风湿关节炎、肿瘤、肝硬化等引起的假性乳糜性胸腔积液中胆固醇含量增高(>5.18mmol/L),甘油三酯含量正常,有胆固醇结晶和大量退变细胞积聚。

(4)酶学检查

1)腺苷脱氨酶(ADA):腺苷脱氨酶在淋巴细胞内含量较高。结核性胸腔积液时,因细胞免疫受刺激,淋巴细胞明显增多,故胸水中 ADA 多高于 45U/L,其诊断结核性胸膜炎的敏感度较高。

2)乳酸脱氢酶(LDH):胸水中 LDH 含量>200U/L,且胸水 LDH/血清 LDH 的比值>0.6,则可诊断为渗出液,反之考虑为漏出液。LDH 值越高,表明炎症越明显,LDH>500U/L 时,常提示为化脓性胸腔积液或恶性胸腔积液。

(5)肿瘤标志物:癌胚抗原(CEA)在恶性胸水中早期即可升高,且比血清更显著。若胸水 CEA$>20\mu$g/L或胸水 CEA/血清 CEA>1,常提示为恶性胸水,其敏感性 $40\% \sim 60\%$,特异性 $70\% \sim 88\%$。胸水端粒酶测定与 CEA 相比,其敏感性和特异性均大于 90%。近年还开展许多肿瘤标志物检测,如糖链肿瘤相关抗原、细胞角蛋白 19 片段、神经元特异性烯醇化酶等,可作为鉴别诊断的参考。联合检测多种标志物,可提高阳性检出率。

(6)免疫学检查:结核性胸膜炎胸水 γ 干扰素多大于 200pg/mL。系统性红斑狼疮及类风湿关节炎引起的胸腔积液中补体 C_3、C_4 成分降低,且免疫复合物的含量增高。系统性红斑狼疮胸水中抗核抗体滴度可达 1∶160 以上,RA 胸水类风湿因子>1∶320。

3.胸膜活检　经皮闭式胸膜活检对胸腔积液病因诊断有重要意义,可发现肿瘤、结核和其他胸膜肉芽肿性病变。拟诊结核病时,活检标本除做病理检查外,还应做结核菌培养。胸膜针刺活检具有简单、易行、损伤性较小的优点,阳性诊断率为 $40\% \sim 75\%$,CT 或 B 超引导下活检可提高成功率。脓胸或有出血倾向者不宜做胸膜活检。如活检证实为恶性胸膜间皮瘤,1 个月内应对活检部位行放射治疗。对上述检查不能确诊者,必要时可经胸腔镜或剖胸直视下活检。胸腔镜检查可对病变形态、范围、邻周受累情况等全面观察,对恶性胸腔积液的病因诊断率可达 70%～100%。

【诊断与鉴别诊断】

(一)诊断

首先确定有无胸腔积液。中量以上者因症状体征明显,易于诊断。少量积液(0.3L)者症状及体征不明显,易于忽略。临床需根据胸闷、气促等症状,患侧呼吸音减弱或消失、叩诊浊音等体征,结合胸片、B超、CT等辅助检查,确定有无胸腔积液和积液量的多少,并进一步确定胸腔积液的病因。胸腔积液可由肺、胸膜、心血管、肾脏、肝脏疾病等引起,是全身疾病的一部分,常见病因为结核性胸膜炎、恶性肿瘤、肺炎、肺脓肿和支气管扩张感染。

(二)鉴别诊断

1.漏出液与渗出液　一旦确定存在胸腔积液,则首先应明确积液的性质,即漏出液或渗出液。目前多用 Light 标准,尤其对蛋白质在 25～35g/L 以上者。胸腔积液中的蛋白含量与血清中的总蛋白含量比值 >0.5,LDH 含量超过 200U/L 或大于正常血清 LDH 正常值的 2/3,胸腔积液 LDH/血清 LDH$>$O.6,符合以上任何一条可诊为渗出液,反之为漏出液。区别积液性质还常参考积液外观、比重、细胞数、胆固醇浓度等。渗出液最常见的原因为结核性胸膜炎,漏出液可能与左心衰竭、低蛋白血症等有关。有些难以确切地划入漏出或渗出液,是由于多种机制参与积液的形成,常为恶性积液。

2.良性与恶性　良性胸腔积液临床上以结核性最为常见,恶性胸腔积液常由肺癌、乳腺癌等恶性肿瘤侵犯胸膜引起。二者治疗与预后大相径庭。恶性胸水多呈血性,量大,增长迅速,pH$>$7.4,CEA$>$20μg/L,LDH$>$500U/L。结核性胸膜炎多伴有结核中毒症状,大多数患者 pH$<$7.3,腺苷脱氨酶(ADA)活性明显高于其他原因所致胸腔积液,CEA 通常并不增高。通过详细询问病史、影像学、胸水细胞学、细菌学、病理学等检查,可明确胸腔积液病因和良恶性质。

【治疗】

(一)治疗思路

胸腔积液由胸部或全身疾病引起,病因治疗尤为重要,并结合对症治疗。漏出性胸腔积液通过病因治疗多可吸收。渗出性胸腔积液则根据不同病因而处理,常见的渗出液病因为结核性胸膜炎、类肺炎性胸腔积液(肺炎、肺脓肿或支气管扩张感染引起者)、脓胸、恶性胸腔积液。强调病因治疗,但要注意局部和整体治疗的结合。

中医认为本病以实证居多,或虚实夹杂,本虚标实,辨治时除对证候进行施法处方外,还应强调祛除病因的治本之法,如杀灭痨虫、清热解毒、解毒化瘀散结等,有虚证则配以扶正之法。大量胸腔积液造成严重呼吸困难者仍以胸腔抽液为先。温阳化饮为胸水治疗方法之一,适于虚证、阴证患者;阳热之证当以清热解毒或抗痨虫为主。中医治疗不仅可以驱逐水饮之邪,还能减轻胸膜肥厚和粘连,中西医结合能显著提高疗效。

(二)西医治疗

1.一般治疗　休息和加强营养,对症支持治疗。

2.病因治疗　恶性胸腔积液多为晚期恶性肿瘤并发症,除进行全身性抗肿瘤治疗外,还可通过胸腔注射抗肿瘤药物或免疫调节剂进行局部治疗。可同时注入利多卡因或地塞米松以减轻胸痛或发热,嘱患者在注药后 2 小时内卧床休息并定时不断更换体位,以 5～10 分钟为宜,使药物能与胸膜或病灶广泛接触,达到最佳治疗效果。对于急性期脓胸患者,抗感染治疗要待体温正常后持续用药 2 周以上,以防复发。

3.穿刺抽液　中等量以上积液需治疗性胸腔穿刺抽液或肋间插管引流,可减轻或解除肺、心血管的受压症状,减少纤维蛋白沉着及胸膜增厚,降低或避免影响肺功能。抽液速度不宜过快,量不宜过多,首次抽液不要超过700mL,以后每次抽液量不宜超过1000ml,以免造成胸腔压力骤降,出现复张后肺水肿或循环衰竭。抽液过程中出现头晕、面色苍白、出汗、心悸、四肢发凉,则考虑"胸膜反应",应立即停止操作,并使患者平卧,密切观察血压等变化,防止休克,必要时皮下注射0.1%肾上腺素0.5mL。

结核性胸腔积液患者抽胸水后,可注入链激酶防止胸膜粘连,抽胸水后结核毒血症状也可减轻,体温下降。多数类肺炎性胸腔积液量较少,经有效抗感染治疗后可吸收,积液量大者应胸穿抽液或肋间插管闭式引流。引流胸水是脓胸最基本的治疗方法,在全身足量应用抗菌药物的同时,应反复抽脓或闭式引流。可用2%碳酸氢钠或0.9%氯化钠注射液反复冲洗胸腔,然后注入适量抗生素及链激酶。有支气管胸膜瘘者不宜冲洗。恶性胸水生长迅速,常需反复抽液或置闭式引流管引流。抽液后胸腔注入抗肿瘤药物如顺铂、丝裂霉素等,也可注入干扰素、白细胞介素-2等免疫调节剂,此疗法既有杀伤肿瘤细胞的作用,又可减缓胸水产生,并能促使胸膜粘连。反复抽液可致大量蛋白丢失。

4.糖皮质激素　糖皮质激素可降低炎症反应,减轻结核性胸腔积液的中毒症状,加快胸腔积液吸收,减少胸膜增厚、粘连的机会。在有效抗结核治疗同时,主要用于有严重结核毒血症状,经抽液、抗结核治疗未有效缓解的中等量以上胸腔积液患者。通常用中小剂量(泼尼松,15~30mg/d),疗程一般不超过4~6周。糖皮质激素具有免疫抑制作用,可导致结核播散,必须谨慎应用,症状得到控制后逐渐减量停药,同时注意药物的不良反应。

(三)中医治疗

辨证论治

1.邪犯胸肺证

症状:胸胁疼痛,呼吸、转侧疼痛加重,咳嗽,气急,寒热往来,或发热,汗出而热不解,口苦,咽干,心下痞硬,干呕,舌苔薄白或黄,脉弦数。

治法:和解少阳,宣利枢机。

方药:柴枳半夏汤加减。若热盛有汗,咳喘气粗,去柴胡,合麻杏石甘汤以宣肺泄热;胸胁痛剧,去杏仁,加延胡索、郁金、丝瓜络以理气和络;心下痞硬,口苦心烦,加黄连以泻心开结;痰热甚而咳吐黄稠痰者,合用凉膈散以清泻膈热;热结便秘者,加生大黄泄热通便。

2.饮停胸胁证

症状:胸胁胀痛,咳逆气喘,不能平卧或仅能偏卧于停饮一侧,病侧肋间胀满,甚则可见病侧胸廓隆起,舌苔白腻,脉沉弦或弦滑。

治法:泻肺逐饮。

方药:十枣汤加减。体弱者用葶苈大枣泻肺汤加减。临床可酌加前胡、椒目、茯苓、桑白皮以宣肺利水;伴郁热者,加柴胡、黄芩、栀子;如水饮久停难去,胸胁支满,体弱食少者,加桂枝、白术、甘草等以健脾通阳化饮,不宜再予峻攻。

3.热毒结胸证

症状:高热,或见寒战,胸痛胸闷,气促,咳嗽,病侧胸廓饱满,口干,乏力,舌红苔黄,脉数。

治法:清热解毒,泄肺排脓。

方药:五味消毒饮合黄芩泻白散加减。热甚者加生石膏;咳逆胸闷甚者加葶苈子;气阴两伤者加麦冬、沙参、西洋参。

4.痰瘀阻络证

症状:胸闷疼痛,咳嗽气促,动则尤甚,病久不愈,神疲倦怠,面㿠少华,纳少,舌质黯或有瘀斑瘀点,苔白滑,脉弦涩。

治法:补气利肺,散结消饮。

方药:椒目瓜蒌汤合补中益气汤加减。若咳剧,可加杏仁、炙杷叶肃肺止咳;久痛不已,加郁金、乳香、没药通络止痛;水饮不减,加桂枝、路路通、大腹皮等以通阳行气,祛饮通络。

5.阴虚内热证

症状:胸胁闷痛,干咳少痰,心烦,颧红,口干咽燥,手足心热,午后潮热,盗汗,形体消瘦,舌红少苔,脉细数。

治法:滋阴清热。

方药:沙参麦冬汤加减。潮热甚者,加银柴胡、鳖甲、胡黄连、功劳叶滋阴退热;兼气虚者,加西洋参、太子参气阴双补;胸闷明显,加瓜蒌皮、郁金宽胸理气。

【预后】

胸腔积液的预后与原发病的关系密切。漏出性胸腔积液通过治疗原发病或纠正胸腔液体漏出的原因多可吸收或稳定。渗出性胸腔积液则根据病因不同有所差异。结核性胸腔积液、化脓性胸腔积液预后一般良好,恶性胸腔积液预后多不佳。

【预防与调护】

1.要注意加强体质锻炼,提高抗病能力,吸烟者应戒烟。

2.居住地要保持干燥,避免湿邪侵袭,不恣食生冷,不暴饮暴食,保持脾胃功能的正常。

3.病后要及时治疗,避风寒,慎起居,怡情志,以期早日康复。

(孟动玲)

第十节　慢性肺源性心脏病

肺源性心脏病简称肺心病,是指由支气管-肺组织、胸廓或肺血管病变致肺血管阻力增加,产生肺动脉高压,继而右心室结构或(和)功能改变的疾病。根据起病缓急和病程长短,可分为急性和慢性肺心病两类。临床上以后者多见。本节论述慢性肺源性心脏病。急性肺心病常见于急性大面积肺栓塞。

慢性肺源性心脏病简称慢性肺心病,是由肺组织、肺血管或胸廓的慢性病变引起肺组织结构和(或)功能异常,产生肺血管阻力增加,肺动脉压力增高,使右心室扩张或(和)肥厚,伴或不伴右心功能衰竭的心脏病,并排除先天性心脏病和左心病变引起者。

慢性肺心病是呼吸系统的一种常见病、多发病。1992年在北京、湖北、辽宁农村调查102230例居民的慢性肺心病患病率为4.4‰,其中≥15岁人群的患病率为6.7‰。其患病率存在地区差异,东北、西北、华北患病率高于南方地区,农村患病率高于城市,吸烟者比不吸烟者患病率明显增多。患病年龄多在40岁以上,并随年龄增长而增加。急性发作以冬、春季节多见。

本病属中医学"肺胀"、"喘证"、"痰饮""心悸"、"水肿"等范畴。早在东汉时期就对其有了初步的认识,如《金匮要略·痰饮咳嗽病》中提到的"咳逆倚息,短气不得卧,其形如肿",与现在肺心病的临床症状一致。

【病因病机】

(一)中医

本病的发生,多因久病肺虚,痰浊潴留,每因再感外邪,诱使病情反复发作加重。病变首先在肺,进而侵及脾、肾、心等脏。先以肺气虚为主,后出现气阴两虚,再逐渐发展为阳虚,使病情复杂,经久不愈。

1.痰浊内蕴　肺病经久不愈,反复发作,正气必虚。肺虚及脾,脾运失健,痰浊内生,痰随气上逆,阻遏气道,气机不利,肃降失常而咳喘。肺虚及肾,肾虚水不化气,水液泛滥肌肤则水肿,上凌于心则短气、心悸;痰浊壅盛,阻塞气道,则咳逆上气,蒙闭神窍则烦躁、嗜睡、昏迷。若痰浊内蕴化热,热动于风,则可并见肌肉震颤,甚则抽搐,或动血而并见出血。

2.痰瘀互结　心主血脉,肺朝百脉而助心行血。肺病日久,痰浊滞留,肺气壅塞,不能治理调节心血的运行,血行不畅,滞而成瘀。痰阻血脉则心动悸,脉结代,唇暗舌紫。

3.感受外邪　肺虚卫外不顾,六淫外邪易反复乘袭,诱使病情发作。

综上所述,本病病因与外感六淫、痰浊、水饮、瘀血息息相关。肺虚为发病的基础,痰与瘀是发病的关键。反复感受外邪是本病反复发作,病情日益加重之条件。本病病位首先在肺,继而影响脾肾,后期累及于心。病变性质属本虚标实。急性发作期以邪实为主,虚实错杂;缓解期以脏腑虚损为主。

(二)西医

1.病因

(1)支气管、肺疾病:包括COPD、支气管哮喘、支气管扩张、重症肺结核、肺尘埃沉着症、结节病、间质性肺炎、过敏性肺泡炎、嗜酸性肉芽肿、药物相关性肺疾病等。其中以COPD最为多见,占80%～90%。

(2)胸廓运动障碍性疾病:较少见。广泛性胸膜肥厚粘连、胸廓成形术后、类风湿关节炎、严重的脊椎后凸或侧凸、脊椎结核等造成的严重胸廓或脊柱畸形,以及神经肌肉疾患如脑炎、脊髓灰质炎,均可引起胸廓活动受限、肺受压、支气管扭曲或变形,导致肺功能受损。

(3)肺血管疾病:反复肺动脉栓塞、肺小动脉炎、累及肺动脉的过敏性肉芽肿病,以及原因不明的原发性肺动脉高压,均可引起血管内膜增厚、管腔狭窄、阻塞,引起肺血管阻力增加、肺动脉高压,发展为慢性肺心病。

(4)其他:睡眠呼吸暂停低通气综合征、原发性肺泡通气不足及先天性口咽畸形等亦可产生低氧血症,引起肺血管收缩,导致肺动脉高压,发展成慢性肺心病。

2.发病机制和病理　引起右心室扩大、肥厚的因素很多。但先决条件是肺功能和结构的不可逆性改变,发生反复的气道感染和低氧血症,导致一系列体液因子和肺血管的变化,使肺血管阻力增加,肺动脉血管的结构重塑,产生肺动脉高压。

(1)肺动脉高压的形成:

1)肺血管阻力增加的功能性因素:上述支气管、肺疾病的病变可出现阻塞性通气功能障碍。限制性肺部疾病或胸部活动受限制可出现限制性通气功能障碍,使肺活量、残气量和肺总量减低。进一步发展则通气血流比值失调而出现换气功能失常,最终导致低氧血症和高碳酸血症。缺氧、高碳酸血症和呼吸性酸中毒使肺血管收缩、痉挛,其中缺氧是肺动脉高压形成最重要的因素。引起缺氧性肺血管收缩的原因很多,现认为体液因素在缺氧性肺血管收缩中占重要地位。缺氧时收缩血管的活性物质增多,使肺血管收缩,血管阻力增加,特别受重视的是花生四烯酸环氧化酶产物前列腺素和脂氧化酶产物白三烯。白三烯、5-羟色胺(5-HT)、血管紧张素Ⅱ、血小板活化因子(PAF)等起收缩血管的作用。内皮源性舒张因子(EDRF)和内皮源性收缩因子(EDCF)的平衡失调,在缺氧性肺血管收缩中也起一定作用。

缺氧使平滑肌细胞膜对Ca^{2+}的通透性增加,细胞内Ca^{2+}含量增高,肌肉兴奋-收缩耦联效应增强,直接使肺血管平滑肌收缩。高碳酸血症时,由于H^+产生过多,使血管对缺氧的收缩敏感性增强,致肺动脉压增高。

2)肺血管阻力增加的解剖学因素:解剖学因素系指肺血管解剖结构的变化,形成肺循环血流动力学障碍。主要原因是:①长期反复发作的慢性阻塞性肺疾病及支气管周围炎,可累及邻近肺小动脉,引起血管炎,管壁增厚、管腔狭窄或纤维化,甚至完全闭塞,使肺血管阻力增加,产生肺动脉高压。②随肺气肿的加重,肺泡内压增高,压迫肺泡毛细血管,造成毛细血管管腔狭窄或闭塞。肺泡壁破裂造成毛细血管网的毁损,肺泡毛细血管床减损超过 70% 时肺循环阻力增大。③肺血管重塑和血栓形成:慢性缺氧使肺血管收缩,管壁张力增高,同时缺氧时肺内产生多种生长因子(如多肽生长因子),可直接刺激管壁平滑肌细胞、内膜弹力纤维及胶原纤维增生。这种肺血管结构重建使肺血管顺应性下降,管腔变窄,血管阻力增加。肺血管重构、肺血管数量减少,肺微动脉中原位血栓形成,更加重了肺动脉高压。

在慢性肺心病肺动脉高压的发生机制中,功能性因素较解剖学因素更为重要。在急性加重期经过治疗,缺氧和高碳酸血症得到纠正后,肺动脉压可明显降低,部分患者甚至可恢复到正常范围。

3)血液黏稠度增加和血容量增多:慢性缺氧引起代偿性红细胞增多,血液黏稠度增加。缺氧可使醛固酮增加,使水、钠潴留,血容量增多。血液黏稠度增加和血容量增多,更使肺动脉压升高。

(2)心脏病变和心力衰竭:肺动脉高压早期,右心室尚能代偿,舒张末期压仍正常。随着病情的进展,特别是急性加重期,肺动脉压持续升高,超过右心室的代偿能力,右心失代偿,右心输出量下降,右心室收缩末期残留血量增加,舒张末压增高,促使右心室扩大和右心室功能衰竭。一般认为慢性肺心病是右心室受累的心脏病,但也有少数可见左心室损害。由于缺氧、高碳酸血症、酸中毒、相对血流量增多等因素,使左心负荷加重。如病情进展,则可发生左心室肥厚,甚至导致左心衰竭。

3.其他重要器官的损害　缺氧和高碳酸血症除影响心脏外,尚导致其他重要器官如脑、肝、肾、胃肠及内分泌系统、血液系统等发生病理改变,引起多器官的功能损害,最后导致多脏器衰竭。

【临床表现】

(一)症状与体征

本病病程进展缓慢,临床上除出现原有肺、胸疾病的各种症状和体征外,主要是逐渐出现肺、心功能衰竭和其他器官损害的征象。按其功能分代偿期与失代偿期两个阶段。

1.肺、心功能代偿期

(1)症状:慢性咳嗽、咳痰和喘息,活动后可有心悸、乏力、呼吸困难。

(2)体征:肺气肿体征,包括桶状胸、肺部叩诊呈过清音、呼吸音降低。常可闻及干、湿性啰音。心音遥远,肺动脉瓣区第二心音亢进,右房室瓣(三尖瓣)区可出现收缩期杂音或剑突下心脏搏动增强,提示有右心室肥厚。部分患者有颈静脉充盈。

2.肺、心功能失代偿期　肺组织损害严重可导致呼吸和(或)心力衰竭。急性呼吸道感染为其最常见诱因。

(1)呼吸衰竭:

1)症状:呼吸困难加重,心悸,胸闷。常有头痛、失眠、白天嗜睡,甚至出现表情淡漠、神志恍惚、谵妄,甚至昏迷等肺性脑病的表现。

2)体征:发绀,球结膜充血水肿,严重时可有视神经乳头水肿等颅内压升高的表现。腱反射减弱或消失,出现病理反射。

(2)右心衰竭:

1)症状:气促更明显,心悸、食欲不振、腹胀、尿少、下肢水肿等。

2)体征:发绀,颈静脉怒张,心率增快,可出现心律失常,剑突下可闻及收缩期杂音,甚至出现舒张期杂音。肝大且有压痛,肝颈静脉回流征阳性,下肢水肿,重者可有腹腔积液。少数患者可出现急性肺水肿或全心衰竭的体征。

(二)并发症

1.肺性脑病　是由于呼吸功能衰竭所致缺氧、二氧化碳潴留而引起精神障碍、神经系统症状的一种综合征。肺性脑病是慢性肺心病死亡的首要原因,应积极防治,详见呼吸衰竭章节。

2.酸碱失衡及电解质紊乱　慢性肺心病出现呼吸衰竭时,由于缺氧和二氧化碳潴留,当机体发挥最大限度代偿能力仍不能保持体内平衡时,可发生各种不同类型的酸碱失衡及电解质紊乱,使呼吸衰竭、心力衰竭、心律失常的病情更为恶化,对患者的预后有重要影响。应进行严密监测,并认真判断酸碱失衡及电解质紊乱的具体类别及时采取处理措施。详见呼吸衰竭章节。

3.心律失常　多表现为房性期前收缩及阵发性室上性心动过速,其中以紊乱性房性心动过速最具特征性。也可有心房扑动及心房颤动。少数病例由于急性严重心肌缺氧,可出现心室颤动以至心脏骤停。

4.休克　慢性肺心病并发休克并不多见,一旦发生,预后不良。其发病率决定于患者病情的严重程度,控制感染及其他治疗措施是否恰当。

5.上消化道出血　慢性肺心病出现严重呼吸衰竭时,胃肠道黏膜屏障功能损伤,导致胃肠道黏膜充血水肿、糜烂渗血或应激性溃疡,引起上消化道出血。

(三)实验室和其他检查

1.X线检查　除肺、胸基础疾病的特征外,尚有肺动脉高压和右心增大等表现。肺动脉高压时可见右下肺动脉干扩张,横径≥15mm;其横径与气管横径比值≥1.07;肺动脉段明显突出或其高度≥3mm;中央动脉扩张,外周血管纤细,形成"残根"征。右心室增大者见心尖上翘或圆突,后前位观呈二尖瓣型。皆为诊断慢性肺心病的主要依据。

2.心电图检查　主要为右心室肥大的改变,如电轴右偏、额面平均电轴≥+90°、重度顺钟向转位、RV_1 +SV_5≥1.05mV及肺型P波。也可见右束支传导阻滞及低电压图形,可作为诊断慢性肺心病的参考条件。有时在$V_{1\sim3}$,可出现QS波,酷似陈旧性心肌梗死的图形。

3.超声心动图检查　通过测定右心室流出道内径(≥30mm)、右心室内径(≥20mm)、右心室前壁的厚度、左右心室内径比值(<2)、右肺动脉内径或肺动脉干及右心房增大等指标,可诊断慢性肺心病。

4.血气分析　肺功能失代偿期可出现低氧血症或合并高碳酸血症,当PaO_2<60mmHg、$PaCO_2$ >50mmHg时,表示有呼吸衰竭。

5.血液检查　红细胞计数及血红蛋白可升高。全血粘度及血浆黏度常增加,红细胞电泳时间延长;合并呼吸道感染时白细胞总数增高,中性粒细胞增加。部分患者血清学检查可有肾功能或肝功能改变;在呼吸衰竭不同阶段可出现高钾、低钠、低钾或低氯、低钙、低镁等变化。

6.痰细菌学检查　对急性加重期慢性肺心病可以指导抗生素的应用。

【诊断与鉴别诊断】

(一)临床诊断要点

根据患者有慢性支气管炎、肺气肿、其他胸肺疾病或肺血管病变,有肺动脉高压、右心室增大或右心功能不全,如肺动脉瓣区第二心音亢进、颈静脉怒张、肝肿大、肝颈静脉反流征阳性、下肢水肿及体静脉压升高等表现,心电图、X线胸片、超声心动图有右心增大肥厚的征象,可以作出诊断。

(二)鉴别诊断

1.冠状动脉粥样硬化性心脏病(冠心病)　慢性肺心病与冠心病均多见于中年以上患者,均可有心脏扩大、心律失常及心力衰竭,而且常有两病共存。冠心病多有心绞痛史、X线及心电图检查呈左心室肥厚的表现,口服扩冠药物后可改善症状。慢性肺心病合并冠心病时鉴别有较多困难,应详细询问病史,并结合体格检查和有关心、肺功能检查加以鉴别。

2.风湿性心脏病　风湿性心脏病的右房室瓣疾患,应与慢性肺心病的相对右房室瓣关闭不全相鉴别。前者多发生于青少年,往往有风湿性关节炎和心肌炎病史,其他瓣膜如左房室瓣、主动脉瓣常有病变,X线、心电图、超声心动图有特殊表现。

3.原发性心肌病　本病多为全心增大,无肺动脉高压的X线表现,结合心电图、超声心动图检查等进行鉴别。

【治疗】

(一)中医辨证分型治疗

1.急性加重期

(1)肺肾气虚,外感风寒:

症候特点:咳嗽喘促,痰多稀薄色白,或伴恶寒、全身不适,舌质淡红,苔白滑,脉浮紧。

治法:温化寒痰,宣肺平喘。

方药:小青龙汤加减(麻黄、桂枝、干姜、细辛、半夏、甘草、白芍药、五味子)。

加减:若寒痰郁而化热,可用小青龙汤加石膏或厚朴麻黄汤寒热兼治;痰气不利,痰多质黏不易咯出,加白芥子、苏子、莱菔子。

(2)肺肾气虚,外感风热:

症候特点:咳嗽喘促,痰黄黏稠,或伴发热,烦闷。舌质淡红,苔黄,脉浮数或滑数。

治法:宣肺化痰,清热平喘。

方药:麻杏石甘汤合苇茎汤加减[炙麻黄、生石膏(先煎)、杏仁、生甘草、苇茎、薏苡仁、冬瓜仁、桃仁、鱼腥草、瓜蒌皮]。

加减:痰黏稠不易咯出,加海蛤粉;口渴咽干,加天花粉、芦根;痰涌便秘,加葶苈子、生大黄;痰鸣喘息,不得平卧,加射干、葶苈子。

(3)痰浊壅肺证:

症候特点:咳嗽,咳声重浊,痰多色白黏腻如泡沫状,喘促,胸闷,脘痞纳少,倦怠乏力,大便时溏。舌质淡,苔白腻,脉濡滑。

治法:燥湿化痰,降气平喘。

方药:二陈汤合三子养亲汤加减(半夏、茯苓、陈皮、甘草、白芥子、苏子、莱菔子)。

加减:若痰浊壅盛,胸满,气喘难平者,加葶苈子、杏仁;若痰湿重,痰多黏腻或稠厚,胸闷,脘痞,加苍术、厚朴;若寒痰较重,痰黏白如泡沫,怕冷,加干姜、细辛;脾虚症候明显加党参、白术。

(4)痰热郁肺证:

症候特点:喘咳气逆,痰黄黏稠,难咯,或咯吐血痰,胸胁胀满,咳时引痛,或有身热,口干欲饮,舌质红,苔黄腻,脉滑数。

治法:清热化痰,降逆止咳。

方药:桑白皮汤(桑白皮、黄芩、黄连、栀子、贝母、杏仁、苏子、半夏)。

加减:痰热壅盛者加鱼腥草、金荞麦根、冬瓜仁清化痰热;胸满咳逆,痰涌,便秘者,加葶苈子、大黄、芒硝泻肺涤痰通腑;痰热伤津者,加北沙参、天冬、花粉养阴生津。

(5)痰蒙神窍证:

症候特点:神志恍惚,谵语,烦躁不安,嗜睡,甚至昏迷,咳嗽,喘促,或伴痰鸣,舌质紫暗,苔厚腻,脉滑数。

治法:涤痰开窍。

方药:涤痰汤(半夏、橘红、茯苓、甘草、竹茹、枳实、胆南星、石菖蒲、人参、生姜)。

加减:痰热内盛可加黄芩、竹沥、人工牛黄粉;唇甲紫暗者加丹参、红花、桃仁。另可以用安宫牛黄丸、至宝丹等,增强清心开窍化痰之力。

(6)阳虚水泛证:

症候特点:喘咳气逆,不能平卧,咳痰清稀,心悸,尿少,肢体水肿,面唇青紫。舌体胖,质淡或紫暗,苔白滑,脉沉细。

治法:温阳利水。

方药:真武汤加味(附子、茯苓、白术、白芍药、生姜)。

加减:可加桂枝、黄芪、泽泻、葶苈子温肾益气行水;丹参、桃仁、川芎活血化瘀。

(7)元阳欲绝证:

症候特点:神志不清,气促,面色晦暗,汗出不止,四肢厥冷,脉沉细数,甚至脉微欲绝。

治法:益气固脱、回阳救逆。

方药:参附龙牡汤合参麦散(人参、麦冬、五味子、附子、龙骨、牡蛎)。

加减:加黄芪益气固表而敛汗;若伴有燥烦内热,口干颧红,汗出黏手,为气阴俱竭,可去附子,用西洋参、山萸肉。

2.缓解期　本期以肺肾气(阳)虚为主,症见咳嗽,气短,活动后加重,或有少量泡沫痰,腰酸腿软,或畏寒肢冷,舌质淡,苔薄白,脉沉细。

治法:补益肺肾。

方药:玉屏风散合金匮肾气丸或七味都气丸(黄芪、白术、防风、熟地、山药、山茱萸、茯苓、泽泻、丹皮、附子、肉桂、五味子)。

加减:阳虚明显者用玉屏风散合金匮肾气丸加补骨脂、仙灵脾、鹿角片;阴虚明显者用玉屏风散合七味都气丸加麦冬、当归、龟板;脾虚湿痰者,加二陈汤;心悸甚者可予炙甘草汤加减;血瘀者加丹参、赤芍药、川芎、红花。

(二)中成药治疗

1.参附注射液　40～60ml,加入5%葡萄糖注射液250ml中静脉滴注,每日1次,治疗元阳欲绝证。

2.清开灵注射液　40ml加入5%葡萄糖注射液250ml中静脉滴注,或醒脑静脉注射液20ml加入5%葡萄糖注射液250ml中静脉滴注,每日1次,治疗痰蒙神窍证。

3.参麦注射液　20～40ml加入5%葡萄糖注射液250ml中静脉滴注,每日1次,治疗气阴两虚型。

4.川芎嗪注射液　160mg加入5%葡萄糖注射液250ml中静脉滴注,每日1次,7～14天一疗程,治疗血瘀,热象不显著。

5.复方丹参注射液　30ml加入5%葡萄糖注射液250ml中静脉滴注,每日1次,7～14天一疗程,治疗血虚血瘀型。

(三)外治

1.针灸疗法

偏于风寒者,取穴:大椎、肺俞、合谷、风池、风门等,毫针浅刺,用泻法。

偏于风热者,取穴:大椎、肺俞、合谷、曲池、外关等,毫针浅刺,用泻法。

偏于痰湿者,取穴:天突、肺俞、大椎、丰隆等,毫针浅刺,用泻法。

偏于水饮者,取穴:肺俞、肾俞、丰隆、阴陵泉、足三里、三阴交等,毫针浅刺,用平补平泻法。

肺脾肾虚者,取穴:肺俞、定喘、脾俞、肾俞、足三里、三阴交、关元、气海,毫针浅刺,用补法。

2.穴位敷贴、穴位注射、穴位埋线。

(四)西医治疗

1.急性加重期　积极控制感染;通畅呼吸道,改善呼吸功能;控制呼吸和心力衰竭;积极处理并发症。

(1)控制感染:呼吸道感染是发生呼吸衰竭和心力衰竭的常见诱因,故需积极控制。参考痰菌培养及药敏试验选择抗生素。在还没有培养结果前,根据感染的环境及痰涂片革兰染色选用抗生素。社区获得性感染以革兰阳性菌占多数,医院感染则以革兰阴性菌为主。或选用二者兼顾的抗生素。常用的有青霉素类、头孢菌素类、氨基糖苷类及喹诺酮类抗感染药物。长期应用抗生素要注意防止真菌感染。

(2)氧疗:氧疗的目的是纠正低氧血症。可用鼻导管吸氧或面罩给氧;并发呼吸衰竭者,参阅呼吸衰竭章节的治疗方案。

(3)控制心力衰竭:慢性肺心病心力衰竭的治疗与其他心脏病心力衰竭的治疗有其不同之处,因为慢性肺心病患者一般在积极控制感染、改善呼吸功能后心力衰竭便能得到改善,不需加用利尿药。但对治疗无效的重症患者,可适当选用利尿药、正性肌力药或扩血管药物。

1)利尿治疗:通过减少血容量而达到减轻右心负荷、消除水肿的目的。原则上宜选用作用轻的利尿药,小剂量使用。如氢氯噻嗪 25mg,1～3 次/日,一般不超过 4 天;尿量多时需加用 10％氯化钾 10ml, 3 次/日,或用保钾利尿药,如氨苯蝶啶 50～100mg,1～3 次/日。重度而急需行利尿的患者可用呋塞米 20mg,肌内注射或口服。利尿药应用后可出现电解质紊乱尤其是低钾、低氯和碱中毒,可引起血液浓缩,使痰液黏稠不易排痰,加重气道阻塞,应注意预防。

2)强心治疗:慢性肺心病患者由于慢性缺氧及感染,对洋地黄类药物的耐受性很低,疗效较差,且易发生心律失常。强心药物的剂量宜小,一般约为常规剂量的 1/2 或 2/3 量,应选用作用快、排泄快的洋地黄类药物,如毛花苷丙 0.2～0.4mg,或毒毛花苷 K 0.125～0.25mg 加于 10％葡萄糖液 20ml 中,静脉缓慢注射。用药前应注意纠正缺氧,防治低钾血症,以防洋地黄中毒。低氧血症、感染等均可使心率增快,故不宜以心率作为衡量洋地黄类药物的应用和疗效考核指征。应用指征是:①感染已被控制、呼吸功能已改善、用利尿药后有反复水肿的心力衰竭患者;②以右心衰竭为主要表现而无明显感染的患者;③合并急性左心衰竭的患者。

3)血管扩张药治疗:血管扩张药可减轻心脏前、后负荷,增加心肌收缩力,对部分顽固性心力衰竭有一定效果,但并不像治疗其他心脏病那样效果明显。全身性血管扩张药大多对肺血管也有扩张作用,如硝苯地平、酚妥拉明、卡托普利等,均可不同程度地降低肺动脉压力。但应注意这些药物在扩张肺动脉的同时也扩张体动脉,往往造成体循环血压下降,反射性产生心率增快、氧分压下降、二氧化碳分压上升等不良反应,因而限制了血管扩张药在慢性肺心病的临床应用。

(4)控制心律失常:一般经过治疗慢性肺心病的感染、缺氧后,心律失常可自行消失。如果持续存在可根据心律失常的类型选用药物。

(5)抗凝治疗:应用普通肝素或低分子肝素防止肺微小动脉原位血栓形成。

2.缓解期　原则上采用中西医结合综合治疗措施,目的是增强患者的免疫功能,去除诱发因素,减少或避免急性加重期的发生,希望使肺、心功能得到部分或全部恢复。具体措施有:①长期家庭氧疗;②呼吸肌功能锻炼,如腹式呼吸、缩唇呼气等;③调整免疫功能,可用核酪注射液、卡介苗提取素、冬虫夏草制剂等;④化痰和平喘药,如盐酸氨溴索、氨茶碱等;⑤加强营养。

(云惟峥)

第十一节　多脏器功能障碍综合征

一、概述

多脏器功能障碍综合征(MODS)是由严重感染、严重免疫紊乱、创伤、烧伤以及各种休克所引起的,以严重生理紊乱为特征的临床综合征,其临床特征是多个器官序贯或同时发生的多个器官功能障碍或衰竭。严格来讲,多脏器功能障碍综合征是在严重感染、创伤、烧伤、休克及重症胰腺炎等疾病过程中,发病在24h以上,出现2个或2个以上的器官或系统序贯性的功能障碍或衰竭。若发病在24h内死亡者,则属于复苏失败,需排除。本病概念大约形成于20世纪70年代初期,中医学对本病的论述同样也出现在此时,因此没有固定的中医病名,在此完全引入现代急诊医学的概念。本病的概念涵盖在中医学的"温病、伤寒变证、脱证"等疾病中,中医学对本病没有明确的病名进行专项的论述,抢救治疗可参阅上述疾病进行辨证救治。

二、诊断与鉴别诊断

(一)诊断要点

目前国际上尚没有公认的诊断标准,为了便于临床使用,以1997年修订的FRY-MODS诊断标准为中心,提出本病的诊断要点如下:

1.循环系统　收缩压低于90mmHg,并持续1h以上,或需要药物支持才能使循环稳定。

2.呼吸系统　急性起病,氧合指数[氧合指数＝动脉血氧分压/吸入氧浓度(PaO_2/FiO_2)≤200mmHg(无论是否应用PEEP)],X线正位胸片见双侧肺浸润,肺动脉嵌顿压≤18mmHg或无左房压力升高的证据。

3.肾　血肌酐＞177μmol/L伴有少尿或多尿,或需要血液净化治疗。

4.肝　血胆红素＞34.2μmol/L,并伴有转氨酶水平升高,大于正常值2倍以上,或已出现肝性脑病。

5.胃肠　上消化道出血,24h出血量超过400ml,或胃肠蠕动消失不能耐受食物,或出现消化道坏死或穿孔。

6.血液　血小板计数＜50×10^9/L或降低25％,或出现DIC。

7.代谢　不能为机体提供所需的能量,糖耐量降低,需要用胰岛素;或出现骨骼肌萎缩、无力等表现。

8.中枢神经系统　格拉斯哥昏迷评分＜7分。在发病诱因的情况下,加上以上两种以上情况出现就可诊断。

(二)证候诊断

本病临床表现复杂,因原发病不同所表现出的临床证候也不尽相同,是一种动态的变化。根据其临床表现将其分为虚实两类,病变的初期以实证为主,表现为"正盛邪亦盛"的病理变化;随着病情的不断深入发展,病变表现为"虚实夹杂"的复杂证候;最后突出在"正衰邪衰"的状态,由脏器的功能失调最终发生"脏器衰竭"的局面。

1.初期　多表现为实证。

(1)毒热内盛证:高热持续不退,烦躁,神昏,恶心呕吐,舌质红绛,脉数。

（2）瘀毒内阻证：高热，或神昏，或疼痛状如针刺刀割，痛处固定不移，常在夜间加重，肿块，出血，舌质紫黯或有瘀斑，脉沉迟或沉弦。

2.中晚期　多表现虚实夹杂之证，以虚证为主。

（1）气阴耗竭证：身热骤降，烦躁不安，颧红，神疲气短，汗出，口干不欲饮，舌质红少苔，脉细数无力。

（2）阳气暴脱证：喘急，神昏，大汗淋漓，四肢厥冷，脉微欲绝，舌淡苔白。

（三）鉴别诊断

多脏器功能障碍综合征是在某种诱因的作用下，所产生的一系列病理过程，所强调的关键是疾病在不停地发生变化，同各种慢性疾病器官长期失代偿时所产生的多个器官衰竭不同，其鉴别要点在于以下几个方面：

1.多脏器功能障碍综合征患者发病前大多器官功能良好，休克和感染是其主要病因，大都经历了严重的应激反应或伴有全身炎性反应综合征或免疫功能低下。

2.发生功能障碍或衰竭的器官往往不是原发因素直接损伤的器官。

3.从最初打击到远隔器官功能障碍，时间上常有几天或数周的间隔。

4.多脏器功能障碍综合征的功能障碍与病理损害在程度上往往不相一致，病理变化也缺乏特异性，主要发现为广泛的炎性反应，如炎性细胞浸润、组织水肿等，而慢性器官衰竭失代偿时，以组织细胞坏死、增生为主，伴有器官的萎缩和纤维化。

5.多脏器功能障碍综合征病情发展迅速，一般抗休克、抗感染及支持治疗难以奏效，死亡率很高；而慢性的衰竭可经过适当的治疗而反复缓解。

6.多脏器功能障碍综合征除非到终末期，器官功能和病理改变一般是可以逆转的，一旦治愈，临床不遗留后遗症，不会复发，也不会转入慢性病程。

三、处理原则

（一）控制原发病

控制原发病是 MODS 治疗的关键，如感染者积极引流感染灶和合理使用有效的抗生素；创伤者积极清创，预防感染；休克的患者争分夺秒地进行休克复苏等。

（二）动态观察病情变化和动态增减医嘱

MODS 患者病情变化快，动态监测病情变化、动态增减医嘱是非常最重要的一项内容。虽然动态器械监测非常重要，但不能取代医护人员的床旁监护，二者要有机结合，这是抢救患者成功的重要基础。

（三）改善氧代谢，纠正组织缺氧

通过改善心脏泵功能、增加血红蛋白浓度、提高血氧分压，来增加氧的输送；同时降低氧的消耗。

（四）代谢支持与代谢调理

代谢支持是指为机体提供适当的营养底物，以维持细胞的代谢需求。与营养支持不同的是，代谢支持既防止底物供应受限影响器官的代谢和功能，又避免底物供应过剩增加器官的负担。代谢调理是代谢支持的必要补充，是指应用药物和生物制品，降低代谢率，促进蛋白的合成，以调理机体的代谢。

四、急救处理

本病病情危重且复杂，临床上一定要中西医结合，主次分明，全力抢救，方可达到一定的疗效。"菌毒并治"理论(即由王今达教授在 20 世纪 70 年代提出的新理论)的运用,极大地提高了本病的抢救成功率,尤其是针对感染性疾病诱发的 MODS,能显著降低死亡率。北京友谊医院王宝恩教授、张淑文教授总结的"四证"的运用,即实热证(高热、口干欲饮、腹胀便结、舌红苔黄、脉洪数或细数、末梢血白细胞变化)、血瘀证(固定性压痛、出血、发绀、舌质红绛、舌下静脉曲张、血液流变学、凝血与纤溶参数和甲襞微循环异常)、腑气不通证(腹胀、呕吐、无排便排气、肠鸣音减弱或消失,肠管扩张或积液、腹部 X 线片有液平)、厥脱证(面色苍白、四肢湿冷、大汗、尿少、脉细数或微欲绝、血压下降),有一定的临床指导意义。另外,MODS 病情变化快,因此,加强器官功能的监测十分重要,在某种情况下,比诊断更为最要。

(一)改善心脏功能和血液循环

MODS 常发生心功能不全、血压下降、微循环淤血、动静脉短路开放血流分布异常、组织氧利用障碍,故应对心功能及其前、后负荷和有效血容量进行严密监测,确定输液量、输液速度,晶体液与胶体液、糖液与盐水、等渗液与高渗液的科学分配,血管活性药的合理搭配,在扩容基础上联合使用多巴胺、多巴酚丁胺和酚妥拉明加硝酸甘油、硝酸异山梨酯或硝普钠,对血压很低的患者加用间羟胺,老年患者宜加硝酸甘油等扩冠药。白蛋白、新鲜血浆的应用,不仅能补充血容量有利于增加心搏量,而且能维持血浆胶体渗透压,防止肺间质和肺泡水肿,增加免疫功能。全血的使用宜控制,血细胞比容在 40% 以下为好。血管扩张剂的使用有利于减轻心脏前、后负荷,增大脉压差,促使微血管管壁黏附的白细胞脱落,疏通微循环。洋地黄和中药人参、黄芪等具有强心补气功效。纳洛酮对各类休克均有效,尤其感染性休克更需使用。

(二)加强呼吸支持

肺是敏感器官,ALI、ARDS 时肺泡表面活性物质破坏,肺内分流量增大,肺血管阻力增加,肺动脉高压,肺顺应性下降,导致 PaO_2 降低;随着病程迁延,炎性细胞浸润和纤维化形成,治疗更棘手。呼吸机辅助呼吸应尽早使用,PEEP 是较理想模式,但需注意对心脏、血管、淋巴系统的影响,压力宜渐升缓降,一般不宜超过 15mmHg。潮气量宜小,防止气压伤和肺部细菌和其他病原体向血液扩散。吸氧浓度不宜超过 60%,否则可发生氧中毒和肺损害。晚近提出为了保证供氧维持一定 PaO_2 水平,而 $PaCO_2$ 可以偏高,即所谓"允许性高碳酸血症"。加强气道湿化和肺泡灌洗是清除呼吸道分泌物、防治肺部感染、保护支气管纤毛运动的一项重要措施。避免使用呼吸兴奋药,而激素、利尿剂、支气管解痉药和血管扩张剂的合理应用,糖皮质激素大剂量、短疗程使用,气道内给予地塞米松有利于提高 PaO_2 水平,对 ALI、ARDS 的治疗有好处。晚近使用一氧化氮(NO)、液体通气、膜肺 CECMO)和血管内气体交换(IVOX)等治疗。

(三)肾衰竭的防治

注意扩容和血压维持,避免或减少应用血管收缩药,保证和改善肾血流灌注。多巴胺和酚妥拉明、硝普钠等扩肾血管药物具有保护肾功能并阻止血液中尿素氮、肌酐水平上升的作用。床旁血液透析和持续动静脉超滤(CAVHD)及血浆置换内毒素清除具有较好效果。呋塞米等利尿药对防治急性肾衰竭有一定疗效,但注意过大剂量反而有损于肾实质。

(四)胃肠道出血与麻痹和肝衰竭的处理

MODS 的研究热点转移至消化道,其难点是肠源性感染及其衰竭。消化道出血传统采用西咪替丁、雷尼替丁等 H_2 受体拮抗剂,降低胃酸,反而促使肠道细菌繁殖,黏膜屏障破坏,毒素吸收,细菌移居引起肠源性肺损伤、肠源性脓毒血症,加剧 MODS 发展。MODS 患者肠道中双歧杆菌、拟杆菌、乳杆菌明显低于正常人,专性厌氧菌与黏膜上皮细胞紧密结合形成一层"生物膜",有占位性保护作用,当大量应用抗生素治疗 MODS 时,该膜遭破坏导致肠道菌群失调,故应用微生态制剂是有益的。中药大黄经临床和基础研究证明具有活血止血、保护肠黏膜屏障、清除氧自由基和炎性介质、抑制细菌生长,以及促进胃肠蠕动、排出肠道毒素等作用,对胃肠道出血、保护胃肠功能、防治肝衰竭均有较好疗效。剂量 3~10g,每日 2~3 次,亦可灌肠10～30g。大剂量维生素C对保肝和体内清除氧自由基有益。

（五）DIC的防治

需早检查、早医治，一旦血小板计数进行性下降，有出血倾向时，应尽早使用肝素。因MODS各器官损害呈序贯性，而DIC出现高凝期和纤溶期可叠加或混合并存，故肝素不仅用于高凝期，而且亦可在纤溶期使用，但剂量宜小，给药方法采用输液泵控制，静脉持续滴注，避免血中肝素浓度波动。血小板悬液、新鲜全血或血浆、冷沉淀粉、凝血酶原复合物和各种凝血因子等的补充，以及活血化瘀中药均有较好疗效。

（六）营养与代谢管理

MODS时机体常处于全身炎性反应高代谢状态，热能消耗极度增加，由于体内儿茶酚胺、肾上腺素、胰高血糖素等升血糖激素分泌亢进，而内源性胰岛素阻抗和分泌相对减少，又因肝功能受损，治疗中大剂量激素应用和补糖过多导致难治性高血糖症和机体脂肪利用障碍，造成支链氨基酸消耗过大，组织蛋白分解，出现负氮平衡，同时蛋白急性丢失，器官功能受损，免疫功能低下。采用营养支持的目的是：①补充蛋白质及过度消耗的能量；②增加机体免疫和抗感染能力；③保护器官功能和创伤组织修复的需要。热量分配非蛋白热卡30kcal/(kg·d)，葡萄糖与脂肪比为(2～3)：1，根据笔者经验，氨基酸，尤其支链氨基酸比例增加，如需加大葡萄糖必须相应补充胰岛素，故救治中需增加胰岛素和氨基酸量。新近发现，MODS患者体内生长激素和促甲状腺素均减少，适当补充可有较好效果。中长链脂肪乳剂可减轻肺栓塞和肝损害，且能提供热能以防治代谢衰竭。重视各类维生素和微量元素的补充。深静脉营养很重要，但不能完全代替胃肠营养，现已认识创伤早期胃肠道麻痹主要在胃及结肠，而小肠仍存在吸收功能，故进行肠内营养有利于改善小肠供血，保护肠黏膜屏障。肠黏膜营养不仅依赖血供，而且50%的小肠黏膜营养和80%的结肠黏膜营养需来自肠腔内营养物质。但注意MODS肠内营养采用持续胃内滴注，可使胃酸分泌减少，pH升高，致细菌繁殖，应以间断法为宜，而空肠喂养可避免胃中pH升高。代谢紊乱除与缺乏营养支持有关外，主要与休克、低氧和氧耗/氧供(VO_2/DO_2)失衡关系密切，故要视酸碱、水电解质失衡和低氧血症的情况给予纠正。

（七）免疫与感染控制

重点在于控制院内感染和增加营养。MODS患者细胞和体液免疫、补体和吞噬系统受损，易产生急性免疫功能不全，增加感染概率。应选用抗革兰阴性杆菌为主的广谱抗菌药，注意真菌的防治。为了减轻抗真菌药的毒副作用，可用两性霉素B脂质体。全谱标准化血清蛋白和丙种球蛋白的使用有利于增强免疫机制。结核菌在MODS有抬头趋势，应注意监测及控制。预计肿瘤坏死因子(TNF)单克隆抗体、白细胞介素(IL)和血小板活化因子(PAF)受体拮抗剂以及超氧化物歧化酶(SOD)等的出现，对MODS的救治疗效能有提高。警惕深静脉插管引起感染发热。最近提出为了避免肠源性肺损伤和脓毒症，采用肠道给予难吸收抗生素的所谓"选择性消化道去污染术"，可降低肺感染的发生率。总之，MODS的救治主要是祛除病因，严密监测，综合救治。

五、分证论治

对本病的辨证救治要处处体现中医学"不治已病治未病"的学术思想，运用中医学的"衡动观"，把握证候的"虚实"。临床上将本病分为两期进行救治。

1.实证期　多表现为毒热内盛证和瘀毒内阻证。

治法：解毒泻热，化瘀理气，醒神开窍。

方药：承气汤合犀角地黄汤。

水牛角、生大黄、生地黄、炒栀子、枳实、赤芍、牡丹皮。

以阳明腑实为主者,当用大承气汤,荡涤肠胃;瘀血证为主者,加丹参,红花等;以神昏为主者,加用安宫牛黄丸。

2.虚证期　多表现为气阴耗竭证和阳气暴脱证。

治法:救阴回阳,醒神同脱。

方药:阴竭者以生脉散。

人参、麦冬、五味子、山茱萸。

阳脱者以参附汤。

六、预防护理

1.MODS病情隐蔽、发展迅速,在观察病情时,除了注意原发性器官的损伤外,更应该关注远隔器官的功能变化,尤其是肺、胃肠等。

2.要有先进的监护设备,配备血气分析、全自动血生化分析仪、各类型呼吸机、血液净化设备及各种抢救设备和药品。

3.建立中心静脉通道。

4.监测呼吸、心率、心律、血压、出入量等的变化。

(刘惠灵)

第十七章　循环系统疾病

第一节　心力衰竭

　　心力衰竭(HF)是由于各种原因的心肌损伤和(或)心脏负荷过重(心肌梗死、心肌病、高血压、瓣膜疾病、炎症等),引起心肌结构和功能的变化,最后导致心室泵血和(或)充盈功能低下,临床上以组织血液灌注不足以及肺循环和(或)体循环淤血为主要特征的一组临床综合征。心力衰竭是一种进行性的病变,一旦起始以后,即使没有新的心肌损害,临床亦处于稳定阶段,仍可通过心肌重构不断进展。

　　心力衰竭是一种复杂的临床症状群,是各种心脏病的终末阶段。本病按心力衰竭发病缓急可分为急性心衰和慢性心衰;按心力衰竭发生的部位可分为左心、右心和全心衰竭;按收缩及舒张功能障碍可分为收缩性心力衰竭和舒张性心力衰竭。慢性心力衰竭是大多数心血管疾病的最终归宿和主要死亡原因。据国外统计,人群中心衰的患病率为 1.5%～2.0%,65 岁以上可达 6%～10%。我国对 35～74 岁城乡居民随机抽样调查显示,心衰患病率为 0.9%,心衰患者约为 400 万。据我国 50 家医院住院病例调查,心力衰竭住院率占同期心血管病的 20%。心力衰竭的原因过去我国以心瓣膜病为主,近年则以高血压、冠心病居多。

　　本病可归属于中医的"喘证""怔忡""心悸""心痹""心水""水肿"等范畴,其病名统一为"心衰病"。

一、慢性心力衰竭

　　慢性心力衰竭是各种病因所致心脏疾病的终末阶段,主要表现为呼吸困难、乏力和液体潴留。慢性心衰发病率高,有临床症状患者五年存活率与恶性肿瘤相仿。

【病因病理】

(一)西医病因病理

1.病因　心脏功能主要由心肌收缩力、前负荷(容量负荷)、后负荷(压力负荷)、心率四种因素决定,这些因素中任何一种因素异常影响到心脏的泵血功能,使心脏不能提供适当的组织血液灌注都可引起心力衰竭。

　　(1)心肌舒缩功能障碍:见于缺血性心肌损害,如冠心病的心绞痛和心肌梗死等;各种类型的心肌炎及心肌病,如病毒性心肌炎、原发性扩张型心肌病、限制型心肌病、心肌致密化不全等;心肌代谢障碍性疾病,如糖尿病性心肌病、维生素 B_1 缺乏症及心肌淀粉样变性心脏病等;心肌浸润性病变,如白血病浸润等;药物所致的心肌损伤与坏死等。

　　(2)前负荷增加:心脏瓣膜关闭不全,如主动脉瓣关闭不全、二尖瓣关闭不全等;左向右心分流先天性心血管病,如房间隔缺损、室间隔缺损、动脉导管未闭等;伴有全身血容量增多或循环血量增多的疾病,如甲状腺功能亢进症、长期贫血等。

（3）后负荷增加：如高血压、主动脉瓣狭窄、肺动脉高压、肺动脉瓣狭窄等。

（4）心脏整合功能异常：如左右心室收缩不同步、房室不协调及心室内收缩不协调等。

2.诱发因素

（1）感染：呼吸道感染、感染性心内膜炎和其他部位严重感染。其中呼吸道感染是最常见、最重要的诱因。

（2）心律失常：各种类型的快速性心律失常以及严重的缓慢性心律失常，其中房颤是诱发心力衰竭最重要的因素。

（3）血容量增加：如摄入过多钠盐，静脉输液过多、过快等。

（4）过度体力劳累或情绪激动：如妊娠后期及分娩过程、暴怒等。

（5）应用心肌抑制药物：不恰当地使用心肌抑制药物如β受体阻滞剂、钙离子拮抗剂、奎尼丁、普鲁卡因酰胺等。

（6）其他：如洋地黄类药物用量不足或过量、高热、严重贫血等。

3.病理　导致心衰发生发展的基本机制是心肌重构。心肌重构是由于一系列复杂的分子和细胞机制造成心肌结构、功能和表型的变化。其特征为：①伴有胚胎基因再表达的病理性心肌细胞肥大，导致心肌细胞收缩力降低，寿命缩短；②心肌细胞凋亡是心衰从代偿走向失代偿的转折点；③心肌细胞外基质过度纤维化或降解增加。临床上可见心肌重构和心室容量的增加，以及心室形状的改变，横径增加呈球状。

在初始的心肌损伤以后，交感神经系统和肾素-血管紧张素-醛固酮系统（RAAS）兴奋性增高，多种内源性的神经内分泌和细胞因子激活；其长期、慢性激活促进心肌重构，加重心肌损伤和心功能恶化，又进一步激活神经内分泌和细胞因子等，形成恶性循环。因此，治疗心衰的关键就是阻断神经内分泌的过度激活，阻断心肌重构。

（二）中医病因病机

本病主要是由于外邪入侵、饮食偏嗜、情志所伤、先天不足、年老体衰等因素导致，上述因素久之影响及心，致心气衰弱，气不行血，血不利则为水，瘀水互结，损及心阳、心阴，气血衰败，发展为心衰之病。

1.气虚血瘀　气虚血瘀是心衰的基本证候，可见于心衰的各期。由于各种致病因素影响及心，致心气虚弱。心主血脉，气为血之帅，气行则血行。心气不足，鼓动无力，必致血行不畅而成瘀，出现神疲乏力、口唇青紫甚至胁痛积块。

2.气阴两虚　气阴两虚可见于心衰各期，气虚致气化机能障碍，使阴液生成减少，早期阴虚多与原发疾病有关，中后期阴虚则是病情发展的结果。

3.阳虚水泛　多见于心衰中后期，或久病体弱，素体阳虚的患者。心气虚久，累及心阳，致心阳受损；或素体阳虚影响心阳，也可致心阳受损，可见心悸、胸痛、面色苍白、畏寒怕冷等症状。随着病情的发展，心阳虚的证候日渐显著，到心力衰竭的终末期以阳虚为突出表现，最终表现为阳气厥脱之危象。心阳亏虚，累及肾阳，致命门火衰。肾阳虚亏，气不化津，津失敷布，水溢肌肤则浮肿。

4.痰饮阻肺　本证属本虚标实而以标实为主。心肺气虚，脾肾俱病，水湿不化，聚而为痰，壅阻于肺，肺失清肃，而致痰饮阻肺，则见咳喘气急、张口抬肩、不能平卧、痰多，若痰郁而化热，则痰黄而稠、咯吐不爽、苔黄厚腻。

总之，心衰病的病位在心，病变脏腑涉及肺、肝、脾、肾，为本虚标实之证，本虚为气虚、阳虚、阴虚，标实为血瘀、痰饮、水停，标本俱病，虚实夹杂。心气虚是发病基础，气虚血瘀是基本病机，贯穿于心衰始终，阴阳失调是病理演变基础，痰饮水停则是其最终产物。诸病理因素及诸脏相互影响，造成恶性循环，最后酿成虚实夹杂的复杂证候,终致阴竭阳脱乃至死亡。

【临床表现】

心衰的临床表现取决于多种因素,包括病人的年龄、心功能受损程度、病变发展速度及受累的心室状况等。心衰的发展过程分为 A、B、C、D 四个阶段。阶段 A 为"前心衰阶段",为心衰的高发危险人群,但目前尚无心脏的结构或功能异常,也无心衰的症状和(或)体征。阶段 B 属"前临床心衰阶段",患者从无心衰的症状和(或)体征,到已发展成结构性心脏病。阶段 C 为"临床心衰阶段",患者已有基础的结构性心脏病,以往或目前有心衰的症状和(或)体征,或目前虽无心衰的症状和(或)体征,但以往曾因此治疗过。阶段 D 为"难治性终末期心衰阶段",患者有进行性结构性心脏病,虽经积极的内科治疗,休息时仍有症状,且需要特殊干预。有典型心衰临床表现见于 C 和 D 阶段。

(一)左心衰竭

以肺淤血及心排血量降低致组织器官低灌注等临床表现为主。

1.症状

(1)呼吸困难

1)劳力性呼吸困难:是左心衰竭最早出现的症状,因运动使回心血量增加,肺淤血加重。

2)端坐呼吸:肺淤血达到一定程度时,患者卧位时呼吸困难加重,坐位时减轻。由于坐位时的重力作用,部分血液转移到下垂部位,可减轻肺淤血,且横膈下降可增加肺活量。

3)夜间阵发性呼吸困难:熟睡后突然憋醒,可伴呼吸急促,阵咳,咯泡沫样痰或呈哮喘状态,又称为"心源性哮喘"。轻者坐起数分钟即缓解。其发生与睡眠时平卧回心血量增加、膈肌上升、肺活量减少、夜间迷走神经张力增加、支气管易痉挛而影响呼吸等有关。

(2)咳嗽、咯痰、咯血:因肺泡和支气管黏膜淤血和(或)支气管黏膜下扩张的血管破裂所致,痰常呈白色浆液性泡沫样,痰中可带血丝,也可由于肺血管和支气管血液循环之间形成侧支,引起血管破裂出现大咯血。

(3)其他:心排血量减少,器官、组织灌注不足可引起乏力、疲倦、头昏、心慌症状。肾脏血流量明显减少,出现少尿症状;长期慢性的肾血流量减少可出现血尿素氮、肌酐升高,并可有肾功能不全的相应症状。

2.体征

(1)肺部湿啰音:多见于两肺底部,与体位变化有关。这是因肺毛细血管压增高,液体渗到肺泡所致。心源性哮喘时两肺可闻及哮鸣音,胸腔积液时有相应体征。

(2)心脏体征:除原有心脏病体征外,慢性左心衰一般均有心脏扩大,心率加快,肺动脉瓣区第二心音亢进,心尖区可闻及舒张期奔马律和(或)收缩期杂音,可出现交替脉等。

(二)右心衰竭

以体循环静脉淤血的表现为主。

1.症状　主要由慢性持续淤血引起各脏器功能改变所致,如长期胃肠道淤血引起食欲不振、腹胀、恶心、呕吐等;肝淤血引起上腹饱胀,甚至腹痛;肾脏淤血引起肾功能减退,白天少尿,夜尿增多,蛋白尿等。

2.体征　除原有心脏病体征外,右心衰竭时若右心室显著扩大形成功能性三尖瓣关闭不全,可有收缩期杂音;体循环静脉淤血体征如颈静脉怒张和(或)肝颈静脉反流征阳性,下垂部位凹陷性水肿;胸水和(或)腹水;肝肿大,有压痛,晚期可有黄疸、腹水等。

(三)全心衰竭

左、右心衰均存在,有肺淤血、心排血量降低致器官低灌注和体循环淤血的相关症状和体征。右心衰继发于左心衰时,因右心排血量减少,呼吸困难等肺淤血表现可有不同程度的减轻。

【实验室及其他检查】

1.X 线检查　可反映心影大小和外形。肺淤血时,肺门及上肺血管影增强;肺间质水肿时可见 Kerley B 线;肺动脉高压时,肺动脉影增宽,部分可见胸腔积液。肺泡性肺水肿时,肺门影呈蝴蝶状。

2.心电图　可有左、右心室肥厚。V_1 导联 P 波终末电势$(PtfV_1)$≤-0.04mm.s。

3.超声心动图　提供心脏各心腔大小变化、心瓣膜结构,评估心脏的收缩、舒张功能。射血分数(EF)是评估左心室收缩功能最常用的指标,正常 EF 值>50%,运动时至少增加5%。心动周期中舒张期心室充盈速度最大值(E 峰)与舒张晚期心室充盈速度最大值(A 峰)之比值可用于评价左心室舒张功能,正常 E/A 值不小于1.2。

4.放射性核素检查　放射性核素心血池显影,可判断心室腔大小,评价心脏的收缩、舒张功能。

5.心衰标志物　BNP/NT-proBNP 的测定有助于心衰诊断和预后判断。BNP<100ng/L 时不支持心衰的诊断,NT-proBNP<300ng/L,可排除心衰,其阴性预测值为99%。

6.有创性血流动力学检查　主要用于严重威胁生命并对治疗无反应的泵衰竭患者,或需对呼吸困难和低血压休克作鉴别诊断的患者。

【诊断与鉴别诊断】

（一）诊断

有明确器质性心脏病的诊断,结合症状、体征、实验室及其他检查可做出诊断。临床诊断应包括心脏病的病因(基本病因和诱因)、病理解剖、病理生理、心律及心功能分级等诊断。

1.美国纽约心脏病协会(NYHA)心功能分级　Ⅰ级,日常活动无心衰症状;Ⅱ级,日常活动出现心衰症状(呼吸困难、乏力);Ⅲ级,低于日常活动出现心衰症状;Ⅳ级,在休息时出现心衰症状。反映左室收缩功能的 LVEF 与心功能分级症状并非完全一致。

2.6 分钟步行试验　此方法安全、简便、易行,已逐渐在临床应用,不但能评定患者的运动耐力,而且可预测患者预后。6 分钟步行距离<150m 为重度心衰,150~425m 为中度心衰,426~550m 为轻度心衰。

（二）鉴别诊断

心力衰竭主要应与以下疾病鉴别。

1.支气管哮喘　心源性哮喘有心脏病史,多见于老年人,发作时强迫端坐位,两肺湿啰音为主,可伴有干啰音,甚至咳粉红色泡沫痰;而支气管哮喘多见于青少年,有过敏史,咳白色黏痰,肺部听诊以哮鸣音为主,支气管扩张剂有效。胸片和 BNP/NT-proBNP 测定有助于两者鉴别。

2.心包积液、缩窄性心包炎、肝硬化等引起的水肿和腹水　心包积液、缩窄性心包炎可引起颈静脉充盈,静脉压增高,肝大,腹水,但心尖搏动弱,心音低,并有奇脉,超声心动图有助于鉴别。腹水也可由肝硬化引起,但肝硬化无颈静脉充盈和肝颈静脉回流征阳性。

【治疗】

（一）治疗思路

慢性心衰的治疗自 20 世纪 90 年代以来已有了非常值得注意的转变:从短期血流动力学/药理学措施转为长期的、修复性的策略,目的是改变衰竭心脏的生物学性质。心衰的治疗目标不仅仅是改善症状、提高生活质量,更重要的是针对心肌重构的机制,防止和延缓心肌重构的发展,从而降低心衰的死亡率和住院率。心衰病为本虚标实之证,本虚为气虚、阳虚、阴虚,标实为血瘀、痰饮、水停。气虚血瘀是病机之本,贯穿于心衰病的全过程,因此益气活血是治疗心衰病的基本治则。阳虚、阴虚、痰浊.水饮是心衰病常见的证候,应谨察病机,灵活运用温阳、养阴、化痰、利水等治法。

（二）西医治疗

1.一般治疗

（1）去除或缓解病因：对患者导致心力衰竭的病因进行评估，如有原发性瓣膜病并发心力衰竭NYHA心功能Ⅱ级以上，主动脉瓣疾病患有晕厥、心绞痛的患者均应予手术修补或置换瓣膜；缺血性心肌病心力衰竭患者伴心绞痛，左室功能低下但证实尚有存活心肌的患者，冠状动脉血管重建术可改善心功能；其他如甲状腺功能亢进的治疗、室壁瘤的手术矫正等均应注意。

（2）去除诱发因素：控制感染，治疗心律失常特别是心房颤动并发快速心室率，纠正贫血、电解质紊乱，注意是否并发肺梗死等。

（3）改善生活方式，干预心血管损害的危险因素：控制高血脂、高血压、糖尿病，戒烟、戒酒，肥胖患者减轻体重。饮食宜低盐、低脂，重度心力衰竭患者应限制每日摄入水量，应每日称体重以早期发现液体潴留。应鼓励心力衰竭者做适当运动。在呼吸道疾病流行或冬春季节，可给予流感、肺炎球菌疫苗等以预防感染。

（4）密切观察病情演变及定期随访：了解对药物治疗的依从性、药物的不良反应和患者的饮食等情况，及时发现病情恶化并采取措施。

2.药物治疗

（1）利尿剂：利尿剂通过抑制肾小管特定部位钠或氯的重吸收抑制心力衰竭时的钠潴留，减少静脉回心血流而减轻肺淤血，降低前负荷，改善心功能。常用的利尿剂有作用于Henle襻的襻利尿剂，如呋塞米；作用于远曲肾小管的噻嗪类，如氢氯噻嗪和氯噻酮；以及保钾利尿剂如螺内酯、氨苯蝶啶、阿米洛利，后二者不受醛固酮调节。

1）适应证：所有病情稳定并无禁忌症的心功能不全患者一经诊断均应立即应用。

2）应用方法：通常从小剂量开始，如呋塞米每日20mg，氢氯噻嗪每日25mg，并逐渐增加剂量至尿量增加，以体重每日减轻0.5～1.0kg为宜。利尿剂应用的目的是控制心力衰竭的液体潴留，一旦病情控制（表现为肺部啰音消失，水肿消退，体重稳定），即以最小有效量长期维持，一般需长期使用。在利尿剂治疗的同时，应适当限制钠盐的摄入量。

3）不良作用：利尿剂可引起低钾、低镁血症而诱发心律失常。利尿剂的使用可激活内源性神经内分泌，特别是肾素-血管紧张素系统（RAS），短期增加电解质丢失的发生率和严重程度，长期激活会促进疾病的发展，除非患者同时接受神经内分泌拮抗剂治疗。过量应用利尿剂可降低血压和损害肾功能。

必须充分认识到利尿剂在心力衰竭治疗中起关键作用，利尿剂是唯一能够最充分控制心力衰竭液体潴留的药物。合理使用利尿剂是其他治疗心力衰竭药物取得成功的关键因素之一。

（2）血管紧张素转换酶抑制剂（ACEI）：ACEI通过抑制循环和组织的RAS及作用于激肽酶Ⅱ，抑制缓激肽的降解，提高缓激肽水平，有益于慢性心力衰竭的治疗，可以明显改善远期预后，降低死亡率。

1）适应证：所有左心室收缩功能不全（LVEF<40%）患者，均可应用ACEI，除非有禁忌证或不能耐受；无症状的左室收缩功能不全（NYHA心功能Ⅰ级）患者亦需使用，可预防或延缓患者发生心力衰竭。伴有体液潴留者应与利尿剂合用。

2）应用方法：ACEI应用的基本原则是从较小剂量开始，逐渐递增，直至达到目标剂量（表17-1），一般每隔3～7天剂量倍增1次。剂量调整的快慢取决于每个患者的临床状况。有低血压史、低钠血症、糖尿病、氮质血症以及服用保钾利尿剂者，递增速度宜慢。应尽量将剂量增加到目标剂量或最大耐受剂量，且需终生使用。ACEI的良好治疗反应通常要到1～2个月或更长时间才显示出来，但即使症状改善并不明显，仍应长期维持治疗，以减少死亡或住院的危险性。ACEI剂的撤除有可能导致临床状况恶化，应予避免。

表 17-1　常用 ACEI 的参考剂量

药物	起始剂量	目标剂量
卡托普利	6.25mg,每日 3 次	25～50mg,每日 3 次
依那普利	2.5mg,每日 1 次	10mg,每日 2 次
培哚普利	2mg,每日 1 次	4mg,每日 1 次
雷米普利	1.25～2.5mg,每日 1 次	2.5～5mg,每日 2 次
苯那普利	2.5mg,每日 1 次	5～10mg,每日 2 次
福辛普利	10mg,每日 1 次	20～40mg,每日 1 次
西拉普利	0.5mg,每日 1 次	1～2.5mg,每日 1 次
赖诺普利	2.5mg,每日 1 次	5～20mg,每日 1 次

3)慎用或禁忌证:双侧肾动脉狭窄,血肌酐升高[$>265\mu mol/L$(3mg/dL)],高血钾症($>5.5mmol/L$),低血压(收缩压$<90mmHg$),应禁用 ACEI;低血压患者经其他处理,待血流动力学稳定后再决定是否应用 ACEI;对 ACEI 曾有致命性不良反应的患者,如曾有血管神经性水肿、无尿性肾衰竭或妊娠妇女绝对禁用 ACEI。

4)不良反应:主要有低血压、肾功能恶化、钾潴留、咳嗽和血管神经性水肿。

(3)血管紧张素 Ⅱ 受体拮抗剂(ARB):ARB 在理论上可阻断所有经 ACE 途径或非 ACE 途径(如糜酶)生成的 AngⅡ与血管紧张素 Ⅱ1 型受体(AT_1)结合,从而阻断或改善因 AT_1 过度兴奋导致的诸多不良作用,如血管收缩、水钠潴留、组织增生、胶原沉积、促进细胞坏死和凋亡等,而这些都是在心衰发生发展中起作用的因素。ARB 可用于 A 阶段患者,以预防心衰的发生;亦可用于不能耐受 ACEI 的 B、C 和 D 阶段患者,替代 ACE 抑制剂作为一线治疗,以降低死亡率和心血管不良事件发生率;对于常规治疗(包括 ACEI)后心衰症状持续存在且 LVEF 低下者,可考虑加用 ARB。ARB 的副作用与 ACEI 相同,能引起低血压、高血钾及肾功能不全等。

(4)β 受体阻滞剂:β 受体阻滞剂通过抑制交感神经过度激活而抑制心肌重构,降低心力衰竭患者的死亡率、住院率。

1)适应证:所有病情稳定并无禁忌证的心功能不全患者一经诊断均应立即应用。

2)应用方法:起始治疗前患者需无明显液体潴留,体重恒定(干体重),利尿剂已维持在最合适剂量。需从低剂量开始,如美托洛尔控释片 12.5mg,每日 1 次;比索洛尔 1.25mg,每日 1 次;卡维地洛 3.125mg,每日 2 次。患者如能耐受前一剂量,可每隔 2～4 周将剂量加倍。以用药后的清晨静息心率 55～60 次/分为达到目标剂量或最大耐受量,但不宜低于 55 次/分,应按照患者的治疗反应来确定剂量。

3)禁忌证:支气管痉挛性疾病、心动过缓(心率<60 次/分)、Ⅱ度及以上房室传导阻滞(除非已安装起搏器)均不能应用。

4)不良反应的监测:β 受体阻滞剂应用时应监测低血压、液体潴留、心衰恶化、心动过缓、房室传导阻滞等不良反应。如有发生,则需停药或减量。

β 受体阻滞剂对心力衰竭的症状改善常在治疗 2～3 个月后才出现,即使症状未能改善,仍能减少疾病进展的危险。β 受体阻滞剂是负性肌力药,治疗初期对心功能有抑制作用,但长期治疗(>3 个月)则改善心功能,使 LVEF 增加。因此,β 受体阻滞剂只适用于慢性心力衰竭的长期治疗,不能作为"抢救"治疗应用于急性失代偿性心力衰竭。

(5)洋地黄类:洋地黄的正性肌力作用通过抑制心力衰竭心肌细胞膜 Na^+-K^+-ATP 酶,使细胞内 Na^+

水平升高,促进 Na^+-Ca^{2+} 交换,使细胞内 Ca^{2+} 水平提高。此外,洋地黄通过抑制副交感传入神经的 Na^+-K^+-ATP 酶和肾脏的 Na^+-K^+-ATP 酶,使肾脏分泌肾素减少,降低神经内分泌系统的活性起到治疗作用。目前地高辛是治疗慢性心力衰竭常用的洋地黄制剂。

1)适应证:心力衰竭是其主要适应证,尤其适宜于心力衰竭伴有快速心室率的心房颤动患者;对甲亢、贫血性心脏病、维生素 B_1 缺乏性心脏病及心肌病、心肌炎所致心力衰竭疗效欠佳。

2)应用方法:多采用自开始即用固定的维持量给药方法,地高辛 $0.125 \sim 0.25mg/d$;对于 70 岁以上或肾功能受损者,地高辛宜用小剂量($0.125mg$),每日 1 次或隔日 1 次。

3)禁忌证:窦房阻滞、Ⅱ度或高度房室传导阻滞无永久起搏器保护的患者均不能应用地高辛。与能抑制窦房结或房室结功能的药物(如胺碘酮、β 受体阻滞剂)合用时,尽管患者常可耐受地高辛治疗,但须谨慎。肺心病导致心力衰竭常有低氧血症,应慎用。

4)不良反应:洋地黄制剂的主要不良反应包括:①心律失常:期前收缩、折返性心律失常和传导阻滞,以室性期前收缩最常见;②胃肠道症状:厌食、恶心和呕吐;③神经精神症状:视觉异常、定向力障碍、昏睡及精神错乱。洋地黄制剂的治疗量范围与中毒量范围有明显重叠,如地高辛的治疗量血药浓度范围在 $2.0ng/mL$ 内,这些不良反应常出现在血清地高辛浓度 $>2.0ng/mL$ 时,特别在低血糖、低血镁、甲状腺功能低下时更易发生。地高辛与奎尼丁、维拉帕米、普鲁卡因酰胺、胺碘酮、双异丙吡胺、普罗帕酮等合用时,可使血清地高辛浓度增加,从而增加洋地黄中毒的发生率,此时地高辛宜减量。

5)洋地黄中毒的处理:发生洋地黄中毒后应立即停药。轻者停药可以消失,快速性心律失常者如血钾低则可静脉补钾,钾不低者可用苯妥英钠,禁用电复律;缓慢性心律失常可用阿托品 $0.5 \sim 1mg$,皮下注射。

(6)醛固酮受体拮抗剂:醛固酮有独立于 AngⅡ 和相加于 AngⅡ 对心肌重构的不良作用,特别是对心肌细胞外基质。人体衰竭心脏中,心室醛固酮生成及活化增加,且与心衰严重程度成正比。如能在 ACEI 基础上加用醛固酮受体拮抗剂,进一步抑制醛固酮的有害作用,可望有更大的益处。醛固酮受体拮抗剂适用于 NYHA Ⅲ~Ⅳ级的中、重度心衰患者,急性心肌梗死后合并心衰且 LVEF$<40\%$ 的患者亦可应用。螺内酯是常用的醛固酮受体拮抗剂,应用方法为 $20 \sim 40mg/d$,本药主要的副作用是高钾血症和肾功能异常。

3.非药物治疗 包括心脏再同步化治疗(CRT)、植入型心律转复除颤器(ICD)、心脏移植等。

(三)中医治疗

1.辨证论治

(1)气虚血瘀

症状:心悸怔忡,胸闷气短,甚则喘咳,动则尤甚,神疲乏力,面白或暗淡,自汗,口唇青紫,甚者胁痛积块,颈脉怒张,舌质紫黯或有瘀斑,脉虚涩或结代。

治法:养心补肺,益气活血。

方药:保元汤合桃红饮加减。若饮停喘咳者,合用葶苈大枣泻肺汤。

(2)气阴两虚

症状:心悸气短,身重乏力,心烦不寐,口咽干燥,小便短赤,甚则五心烦热,潮热盗汗,眩晕耳鸣,肢肿形瘦,唇甲稍暗,舌质暗红,少苔或无苔,脉细数或促或结。

治法:益气养阴,活血化瘀。

方药:生脉饮合血府逐瘀汤。若兼肝肾阴虚,五心烦热,潮热盗汗,眩晕耳鸣者,合用六味地黄丸;若心动悸,脉结代者,合用炙甘草汤。

（3）阳虚水泛

症状：心悸怔忡，气短喘促，动则尤甚，或端坐而不得卧，精神萎靡，乏力懒动，腰膝酸软，形寒肢冷，面色苍白或晦暗，肢体浮肿，下肢尤甚，甚则腹胀脐突，尿少或夜尿频多，舌淡苔白，脉沉弱或迟。

治法：温阳利水。

方药：参附汤、五苓散合葶苈大枣泻肺汤、丹参饮加减。若心肾阳虚突出，而水肿轻微者，合用金匮肾气丸。

（4）痰饮阻肺

症状：喘咳气急，张口抬肩，不能平卧，痰多色白或黄稠，心悸烦躁，胸闷脘痞，面青汗出，口唇紫绀，舌质紫暗，舌苔厚腻或白或黄，脉弦滑而数。

治法：温化痰饮，泻肺逐水。

方药：苓桂术甘汤、葶苈大枣泻肺汤合保元汤、丹参饮加减。若痰郁化热，喘急痰黄难咯，舌红苔黄者，可用苇茎汤合温胆汤。

2.常用中药制剂

（1）芪苈强心胶囊功效：益气温阳，活血通络，利水消肿。适用于阳气虚乏，络瘀水停证。口服，每次4粒，每日3次。

（2）补益强心片功效：益气养阴，活血利水。适用于气阴两虚兼血瘀水停证。口服，每次4片，每日3次。

（3）心宝丸功效：温补心肾，益气助阳，活血通脉。适用于心肾阳虚，心脉瘀阻证。口服，慢性心功能不全按心功能Ⅰ、Ⅱ、Ⅲ级一次分别用120、240、360mg，每日3次，在心功能正常后改为日维持量60～120mg。

【预后】

慢性心衰的预后取决于原发性心脏病的性质和诱发因素的可治性，其主要死因为进行性血流动力学障碍、恶性心律失常。心衰患者要尽早治疗心衰，去除各种诱发因素并积极控制原发疾病，以期延长生存时间，改善生存质量。

【预防与调护】

预防心衰的根本措施是积极治疗原发疾病，消除导致心衰的各种诱发因素，如感受外邪、情绪激动、暴饮暴食、过度劳倦、妊娠、药物使用不当等。患者应合理休息，适当减少活动，增加休息时间。对重度心衰，应限制下床活动，体位以半卧位为宜。其他轻中度患者可进行适当的康复运动训练，增强体质，提高心脏代偿能力，改善生活质量。心衰患者应避免情绪激动，重视精神调摄，避免不良刺激。饮食要清淡，以低盐、低脂肪、低热量、多纤维素为宜。

二、急性心力衰竭

急性心力衰竭是指由于急性心脏病变引起心排血量显著、急骤降低，导致组织器官灌注不足和急性淤血的综合征。临床以急性左心衰较常见，主要表现为急性肺水肿，重者伴心源性休克。急性右心衰较少见，临床可发生于急性右室心肌梗死和大块肺栓塞等。本节主要讨论急性左心衰竭。

【病因病理】

（一）病因

1.慢性心衰急性加重　为常见原因。

2.急性心肌坏死和（或）损伤　如急性冠脉综合征、急性重症心肌炎、围生期心肌病、药物所致的心肌损伤与坏死。

3.急性血流动力学障碍　如急性瓣膜大量反流和（或）原有瓣膜反流加重、高血压危象、重度主动脉瓣或二尖瓣狭窄、左心房内血栓或黏液瘤嵌顿二尖瓣口、主动脉夹层、心包填塞、急性舒张性左心衰竭使心室和左心房容量负荷突然剧增，以及输液、输血过多或过快等。

4.严重的心律失常　如快速性心房颤动、心跳骤停、显著的心动过缓等。

（二）病理

主要的病理基础为左心室收缩力突然严重减弱，心排血量急剧减少，或左室舒张末压迅速升高，肺静脉压快速增加，肺毛细血管内液体渗入到肺间质和肺泡内，形成急性肺水肿。

【临床表现】

（一）早期表现

原来心功能正常的患者出现原因不明的疲乏或运动耐力明显降低以及心率增加 15～20 次/分，可能是左心功能降低的最早征兆。继而可出现劳力性呼吸困难、夜间阵发性呼吸困难，查体可发现左心室增大，舒张早期或中期奔马律，P_2 亢进，两肺底有细湿啰音。

（二）急性肺水肿

突发的严重呼吸困难、端坐呼吸、喘息不止、烦躁不安并有恐惧感，呼吸频率可达 30～50 次/分；频繁咳嗽或咯出大量粉红色泡沫样血痰；听诊心率快，心尖部常可闻及奔马律；两肺满布湿啰音和哮鸣音。

（三）心源性休克

主要表现为：

1.持续低血压，收缩压降至 90mmHg 以下，或原有高血压的患者收缩压降幅≥60mmHg，且持续 30 分钟以上。

2.组织低灌注状态，可有：①皮肤湿冷、苍白和紫绀，出现紫色条纹；②心动过速＞110 次/分；③尿量显著减少（＜20mL/h），甚至无尿；④意识障碍，常有烦躁不安、激动焦虑、恐惧和濒死感；收缩压低于 70mmHg，可出现抑制症状如神志恍惚、表情淡漠、反应迟钝，逐渐发展至意识模糊甚至昏迷。

3.血流动力学障碍，PCWP≥18mmHg，心脏排血指数（CI）≤2.2L/（min·m^2）。

4.低氧血症和代谢性酸中毒。

【实验室及其他检查】

1.心电图　可明确心肌缺血损伤改变、心律失常、心房和心室扩大及负荷增加等情况。

2.胸部 X 线检查　肺纹理增多、增粗或模糊，肺间质水肿所致的 Kerley B 线。双肺门有呈放射状分布的大片云雾状阴影，或呈粗大结节影、粟粒状结节影。

3.超声心动图　可了解心脏的结构及室壁运动情况，测定左室射血分数（LVEF）及心脏收缩/舒张功能，估测肺动脉压、左右心室充盈压等。

4.心衰标志物　B 型利钠肽（BNP）及其 N 末端 B 型利钠肽原（NF-proBNP）的浓度测定对心衰的临床诊断有重大意义。

5.心肌坏死标志物　心肌肌钙蛋白 T 或 I（cTnT 或 cTnl）、肌酸激酶同工酶（CK-MB）、肌红蛋白升高可以评价是否存在心肌损伤或坏死及其严重程度。

6.动脉血气分析　急性左心衰竭常伴低氧血症，血氧饱和度＜90％。

【诊断与鉴别诊断】

（一）诊断

根据基础心脏病史，突然出现典型的急性心衰症状，如严重乏力，呼吸困难，端坐呼吸，烦躁不安，皮肤湿冷，频发咳嗽，甚至咳粉红色泡沫样痰，听诊心率增快，双肺或肺底闻及湿啰音或哮鸣音，舒张期奔马律，

P_2 亢进,可做出初步诊断。结合心电图、胸部 X 线改变,血气分析异常(氧饱和度<90%),超声心动图和 BNP/NT-proBNP 异常,作出明确诊断。

(二)鉴别诊断

急性心衰应与支气管哮喘发作和哮喘持续状态、急性大块肺栓塞、肺炎、严重的慢性阻塞性肺病(COPD)等相鉴别,还应与其他原因所致的非心源性肺水肿(如急性呼吸窘迫综合征)以及非心源性休克等疾病相鉴别。

【治疗】

(一)治疗思路

急性心衰常危及生命,必须紧急施救和治疗,迅速采取措施缓解各种严重症状,稳定血流动力学状态,纠正水、电解质紊乱和维持酸碱平衡,保护重要脏器如肺、肾、肝和大脑血液灌注,防止功能损害,降低死亡危险,改善近期和远期预后。中医治疗采用口服速效制剂和静脉注射剂,以益气活血,回阳固脱,有助于缓解症状,稳定血流动力学状态,改善心脏功能。

(二)西医治疗

1.一般处理

(1)体位:静息时应半卧位或端坐位,双腿下垂,以减少回心血量。

(2)吸氧:立即用鼻导管高流量给氧或面罩加压给氧,氧气可通过加入适量(50%~75%)酒精的湿化瓶或使用有机硅消泡剂,使泡沫的表面张力降低而破裂,改善肺泡通气。

(3)开放静脉通道:至少开放两条静脉通道,并保持通畅。必要时可采用深静脉穿刺置管。

(4)饮食:进易消化食物,避免一次大量进食,不要饱餐。

(5)出入量管理:限制饮水量和静脉输液速度。对无明显低血容量因素者每天入液量一般控制在1500mL 以内,保持每天水出入量负平衡(约 500mL/d),严重肺水肿者的水负平衡为 1000~2000mL/d,甚至可达 3000~5000mL/d,逐渐过渡到出入液量大体平衡。注意防止发生低血容量、低血钾和低血钠等。

2.药物治疗

(1)镇静剂:主要应用吗啡,不仅可以镇静,使呼吸深度减小,频率减慢,从而改善通气和换气功能,减少躁动给心脏带来的额外负担,还可迅速扩张外周静脉及小动脉,减少心脏前后负荷。用法为 2.5~5.0mg 静脉缓慢注射,亦可皮下或肌肉注射。

(2)支气管解痉剂:氨茶碱可扩张支气管并有正性肌力及扩血管、利尿作用。0.125~0.25g 以葡萄糖注射液稀释后静脉推注(10 分钟),4~6 小时后可重复一次。

(3)利尿剂:应采用静脉利尿制剂,首选呋塞米,静脉注射 20~40mg,根据利尿情况可多次重复应用,起初 24 小时不超过 200mg。

(4)血管扩张剂:能降低心室前后负荷,从而缓解肺淤血。可用硝普钠、硝酸酯类药物等。

1)硝普钠:扩张动、静脉,根据血压调整用量,维持收缩压在 100mmHg;临床应用宜从小剂量(10μg/min)开始,2~5 分钟起效,可酌情逐渐增加剂量至 50~250μg/min。

2)硝酸酯类药物:硝酸甘油静脉滴注,起始剂量 5~10μg/min,每 5~10 分钟递增 5~10μg/min,最大剂量 100~200μg/min;硝酸异山梨酯静脉滴注,剂量 5~10mg/h。

(5)正性肌力药物

1)洋地黄类:此类药物能轻度增加心输出量,降低左心室充盈压,对急性左心衰竭患者的治疗有一定帮助。一般应用毛花苷 C 0.2~0.4mg 缓慢静脉注射,2~4 小时后可以再用 0.2mg,伴快速心室率的房颤患者可酌情增加剂量。

2）多巴胺：严重低血压时，5～15μg/（kg·min）静脉滴注。

3）多巴酚丁胺：可与多巴胺合用。

3.非药物治疗　包括主动脉内球囊反搏（IABP）、机械通气、血液净化治疗、心室机械辅助装置、外科手术等。

（三）中医治疗

1.速效救心丸　功效：行气活血，祛瘀止痛。适用于气滞血瘀证。含服，一次4～6粒，每日3次；急性发作时，一次10～15粒。

2.参麦注射液　功效：益气固脱，养阴生津。适用于气阴两虚证。2～4mL肌肉注射，每日1次，或20～60mL加入5％葡萄糖注射液250mL静脉滴注，每日1次。

3.参附注射液　功效：回阳救逆，益气固脱。适用于心肾阳虚或心阳虚脱证。2～4mL肌肉注射，每日1次，或20～60mL加入5％葡萄糖注射液250mL静脉滴注，每日1次。

【预后】

急性心衰的预后很差，住院病死率为3％，60天病死率为9.6％，三年和五年病死率分别高达30％和60％。急性心衰患者在纠正了异常的血流动力学状态和病情稳定后，即应转入进一步的后续治疗。主要根据预后评估、有无基础心血管疾病和有无心衰这三方面的情况确定治疗策略，并做好随访和患者教育工作。

【预防与调护】

积极治疗原发病，注意避免心功能不全的诱发因素，如感染、过度劳累、输液过快过多等。育龄妇女应避孕。饮食宜清淡易消化，多食蔬菜、水果，防止便秘；戒烟酒。合理安排活动与休息，避免重体力劳动，轻度活动以不出现胸闷为宜。严格遵医嘱服药，尤其是长期服用地高辛的患者，切忌随意增减或撤掉药物。日常生活注意防寒保暖，防止受凉受湿，避免情绪激动。叮嘱患者定期门诊随访，防止病情发展。

（刘　镇）

第二节　致命性心律失常

致命性心律失常即为危及生命的心律失常，是猝死的重要原因之一。心脏骤停是指心脏泵血突然停止，是心脏性猝死的前期过程。80％以上的心脏骤停是由室性心动过速或心室颤动引起，少部分由缓慢性心律失常引起，若不及时抢救，绝大多数心脏骤停将转化为心脏性猝死，对致命性心律失常的诊断和治疗也就极为重要。心律失常一般以虚证多见，然也有气滞、淤血或痰阻为主者，临床治疗当有所侧重，随证加减。

一、快速性心律失常

致命性快速性心律失常主要是室性心律失常，起源于左右心室的激动，频率超过100次/分，连续3次以上时即可称之为室性心动过速（简称室速，VT）。

（一）室性心律失常分类

2006年ACC/AHA/ESC指南详细描述了室性心律失常的不同分类，并加以确切的定义。分类如下。

1．根据临床表现分为两类

（1）血流动力学稳定：无症状、轻微症状。

（2）血流动力学不稳定：晕厥前兆（头昏、头晕、乏力或虚脱、黑矇）、晕厥、心脏骤停、心脏性猝死（SCD）。

其中"血流动力学不稳定"虽在广泛使用但尚没有严格定义，其含义是：心律失常伴有低血压和组织灌注不足，如不及时治疗很可能导致休克或心脏骤停。

2．根据电生理分类　①非持续性室性心动过速：包括单型和多型性室速；②持续性室速：包括单型和多型室速；③束支折返性室速；④双向性室速；⑤尖端扭转性室速（Tdp）；⑥室扑、室颤（VF）。

3．根据病因分类　室性心律失常包括慢性冠心病、心力衰竭、先天性心脏病、心脏结构正常、心肌病（扩张型心肌病、肥厚型心肌病、致心律失常性右室心肌病）等。

（二）病因

室性心动过速大多都存在心脏病基础，国外报道约 80％，特别是缺血性心脏病，其中的 75％发生猝死与室颤、室速有关。还有药物中毒、电解质紊乱、神经系统异常、代谢失调、先心病、心肌病等因素，部分与先天遗传有关。还有部分病人发生于正常心脏，称特发性室速。

中医病因有外邪入侵、情志失调、饮食不节损伤脾胃、劳倦内伤、先天禀赋不足、大病久病失养等。

（三）发病机制

室性心动过速目前了解的机制，一般认为有折返、自律性增强和触发激动三种机制，临床常规检查鉴别是很困难的，通过电生理检查对鉴别不同机制有一定帮助。一般而言，发生在无器质性心脏病患者身上的特发性室速占了临床上室速的大部分，其中，右室流出道室速约占特发性室速的 2/3，而此类室速的机制主要是触发性机制。与左束支的分支末梢的浦肯野纤维有关的左室特发性室速已被大量的证据证实为折返性机制。自律性机制的室速无论在特发性还是器质性室速患者中均比较少见。大量的临床资料已经证实，折返机制在器质性的单形、持续性室速的发生机制当中占了大多数。折返性室速的发生必须要有一个缓慢传导通路的存在，这个慢传导通路可以是功能性的，其周围应当存在病变的心肌作为其永久性或功能性的屏障。较易引发折返性室速的心脏病主要有致心律失常性右室心肌病、冠心病、肥厚性以及扩张性心肌病。

快速型心律失常属中医学"心悸""怔忡"范畴。多数医家认为，其主要病机是"心气不能主血脉，血脉运行失畅所致"。心气不能主血脉之因可分虚实两方面，虚为气虚、阳虚、阴虚、血虚，实为气滞血瘀、瘀血阻滞、痰热淤阻等。气阴两虚为基础，而气滞血瘀、瘀血阻滞、痰热淤阻等则是快速性心律失常的病理改变。二者相互影响，互为因果，使其具有虚实夹杂、寒热错杂、病程较长的病理特点。

（四）临床表现

室速的临床表现取决于两个方面：①室速发生的频率和时间，是否引起血流动力学的改变；②是否有心脏病的存在和心功能不全的状态。临床上病人可以没有症状，也可以出现轻微的不适感。若为非器质性心脏病，室速发作大多短暂，症状也较轻，可以自行恢复，用药后一般疗效较好，虽然反复发作但一般预后较佳。若器质性心脏病并发室速，特别是伴发频率较快者常症状严重，常见心悸、低血压、全身乏力、眩晕和晕厥、休克，也可出现急性肺水肿、呼吸困难、心绞痛和脑供血不足的症状，严重者发生室扑、室颤、阿-斯综合征而猝死。

室速发作时可见颈静脉搏动强弱不等，心尖区第一心音的强度和血压每搏不一致，节律可齐也可轻微不齐或绝对不规律，常可闻及宽分裂的心音和奔马律，可出现面色苍白、四肢厥冷，还可出现不同程度的神经、精神症状。

心电图可出现：①一系列快速基本规则（扭转型室速除外）伴宽大畸形 QRS 波（＞0.12 秒），频率＞100

次/分,但可因室速类型不同,速率不一,常伴有 ST-T 改变;②干扰性房室脱节,室率＞房率,P 与 QRS 无关或埋藏于宽大畸形的 QRS-T 中,使 P 波难以分辨;③完全性心室夺获表现为室速过程中出现所谓提前窦性心搏,QRS 为室上性,其前面又可见 P 波且 PR 间期＞0.12 秒;④室性融合波,为不完全性心室夺获和部分室性异位搏动所控制形成,图形介于窦性和室性之间;⑤室速发作前后可见部分病人出现与室速类似的室性早搏。

快速性心律失常中医学表现常为心悸不安,伴气短乏力,胸闷胸痛,汗出烦躁,头晕目眩,夜寐不安,舌质淡或暗红、有淤点、淤斑,苔薄白或少苔、黄腻,脉象多见促、结、代、数、疾、涩等。

(五)诊断

1.无创检查

(1)必须进行 12 导联心电图检查,不仅可识别心律失常,还可发现电解质紊乱、器质性心脏病所致的束支阻滞、房室阻滞、心室肥厚、MI、QRS 间期异常和复极异常等。室速必须与宽 QRS 室上性心动过速相鉴别,如伴有束支传导阻滞、室内差异性传导和预激综合征并发室上速等。鉴别两者的方法及心电图标准很多,其中 Brugada 提出的 4 步鉴别诊断方法简单明了,临床应用逐渐增多。第 1 步:胸导联有无 RS 图形,胸前导联 QRS 波群不存在 RS 图形时诊断为室性心动过速,有 RS 图形者进入第 2 步。第 2 步(胸导联 RS 间期):胸前导联的 RS 间期(R 波起点至 S 波谷峰间的间期),在一个胸导联＞100ms 时诊断为室性心动过速,＜100ms 时进行第 3 步分析。第 3 步:室房有无分离,有室房分离时,诊断为室性心动过速,否则进入第 4 步分析。第 4 步:V_1、V_2、V_6 导联有无室速的 QRS 波图形,有则为室速,不符合者为室上速伴差传。

(2)运动试验,主要用于检查疑似冠心病的无症状性心肌缺血,运动过程中可诱发心肌缺血或室性心律失常。

(3)Holter、心电监测或植入记录仪监测可判断患者的症状是否与一过性室性心律失常的发作相关。

(4)T 波电交替(TWA)是指在一组连续心脏搏动中,通过计算机技术分析得到的 T 波向量和幅度的细微变化。T 波交替与心肌组织的动作电位变化相关,它反映了心脏复极不均一性的程度。有心功能不全的心肌梗死患者,如果阴性,该患者发生猝死的风险较小。TWA 有助于诊断室性心律失常或对有致命性室性心律失常风险的患者进行危险分层。

(5)左室功能与影像学检查,对于怀疑有心脏结构异常引起的室性心律失常和有严重室性心律失常或 SCD 高危因素的患者,如扩张型心肌病、肥厚型心肌病或右室心肌病、AMI 存活者,或与 SCD 相关的遗传性疾病患者均应进行心脏超声检查。对于无症状心肌缺血的室性心律失常患者,当其存在中度冠心病危险因素,常规心电图难以可靠诊断时,可行运动试验、心脏超声或 SPECT 检查,不能行运动试验者可行心脏超声或心肌灌注 SPECT 的药物负荷试验。心脏超声不能准确评估左室、右室的结构或功能改变情况下,推荐用 MRI 或放射 CT 性血管显像,必要时行冠脉造影。MRI 可对心室容积、心室重量和心功能进行准确定量,尤其对疑诊致心律失常右室心肌病的诊断有重要价值,可对右室大小、功能和局部运动准确评估,还可检出右室心肌中的脂肪浸润。与 MRI 相同,CT 能对左室容积、EF 值和左室重量进行准确的定量分析,但与 MRI 不同的是,CT 能对冠状动脉节段及其钙化程度进行定量。

2.有创性检查　心脏电生理检查(EP)是通过记录心内电图以及在基线水平和用药后电刺激的情况,评估室性心律失常并进行危险分层。其中,EP 在冠心病患者主要应用于陈旧性心肌梗死有室性心律失常相关症状者、指导和评估冠心病患者室速消融的效果及用于冠心病不明原因宽 QRS 快速心律失常的诊断。

(六)治疗

室性心律失常患者的症状轻重和基础心脏病的严重程度是评估预后和确定治疗方案的主要因素。此外,对室性心律失常恰当治疗措施的选择还有赖于:对心律失常病因和机制的理解;对可能导致心律失常恶化的相关医疗状况的评估;对心律失常带来的风险与治疗的风险得益比的评估。

1.病因治疗　治疗原发病,如改善心肌缺血、纠正电解质紊乱、停用某些药物等。无论是紧急情况下通过静脉或是慢性情况下通过口服补充钾和镁,提高这些电解质在血液中的浓度可影响与室性心律失常相关的诱发电位的水平,尤其是存在低钾和低镁血症的情况下更为有效,即使在没有电解质降低的情况下,也应作为辅助治疗。在冠脉血栓性闭塞的高危人群中,抗栓和抗血小板治疗可能有助于降低冠心病猝死的发生率。

2.药物治疗　在抗心律失常药物中,β受体阻滞剂对无论是否合并心功能不全的心脏病患者,都可有效地抑制室性早搏,减少心脏性猝死,被认为是抗心律失常治疗的中流砥柱;除此之外,现有的其他抗心律失常药物在随机的临床试验中没有显示对恶性室性心律失常或心脏性猝死的预防有益处,不应作为治疗室性心律失常的一线选择。尽管胺碘酮可以减少心脏性猝死,但胺碘酮不增加生存的益处。索他洛尔有类似于胺碘酮的抑制室性心律失常的作用,但显著的促心律失常作用使其不能改善生存率。

有快速室性心律失常又不适合植入自动复律除颤器(ICD)者,仍然推荐β受体阻滞剂作为一线治疗药物,如果治疗剂量无效,可在监测其不良反应的情况下试用胺碘酮或索他洛尔。已植入ICD者,因反复VT/VF而ICD频繁放电(被称为除颤风暴),需要增加抗心律失常药物和(或)射频消融来控制VT的反复发作和减少ICD电击,索他洛尔可以有效地抑制室性快速心律失常,β受体阻滞剂与胺碘酮联合应用也可作为选择之一。

3.室性心律失常的非药物治疗

(1)植入性和体外电复律器:包括ICD、体外自动除颤器(AED)、马甲式自动除颤器,均被FDA批准。对陈旧心肌梗死和非缺血性心肌病导致左心功能不全的高危患者,ICD治疗可提高生存率。与传统的抗心律失常药物比较,ICD在不同的危险组(一级预防试验与二级预防试验)可降低死亡率23%~55%。

(2)射频消融治疗:持续性单型室速、药物治疗无效、不能耐受或不愿长期药物治疗者推荐消融治疗;束支折返性室速者也可行消融治疗;因持续性室速多次放电、不能有效程控或药物治疗无效的ICD植入者,预激综合征房颤经旁道下传、快速心室率诱发室颤、心脏骤停复苏者,均推荐消融治疗。有症状的非持续性室速、频发的室早搏或有症状的预激综合征旁道不应期<240毫秒者,也可考虑消融治疗。

(3)心脏交感神经切除术:对获得性长QT综合征(LQTS),植入ICD后仍反复发作晕厥和/或有心脏骤停事件,β受体阻滞剂无效或不能耐受时,左颈胸的交感神经节切除术可能有辅助治疗的意义。

(4)血管重建:冠脉血管重建包括经皮球囊/支架成形术或旁路手术,是有效的抗缺血治疗方法,可以减少室性心律失常的频度和复杂性,可减少冠心病猝死的发生,特别是左主干或左前降支近端病变血管的重建。

4.特殊室性心律失常的紧急处理

(1)急性冠脉综合征(ACS)相关的心律失常:急诊冠脉血管成形术和β受体阻滞剂的应用显著减少急性冠脉综合征室颤的发生,肯定了β受体阻滞剂的早期预防性应用,纠正低钾血症和低镁血症可预防电解质紊乱诱发的室颤。预防性应用利多卡因应被废弃,因其虽可减少急性冠脉综合征室颤的发生,但会增加与之相关的(如心动过缓)原因的死亡率。

(2)宽QRS心动过速:室速最多见,尤其是有器质性心脏病时,室上性者为少数,主要包括伴有室内差异性传导的室上速、窦律时存在束支或室内阻滞的室上速以及经房室旁道前传的快速室上性心律失常(如预激伴房颤/房扑)。血流动力学不稳定的宽QRS心动过速,即使不能立即明确心动过速的类型,也应尽早行电复律;血流动力学稳定者,宜先进行鉴别诊断,在能够确诊的情况下按照各自的治疗对策处理,如果诊断不清,按照室速处理。

(3)单形性室速:持续性单形性室速伴有血流动力学异常时,首选直流电复律并给予镇静治疗,如电转复效果不佳或给予其他药物后复发,建议静脉给予胺碘酮,经静脉导管起搏终止也可能起效,现已证实胺碘酮在提高心脏骤停、对除颤效果不佳的室颤患者的院内生存率方面优于利多卡因。稳定的持续单形性室速可首先给予静脉普鲁卡因胺。反复发作的单形性室速,主要包括特发性室速,尤其右室流出道型,通常无需紧急处理,静脉胺碘酮、β受体阻滞剂和普鲁卡因胺有效。

(4)多形性室速:多形性室速可以是持续的,一般血流动力学不稳定,可蜕变为室颤,有时也可由于自身窦律的下传而自行终止。血流动力学稳定者应鉴别有无 QT 延长。持续的多形性室速伴有血流动力学异常,宜直流电复律并给予适当镇静治疗。窦性心律时 QT 间期正常的多形性室速最常见于急性缺血或心肌梗死患者,也见于心肌病、心力衰竭等,静脉 β 受体阻滞剂有效;复发的多形性室速,在除外 LQTS 所致的复极异常时,静脉给予负荷量胺碘酮也有效;在不能除外心肌缺血时,考虑急诊冠脉造影及血运重建。在采取上述措施的同时,应积极治疗心力衰竭,纠正电解质紊乱,补充钾离子、镁离子。

(5)尖端扭转型室速(Tdp):有明显的 QT 延长,形态上区别于多形性室速的 Tdp 常见于三种情况:先天性 LQTS、药物诱发的以及原有的心脏传导系统疾病进展为心脏阻滞。对于 Tdp 患者,首先要停用所有诱发该心律失常的药物,并纠正电解质紊乱;如果 Tdp 与心脏传导阻滞及有症状的心动过缓有关,宜紧急和长期的起搏治疗。对于 LQTS,Tdp 发作时可以静脉给予硫酸镁,而 QT 间期正常者,镁剂无效;合并窦缓的 Tdp 者,急性期治疗可予以临时起搏和 β 受体阻滞剂联合应用;反复的长间歇依赖的 Tdp 患者,给予紧急和长期的起搏治疗;长间歇依赖的 Tdp 患者,如除外先天性 LQTS,可临时给予异丙肾上腺素。

(6)不能中止的室速:反复、频繁发作,需要电转复的室速症候群称为"VT 风暴";频繁的 ICD 放电,也是一种"VT 风暴"。血流动力学稳定的室速持续数小时称为"不能中止"。"VT 风暴"可以是单形的,也可是多形的,这些患者常有严重的心脏病。对于"VT 风暴"的处理,首先应确认并纠正诱因,最常见的包括药物、电解质紊乱和急性心肌缺血。对于多形性"VT 风暴",β 受体阻滞剂是单独使用的最有效药物。对于单形性"VT 风暴",静脉给予胺碘酮或普鲁卡因胺有效,导管消融也可能有效。

5.中医治疗　快速性心律失常的主要治疗方法为益气补肾、活血化瘀、行气活血、清热泻火、宁心安神等。苦参味苦性寒,有清热燥湿、杀虫利尿之功,既往并无主治心悸、怔忡的记载,但现代实验研究证实该药具有奎尼丁样之效能,对各型快速性心律失常均有较好疗效。单味中药炙甘草具有强心利尿、抗休克、抗心律失常之药理作用,可降低异位起搏点的兴奋性,调节心脏传导功能,减轻动脉粥样硬化,提高机体应激能力。黄连中的小檗碱可抑制钠离子通道,减少早搏后除极;阻滞钙离子通道,减轻钙超载;抑制钾离子内流,增加浦肯野纤维和心室肌细胞的动作电位时间。青蒿能抑制离体心肌细胞内向整流钾通道,从而降低心肌细胞自律性,延长动作电位时程。经现代药理研究表明,黄芪、人参可通过抑制 Na^+-K^+-ATP 酶,发挥其强心及改善心功能作用。黄芪黄酮,抗心律失常机制可能在于黄芪黄酮可使豚鼠心室肌动作电位的 APA 降低,ADP 延长。麻黄中的麻黄碱能使冠状动脉血管扩张,增加冠脉流量和心输出量。附子有效成分之一消旋去甲乌碱具有 R 受体激动作用,能提高窦房结的自律性,改善和加快窦房及房室传导。麦冬具有显著的抗心律紊乱及调节心肌兴奋性的功能。五味子有加强和调节心肌细胞的能量代谢、改善心肌营养和功能的作用。细辛挥发油可明显增加心脏冠脉流量,对心脏有明显的兴奋作用,具有正性肌力、正性频率作用。黄连素长期以来作为抗菌药物应用于临床,近 10 多年来有不少治疗室性心律失常的报道。沙棘和莫雷西嗪合用能增强莫雷西嗪抗室性心律失常作用,尤其适用于缺血性心脏病伴快速性室性心律失常的患者。黄杨宁可降低胆固醇和血液黏稠度,改善微循环,增强心肌收缩,改善心功能,属于抗心律失常药物中延长动作电位时间类的药物。延胡索提取物颅通定的抗房颤机制与其延长心房和房室有效不应期有关。

麦冬、炙甘草、三七、云南白药、甘松、青皮、冬虫夏草等均有较好的抗心律失常作用。治疗室性早搏以山楂、黄连、茵陈蒿、常山、万年青、苦甘草、半夏、苦参、羌活等为佳；治疗房性早搏以延胡索、山楂、汉防己、黄连素、茵陈蒿、常山、万年青、半夏、苦参等为佳；结性早搏以延胡索、常山、山楂为佳；治疗心房颤动、扑动以山楂、汉防己、万年青、甘松、延胡索、常山、石菖蒲、茵陈蒿等为佳；治疗室上速以常山、万年青、汉防己等为佳；治疗阵发性室速以万年青、常山等为佳。表明单味中药也可能存在类似西药所谓"窄谱"和"广谱"的抗心律失常药理作用机制。古方《伤寒论》中，张仲景首创炙甘草汤治疗心动悸、脉结代，此方具有益气养阴、补血复脉之功效，后世又称为复脉汤，临床用其治疗快速性心律失常不仅具有一定疗效，而且中医药治疗快速性心律失常具有毒性低、副作用少的特点。但因起效慢、剂型限制、中医辨证标准不一等，对致命性、快速性心律失常的应用有一定局限性。

二、缓慢性心律失常

缓慢性心律失常是指心动过缓伴有血流动力学改变而有症状者，包括窦性心动过缓、窦房阻滞或窦性停搏、房室阻滞和室内阻滞等。与心脏性猝死有关的缓慢性心律失常主要为病窦综合征、房室传导阻滞等，多由器质性心脏损害引起，也可由一过性因素引起，如严重的高血钾、药物中毒等。病窦综合征发生的缓慢性心律失常是导致心脏性猝死的重要原因之一，Ⅲ度房室阻滞较窦性心动过缓更容易发生晕厥或心脏性猝死。

（一）病因及病理

缓慢性心律失常常见病因：①特发性传导系统纤维化、退行性变等；②各种器质性心脏病，如冠心病、风心病、心肌病等；③各种原因的心肌炎症，如风湿性、病毒性心肌炎和其他感染；④迷走神经兴奋，常为夜间发生，非持续性；⑤药物影响，如洋地黄和抗心律失常药物；⑥电解质紊乱，如高血钾、尿毒症等；⑦心脏外科手术损伤、导管射频术并发症。病窦综合征的病理改变主要为淀粉变性或脂肪浸润、窦房结胶原支架异常、窦房结动脉病变等不明原因的退行性变，导致窦房结及其邻近组织的器质性病变。房室阻滞的病理改变主要为传导系统或心肌退行性变，其他病变引起的心肌纤维变性、退行性变导致传导阻滞。

中医理论认为，心肾阳虚是本病的共同病理基础。其主要病机是由于心肾阳虚、心气虚弱、气虚血滞、血液运行无力所致。

（二）临床表现

多为老年人，其发病隐匿，病史较长，进展缓慢。主要症状为心率缓慢所致的脑、心、肾等脏器供血不足，尤其是脑供血不足为主，轻者乏力、头昏、眼花、失眠、记忆力差、反应迟钝或易激动等，重者为阿-斯综合征发作或猝死。可合并快速性心律失常，心动过速终止时出现心室暂停伴或不伴有晕厥发作。

缓慢型心律失常中医学多见迟脉，并见沉、细、结脉等，临床表现以胸闷、心悸、气短、疲乏等心气虚弱的证候为主，同时伴有面白畏寒、眩晕晕厥、腰膝酸软等心肾阳虚的证候特点。

（三）心电图表现

1.病窦综合征　病窦综合征是由于窦房结或其周围组织的功能障碍导致窦房结冲动形成障碍，或窦房结致心房冲动传导障碍所致。包括下述一系列心律失常。

（1）严重而持续的窦性心动过缓：窦性心律<60次/分称为窦性心动过缓，窦性心律<50次/分称为严重的窦性心动过缓，可出现相关症状，即症状性心动过缓。

（2）窦性停搏和/或窦房阻滞：窦性停搏是指在一段时间内窦房结不能发放冲动，心房无除极和心室无搏动。心电图出现长 P-P 间期,与基本 P-P 间期之间无公倍数关系,长间歇后可出现结性或室性逸搏。窦房阻滞是窦房结产生的冲动部分或全部不能达到心房,引起心房和心室逸搏。窦房阻滞分为Ⅰ度、Ⅱ度和Ⅲ度阻滞,Ⅰ度和Ⅲ度窦房阻滞从心电图上无表现,Ⅱ度窦房阻滞表现为 P-P 间期与基本 P-P 间期之间有公倍数关系,有些病例可出现文氏现象。

(3)慢快综合征:以心动过缓为基础,包括窦性心动过缓、窦房阻滞或窦性停搏,伴有阵发性房性心动过速、心房扑动或心房颤动,心动过缓与心动过速交替出现。

(4)逸搏节律:交界区逸搏连续 3 次以上为交界区逸搏心律,40~60 次/分,QRS 波形态与窦性时相同。也可出现室性逸搏心律,30~40 次/分,QRS 波群宽大畸形。

(5)慢性房颤:最后可发展为慢性心室率缓慢的心房颤动。

2.房室阻滞　房室传导阻滞是冲动传导过程中受到阻滞,阻滞部位可在房室结、希氏束及双束支。分为Ⅰ度、Ⅱ度和Ⅲ度房室阻滞。

(1)Ⅰ度房室阻滞:P 波后都有相应的 QRS 波,P-R 间期>0.20 秒。

(2)Ⅱ度房室阻滞:P 波后无相应的 QRS 波,存在不同的传导比例。Ⅱ度 AVB 分为莫氏Ⅰ型(文氏型 AVB 或Ⅱ度Ⅰ型 AVB)和莫氏Ⅱ型(Ⅱ度Ⅱ型 AVB),Ⅱ度Ⅰ型 AVB 表现为 PR 间期逐渐延长,直到 P 波不能下传而脱落一次 QRS 波,在 QRS 脱落前的 P-R 间期最长,脱落后的第一个 PR 间期最短,此后 P-R 间期又逐渐延长直至 QRS 波又脱落一次,如此周而复始。Ⅱ度Ⅱ型 AVB 表现为 PR 间期正常或轻度延长,但恒定不变,P 波突然不能下传而 QRS 波脱落。2:1 房室阻滞,为一特殊类型,每隔一个 P 波才有 QRS 波,无法判断为下传的 P 波后是否有 P-R 间期延长,故不能诊断Ⅱ度Ⅰ型 AVB 还是Ⅱ度Ⅱ型 AVB。

(3)Ⅲ度 AVB 又称完全性房室传导阻滞:表现为心房激动完全不能下传到心室,P 波与 QRS 波无固定关系,P 波频率较 QRS 波快。心室激动可由房室交界区、希氏束或束支-浦氏系统控制,如果完全阻滞在房室结内,则起搏点在希氏束附近,QRS 波不宽,室率多在 40~60 次/分。如果阻滞在希氏束以下或三束支,则起搏点低,QRS 波宽大畸形,室率常在 30~50 次/分,可行电生理检查确定阻滞部位。高度 AVB 的表现为可有下传的 QRS 波,房室传导比例为 3:1 或更高。

3.室内阻滞　室内阻滞是指希氏束分支以下部位的传导阻滞,包括右束支传导阻滞(RBBB)、左束支传导阻滞(LBBB)、双侧束支阻滞、分束支阻滞、广泛的室内传导阻滞。双侧束支阻滞和分束支阻滞极易发展成完全性房室传导阻滞,预后较差。

(1)右束支传导阻滞:心电图为 V₁ 导联呈 rsR′,V₅、Ⅰ、aVL 有宽而不深的 S 波,T 波方向与 QRS 主波方向相反,QRS≥0.12 秒为完全性右束支传导阻滞,QRS<0.12 秒为不完全性右束支传导阻滞。

(2)左束支传导阻滞:心电图为 V₅ 导联呈单向宽阔、顶端有顿挫的 R 波,无 Q 波。V₁ 有宽大而深的 S 波,T 波方向与 QRS 主波方向相反,QRS≥0.12 秒为完全性左束支传导阻滞,QRS<0.12 秒为不完全性左束支传导阻滞。

(3)双侧束支阻滞:主要指左、右束支主干部发生的传导阻滞,由于两束支有相同或不同程度阻滞,使体表心电图表现复杂,双束支不同程度的Ⅰ度传导阻滞,可表现为 P-R 间期延长伴 RBBB 或 LBBB;双束支均为Ⅱ度传导阻滞,可表现为不同程度的 AVB 与束支阻滞;双束支Ⅲ度传导阻滞可表现为完全性房室传导阻滞,逸搏点低,QRS 波宽大畸形,逸搏节律不稳定,频率常低于 35 次/分。

(4)分束支阻滞:包括左前分支阻滞(LAH)、左后分支阻滞(LPH)、双分支阻滞和三分支阻滞。LAH心电图表现为电轴左偏超过-45°,Ⅰ、aVL 导联呈现 qR 波,Ⅱ、Ⅲ、aVF 呈 rS 波,SⅢ>SⅡ。LPH 心电图表现为电轴右偏,在+90°~120°之间,Ⅰ、aVL 导联呈现 rS 波,Ⅱ、Ⅲ、aVF 呈 qR 波,RⅢ>RⅡ。双分支阻滞主要指 RBBB+LAH 和 RBBB+LPH,三分支阻滞主要指 RBBB+LAH+LPH。

(5)广泛的室内传导阻滞心电图:特点为 QRS≥0.12 秒,其图形既不符合 RBBB,又不符合 LBBB,电轴正常或轻度左偏。

(四)诊断

主要是通过心电图及 Holter 等心电监测方法确诊。对慢性窦性心动过缓患者可进行踏车和平板运动试验,若运动后心率不能增加,提示窦房结功能不良。对于怀疑病窦综合征患者可以进行阿托品试验,方法为静脉注射阿托品 1.5～2mg,于注射后 1、2、3、5、10、15、20 分钟观察窦性心律不能达到 90 次/分和(或)出现窦房阻滞、交界性心律、室上性心动过速为阳性。可经食道心房起搏检测窦房结功能,病窦综合征患者固有心率(给予阿托品 2mg 加普萘洛尔 5mg 静脉注射后测定)在 80 次/分以下,窦房结恢复时间＞1500 毫秒、窦房传导时间＞180 毫秒可以诊断。心内电生理检查可评定窦房结功能、房室结功能及希、浦氏纤维系统功能,诊断更加明确但为有创检查,不作为常规应用。对于不明原因晕厥,怀疑与心律失常有关,但又无足够临床证据的患者可植入循环心电监测仪,将该仪器埋植皮下,进行 14～18 个月的心电监测,能获得持续高质量的心电图记录及事件记录,但亦为有创的检查手段且费用较昂贵。

(五)治疗

1.病因治疗　首先明确病因,治疗原发病,改善心肌供血、停用有关药物、纠正电解质紊乱等。

2.药物治疗

(1)阿托品:为抗胆碱药。解除迷走神经对心脏的抑制作用,可口服 0.3mg,每日 3～4 次,必要时可皮下或静注 1～2mg。

(2)异丙肾上腺素:为肾上腺素能 β 受体兴奋剂。能兴奋心脏高位起搏点及改善心脏传导,增加心室自律性,用量过大可致快速性室性心律失常,1～2μg/min,静脉滴注。

3.心脏起搏器　出现症状性心动过缓(如心率低于 50 次/分或出现大于 3 秒的长间歇时可出现相关的症状)是植入起搏器的指征。

(1)临时起搏的指征:因急性心肌炎、急性心肌梗死、药物中毒、电解质紊乱等引起窦房结功能障碍,药物治疗效果不满意,临床上出现明显症状甚至晕厥者,应紧急安置临时起搏器。

(2)永久起搏器的指征:ACC/AHA/NASPE 2002 年公布植入型心脏起搏器指南,指南中依据的资料来源于多个多中心临床随访试验则将其依据程度定为 A 级,若资料来源于有限的临床试验,如包括的临床病例较少或设计合理的非随机试验资料或为观察性注册资料,其依据程度为 B 级,以专家们的共同认识为主要来源的建议则定为 C 级。

根据以往的分类,植入型心脏起搏器应用适应证分为三类。

Ⅰ类:有充分的证据和(或)得到公认,治疗是有用的和有效的。

Ⅱ类:关于治疗是有效和有用,存在不同意见。

Ⅱa 证据和多数意见认为是有用和有效的。

Ⅱb 较少的证据和意见认为是有用和有效的。

Ⅲ类:充分的证据和(或)公认,治疗是无效和无用的,某些情况甚至是有害的。

成人获得性房室阻滞永久性起搏建议如下。

Ⅰ类

(1)任何解剖水平的Ⅲ度和高Ⅱ度房室阻滞,伴有任一下列情况者:

A.由于房室阻滞所致的有症状的心动过缓(包括心力衰竭)(证据级别:C)。

B.由于心律失常及其他医疗情况需用药物治疗,而这些药物又能导致症状性心动过缓(证据级别:C)。

C.证明心搏停顿≥3 秒,或清醒时逸搏心率慢于 40 次/分钟,无症状者(证据级别:B,C)。

D.房室结经导管消融后(证据级别:B,C)。对此没有试验来评价不予起搏的后果,事实上这种情况总是给予起搏的,除非施行的是房室交界区改良术。

E.心脏手术后房室阻滞已无恢复希望(证据级别:C)。

F.神经肌肉疾患伴有房室阻滞,不论有无症状,因为这些疾病具有不可预测的房室传导疾病的进展(证据级别:B)。

(2)Ⅱ度房室阻滞,不论其类型与阻滞位置,有心动过缓的症状(证据级别:B)。

Ⅱa类

(1)任何解剖水平的Ⅲ度房室阻滞,无症状,但清醒时平均心室率为40次/分或稍快,特别是伴有心脏扩大或左心功能障碍(证据级别:B,C)。

(2)无症状的Ⅱ度Ⅱ型房室阻滞伴以窄QRS波。当Ⅱ度Ⅱ型房室阻滞伴以宽QRS波,则成为起搏的Ⅰ级适应证(证据级别:B)。

(3)无症状的位于His束内或His束下的Ⅱ度Ⅰ型房室阻滞,恰好在为其他原因而作的电生理检查中发现(证据级别:B)。

(4)Ⅰ度或Ⅱ度房室阻滞,伴有类似起搏器综合征的症状,经临时性房室顺序起搏证明可以消除该症状(证据级别:B)。

Ⅱb类

(1)显著的Ⅰ度房室阻滞(>0.30秒)伴有左心功能障碍及充血性心力衰竭症状,缩短AV间期可改善其血液动力学,可能是通过降低其左心房充盈压之故(证据级别:C)。

(2)神经肌肉疾患伴有房室阻滞,伴有任何程度的房室阻滞(包括Ⅰ度房室阻滞),不论有无症状,因为这些疾病具有不可预测的房室传导疾病的进展(证据级别:B)。

Ⅲ类

(1)无症状的Ⅰ度房室阻滞(证据级别:B)。

(2)无症状的Ⅱ度Ⅰ型房室阻滞,位于His束以上(房室结)或已知不在His束以内或以下(证据级别:B,C)。

(3)房室阻滞可望恢复或不大可能复发(证据级别:B)。

慢性双分支和三分支阻滞永久性起搏建议如下。

Ⅰ类

(1)间歇性Ⅲ度房室阻滞(证据级别:B)。

(2)Ⅱ度Ⅱ型房室阻滞(证据级别:B)。

(3)交替性束支阻滞(证据级别:C)。

Ⅱa类

(1)不能证明晕厥系由于房室阻滞,而其他可能原因,特别是室性心动过速(简称室速),已被排除(证据级别:B)。

(2)无症状患者,恰好于电生理检查中发现HV间期显著延长(≥100毫秒)(证据级别:B)。

(3)恰好于电生理检查中发现有调搏诱发的非生理性His束下阻滞(证据级别:B)。

Ⅱb类

神经肌肉疾患伴有任何程度的分支阻滞,不论有无症状,因为这些疾病具有不可预测的房室传导疾病的进展(证据级别:C)。

Ⅲ类

(1)分支阻滞不伴有房室阻滞,也无症状(证据级别:B)。

(2)分支阻滞伴有Ⅰ度房室阻滞,没有症状(证据级别:B)。

窦房结功能障碍永久性起搏治疗的建议如下。

Ⅰ类

(1)窦房结功能障碍导致有症状的心动过缓,包括频繁的、有症状的窦性停搏;必须使用某种类型和剂量的药物进行治疗,这些药物引起或加重心动过缓并产生症状者(证据级别:C)。

(2)窦房结变时功能不佳而引起症状者(证据级别:C)。

Ⅱa类

(1)自发或药物诱发的窦房结功能低下,心率<40次/分钟,虽有心动过缓的症状,但未证实症状与心动过缓有关。

(2)无法解释原因的晕厥,存在窦房结功能异常或电生理检查诱发者(证据级别:C)。

Ⅱb类清醒状态下心率长期慢于40次/分,但症状轻微(证据级别:C)。

Ⅲ类

(1)无症状的患者,包括长期应用药物所致的窦性心动过缓(心率<40次/分)。

(2)虽有类似心动过缓的症状,但证实该症状并非窦性心动过缓引起。

(3)非必须应用的药物引起的有症状的心动过缓。

4.中药治疗　对缓慢性心律失常的治疗,大多医家以其病因或病理机制为立法依据,本着辨证求因、审因论治的精神处方用药。可辨证为心气(阳)不足、气阴两虚、心肾阳虚、阳虚欲脱、痰浊内阻、心血(脉)瘀滞等证型。心气(阳)不足者以温阳益气为法,方用人参四逆汤加味;气阴两虚者以益气养阴为法,方用生脉散加减;心肾阳虚者以温阳祛寒为法,方用参附汤合右归丸加减;阳虚欲脱者以益气回阳、救逆固脱为法,方用参附龙牡汤加味;痰浊内阻者以通阳化痰、宣痹通络为法,方用瓜蒌薤白半夏汤合导痰汤加减;心血(脉)瘀滞者以活血通脉、祛瘀止痛为法,方用血府逐瘀汤加减。缓慢性心律失常,如病态窦房结综合征、传导阻滞的中医治疗,以麻黄附子细辛汤、生脉散、补阳还五汤、参附汤等使用较多。其中最常用的首推麻黄附子细辛汤,此方集中体现了温阳益气的治疗大法,同样,中药因其起效缓慢,对缓慢性心律失常的应用也有一定的局限性。

(刘　镇)

第三节　心脏骤停与心脏性猝死

心脏骤停是指心脏泵血功能突然停止。心脏性猝死是指由于心脏原因引起的无法预料的自然死亡,常以突然意识丧失为表现,死亡出乎意料,在急性症状出现后1小时内(亦有规定为24小时内)发生,但某些心跳骤停后存活者可超过此时限。美国每年有30万人发生心脏性猝死,德国有8万,因此减少心脏性猝死对于降低心血管病死亡率有重要意义。

【病因病理】

(一)西医病因病理

1.病因　在美国心脏性猝死中约80%由冠心病及其并发症引起,心肌病(肥厚型、扩张型)占10%～15%,其余5%～10%的心源性猝死可由各种原因造成,如心瓣膜病、先天性心血管疾病、急性心包填塞、充血性心力衰竭、电解质失衡、Q-T间期延长综合征、神经内分泌等因素所致的电不稳定性等。左室射血分数低于30％是猝死的最强预测因素,心肌梗死后存活者出现频发性与复杂性室性期前收缩亦预示有发生猝死的危险。

2.病理生理

(1)缺氧:缺氧可使心脏损伤,尤其是对心肌细胞、冠状循环的毛细血管和传导系统产生不良影响。心肌在缺氧状态下进行无氧代谢,产生高碳酸血症和高乳酸血症,使心肌细胞pH下降,心肌收缩力抑制。此处心肌细胞内外电解质转移,造成局部电生理紊乱,可诱发心律失常;同时,缺氧可刺激儿茶酚胺释放,从而增加心肌耗氧量,增高浦肯野纤维的自律性和降低室颤阈。心脏传导系统在缺氧损伤时,可导致除极顺序的改变和诱发室性心律失常。

(2)神经系统功能不全:主要为迷走神经功能亢进。由于内脏器官,特别是呼吸和消化系统富含迷走神经纤维,这些部位的病变或手术操作时,可引起迷走神经张力增高,发生窦性心动过缓、房室传导阻滞甚至心跳骤停。眼科手术或压迫眼球也可致反射性心跳骤停。心脏交感神经支配不平衡可能为Q-T间期延长综合征发生晕厥和猝死的原因。

(3)代谢和化学异常:主要为代谢性酸中毒和(或)电解质紊乱。代谢性酸中毒不仅抑制心肌收缩力而且降低室颤阈,而且使细胞内钾外移;电解质紊乱直接影响心电生理,改变心肌兴奋性和诱发心律失常。麻醉或某些药物主要通过化学异常的机理导致严重心律失常,甚至心跳骤停。

心跳停止后,组织血流中断而无灌注,人体各系统组织缺血缺氧,但各组织对缺氧耐受性不一。最敏感的是中枢神经系统,尤其是脑组织,其次是心肌,再次是肝和肾,而骨骼肌、骨和软骨、结缔组织对缺氧的耐受性则较高。

当脑组织缺氧时,由于脑血管内皮细胞水肿使得脑血流机械性受阻,导致脑血管阻力增加和颅内压的轻度增高,脑灌注进一步减少。循环停止后,脑组织所储备的ATP和糖原在数分钟内即耗尽。如体温正常,在心跳骤停8～10分钟内,即可导致脑细胞的不可逆性损伤。在缺氧和酸中毒的情况下,心肌收缩力受到严重抑制,心肌处于弛缓状态,周围血管张力也降低,两者对儿茶酚胺的反应性大为减弱。此外,由于室颤阈值的降低,常可导致顽固性室颤,最终心肌细胞停止收缩。肝脏缺血时发生小叶中心坏死。肾脏缺血时产生肾小管坏死而致急性肾衰竭。

上述重要脏器在缺氧和酸中毒时发生的病理生理过程,尤其是心脑的病变,又可进一步加重缺氧和酸中毒,从而形成恶性循环。血液循环停止的时间越长,复苏成功率越低,并发症越多,故心跳骤停的抢救必须争分夺秒。

(二)中医病因病机

本病中医病因病机目前尚无统一的认识,其发生时的临床表现与心阳暴脱证极为相似,故认为与心阳素虚、久病正虚、外邪侵袭、瘀血痰浊等有关。

1.心阳素虚　先天禀赋不足,心阳亏虚,心气不固,若逢外邪侵袭,每易直犯心包,致心神受伤,心阳暴脱而发生猝死。

2.久病正虚　久病宿疾,正气暗耗,失于调治,病情日重,终至脏腑虚损至极,元气衰惫,阴精消亡,而成心阳暴脱,阴阳离决之危候。

3.外邪侵袭　感受六淫或疫疠毒邪,或邪毒炽盛,正气耗伤,脏腑受损,或邪毒直犯心包,心神受损,若救治不及时,致心阳暴脱,而成猝死。

4.痰浊瘀血　情志内伤,饮食不节,致脏腑功能失调,痰浊瘀血致心脉痹阻,胸阳不振,遇情绪波动或劳累、受寒等诱因,痰瘀痹阻心脉,使心之阴阳不得顺接,致元气暴脱。

本病病机有虚实两个方面,或先天禀赋不足,或久病耗伤,致心阳亏虚,瘀血痰浊积于体内,骤逢外邪侵袭,直犯心包;或情志过极,引动痰瘀闭阻心脉,使心神失守,心阳暴脱而猝死。本病基本病机为心阳暴脱,阴阳离决。若抢救不及时,可发展为一厥不复的死证。

【临床表现】

心脏骤停或心脏性猝死的临床过程常分为四期,即前驱期、终末事件期、心脏骤停和生物学死亡。不同患者各期表现有明显差异。

1.前驱期　许多病人在发生心脏骤停前数天、数周或数月,出现新的心血管症状或原有症状加重,如心绞痛、呼吸困难或疲乏无力。但前驱期症状一般不敏感,缺乏特异性。

2.终末事件期　一般是导致心脏骤停前的急性心血管改变时期,通常不超过1小时。特异性症状是持续胸痛或突然心悸,呼吸困难,头晕,软弱无力。

3.心跳骤停　心跳骤停的特征是由于脑血流量不足而致意识突然丧失、呼吸停止和脉搏消失。如不立即进行抢救,一般在1分钟内进入死亡期。罕见自发逆转者。

4.生物学死亡　心室颤动或心室停搏,如在前4～6分钟内未予心肺复苏,则预后很差。如在前8分钟未予复苏,除非在低温等特殊条件,一般不能存活。

【实验室及其他检查】

心脏骤停与心脏性猝死的实验室检查主要为心电图检查,临床常见四种心电图表现。

1.心室颤动或扑动　心室肌不规则的颤动或扑动,心电图上出现心室颤动或扑动波。

2.无脉性室速　脉搏消失的室性心动过速。

3.心室静止　心室完全丧失电活动而处于静止状态,心电图上出现直线或仅有心房波。

4.心肌电-机械分离　心电图上具有宽而畸形、频率较慢的QRS波群,频率多在30次/分以下,但不产生有效的心肌机械性收缩。

在上述四种情况中,以心室颤动最多见,特别是在急性心肌梗死或急性心肌缺血病人发生的心搏骤停,绝大多数为心室颤动。上述四种类型中心室颤动和无脉性室速,应予除颤治疗,效果略好;心室静止、心肌电-机械分离电除颤无效。

【诊断】

1.神志消失,表现为意识突然丧失,昏倒于任何场合。

2.无呼吸,或仅是喘息。

3.大动脉(颈动脉或股动脉)搏动消失。

检查患者有无反应,无呼吸或仅是喘息,不能在10秒内明确感觉到脉搏,应立即开始心肺复苏。

【治疗】

(一)治疗思路

心跳骤停后,血液循环终止,脑细胞由于对缺氧十分敏感,一般在循环停止后4～6分钟,大脑即发生严重损害,甚至不能恢复。因此对所有心脏骤停的患者均应进行心肺复苏(CPR),提供胸部按压和通气,无论是否因心脏病所致,并根据有可能导致停搏的原因,调整施救行动的顺序。在抢救过程中静脉滴注益气温阳固脱针剂,有利于保护重要器官,中医辨证治疗可在心肺复苏成功后施行。

(二)西医治疗

1.基础心肺复苏　即基础生命活动的支持,目的在于迅速建立有效的人工循环,给脑组织及其他重要脏器以氧合血液而使其得到保护。其主要措施包括人工胸外按压、开通气道、人工呼吸,被简称为CAB,强调胸外按压最重要。另外,如果可以立即取得自动体外除颤仪(AED),应尽快使用AED除颤。

（1）胸外按压和早期除颤：胸外按压是建立人工循环的主要方法。胸外按压时，患者应仰卧于硬板床或地上，术者宜跪在患者身旁或站在床旁的椅凳上，一只手的手掌放置在胸骨下部，另一只手的手掌根部放在该手的手背上，按压时术者双臂应伸直，双肩在患者胸骨上方正中，垂直向下用力按压，按压深度为5～6cm，按压后放松，允许胸廓充分回弹，血液回流。按压频率每分钟100～120次，按压应规律地、均匀地、不间断地进行，下压与放松的时间大致相等。放松时定位的手掌根不要离开胸骨定位点，但应避免在按压间隙依靠在患者胸上，以便每次按压后使胸廓充分回弹。尽可能减少胸外按压中断的次数和时间，中断时间限制在10s以内。在整个CPR过程中，胸外按压应＞60%。

心脏体外电除颤是利用除颤仪在瞬间释放高压电流经胸壁到心脏，使心肌细胞瞬间同时除极，终止导致心律失常的异常折返或异位兴奋灶，从而恢复窦性心律。CPR的关键起始措施是胸外按压和早期除颤。

（2）开通气道：保持呼吸道通畅是成功复苏的重要一步，可采用仰头抬颏法开放气道。方法是：术者将一手置于患者前额用力加压，使头后仰，另一手的食、中两指抬起下颏，使下颏尖、耳垂的连线与地面呈垂直状态，以通畅气道。应清除患者口中的异物和呕吐物，患者活动性义齿应取下。

（3）人工呼吸：气管内插管是建立人工通气的最好方法。在救援过程中，在院内通常以呼吸面罩暂时支持通气，而在院外则采用口对口人工呼吸。当时间或条件不允许时，正确的人工呼吸无疑是增加血氧含量、保护重要器官功能的手段。人工呼吸一般选择口对口，若病人牙关紧闭，则可改为口对鼻呼吸，即用口唇密合于病人鼻孔的四周后吹气。在口对口人工呼吸时，在保持呼吸道畅通和患者口部张开情况下，用按于前额一手的拇指、食指捏闭患者鼻孔，术者深吸一口气后，将自己的口唇贴紧患者口唇做深而快的用力吹气，直至患者胸部上抬。每次吹入气量700～1000ml，吹气量大于1200mL可造成胃充气。如果一个人进行心肺复苏，则在连续胸部按压30次后，吹气两口，即30：2；如果两人进行复苏，每6s进行1次人工呼吸，刚寸持续胸外按压。口对口人工呼吸只是临时性紧急措施，应马上争取气管内插管，以人工气囊挤压或人工呼吸机进行辅助呼吸与输氧，纠正低氧血症。

2.高级心肺复苏　即高级生命支持，在基础生命支持的基础上，应用辅助设备、特殊技术等建立更为有效的通气和血运循环。主要措施包括气管插管建立通气、除颤转复心律成为血流动力学稳定的心律、建立静脉通路并应用必要的药物维持已经恢复的循环。

（1）通气与氧供：患者自主呼吸没有恢复应尽早行气管插管，纠正低氧血症，使用呼吸机，根据血气分析结果调整参数。

（2）除颤和复律：迅速恢复有效的心律是复苏能否成功的关键。一旦心电监测确定为心室颤动或持续性快速室性心动过速，应立即进行直流电除颤，室颤后每延迟电除颤1分钟，其死亡率会增加7%～10%。如果有双向波除颤器，可用选择150～200J。如果用单向波除颤器，首次电击用360J，后续电击都用此能量。3次除颤失败提示预后不良，应继续进行胸外按压和人工通气，5个周期的CPR后（约2分钟）再次分析心律，必要时再次除颤。

（3）药物治疗：心脏骤停患者在进行心肺复苏时应尽早开通静脉通道。周围静脉通畅选用肘前静脉或颈外静脉，中心静脉可选用颈内静脉、锁骨下静脉和股静脉。

肾上腺素是CPR的首选药物。可以用于电击无效的室颤或无脉室速、心脏停搏或无脉性电生理活动。每隔3～5分钟肾上腺素Img静脉注射和阿托品1～2mg静脉注射。严重低血压可以给予去甲肾上腺素、多巴胺、多巴酚丁胺。

心脏骤停或复苏时间过长者，或早已存在代谢性酸中毒、高钾血症患者可以适当补充碳酸氢盐，但应注意防止产生碱中毒，碳酸氢钠过量可致碱中毒、高钠血症和高渗状态等。

给予2～3次除颤加CPR及肾上腺素之后仍然是室颤/无脉室速，考虑给予抗心律失常药，常用药物胺碘酮,也可以应用利多卡因。

对于一些难治性多形性室速、尖端扭转型室速、快速单形性室速或室扑(频率>260次/分)及难治性室颤,可试用静脉β受体拮抗剂。异丙肾上腺素或心室起搏可能有效终止心动过缓和药物诱导的尖端扭转型室速(TDP)。

3.复苏后处理 一旦复苏成功,均应连续密切监测48～72小时,同时对导致心脏骤停的原发疾病给予适当的处理。心脏复苏后处理原则和措施包括维持有效的循环和呼吸功能,预防再次心脏骤停,维持水、电解质和酸碱平衡,防治脑水肿、急性肾衰竭和继发感染等。

脑复苏是心肺复苏最后成败的关键,维持平均动脉压,降低颅内压以提高脑灌注压显得尤为重要。主要措施包括:①降温:可用冰帽、冰袋物理降温或加用冬眠药物,能降低脑细胞代谢,提高对缺氧的耐受性,延缓或减轻脑细胞损害。②脱水:通常选用20%甘露醇和速尿,脱水对防治脑水肿是一项迅速有效的措施。但应防止过度脱水,造成血容量不足,难以维持血压稳定。

如心脏骤停时间较长或复苏后持续低血压,易并发急性肾衰竭,尤其多见于原有肾脏疾病的老年患者。防治急性肾衰竭应注意维持有效的心脏和循环功能,避免使用对肾脏有损害的药物。在心肺复苏后宜留置导尿管,记录每小时尿量,如血压正常但每小时尿量少于30mL,可试用速尿40～100mg静脉注射,如注射速尿后仍无尿或少尿,则提示急性肾衰竭,应限制入水量,防治高血钾,必要时考虑透析治疗。

(三)中医治疗

1.辨证论治

(1)气阴两脱证

症状:神萎倦怠,气短,四肢厥冷,心烦胸闷,尿少,舌质深红或淡,少苔,脉虚数或微。

治法:益气救阴。

方药:生脉散加减。兼瘀血者,加丹参、红花、当归养血活血。

(2)痰蒙神窍证

症状:神志恍惚,气粗息涌,喉间痰鸣,口唇、爪甲暗红,舌质暗,苔厚腻或白或黄,脉沉实。

治法:豁痰活血,开窍醒神。

方药:菖蒲郁金汤加减。

(3)元阳暴脱证

症状:神志恍惚,或昏愦不语,面色苍白,四肢厥冷,舌质淡润,脉微细欲绝。

治法:回阳固脱。

方药:独参汤或四味回阳饮加减。

2.常用中药制剂

(1)参附注射液功效:回阳救逆,益气固脱。适用于阳气暴脱的厥脱证。每次30～100ml,静脉滴注,每日1次。

(2)生脉注射液功效:益气养阴,复脉固脱。适用于气阴两亏,脉虚欲脱的心悸、气短、四肢厥冷、汗出、脉微欲绝及心肌梗死、心源性休克、感染性休克。每次20～60mL,静脉滴注,每日1次。

【预后】

急性心肌梗死早期的原发性心室颤动,因并非血流动力学异常引起,经及时除颤易复律成功。急性下壁心肌梗死并发的缓慢性心律失常或心搏停顿所致的心脏骤停,预后良好。相反,急性广泛前壁心肌梗死合并房室或室内传导阻滞引起的心脏骤停,预后不良;继发于急性大面积心肌梗死及血流动力学异常的心脏骤停,发生缓慢性心律失常或心搏停顿及无脉搏性心活动的机会很大,即时死亡率高达59%～89%,心脏复苏往往不易成功,即使复苏成功,亦难以维持稳定的血流动力学状态。

非心脏性病变引起的心脏骤停分两大类。一类是致命性或晚期疾病,例如恶性肿瘤、败血症、器官衰竭和严重的中枢神经系统疾病等,复苏的成功率极低,预后不良。另一类是急性中毒、抗心律失常药物或其他非心脏药物的促心律失常作用、电解质紊乱、酸中毒所致的心脏骤停,由于引起该类心脏骤停的因素是可以逆转的,如能消除促发因素,预后良好。

【预防与调护】

心脏骤停的预防迄今仍是一个医学中尚未解决的问题。近年在预防心脏骤停中的主要进展是识别心脏骤停的高危对象。心肌梗死后、充血性心力衰竭、室性心动过速、心室颤动的患者,均有极高的心脏猝死的危险。目前用作检测心脏性猝死危险性的方法有左室功能测定、动态心电图、信号平均心电图、心率变异性、Q-T间期离散度与侵入性电生理试验等。单项试验阳性可预测15%～30%的患者,多项试验阳性可预测30%～40%的患者。预防致命性心律失常的方法包括药物治疗、植入性装置及外科手术。

(刘惠灵)

第四节　高血压危象

一、概念

高血压危象是以收缩压和舒张压急剧升高为特征的一系列危急重症。高血压危象又按靶器官的功能状况分为高血压急症和高血压次急症。

高血压急症是指急性严重血压升高伴有急性或者进行性终末器官损害,舒张压大于17.29kPa(130mmHg)。需要立即降压治疗(但有时并不需要将血压降至正常范围)以阻止或减少靶器官损害,常需要静脉用药。包括:高血压脑病,急进性/恶性高血压伴有心、肾、眼底的损害,严重高血压合并颅内出血/蛛网膜下腔出血,急性肾功能衰竭合并严重高血压,高血压合并急性左心衰伴肺水肿,高血压合并不稳定性心绞痛/急性心肌梗死,急性主动脉夹层,子痫或妊娠期严重高血压,嗜铬细胞瘤危象,药物相关严重高血压,冠状动脉旁路术后高血压。

高血压次急症是指血压急剧升高但不存在急性靶器官损害。允许在几小时内将血压降低,不一定需要静脉用药。包括急进性/恶性高血压无心、肾和眼底损害;Ⅲ期高血压伴有视乳头水肿、进行性的靶器官损害;先兆子痫。

二、病因和诱因

高血压危象常发生在有高血压病史(原发性或继发性高血压)的患者中,没有进行合理的抗高血压治疗、血压控制不好是主要的危险因素。术后高血压危象常与患者术前血压没有得到很好的控制有关。

继发性恶性高血压的原因有:肾实质疾病(慢性肾盂肾炎、原发性肾小球肾炎、间质性肾炎);有肾损害的全身系统性疾病(系统性红斑狼疮、系统性硬化症、多发性血管炎);肾血管病变(动脉粥样硬化、纤维肌发育不良、结节性多动脉炎);内分泌疾病(嗜铬细胞瘤、原发性醛固酮增多症、皮质醇增多症);药物(可卡因、安非他明、环孢素、可乐定、苯环利定);主动脉缩窄;先兆子痫和子痫等。

高血压病危象往往因以下诱因而促发：①精神创伤、情绪过度激动、紧张不安等情绪的突然变化；②寒冷刺激、气压下降、温度增高等气候变化；③过度疲劳；④月经期及更年期；⑤药物治疗不当等。在上述诱因的影响下，交感神经活性亢进和循环儿茶酚胺过多，全身各器官的细小动脉暂时强烈痉挛导致高血压危象的发生。

三、病理生理

1.高血压脑病　脑动脉对血压存在自身调节，血压在一定限度内升高或者下降时，脑血管相应地收缩和舒张，维持脑血流量不变。正常人平均动脉压在 8.0～12.0kPa（60～120mmHg）之间，高血压病人血压在 14.6～24.0kPa（110～180mmHg）之间，脑血流量是恒定的。一旦血压升高突破自身调节的上限（正常在 18.95kPa 左右），就会导致脑血流过度灌注，血浆渗入脑组织，出现脑水肿和颅内压升高，发生高血压脑病；如果血压下降到调节下限以下的水平，就会出现灌注不足。慢性高血压由于脑动脉增厚，与先前血压不高的病人比较，发生脑过度灌注的上限明显增高，同时发生脑血流灌注不足的下限也上移，调节曲线右移。因此，慢性持续稳定的血压升高不容易发生脑血流过度灌注，如果血压降低过快和幅度过大容易出现器官灌注不足。故正常人血压稍升高就发生高血压脑病，而慢性高血压者血压升得很高时才出现高血压脑病，在发生急性血管损伤时血压上升的速度比升高的程度更为重要。

2.小动脉病变　交感神经活性亢进和循环血液中儿茶酚胺过多，全身各器官的细小动脉暂时强烈痉挛导致血压突然急剧升高。肾脏和其他脏器的动脉和小动脉发生急性血管病变，内皮损伤，小血管类纤维蛋白坏死，促使血小板聚集，纤维蛋白沉积，内膜细胞增生，微血管血栓形成以及缩血管物质的释放。由此导致进一步的血管损伤、组织缺血和缩血管物质的释放，并形成恶性循环。除了肾素-血管紧张素系统被激活外，血管加压素、内皮素也可能起了重要作用。

3.肾损害和急性肾功能衰竭　严重高血压可引起肾小动脉痉挛，造成肾缺血，刺激肾素-血管紧张素系统激活，肾素分泌增加，进一步加重血管收缩，醛固酮分泌增加，血容量增多从而使血压更高。

急剧和持续的高血压能诱发肾脏发生器质性改变。除了血管张力机制外，有研究认为高血压危象患者升高的血管紧张素Ⅱ能通过血管毒性作用损害肾血管，促进肾血管的纤维素样坏死。内皮素分泌增加使血管收缩，微血管内溶血和弥漫性血管内凝血加重血管损伤，均在肾脏损害中发挥作用。随着肾血管病变的发展，肾单位发生缺血性萎缩，肾实质减少，使肾功能进行性的恶化，血压进一步升高，产生恶性循环。

在高血压危象的应激状态特别是伴有患者血容量不足时，过快和不适当的降压可能导致肾血流灌注的急剧减少，诱发急性肾功能衰竭。

4.微血管内凝血　各种致病因素作用到血管壁上，使血管壁张力增加，血管内皮释放血管收缩因子。血循环中缩血管物质突然释放使全身血管阻力增加，启动高血压危象的发生，引起机械应激和内皮细胞损伤导致血管通透性增加，小血管内的凝血机制的启动，凝血因子和血小板活化，纤维蛋白沉积，微血管病性溶血性贫血，伴红细胞破碎和血管内凝血。微血管内凝血又加重组织缺血并刺激更多的血管活性介质释放，如此恶性循环使血管持续损伤。

5.妊娠高血压综合征　经动物实验和临床观察中发现，妊娠时子宫胎盘血流灌注减少，使前列腺素在子宫合成减少，从而促使肾素分泌增加，通过血管紧张素系统使血压升高。妊娠中毒症出现蛋白尿时，经肾活检发现纤维蛋白和免疫球蛋白沉积在肾小球，从而认为肾脏损害由免疫机制所致。

四、高血压危象诊断及临床类型

（一）诊断

诊断不是以血压高低为主，关键因素是靶器官损害。目前国际上通常把血压突然和显著升高，伴有症状或有心、脑、肾等靶器官的急性损害，称为高血压危象或高血压急症。而对于血压升高，患者就诊时没有急性的靶器官损害者，称为高血压亚急症。应该强调的是，血压升高的速度和是否存在急性靶器官损害是决定高血压危象的诊断和分型的关键，不能依赖血压的绝对水平。血压升高的速度比血压的绝对水平对产生急性器官损害的作用更大。当舒张压＞17.29kPa(130mmHg)时，大多可累及器官损害，但也要看血压波动的幅度变化，如果收缩压长期＞26.6kPa(200mmHg)或舒张压＞19.95kPa(150mmHg)，患者已经耐受，也不会出现高血压危象，但如果是妊娠妇女或既往血压正常者血压突然增高，伴有急性靶器官损害时，即使血压值没有达到上述水平，也视为高血压急症。术后高血压人为定义为术后连着两次测血压，收缩压＞25.27kPa(190mmHg)和（或）舒张压≥13.3kPa(100mmHg)。孕妇收缩压＞22.48kPa(169mmHg)或者舒张压＞14.50kPa(109mmHg)被认为是高血压危象，需要紧急药物治疗。急进性或恶性高血压的特征是血压升高伴脑病或者肾病，两者主要区别是急进性高血压视网膜病变为Ⅲ级，而恶性高血压视网膜病变为Ⅳ级。

患者在血压急剧升高的同时可伴有：①面色潮红或苍白、心动过速、心绞痛、腹痛、烦躁多汗等。②剧烈头痛、眩晕、耳鸣、恶心、呕吐、视力模糊或偏盲等。③偶有一过性感觉障碍；全身震颤，半身麻木或偏瘫失语；严重者可有惊厥昏迷。④有呼吸困难等急性左心衰竭的表现。

（二）临床类型

高血压急症主要临床类型包括：高血压脑病，急进性/恶性高血压，脑血管事件（脑血管栓塞和颅内出血），主动脉夹层，急性心肌梗死，不稳定型心绞痛，急性心力衰竭，子痫，先兆子痫，围手术期高血压。现将高血压急症主要临床类型分述如下。

1.高血压脑病　高血压脑病是指突然或短期内血压明显升高，突破脑血管的自身调节机制，发生急性血液循环障碍，脑灌注过多，液体渗出，引起脑水肿和颅内压增高而产生的一系列临床症状。多见于既往血压正常而突然发生高血压者。可出现剧烈头痛、眩晕、耳鸣、恶心、喷射性呕吐、颈项强直、意识改变、全身震颤、失语及暂时性偏瘫等，严重者可有惊厥、昏迷。可有视网膜病变，如视网膜动脉呈弥散性或局限性强烈痉挛、硬化、出血、渗出、视盘水肿，导致视力模糊、偏盲或黑矇等。严重者会有心动过缓、呼吸困难等。

应注意高血压脑病与出血性和缺血性脑卒中的鉴别，可行头颅 CT 检查，排除脑卒中后才可以诊断为高血压脑病。高血压脑病在积极治疗后，症状和体征会随血压的下降逐渐减轻或消失，不遗留脑损害的后遗症。高血压脑病若未及时治疗，可进一步加重并出现脑疝，患者迅速死亡。

2.急进性/恶性高血压　急进性高血压指高血压发病过程中由于某种诱因使血压骤然上升而引起一系列的神经-血管加压效应，继而出现某些脏器功能的严重障碍。通常其舒张压大于 18.6kPa(140mmHg)，眼底检查可见视网膜出血或渗出（K-W 眼底分级 Ⅲ 级）。恶性高血压指急进性高血压出现视乳头水肿（K-W 眼底分级Ⅳ级），常伴有严重肾功能损害，若不积极降压治疗则很快死亡。急进性高血压是恶性高血压的前驱，两者病理改变、临床表现、治疗及预后相似，为高血压病发展过程中的不同阶段。多发生于原发性高血压患者。多见于青年人和中年人，以男性居多。

患者症状多而且明显，如累及脑则出现高血压脑病的症状；如心功能受损则出现心慌、气短、咳嗽、呼吸困难等；若肾功能受损会出现尿量减少、血尿；如果微血管内溶血和弥漫性血管内凝血，则出现溶血性贫血和出血倾向,表现为面色苍白、乏力、鼻衄和月经过多等。

大多病情严重,发展迅速,常于数月至1～2年内发生严重的心、脑、肾和视网膜损害,如脑卒中、心力衰竭、肾功能衰竭、视力障碍等,而且治疗效果差。

急进性/恶性高血压预后不良。肾功能不全是预后不良的最重要指标,除表现为氮质血症、血钾增高外,血浆肾素和血管紧张素Ⅱ水平明显增高。收缩压≥34.6kPa(260mmHg)、舒张压≥18.95kPa(150mmHg)者预后差。

3.脑血管事件后的高血压危象　脑血管事件包括出血和梗死。在发生急性脑血管事件时,缺血半暗区的灌注是压力依赖性的,高血压可能是由于交感神经激活引发的一种适应性的反应。急性脑血管病的动脉血压确有特殊的标准。根据国内外急性脑血管病治疗指南,急性脑出血在病程早期血压增高是一种代偿反应,虽然血压增高可能导致出血加重或复发,但相对较高的血压是保证脑血流灌注所必需的。

依据患者的发病过程、临床表现和相应的神经系统定位体征,脑卒中的诊断不难确立。脑部CT和MRI检查有助于出血与梗死的鉴别。少数患者(特别是老年人)在早期缺乏相应的神经系统定位体征,要注意严密监测患者的变化并及时行头颅CT检查,不要误诊为高血压脑病而延误治疗。

4.急性肾功能衰竭　急剧和持续的高血压能诱发肾脏发生器质性改变。随着肾血管病变的发展,肾单位发生缺血性萎缩,肾实质减少,使肾功能进行性的恶化,血压进一步升高,产生恶性循环。

抗高血压治疗常影响氮质血症的程度,严重的高血压可以掩盖氮质血症,不适当地降低血压可使肾小球滤过率下降和肾功能恶化。有实验证明,经过几周的血压控制可以逆转肾血管纤维素样坏死的改变,并可改善肾功能。

5.急性冠状动脉综合征　在冠脉供血不足时也会引起高血压急症,可能是由于疼痛或焦虑不安触发交感神经过度兴奋所致,血压升高又增加心脏负荷和心肌耗氧,引起冠脉供血不足,形成恶性循环,导致急性冠状动脉综合征。

6.急性心力衰竭　高血压时血管外周阻力增加,心室后负荷过度,引起心室肥厚。左室肥厚引起舒张功能障碍和收缩功能障碍。高血压心肌肥厚使冠脉循环储备明显减少,并促使小冠状动脉或冠状动脉阻力血管管壁增厚。高血压激发的神经内分泌紊乱对心衰也起重要的作用。

7.主动脉夹层　主动脉夹层:动脉内膜撕裂、动脉管壁内膜和中外层间剥离及血肿在动脉壁中间蔓延扩大是发病的病理过程。临床以突发剧烈的疼痛为最常见症状,疼痛呈撕裂或刀割样,且为持续性,镇痛药物难以缓解。病人表现为烦躁不安、焦虑、恐惧和濒死感觉。急性期可伴有面色苍白、大汗淋漓、四肢皮肤湿冷、脉搏快弱和呼吸急促等休克现象。当夹层剥离累及主动脉的大分支或瘤体压迫周围组织时可引起各器官灌注不足的表现。可累及主动脉瓣,出现主动脉瓣区的舒张期或收缩期杂音,并极易发生急性左心衰竭。累及冠状动脉时可引起急性心肌缺血或心肌梗死,夹层剥离破入心包时可迅速发生心包填塞,导致猝死。发病数小时后可出现周围动脉阻塞现象,如颈动脉或肢体动脉搏动强弱不等,严重者可发生肢体缺血坏死。夹层累及主动脉弓部头臂动脉,可引起脑供血不足,甚至昏迷、偏瘫等。降主动脉的夹层累及肋间动脉可影响脊髓供血而引起截瘫。累及腹腔脏器分支则可引起肝供血不足、肝功能受损、类急腹症表现或消化道出血、肾功损害和肾性高血压等。

主动脉夹层的可通过CT、MRI、主动脉造影等确诊,超声心动图的价值有限。

8.先兆子痫和子痫　先兆子痫和子痫均是重度妊娠高血压综合征。基本病理变化是全身小动脉痉挛,继发组织缺氧、水肿、代谢改变,涉及心、肾、脑、肝等重要脏器而出现一系列症状。先兆子痫常见于初产妇,发生于妊娠20周后,高血压伴蛋白尿、水肿,有时凝血异常或肝、肾功能障碍。可发生于慢性高血压基础之上。诊断标准为血压≥21.0/14.6kPa(160/110mmHg),或尿蛋白(＋＋)～(＋＋＋),伴水肿、头痛、头昏、视物不清、恶心呕吐等自觉症状;三项中有两项者可确诊。子痫多发生于晚期妊娠和临产前(即妊娠20周到产褥期第一周之间),在妊娠高血压的基础上出现抽搐或昏迷,表现为癫痫发作、谵妄、少尿和充血性心力衰竭,若抽搐频繁或病人昏迷不醒,则说明病情严重。眼底可见视网膜动脉痉挛、水肿、出血。颅内出血通常是致命性并发症。

由于血液浓缩,红细胞容积及血红蛋白常偏高;出、凝血时间正常或延长;周围血涂片有时可见形态不规则的红细胞或其碎片。肾功能有损害时,血清尿酸、肌酐、尿素氮可以升高;肝细胞受损可能有病理性溶血时,肝转氨酶及胆红素可以轻度上升;肝脏受损时血糖常偏低;由于大量血浆蛋白自尿中漏出,特别以白蛋白为甚,使白蛋白及总蛋白减少,白、球蛋白比例倒置。

9.可乐定急性停药综合征 可乐定为中枢性降压药,能激活血管运动中枢 α_2 受体,引起外周交感神经抑制,导致血管扩张,血压下降。倘若用药剂量过大,或服药时间较长后突然停药,可在撤药 24～48 小时后产生停药综合征,使患者的血压突然升高,并出现交感神经亢进症状,如焦虑、心悸,并可诱发心律失常、心动过速、震颤、头痛、恶心、腹痛、面部潮红、流涎、心绞痛等。

10.嗜铬细胞瘤危象 嗜铬细胞瘤危象是指肾上腺髓质或交感神经节等嗜铬组织的肿瘤,间歇或持续分泌过多的肾上腺素或去甲肾上腺素所产生的以血压急剧升高为特点的临床征象。

嗜铬细胞瘤危象多见于年轻人,病情变化迅速复杂,以阵发性或持续性血压升高,或在持续性高血压的基础上阵发性加重为特征性表现,收缩压可达 26.6～40kPa(200～300mmHg),舒张压可达 19.95～24.0kPa(150～180mmHg)以上。也可从高血压危象突然转为低血压休克。当体位变换、压迫腹部、活动、情绪变化或排大、小便等时可诱发发作。最常见的伴发症状为剧烈头痛、心悸.多汗、面色苍白、四肢厥冷、肌肉震颤、瞳孔扩大、视力模糊等交感神经兴奋的表现。有的病人神志不清及意识丧失,有的发生脑出血或急性心肌梗死。可有发热(38℃左右)、血糖过高及糖耐量减低等。

高血压发作时血浆及尿中儿茶酚胺(去甲肾上腺素、肾上腺素、游离与结合多巴胺)升高,24 小时尿中儿茶酚胺与 3-甲氧基 4-羟基苦杏仁酸(VMA)、甲氧基肾上腺素及甲氧基去甲肾上腺素水平明显升高。CT、B 超、MRI 或 [131]I 间碘苄基胍闪烁定位等方法可准确发现肿瘤的位置。

五、高血压危象的早期临床评价

对于重症高血压应尽快区别高血压急症和次急症,可通过询问病史、查体及实验室检查来完成。对高血压患者应了解其病史、既往控制如何、是否发生过类似高血压危象的情况、目前用药、剂量及其持续时间、并发症等,这对以后制订治疗方案是非常重要的。询问患者是否服用成瘾药物(安非他明、可卡因、苯环己哌啶)和单胺氧化酶抑制剂。应测量双臂血压,肥胖病人换用适当的袖带。体检时应当检测患者的四肢脉搏,肺部有无肺水肿体征,心脏有无杂音及奔马律,肾动脉区域有无杂音,神经系统检查确定有无靶器官受损。头痛和意识改变是高血压脑病的表现。神经系统的局部体征,提示有脑血管意外。突然剧烈头痛就要考虑是否为蛛网膜下腔出血。应常规检查眼底,发现视网膜血管改变,眼底渗出、出血、视神经乳头水肿也是高血压脑病的重要征象。心脏检查有无心绞痛和心肌梗死,还要注意一些容易被忽视的非典型征象,如呼吸困难、咳嗽或疲劳。严重的肾脏损害会导致血尿或少尿。

所有高血压危象病人都要进行血常规(如果怀疑微血管溶血性贫血应留一份外周血涂片)、电解质及肾脏功能检查;行尿液分析,确定有无蛋白尿和镜下血尿。如果怀疑继发性高血压,应在治疗开始前留取血和尿液标本。心电图检查观察有无心肌缺血性改变;呼吸困难或胸痛的患者应做胸部 X 线摄片;有神经系统症状者应做头颅 CT 检查;发现有主动脉异常现象(异常脉搏或纵隔增宽)时作增强 CT 或胸部核磁共振(MRI)检查以排除主动脉夹层。尽管经食管超声心动图对主动脉夹层的诊断有意义,但是要在血压被控制后才能进行,临床可行性差;对肺水肿患者作超声心动图检查进一步了解心脏的结构和功能。先兆子痫可由轻到重,重者危及生命,它是以重症疾病伴多脏器衰竭为特征。在有效控制血压的情况下,必须根据母婴的危险状态,尽快判断和决定分娩方式。

六、高血压危象的治疗

(一)高血压急症的治疗

1.一般治疗原则　高血压急症患者应立即住院,重症收入 CCU(ICU)病房,持续监测血压。如果血压不稳定和难以控制,应行有创动脉压监测。所有患者均应给氧和进行心电、血压监护。定期采血监测内环境情况,注意水、电解质、酸碱平衡情况,肝、肾功能,有无糖尿病,心肌酶是否增高等,计算单位时间的出入量。降压过程中应严密观察靶器官功能状况,如神经系统的症状和体征、胸痛是否加重等。

应根据高血压危象的临床分型确定个体化的治疗方案。初始阶段的降压目标不是使血压降至正常,而是渐进地将血压调控在不太高的水平,最大限度地终止和预防靶器官损害。对于有慢性高血压的患者,快速降压并使血压低于脑、肾和冠状血管的自身调节范围,会使器官血流明显下降,导致器官缺血或梗死。降压的目标是使舒张压下降 $10\%\sim15\%$,或者降至 $14.6kPa(110mmHg)$ 左右。如果是急性主动脉夹层,此目标应在 $5\sim10$ 分钟内实现;其他患者应在 1 至数小时内达到目标。一旦血压降至目标水平,可以开始口服给药维持并逐渐减少静脉药物。多数高血压危象患者存在容量不足,静脉给予晶体液有助于恢复器官的灌注和预防抗高血压治疗开始时引起的血压骤降。

应使用起效快、半衰期短、容易逆转、易于调控血压水平的静脉降压药物,并持续地静脉滴注。静脉使用肼苯哒嗪可以导致严重、长时间和不可控制的低血压,不推荐用于高血压急症。舌下含服硝苯地平或者硝苯地平胶囊口服无法控制降压的速度和幅度,并可能导致严重后果,尤其存在心肌缺血或者心功能不全的病人,硝苯地平应禁止用于高血压危象。

2.高血压脑病　尽快采取降压措施,控制抽搐,降低颅内压,否则可因颅内压持续升高,造成不可逆转的脑损害或形成脑疝而死亡。

首选降压治疗药物包括硝普钠、乌拉地尔、尼卡地平等。应避免使用有中枢神经系统副作用的药物,如可乐定、甲基多巴和利血平;也不宜使用二氮嗪,因为其可降低脑血流。虽然硝普钠升高颅内压,但可以配合利尿药物应用。

同时应积极控制脑水肿,降低颅内压,可使用下列药物。①20%甘露醇 $100\sim250mL$,快速静滴,每 $4\sim8$ 小时注射一次。②利尿剂:速尿 $20\sim40mg$ 或利尿酸钠 $25\sim50mg$,加入 5%葡萄糖 $20\sim40mL$,静脉推注。③地塞米松 $10\sim20mg$,静脉推注,每日 2 次,也有较好降颅压作用。

制止抽搐,可给予安定 $10\sim20mg$,静脉推注,必要时 30 分钟后再注 1 次,直至抽搐停止。若兴奋躁动可用 10%水合氯醛溶液保留灌肠,或给予冬眠灵等。

对抽搐和昏迷病人要加强护理,保持呼吸道通畅,避免外伤,同时还应注意水和电解质平衡。

3.脑血管事件后的高血压危象　急性脑血管病的治疗中动脉血压有其特殊的标准。急性脑血管事件病人,脑血流的自身调节机制受损,容易出现灌注不足的情况。

急性缺血性脑卒中缺血半暗带的灌注是压力依赖性的,出现的高血压有可能是一种适应性的反应,与交感神经激活有关。没有证据显示缺血性脑卒中急性期血压升高是有害的,反而降低血压会加重脑缺血和坏死,因此如果使用降压药物,应非常慎重。美国心脏病学会的指南只推荐对舒张压大于 16.0~

17.29kPa(120～130mmHg)的病人进行降压治疗,在治疗的最初24小时以内降低不超过10%～15%。

在颅内出血的患者会伴有颅内压升高和反射性的高血压,病程早期虽然血压增高可能导致出血加重或复发,但相对较高的血压是保证脑血流灌注所必需的,没有证据显示降压治疗能预防再出血和减轻血管源性水肿,但颅内出血后24小时以内血压快速下降会导致死亡率升高。因此根据国内外急性脑血管病治疗指南,急性脑出血一般在动脉血压超过26.6/14.6kPa(200/110mmHg)时才需要立即降压治疗,且应该保证血压不低于21.28/13.3kPa(160/100mmHg)。对于急性脑梗死患者,血压应控制在21.28/13.3kPa(160/100mmHg)以上,以保证脑灌注。

多数脑卒中病人即便血压非常高,在经过脱水和利尿治疗后,血压水平会有所下降,而不必使用降压药物,常用的脱水剂为甘露醇,使用甘露醇脱水之前必须了解心脏和肾脏功能,如果不能得到心、肾功能方面的信息,贸然使用甘露醇可能造成严重后果,解决的方法是可以首先使用襻利尿剂,既有利于降压,又会减轻肺水肿和脑水肿。经过上述积极处理,血压仍然维持不能耐受的高水平时才考虑使用降压药物。在缺血性脑卒中,降压药宜选用短效静脉药物,在严密监测下使用。虽然较多使用硝普钠,但硝普钠会增加颅内压,而且在肾功能不全病人容易出现氰化物中毒。拉贝洛尔安全有效,乌拉地尔、尼卡地平或者非诺多泮是优先选择的药物。静脉或者口服的ACEI、口服或者舌下含服的硝苯地平、肼苯哒嗪降压效果难以预测和控制,不容易调控降压水平,应避免应用。

4.急性主动脉夹层 一旦急性主动脉夹层诊断确立,应立即开始降压,同时辅以镇痛、减慢心率、降低左室射血力量和速度的治疗。降压治疗的目的是降低血流对血管壁的切应力或者冲击,通过减低压力上升的速度减轻撕裂的扩展和夹层的扩大。单纯应用血管扩张药会使血流加速,导致夹层的扩展。血管扩张药加β受体阻滞剂是标准的治疗办法。静脉用艾司洛尔或者美托洛尔是首选的β受体阻滞剂药物,硝普钠是常用的血管扩张药物,尼卡地平和非诺多泮毒性更小,可以替代硝普钠。拉贝洛尔兼具α受体和β受体阻滞剂作用,可以单独用于急性主动脉夹层。

咪噻吩是神经结阻滞剂和直接的血管扩张剂,用于硝普钠或者β受体阻滞剂无效或者不能耐受时。咪噻吩同时降低动脉压和压力升高的速率,不需要同时使用β受体阻滞剂。然而咪噻吩降压的效果不如硝普钠那么可控和可以预测,可出现快速耐药、严重低血压、尿潴留和肠梗阻。二氮嗪、肼苯哒嗪和硝苯地平能反射性兴奋交感神经,增加主动脉壁的切应力,属于禁忌。

除非药物治疗明显有效,所有A型主动脉夹层患者都有手术的必要。除了有复杂的临床症状,如漏出、破裂或伴有重要脏器血管并发症,B型主动脉夹层瘤和远端夹层动脉瘤患者可以通过药物控制血压,其预后与手术治疗效果相同。

5.先兆子痫和子痫 多数先兆子痫患者血管收缩和血液浓缩。先兆子痫的治疗包括扩充血容量,使用硫酸镁防止癫痫发作,控制血压。应适当补液,补液不当会使心功能恶化,甚至发生肺水肿。硫酸镁是标准的降压和预防抽搐的药物,通常给予一个负荷量:4～6g溶于100mL生理盐水中,15～20分钟内静推,后依据尿量和腱反射持续输注1～2g/h。先兆子痫治疗的第二步是降低血压达到一个安全范围,切忌出现低血压。治疗的目标是不减少大脑血流和子宫胎盘血供的同时防止出现颅内出血和心力衰竭。美国妇产科学会最新指南指出收缩压控制在18.6～21.0kPa(140～160mmHg),舒张压12.0～14.0kPa(90～105mmHg)。近期一组报道指出,重症先兆子痫和子痫患者收缩压>21.0kPa(160mmHg)是导致脑血管意外的重要因素。结果表明,严重先兆子痫和子痫患者的收缩压在20.6～21.0kPa(155～160mmHg)之间是开始降压的治疗时机。从20世纪70年代初期,肼苯哒嗪就被用于重症先兆子痫和子痫的治疗。由于肼苯哒嗪常见的不良反应包括头痛、恶心、呕吐,类似于先兆子痫的表现。最主要的是它起效晚,作用时间长,可出现不可预料的血压突然降低,导致大脑和子宫胎盘供血减少;故建议在处理妊娠高血压时不应首选肼苯哒嗪。同样,口服和舌下含服硝苯地平也避免使用。如果在监护室,现推荐拉贝洛尔或者尼卡地平,两者无论口服还是静脉应用,对于孕期高血压都是非常安全和有效的。利尿剂、硝普钠、ACEI 应避免使用。

确定分娩方式是治疗先兆子痫和子痫的有效方法。对于重症先兆子痫及子痫患者,在子痫发生前应终止妊娠;孕期超过 28 周,终止妊娠是首选的处理措施。不足 28 周者可试用保守治疗,但有可能导致母体并发症,如脑出血,也可导致胎儿宫内窘迫或胎盘早剥。是否终止妊娠常需要权衡利弊。若发生子痫,立即静注乌拉地尔,给予安定 10～20mg,静注或肌注。当舒张压仍高于 15.3kPa(115mmHg)时,选用美托洛尔。钙拮抗剂可抑制子宫平滑肌收缩,影响产程,不宜使用。子痫发生后应延缓分娩,以子痫停止 24～48 小时分娩为宜。

6.可乐定急性停药综合征　重新加用可乐定,必要时加用 β 受体阻滞剂或扩血管药。如有必要停药则需逐渐递减撤药。

7.终末肾病的高血压危象　终末肾病导致的高血压与容量负荷过重和肾素-血管紧张素活性增加有关,升高的血压又会进一步加重肾脏的损害。在急进型恶性高血压中排除嗜铬细胞瘤、肾动脉狭窄及某些原发性醛固酮增多症外,最多见的是肾实质性高血压。大多数恶性高血压病人就诊时有肾功能减退,其中 1/2 以上要做透析治疗,其肾脏病理改变主要是肾增生性动脉硬化和进行性肾小球失功或动脉纤维样坏死。

在中重度肾衰透析病人中,常由于持续高血压同时伴有心衰,降压药物可选择以下几种。①襻利尿剂:呋塞米具有利尿缩容、扩张肾血管、增加肾血流的作用,在肾小球滤过率下降时仍有利尿作用,降低肺动脉压,减轻肺水肿。无论对肾衰或心衰,襻利尿剂均优于噻嗪类利尿剂。②α 受体阻滞剂:盐酸乌拉地尔,既有外周 α_1 阻断从而扩张周围血管,又有中枢性抑制 5-HT(羟色胺)A1 受体作用,从而降低心血管中枢的交感反馈,使周围交感张力下降,抑制反射性心率增加。③硝酸酯类药:硝酸甘油及异山梨醇酯静脉滴注,既有降压又有扩冠作用,小剂量降低心脏前负荷,大剂量降低心脏后负荷作用。④钙拮抗剂:尼卡地平静脉滴注,适于中度心功能不全的病人,如陈旧性心梗、扩张型心肌病、高血压心脏病、瓣膜关闭不全,还能改善心排出量(CO),肺血管阻力下降,肺动脉契压下降。⑤α 受体＋β 受体阻滞剂:拉贝洛尔(柳胺苄心定)静脉用降压疗效优于口服,或口服阿罗洛尔(阿尔马尔),由于主要从肝代谢,因此当肾功能不全时适用,此类药不影响肾血流量。

当肾功能严重减退,一般 Scr 600～800μmol/L,糖尿病肾病时 Scr 400～600μmol/L,按病情应考虑透析治疗。透析时缩容,有 1/3～1/4 患者血压下降甚至恢复到正常水平,但相反其中有 50%～80% 发生透析相关性高血压,多在透析初 2～3h 发生血压异常升高,常顽固难以控制,可选用下列药物。①α 受体阻滞剂:乌拉地尔,不易透过滤膜,优于拉贝洛尔。②钙拮抗剂:尼卡地平。③AⅡ受体拮抗剂(ARB)或转换酶抑制剂(ACEI):口服氯沙坦、福辛普利或静注依那普利拉,前类药物与血浆蛋白结合率均较高,优于 ACE-I。

对继发于系统性疾病的肾病,如狼疮肾炎、硬皮肾等,病理表现有严重弥漫性间质炎症和纤维化者易发展成肾衰,顽固性高血压可选择以下药物。①ACEI(依那普利拉),降压常有特效。②钙拮抗剂:尼卡地平、地尔硫草等多种药物联合使用。

8.急性心力衰竭　迅速降低血压,减轻心脏的后负荷。常用的扩血管药物有硝普钠、硝酸甘油、乌拉地尔等。同时给予吸氧、镇静、利尿等治疗。

9.急性冠状动脉综合征　首选硝酸甘油,在降低血压的同时,可减轻心脏后负荷和心肌耗氧量。次选药物为艾司洛尔或拉贝洛尔,如血压控制不满意,可加用尼卡地平或非诺多泮。

10.嗜铬细胞瘤危象　降压首选 α 受体阻滞剂酚妥拉明,因其作用迅速,易于控制剂量,不易蓄积。可立即静脉注射 1～5mg,并持续静滴,滴速根据血压而定。必要时可以间歇静注 1～5mg。同时积极补液,根据血压下降情况及中心静脉压决定输液速度及补液量。降压药物应避免用利舍平、胍乙啶类自主神经阻滞剂,因为这些药物可促进儿茶酚胺释放,加重高血压。静滴硝普钠也可达到良好降压效果。应用 α 受体阻滞剂后应合用 β 受体阻滞剂,以防止出现心律失常。对有支气管哮喘史病人宜选用选择性心脏 β 受体阻滞剂,如阿替洛尔(氨酰心安)。低血压休克时,切勿盲目用去甲肾上腺素升压。若由于血容量严重不足而休克者,应快速补充液体,扩充血容量。为防止血压骤然上升,血压回升后应滴入适量的酚妥拉明。只有当扩充血容量后血压仍不可测及时,可以滴注去甲肾上腺素,一旦血压高于正常,立刻改为滴注酚妥拉明。对于高血压和低血压交替出现者,治疗应灵活变化。血压下降时应以快速扩充血容量为主,尽可能不用升压药;血压回升时及时改用酚妥拉明滴注,并应用 β 受体阻滞剂防止心律失常。对肾上腺髓质衰竭导致低血压休克者,应快速输入低分子右旋糖酐或血浆,扩充血容量,同时滴注去甲肾上腺素。对顽固性严重休克者滴注大剂量氢化可的松,在 20～30 分钟内输入 500～1000mg。

一旦危象控制后,继续内科治疗,并为手术做准备。

11.围术期高血压危象　术前有中重度高血压及大量饮酒者术中或术后血压常难控制,一般术后 2～12 小时有自我调节降压过程,降压治疗应对症处理(尿潴留者,疼痛、焦虑、呕吐、缺氧等)。颈动脉剥离术后压力感受器受损或冠状动脉搭桥术后可引起血压骤升,此时预后比一般外科手术差。由于外科手术常不能口服,只能舌下含服,经皮或静脉用药,因人因病而异,选择用药(如硝酸酯类)对气管插管所致血压升高有效;术后不排气者少用尼卡地平;心血管手术后首选硝酸酯类及 α+β 受体阻滞剂等。如脑血管手术后,一项 24 例单用硝普钠及合用乌拉地尔两组降压观察发现:降压中,硝普钠组中平均剂量[3.45±0.65μg/(kg·min)]明显高于硝普钠+乌拉地尔[1.12±0.36μg/(kg·min)]($P<0.05$);硝普钠组降压,HR 明显快于合用组($P<0.05$),停止降压治疗后硝普钠组有血压反跳现象,但合用组则不明显($P<0.05$)。另外一项 26 例脑动脉瘤手术分两组:一组间断推乌拉地尔 15～20mg/次,同时静脉滴注硝酸甘油,另一组直接静脉滴注硝普钠均能维持在 11.97～13.97kPa(90～105mmHg),两组血压下降幅度相同,停用硝普钠后 20min,反跳到术前水平 17.29kPa(130mmHg),同时心率增快,因此脑外科术中乌拉地尔+硝酸甘油明显优于单用硝普钠。

(二)高血压次急症的治疗

高血压次急症,应选用起效较快的口服降压药物,在 24～48 小时内逐渐降低血压。

如果血压升高的原因是疼痛或焦虑,可适当给予止痛药或镇静药物。

常用的降压药物有襻利尿剂、β 受体阻滞剂、卡托普利等血管紧张素转换酶抑制剂、可乐定和钙拮抗剂等。可乐定可以口服或皮肤表面应用,0.1mg/次,每 20 分钟一次,口服后 30 分钟至 2 小时内起效,作用持续 6～8 小时,与硝苯地平比较,降压更缓和。可乐定有镇静作用,是治疗高血压次急症较好的选择药物。舌下含服硝苯地平或者硝苯地平胶囊口服无法控制降压的速度和幅度,并可能导致严重后果,尤其存在心肌缺血或者心功能不全的病人,硝苯地平应禁止用于高血压危象。应注意在肾动脉狭窄(尤其双侧)病人,服 ACEI 类药物后可以导致血压继续升高。

服降压药后应嘱咐病人在门诊或者急诊室观察 1～2 小时甚至几天,观察服药后的血压情况及可能的药物副作用。

总之,如何对各种严重高血压病人进行紧急处理是每个内科医生必须掌握的,紧急状态下的治疗是变化万千的,每个病人个体差异较大,在此方面循证医学资料较少,临床医生必须在长期临床实践中应依据患者病情,选用口服与静脉滴注、长效与短效常交替使用或合用,不断总结经验,制定个体化治疗方案,灵活机动用药。

七、治疗药物

高血压危象患者有着自身调节反应,理想的药物及其剂量应该是迅速起效和快速逆转,容易调控血压水平。适用于高血压危象静脉降压药分为下列几大类:动脉血管舒张药(肼苯哒嗪、非诺多泮、尼卡地平、氯维地平、依那普利拉等);静脉血管舒张药(硝酸甘油);静脉和动脉血管同时扩张药(硝普钠);β受体阻滞剂包括具有血管舒张作用的拉贝洛尔和无血管舒张作用的艾司洛尔;α受体阻滞剂(酚妥拉明)增加交感神经活性。目前,用于治疗高血压危象的常用药物包括拉贝洛尔、艾司洛尔、尼卡地平和非诺多泮,传统的药物硝普钠应少用。酚妥拉明和咪噻芬现在很少用,但是它们可适用于儿茶酚胺导致的高血压危象,如嗜铬细胞瘤。许多高血压危象病人需要同时应用髓襻利尿剂(如速尿),但应该注意病人的血容量。单用利尿剂在继发性肾素分泌增加的病人可以导致血压升高,一项研究显示,这种情况下使用生理盐水扩充血容量可以降低血压。

现将治疗高血压急症的抗高血压药物分述如下。

1.二氮嗪　静脉应用在1分钟内起效,10分钟达到高峰,作用持续时间3～18小时。二氮嗪副作用较严重,常见的是水钠潴留,也可以出现高血糖和高尿酸血症。用法:1～3mg/kg,最大150mg,10～15分钟内静脉注射,如果血压下降不明显,可以间隔10～15分钟重复。

2.依那普利拉　作为口服的ACEI类药物依那普利的静脉注射药,依那普利拉在某些高血压危象患者得到了广泛应用。依那普利拉在应用15分钟内起效,药物峰浓度在4小时后出现,作用持续12～24小时,降压效果与血浆肾素和血管紧张素Ⅱ浓度有相关性。由于高血压危象患者血浆容量和血浆肾素-血管紧张素活性的不同,对依那普利拉的反应也不同。低血容量伴有肾素-血管紧张素活性高的患者易出现低血压反应。由于药物峰浓度出现较晚,作用时间长,依那普利拉不是高血压危象的理想降压药,孕妇禁用。用法:每次1.25mg,5分钟内静脉注射,也可用5%葡萄糖注射液或0.9%氯化钠注射液稀释到50mL后静脉内滴注,每6小时1次;最大剂量每6小时5mg。

3.艾司洛尔　艾司洛尔是一种超短效的选择性β1受体阻滞剂,经红细胞酯酶迅速代谢,不受肝、肾功能的影响。艾司洛尔特别适用于某些室上性心律失常、高血压危象和术后高血压。该药的主要不良反应有心动过缓和低血压,可以通过减慢输液速度或停止输液得到控制。对于高血压危象患者,艾司洛尔通常与一些舒张血管药物联合应用可得到更加理想的降压效果。

药物在体内迅速分布和消除,分布半衰期仅2分钟,清除半衰期为9分钟,其迅速起效及较短的半衰期对于临床状况不稳定的患者,可以在几分钟内达到预期的临床效果。静脉注射或滴注,成人,负荷量为0.5mg/kg,缓慢注射,继以0.1mg/(kg·min)维持。儿童,开始缓慢注射0.1～0.5mg/kg,继以0.05～0.25mg/(kg·min)维持。

4.非诺多泮　非诺多泮是在羟嗪类降压物中很独特的一种,主要作用于外周多巴胺受体来扩张外周血管。对肾动脉扩张不同于其他药物,它主要作用于近曲小管和远曲小管上的多巴胺受体发挥作用(比多巴胺要强10倍),抑制钠的重吸收,促进尿钠排泄和利尿。非诺多泮作用于近端和远端肾小管的多巴胺受体,抑制钠的重吸收,起到利钠和利尿的作用。非诺多泮在肝脏迅速代谢,不依赖细胞色素P-450酶,只有4%未经代谢排出,代谢产物无活性。用药5分钟内起效,15分钟达到最大效果,作用持续30～60分钟。血压逐渐下降,停止注射后无反跳。每15分钟可以根据血压反应调整滴速。临床记录无不良反应。一项前瞻性开放随机多中心研究发现,非诺多泮在治疗高血压危象时具有与硝普钠一样的效果。但是,在肾功能正常和异常的高血压患者中非诺多泮已经被证实能增加肌酐清除率、尿流速率和尿钠分泌。硝普钠恰恰与之相反,所以,非诺多泮对肾功能不全的高血压危象患者具有更好的疗效。但不能用于青光眼患者。

　　5.拉贝洛尔　拉贝洛尔是联合的肾上腺素能受体拮抗剂,可以选择性阻断 α₁ 受体,非选择性阻断 β 受体,阻断 β 受体的作用是阻断 α 受体的 7 倍,多数在肝脏代谢,代谢产物为无活性的葡萄糖醛酸化合物。拉贝洛尔是一种速效药,可以在不减少心、脑、肾血流的同时降低后负荷。静脉注射 2～5 分钟起效,5～15 分钟达高峰,持续大约 2～4 小时。心率多保持不变或者轻微下降。与纯粹的 β 受体阻滞剂不同的是,拉贝洛尔不降低心排血量,不降低外周血流量,脑、肾和冠状动脉血流量保持不变。由于脂溶性很差,故很少通过胎盘,可用于妊娠相关的高血压危象患者。初始剂量为 20mg,以后每 10 分钟给药 20～80mg,24 小时总计 300mg,直至血压控制在理想范围。另外,在首剂 20mg 后,也可以 0.5～2mg/min 持续给药,直到血压得到控制为止。拉贝洛尔在急性冠心病综合征伴有高血压的患者中使用是安全的,但是对哮喘、慢性阻塞性肺病、收缩功能不全引起的心衰、心动过缓和一度以上的传导阻滞患者应避免使用。

　　6.尼卡地平　尼卡地平为第二代二氢吡啶钙通道阻滞剂,对血管有选择性作用,有很强的扩张心、脑血管作用;可以减少高血压危象患者心、脑缺血。最近一项前瞻性研究发现,对高血压危象伴有肺水肿的患者使用尼卡地平和硝普钠,二者控制高血压的效果相当,在心率、呼吸频率、血氧饱和度方面没有明显的差异,但是尼卡地平组去甲肾上腺素水平明显低于硝普钠组。表明尼卡地平在防止血管永久性受损方面比硝普钠更有优势。增加每搏输出量和冠状动脉血流量,同时对维持心肌的血氧平衡具有很好的效果。这点优势使得尼卡地平在冠状动脉疾病和收缩功能不全引起的心衰患者中使用有很好的治疗效果。另外,尼卡地平还可以缓解脑缺血。经静脉滴注 5～10 分钟起效,持续作用时间 4～6 小时。初始剂量为 5mg/h,每 5 分钟增加 2.5mg/h,直到最大剂量 15mg/h,持续给药至血压达到理想控制水平。

　　7.硝苯地平　硝苯地平是短效的二氢吡啶类钙拮抗剂,被广泛用于治疗高血压危象、严重肾性高血压、术后高血压和妊娠高血压。在临床突然起病的高血压患者中口服和舌下含服硝苯地平已经得到了广泛的应用。尽管口腔黏膜不能吸收,但是经过胃肠道能迅速被吸收,并直接扩张血管。硝苯地平直接扩张小动脉,降低外周血管阻力。由于有效的扩血管作用,血压急剧下降,硝苯地平可以加重脑、肾和心肌缺血,导致致命后果。老年高血压病人伴靶器官损害者对于快速和不可控制的血压下降更加敏感。由于药效难以控制,对高血压急症患者应当尽量不用硝苯地平。口服后 5～10 分钟血压明显下降,30～60 分钟达到高峰,作用维持 6 小时。

　　8.硝普钠　硝普钠被认为是针对高血压危象最有效的非口服降压药,因为它对动静脉平滑肌均有直接扩张作用,能降低心脏前后负荷,作用极快(数秒钟内),作用时间为 1～2 分钟,半衰期为 3～4 分钟。所以停药 1～10 分钟内血压几乎就能立即恢复到给药前水平。硝普钠依然是治疗高血压危象的理想药物。为了防止药物分解必须避光保存。使用过程中要严密监测血压以防止矫枉过正。用药过程中可以出现剂量依赖性的脑血流减慢,临床和实验都证明它会增加颅内压。冠心病患者使用该药,会因为后负荷明显降低而出现冠脉血流(冠状动脉盗血现象)减少。一组对照性实验研究(安慰剂组和硝普钠组)结果发现,在心肌梗死最初几个小时内使用硝普钠会增加死亡率。长期使用硝普钠会产生致命性毒剂,如氰化物和硫氰酸盐。硝普钠由红细胞代谢为氰化物,在肝脏内氰化物代谢为硫氰酸盐,大部分由肾脏排泄,肾功能正常者半衰期为 7 天,肾功能不全或血钠过低时半衰期延长。氰化物可导致昏迷、脑病、痉挛、不明原因的心跳停止、不可逆性的神经系统症状。目前对氰化物的检测还不很敏感,并没有广泛用于临床,所以临床上经常在合理地应对措施尚未建立时就出现氰化物中毒症状。数据表明,以 4μg/(kg·min) 的滴注速度 2～3 小时就会出现氰化物中毒症状。硝普钠会产生致命性物质,它仅用于其他非口服降压药均无效者。由于剂量大[＞2μg/(kg·min)]和时间长(＞24～48 小时)以及肝肾功能不全时会出现氰化物中毒症状,故该药只能应用于肝肾功能正常者,并且要尽快、小剂量[不超过 2μg/(kg·min)]。如果剂量在 4～10μg/(kg·

min），同时加用硫氰酸盐以防止氰化物蓄积。在使用硝普钠的同时持续给予羟钴胺，防治氰化物中毒是安全有效的。一旦出现氰化物中毒征象，可吸入亚硝酸异戊酯、静滴亚硝酸钠或硫代硫酸钠，有助于将氰化物转为硫氰酸盐而降低氰化物血药浓度。总之，如果应用其他降压药同样有效，尽量避免使用硝普钠。

9.酚妥拉明　酚妥拉明为单纯的 α 受体阻滞剂，主要应用于儿茶酚胺引起的高血压危象（如嗜铬细胞瘤和正在接受单胺氧化酶抑制剂治疗的患者）。静脉注射后即刻起效，可以持续 15 分钟，如果需要可以持续输注给药。能引起直立性低血压和心绞痛。如果儿茶酚胺引起的高血压危象得到控制，应该口服长效 α 受体阻滞剂酚苄明。用法：每次 1～5mg，静脉注射，最大剂量 15mg。

10.咪噻吩　咪噻吩是非除极化神经节阻滞剂，通过与乙酰胆碱竞争胆碱能受体阻断交感和副交感神经节冲动的传输，引起血管扩张，这是它的效果所在，也是产生许多副作用的根源。用药后 1～5 分钟起效，作用持续 10 分钟。可以在给药的 2 天内快速失效。该药副作用多，作用强度不易控制。现已少用，仅用于其他药物无效的高血压。用法：0.5～1mg/min，静脉推注，如耐受可按 0.5～1mg/min 增加，最大剂量 15mg/min。

11.肼苯哒嗪　直接作用于小动脉，起扩张血管的作用，而对静脉血循环很少或几乎没有影响，常引起反射性交感神经兴奋。因此肼苯哒嗪除了与 β 受体阻滞剂联合应用，对冠心病和主动脉夹层患者应该慎用。另外，尽管肼苯哒嗪 5～15 分钟起效，循环半衰期只有 3 小时，肼苯哒嗪效果减半的时间却达到了 100 小时，用药 12 小时内病情很难预料，而且经常出现血压急剧下降，可能的原因是肼苯哒嗪与肌性动脉壁长久结合。因此出现血压异常时很难进行调整，在高血压危象患者中最好不使用肼苯哒嗪。由于肼苯哒嗪很难穿过胎盘，因此在治疗先兆子痫和子痫时选用该药。

12.硝酸甘油　硝酸甘油主要通过扩张静脉来降低心脏的前负荷和减少心输出量，降低血压，由于对动脉血管的作用不明显，仅在大剂量时才影响动脉血管张力，所以在高血压危象患者的作用并不明显，但可用于严重高血压伴急性冠心病综合征、肺水肿、冠状动脉搭桥术后患者的治疗。在脑和肾脏灌注存在损害时，静脉使用硝酸甘油可能有害。硝酸甘油的主要不良反应是脑血管扩张引起头痛、心动过速等不良反应。初始剂量为 5μg/min，最大滴注速度为 100μg/min。2～5 分钟起效，作用时间为 5～10 分钟。

13.乌拉地尔　主要通过阻断突触后 α1 受体而扩张血管，还可以通过激活中枢 5-羟色胺-A1 受体，降低延髓心血管调节中枢交感神经冲动发放。乌拉地尔扩张静脉的作用大于动脉，并能降低肾血管阻力，对血压正常者没有明显降压效果，对心率无明显影响。乌拉地尔在肝脏被广泛代谢，主要代谢物无活性，血浆清除半衰期为 2.7 小时（1.8～3.9 小时），50%～70% 通过肾脏排泄，其余由胆管排出。主要用于治疗高血压危象，并可用于控制围手术期高血压，肾功能不全者可以使用。缓慢静推 10～50mg，监测血压变化，降压效果通常在 5 分钟内显示；若在 10 分钟内效果不够满意，可重复静推，静推的最大剂量不超过 75mg；静推后可持续静点 100～400μg/min，或者 2～8μg/（kg·min）持续泵入，用药时间一般不超过 7 天。

14.氯维地平　氯维地平是一种相对较新的抗高血压药。主要适用于麻醉后高血压和怀疑高血压危象的患者。它是对钙通道具有高选择性阻断的特短效药物，半衰期很短（<1 分钟）。与艾司洛尔相似，氯维地平能被红细胞酯酶迅速代谢，不受肝、肾功能的影响。氯维地平高度选择性地直接作用于动脉血管，降低血压，不影响心脏充盈压和心率，同时降低心脏后负荷。实际上它能增加心脏每搏输出量。实验研究表明，与硝普钠相比，氯维地平能防止心肌缺血/再灌注损伤，并维持正常肾功能和内脏血流的供应。临床试验结果与动物实验很相似，麻醉患者术后高血压，氯维地平在控制血压方面与硝普钠一样，但对心脏充盈压和心率的影响要远小于硝普钠。由于具有良好的降压效果，对血流动力学和心脏功能影响较小、半衰期短等特点，使它成为治疗高血压危象理想药物，但目前在美国氯维地平仅能用于临床试验。

（刘惠灵）

第五节　冠状动脉粥样硬化性心脏病

冠状动脉粥样硬化性心脏病指冠状动脉粥样硬化使血管腔狭窄或阻塞,或(和)因冠状动脉功能性改变(痉挛)导致心肌缺血缺氧或坏死而引起的心脏病,统称冠状动脉性心脏病,简称冠心病,亦称缺血性心脏病。

冠状动脉粥样硬化性心脏病是动脉粥样硬化导致器官病变的最常见类型,也是严重危害人类健康的常见病。本病出现症状或致残、致死后果多发生在40岁以后,男性发病早于女性。

由于病理解剖和病理生理变化的不同,本病有不同的临床表型。近年来比较公认的是,分急性冠脉综合征(ACS)和慢性冠脉病[CAD或称慢性缺血综合征(CIS)]两大类。前者包括不稳定型心绞痛、非ST段抬高性心肌梗死和ST段抬高性心肌梗死,也包括冠心病猝死;后者包括稳定型心绞痛、冠脉正常的心绞痛(如X综合征)、无症状性心肌缺血和缺血性心力衰竭(缺血性心肌病)。

一、心绞痛

心绞痛是在冠脉狭窄的基础上,由于心肌负荷的增加引起心肌急剧的、暂时的缺血与缺氧的临床综合征。其特点为阵发性的前胸压榨性疼痛或憋闷感觉,主要位于胸骨后部,可放射至心前区和左上肢尺侧,常发生于劳力负荷增加时,持续数分钟,休息或用硝酸酯制剂后消失。包括稳定型心绞痛和不稳定型心绞痛。

本病多见于40岁以上患者,男性多于女性,劳累、情绪激动、饱食、受寒、急性循环衰竭等为常见的诱因。大多数心绞痛由冠状动脉粥样硬化所致,但并不排除主动脉瓣狭窄或关闭不全、原发性肥厚型心脏病、风湿性冠状动脉炎等。

本病相当于中医学"胸痹"、"心痛"等范畴。

【病因和发病机制】

当冠状动脉的供血与心肌的需血之间发生矛盾,冠状动脉血流量不能满足心肌代谢的需要,引起心肌急剧的、暂时的缺血缺氧时,即可发生心绞痛。

心肌氧耗的多少主要由心肌张力、心肌收缩强度和心率所决定,故常用"心率3×收缩压"(即二重乘积)作为估计心肌氧耗的指标。心肌能量的产生要求大量的氧供,心肌细胞摄取血液氧含量的65%～75%,而身体其他组织则仅摄取10%～25%。因此,心肌平时对血液中氧的吸取已接近最大量,氧供需再增加时已难从血液中更多地摄取氧,只能依靠增加冠状动脉的血流量来提供。动脉粥样硬化而致冠状动脉狭窄或部分分支闭塞时,其扩张性减弱,血流量减少,且对心肌的供血量相对地比较固定。一旦心脏负荷突然增加,如劳累、激动、左心衰等,使心肌张力增加、心肌收缩力增加和心率增快等而致心肌氧耗量增加时,心肌对血液的需求增加,而冠状动脉的供血已不能相应增加,即可引起心绞痛。

在缺血缺氧的情况下,心肌内积聚过多的代谢产物,如乳酸、丙酮酸、磷酸等酸性物质,或类似激肽的多肽类物质,刺激心脏内自主神经的传入纤维末梢,经1～5胸交感神经节和相应的脊髓段,传至大脑,产生疼痛感觉。这种痛觉反映在与自主神经进入水平相同脊髓段的脊神经所分布的区域,即胸骨后及两臂的前内侧与小指,尤其是在左侧,而多不在心脏部位。有人认为,在缺血区内富有神经供应的冠状血管的异常牵拉或收缩,可以直接产生疼痛冲动。

【病理】

稳定型心绞痛的冠状动脉造影提示,至少有1支冠状动脉直径狭窄>70%,5%~10%有左冠状动脉主干狭窄,在发生严重狭窄或阻塞,侧支循环尚未形成时,才会发生心绞痛。其余的15%患者冠状动脉无显著狭窄,心绞痛的发生可能是冠状动脉痉挛、冠状循环的小动脉病变、血红蛋白和氧的离解异常、交感神经过度活动、儿茶酚胺分泌过多或心肌代谢异常等所致。

不稳定型心绞痛与稳定型心绞痛的区别在于冠脉内不稳定的粥样斑块激发的病理改变,如斑块内出血、斑块纤维帽破裂、血小板聚集形成血栓或(和)冠状动脉痉挛,使局部心肌血流量明显下降,导致缺血性心绞痛。

心绞痛发作前期,常有血压增高、心率增快、肺动脉压和肺毛细血管压增高的变化,反映心脏和肺的顺应性减低。发作时可有左心室收缩力和收缩速度降低、射血速度减慢、左心室收缩压下降、心搏量和心排血量降低、左心室舒张末期压和血容量增加等左心室收缩和舒张功能障碍的病理生理变化。左心室壁可呈收缩不协调或部分心室壁有收缩减弱的现象。

【临床表现】

(一)症状

心绞痛以发作性胸痛为主要临床表现,疼痛特点为:

1.部位　主要在胸骨体中段或上段之后,可波及心前区,手掌大小范围,甚至横贯前胸,界限不很清楚。常放射至左肩、左臂内侧达无名指和小指,或至颈、咽或下颌部。

2.性质　阵发、突然发生,常为压榨、发闷或紧缩性,也可烧灼感,偶伴濒死的恐惧感觉,也可仅觉胸闷不适。发作时,往往被迫停止活动,直至症状缓解。

3.诱因　常由过度劳累、情绪激动、饱食、寒冷、吸烟、心动过速、休克等所诱发。疼痛多发生于劳力或激动的当时,而不是在一天劳累之后。典型的心绞痛常在相似的条件下重复发生,但有时同样的劳力只在早晨而不在下午引起心绞痛,提示与晨间交感神经兴奋性增高等昼夜节律变化有关。

4.持续时间　疼痛出现后常逐步加重,然后在3~5分钟内渐消失,可数天或数星期发作一次,亦可一日内多次发作。

5.缓解方式　一般在停止原来诱发症状的活动后即可缓解;舌下含用硝酸甘油也能在几分钟内使之缓解。

(二)体征

平时一般无异常体征。心绞痛发作时常见心率增快,血压升高,表情焦虑,皮肤冷或出汗,有时出现第四或第三心音奔马律。可有暂时性心尖部收缩期杂音,是乳头肌缺血以致功能失调引起二尖瓣关闭不全所致,亦可出现第二心音逆分裂或交替脉。

【实验室及其他检查】

因心绞痛发作时间短暂,以下大多数检查均应在发作间期进行,可直接或间接反映心肌缺血。

(一)心脏X线检查

心脏X线检查可无异常发现,如已伴发缺血性心肌病可见心影增大、肺充血等。

(二)心电图检查

心电图检查是发现心肌缺血,诊断心绞痛最常用的检查方法。

1.静息时心电图　约半数患者在正常范围,也可能有陈旧性心肌梗死的改变或非特异性ST段和T波异常,有时出现房室或束支传导阻滞或室性、房性期前收缩等心律失常。

2.发作时心电图　绝大多数患者可出现暂时性心肌缺血引起的ST段移位。因心内膜下心肌更容易缺血,故常见反映心内膜下心肌缺血的 ST 段压低(≥0.1mV),发作缓解后恢复。有时出现 T 波倒置。在平时有 T 波持续倒置的患者,发作时可变为直立("假性正常化")。T 波改变虽然对反映心肌缺血的特异性不如 ST 段,但如与平时心电图比较有明显差别,也有助于诊断。

3.心电图负荷试验　最常用的是运动负荷试验,运动可增加心脏负荷以激发心肌缺血。运动方式主要为分级活动平板或踏车,其运动强度可逐步分期升级,以前者较为常用,让受检查者迎着转动的平板就地踏步。目前国内外常用的是以达到按年龄预计可达到的最大心率或亚极量心率(85%～90%的最大心率)为负荷目标,前者称为极量运动试验,后者称为亚极量运动试验。运动中应持续监测心电改变,运动前、运动中每当运动负荷量增加一次均应记录心电图,运动终止后即刻及此后每 2 分钟均应重复心电图记录,直至心率恢复至运动前水平。进行心电图记录时应同步测定血压。运动中出现典型心绞痛,心电图改变主要以 ST 段水平型或下斜型压低≥0.1mV(J 点后 60～80 毫秒)持续 2 分钟为运动试验阳性标准。运动中出现心绞痛、步态不稳,出现室性心动过速(接连 3 个以上室性期前收缩)或血压下降时,应立即停止运动。心肌梗死急性期,有不稳定型心绞痛,明显心力衰竭,严重心律失常或急性疾病者禁做运动试验。本试验有一定比例的假阳性和假阴性,单纯运动心电图阳性或阴性结果不能作为诊断或排除冠心病的依据。

4.动态心电图　观察心电图 ST-T 改变和各种心律失常,出现时间可与患者的活动和症状相对照。胸痛发作时相应时间的缺血性 ST-T 改变有助于确定心绞痛的诊断,心电图中显示缺血性 ST-T 而当时并无心绞痛者称为无痛性心肌缺血。

(三)放射性核素检查

1.^{201}Tl-心肌显像或兼做负荷试验^{201}Tl　随冠状血流很快被正常心肌细胞所摄取。静息时铊显像所示灌注缺损主要见于心肌梗死后瘢痕部位。在冠状动脉供血不足时,则明显的灌注缺损仅见于运动后心肌缺血区。变异型心绞痛发作时心肌急性缺血区常显示特别明显的灌注缺损。

2.放射性核素心腔造影　应用 ^{99m}Tc 进行体内红细胞标记,可得到心腔内血池显影。通过对心动周期中不同时相的显影图像分析,可测定 LVEF 及显示心肌缺血区室壁局部运动障碍。

3.PET　利用发射正电子的核素示踪剂进行心肌显像,判断心肌的血流灌注情况外,还可了解心肌的代谢情况。通过对心肌血流灌注和代谢显像匹配分析可准确评估心肌的活力。

(四)冠状动脉造影

对诊断冠心病具有确诊价值。管腔直径减少 70%～75%以上会严重影响血供,50%～70%者也有一定意义。冠状动脉造影的主要指征为:①已确诊为冠心病,药物治疗效果不佳,拟行介入性治疗或旁路移植手术;②心肌梗死后再发心绞痛或运动试验阳性者;③有胸痛病史,但症状不典型,或无心绞痛、心肌梗死病史,但心电图有缺血性 ST-T 改变或病理性 Q 波不能以其他原因解释者;④中老年患者心脏增大、心力衰竭、心律失常、疑有冠心病而无创性检查未能确诊者;⑤急性冠脉综合征拟行急诊经皮冠状动脉介入治疗(PCI)者。冠状动脉造影未见异常而疑有冠状动脉痉挛的患者,可谨慎地进行麦角新碱试验。

(五)超声心动图

超声心动图可探测到缺血区心室壁的运动异常,心肌超声造影可了解心肌血流灌注。血管镜检查、冠状动脉内超声显像及多普勒检查有助于指导冠心病介入治疗时采取更恰当的治疗措施。

【诊断与鉴别诊断】

(一)诊断

1.诊断标准　根据典型心绞痛的发作特点和体征,服用硝酸甘油可缓解,结合年龄和存在的危险因素,除外其他原因所致的心绞痛,一般即可明确诊断。发作时心电图检查提示以 R 波为主的导联中,ST 段压低,T 波平坦或倒置,发作过后数分钟内逐渐恢复。心电图无改变的患者可考虑做心电图负荷试验。发作不典型者,诊断要依靠观察硝酸甘油的疗效和发作时心电图的改变,或作 24 小时的动态心电图连续监测。诊断有困难者可行放射性核素心肌显像、MDCT 或 MRI 冠脉造影,如确有必要可考虑行选择性冠状动脉造影。

2.分型　可分为稳定型心绞痛、不稳定型心绞痛两大类。

(1)稳定型心绞痛:即稳定型劳力性心绞痛。多因过度劳累、情绪因素等增加心肌耗氧量所诱发,休息或服用硝酸甘油可迅速缓解。心绞痛发作性质在 1～3 个月内无改变,包括疼痛的部位、诱因程度、持续时间及缓解方式等无明显改变。

(2)不稳定型心绞痛:包括以下亚型:

1)初发劳力性心绞痛:病程在 2 个月内新发生的心绞痛。

2)恶化劳力性心绞痛:病情突然加重,表现为胸痛发作次数增加,持续时间延长,诱发心绞痛的活动阈值明显减低,硝酸甘油缓解症状的作用减弱,病程在 2 个月内。

3)静息心绞痛:心绞痛发生在休息或安静状态,发作持续时间相对较长,含硝酸甘油效果欠佳,病程在 1 个月内。

4)梗死后心绞痛:指急性心肌梗死发病 24 小时后至 1 个月内发生的心绞痛。

5)变异性心绞痛:休息或一般活动时发生的心绞痛,发作时,心电图提示 ST 段暂时性抬高。

(3)心绞痛严重程度的分级:根据加拿大心血管病学会分级分为四级。

Ⅰ级:一般体力活动(如步行和登楼)不受限,仅在强、快或持续用力时发生心绞痛。

Ⅱ级:一般体力活动轻度受限,快步、饭后、寒冷或刮风中、精神应激或醒后数小时内发作心绞痛,一般情况下,平地步行 200m 以上或登楼一层以上受限。

Ⅲ级:一般体力活动明显受限,一般情况下平地步行 200m,或登楼一层引起心绞痛。

Ⅳ级:轻微活动或休息时即可发生心绞痛。

(二)鉴别诊断

1.急性心肌梗死　疼痛部位与心绞痛相仿,但性质更剧烈,持续时间多超过 30 分钟,可长达数小时,可伴有心律失常、心力衰竭或(和)休克,含用硝酸甘油多不能使之缓解。心电图中面向梗死部位的导联 ST 段抬高,及(或)同时有异常 Q 波[非 ST 段抬高性心肌梗死则多表现为 ST 段下移及(或)T 波改变]。实验室检查示白细胞计数增高,红细胞沉降率增快,心肌坏死标记物(肌红蛋白、肌钙蛋白 Ⅰ 或 T、肌酸激酶同工酶等)增高。

2.其他疾病引起的心绞痛　严重的主动脉瓣狭窄或关闭不全、风湿性冠状动脉炎、梅毒性主动脉炎引起冠状动脉口狭窄或闭塞、肥厚型心肌病、X 综合征、心肌桥等病均可引起心绞痛,要根据其他临床表现来进行鉴别。X 综合征多见于女性,心电图负荷试验常阳性,但冠状动脉造影则阴性且无冠状动脉痉挛,预后良好,被认为是冠状动脉系统毛细血管舒张功能不良所致。心肌桥则指通常行走于心外膜下结缔组织中的冠状动脉,如有一段行走于心肌内,其上的一束心肌纤维即称为心肌桥。当心脏收缩时,心肌桥可挤压该动脉段足以引起远端血供减少而导致心肌缺血,加之近端血管常有粥样硬化斑块形成,遂可引起心绞痛。冠状动脉造影或冠脉内超声检查可确立诊断。

3.肋间神经痛　前者疼痛常累及 1～2 个肋间,为刺痛或灼痛,多为持续性而非发作性,咳嗽、用力呼吸和身体转动可使疼痛加剧,沿神经行径处有压痛,手臂上举活动时局部有牵拉疼痛。

4.心脏神经症　患者常诉胸痛,但为短暂(几秒钟)的刺痛或持久(几小时)的隐痛,患者常喜欢不时地吸一大口气或作叹息性呼吸。胸痛部位多在左胸乳房下心尖部附近,或经常变动。症状多在疲劳之后出现,做轻度体力活动反觉舒适,有时可耐受较重的体力活动而不发生胸痛或胸闷。含用硝酸甘油无效或在

10 多分钟后才"见效",常伴有心悸、疲乏、头昏、失眠及其他神经症的症状。

5.其他 不典型疼痛还需与反流性食管炎等食管疾病、膈疝、消化性溃疡、肠道疾病、颈椎病等相鉴别。

【中医病因病机】

本病发病多与下列因素有关。

1.寒邪内侵 素体阳虚,胸阳不振,阴寒之邪乘虚而入,寒凝气滞,胸阳不振,血行不畅,而发本病。《素问·举痛论》:"寒气入经而稽迟,泣而不行,客于脉外则血少,客于脉中则气不通,故卒然而痛。"《医门法律·中寒门》云:"胸痹心痛,然总因阳虚,故阴得乘之。"

2.饮食不节 喜肥甘厚味或过饮酒浆,日久损伤脾胃,脾失运化,酿湿生痰,上犯心胸,清阳不展,气机涩滞,心脉痹阻;或痰郁化火,炼津成痰,灼血为瘀,痰瘀交阻,痹阻心脉,而成心痛。

3.情志失调 忧思伤脾,脾气亏虚,运化失司,痰湿内生,痰浊内阻;或痰阻气机,血行不畅,心脉痹阻;或郁怒伤肝,肝郁气滞,血脉瘀阻;或气郁化火,灼津成痰,痰瘀交结,痹阻心脉,遂发胸痹。沈金鳌《杂病源流犀烛·心病源流》认为七情除"喜之气能散外,余皆足令心气郁结而为痛也"。

4.年老体虚 年老体衰,或先天不足,或房劳过度,久病及肾,肾气渐衰。肾为先天之本,肾阳亏虚,脾阳、心阳亦不能鼓动,血脉失于阳之温煦、气之鼓动,则血脉瘀滞;肾阴亏虚,肝阴、心阴随之亦亏,一则心脉失养,血行不畅,二则阴亏火旺,灼津为痰,痰浊上犯,心脉痹阻,则为心痛。

胸痹多由寒邪内侵、饮食不节.年老体衰等因素诱发,其基本病机关键在于胸阳痹阻,气机不畅,心脉挛急或滞塞而引发胸痹,其病位在心,但与肝、脾、肾三脏功能的失调有密切关系。因"心主血脉",心的正常搏动,依赖心气充沛,脉管充盈及他脏的辅佐,肝主疏泄,脾主运化,肾阳的蒸化及肾精的濡养,如此,保证血脉运行通畅,周流脏腑,营养全身。病性有虚实两方面,常常为本虚标实,虚实夹杂,虚者多见气虚、阳虚、阴虚、血虚,尤以气虚、阳虚多见;实者不外气滞、寒凝、痰浊、血瘀,并可交互为患,其中又以血瘀、痰浊多见。但虚实两方面均以胸阳痹阻,气机不畅,心脉挛急或滞塞,不通则痛为病机关键。发作期以标实表现为主,血瘀、痰浊为突出,缓解期主要有心、脾、肾气血阴阳之亏虚,其中又以心气虚、心阳虚最为常见。

以上病因病机可以两者或三者并存,或错杂为患。若病情进一步发展,可见下述病变:瘀血闭阻心脉,心胸猝然大痛,而发为真心痛;心阳阻遏,心气不足,鼓动无力,而表现为心动悸,脉结代,甚至脉微欲绝;心肾阳衰,水邪泛滥,凌心射肺,而为咳喘、水肿,多为病情笃重的表现,要注意结合有关病种相互参照,辨证论治。

【中医诊断及病证鉴别】

本病多见于中年以上,常因情绪应激、气候变化、暴饮暴食、劳累过度等而诱发。亦有无明显诱因或安静时而发病者。总属本虚标实之证,辨证首先辨别虚实,分清标本。标实包括气滞、痰浊、血瘀、寒凝,本虚当区别阴、阳、气、血亏虚的不同。心痛是胸痹的主症,兼见胸胁胀满,善太息多属气滞;天阴加重,多痰涎,苔白厚腻者,多属痰浊;遇寒则发,或得冷加剧,伴有畏寒肢冷,多属寒凝心脉,诸如此类,临证当细辨。

病证鉴别

1.胃脘痛 心在脘上,脘在心下,故有胃脘当心而痛之说,因其部位相近,极易混淆。胃脘痛部位在上腹胃脘部,局部可有压痛,以胀痛、灼痛为主,持续时间较长,常因饮食不当而诱发,并多伴有泛酸、嗳气、恶心、呕吐、纳呆、泄泻等消化系统症状。某些心肌梗死亦表现为胃痛,应予警惕。

2.胸痹与悬饮 两者都有胸痛,但胸痹为当胸闷痛,并循经放射痛,服用芳香温通药后可缓解,而悬饮为胸胁胀痛,随呼吸、运动、转侧而加剧,常合并咳嗽、咯痰、喘息等肺系症状。结合西医学检查可鉴别。

3.胁痛 胁痛部位以右胁部为主,可有肋缘下压痛,可合并厌油、黄疸、发热等,常因情志不舒而诱发。胆囊造影、胃镜、肝功能、淀粉酶检查等有助于鉴别。

4.真心痛　真心痛乃胸痹的进一步发展,病情及其危重,症见心痛彻背,背痛彻心,四肢不温,面白唇紫,大汗淋漓,脉微或结代,经服芳香温通药物亦不能缓解。

【治疗】

(一)治疗思路

急性期当改善冠状动脉的血供和降低心肌的耗氧,缓解临床症状;缓解期当延缓冠状动脉粥样硬化的进一步发展,预防并发症的发生。对于不稳定型心绞痛要实施监护,予以积极的抗栓治疗,必要时考虑采取介入或手术治疗。心绞痛急性发作期主要以西医治疗为主,但对轻、中症患者可采用芳香温通、活血化瘀法治疗,胸痹发作期以标实为主,治则为泻其有余,缓解期以本虚为主,治则为补其不足。针对气滞、血瘀、寒凝、痰浊而理气、活血、温通、化痰;权衡心之气、血、阴、阳之不足,有无兼见肝、脾、肾脏之亏虚,调阴阳,补气血,调整脏腑之偏衰,尤应重视补心气,温心阳;由于本病多为虚实夹杂,故要做到补虚勿忘邪实,祛实勿忘本虚,权衡标本虚实之多少,确定补泻法度之适宜。同时,西医在降血脂、稳定斑块以及防止血栓发生等方面具备一定优势,结合中医益气、化痰、祛瘀等治疗,效果更佳。只要辨证准确,中医在预防并发症以及防止再灌注损伤及介入治疗后再狭窄等方面的作用日益突显。

(二)西医治疗

心绞痛急性发作期应注意休息,对不稳定型心绞痛及疑似心肌梗死先兆的患者,应注意动态监测病情变化。服用降血脂药物(如他汀类、贝特类)及抗血小板聚集药(如阿司匹林75～100mg/d)和给予有效的降血脂治疗可促使粥样斑块稳定,减少血栓形成,降低不稳定型心绞痛和心肌梗死的发生率,延缓冠状动脉硬化的进程,提高生活质量。

1.发作期治疗　休息仍不可缓解,可使用速效硝酸酯制剂。这类药物除扩张冠状动脉、降低阻力、增加冠状循环的血流量外,还通过对周围血管的扩张作用,减少静脉回流心脏的血量,减低心脏前后负荷和心肌的需氧,从而缓解心绞痛。常用药物有:①硝酸甘油:可用0.3～0.6mg,置于舌下含化,1～2分钟即开始起作用,约半小时后作用消失。易产生药物耐药性,停用10小时以上可恢复有效。副作用有头晕、头胀痛、头部跳动感、面红、心悸等,偶有血压下降。②硝酸异山梨酯:可用5～10mg,舌下含化,2～5分钟见效,作用维持2～3小时。必要时可考虑用镇静药。

2.缓解期治疗　注意生活方式的干预:调整日常生活与工作量;减轻精神负担;保持适当的体力活动,但以不致发生疼痛症状为度;一般不需卧床休息。药物治疗选用长效制剂,可单独选用、交替应用或联合应用。

(1)β受体阻滞剂:阻断拟交感胺类对心率和心收缩力受体的刺激作用,减慢心率,降低血压,减低心肌收缩力和氧耗量,从而减少心绞痛的发作。此外,还减低运动时血流动力的反应,使在同一运动量水平上心肌氧耗量减少;使不缺血的心肌区小动脉(阻力血管)缩小,从而使更多的血液通过极度扩张的侧支循环(输送血管)流入缺血区。用量要大。负性作用有心室射血时间延长和心脏容积增加,这虽可能使心肌缺血加重或引起心肌收缩力降低,但其使心肌氧耗量减少的良性作用远超过其负性作用。目前常用对心脏有选择性的制剂是美托洛尔,25～100mg,每日2次,缓释片95～190mg,每日1次;阿替洛尔,12.5～25mg,每日1次;比索洛尔,2.5～5mg,每日1次,或用兼有α受体阻滞作用的卡维地洛,25mg,每日2次;阿罗洛尔,10mg,每日2次等。使用本药要注意:①本药与硝酸酯类合用有协同作用,因而,用量应偏小,开始剂量尤其要注意减小,以免引起直立性低血压等副作用;②停用本药时,应逐步减量,如突然停用,有诱发心肌梗死的可能;③低血压、支气管哮喘以及心动过缓、二度或二度以上房室传导阻滞者不宜应用。

(2)硝酸酯制剂:①硝酸异山梨酯:每次5～20mg,每日3次,服后半小时起作用,持续3～5小时;缓释制剂药效可维持12小时,可用20mg,每日2次。②5-单硝酸异山梨酯:每次20～40mg,每日2次。③长效硝酸甘油制剂：服用长效片剂，硝酸甘油持续而缓缓释放，适于预防夜间心绞痛发作。

（3）CCB：本类药物抑制钙离子进入细胞内，也抑制心肌细胞兴奋收缩耦联中钙离子的利用。因而，抑制心肌收缩，减少心肌氧耗；扩张冠状动脉，解除冠状动脉痉挛，改善心内膜下心肌的供血；扩张周围血管，降低动脉压，减轻心脏负荷；还降低血黏度，抗血小板聚集，改善心肌的微循环。更适于同时有高血压的患者。常用制剂有：①维拉帕米，40～80mg，每日3次，或缓释剂，每日240mg，副作用有头晕、恶心、呕吐、便秘、心动过缓、PR间期延长、血压下降等。②硝苯地平，其缓释制剂，20～40mg，每日2次，副作用有头痛、头晕、乏力、血压下降、心率增快、水肿等，或控释剂（拜新同），30mg，每日1次，副作用较少；氨氯地平，5～10mg，每日1次/日等。

（4）曲美他嗪：通过抑制脂肪酸氧化和增加葡萄糖代谢，改善心肌氧的供需平衡，而治疗心肌缺血，20mg，每日3次，饭后服。

3.介入手术治疗　冠心病介入治疗适应证：①稳定型心绞痛经药物治疗后仍有症状，狭窄的血管供应中到大面积处于危险中的存活心肌的患者；②有轻度心绞痛症状或无症状但心肌缺血的客观证据明确，狭窄病变显著，病变血管供应中到大面积存活心肌的患者；③介入治疗后心绞痛复发，管腔再狭窄的患者；④急性ST段抬高性心肌梗死发病12小时内；或发病12～24小时以内，并且有严重心力衰竭和（或）血流动力学或心电不稳定和（或）有持续严重心肌缺血证据者，可行急诊PCI；⑤主动脉冠状动脉旁路移植术后复发心绞痛的患者，包括扩张旁路移植血管的狭窄处、吻合口远端的病变或冠状动脉新发生的病变；⑥不稳定型心绞痛经积极药物治疗，病情未能稳定；心绞痛发作时心电图ST段压低＞1mm、持续时间＞20分钟，或血肌钙蛋白升高的患者。

（1）经皮冠状动脉腔内成形术（PTCA）：经皮穿刺周围动脉将带球囊的导管送入冠状动脉到达狭窄节段，扩张球囊使狭窄管腔扩大，其主要作用机制为球囊扩张时：①斑块被压回管壁；②斑块局部表面破裂；③偏心性斑块处的无病变血管壁伸展。

（2）冠状动脉内支架植入术：将以不锈钢或合金材料刻制或绕制成管状而其管壁呈网状带有间隙的支架（裸支架），置入冠状动脉内已经或未经PTCA扩张的狭窄节段支撑血管壁，维持血流畅通，是弥补PTCA的不足特别是减少术后再狭窄发生率的PCI。其作用机制为支架植入后满意的结果是所有支架的网状管壁完全紧贴血管壁，支架管腔均匀地扩张，血流畅通，可减少PTCA后的血管壁弹性回缩，并封闭PTCA时可能产生的夹层，可使术后残余狭窄程度降低到20%以下。

（3）PCI术前、术后处理：PCI术前需做碘过敏试验，查血小板计数、出凝血时间、凝血酶原时间、肝肾功能、电解质。择期手术者，术前禁食4～6小时，术前3～5天开始服用氯吡格雷75mg/d，阿司匹林100～150mg/d；如为急诊手术，术前未用抗凝药者，应于术前嚼服阿司匹林300mg，口服氯吡格雷300mg。术中常规使用肝素抗凝，急诊PCI时有时需加用血小板糖蛋白Ⅱb/Ⅲa受体拮抗剂，以抑制血小板聚集。术中及术后鞘管拔出前应检测活化凝血时间。鞘管拔出后局部压迫止血15～20分钟，如无出血则可加压包扎，包扎后仍应密切观察，防止局部出血。PCI术后应终身口服阿司匹林100～150mg/d；口服氯吡格雷75mg/d，植入裸支架者服用1个月，植入药物洗脱支架者应坚持服用9～12个月。单纯行PTCA者，可不用氯吡格雷。

4.不稳定型心绞痛的处理　不稳定型心绞痛发作时，及时进行危险度分层，动态监测病情变化。绝对卧床休息，及时清除呼吸道分泌物，心电监测，吸氧，维持血氧饱和度达到90%以上，烦躁不安、剧烈疼痛者可给予吗啡5～10mg，皮下注射。动态监测心肌坏死标记物、心电图等变化。

（1）缓解疼痛：硝酸甘油或硝酸异山梨酯持续静脉滴注或微泵输注，以10μg/min开始，每3～5分钟增加10μg/min，直至症状缓解或出现血压下降。硝酸酯类制剂静脉滴注疗效不佳，而无低血压等禁忌证者，应及早开始用β受体阻滞剂,口服β受体阻滞剂的剂量应个体化。少数情况下,如伴血压明显升高,心率增快者可静脉滴注艾司洛尔250μg/(kg·min),停药后20分钟内作用消失。治疗变异型心绞痛以CCB的疗效最好。本类药也可与硝酸酯同服,其中硝苯地平尚可与β受体阻滞剂同服。停用这些药时,宜逐渐减量然后停服,以免诱发冠状动脉痉挛。

(2)抗血小板聚集和抗凝药:阿司匹林、氯吡格雷和肝素(包括低分子量肝素)是不稳定型心绞痛(UA)中的重要治疗措施,其目的在于防止血栓形成,阻止病情向心肌梗死方向发展,溶栓药物有促发心肌梗死的危险,不推荐应用。

对于个别病情极严重者,保守治疗效果不佳,心绞痛发作时,ST段压低＞1mm,持续时间＞20min,或血肌钙蛋白升高者,在有条件的医院可行急诊冠脉造影,考虑PCI治疗。

不稳定型心绞痛经治疗病情稳定,出院后应继续强调抗凝和调脂治疗,特别是他汀类药物的应用,这有助于稳定斑块,延缓病情发生。

(三)中医治疗

辨证论治

1.阴寒凝滞

证候:多因气候骤冷而发或加重,猝然心痛如绞,或心痛彻背,背痛彻心,或感寒痛甚,形寒肢冷,冷汗自出,苔薄白,脉沉紧。

治法:辛温通阳,开痹散寒。

方药:枳实薤白桂枝汤合当归四逆汤。

疼痛较著者可加延胡索、郁金活血理气定痛;若疼痛剧烈,心痛彻背,背痛彻心,伴有身寒肢冷,为阴寒盛极,胸痹重证,治以温阳逐寒止痛,方用乌头赤石脂丸,或即刻含化麝香保心丸芳香开窍。

2.气滞心胸

证候:憋闷不适,隐痛阵发,痛无定处,时欲太息,与情志变化有关,得嗳气或矢气则舒,苔薄或薄腻,脉细弦。

治法:疏肝理气,活血通络。

方药:柴胡疏肝散。

若见脘腹胀满,嗳气者,予以厚朴、木香、佛手、代赭石之品;若气郁化火,心烦易怒,口干,便秘,舌红苔黄,脉数者,用丹栀逍遥散加减;如兼偶心胸刺痛,为气滞血瘀之象,可合用失笑散或桃红四物汤,以增强活血行瘀,散结止痛之作用。

3.痰浊内阻

证候:心胸憋闷不适,四肢困重,形体肥胖,痰多气短,遇阴雨天而易发作或加重,伴有倦怠乏力,纳呆便溏,口黏,咯吐痰涎,苔白腻或白滑,脉滑。

治法:通阳泄浊,豁痰宣痹。

方药:瓜蒌薤白半夏汤合涤痰汤。

若痰色黄,质黏稠,苔黄腻,脉滑数,为痰浊郁而化热之象,用黄连温胆汤清热化痰;痰浊闭阻甚者可酌情选用天竺黄、天南星、半夏、瓜蒌、竹茹、苍术、桔梗、莱菔子、浙贝母等化痰散结之品。

4.心血瘀阻

证候:胸痛如锥刺,痛有定处,甚则心痛彻背,背痛彻心,或痛引肩背,日轻夜重,舌黯红,或紫黯,有瘀斑,舌下瘀筋,苔薄,脉涩或结、代、促。

治法:活血化瘀,通脉止痛。

方药：血府逐瘀汤。

若瘀血证明显者，选用三七、川芎、丹参、当归、红花、桃仁、益母草、水蛭、王不留行、三棱、莪术等活血化瘀药物；兼寒证者加细辛、桂枝等温通散寒；兼气滞者可加青皮、枳实理气止痛。

5.气阴两虚

证候：胸闷隐痛，时作时止，心悸心烦，疲乏气短，动则尤甚，或手足心热，舌质淡红，苔薄白，脉细弱缓。

治法：益气养阴，活血通脉。

方药：生脉散合人参养荣汤。

偏于气虚者重用黄芪、党参；阴虚甚者选用炙甘草汤加减；症见心悸，失眠，烦躁不安者，加龙骨、牡蛎、夜交藤、珍珠母、栀子之品。

6.心肾阴虚

证候：心胸疼痛时作，或灼痛，或隐痛，心悸怔忡，五心烦热，口燥咽干，潮热盗汗，腰膝酸软，头晕耳鸣，舌红少津，苔薄或剥，脉细数或结代。

治法：滋补益肾，养心安神。

方药：左归丸。

若阴虚阳亢，风阳上扰，加珍珠母、磁石、石决明等重镇潜阳之品，或用羚羊钩藤汤加减。如心肾真阴欲竭，当用大剂西洋参、鲜生地、石斛、麦冬、山萸肉等急救真阴，并佐用生牡蛎、乌梅肉、五味子等酸甘化阴且敛其阴。

7.心肾阳虚

证候：心胸闷痛，心悸怔忡，畏寒肢冷，下肢浮肿，唇甲淡白，腰膝无力，舌淡白或紫黯，苔白，脉沉细或沉微欲绝。

治法：益气壮阳，温络止痛。

方药：参附汤合金匮肾气丸。

若心肾阳虚，虚阳欲脱厥逆者，用四逆加人参汤温阳益气，回阳救逆。若见大汗淋漓，脉微欲绝等亡阳证，应用参附龙牡汤，并加用大剂山萸肉以温阳益气，回阳固脱。

【转归、预防与调护】

大多数心绞痛患者预后良好，但随时有发生急性心肌梗死和猝死的风险。不稳定型心绞痛急性发作，伴发室性心律失常或传导阻滞者预后较差，但决定预后的主要因素为冠状动脉的病变范围和心功能代偿情况。

对冠心病的二级预防包括 A、B、C、D、E5 个方面：

A.aspirin：抗血小板聚集（或氯吡格雷，噻氯匹定）；anti-anginal therapy：抗心绞痛治疗，硝酸酯类制剂。

B.beta-blocker：预防心律失常，减轻心脏负荷等.blood pressure control：控制好血压。

C.cholesterol lowing：控制血脂水平；cigarettes quiting：戒烟。

D.diet control：控制饮食；diabetes treatment：治疗糖尿病。

E.education：普及有关冠心病的教育，包括患者及其家属；exercise：鼓励有计划的、适当的运动锻炼。

调护应注意保证心情舒畅，适度运动，保持健康的生活方式，戒烟限酒，避免膏粱厚味，注意对危险因素的及早干预、诊疗和避免各种诱因的触发。

二、心肌梗死

心肌梗死(MI)是在冠状动脉病变的基础上,冠状动脉血供急剧减少或中断,使相应的心肌严重而持久地急性缺血导致心肌坏死。急性心肌梗死(AMI)临床表现有持久的胸骨后剧烈疼痛、发热,白细胞计数和血清心肌坏死标记物增高以及心电图进行性改变;可发生心律失常、休克或心力衰竭,属急性冠脉综合征的严重类型。

本病与中医学的"真心痛"相类似,亦可归属于"胸痹"、"心悸"、"脱证"等范畴。

【病因和发病机制】

基本病因是冠状动脉粥样硬化,造成一支或多支血管管腔狭窄和心肌血供不足,而侧支循环未充分建立。在此基础上,一旦血供急剧减少或中断,使心肌严重而持久地急性缺血达20~30分钟以上,即可发生AMI。

大量的研究已证明,绝大多数的AMI是由于不稳定的粥样斑块溃破,继而出血和管腔内血栓形成,而使管腔闭塞。少数情况下,粥样斑块内或其下发生出血或血管持续痉挛,也可使冠状动脉完全闭塞。

促使斑块破裂出血及血栓形成的诱因有:①早晨起床后:交感神经活动增加,机体应激反应性增强,心肌收缩力、心率、血压增高,冠状动脉张力增高;②餐后:血脂增高,血黏稠度增高;③心脏负荷增大:重体力活动、情绪过分激动、血压剧升或用力大便时;④休克、脱水、出血、外科手术或严重心律失常,致心排血量骤降,冠状动脉灌流量锐减。AMI后发生的严重心律失常、休克或心力衰竭,均可使冠状动脉灌流量进一步降低,心肌坏死范围扩大。

【病理】

绝大多数AMI患者冠脉内可见在粥样斑块的基础上有血栓形成,使管腔闭塞,但是梗死的发生与原来冠状动脉受粥样硬化病变累及的支数及其所造成管腔狭窄程度之间未必成平行关系。

冠状动脉闭塞后20~30分钟,受其供血的心肌即有少数坏死,开始了AMI的病理过程。1~2小时之间绝大部分心肌呈凝固性坏死,心肌间质充血、水肿,伴多量炎症细胞浸润。以后,坏死的心肌纤维逐渐溶解,形成肌溶灶,随后渐有肉芽组织形成。大块的梗死累及心室壁的全层或大部分者常见,心电图上相继出现ST段抬高和T波倒置、Q波,称为Q波性心肌梗死,或称为透壁性心肌梗死,是临床上常见的典型AMI。它可波及心包引起心包炎症;波及心内膜诱致心室腔内附壁血栓形成。当冠状动脉闭塞不完全或自行再通形成小范围心肌梗死呈灶性分布,急性期心电图上仍有ST段抬高,但不出现Q波者,称为非Q波性MI,较少见。血栓坏死仅累及心室壁的内层,不到心室壁厚度的一半伴有ST段压低或T波变化,心肌坏死标记物增高者过去称为心内膜下心肌梗死,现已归类为非ST段抬高性心肌梗死。

继发性病理变化有:在心腔内压力的作用下,坏死心壁向外膨出,可产生心脏破裂(心室游离壁破裂、心室间隔穿孔或乳头肌断裂)或逐渐形成心室壁瘤。坏死组织1~2周后开始吸收,并逐渐纤维化,在6~8周形成瘢痕愈合,称为陈旧性或愈合性心肌梗死。

左心室舒张和收缩功能障碍的发生,其严重度和持续时间取决于梗死的部位、程度和范围。急性大面积心肌梗死者,可发生泵衰竭、心源性休克或急性肺水肿。右心室梗死在心肌梗死患者中少见,其主要病理生理改变是急性右心衰的血流动力学变化,右心房压力增高,高于左心室舒张末期压,心排血量减低,血压下降。

心室重塑作为心肌梗死的后续改变,表现为左心室体积增大、形状改变及梗死节段心肌变薄和非梗死节段心肌增厚,在心肌梗死急性期后的治疗中要注意对心室重塑的干预。

【临床表现】

临床表现与梗死的大小、部位、侧支循环情况密切有关。

（一）先兆

50％～81.2％患者在发病前数日有乏力,胸部不适,活动时心悸、气急、烦躁、心绞痛等前驱症状,其中以新发生心绞痛(初发型心绞痛)或原有心绞痛加重(恶化型心绞痛)为最突出。心绞痛发作较以往频繁、程度较剧、持续较久、硝酸甘油疗效差、诱发因素不明显。同时心电图示,ST 段一时性明显抬高(变异型心绞痛)或压低,T 波倒置或增高("假性正常化"),即前述不稳定型心绞痛情况,如及时住院处理,可使部分患者避免发生心肌梗死。

（二）症状

1.疼痛　是最先出现的症状,多发生于清晨,疼痛部位和性质与心绞痛相同,但诱因多不明显,且常发生于安静时,程度较重,持续时间较长,可达数小时或更长,休息和含用硝酸甘油片多不能缓解。患者常烦躁不安,出汗,恐惧,胸闷或有濒死感。少数患者无疼痛,一开始即表现为休克或急性心力衰竭。部分患者疼痛位于上腹部,被误认为胃穿孔、急性胰腺炎等急腹症;部分患者疼痛放射至下颌、颈部、背部上方,被误认为骨关节痛。

2.全身症状　有发热、心动过速、白细胞增高和红细胞沉降率增快等,由坏死物质被吸收所引起。一般在疼痛发生后 24～48 小时出现,程度与梗死范围常成正相关,体温一般在 38℃左右,很少达到 39℃,持续约 1 周。

3.胃肠道症状　疼痛剧烈时常伴有频繁的恶心、呕吐和上腹胀痛,与迷走神经受坏死心肌刺激和心排血量降低组织灌注不足等有关。

4.心律失常　见于 75％～95％的患者,多发生在起病 1～2 天,而以 24 小时内最多见,可伴乏力、头晕、晕厥等症状。各种心律失常中以室性心律失常最多,尤其是室性期前收缩,如室性期前收缩频发(每分钟 5次以上),成对出现或呈短阵室性心动过速,多源性或落在前一心搏的易损期时(R 在 T 波上),常为心室颤动的先兆。心室颤动是 AMI 早期,特别是入院前的主要死因。房室传导阻滞和束支传导阻滞也较多见,室上性心律失常则较少,多发生在心力衰竭者中。前壁心肌梗死如发生房室传导阻滞,则表明梗死范围广泛,情况严重。

5.低血压和休克　疼痛期中血压下降常见,未必是休克。如疼痛缓解而收缩压仍低于 80mmHg,有烦躁不安,面色苍白,皮肤湿冷,脉细而快,大汗淋漓,尿量减少(<20ml/h),神志迟钝,甚至晕厥者,则为休克表现。休克多在起病后数小时至数日内发生,见于约 20％的患者,主要是心源性,为心肌广泛(40％以上)坏死,心排血量急剧下降所致,神经反射引起的周围血管扩张属次要,有些患者尚有血容量不足的因素参与。

6.心力衰竭　主要是急性左心衰,可在起病最初几天内发生,或在疼痛、休克好转阶段出现,为梗死后心脏舒缩力显著减弱或不协调所致,发生率为 32％～48％。出现呼吸困难、咳嗽、发绀、烦躁等症状,严重者可发生肺水肿,随后可有颈静脉怒张、肝大、水肿等右心衰表现。右心室心肌梗死可一开始即出现右心衰表现,伴血压下降。

AMI 引起的心力衰竭称为泵衰竭。心源性休克是泵衰竭的严重阶段。但如兼有肺水肿和心源性休克则情况最严重。

（三）体征

心脏体征梗死范围不大、无并发症者可无异常体征。部分患者可出现心脏浊音界轻至中度增大,心尖区第一心音减弱,奔马律,心尖区可出现粗糙的收缩期杂音或伴收缩中晚期喀喇音等。早期血压可增高,几乎所有患者都有血压降低。可出现与心律失常、休克或心力衰竭相关的其他体征。

（四）并发症

1.乳头肌功能失调或断裂 发生率可高达50%。二尖瓣乳头肌因缺血、坏死等使收缩功能发生障碍，造成不同程度的二尖瓣脱垂并关闭不全，心尖区出现收缩中晚期喀喇音和吹风样收缩期杂音，第一心音可不减弱，可引起心力衰竭。轻症者，可以恢复，其杂音可消失。乳头肌整体断裂极少见，多发生在二尖瓣后乳头肌，见于下壁心肌梗死，心力衰竭明显，可迅速发生肺水肿，在数日内死亡。

2.心脏破裂 少见，常在起病1周内出现，多为心室游离壁破裂，造成心包积血引起急性心脏压塞而猝死。偶为心室间隔破裂造成穿孔，在胸骨左缘第3~4肋间出现响亮的收缩期杂音，常伴有震颤，可引起心力衰竭和休克，而在数日内死亡。心脏破裂也可为亚急性，患者能存活数月。

3.栓塞 发生率为1%~6%，见于起病后1~2周，可为左心室附壁血栓脱落所致，引起脑、肾、脾或四肢等动脉栓塞。也可因下肢静脉血栓部分脱落所致，则产生肺动脉栓塞。

4.心室壁瘤 亦称室壁瘤，主要见于左心室，发生率为5%~20%。查体可见左侧心界扩大，伴收缩期杂音。心电图ST段持续抬高。

5.心肌梗死后综合征 发生率约为10%。于心肌梗死后数周至数月内出现，可反复发生，表现为心包炎、胸膜炎或肺炎，有发热、胸痛等症状，可能为机体对坏死物质的过敏反应。

【实验室及其他检查】

（一）心电图

心肌梗死典型的心电图有特征性改变，成动态演变过程，对心肌梗死的诊断、定位、估计病情演变和预后都有帮助。

1.特征性改变

（1）ST段抬高性心肌梗死

1）ST段抬高，呈弓背向上型，在面向坏死区周围心肌损伤区的导联上出现。

2）宽而深的Q波（病理性Q波），在面向透壁心肌坏死区的导联上出现。

3）T波倒置，在面向损伤区周围心肌缺血区的导联上出现。在背向心肌梗死区的导联则出现相反的改变，即R波增高、ST段压低和T波直立并增高。

（2）非ST段抬高性心肌梗死

1）无病理性Q波，有普遍性ST段压低≥0.1mV，但aVR导联（有时还有V1导联）ST段抬高，或有对称性T波倒置为心内膜下心肌梗死所致。

2）无病理性Q波，也无ST段变化，仅有T波倒置改变。

2.心电图动态性改变

（1）ST段抬高性心肌梗死

1）起病数小时内，可尚无异常或出现异常高大不对称的T波，为超急性期改变。

2）数小时后，ST段明显抬高，弓背向上，与直立的T波连接，形成单相曲线。数小时至2日内出现病理性Q波，同时R波减低，是为急性期改变，Q波在3~4天内稳定不变，以后70%~80%永久存在。

3）在早期如不进行治疗干预，ST段抬高持续数日至2周，逐渐回到基线水平，T波则变为平坦或倒置，是为亚急性期改变。

4）数周至数月后，T波呈V形倒置，对称，波谷尖锐，是为慢性期改变。T波倒置可永久存在，也可在数月至数年内逐渐恢复。

（2）非ST抬高性心肌梗死：上述的类型1）先是ST段普遍压低（除aVR，有时V1导联外），继而T波倒置加深呈对称型。ST 段和 T 波的改变持续数日或数周后恢复。类型 2)T 波改变在 1～6 个月内恢复。

3.定位诊断　　心电图上心肌梗死部位的诊断一般主要根据坏死型图形(异常 Q 波或 QS 波)出现于哪些导联而作出定位判断。发生心肌梗死的部位多与冠状动脉分支的供血区域相关,因此,心电图的定位基本上与病理一致。前间壁梗死时,$V_1～V_3$ 导联出现异常 QS 波或 Q 波;前壁心肌梗死时,异常 Q 波主要出现在 V_3、$V_4(V_5)$ 导联;侧壁心肌梗死时,在Ⅰ、aVL、V_5、V_6 导联出现异常 Q 波;如异常 Q 波仅出现在 V_5、V_6 导联,称为前侧壁心肌梗死,如异常 Q 波仅出现在Ⅰ、aVL 导联,称为高侧壁心肌梗死;下壁心肌梗死时,在Ⅱ、Ⅲ、aVF 导联出现异常 Q 波或 QS 波;后壁心肌梗死时,V_7、V_8、V_9 导联记录到异常 Q 波或 QS 波,而与正后壁导联相对应的 V_1、V_2 导联出现 R 波增高、S-T 段压低及 T 波增高。如果大部分胸导联或所有胸导联($V_1～V_6$)都出现异常 Q 波或 QS 波,则称为广泛前壁心肌梗死。

(二)超声心电图

二维和 M 型超声心动图也有助于了解心室壁的运动和左心室功能,诊断室壁瘤和乳头肌功能失调等。

(三)放射性核素检查

目前多用单光子发射计算机断层显像(SPECT)来检查,新的方法 PET 可观察心肌的代谢变化,用以判断心肌的死活可能效果更好。

(四)心肌坏死标志物

心肌损伤标记物增高水平与心肌梗死范围及预后明显相关。①肌红蛋白起病后 2 小时内升高,12 小时内达高峰;24～48 小时内恢复正常。②肌钙蛋白 I(cTnl)或肌钙蛋白 T(cTnT)起病 3～4 小时后升高,肌钙蛋白 I 于 11～24 小时达高峰,7～10 天降至正常,肌钙蛋白 T 于 24～48 小时达高峰,10～14 天降至正常。这些心肌结构蛋白含量的增高是诊断心肌梗死的敏感指标。③肌酸激酶同工酶升高,在起病后 4 小时内增高,16～24 小时达高峰,3～4 天恢复正常,其增高的程度能较准确地反映梗死的范围,其高峰出现时间是否提前有助于判断溶栓治疗是否成功。对心肌坏死标记物的测定应进行综合评价,如肌红蛋白在 AMI 后出现最早,也十分敏感,但特异性不很强;肌钙蛋白 I 和肌钙蛋白 T 出现稍延迟,而特异性很高,在症状出现后 6 小时内测定为阴性,则 6 小时后应再复查,其缺点是持续时间可长达 10～14 天,对在此期间出现胸痛,判断是否有新的梗死不利。肌酸激酶同工酶虽不如肌钙蛋白 I、肌钙蛋白 T 敏感,但对早期(<4 小时)AMI 的诊断有较重要价值。

此外,肌酸激酶、天门冬酸氨基转移酶和乳酸脱氢酶,其特异性及敏感性不强,但仍有参考价值。

【诊断与鉴别诊断】

(一)诊断

诊断必须至少具备下列 3 条标准中的 2 条:①缺血性胸痛的临床病史;②心电图的动态演变;③心肌坏死标记物浓度的动态改变。对诊断不明确者,应在短期内动态进行心电图、心肌酶类的监测。

(二)鉴别诊断

1.心绞痛　　心绞痛时胸痛的部位和性质与心肌梗死相似,但程度较轻,持续时间短,一般不超过 15 分钟,发作前有诱因,休息和含服硝酸甘油能迅速缓解。结合心电图、心肌坏死标志物、放射性核素检查、冠状动脉造影等可帮助鉴别。

2.急性心包炎　　急性心包炎与心肌梗死都有较剧烈而持久的心前区疼痛,但心包炎的疼痛与发热同时出现,呼吸和咳嗽时加重,早期即有心包摩擦音,且全身症状一般不如心肌梗死严重;心电图除 aVR 外,其余导联均有 ST 段弓背向下的抬高,T 波倒置,无异常 Q 波出现。

3.急性肺动脉栓塞　　急性肺动脉栓塞可发生胸痛、咯血、呼吸困难和休克,有右心负荷急剧增加的表现,如发绀、肺动脉瓣区第二心音亢进、右心衰体征。结合心电图、动脉造影等可资鉴别。

4.急腹症　急性胰腺炎、消化性溃疡穿孔、急性胆囊炎、胆石症等,均有上腹部疼痛,可能伴休克。仔细询问病史,作体格检查、心电图检查、血清心肌酶和肌钙蛋白测定可协助鉴别。

【中医病因病机】

本病是在胸痹的基础上进一步发展而来的,病因与胸痹相似,与寒邪内侵、饮食不节、情志内伤、年老体衰等因素有关。

年过半百,肾气自半,精血渐衰,气血阴阳不足,心脉失养,加之饮食不节、情志内伤,导致寒凝气滞,痰浊内生,瘀阻心脉,在情绪激动、饱餐、寒冷刺激等诱因作用下,使心脉痹阻,气血运行中断,则发为真心痛。

本病基本病机为心脉痹阻,心失所养。病位在心,与肝、脾、肾相关。发病基础是本虚,标实是发病条件。本虚为气虚、阳虚、阴虚,以心气虚为主;标实为寒凝、气滞、血瘀、痰浊,尤血瘀为主。本病本虚、标实均较胸痹更为突出,病情凶险,易生他变,预后提示不良。若心肾阳虚,水饮内停,凌心射肺,症见心悸,喘促不得卧;若心气心阳耗损至极,可出现亡阳厥脱,亡阴厥脱,或阴阳俱脱,最终导致阴阳离决。

【中医诊断及病证鉴别】

(一)诊断

1.患者以剧烈而持久的胸骨后疼痛,胸痛彻背,背痛彻胸为主症。

2.病发突然,发作时伴心悸、水肿、喘促、面色苍白、四肢厥冷等症状。

3.病史:既往可有胸痹史,亦可无,病发前常有寒冷刺激、情志过激等诱因。

(二)病证鉴别

真心痛与胸痹真心痛为心痛的重证,程度重,持续时间长,服用芳香温通类药物不可缓解,病情危笃,通过心电图及心肌酶谱等变化,可资鉴别。

【治疗】

(一)治疗思路

本病是临床急危重症,治疗上必须争分夺秒,尽早实施再灌注治疗(溶栓、介入和冠脉搭桥术等),复通梗死相关血管,能降低病死率,改善预后。急性期应予以西医治疗,中医辨证论治在防治并发症、保护心功能、改善症状等方面有一定优势,所以,中西医结合是最佳的治疗策略。

(二)西医治疗

对 ST 段抬高的 AMI,强调及早发现,及早住院,并加强住院前的就地处理。治疗原则是尽快恢复心肌的血液灌注(到达医院后 30 分钟内开始溶栓或 90 分钟内开始介入治疗)以挽救濒死的心肌,防止梗死扩大或缩小心肌缺血范围,保护和维持心脏功能,及时处理严重心律失常、泵衰竭和各种并发症,防止猝死,使患者不但能渡过急性期,且康复后还能保持尽可能多的有功能的心肌。

1.一般治疗　急性期绝对卧床休息,建立静脉通道,心电监护,吸氧,生命体征监测等,加强护理,给予流质、半流质饮食,保持大便通畅。无禁忌证者即服水溶性阿司匹林或嚼服肠溶阿司匹林 $150\sim300\mathrm{mg}$,然后每日 1 次,3 日后改为 $75\sim150\mathrm{mg}$,每日 1 次,长期服用。注意纠正水、电解质及酸碱平衡失调,营养治疗等其他治疗。

2.再灌注治疗　起病 3～6 小时最多在 12 小时内,使闭塞的冠状动脉再通,心肌得到再灌注,濒临坏死的心肌可能得以存活或使坏死范围缩小,减轻梗死后心肌重塑,预后改善,是一种积极的治疗措施。

(1)介入治疗

1)直接 PCI:适应证为:①ST 段抬高和新出现左束支传导阻滞(影响 ST 段的分析)的心肌梗死;②ST 段抬高性心肌梗死并发心源性休克;③适合再灌注治疗而有溶栓治疗禁忌证者;④非 ST 段抬高性心肌梗死,但梗死相关动脉严重狭窄,血流≤血流分级(TIMI)Ⅱ级。应注意:①发病 12 小时以上不宜施行 PCI;

②不宜对非梗死相关的动脉施行 PCI;③要由有经验者施术,以避免延误时机。有心源性休克者宜先行主动脉内球囊反搏术,待血压稳定后再施术。

2)补救性 PCI:溶栓治疗后仍有明显胸痛,抬高的 ST 段无明显降低者,应尽快进行冠状动脉造影,提示相关动脉未再通,宜立即施行补救性 PCI。

3)溶栓治疗再通者的 PCI:溶栓治疗成功的患者,如无缺血复发表现,可在 7~10 天后行冠状动脉造影,如残留的狭窄病变适宜于 PCI,可行 PCI 治疗。

(2)溶栓疗法

1)适应证:①2 个或 2 个以上相邻导联 ST 段抬高(胸导联≥0.2mV,肢导联≥0.1mV),或病史提示 AMI 伴左束支传导阻滞,起病时间<12 小时,患者年龄<75 岁。②ST 段显著抬高的心肌梗死患者年龄 >75 岁,经慎重权衡利弊仍可考虑。③ST 段抬高性心肌梗死,发病时间已达 12~24 小时,但如仍有进行性缺血性胸痛,广泛 ST 段抬高者也可考虑。

2)禁忌证:①既往发生过出血性脑卒中,1 年内发生过缺血性脑卒中或脑血管事件;②颅内肿瘤;③近期(2~4 周)有活动性内脏出血;④未排除主动脉夹层;⑤严重且未控制的高血压(>180/110mmHg),或慢性严重高血压病史;⑥目前正在使用治疗剂量的抗凝药或已知有出血倾向;⑦近期(2~4 周)创伤史,包括头部外伤、创伤性心肺复苏或较长时间(>10 分钟)的心肺复苏;⑧近期(<3 周)外科大手术;⑨近期(<2 周)曾有在不能压迫部位的大血管行穿刺术。

3)溶栓药物的应用:以纤维蛋白溶酶原激活剂激活血栓中纤维蛋白溶酶原,使之转变为纤维蛋白溶酶而溶解冠状动脉内的血栓。国内常用:①尿激酶 30 分钟内静脉滴注 150 万~200 万 U;②链激酶或重组链激酶以 150 万 U 静脉滴注,在 60 分钟内滴完;③重组组织型纤维蛋白溶酶原激活剂 50mg,先以 8mg 静脉注射,另 42mg 在 90 分钟内静脉滴注,应配合使用肝素或低分子肝素。

溶栓成功与否判断标准:①心电图抬高的 ST 段于 2 小时内回降>50%;②胸痛 2 小时内基本消失;③2 小时内出现再灌注性心律失常;④血清肌酸激酶酶峰值提前出现(14 小时内)。

再灌注损伤:常表现为再灌注性心律失常,但出现严重心律失常的情况少见,最常见的为一过性非阵发性室性心 1 动过速,对此不必行特殊处理。

3.消除心律失常 心律失常必须及时消除,以免演变为严重心律失常甚至猝死。

(1)发生心室颤动或持续多形性室性心动过速时,尽快采用非同步直流电除颤或同步直流电复律。单形性室性心动过速药物疗效不满意时也应及早用同步直流电复律。

(2)一旦发现室性期前收缩或室性心动过速,立即用利多卡因 50~100mg 静脉注射,每 5~10 分钟重复 1 次,至期前收缩消失或总量已达 300mg,继以 1~3mg/min 的速度静脉滴注维持(100mg 加入 5% 葡萄糖液 100ml,滴注 1~3ml/min)。如室性心律失常反复,可用胺碘酮治疗。

(3)对缓慢性心律失常可用阿托品 0.5~1mg 肌内或静脉注射。

(4)房室传导阻滞发展到第二度或第三度,伴有血流动力学障碍者宜用人工心脏起搏器作临时的经静脉心内膜右心室起搏治疗,待传导阻滞消失后撤除。

(5)室上性快速心律失常选用维拉帕米、地尔硫革、美托洛尔、洋地黄制剂或胺碘酮等药物治疗不能控制时,可考虑用同步直流电复律治疗。

4.控制休克

(1)补充血容量:估计有血容量不足,或中心静脉压和 PCWP 低者,用右旋糖酐 40 或 5%~10% 葡萄糖液静脉滴注。右心室梗死时,中心静脉压的升高则未必是补充血容量的禁忌。

(2)升压药:严重低血压时,可选用多巴胺[起始剂量 3~5μg/(kg·min)],或去甲肾上腺素 2~8μg/

min,亦可选用多巴酚丁胺[起始剂量 $3\sim10\mu g/(kg\cdot min)$]静脉滴注。

(3)应用血管扩张剂经上述处理,血压仍不升,而 PCWP 增高,心排血量低或周围血管显著收缩以致四肢厥冷并有发绀时,硝普钠 $15\mu g/min$ 开始静脉滴注,每 5 分钟逐渐增量至 PCWP 降至 $15\sim18mmHg$;硝酸甘油 $10\sim20\mu g/min$ 开始静脉滴注,每 $5\sim10$ 分钟增加 $5\sim10\mu g/min$,直至左室充盈压下降。

(4)其他治疗休克的其他措施包括纠正酸中毒、避免脑缺血、保护肾功能,必要时应用洋地黄制剂等。

5.治疗心力衰竭　治疗急性左心衰,以应用吗啡(或哌替啶)和利尿剂为主,亦可选用血管扩张剂减轻左心室的负荷,或用多巴酚丁胺 $10\mu g/(kg\cdot min)$ 静脉滴注或用短效 ACEI 从小剂量开始。洋地黄制剂可能引起室性心律失常,宜慎用。在梗死发生后 24 小时内,宜尽量避免使用洋地黄制剂。有右心室梗死的患者应慎用利尿剂。

6.其他治疗　下列疗法可能有助于挽救濒死心肌,防止梗死扩大,缩小缺血范围,加快愈合的作用,但尚有争论。

(1)β 受体阻滞剂和 CCB:在起病的早期,如无禁忌证可尽早使用美托洛尔、阿替洛尔或卡维地洛等 β受体阻滞剂,尤其是前壁心肌梗死伴有交感神经功能亢进者,注意其对心脏收缩功能的抑制。

(2)ACEI 和 ARB:在起病早期应用,从小剂量卡托普利、依那普利等,有助于改善恢复期心肌的重塑,降低心力衰竭的发生率,从而降低病死率。如不能耐受 ACEI 者,可选用 ARB 如氯沙坦或缬沙坦等。

(3)极化液疗法:氯化钾 1.5g、胰岛素 10U 加入 10% 葡萄糖液 500ml 中,静脉滴注,每日 $1\sim2$ 次,$7\sim14$ 天为 1 个疗程。可促进心肌摄取和代谢葡萄糖,使钾离子进入细胞内,恢复细胞膜的极化状态,以利心脏的正常收缩,减少心律失常,并促使心电图上抬高的 ST 段回到等电位线。

(4)抗凝疗法:目前多用在溶解血栓疗法之后,单独应用者少。

7.恢复期的评价处理　近年主张出院前作症状限制性运动负荷心电图、放射性核素和(或)超声显像检查,进行心肌缺血、存活心肌、心功能评价,以及室性心律失常的检测和评价。

8.并发症的处理　并发栓塞时,用溶解血栓和(或)抗凝疗法。心室壁瘤必要时可行手术切除或同时行主动脉-冠状动脉旁路移植手术。心脏破裂和乳头肌功能严重失调都可考虑手术治疗。心肌梗死后综合征可用糖皮质激素或阿司匹林、吲哚美辛等治疗。

9.右心室心肌梗死的处理　右心室心肌梗死引起右心衰伴低血压,而无左心衰的表现时,宜扩张血容量。如输液 $1\sim2L$ 低血压未能纠正可用正性肌力药以多巴酚丁胺为优。不宜用利尿药。伴有房室传导阻滞者可予以临时起搏。

10.非 ST 段抬高性心肌梗死的处理　非 ST 段抬高性心肌梗死不宜溶栓治疗。按照危险性分层予以治疗。低危组(无合并症,血流动力稳定,不伴反复胸痛者)以阿司匹林和肝素尤其是低分子量肝素治疗为主;中危组(伴持续或反复胸痛,心电图无变化或 ST 段压低 1mm 上下者)和高危组(并发心源性休克、肺水肿或持续低血压)则以介入治疗为首选。

(三)中医治疗

胸痹发作期以舌下含化复方丹参滴丸或速效救心丸缓解疼痛,稳定期时应绝对卧床休息,保持情绪稳定,大便通畅,加强护理。

辨证论治

1.气虚血瘀

证候:心痛刺痛,憋闷不适,伴疲乏短气,喘促,动则尤甚,舌体胖大,边有齿痕,舌质暗淡或瘀斑、瘀点,苔薄白,脉弦细无力。

治法:益气活血,通脉止痛。

方药:保元汤合血府逐瘀汤。

气虚欲脱者加人参、党参、黄芪、大枣、太子参等;如气虚显著可少佐肉桂,补少火而生气。亦可加麦冬、玉竹、黄精等益气养阴之品。

2.寒凝血脉

证候:心痛彻背,背痛彻心,心悸气短,形寒肢冷,冷汗自出,舌质暗淡,苔薄白,脉沉无力。

治法:温补心阳,散寒通脉。

方药:当归四逆汤。

若兼见寒象甚者,加干姜、附子、蜀椒等。痛剧急予苏合香丸。

3.正虚阳脱

证候:心胸绞痛,心胸憋闷或窒息感,喘促不得卧,大汗淋漓,烦躁不安或表情淡漠,四肢厥冷,口开目合,脉微欲绝。

治法:回阳救逆,益气固脱。

方药:四逆加人参汤。

阴竭阳脱者加用生脉散。病情急危重,可选用参附注射液、血塞通注射液、生脉注射液等中成药静脉滴注。

【转归、预防与调护】

预后与心肌梗死范围的大小,侧支循环产生的情况以及治疗是否及时有关。死亡多发生在第一周内,尤其在数小时之内,发生严重心律失常、休克或心力衰竭者,病死率高。

急性期,绝对卧床,加强饮食护理,进半流质、流质饮食,保持大便通畅,待病情稳定后再逐渐运动。近年提倡恢复期进行康复治疗,逐步做体育锻炼,2～4 个月后,酌情恢复部分或较轻松的工作,但应避免过重体力劳动或精神过度紧张。

(郑　平)

第六节　心脏瓣膜病

心脏瓣膜病是由于炎症、缺血性坏死、退行性改变、黏液样变性、先天性畸形、创伤等原因引起的心脏瓣膜(包括瓣叶、瓣环、腱索及乳头肌)的解剖结构或功能的异常,造成单个或多个瓣膜狭窄和(或)关闭不全,导致心脏血流动力学显著变化,并出现一系列临床综合征。临床表现为心悸、胸闷、气促、心脏杂音,或颧颊紫红、咯血,或心绞痛、晕厥,后期出现心力衰竭、心律失常、血栓栓塞等。

风湿性心脏病(简称风心病)是由于风湿性炎症所致的瓣膜损害。随着生活水平的提高,患病率正在降低,在我国心脏瓣膜病中仍以风湿性心脏病最为常见,而黏液样变性及老年瓣膜钙化退行性改变所致的心脏瓣膜病日益增多。心脏瓣膜最常累及二尖瓣及主动脉瓣,而三尖瓣和肺动脉瓣病变者极为少见。本节主要介绍二尖瓣与主动脉瓣病变。

本病归属于中医"心痹"范畴。如《素问·痹论》说:"脉痹不已,复感于邪,内舍于心。""心痹者,脉不通,烦则心下鼓,暴上气而喘。"

【病因病理】

(一)西医病因病理

1.病因

(1)先天发育异常:是心脏发育过程不完善或畸形而引起的心瓣膜病,常并发房室间隔缺损或大血管异常等。常见的先天性心瓣膜病有先天性二尖瓣狭窄、先天性主动脉瓣狭窄、先天性主动脉瓣关闭不全、先天性二尖瓣关闭不全、先天性三尖瓣狭窄。

（2）获得性心瓣膜病：引起心脏瓣膜疾病的获得因素很多，常见病因有风湿性心瓣膜病、感染性心内膜炎、老年退行性心瓣膜病、黏液样变性心瓣膜病、全身系统性疾患所致的心瓣膜病、外伤及理化因素。

2.病理　正常瓣膜质地柔软，二尖瓣瓣口面积 $4\sim6cm^2$，主动脉瓣瓣口面积 $\geqslant3.0cm^2$。二尖瓣瓣口面积 $1.5\sim2.0cm^2$ 为轻度狭窄，$1.0\sim1.5cm^2$ 为中度狭窄，$<1.0cm^2$ 为重度狭窄。主动脉瓣瓣口面积 $\geqslant1.0cm^2$ 为轻度狭窄，$0.75\sim1.0cm^2$ 为中度狭窄，$<0.75cm^2$ 为重度狭窄。无论瓣膜狭窄或关闭不全，均可引起血流动力学改变，心脏负荷增加，导致相应房室肥大，最终出现心功能不全，肺循环、体循环淤血。

（1）二尖瓣狭窄：慢性风湿性心脏病为常见病因，单纯二尖瓣狭窄约占风心病的 25％，2/3 为女性。风湿性心脏炎反复发作，瓣膜可相互粘连、增厚，瓣膜不能完全开放，瓣口面积缩小，阻碍血流前进，形成瓣口狭窄。根据病变轻重分为两型：①隔膜型：以瓣叶交界处粘连为主，瓣叶增厚、僵硬较轻，柔软，活动尚可。②漏斗型：瓣叶明显增厚、纤维化，腱索、乳头肌粘连、缩短，整个瓣膜结构融合成漏斗状，常伴关闭不全。瓣叶钙化进一步加重，可引起血栓形成和栓塞。

病理改变可分为三期：①左房代偿期：二尖瓣狭窄时，舒张期左房内血液进入左室障碍，左房内血液增多，压力增高，左房发生代偿性扩张及肥厚，左房收缩力增强，使血液通过瓣口的流速增快，以维持正常的排血量。②左房失代偿期：左心房压显著增高，依次后传，引起肺静脉、肺毛细血管压相继增高，导致肺淤血，肺顺应性减低。当肺毛细血管压超过 30mmHg 时，可致急性肺水肿、低氧血症。③右心受累期：长期肺循环压力增高，造成肺动脉高压，加重右心室后负荷，出现右心室肥厚、扩大，最终导致右心衰竭。

（2）二尖瓣关闭不全：正常心脏二尖瓣瓣叶面积约为瓣口面积的 2.5 倍，瓣叶能严密闭合。瓣膜由瓣叶、瓣环、腱索和乳头肌四部分组成，其中任何一个结构发生异常或功能失调，均可导致二尖瓣关闭不全。慢性炎症、纤维化瘢痕使瓣叶变硬、缩短、变形，或腱索粘连、融合、变粗等而导致瓣膜不能正常关闭，病程久者可钙化使关闭不全加重。

慢性二尖瓣关闭不全时，收缩期部分血液反流入左心房，左房充盈增加；舒张期左心室接受较正常更多的从左房进入左室的血液，导致左心室容量负荷增加，从而引起左心房、左心室扩张、肥厚。在代偿期，左心房压和左心室舒张末压不明显上升，此时可无临床症状。但持续严重的负荷增加，左心房、左心室失去代偿，心搏量和射血分数下降，左心房压和左心室舒张末压明显上升，导致肺淤血和体循环灌注不足症状。晚期可出现肺动脉高压和全心衰竭。急性二尖瓣关闭不全时，因左房容量负荷骤增，致使左心房压和肺毛细血管楔压急剧升高，导致肺淤血、急性肺水肿发生。

（3）主动脉瓣狭窄：风心病主动脉瓣狭窄大都同时有主动脉瓣关闭不全及二尖瓣病变。瓣膜交界处粘连融合，瓣叶纤维化、僵硬，瓣膜的挛缩变形加重瓣膜的损害，导致钙质沉着和进一步纤维化，因而瓣口狭窄。

主动脉瓣狭窄时，收缩期左心室排血受阻，后负荷加大，为维持静息时正常的心排血量，左室收缩力增强，并逐步引起左室壁代偿性向心性肥厚。左室肥厚使其舒张期顺应性降低，引起左室舒张末压增高，因而使左心房后负荷增加，左心房代偿性肥厚。失代偿晚期由于过度肥厚的心肌使室壁顺应性下降而应力增高；左室舒张末压增高；射血时间延长，氧耗量增加；心肌供血相对减少，冠状动脉灌注压下降，产生心肌缺血和纤维化等，导致左心衰竭。主动脉严重狭窄时，心排血量减少，主动脉内压下降，心肌肥厚及左室内压增高压迫心内膜下血管使冠状动脉灌注减少及脑供血不足，可导致心肌缺血缺氧和心绞痛发作及头晕、黑矇及晕厥等症状。

（4）主动脉瓣关闭不全：主动脉瓣先天畸形、炎症和退行性变引起瓣叶缩短、回缩以及升主动脉的结缔组织病或炎症导致升主动脉扩大等均可造成主动脉瓣关闭不全。

慢性主动脉瓣关闭不全时,主动脉内血液经关闭不全的主动脉瓣逆流入左心室,造成左室充盈过度,容量负荷增加,左心室先扩大随后肥厚(离心性肥厚)。代偿期,左心室收缩力加强,心搏量增加,加之心腔容量扩大,使舒张末期压力维持基本正常。随着病情发展,反流量增多,左心室进一步扩张、肥厚,左心室舒张末期容积和压力显著增高,左心功能失代偿,心搏量减少,发生左心衰。心肌重量增加使耗氧量增多,同时主动脉舒张压低使冠状动脉血流减少,引起心肌缺血、心绞痛,进一步加速心功能恶化。晚期左心室舒张末压升高,导致左心房、肺静脉和肺毛细血管压力升高,出现肺淤血、肺动脉高压,最后全心衰竭。急性主动脉瓣关闭不全时,左心室舒张末压迅速升高,引起急性心力衰竭。

(5)联合瓣膜病变:联合瓣膜病是指两个或两个以上瓣膜病变同时存在。联合瓣膜病变总的血流动力学异常较各瓣膜单独损害者严重,常以某一瓣膜病变表现为突出,且相互影响。两个体征轻的瓣膜损害可产生明显的症状。各瓣膜损害不等时,严重者常掩盖轻的损害。各瓣膜损害大致相等时,近端(上游)瓣膜损害较远端者显著。常见的是二尖瓣狭窄与主动脉瓣关闭不全,此时,心尖区舒张期隆隆样杂音可以减轻,主动脉瓣关闭不全的周围血管征可以不明显。二尖瓣狭窄合并主动脉瓣狭窄时,二尖瓣狭窄的舒张期杂音和主动脉瓣狭窄的收缩期杂音均减弱,但病情加重,易致左心房衰竭或左心室衰竭。二尖瓣关闭不全合并主动脉瓣关闭不全时,左心室舒张期容量大大加重,左心室极易扩大和发生衰竭,收缩期反流入左心房的血流量加大,易致左心房失代偿。二尖瓣关闭不全合并主动脉瓣狭窄时,可加重二尖瓣反流,并使左心室向主动脉的搏出量减少更为明显,使左心房失代偿及肺淤血提早发生。总之,联合瓣膜病血流动力学异常和临床表现取决于损害瓣膜的组合形式和各瓣膜损害的相对严重程度。

(二)中医病因病机

中医认为本病主要是由于外邪(如风寒湿热之邪)侵袭肌表,久留不去或反复侵袭,由表入里,内舍于心,邪耗正气,邪阻心脉而发病;或因先天不足、年老体虚等正气虚弱,影响及心,致心气衰弱,气不行血,致气虚血瘀,或损及心阳、心阴,气血衰败,发为此病。

1.心肺瘀阻 本证多由于感受风寒湿之邪,引起气血运行不畅,经络阻滞。心在体合脉,主脉行血,若痹证久迁不愈,反复感受外邪,则邪气可通过经络内舍于心,发为心痹。由于肺主气、朝百脉,心痹日久影响及肺,则心肺瘀阻,而表现心悸气短,胸痛憋闷,两颧紫红,甚者面色瘀暗、唇紫。

2.气血亏虚 本证多由于先天禀赋不足,素体亏虚,或后天失养,或年老体虚,以致正气不足,气血亏虚,腠理疏松,卫外不固,外邪易于侵袭,或感邪之后难以驱邪外出,导致外邪深入,累及于心;或因思虑日久劳伤心脾,气血化源不足,心神失养而发为心痹。

3.气阴两虚 本证由于外邪入侵,内舍于心,邪耗正气,或素体正气虚弱,日久心气衰弱,气虚致气化机能障碍,使阴液生成减少,或素体阴虚,损及心阴,致气阴两虚。

4.气虚血瘀 血液的正常运行全赖心气推动。心气不足,鼓动无力,则血行不畅形成瘀血,导致气虚血瘀。

5.心肾阳虚 久病之后,阳气虚弱,不能温养心脉,心阳虚衰,累及肾阳,肾不能气化水湿而生水饮,饮邪上犯凌心则心悸,射肺则咳喘,泛溢肌肤则水肿。

总之,本病病位主要在心,常涉及肺、脾、肾。基本病机为正虚邪入,痹阻心脉。病属本虚标实,虚指气血阴阳亏虚,实以瘀血、水饮为主。发病初期,可无明显症状,日渐损及气血阴阳,日久不愈,可出现"心悸"、"胸痹"、"心衰病"等。本病严重时可见心气、心阳暴脱及阴盛格阳之危候。

【临床表现】

（一）二尖瓣狭窄

1.症状

（1）呼吸困难：劳力性呼吸困难为最早出现的症状，运动、感染、发热、情绪紧张、妊娠或心房颤动为常见诱因。随着病程发展，日常活动以至休息时出现呼吸困难，端坐呼吸和夜间阵发呼吸困难，甚至急性肺水肿。

（2）咯血有以下几种情况：①痰中带血丝或血痰，与支气管炎肺淤血或肺毛细血管破裂有关，常伴夜间阵发性呼吸困难；②突然大咯血，色鲜红，见于严重二尖瓣狭窄，为左心房压力突然增高，导致肺静脉与支气管静脉间侧支循环曲张破裂所致，多见于早期，后期因静脉壁增厚以及随着病情进展致肺血管阻力增加及右心功能不全，大咯血发生率降低；③粉红色泡沫样痰，为急性肺水肿的特征；④肺栓塞时咯血量较大，多为暗红色黏稠血痰。

（3）咳嗽：常见，冬季明显。常为干咳，多在夜间睡眠（平卧）或劳动后加重，可能与支气管黏膜水肿、增大的左房压迫左主支气管有关。并发支气管或肺部感染时，咳嗽，咯黏液样或脓性痰。

（4）右心衰竭：出现体循环淤血症状，纳差、腹胀、尿少、水肿，夜尿增多，肝区胀痛甚至出现黄疸等。右心衰出现后，肺淤血减轻，原有的呼吸困难及咯血可以减轻。

（5）血栓栓塞：为二尖瓣狭窄的严重并发症，约20％的患者在病程中发生血栓栓塞，其中的15％～20％由此导致死亡，发生栓塞者约80％有心房颤动，故合并房颤的患者需予预防性抗凝治疗。

（6）其他症状：扩张的左肺动脉和扩大的左心房压迫喉返神经引起声音嘶哑，扩大的左心房压迫食道可引起吞咽困难。部分病人发生血栓栓塞症状。

2.体征

（1）视诊：重度二尖瓣狭窄可见"二尖瓣面容"，两颧紫红色，口唇轻度发绀。儿童期发生二尖瓣狭窄，可见心前区隆起。

（2）触诊：明显右心室肥厚者心尖搏动弥散、左移，胸骨左缘3～4肋间右心室收缩期抬举性搏动，心尖区可触及舒张期震颤。

（3）叩诊：心浊音界向左扩大，心腰消失而呈梨形。

（4）听诊：心尖区舒张中、晚期低调的隆隆样杂音，呈递增型，较局限，左侧卧位明显，用力呼气或体力活动后更清楚。心尖部第一心音亢进和开瓣音，提示瓣膜尚有弹性，活动度好；如瓣叶钙化僵硬，则第一心音减弱，开瓣音消失。肺动脉高压时出现肺动脉瓣区第二心音亢进、分裂；由于肺动脉扩张，在胸骨左上缘可闻及收缩期喷射样杂音和递减型高调叹气样舒张早期杂音（Graham-Steel 杂音，相对性肺动脉瓣关闭不全）。右心室扩大伴三尖瓣关闭不全时，出现三尖瓣区全收缩期吹风样杂音，吸气时明显。

（5）其他体征：右心衰竭出现颈静脉怒张、肝肿大压痛、肝颈静脉回流征阳性、下肢浮肿、腹水和发绀等。右心室扩大伴三尖瓣关闭不全时，可有肝脏搏动。

（二）二尖瓣关闭不全

1.症状 慢性二尖瓣关闭不全的无症状期可长达20年。轻度二尖瓣关闭不全可终身无症状。一旦出现症状，多已有不可逆心功能损害，且进展迅速。常见有疲乏无力、劳力性呼吸困难、端坐呼吸等心排血量减少及肺淤血症状。后期出现右心衰及体循环淤血症状。急性二尖瓣关闭不全重者很快发生急性心力衰竭，甚至心源性休克。

2.体征

（1）视诊：心尖搏动向左下移位。

（2）触诊：心尖搏动向左下移位，常呈抬举性。

（3）叩诊：心浊音界向左下扩大，后期亦可向右扩大。

（4）听诊：心尖部第一心音减弱；心尖部较粗糙的吹风样全收缩期杂音范围广泛，常向左腋下及左肩胛下角传导，并可掩盖第一心音；主动脉瓣区第二心音分裂，严重反流可出现低调第三心音。肺动脉高压时可闻及肺动脉瓣区第二心音亢进、分裂。

（三）主动脉瓣狭窄

1.症状　出现较晚。呼吸困难、心绞痛和晕厥为典型主动脉瓣狭窄三联征。

（1）呼吸困难：劳力性呼吸困难为肺淤血引起的常见首发症状，见于95%的有症状患者，进而发生阵发性夜间呼吸困难、端坐呼吸，严重者有急性肺水肿。

（2）心绞痛：见于60%的有症状患者，多为劳力性，常由运动诱发，休息后缓解，主要由心肌缺血引起。

（3）晕厥或黑矇：见于15%～30%的有症状患者，多发生于直立、运动中或运动后即刻，少数在休息时发生，由于运动时外周血管扩张而心排血量相对减少，心肌氧耗量增加加重心肌缺血，致心排血量进一步减少，脑循环灌注压降低，发生脑缺血所致。休息时晕厥多由心律失常导致心排血量骤减所致。

（4）其他症状：主动脉瓣狭窄晚期可出现明显的疲乏、虚弱、周围性发绀等表现。右心衰竭出现肝肿大、心房颤动、三尖瓣反流等。

2.体征

（1）视诊：心尖搏动向左下移位。

（2）触诊：心尖搏动向左下移位，呈抬举性；主动脉瓣区可出现收缩期震颤。

（3）叩诊：心浊音界向左下扩大。

（4）听诊：心尖部第一心音正常；因左室射血时间延长，主动脉瓣区第二心音减弱或消失，也可出现第二心音逆分裂。典型杂音为主动脉瓣听诊区可听到高调、粗糙的递增-递减型收缩期喷射性杂音，向颈部传导。

（5）其他体征：重度狭窄可有收缩压降低，脉压减小，脉搏细弱。后期可有心衰体征。

（四）主动脉瓣关闭不全

1.症状　慢性主动脉瓣关闭不全可多年无症状，甚至可耐受运动。最先的主诉与心搏量增多有关，如心悸、心前区不适、头部搏动感等。晚期左室功能失代偿出现呼吸困难等症状。心肌缺血所致胸痛较主动脉瓣狭窄少见。体位性头晕常见，与脑供血不足有关；晕厥罕见。急性主动脉瓣关闭不全轻者可无症状，重者可发生急性左心衰竭和低血压。

2.体征

（1）视诊：颜面较苍白，颈动脉搏动明显，心尖搏动向左下移位且范围较广，可见点头运动及毛细血管搏动。

（2）触诊：心尖搏动向左下移位并呈抬举性，有水冲脉。

（3）叩诊：心浊音界向左下扩大，心腰明显，呈靴形。

（4）听诊：心尖部第一心音减弱；主动脉瓣区第二心音减弱或消失；主动脉瓣第二听诊

区可闻及叹气样递减型舒张期杂音，前倾位和深吸气更易听到，可向心尖部传导；重度关闭不

全时，可在心尖区闻及舒张中期柔和低调隆隆样杂音（Austin-Flint 杂音），系反流血液冲击二尖瓣引起二尖瓣处于半关闭状态形成相对狭窄所致。可有动脉枪击音及杜氏双重杂音。

（五）联合瓣膜病变

多个瓣膜损害时，总的血流动力学异常较各瓣膜单独损害者严重，两个体征轻的瓣膜损害可出现较明

显的症状。但联合瓣膜病的联合存在常使单个瓣膜病变的典型体征改变,从而给诊断带来困难。如二尖瓣狭窄伴主动脉瓣关闭不全时可使二尖瓣狭窄的舒张晚期杂音减弱或消失,主动脉瓣关闭不全的周围血管征不明显。二尖瓣狭窄合并主动脉瓣狭窄时主动脉瓣区收缩期杂音减弱,第四心音减弱或消失,同时心尖区舒张期杂音亦可减弱。临床诊断时须仔细分析,超声心动图检查对心脏瓣膜病具有特别的诊断价值。

(六)并发症

1.心力衰竭　　是心脏瓣膜病最常见的并发症和致死原因,约发生于70%的患者。呼吸道感染是最常见诱因,其次为心律失常、劳累、情绪激动、妊娠等。严重左心衰竭及重度二尖瓣狭窄时,常在上述诱因下发生急性肺水肿,表现为严重呼吸困难,不能平卧,濒死感,发绀,咳粉红色泡沫痰,满肺干湿啰音,甚至昏迷、死亡。

2.心律失常　　以心房颤动最常见,尤其是二尖瓣狭窄和左房明显扩大者。房性早搏为房颤的前奏,开始为阵发性心房扑动和颤动,以后转为持续性心房颤动。房颤形成后可诱发或加重心衰,易形成心房内血栓,引起动脉栓塞。

3.栓塞　　最常见于二尖瓣狭窄伴房颤病人。左房扩大和淤血易形成左房血栓,脱落后可引起动脉栓塞,其中以脑栓塞最多见。心房颤动和右心衰竭时,在周围静脉、右房可形成血栓,脱落后造成肺动脉栓塞。

4.感染性心内膜炎　　随着器械检查和静脉输液的机会增多,感染性心内膜炎有增多趋势,但多见于狭窄不严重而炎症尚未静止者。瓣膜增厚、变形、狭窄严重且合并心房颤动反而少见。

5.肺部感染　　肺部感染常见,并诱发或加重心力衰竭。

【实验室及其他检查】

(一)二尖瓣狭窄

1.X线检查　　左房增大,肺动脉段突出,右室增大,主动脉球缩小,二尖瓣叶可有钙化,见肺淤血及肺间质水肿等征象。

2.心电图　　轻度狭窄可正常。典型改变为P波增宽且呈双峰形,即"二尖瓣型P波",和(或)V_1导联P波终末电势≤−0.04mV·s,提示左房增大。右室肥大出现右室QRS波群高电压和电轴右偏。可有心房颤动。

3.超声心动图　　为确定和定量诊断二尖瓣狭窄的可靠方法,对判断病变的轻重、决定手术方法及评价手术的疗效均有很大价值。M型超声显示:EF斜率降低,双峰不明显,前后叶于舒张期呈同向运动即城垛样改变;二尖瓣瓣叶增厚、畸形和钙化;左房增大且排空减慢;左心室腔正常或缩小;可有右室肥大。二维超声显示:舒张期前叶呈圆拱状,后叶活动度减小,交界处融合,瓣叶增厚,瓣口面积常<1.0cm²,左房右室大,可发现左房内附壁血栓。彩色多普勒显示缓慢而渐减的血流通过二尖瓣。

4.右心导管检查　　右心室、肺动脉及肺毛细血管压力增高,肺循环阻力增大,心排血量降低。穿刺房间隔后可直接测定左房左室跨瓣压力阶差和计算瓣口面积,明确狭窄程度。

(二)二尖瓣关闭不全

1.X线检查　　左室肥大,左房肥大,肺淤血,间质性肺水肿,晚期肺动脉高压,右室亦增大。

2.心电图　　轻度二尖瓣关闭不全心电图可正常,严重者可出现左房大、左室肥大及劳损、心房颤动。

3.超声心动图　　M型和二维超声可测定出左房、左室大,瓣叶及瓣下结构增厚、融合、缩短,瓣口关闭时对合不佳等。多普勒超声能清楚显示二尖瓣关闭不全时左房内出现的高速异常反流束,诊断的敏感性可达100%,并能评定二尖瓣反流的程度,定量诊断标准为:轻度是指射流面积<4cm²,每次搏动的反流量<30mL,反流分数<30%;中度是指射流面积为4～8cm²,每次搏动的反流量30～59mL,反流分数为

30%~49%；重度是指射血面积＞8cm²，每次搏动的反流量＞60mL，反流分数＞50%。

4.心导管检查　右心导管检查，右心室、肺动脉及肺毛细血管压力增高，肺循环阻力增大；左心导管检查，左心房压力增高，压力曲线 V 波显著，心排血量降低，严重反流。

（三）主动脉瓣狭窄

1.X 线检查　心影正常或左室轻度增大，左房可轻度增大；升主动脉根部常因收缩期血流急促喷射冲击而有狭窄后扩张；晚期心衰时有左室明显增大及肺淤血征象。

2.心电图　左室肥厚伴劳损，左房肥大；可有传导阻滞及其他心律失常。

3.超声心动图　M 型诊断本病不敏感，缺乏特异性。二维超声心动图探测主动脉瓣异常很敏感，有助于确定狭窄和病因，但不能准确定量狭窄程度。连续多普勒可测定通过主动脉的最大血流速度，并可计算最大跨膜压力阶差以及瓣口面积。

4.心导管检查　通过左心导管做左室造影可明确瓣口狭窄程度，也可通过测定跨瓣压差计算瓣口面积。

（四）主动脉瓣关闭不全

1.X 线检查　左室增大，心影呈靴形；可有左心房增大；升主动脉扩张、迂曲、延长，严重瘤样扩张提示为 Marfan 综合征或中层囊性坏死；左心衰时有肺淤血征。透视下可见主动脉和左室搏动振幅明显增加。

2.心电图　慢性者常见左心室肥厚劳损，电轴左偏；可有房性、室性早搏及束支传导阻滞。急性者心电图常见窦性心动过速。

3.超声心动图　M 型显示舒张期二尖瓣前叶或室间隔纤细扑动，为主动脉瓣关闭不全的可靠诊断征象；左室增大，左室流出道增宽，左室后壁及室间隔搏动幅度增加。二维超声可显示瓣膜和主动脉根部的形态改变，可见瓣膜闭合不全。多普勒超声为最敏感的确定主动脉瓣反流的方法，在左心室侧可探及全舒张期涡流，通过计算反流血量与搏出量的比例，估计病情程度。

4.磁共振显像　可确定主动脉瓣血液反流并估计其程度，准确诊断主动脉夹层等主动脉疾病。

5.其他　左心导管检查示左心室增大，舒张末期容积增加。心室造影可见造影剂反流入左心室，并可估测反流量及左室功能。

【诊断与鉴别诊断】

（一）诊断

1.二尖瓣狭窄　心尖区有舒张期隆隆样杂音伴左心房增大（X 线或心电图提示），即可做出诊断。超声心动图可进一步明确诊断。

2.二尖瓣关闭不全　心尖区可闻及Ⅲ级以上粗糙全收缩期杂音伴左房、左室增大，诊断即可成立。脉冲多普勒和彩色多普勒血流显像检查可确诊。

3.主动脉瓣狭窄　主动脉瓣区喷射性收缩期杂音，向颈部传导。超声心动图检查可明确诊断。

4.主动脉瓣关闭不全　主动脉瓣第二听诊区舒张早期递减型吹风样杂音，伴左心室增大和周围血管征，可诊断为主动脉瓣关闭不全。

（二）鉴别诊断

1.二尖瓣狭窄

（1）"功能性"二尖瓣狭窄：见于各种原因所致的左心室扩大，二尖瓣口血流量增加，或二尖瓣在心室舒张期开放时受主动脉反流冲击等情况。如动脉导管未闭、心室间隔缺损、甲亢、重度贫血及主动脉瓣关闭不全等。这类杂音一般历时短暂，性质柔和，无开瓣音。

（2）左房黏液瘤：发生于左房的良性肿瘤。瘤体在舒张期阻塞二尖瓣口，可产生与二尖瓣狭窄相似的症状与体征。但左房黏液瘤产生的杂音呈间歇性,随体位而变化,杂音前有肿瘤扑落音,无开放拍击音,有昏厥史,常伴有发热、贫血、反复体循环动脉栓塞等表现。超声心动图可见左房内有云雾状光团往返于左房与二尖瓣口之间。

2.二尖瓣关闭不全

(1)二尖瓣脱垂综合征:由于收缩期中一或二瓣叶脱入左心房,引起瓣膜关闭不全。心尖区或其内侧可闻及收缩中晚期喀嚓音,紧接喀嚓音可听到收缩期杂音。M型超声心动图可见二尖瓣于收缩中晚期向后移位呈"吊床样"波形;二维超声图像上可见二尖瓣叶于收缩期突向左心房,并超过瓣环水平;多普勒超声可证实二尖瓣反流。

(2)相对性二尖瓣关闭不全:由于各种病因导致左心室扩张,二尖瓣环明显扩大,造成二尖瓣关闭时不能完全闭合而出现血流反流,表现为心尖区收缩期吹风性杂音。见于高血压性心脏病、心肌炎、扩张型心肌病及贫血性心脏病等。这类杂音性质较柔和,无明显传导。原发病改善后,杂音可减轻。

(3)三尖瓣关闭不全:为全收缩期杂音,胸骨左缘第4、5肋间最响,吸气时增强,常伴颈静脉搏动(V波)和肝收缩期搏动。

3.主动脉瓣狭窄

(1)梗阻性肥厚型心肌病:因左心室非对称性肥厚致左室流出道梗阻,可产生与主动脉瓣狭窄相似的血流动力学改变,在胸骨左缘第4肋间可闻及收缩期杂音。该杂音最响部位不在主动脉瓣第一听诊区,不向颈部传导,主动脉瓣区第二心音正常。超声心动图检查显示左室壁不对称性肥厚,室间隔明显肥厚,左室流出道狭窄。

(2)主动脉扩张:可因高血压、梅毒等所致。在胸骨右缘第2肋间可闻及短促的收缩期杂音,主动脉瓣区第二心音正常或亢进,无第二心音分裂。超声心动图可明确诊断。

(3)肺动脉瓣狭窄:在胸骨左缘第2肋间可闻及粗糙响亮的收缩期杂音,常伴收缩期喷射音,肺动脉瓣区第二心音减弱并分裂,主动脉瓣区第二心音正常,右心室肥厚增大,肺动脉主干呈狭窄后扩张。

4.主动脉瓣关闭不全

(1)肺动脉瓣关闭不全:常为肺动脉高压所致。颈动脉搏动正常,肺动脉瓣区第二心音亢进,胸骨左缘第2~4肋间闻及舒张期杂音,吸气时增强,无周围血管征。心电图示右心房和右心室肥大,X线示肺动脉主干突出。

(2)主动脉窦瘤破裂:常破裂入右心,在胸骨左下缘有连续性杂音,有突发性胸痛,进行性右心功能衰竭,主动脉造影及超声心动图检查可确诊。

【治疗】

(一)治疗思路

手术是治疗本病的主要方法。对失去手术机会和不愿意进行手术治疗的患者,常采用对症治疗的原则。中西医内科治疗的重点是预防感染性心内膜炎及风湿热反复发作,避免心瓣膜损害进一步加重,积极防治各种并发症。对心功能代偿期、早期心衰、风心病合并风湿活动及手术后患者,采用中医药扶正固本、祛邪等治法,有一定的作用。对有严重并发症者,在西医治疗的基础上,根据中医辨证论治原则采用补气活血化瘀、温阳利水等方法,对于减轻症状、控制病情发展、恢复心脏功能、提高生活质量等有一定效果。

(二)西医治疗

1.二尖瓣狭窄

(1)一般治疗:①应限制体力劳动或适当卧床休息,减轻心脏负荷。②有心功能不全者,应低钠饮食。合理应用利尿剂、ACEI、β受体阻滞剂、洋地黄等药物。③风心病防止风湿热复发,积极防治猩红热、急性扁桃体炎、咽炎等链球菌感染。

(2)并发症的治疗

1)大咯血:采取坐位,防止窒息,可使用镇静剂、利尿剂、血管扩张剂等。

2)急性肺水肿:与急性左心衰所致肺水肿相似,不同之处在于避免使用扩张小动脉为主的扩血管药,不宜使用正性肌力药物,仅在心房颤动伴快速心室率时可静脉注射去乙酰毛花苷注射液。

3)心房颤动:急性发作伴快速心室率,且其血流动力学稳定者,首先静注去乙酰毛花苷注射液,如无效,可静脉注射地尔硫草或艾司洛尔等控制心室率;心室率控制而未恢复窦性心律者,行电复律术或用胺碘酮、普罗帕酮等药物转复。急性发作伴肺水肿、休克、心绞痛或晕厥时,应立即电复律,复律失败者应尽快静脉注射药物减慢心室率。心房颤动病程<1年、左房直径<60mm、无高度或完全性房室传导阻滞和病态窦房结综合征者,可行选择性电复律或药物转复。

4)体循环栓塞:长期心衰伴心房颤动者或有栓塞史或超声检查见左房血栓者,只要无禁忌证,无论是阵发性房颤还是持续性房颤应长期用华法林抗凝治疗。不能使用华法林者可改口服阿司匹林。

(3)介入或手术治疗

1)经皮球囊二尖瓣成形术:为缓解单纯二尖瓣狭窄的首选方法。系将球囊导管从周围静脉经房间隔进入二尖瓣,用0.9%氯化钠注射液和造影剂各半的混合液体充盈球囊,分离瓣膜交界处的粘连融合而扩大瓣口。

2)二尖瓣分离术:有闭式和直视式两种。①闭式分离术:经开胸手术,将扩张器由左心室心尖部插入二尖瓣口分离瓣膜交界处的粘连融合,现临床已少用。②直视分离术:适用于瓣叶严重钙化、病变波及腱索和乳头肌、左房内有血栓者。在体外循环下,直视分离融合的交界处、腱索和乳头肌,去除瓣叶的钙化斑,清除左心房内血栓。

3)人工瓣膜置换术:适用于严重瓣叶和瓣下结构钙化、畸形不宜做分离术,和二尖瓣狭窄合并严重二尖瓣关闭不全者,但宜在有症状而无肺动脉高压时考虑。严重肺动脉高压增加手术风险,但非手术禁忌,术后多有肺动脉高压减轻。人工瓣分机械瓣和生物瓣。机械瓣耐用,不引起排异反应,不致钙化及感染,但需终身抗凝。生物瓣不需终身抗凝,较少排异反应,但易因感染性心内膜炎或钙化、机械损伤而失效。生物瓣适用于使用抗凝剂有禁忌证和预期寿命低于10年者。

2.二尖瓣关闭不全

(1)内科治疗:预防感染性心内膜炎、风湿热。心房颤动的治疗同二尖瓣狭窄,但维持窦性心律不如二尖瓣狭窄者重要。慢性房颤、有体循环栓塞史、左房有血栓者,应长期抗凝治疗。心力衰竭者应限制钠盐的摄入,抗心力衰竭治疗。

(2)手术治疗:人工瓣膜置换术和瓣膜修补术为主要方法,是恢复瓣膜关闭功能的根本措施。手术应在发生不可逆的左心功能不全之前进行。对有症状者,应在左室收缩末期容量指数(LVESVI)>55mL/m²、左室射血分数(LVEF)<0.5和平均肺动脉压>20mmHg之前行手术为好。

3.主动脉瓣狭窄

(1)内科治疗:预防风湿热和感染性心内膜炎。主动脉瓣狭窄者不能耐受心房颤动,如有频发房性早搏应予抗心律失常治疗,以预防房颤。心绞痛者可试用硝酸酯类药物。心力衰竭者应限制钠盐摄入,可用洋地黄制剂,慎用利尿剂,避免应用强烈利尿剂、血管扩张剂、β受体阻滞剂。

(2)手术或介入治疗

1)人工瓣膜置换术:为治疗成人主动脉瓣狭窄的主要方法。指征为:重度成人主动脉瓣狭窄(瓣口面积<0.75cm²或平均跨膜压差>50mmHg)伴心绞痛、晕厥或心力衰竭,钙化性主动脉瓣狭窄,主动脉瓣狭窄合并关闭不全。无症状者,若伴有进行性心脏增大和(或)左心室功能进行性减退,活动时血压下降,也应考虑手术。

2)经皮球囊主动脉瓣成形术:经股动脉逆行将球囊导管推送至主动脉瓣,用0.9%氯化钠注射液和造影剂各半的混合液体充盈球囊,裂解钙化结节,伸展主动脉瓣环和瓣叶,撕裂瓣叶和分离融合交界处,减轻狭窄和症状。适用于高龄、有心力衰竭和手术高危患者,或某些特殊情况,如换瓣膜危险大、紧急需要、拒绝换瓣、妊娠等。

3)直视下主动脉瓣分离术:适用于儿童和青少年的非钙化性先天性主动脉瓣严重狭窄者甚至包括无症状者。

4)经皮主动脉瓣置换术:此手术可通过两种途径:一是经股动脉穿刺途径把人工瓣膜输送到原来瓣膜位置后,扩张以后取代原来的瓣膜行使正常功能;二是经胸部切开一个小口,通过心尖直接把人工心脏瓣膜植入。目前经皮主动脉瓣置换术还不是治疗主动脉瓣狭窄的首选方法。对极高龄、慢性肺部疾病、肾衰竭、贫血、肿瘤等不适合外科手术的高危患者,可作为供选择的治疗方法之一。

4.主动脉瓣关闭不全

(1)内科治疗:主要防止心功能恶化和合并症的发生,如预防风湿活动和感染性心内膜炎;无症状的严重主动脉瓣关闭不全伴左心室功能正常者,长期使用血管扩张剂尤其是血管紧张素转换酶抑制剂可改善血流动力学异常和保护心功能;心力衰竭者使用血管紧张素转换酶抑制剂、洋地黄和利尿剂;主动脉瓣关闭不全患者耐受心律失常的能力极差,应积极纠正心房颤动和缓慢性心律失常,重度急性主动脉关闭不全应及早考虑外科手术治疗。

(2)手术治疗

1)人工瓣膜置换术:为严重主动脉瓣反流的主要治疗方法。适应证:①有症状和左心功能不全者;②无症状伴左心功能不全者,经一系列无创伤性检查(超声心动图、核素心室造影等)显示持续或进行性左室收缩末期容量增加或静息射血分数降低;③有症状而左室功能正常,先试用内科治疗,如无改善不宜拖延手术时间。禁忌证:LVEF≤0.15~0.20、左心室舒张末内径(LVEDD)≥80mm 或 LVEDVI≥300mL/m²。

2)瓣膜修复术:较少用。仅适用于感染性心内膜炎和主动脉瓣赘生物或穿孔,主动脉瓣及其瓣环撕裂。

5.联合瓣膜病变   内科治疗与单瓣膜损害者相同。手术治疗为其主要方法。因多瓣膜人工瓣膜置换术有较大的危险性,死亡率高,所以术前确诊及明确损害的相对程度对治疗决策至关重要。如明显二尖瓣狭窄可掩盖并存的主动脉瓣疾病,手术仅纠正前者的梗阻,将导致左室负荷骤增,引起急性肺水肿,增加手术死亡率。左心人工瓣膜置换术时,如未对明显损害的三尖瓣给予相应的手术,术后改善则欠佳。继发于主动脉瓣反流的二尖瓣关闭不全,轻者于主动脉瓣置换术后可缓解,重者需做瓣环成形术。因此术前应进行左、右心导管术和心血管造影以确定诊断和治疗方法。

(三)中医治疗

1.辨证论治

(1)心肺瘀阻证

症状:心悸气短,胸痛憋闷,或咯痰咳血,两颧紫红,甚者面色瘀暗、唇紫,舌质瘀暗或有瘀点,脉细数或结、代。

治法:行气活血化瘀。

方药:血府逐瘀汤加减。若兼心阳不足者,加桂枝甘草汤;若兼气阴不足者,合用生脉散。

（2）气血亏虚证

症状：心悸气短，动则尤甚，头晕目眩，身困乏力，面色无华，纳少失眠，舌淡苔薄白，脉细弱。

治法：益气养血，宁心安神。

方药：归脾汤加减。

（3）气阴两虚证

症状：心悸气短，倦怠乏力，头晕目眩，面色无华，动则汗出，自汗或盗汗，夜寐不宁，口干，舌质红或淡红，苔薄白，脉细数无力或促、结、代。

治法：益气养阴，宁心复脉。

方药：炙甘草汤加味。

（4）气虚血瘀证

症状：心悸气短，头晕乏力，面白或暗，口唇青紫，自汗，甚者颈脉怒张，胁下痞块，舌有紫斑、瘀点，脉细涩或结代。

治法：益气养心，活血通脉。

方药：独参汤合桃仁红花煎加减。若夹有痰浊，胸满闷痛，苔浊腻者，合用瓜蒌薤白半夏汤。

（5）心肾阳虚证

症状：心悸，喘息不能平卧，颜面及肢体浮肿，或伴胸水、腹水，脘痞腹胀，形寒肢冷，大便溏泻，小便短少，舌体胖大，质淡，苔薄白，脉沉细无力或结代。

治法：温补心肾，化气行水。

方药：参附汤合五苓散加减。若亡阳欲脱者，急用参附汤回阳固脱。

2.常用中药制剂

（1）血府逐瘀口服液功效：活血化瘀，行气止痛。适用于心肺瘀阻证。口服，每次 10ml，每日 3 次。

（2）归脾丸功效：益气健脾，养血安神。适用于气血亏虚证。口服，每次 8～10 粒，每日 3 次。

（3）通心络胶囊功效：益气活血，通络止痛。适用于气虚血瘀证。口服，每次 2～4 粒，每日 3 次。

（4）生脉注射液功效：益气养阴，复脉固脱。用于气阴两虚证。2～4mL，肌肉注射，每日 1 次，或 20～60mL 加入 5％葡萄糖注射液 250mL 静脉滴注，每日 1 次。

（5）参附注射液功效：回阳救逆，益气固脱。用于心肾阳虚证。2～4mL，肌肉注射，每日 1 次，或 20～60mL 加入 5％葡萄糖注射液 250mL 静脉滴注，每日 1 次。

【预后】

慢性心脏瓣膜病患者，可多年无症状，但大多数患者瓣膜损害在逐渐加重，一旦出现症状则病情加重或迅速恶化。二尖瓣狭窄患者从发生症状到完全致残平均 7.3 年，死亡原因为心力衰竭、血栓栓塞、感染性心内膜炎。二尖瓣关闭不全重度患者内科治疗 10 年存活率为 60％。主动脉瓣狭窄和关闭不全患者出现症状后病情迅速恶化，死亡率很高。手术治疗为治疗心脏瓣膜病的主要方法，提高了患者的生活质量和存活率。

【预防与调护】

重点是预防反复发作及并发症的出现。平素起居要有规律，谨避风寒，避免潮湿阴冷，防止风湿热的发生。对已有瓣膜病损者，积极预防链球菌感染、风湿活动及感染性心内膜炎。避免和控制诱发、加剧心脏瓣膜病的因素，积极防治各种并发症。

心功能处于代偿期，可适度散步，练太极拳、气功等健身活动，避免过劳及剧烈运动；年轻妇女患者做好计划生育工作，避免妊娠增加心脏负荷，促使病情加重。心功能失代偿者，应限制体力活动，以休息为主。饮食清淡而富有营养,应低盐饮食,不宜摄入油炸燥热食品,忌辛辣,戒烟酒,宜少吃多餐,多食水果蔬菜。树立战胜疾病的信心,心情舒畅,有利于保护心脏功能,减缓心脏瓣膜损害。

(徐连登)

第七节　感染性心内膜炎

感染性心内膜炎是指因细菌、真菌和其他微生物(如病毒、立克次体、衣原体、螺旋体等)直接感染而产生心瓣膜或心室壁内膜的炎症,有别于由于风湿热、类风湿、系统性红斑性狼疮等所致的非感染性心内膜炎。过去将本病称为细菌性心内膜炎,由于不够全面现已不沿用。感染性心内膜炎典型的临床表现,有发热、心脏杂音、贫血、栓塞、皮肤病损、脾肿大和血培养阳性等。

【病因】

(一)中医

本病多见于先天禀赋不足,或久病体虚,或饮食不节,或房劳过度,或情志失调,耗伤气血阴精,导致正气不足,卫外不固,温热毒邪乘虚而入。或经卫传气血,由表及里;也可直中气分,或直达营血,热的营阴,迫血妄行,甚至逆传心包,变生危证。病至后期,余邪未尽,阴液已伤,热邪恋于阴分,或阴虚血涩,瘀血内停,或虚热内扰心神,湿热之邪,耗气伤阴,气阴两虚,气血不足,心失所养,则诸证丛生。

(二)西医

急性感染性心内膜炎常因化脓性细菌侵入心内膜引起,多由毒力较强的病原体感染所致。金黄色葡萄球菌占50%以上。亚急性感染性心内膜炎在抗生素应用于临床之前,80%为非溶血性链球菌引起,主要为草绿色链球菌的感染。近年来由于普遍地使用广谱抗生素,致病菌种已明显改变,几乎所有已知的致病微生物都可引起本病,同一病原体可产生急性病程,也可产生亚急性病程。且过去罕见的耐药微生物病例增加。草绿色链球菌发病率在下降,但仍占优势。金黄色葡萄球菌、肠球菌、表皮葡萄球菌、革兰阴性菌或真菌的比例明显增高。厌氧菌、放线菌、李斯特菌偶见。两种细菌的混合感染时有发现。真菌尤多见于心脏手术和静脉注射麻醉药物成瘾者中。长期应用抗生素或激素、免疫抑制剂、静脉导管输给高营养液等均可增加真菌感染的机会。其中以念珠菌属、曲霉菌属和组织胞浆菌较多见。

在心瓣膜病损、先天性心血管畸形或后天性动静脉瘘的病变处,存在着异常的血液压力阶差,引起血液强力喷射和涡流。血流的喷射冲击,使心内膜的内皮受损、胶原暴露,形成血小板-纤维素血栓。涡流可使细菌沉淀于低压腔室的近端、血液异常流出处受损的心内膜上。正常人血流中虽时有少数细菌自口腔、鼻咽部、牙龈、检查操作或手术等伤口侵入引起菌血症,大多为暂时的,很快被机体消除,临床意义不大。但反复的暂时性菌血症使机体产生循环抗体,尤其是凝集素,它可促使少量的病原体聚集成团,易黏附在血小板纤维素血栓上而引起感染。

主动脉瓣关闭不全时常见的感染部位为主动脉瓣的左室面和二尖瓣腱索上;二尖瓣关闭不全时感染病灶在二尖瓣的心房面和左房内膜上;室间隔缺损则在右室间隔缺损处的内膜面和肺动脉瓣的心室面。然而当缺损面积大到左、右心室不存在压力阶差或合并有肺动脉高压使分流量减少时则不易发生本病。在充血性心力衰竭和心房颤动时,由于血液喷射力和涡流减弱,亦不易发生本病。

也有人认为是受体附着的作用,由于某些革兰阳性致病菌,如肠球菌、金黄色葡萄球菌,表皮球菌等,均有一种表面成分与心内膜细胞表面的受体起反应而引起内膜的炎症。

【分类】

（一）急性感染性心内膜炎

急性感染性心内膜炎或称急性细菌性心内膜炎，主要是由于致病力强的化脓菌（如金黄色葡萄球菌、溶血性链球菌、肺炎球菌等）引起。通常病原体是在身体某部位发生感染，如化脓性骨髓炎、痈、产褥热等，当机体抵抗力降低时，细菌入血引起脓毒血症、败血症并侵犯心内膜。主要侵犯二尖瓣和主动脉瓣，引起急性化脓性心瓣膜炎，在受累的心瓣膜上形成赘生物。疣状赘生物主要由脓性渗出物、血栓、坏死组织和大量细菌菌落混合而形成的。疣状赘生物体积庞大、质地松脆、灰黄或浅绿色，破碎后形成含菌性栓子，可引起心、脑、肾、脾等器官的感染性梗死和脓肿。受累瓣膜可发生破裂、穿孔或腱索断裂，引起急性心瓣膜功能不全。此病起病急，病程短，病情严重，患者多在数日或数周内死亡。

（二）亚急性感染性心内膜炎

亚急性感染性心内膜炎也称为亚急性细菌性心内膜炎，主要由于毒力相对较弱的草绿色链球菌所引起（约占75%），还有肠球菌、革兰阴性杆菌、立克次体、真菌等均可引起此病。这些病原体可自感染灶（扁桃体炎、牙周炎、咽喉炎、骨髓炎等）入血，形成菌血症，再随血流侵入瓣膜；也可因拔牙、心导管及心脏手术等医源性操作致细菌入血侵入瓣膜。临床上除有心脏体征外，还有长期发热、点状出血、栓塞病状、脾肿大及进行性贫血等迁延性败血症表现。病程较长，可迁延数月，甚至1年以上。

【临床表现】

（一）人工瓣膜感染性心内膜炎

人工瓣膜感染性心内膜炎（PVE）的发病率占2.1%左右，较其他类型心脏手术者高2～3倍。双瓣膜置换术后PVE较单个瓣膜置换术后PVE发生率高，其中主动脉瓣的PVE高于二尖瓣的PVE，这可能由于主动脉瓣置换手术的时间较长，跨主动脉瓣压力差大，局部湍流形成有关。对术前已有自然瓣膜心内膜炎者，术后发生PVE的机会增加5倍。机械瓣和人造生物瓣PVE的发生率相同约2.4%。机械瓣早期PVE发生率高于人造生物瓣。PVE的病死率较高，约50%。早期PVE（术后2个月以内）病死率又高于后期PVE（术后2个月后）。前者病原体主要为葡萄球菌，占40%～50%，包括表皮葡萄球菌、金黄色葡萄球菌。类白喉杆菌、其他革兰阴性杆菌、霉菌也较常见。自从术前预防性给予抗生素治疗后，发生率有所下降。后期PVE与自然瓣心内膜炎相似，主要由各种链球菌（以草绿色链球菌为主）、肠球菌、金葡菌引起，其中表皮葡萄球菌比早期PVE的表皮葡萄球菌对抗生素敏感。真菌（最常见为白色念珠菌，其次为曲霉菌），革兰阴性杆菌，类白喉杆菌也非少见。

人造瓣膜心内膜炎的临床表现与天然瓣膜心内膜炎相似，但作为诊断依据的敏感性和特异性不高。因为术后的菌血症、留置各种插管、胸部手术创口、心包切开综合征、灌注后综合征和抗凝治疗等均可引起发热、出血点、血尿等表现。95%以上患者有发热、白细胞计数增高约50%，贫血常见，但在早期PVE中皮肤病损很少发生。脾肿大多见于后期PVE中。有时血清免疫复合物滴定度可增高，类风湿因子可阳性，但血清学检查阴性者不能除外PVE的存在。

约50%患者出现返流性杂音。人造生物瓣心内膜炎主要引起瓣叶的破坏，产生关闭不全的杂音，很少发生瓣环脓肿。而机械瓣的感染主要在瓣环附着处，引起瓣环和瓣膜缝着处的缝线脱落裂开，形成瓣周漏而出现新的关闭不全杂音及溶血，使贫血加重，瓣环的弥漫性感染甚至使人造瓣膜完全撕脱。当形成瓣环脓肿时，容易扩展至邻近心脏组织，出现与自然瓣心内膜炎相似的并发症。在PVE的早期，瓣膜尚无明显破坏时，可无杂音，因而不能因未闻及杂音而延误诊断。当赘生物堵塞瓣膜口时可引起瓣膜狭窄的杂音。体循环栓塞可发生于任何部位，在真菌性PVE中（尤其是曲霉菌引起者），栓塞可能是唯一的临床发现。皮肤片状出血在早期PVE中不具有诊断意义，因为手术时经过人工心肺机转流后亦可见到。PVE的其他并发症与天然瓣心内膜炎一样,也可有心功能不全、栓塞、心肌脓肿、菌性动脉瘤等。人造瓣膜关闭音强度减弱、X线透视见到人造瓣膜的异常摆动和移位,角度＞7。及瓣环裂开所致的双影征。二维超声心动图发现赘生物的存在都有助于诊断。血培养常阳性。若多次血培养阴性,须警惕真菌或立克次体感染及生长缓慢的类白喉杆菌感染的可能。PVE的致病菌常来自医院,故容易具有耐药性。

(二)葡萄球菌性心内膜炎

葡萄球菌性心内膜炎起病多数急骤,病情险恶,故多呈急性型,仅少数为亚急性型。通常由耐青霉素G的金黄色葡萄球菌引起。较易侵袭正常的心脏,常引起严重和迅速的瓣膜损害,造成主动脉瓣和二尖瓣返流。多个器官和组织的转移性感染和脓肿的出现,在诊断中有重要意义。

(三)肠球菌性心内膜炎

肠球菌性心内膜炎多见于前列腺和泌尿生殖道感染的患者,它对心脏瓣膜的破坏性大,多有明显的杂音,但常以亚急性的形式出现。

(四)真菌性心内膜炎

真菌性心内膜炎由于广谱抗生素、激素和免疫抑制剂应用增多,长期使用静脉输液,血管和心腔内导管的留置,心脏直视手术的广泛发展以及有些国家静脉注射麻醉药物成瘾者的增多,真菌性心内膜炎的发病率逐渐增加,约50%发生于心脏手术后。致病菌多为念珠菌、组织胞浆、曲霉菌属或麹菌。真菌性心内膜炎起病急骤,少数较隐匿,栓塞的发生率很高。赘生物大而脆,容易脱落,造成股动脉、髂动脉等较大动脉的栓塞。发生在右侧心内膜炎可以引起真菌性肺栓塞。巨大赘生物若阻塞瓣膜口,形成瓣膜口狭窄,可出现严重的血流动力障碍。真菌性心内膜炎可出现皮肤损害,如组织胞浆菌感染者可出现皮下溃疡,口腔和鼻部黏膜的损害,若进行组织学检查,常有重要的诊断价值。曲霉菌属的感染,尚可引起血管内弥散性凝血。

(五)累及右侧心脏的心内膜炎

累及右侧心脏的心内膜炎见于左向右分流的先天性心脏病和人造三尖瓣置换术后、尿路感染和感染性流产。行心脏起搏、右心导管检查者和正常分娩也可引起。近年来有些国家由于静脉注射麻醉药成瘾者增多,右侧心脏心内膜炎的发病率明显增加达5%～10%。药瘾者大多原无心脏病,可能与药物被污染、不遵守无菌操作和静脉注射材料中的特殊物质损害三尖瓣有关。细菌多为金黄色葡萄球菌,其次为真菌、酵母菌、铜绿假单胞菌、肺炎球菌等,革兰阴性杆菌也可引起。右侧心脏感染性心内膜炎多累及三尖瓣,少数累及肺动脉瓣。赘生物多位于三尖瓣、右心室壁或肺动脉瓣。赘生物碎落造成肺部炎症、肺动脉分支败血症性动脉炎和细菌性肺梗死。若金黄色葡萄球菌引起者,梗塞部位可转变为肺脓肿。因为临床表现主要在肺部,故脾肿大、血尿和皮肤病损少见。患者可有咳嗽、咯痰、咯血、胸膜炎性胸痛和气急。可有三尖瓣关闭不全的杂音,由于右房和右室间的压力阶差很小(除在有器质性心脏病伴肺动脉高压者外),三尖瓣收缩期杂音短促且很轻,很柔和,易与呼吸音混合或误认为血流性杂音,但深吸气时杂音强度增加则高度提示有三尖瓣返流存在。累及肺动脉瓣者可听到肺动脉瓣返流所致的舒张中期杂音。心脏扩大或右心衰竭不常见。胸部X线表现为两肺多发生结节状或片段状炎症浸润,可引起胸腔积液、肺脓肿或坏死性肺炎,还可导致脓气胸。右侧心脏心内膜炎最常见的是肺动脉瓣关闭不全和由反复发作的败血症性肺动脉栓塞引起的呼吸窘迫综合征。不能控制的败血症,严重右心衰竭和左侧瓣膜同时受累是少见的死亡原因。若及早诊断,早期应用抗生素或手术治疗,及时处理并发症,单纯右侧心脏感染性心内膜炎的预后良好。

(六)感染性心内膜炎的复发与再复发

感染性心内膜炎的复发与再次复发是指抗生素治疗结束后6个月内或治疗时期感染征象或血培养阳性再现,复发率5%～8%。早期复发多在3个月以内。可能由于深藏于赘生物内的细菌不易杀尽之故或在治疗前已有较长的病程或先前的抗生素治疗不够充分,因而增加了细菌的抗药性和有严重的并发症,如脑、肺的栓塞。亦可能由于广谱抗生素应用出现双重感染。

在最初发作治愈 6 个月以后,感染性心内膜炎所有的心脏表现和阳性血培养再现称为再发。通常由不同的细菌或真菌引起。再发的病死率高于初发者。

(七)实验室检查

1.血培养　有 75%～85%患者血培养阳性。阳性血培养是诊断本病的最直接的证据,而且还可以随访菌血症是否持续。病原体从赘生物不断地播散到血中,且是连续性的,数量也不一,急性患者应在应用抗生素前 1～2 小时内抽取 2～3 个血标本,亚急性者在应用抗生素前 24 小时采集 3～4 个血标本。先前应用过抗生素的患者应至少每天抽取血培养共 3 天,以期提高血培养的阳性率。取血时间以寒战或体温骤升时为佳,每次取血应用更换静脉穿刺的部分,皮肤应严格消毒。每次取血 10～15ml,在应用过抗生素治疗的患者,取血量不宜过多,培养液与血液之比至少在 10∶1 左右。因为血液中过多的抗生素不能被培养基稀释,影响细菌的生长。常规应作需氧和厌氧菌培养,在人造瓣膜置换、较长时间留置静脉插管、导尿管或有药瘾者,应加做真菌培养。观察时间至少 2 周,当培养结果阴性时应保持到 3 周,确诊必须 2 次以上血培养阳性。一般作静脉血培养,动脉血培养阳性率并不高于静脉血。罕见情况下,血培养阴性患者,骨髓培养可阳性。培养阳性者应作各种抗生素单独或联合的药物敏感试验,以便指导治疗。

2.血常规检查　红细胞和血红蛋白降低,后者大多在 60～100g/L。偶可有溶血现象。白细胞计数在无并发症的患者可正常或轻度增高,有时可见到左移。红细胞沉降率大多增快。半数以上患者可出现蛋白尿和镜下血尿。在并发急性肾小球肾炎,间质性肾炎或大的肾梗塞时,可出现肉眼血尿,脓尿以及血尿素氮和肌酐的增高。肠球菌性心内膜炎常可导致肠球菌菌尿,金黄色葡萄球菌性心内膜炎亦然,因此作尿培养也有助于诊断。

3.心电图检查　一般无特异性。在并发栓塞性心肌梗死、心包炎时可显示特征性改变。在伴有室间隔脓肿或瓣环脓肿时可出现不全性或完全性房室传导阻滞,或束支传导阻滞和室性期前收缩。颅内菌性动脉瘤破裂,可出现"神经源性"的 T 波改变。

4.放射性检查　放射影像学检查胸部 X 线检查仅对并发症如心力衰竭、肺梗死的诊断有帮助,当置换人造瓣膜患者发现瓣膜有异常摇动或移位时,提示可能合并感染性心内膜炎。

计算机化 X 线断层显像(CT)或螺旋 CT 对怀疑有较大的主动脉瓣周脓肿时有一定的诊断作用。但人造瓣膜的假影及心脏的搏动影响了其对瓣膜形态的估价,且依赖于造影剂和有限的横断面使其临床应用受限。磁共振显像(MRI)因不受人造瓣膜假影的影响,当二维超声心动图不能除外主动脉根部脓肿时,可起辅助作用,然而费用较贵。

5.超声心动图检查　瓣膜上的赘生物可由超声心动图探得,尤在血培养阳性的感染性心内膜炎中起着特别重要的作用,能探测到赘生物所在部位、大小、数目和形态。经胸壁二维超声心动图对早期诊断生物瓣 PVE 很有价值,对机械瓣 PVE 则略差。因为它能将前者的瓣膜形态很好显示出来,易于检出生物瓣上的赘生物,而对机械瓣的赘生物则因其超声回声表现为多条且多变反射而难以确定,且仅能检出直径 2～3mm 的赘生物,对瓣膜上稀松的钙化或假性赘生物有时较难鉴别。

近来发展的经食管二维超声心动图显著地优于经胸壁二维超声心动图。90%的病例可发现赘生物,能检出更小的直径在 1～1.5mm 的赘生物。不受机械瓣造成的回声的影响,更适用于肺气肿、肥胖、胸廓畸形。大大地提高了诊断率。还能探测瓣膜破坏的程度或穿孔,腱索的断裂,连枷的二尖瓣或三尖瓣,感染性的主动脉瘤和因感染的主动脉瓣返流引起二尖瓣前叶心室面内膜损害所致的二尖瓣瘤,以及各种化脓性心内并发症,发现主动脉根部或瓣环脓肿、室间隔脓肿、心肌脓肿、化脓性心包炎等。并有助于判定原来的心脏病变,对瓣膜返流的严重程度和左室功能的评估,可作为判断预后和确定是否需要手术的参考。

6.心导管检查和心血管造影　　对诊断原有的心脏病变尤其是合并有冠心病很有价值外,尚可估价瓣膜的功能。有人通过心导管在瓣膜的近、远端取血标本,测定细菌计数的差别,认为可确定本病感染的部位。但心导管检查和心血管造影可能使赘生物脱落引起栓塞,或引起严重的心律失常,加重心力衰竭,须慎重考虑,严格掌握适应证。

7.放射性核素　　放射性核素^{67}Ga 心脏扫描对心内膜炎的炎症部位和心肌脓肿的诊断有帮助,但需72小时后才能显示阳性,且敏感性特殊性明显差于二维超声心动图,且有较多的假阴性,故临床应用价值不大。

8.血清免疫学检查　　亚急性感染性心内膜炎病程长达6周者,50%类风湿因子呈阳性,经抗生素治疗后,其效价可迅速下降。有时可出现高γ球蛋白血症或低补体血症,常见于并发肾小球肾炎的患者,其下降水平常与肾功能不良保持一致。约有90%患者的循环免疫复合物 CIC 阳性,且常在 $100\mu g/ml$ 以上,比无心内膜炎的败血症患者高,具有鉴别诊断的价值,血培养阴性者尤然。但要注意系统性红斑狼疮、乙型肝炎表面抗原阳性患者及其他免疫性疾病中 CIC 血清水平也可大于 $100\mu g/ml$。

其他检查尚有真菌感染时的沉淀抗体测定、凝集素反应和补体结合试验。金黄色葡萄球菌的胞壁酸抗体测定等。

【诊断与鉴别诊断】

(一)临床诊断要点

1.对患有心瓣膜病、先天性心血管畸形或人造瓣膜置换术的患者,有不明原因发热达1周以上,应怀疑本病的可能,并立即作血培养,如兼有贫血、周围栓塞现象和杂音出现,应考虑本病的诊断。

2.临床上反复短期使用抗生素,发热时常反复,尤其有瓣膜杂音的患者,应警惕本病的可能,及时进行超声心动图检查,对诊断本病很有帮助。阳性血培养具有决定性诊断价值,并为抗生素的选择提供依据。

3.对不能解释的贫血、顽固性心力衰竭、卒中、瘫痪、周围动脉栓塞、人造瓣膜口的进行性阻塞和瓣膜的移位、撕脱等均应注意有否本病存在。在肺炎反复发作,继之以肝大,轻度黄疸最后出现进行性肾功能衰竭的患者,即使无心脏杂音,亦应考虑有右侧心脏感染性心内膜炎的可能。

4.结合化验检查。

(二)鉴别诊断

由于本病的临床表现多样,常易与其他疾病混淆。

1.以发热为主要表现而心脏体征轻微者须与伤寒、结核、上呼吸道感染、肿瘤、胶原性疾病等鉴别。

2.在风湿性心脏病基础上发生本病,经足量抗生素治疗而热不退,心力衰竭不见好转,应怀疑合并风湿活动的可能。此时应注意检查心包和心肌方面的改变,如心脏进行性增大伴奔马律、心包摩擦音或心包积液等。但此两病也可同时存在。

3.发热、心脏杂音、栓塞表现有时亦须与心房黏液瘤相鉴别。

【治疗】

(一)中医辨证施治

1.热毒炽盛、血瘀阻脉

治法:清热解毒,凉血活血。

方药:清营汤合五味消毒饮加减。药用犀角(可用水牛角代)、生地、玄参、麦冬、金银花、连翘、黄连、黄芩、公英、丹参、紫花地丁、丹皮、赤芍药。

感染性心内膜炎多为毒力较强的致病菌感染,心内膜细菌赘生物生成,或伴有多处转移性脓肿,出现严重的毒血症状。中医治疗一应清解热毒、控制感染；二应活血凉血、防止赘生物生成。故方用犀角、生地清热凉血；玄参、麦冬清热解毒养阴；金银花、连翘、黄芩、黄连、公英、紫花地丁大剂清热解毒，气营两清，控制感染；丹参、丹皮、赤芍药活血凉血，一利于血分热毒散解，二则活血散血之性有助于防止心内膜血小板沉积，赘生物形成，高热、大便秘结者，加大黄清热解毒，泻下热结。即使无大便秘结，也可加用大黄，使郁结热毒自大便而解；神昏谵语者，送服安宫牛黄丸清热解毒，辛凉开窍；惊厥抽搐者，加钩藤，地龙清热平肝熄风。

2.气阴两虚、热毒内结

治法：益气养阴，清热解毒。

方药：生脉散合济生解毒汤加减。药用人参、五味子、麦冬、金银花、连翘、当归、赤芍药、玄参、蒲公英、紫花地丁、红花、黄芩。

此型多见于素体正虚心内膜感染者。邪毒感人，易伤气耗阴。方中人参补元气、益心气；五味子甘温而酸，固护心阴；麦冬、玄参清热养阴；金银花、连翘、蒲公英、紫花地丁、黄芩清热解毒，控制感染；当归、赤芍药、红花活血化瘀，通心脉；诸药合用，对控制感染、预防心力衰竭、防止心内膜赘生物生成，皆可望收到较好效果。皮肤瘀斑、斑点者，加丹参、丹皮、茜草活血化瘀通络；胸闷、气急、喘息者，为心力衰竭之症，可加桑白皮、葶苈子、车前子、益母草合方中生脉散强心活血利水。出现器官栓塞症状者，请参照有关章节进行治疗。

3.阴虚火旺

治法：滋阴清热。

方药：清骨散加减。药用银柴胡、胡黄连、秦艽、鳖甲、地骨皮、青蒿、知母、生甘草。

方中银柴胡清虚劳骨蒸之热；胡黄连、知母、地骨皮入阴分而退虚火；青蒿、秦艽善透伏热，使邪从外解；鳖甲滋阴潜阳，并能引诸药入阴分以清热；甘草调和诸药。共成滋阴清热之剂。心悸失眠者，加酸枣仁、夜交藤以养心安神；盗汗自汗者，加煅牡蛎、浮小麦、糯稻根，以固表止汗；倦怠懒言者，加黄芪、太子参以益气。

4.气阴两虚、血脉瘀滞

治法：益气养阴，活血祛瘀。

方药：六味地黄汤合补阳还五汤加减。药用黄芪、熟地黄、赤芍药、丹皮、川芎、桃仁、红花、山茱萸、山药、茯苓、泽泻、当归、地龙。

此型多为心内膜炎症已被基本控制，但仍可有潜伏病灶，原有心内膜损害已不再发展，疤痕形成，心内膜上仍可有附壁血栓，其脱落可造成多发性梗塞，因温热邪毒伤气耗阴，血脉不利，故治宜益气养阴，活血化瘀。方中黄芪益气；六味地黄汤滋补心肾之阴；桃仁、红花、赤芍药、丹皮、地龙、当归、川芎养血活血，祛瘀通络。诸药相合共奏益气养阴，活血祛瘀之效。心悸怔忡、失眠多梦明显者，可加酸枣仁，柏子仁，珍珠母养心重镇安神；自汗盗汗重者，可加五味子，牡蛎以敛汗。

（二）简易方治疗

1.亚急性细菌性心内膜炎方：忍冬藤、紫花地丁、蒲公英、野菊花、大青叶、板兰根、大蓟、小蓟、连翘、黄芩、甘草，主治亚急性细菌性心内膜炎出现发热及皮肤瘀点者。

2.金银花、连翘、紫花地丁、黄连、黄芩，栀子、菖蒲、郁金、丹皮、麦冬、生地、当归、川芎、党参、丹参、桂枝、甘草，同时服用太乙紫金锭 1～2g，1 日二次，主治感染性心内膜炎。

3.三黄汤：黄芩 15～20g、黄连 10g、黄柏 10g、生石膏 20～30g，每日一剂，水煎服，对气分热盛或热入营血均适用。

4.黄连 10g、蒲公英 30g、大青叶 30g,水煎服,每日一剂或每日二剂,适用于气分热盛症。

5.黄芩 15g、紫花地丁 30g、连翘 15g,水煎服,每日一剂或二剂,对气分热盛或热入营血均适用。

6.地黄玄参膏:熟地黄、当归、栀子、黄柏、知母、山萸肉、白芍药、生地、玄参、肉苁蓉、麦冬、天花粉、天冬、黄芩各 20g,五味子、红花、生甘草各 15g。用麻油煎熬后,再用黄丹、铅粉各半收膏,石膏 120g 搅匀,贴心前区,适用于阴虚内热型患者。

(三)西医治疗

及早治疗可以提高治愈率,但在应用抗生素治疗前应抽取足够的血培养,根据病情的轻重推迟抗生素治疗几小时乃至 1～2 日,并不影响本病的治愈率和预后。而明确病原体,采用最有效的抗生素是治愈本病的最根本的因素。

1.药物治疗　一般认为应选择较大剂量的青霉素类、链霉素、头孢菌素类等杀菌剂,它们能穿透血小板—纤维素的赘生物基质,杀灭细菌,达到根治瓣膜的感染、减少复发的危险。抑菌剂和杀菌剂的联合应用,有时亦获得良好的疗效。疗效取决于致病菌对抗生素的敏感度,若血培养阳性,可根据药敏选择药物。由于细菌深埋在赘生物中为纤维蛋白和血栓等掩盖,需用大剂量的抗生素,并维持血中有效杀菌浓度。有条件时可在试管内测定患者血清中抗生素的最小杀菌浓度,一般在给药后 1 小时抽取,然后按照杀菌剂的血清稀释水平至少 1：8 时测定的最小杀菌浓度给予抗生素。疗程亦要足够长,力求治愈,一般为 4～6 周。

对疑患本病的患者,在连续送血培养后,立即静脉给予青霉素每日 600 万～1200 万 U,并与链霉素合用,每日 1～2g 肌内注射。若治疗 3 天发热不退,应加大青霉素剂量至 2000 万 U 静脉滴注,如疗效良好,可维持 6 周。当应用较大剂量青霉素时,应注意脑脊液中的浓度,过高时可发生神经毒性表现,如肌阵挛、反射亢进、惊厥和昏迷。此时需注意与本病的神经系统表现相鉴别,以免误诊为本病的进一步发展而增加抗生素剂量,造成死亡。如疗效欠佳宜改用其他抗生素,如半合成青霉素。苯唑西林、阿莫西林、哌拉西林(氧哌嗪青霉素)等,每日 6～12g,静脉给予;头孢噻吩 6～12g/d 或万古霉素 2～3g/d 等。以后若血培养获得阳性,可根据细菌的药敏适当调整抗生素的种类和剂量。为了提高治愈率,一般主张静脉或肌内间歇注射,后者引起局部疼痛,常使患者不能接受。因此亦可将青霉素钾盐日间作缓慢静脉滴注(青霉素钾盐每 100 万 U 含钾 1.5mmol/L,当予以极大剂量时应警惕高钾的发生),同时辅以夜间肌注。

草绿色链球菌引起者仍以青霉素为首选,多数患者单独应用青霉素已足够。对青霉素敏感性差者宜加用氨基醣甙类抗生素,如庆大霉素 12 万～24 万 U/d;妥布霉素 3～5mg(kg·d)或阿米卡星(丁胺卡那霉素)1g/d。青霉素是属细胞壁抑制剂类,和氨基醣甙类药物合用,可增进后者进入细胞内起作用。对青霉素过敏的患者可用红霉素、万古霉素或第一代的头孢菌素。但要注意的是有青霉素严重过敏者,如过敏性休克,忌用头孢菌素类,因其与青霉素可出现交叉变态反应。

肠球菌性心内膜炎对青霉素的敏感性较差,需用 200 万～4000 万 U/d。因而宜首选氨苄西林 6～12g/d 或万古霉素和氨基糖苷类抗生素联合应用,疗程 6 周。头孢菌素对肠球菌作用差,不能替代其中的青霉素。近来一些产 β-内酰胺酶对氨基糖苷类药物耐药的菌株也有所报道,也出现了对万古霉素耐药的菌株。可选用奎诺酮类的环丙沙星、舒巴克坦氨苄西林(优立新)和亚胺培南(泰能)等药物。

金黄色葡萄球菌性心内膜炎,若非耐青霉素的菌株,仍选用青霉素治疗,1000 万～2000 万 U/d 和庆大霉素联合应用。耐药菌株可选用第一代头孢菌素类,万古霉素、利福平和各种耐青霉素酶的青霉素,如苯唑西林等。治疗过程中应仔细检查是否有必须处理的转移病灶或脓肿,避免细菌从这些病灶再度引起心脏病变处的种植。表皮葡萄球菌侵袭力低,但对青霉素 G 效果欠佳,宜用万古霉素、庆大霉素、利福平联合应用。

革兰阴性杆菌引起的心内膜炎病死率较高,但作为本病的病原菌较少见。一般以 β 内酰胺类和氨基糖苷类药物联合应用。可根据药敏选用第三代头孢菌素,如头孢哌酮 4～8g/d,头孢噻肟 6-12g/d,头孢曲松 2～4g/d。也可用氨苄青霉素和氨基糖苷类联合应用。

铜绿假单胞菌引起者可选用第三代头孢菌素,其中以头孢他啶最优,6g/d。也可选用哌拉西林和氨基糖苷类合用或多糖菌素 B100mg/d,多糖菌素 E 150mg/d。

沙雷菌属可用哌拉西林或氨苄西林加上氨基糖苷类药物。厌氧菌感染可用 0.5％甲硝唑(灭滴灵) 1.5～2g/d,分 3 次静脉滴注,或头孢西丁 4～8g/d。也可选用先锋必(对厌氧菌属中的弱拟杆菌无效)。

真菌性心内膜炎死亡率高达 80％～100％,药物治愈极为罕见,应在抗真菌治疗期间早期手术切除受累的瓣膜组织,尤其是真菌性的 PVE,且术后继续抗真菌治疗才有可能提供治愈的机会。药物治疗仍以二性霉素 B 为优,从每日 0.1mg/kg 开始,逐步增加至每日 1mg/kg,总剂量 1.5～3g。二性霉素 B 的毒性较大,可引起发热、头痛、显著胃肠道反应、局部的血栓性静脉炎和肾功能损害,并可引起神经系统和精神方面的改变。5 氟胞嘧啶(5-FC)是一种毒性较低的抗真菌药物,单独使用仅有抑菌作用,且易产生耐药性。和二性霉素 B 合并应用,可增强杀真菌作用,减少二性霉素 B 的用量及减轻 5-FC 的耐药性。后者用量为每日 150mg/kg 静脉滴注。

立克次体心内膜炎可选用四环素 2g/d 静脉给药治疗 6 周。

对临床高度怀疑本病,而血培养反复阴性者,可凭经验按肠球菌及金黄色葡萄球菌感染,选用大剂量青霉素和氨基醣甙类药物治疗 2 周,同时作血培养和血清学检查,除外真菌、支原体、立克次体引起的感染。若无效,改用其他杀菌剂药物,如万古霉素和头孢菌素。

感染心内膜炎复发时,应再治疗,且疗程宜适当延长。

2.手术治疗 近年来手术治疗的开展,使感染性心内膜炎的病死率有所降低,尤其在伴有明显心力衰竭者,死亡率降低得更为明显。

自然瓣心内膜炎的手术治疗主要是难治性心力衰竭;其他有药物不能控制的感染,尤其是真菌性和抗生素耐药的革兰阴性杆菌心内膜炎;多发性栓塞;化脓性并发症如化脓性心包炎、瓦氏窦菌性动脉瘤(或破裂)、室间膈穿孔、心肌脓肿等。当出现完全性或高度房室传导阻滞时,可给予临时人工心脏起搏,必需时作永久性心脏起搏治疗。

人造瓣膜心内膜炎病死率较自然瓣心内膜炎为高。单用抗生素治疗的 PVE 死亡率为 60％,采用抗生素和人造瓣再手术方法可使死亡率降至 40％左右。因此一旦怀疑 PVE 宜数小时内至少抽取 3 次血培养后即使用至少两种抗生素治疗。早期 PVE 致病菌大多侵袭力强,一般主张早期手术。后期 PVE 大多为链球菌引起,宜内科治疗为主。真菌性 PVE 内科药物治疗仅作为外科紧急再换瓣术的辅助手术,应早期作再换瓣术。耐药的革兰阴性杆菌 PVE 亦宜早期手术治疗。其他如瓣膜功能失调所致中、重度心力衰竭,瓣膜破坏严重的瓣周漏或生物瓣膜的撕裂及瓣膜狭窄,和新的传导阻滞出现。顽固性感染,反复周围栓塞,都应考虑更换感染的人造瓣。

绝大多数右侧心脏心内膜炎的药物治疗可收到良效,同时由于右心室对三尖瓣和肺动脉瓣的功能不全有较好的耐受性,一般不考虑手术治疗。对内科治疗无效,进行性心力衰竭和伴有铜绿假单胞菌和真菌感染者常需外科手术,将三尖瓣切除或置换。

为了降低感染活动期间手术后的残余感染率,术后应持续使用抗生素 4～6 周。

【并发症】

(一)充血性心力衰竭和心律失常

心力衰竭是本病最常见的并发症。早期不发生,但在以后瓣膜被破坏并穿孔,以及其支持结构如乳头肌、腱索等受损,发生瓣膜功能不全,或使原有的功能不全加重,是产生心力衰竭的主要原因。严重的二尖瓣感染引起乳头肌败血性脓肿或二尖瓣环的破坏导致连枷样二尖瓣,造成严重二尖瓣返流,或病变发生在主动脉瓣,导致严重的主动脉瓣关闭不全时尤易发生心力衰竭。另外,感染也可影响心肌,炎症、心肌局部脓肿或大量微栓子落入心肌血管;或较大的栓子进入冠状动脉引起心肌梗死等均可引起心力衰竭。其他少见的心力衰竭原因为大的左向右分流,如感染的瓦氏窦瘤破裂或室间隔被脓肿穿破。

心力衰竭是本病的首要致死原因。主动脉瓣返流引起的心力衰竭可由病变累及二尖瓣造成严重的二尖瓣关闭不全而加剧,甚至演变成难治性心力衰竭,病死率可高达97%。

当感染累及心肌、侵犯传导组织时,可致心律失常。多数为室性期前收缩,少数发生心房颤动。发生在主动脉瓣的心内膜炎或发生主动脉窦的细菌性动脉瘤,则感染可侵袭到房室束或压迫心室间隔引起房室传导阻滞和束支传导阻滞。

(二)栓塞现象

是仅次于心力衰竭的常见并发症。发生率为15%～35%。受损瓣膜上的赘生物被内皮细胞完整覆盖需6个月,故栓塞可在发热开始后数天起至数月内发生。早期出现栓塞的大多起病急,风险大。全身各处动脉都可发生栓塞,最常见部位是脑、肾、脾和冠状动脉。心肌、肾和脾脏栓塞不易察觉,多于尸检中发现,而脑、肺和周围血管栓塞的表现则较明显。

较大的脾栓塞时可突然发生左上腹或左肋部疼痛和脾肿大,并有发热和脾区摩擦音。偶可因脾破裂而引起腹腔内出血或腹膜炎和膈下脓肿。肾栓塞时可有腰痛或腹痛、血尿或菌尿,但较小的栓塞不一定引起症状,尿检查变化亦不多,易被漏诊。脑血管栓塞的发生率约30%,好发在大脑中动脉及其分支,偏瘫症状最常见。肺栓塞多见于右侧心脏心内膜炎,如果左侧心瓣上的赘生物小于未闭的卵圆孔时,则可到达肺部造成肺梗死。发生肺栓死后可有突发胸痛、气急、发绀、咳嗽、咯血或休克等症状,但较小的肺梗塞可无明显症状。在X线胸片上表现为不规则的小块阴影,亦可呈大叶楔形阴影,要注意与其他肺部病变鉴别。冠状动脉栓塞可引起突发胸痛、休克、心力衰竭、严重的心律失常甚至猝死。四肢动脉栓塞可引起肢体疼痛、软弱、苍白而冷、发绀、甚至坏死。中心视网膜动脉栓塞可引起突然失明。本病痊愈后1～2年内仍有发生栓塞的可能,然而并不一定就是复发,需密切观察。

(三)心脏其他并发症

心肌脓肿常见于金黄色葡萄球菌和肠球菌感染,特别是凝固酶阳性的葡萄球菌。可为多发性或单个大脓肿。心肌脓肿的直接播散或主动脉瓣环脓肿破入心包可引起化脓性心包炎、心肌瘘管或心脏穿孔。二尖瓣脓肿及继发于主动脉瓣感染的室间隔脓肿,常位于间隔上部,均可累及房室结和希氏束,引起房室传导阻滞或束支传导阻滞,宜及时作外科手术切除和修补。其他尚有由于冠状动脉栓塞而继发的心肌缺血,由细菌毒素损害或免疫复合物的作用而致的心肌炎等。非化脓性心包炎也可以由于免疫反应,充血性心力衰竭引起。

(四)菌性动脉瘤

以真菌性动脉瘤最为常见。菌性动脉瘤最常发生于主动脉窦,其次为脑动脉、已结扎的动脉导管、腹部血管、肺动脉、冠状动脉等。不压迫邻近组织的动脉瘤本身几无症状,可在破裂后出现临床症状。不能缓解的局限性头痛提示脑动脉有动脉瘤。

(五)神经精神方面

神经精神并发症发生率为10%～15%。临床表现有头痛、精神错乱、恶心、失眠、眩晕等中毒症状,脑部血管感染性栓塞引起的一系列症状,以及由于脑神经和脊髓或周围神经损害引起的偏瘫、截瘫、失语、定向障碍、共济失调等运动、感觉障碍和周围神经病变。

其他并发症还有免疫复合物引起的间质性肾炎和急性或慢性增殖性肾小球肾炎。

（六）预防

有心瓣膜病或心血管畸形及人造瓣膜的患者应增强体质,注意卫生,及时清除感染病灶。在作牙科和上呼吸道手术或机械操作,低位胃肠道、胆囊、泌尿生殖道的手术或操作,以及涉及感染性的其他外科手术,都应预防性应用抗生素。

在牙科和上呼吸道手术和机械操作时,一般术前半小时至1小时给予青霉素100万～120万U静脉滴注及普鲁卡因青霉素80万U肌注,必要时加用链霉素1g/d,术后再给予2～3天。作胃肠道、泌尿生殖系统手术或机械操作时,术前后可选用氨苄西林与庆大联合应用。

（霍敏俐）

第八节　心肌疾病

心肌疾病是指除心脏瓣膜病、冠状动脉粥样硬化性心脏病、高血压性心脏病、肺源性心脏病和先天性心血管疾病以外,以心肌病变为主要表现的一组疾病。其中的心肌病是指"原因不明的心肌疾病",以便与特异性心肌疾病(原因已知)相区别。近年来,随着对病因学和发病机制认识程度的深入,心肌病与特异性心肌疾病之间的差别已变得不十分明确。心肌炎是以心肌炎症为主的心肌疾病。

一、心肌病

心肌病的临床表现主要是心力衰竭和心律失常。扩张型心肌病占心肌病的70%～80%,肥厚型心肌病占10%～20%,限制性心肌病及致心律失常型右室心肌病为散在发病。在住院患者中,心肌病占心血管病的0.6%～4.3%,近年有增多趋势,患者中男多于女。

根据本病的临床表现,可归属于中医"心悸""胸痹""水肿""喘证""厥证"等病范畴。

【病因病理】

（一）西医病因病理

1.病因

(1)扩张型心肌病(DCM):病因尚不明确。病毒感染被认为是主要的原因。动物实验中柯萨奇病毒不仅可引起病毒性心肌炎,亦可导致类似扩张型心肌病病变。部分患者心肌活检标本中发现有肠道病毒或巨细胞病毒的RNA,血中柯萨奇病毒B中和抗体滴定度比正常人高,心肌活体标本病理检查有炎症表现,血中自然杀伤细胞活力降低,抑制性T淋巴细胞数量及功能减低,这些均提示本病与病毒引起的心肌炎症及免疫功能异常关系密切。病毒对心肌的直接损伤,或体液、细胞免疫反应所致心肌炎可导致和诱发扩张型心肌病。近年认为某些扩张型心肌病为病毒性心肌炎的延续。此外,家族遗传、基因异常、围生期、抗肿瘤药物、酒精中毒、代谢异常和神经激素受体异常等多因素亦可引起本病。劳累、感染、毒素、血压增高等可能为诱发因素。

(2)肥厚型心肌病(HCM):本病常有明显的家族史(约占1/3),并常合并其他先天性心血管畸形,目前认为是常染色体显性遗传疾病,肌节收缩蛋白基因突变是主要致病因素。其他病因目前尚不清。儿茶酚胺代谢异常、细胞内钙调节异常、高血压、高强度运动等可能为本病发病的促进因素。

(3)限制型心肌病(RCM):病因不明,本病可为特发性,或与其他疾病如淀粉样变性,伴有或不伴有嗜酸性粒细胞增多症的心内膜心肌疾病并存。

（4）致心律失常型右室心肌病（ARVC）：病因不明，常为家族性发病，表现为常染色体显性遗传。

（5）未定型心肌病（UCM）：病因、发病机制不明。

2.病理

（1）扩张型心肌病：主要特征是一侧或双侧心腔扩大，有收缩功能障碍，产生充血性心力衰竭。以心腔扩张为主，肉眼可见各心腔扩大，室壁变薄，纤维瘢痕形成，常有附壁血栓。瓣膜、冠状动脉多无病变。组织学上可见非特异性心肌纤维肥大，细胞核固缩、变性或消失，胞浆内有空泡形成，特别是不同程度的纤维化等，病变混合存在。

（2）肥厚型心肌病：以左心室或双心室肥厚、心室腔变小为特征，常伴有非对称性室间隔肥厚，以左心室血液充盈受阻、舒张期顺应性下降为基本病态。病变以心肌肥厚为主，尤其是左心室形态学的改变，其特征为不均等（非对称性）的室间隔肥厚，也可有心肌均匀肥厚及心尖部肥厚的类型。室间隔高度肥厚向左心室内突出，收缩时引起心室流出道梗阻者，称为"梗阻性肥厚型心肌病"。组织学特征为心肌细胞（尤其左心室间隔部）极度肥大，形态特异，排列紊乱，周围区域疏松结缔组织增多。晚期心肌纤维化增多，心室壁肥厚减少，心腔狭小程度也减轻。

（3）限制型心肌病：以单侧或双侧心室舒张充盈受阻和舒张容量下降为特征，收缩功能和室壁厚度正常或接近正常。心室腔变小，使心室舒张发生障碍、充盈受阻，可伴有不同程度的收缩功能障碍。组织学上以心脏间质纤维化增生为主要病理变化，即心内膜及心内膜下纤维化与增厚，心室内膜硬化。

（4）致心律失常型右室心肌病：右心室正常心肌进行性被纤维脂肪所取代，早期呈典型的区域性，晚期可累及整个右心室甚至部分左心室，较少累及间隔，心室壁菲薄。

（二）中医病因病机

中医认为，本病是由于先天不足，正气虚弱，感受毒邪，内舍于心，气滞血瘀，心失所养所致。外感六淫邪毒及正气虚弱、卫外不固，"两虚相得，乃客其形"。

1.感受邪毒　邪毒多从口鼻而受，肺主气属卫，开窍于鼻，朝百脉，心主血脉属营。邪犯肺卫，未获疏解则浸淫血脉，流注入心；或邪毒由口内犯胃肠，沿循"胃之支脉"而逆犯于心。

2.正气虚弱　先天不足，素体虚弱，或过度劳倦，起居失常，饮食失调，情志不节，或久病体弱等，易使正气内虚，卫外不固，营气失守，为六淫邪毒侵袭提供可乘之机。"邪之所凑，其气必虚。"

总之，本病病位在心，与肺、脾、肾关系密切。虚实夹杂，本虚标实，以心气虚弱、心脾肾阳虚为本，毒邪、瘀血、水饮、痰浊为标。其病情发展取决于正气盛衰和感邪轻重，合并症及变症较多，为重症难症。病情严重者可发展为心阳暴脱，甚至阴阳离决而猝死。

【临床表现】

（一）扩张型心肌病

本病起病缓慢，多在临床症状明显时就诊。

1.主要症状　主要表现为充血性心力衰竭，一般先有左心衰，之后出现右心衰。初时活动或活动后出现气促，后休息时也有气促，或有端坐呼吸及阵发性夜间呼吸困难，继之出现水肿等。可有各种心律失常，部分病人可发生栓塞或猝死，病死率较高。

2.体征　主要体征为心脏扩大，多数病人可听到第三心音或第四心音，心率快时呈奔马律，可有相对二尖瓣或三尖瓣关闭不全所致的收缩期吹风样杂音。左心衰可有交替脉、肺部啰音；右心衰有颈静脉怒张、肝肿大、浮肿等体征。常合并各种类型的心律失常。

（二）肥厚型心肌病

部分患者可无自觉症状，因猝死或在体检中才被发现。

1.主要症状 主要症状有心悸、呼吸困难、胸痛、乏力等。伴有流出道梗阻的病人可在起立或运动时出现眩晕,甚至昏厥。晚期出现心力衰竭的症状。

2.体征 体检时发现心尖搏动向左下移位,有抬举性搏动,心界扩大。听诊可闻及第四心音,反常第二心音分裂。有流出道梗阻的病人可在胸骨左缘第3～4肋间闻及较粗糙的喷射性收缩期杂音,心尖部常可听到收缩期杂音。以上两种杂音除因室间隔不对称性肥厚造成左心室流出道相对狭窄外,主要是由于收缩期血流经过狭窄处时的漏斗效应将二尖瓣吸引移向室间隔,使狭窄更为严重,于收缩晚期甚至可完全阻挡流出道,而同时二尖瓣本身出现关闭不全。此杂音为机能性,常因左室容积减少(如屏气、含化硝酸甘油等)或增加心肌收缩力(如心动过速、运动时)而增强,反之,左室容量增加(如下蹲位)或心肌收缩力下降(如使用β受体阻滞剂)则可减弱。

(三)限制型心肌病

见于热带和温带地区,我国病例也多数在南方,呈散在分布。起病较缓慢,以发热、倦怠乏力为早期症状,以后逐渐出现心悸、气促、心脏扩大、肺部啰音、颈静脉怒张、肝大、浮肿、腹水等心力衰竭的表现,酷似缩窄性心包炎。

(四)致心律失常型右室心肌病

临床主要表现为心律失常、右室扩大和猝死。

【实验室及其他检查】

1.胸部 X 线检查 扩张型心肌病心影常明显增大,晚期心脏外形呈球形,常有肺淤血和肺间质水肿等。肥厚型心肌病心影增大不明显,晚期心衰时则心影增大。

2.心电图 扩张型心肌病表现:①心脏肥大。②各种心律失常,如心房颤动、传导阻滞等。③ST-T 改变、低电压、R 波降低等心肌损害的表现。④少数患者可有病理性 Q 波,多为心肌广泛纤维化的结果,需与心肌梗死相鉴别。

肥厚型心肌病表现:①ST-T 改变,常有以 V_3、V_4 为中心的巨大倒置 T 波。②左心室肥大。③病理性 Q 波在 Ⅱ、Ⅲ、aVF、aVL 或 V_4、V_5 导联上出现为本病的一个特征。④各种心律失常,如室内传导阻滞、束支传导阻滞、过早搏动、预激综合征、房颤等。

3.超声心动图 扩张心肌病二维超声心动图表现:①全心扩大呈球形,以左室为主。②各瓣膜形态正常,开放幅度变小,二尖瓣口与左心室形成"小瓣口大心腔"的特征性表现。M 型超声心动图上二尖瓣曲线呈低矮菱形的"钻石样"改变,E 峰与室间隔距离增大,常大于 15mm。室间隔及左心室后壁运动幅度明显减弱,提示心肌收缩力下降。

肥厚型心肌病二维超声心动图表现:①心肌不对称性增厚,室间隔肥厚更明显,厚度大于 15mm;室间隔与左心室后壁厚度之比大于 1.3。②梗阻性肥厚型心肌病,收缩期二尖瓣前叶前移,左心室流出道变窄,该处血流峰值速度明显增高。

限制型心肌病二维超声心动图表现:①心内膜弥漫性均匀增厚,回声增强。②室壁运动幅度减弱,左心室收缩功能明显减低。③左心室内径明显缩小,左心房、右心房多增大。

4.心脏核素检查 扩张型心肌病可见舒张末期和收缩末期左心室容积增大,心搏量降低;心肌显影表现为灶性散在性放射性减低。

5.心导管检查和心血管造影 扩张型心肌病可见左室舒张末压、左房压和毛细血管楔嵌压增高;有心力衰竭时心搏量、心脏指数减低。心室造影示左室扩大,弥漫性室壁运动减弱,心室射血分数低下。冠状动脉造影多数正常,可与冠心病相鉴别。

肥厚型心肌病见左心室舒张末期压增高。有梗阻者在左室腔与流出道间有压差,压差＞20mmHg。

在有完全代偿间歇的室性过早搏动后,由于心室舒张期长、回心血量多,心搏增强,心室内压上升,但同时由于收缩力增强,梗阻亦加重,致主动脉内压反而降低,此表现称为 Brockenbrough 现象。此现象阳性为梗阻性肥厚型心肌病的特征表现。心室造影显示左室腔缩小变形,可呈香蕉状、舌状或纺锤状(心尖部肥厚时)。冠状动脉造影一般无异常。

限制型心肌病心导管检查示舒张期心室压力曲线呈现早期下陷,晚期高原波形,与缩窄性心包炎的表现相似。左心室造影可见心内膜增厚及心室腔缩小,心尖部钝角化。

6.心肌和心内膜活检　扩张型心肌病无特异性,可见心肌细胞肥大、变性、间质纤维化等,有时可用于病变的程度及预后评价的参考。肥厚型心肌病可见心肌细胞畸形肥大,排列紊乱。限制型心肌病可见心内膜增厚和心内膜下心肌纤维化。致心律失常型右室心肌病因心室壁菲薄,不宜做此项检查。

7.血液检查　扩张型心肌病患者常有血沉增快,偶有血清心肌酶活性增加,肝淤血时可有球蛋白异常。限制型心肌病可见白细胞特别是嗜酸性粒细胞增多。

【诊断与鉴别诊断】

(一)诊断

1.扩张型心肌病　凡临床上有心脏扩大、心律失常及心力衰竭的患者;超声心动图证实有全心扩大,以左心室扩大为主,心室腔大,室壁不厚,大心腔小瓣膜,室壁运动幅度普遍降低,左室射血分数<0.4 者,应考虑本病的诊断。通过问诊、体格检查及影像学检查等方法排除急性病毒性心肌炎、风湿性心瓣膜疾病、冠心病、高心病、肺心病、先天性心血管疾病及各种继发性心肌病等后可确定诊断。

2.肥厚型心肌病　临床及心电图表现与冠心病相似,如患者较年轻,难以用冠心病来解释者,应考虑本病的可能。结合心电图、超声心动图及心导管检查做出诊断。如有阳性家族史(猝死、心脏增大等)则更支持诊断。

(1)梗阻性肥厚型心肌病:①超声心动图:收缩期二尖瓣前叶前移,左心室流出道变窄,该处血流峰值速度明显增高。②心导管检查:左室腔与流出道间压差>20mmHg,Brockenbrough 现象阳性。③心室造影显示左室腔缩小变形,左心室流出道变窄。

(2)非梗阻性肥厚型心肌病:①超声心动图:收缩期二尖瓣无异常膨隆。②心导管检查:左室腔与流出道间无压力阶差。③心室造影无左心室流出道狭窄。

3.限制型心肌病　早期临床表现不明显,诊断较困难。检查发现心室腔狭小、变形,嗜酸性粒细胞增多,心包无钙化而内膜有钙化等有助于诊断。诊断困难者可做心内膜活检,如见心内膜增厚、心内膜下心肌纤维化,有助于诊断。需与缩窄性心包炎鉴别。

4.致心律失常型右室心肌病　主要表现为心律失常、右心室扩大和猝死,有阳性家族史者应考虑本病的可能。

(二)鉴别诊断

需要与扩张型心肌病鉴别的有风湿性心脏病、冠心病、克山病等,需要与肥厚型心肌病鉴别的有主动脉瓣狭窄、风湿性心脏病、冠心病、室间隔缺损等,需要与缩窄性心脏病鉴别的有缩窄性心包炎等,主要从病史、体检及实验室检查等方面进行鉴别。

1.风湿性心脏病　扩张型心肌病有二尖瓣、三尖瓣环扩大者,可听到反流性杂音,与风心病杂音类似。风心病心衰时杂音减弱,心衰控制后杂音增强,可伴有震颤;扩张型心肌病心衰时杂音增强,很少有震颤。另通过 X 线和超声心动图检查有助于鉴别。

2.冠心病　冠心病和肥厚型心肌病均可出现心绞痛,心电图 ST-T 改变、异常 Q 波。但冠心病有高血压、高血糖、高血脂及动脉粥样硬化等易患因素,一般无心脏杂音;心绞痛发作时间短,含硝酸甘油可缓解;

心肌梗死时,异常 Q 波及 ST-T 改变有特异的演变规律;超声心动图和心血管造影可助鉴别。

3.克山病　发病多局限于某些地区,多在发病年和发病季节发病,好发于生育期妇女及断奶幼儿,可有阳性家族史,鉴别不难。但慢性克山病在非病区有时与扩张型心肌病不易区别,如同时伴大骨节病、地方性甲状腺肿、地方性氟病等有利于克山病的诊断。

4.室间隔缺损　气促、乏力、心力衰竭等症状及胸骨左缘的收缩期杂音与肥厚型心肌病表现相似。但室间隔缺损患者杂音传播广泛,X 线示肺动脉段凸起,超声心动图示室间隔的回声在某一部位消失,磁共振显像显示缺损的部位及大小可明确诊断。

5.主动脉瓣狭窄　主要见于风心病、先天性主动脉瓣畸形、退行性老年钙化性主动脉瓣狭窄。主动脉瓣狭窄的表现呼吸困难、胸痛、晕厥、收缩期杂音等与肥厚型心肌病相似,有时难于鉴别。典型的主动脉瓣狭窄收缩期杂音位于胸骨右缘第 2 肋间,向颈部传导,呈喷射性,全收缩期,低频、粗糙;梗阻性肥厚型心肌病的收缩期杂音在胸骨左缘中、下段,有时心尖部亦可听到收缩期杂音,不向颈部传导,收缩中晚期出现。X 线检查主动脉扩张,有钙化阴影;超声心动图示主动脉瓣叶增厚、回声增强、收缩期瓣口开放变小等有助于主动脉瓣狭窄的诊断。

6.缩窄性心包炎　与限制型心肌病表现类似,均为心室舒张充盈功能障碍。但缩窄性心包炎多继发于渗出性心包炎;X 线示心影不增大,心包钙化;胸部 CT 示心包增厚;超声心动图、心血管造影及心内膜心肌活检均有助于鉴别。

7.特异性心肌病　指病因明确或与系统疾病相关的心肌疾病,包括缺血性心肌病、瓣膜性心肌病、高血压性心肌病、炎症性心肌病、代谢性心肌病、全身系统疾病等。这些疾病都有原发病的病史及临床表现,可资鉴别。病毒性心肌炎发生于病毒感染的同时或之后,实验室检查检出病毒、病毒抗体及心内膜心肌活检有助于鉴别。

【治疗】

(一)治疗思路

本病宜采用中西医结合治疗,中西药物各具优势。中药通过固护正气,活血化瘀,调整脏腑功能,从而提高机体的免疫能力及抗病能力;西药在强心、利尿、控制感染、抗心律失常以及纠正水、电解质、酸碱平衡失调等方面具有优势,临床可根据具体病情选择应用,必要时进行手术或介入治疗。

1.早期治疗　本病早期属心功能代偿期,临床可无明显症状,或有劳累后心悸、气急、乏力等,可单纯用中医辨证治疗。本病为本虚标实之证,发病早期,正气尚盛,痰阻血瘀、外感风热毒邪等标实之证亦表现明显,故应治标为主兼顾其本。因风热毒邪伤及心脉者,则应清热解毒、益气养心。在辨证用药基础上加苦参、虎杖、射干等清热解毒药,同时以生脉散为基本方益气养心,保护心脏,以阻止病变发展,促进受损心肌的康复,治标之同时始终注意顾护正气。从中医临床辨证来看,肥厚型心肌病常有胸闷、胸痛等心脉瘀阻的表现,限制型心肌病常有颈静脉怒张、肝大、腹胀、水肿等气滞血瘀的表现,因此,对于这两型心肌病,可以早期使用活血祛瘀药,以期减缓心肌增厚、纤维化,从而改善心功能。

2.中期治疗　疾病中期,则主要表现为心功能失代偿,以体循环和(或)肺循环淤血,心排出量减少,心律失常为特点。扩张型心肌病患者,西医对症处理,如强心利尿、扩张血管、减轻心脏前后负荷、抗心律失常。中医辨证论治,尤其重视益心气养心阴,改善心肌营养,增加血流量,预防心肌坏死,临床常采用生脉注射液静脉滴注。肥厚型心肌病西医治疗使用β受体阻滞剂和钙离子拮抗剂弛缓肥厚的心肌,减轻流出道梗阻及抗心律失常。限制型心肌病使用血管扩张剂和利尿剂改善心室舒张功能。中医在辨证论治的基础上,要注意加强运用活血祛瘀药,常用丹参、桃仁、红花、川芎、赤芍、三七、益母草等,从而有助于减缓心肌肥厚、纤维化、降低血液黏稠度、抑制血小板聚集,改善心功能。

3.晚期治疗　本病晚期,心功能严重受损,从而出现严重的肺循环和体循环淤血及心律失常,病情危重,应中西医结合及时抢救。西医对症处理,强心,抗心律失常;中医辨证多为心、脾、肾阳气虚衰,水湿泛滥或阳气欲脱,甚至阴阳离绝。中医辨治当根据病情选用独参汤、参附汤或四逆汤等以匡复正气,从而挽救患者的生命。

(二)西医治疗

1.扩张型心肌病

(1)非药物治疗:休息,禁烟,戒酒,限制体力劳动和低盐饮食,以防止病情恶化。

(2)药物疗法:治疗原则主要是针对心力衰竭和各种心律失常。因本病较易发生洋地黄中毒,故强心剂的应用宜小剂量。近几年合理应用血管紧张素转换酶抑制剂(ACEI)、β受体阻滞剂、螺内酯等能使心力衰竭症状得到控制并能延长生存时间,从小剂量开始,视症状、体征调整用量,长期口服。对于晚期患者,心室同步化治疗(CRT)能够改善预后。

室性心律失常引起明显血流动力学障碍时需电复律。预防栓塞性并发症可用口服抗凝药或抗血小板聚集药。改变心肌细胞代谢的药物辅酶 Q_{10}、牛磺酸、腺嘌呤核苷三磷酸(ATP)、维生素、极化液等可作为辅助治疗。还应防治病毒感染、高血压、糖尿病、饮酒、营养障碍等病情恶化的因素。

(3)手术治疗:对顽固性心力衰竭,内科治疗无效者应考虑做心脏移植。

2.肥厚型心肌病

(1)非药物治疗:休息,避免剧烈运动、负重或屏气等以减少猝死的发生。

(2)药物疗法:治疗原则为弛缓肥厚的心肌、减轻左心室流出道狭窄、防止心动过速及维持正常的窦性心律。避免使用增强心肌收缩力的药物,主张应用β受体阻滞剂及钙通道阻滞剂治疗。如普萘洛尔每日30mg,以后逐渐增加至每日300mg或更多,如病人症状改善可继续给予。维拉帕米对室上性心律失常效果较好,但对梗阻型且有肺楔嵌压较高、既往有左心衰竭病史、病态窦房结综合征、房室传导阻滞的病人应慎用。对于有慢性房颤的病人,有必要进行抗凝治疗,防止血栓并发症。对于发生过心脏骤停、晕厥或有猝死家族史的病人可考虑小剂量胺碘酮(每日100～300mg)治疗。对于肥厚型心肌病的扩张型心肌病相(呈扩张型心肌病的症状与体征),治疗同扩张型心肌病。

(3)介入或手术治疗:重症梗阻型(流出道压差≥50mmHg)病人,可做介入、植入 DDD 起搏器、消融治疗或手术切除肥厚的室间隔心肌。

3.限制型心肌病

(1)非药物治疗:避免劳累、感染,预防心衰,根据心功能状态决定活动量,限制钠盐摄入等。

(2)药物治疗:治疗主要是针对心力衰竭和栓塞并发症,由于治疗效果不佳,易成为难治性心力衰竭。

(3)手术治疗:手术剥离增厚的心内膜,可有较好效果。肝硬化出现前可考虑心脏移植。

4.致心律失常型右室心肌病　治疗主要针对心律失常和猝死。因心室壁较薄,不宜消融治疗,高危者可植入埋藏式自动心脏复律除颤器。

(三)中医治疗

1.辨证论治

(1)邪毒犯心证

症状:身热微恶寒,咽痛身痛,心悸,胸闷或痛,气短乏力,心烦少寐,舌尖红,苔薄黄,脉浮数或促、结、代。

治法:清热解毒,宁心安神。

方药:银翘散加减。气滞血瘀者,酌加乳香、没药、瓜蒌、丹参、桃仁行气活血通络;若痰热壅盛者,加浙贝母、天竺黄等清热化痰;若气阴两虚,加生黄芪、西洋参、芦根、麦冬等益气养阴。

(2)气虚血瘀证

症状:心悸气短,神疲乏力,动则较著,或有自汗,夜寐梦扰,舌暗淡或有瘀点,脉弱、涩或促、结、代。

治法:补益心气,活血化瘀。

方药:圣愈汤合桃红四物汤加减。若阳虚,加附子、桂枝温通心阳;兼阴虚者,人参改西洋参,加麦冬、五味子补心阴;水饮内停,上凌心肺者,加葶苈子、炙麻黄、杏仁宣肺平喘;阳虚水泛者,去生地黄,加桂枝、白术、茯苓、泽泻、猪苓、泽兰温阳利水;痰浊痹阻者,加瓜蒌、薤白、半夏豁痰宽胸,通阳散结;气滞血瘀者,加乳香、没药、沉香、郁金行气活血止痛,或用血府逐瘀汤治疗。

(3)气阴两虚证

症状:心悸气短,活动后症状加重,头晕乏力,颧红,自汗或盗汗,失眠,口干,舌质红或淡红,苔薄白,脉细数无力或结代。

治法:益气养阴,养心安神。

方药:炙甘草汤合天王补心丹。气虚甚者,加黄芪大补元气;心阴虚者,加熟地黄滋养心阴。

(4)阳虚水泛证

症状:心悸自汗,形寒肢冷,神疲尿少,下肢水肿,咳喘难以平卧,唇甲青紫,舌质淡暗或紫暗,苔白滑,脉沉细。

治法:温阳利水。

方药:真武汤加味。瘀阻心脉者,加丹参、三七、红花等活血化瘀;痰涎壅盛,肺气壅滞者,加葶苈子、牵牛子、大枣降逆定喘。

(5)心阳虚脱证

症状:心悸喘促,不能平卧,大汗淋漓,精神萎靡,唇甲青紫,四肢厥冷,舌淡苔白,脉细微欲绝。

治法:回阳固脱。

方药:四逆汤合参附龙牡汤加味。

2.常用中药制剂

(1)益心舒胶囊功效:益气复脉,养阴生津,活血化瘀。适用于气阴两虚,瘀血阻滞型患者。用法:每次4粒,每日3次,口服,30天为一疗程。

(2)舒心口服液功效:益气活血。适用于气虚血瘀患者。用法:每次1支,每日2～3次,30天为一疗程。

(3)黄芪生脉饮功效:益气养阴。适用于气阴两虚型患者。用法:每次10ml,每日3次,30天为一疗程。

【预后】

心肌病病程长短不一,短者在发病后1～2年内死亡,长者可存活20年以上。扩张型心肌病症状出现后五年存活率40%,十年存活率约22%,死亡原因为心力衰竭和严重心律失常。肥厚型心肌病成人十年存活率为80%,死亡原因多为猝死;儿童十年存活率为50%,死亡原因多为心力衰竭,其次为猝死(室性心律失常,特别是室颤所致)。凡心脏扩大明显,心力衰竭持久或心律失常顽固者,预后多不佳,猝死发生率较高。心内膜心肌活检标本中如有持续肠道病毒RNA存在者,心功能甚差者,死亡率高;心肌持续病毒感染及左室射血分数降低更提示预后不良。

【预防与调护】

生活要有规律,锻炼身体,增强体质,防止感染。在病毒感染时注意心脏变化并及时治疗,防止心肌病的发生。有特发性心肌病家族史者应定期随访,以便早期发现,及时治疗。

既病之后,以休息为主,切忌过劳;低盐、清淡而富有营养饮食,戒烟酒、暴饮暴食;保持精神愉快,起居有常。缓解期可适度活动,劳逸结合。

二、病毒性心肌炎

病毒性心肌炎(VMC)是指病毒感染引起的以心肌非特异性炎症为主要病变的心肌疾病,有时可累及心包和心内膜。病情轻重不一,轻者临床表现较少,重者可发生严重心律失常、心力衰竭、心源性休克甚至猝死。初期临床表现有发热、咽痛、腹泻、全身酸痛等,然后出现心悸心慌、胸闷胸痛、倦怠乏力等。随着近年来风湿性心肌炎发病率的逐渐降低,本病的发病率有逐年增高的趋势,目前已成为危害人类健康的常见病。本病可发生于任何年龄,正常成人患病率约5%,儿童更高,男性较女性多见,以秋、冬季节多见。大部分患者预后较好。

本病与中医“心瘅”相似,可归属于中医的“心悸”“胸痹”等范畴。

【病因病理】

(一)西医病因病理

1.病因及发病机制

(1)病因:各种病毒均可引起心肌炎,以引起肠道和上呼吸道感染的病毒多见。其中又以柯萨奇B组病毒最多见,约占半数,1、4型最多,5、3、1型次之;柯萨奇A组1、4、9、16、23型易侵犯婴儿,偶及成人。埃可病毒所致的心肌炎占第二位。其他如流感病毒、副流感病毒、流行性腮腺炎病毒、脊髓灰质炎病毒、呼吸道合胞病毒、麻疹病毒、乙型脑炎病毒、肝炎病毒、巨细胞病毒等都可引起心肌炎。柯萨奇病毒和埃可病毒是在人与人之间传播的,传染源为患者及无症状带病毒者,传播方式主要是通过粪-口途径,也可通过咽喉分泌物排出病毒而经呼吸道传播以及经胎盘传染胎儿。

某些诱因如细菌感染、营养不良、剧烈运动、过度疲劳、妊娠、使用类固醇激素、缺氧及原先存在的心肌损伤等,均可使抵抗力下降,患者对病毒易感而致病。

(2)发病机制:目前认为病毒对心肌的直接损伤和继发性免疫损伤是主要的发病机制。第一阶段为病毒复制期,以病毒直接对心肌损伤为主;第二阶段为免疫反应期,以免疫反应对心肌的损伤为主。

1)病毒直接作用:病毒感染是病毒性心肌炎的始动因素。急性期(主要在起病9天内)可从心肌中分离出病毒,电镜检查可发现病毒颗粒。动物实验和对患者的临床观察都可看到心肌感染柯萨奇B组病毒后有功能异常和组织病理改变。病毒经血直接侵犯心肌,在心肌细胞内主动复制并直接作用于心肌,引起心肌损伤和功能障碍。此外,病毒也可能在局部产生毒素,导致心肌纤维溶解、坏死、水肿及炎性细胞浸润,引起心肌损害。

2)免疫反应:病毒性心肌炎起病9天后,心肌内找不到病毒,但心肌炎变仍继续,甚者可持续6个月之久;有些患者病毒感染的其他症状轻微而心肌炎表现严重;有些患者心肌炎的症状在病毒感染的其他症状开始一段时间以后才出现;有些患者的心肌中可发现抗原-抗体复合物及补体;有些患者血补体低于正常;电镜下发现病损心肌细胞与巨噬细胞、淋巴细胞相聚集,抑制性T淋巴细胞增加等。这些结果均提示存在着免疫反应。免疫损伤的发生,可能是由于病毒的某些短肽与宿主心肌的某些蛋白有共同序列,由病毒刺激机体产生的抗体与致敏T细胞对正常心肌细胞发生免疫病理反应所致。

2.病理

病变范围大小不一,可为弥漫性或局限性。心肌病灶以左室、室间隔、心壁内1/3较重,可有不同程度的心包和心内膜炎,有些甚至发展成缩窄性心包炎。病变轻者,肉眼难见;重者见心肌松弛,呈灰色或黄色,心腔扩大。在显微镜下,可见心肌纤维之间与四周的结缔组织中有细胞浸润,以单核细胞为主;心肌细胞可有变性、溶解和坏死;病变也可涉及心脏的起搏细胞和传导系统。在电镜下,可见心肌细胞脱落,胞膜损坏,空泡形成,高尔基体消失,核皱缩,染色体浓缩,核糖体增多,毛细血管损害。心肌坏死后由纤维组织所取代。

(二)中医病因病机

中医认为本病的发生是由于体质虚弱、正气不足,复感温热病邪,温毒之邪侵入,内舍于心,损伤心脉所致。

1.体质虚弱　先天禀赋不足、素体虚弱,或情志损伤、疲劳过度,或后天失养、久病体虚,而致正气虚损不能抵御外邪,邪毒由表入里,侵入血脉,内舍于心。"邪之所凑,其气必虚"。《温疫论》也说:"本气充满,邪不易入,本气适逢欠亏……外邪因而乘之。"

2.外感时邪温毒　时邪温毒或从卫表而入,或从口鼻上受,导致肺卫不和,正邪相争,体质强壮者,则可御邪外达;若正气虚损者,则邪毒留恋侵里,可循肺朝百脉之径,由肺卫而入血脉。血脉为心所主,邪毒由血脉而内舍于心,或耗其气血,或损其阴阳,或导致心脉瘀阻,发为心瘅。叶天士说:"温邪上受,首先犯肺……逆传心包。"初为肺卫症状,后为心系症状。

3.湿热温毒内犯胃肠　饮食不洁,湿毒之邪由口而入,蕴结胃肠。若脾胃素弱,或邪毒较甚者,则湿热温毒之邪可沿脾经之支脉,从胃入膈,注入心中,心脏体用俱损,而发为心瘅。临床初起为脾胃症状,后为心系症状。

总之,心瘅病位在心,与肺、脾、肾有关,正气不足,邪气侵心是发病的关键。正气亏虚为本,热毒、湿毒、瘀血、痰浊为标,为本虚标实、虚实夹杂的疾患。心瘅初期,正气尚盛,病情多以邪实为主,表现为时邪或湿热温毒未尽,或心脉瘀阻。热邪耗气伤阴,继而耗其心气、伤其阴血,气虚帅血无力则气虚血瘀,此时心体受损,气阴亏虚与时邪温毒并存,病情以虚实夹杂多见。当温热或湿热邪毒耗气伤阴至极,则又可变生阳虚阴衰的重症,后期虽仍有痰瘀或湿热之征,然总以损极为主。

【临床表现】

病情轻重不一,轻者临床表现较少,重者可发生严重心律失常、心力衰竭、心源性休克甚至猝死。多数呈亚临床型,一般婴幼儿病情较重,成人较轻。

(一)主要症状

1.病毒感染的表现　多数患者发病前1~3周内有呼吸道或消化道感染的病史。表现为发热、咽痛、咳嗽、全身不适、乏力等"感冒"样症状或恶心、呕吐、腹泻等胃肠道症状。

2.心脏受累的表现　病毒感染1~3周后,患者出现心悸、气短、心前区不适或隐痛,重者呼吸困难、浮肿等。大部分患者以心律失常为主诉或首发症状。少数患者无明显症状,还有极少数患者发生阿-斯综合征、心力衰竭、心源性休克或猝死。

(二)体征

心率增快与发热不平衡,休息及睡眠时亦快,或心率异常缓慢,均为心肌炎的可疑征象。心脏扩大,轻者可无扩大,一般为暂时性扩大。听诊心尖区可有第一心音减弱及第三心音,心音可呈胎心律。由于心室扩大引起相对性二尖瓣关闭不全或狭窄,在心尖区可闻及收缩期杂音和舒张期杂音。心包受累时可闻及心包摩擦音。

(三)并发症

1.心律失常　心律失常极常见,以早搏和房室传导阻滞最为多见,心律失常是引起猝死的主要原因之一。

2.心力衰竭　可有颈静脉怒张、肺部啰音、肝肿大、舒张期奔马律,重者可出现心源性休克。

【实验室及其他检查】

1.血液检查　白细胞计数可升高,血沉增快。急性期或慢性心肌炎活动期可有血清天门冬氨酸氨基转移酶(AST)、乳酸脱氢酶(LDH)、肌酸磷酸激酶(CK)、肌酸激酶同工酶(CK-MB)及乳酸脱氢酶同工酶1(LDHl)等心肌酶学检查指标增高。血清肌钙蛋白 I 和肌钙蛋白 T 对心肌损伤的诊断有较高的特异性和敏感性。

2.病毒学检查　咽拭子或粪便中分离出病毒,第二份血清中特异性抗体(中和抗体、补体结合抗体、血凝抑制抗体)滴度 4 倍或以上增高有助于病原学诊断。外周血检出肠道病毒核酸,病毒特异性 IgM 1:320以上为阳性,提示近期有病毒感染。心内膜下心肌活检可检测出病毒、病毒基因片段或特异性病毒蛋白抗原;病理学检查可见心肌炎性细胞浸润伴心肌细胞变性或坏死,对本病的诊断和预后判断有决定意义。

3.心电图　①心律失常:最常见,尤其是过早搏动,其中室性早搏最多;其次为房室传导阻滞,以 I 度房室传导阻滞多见;还可有束支传导阻滞、阵发性心动过速等。出现完全性房室传导阻滞或左束支传导阻滞提示病变部位广泛。②窦性心动过速。③ST-T 改变:ST 段压低,T 波低平或倒置,合并心包炎可有 ST 段抬高。④其他:心室肥大、Q-T 间期延长、低电压及病理性 Q 波等变化。

4.X 线检查　局灶性或轻型病变者心影大小正常;弥漫性心肌炎或合并心包炎者,心影增大,搏动减弱;重者可见心包积液、肺淤血或肺水肿等征象。

5.超声心动图　可有左室收缩或舒张功能异常,节段性及区域性室壁运动异常,室壁厚度增加,心肌回声反射增强或不均匀;右室扩张及运动异常等。

6.核素检查　可见左室射血分数减低,心肌显像可了解心肌损伤或坏死的有无及范围。

【诊断与鉴别诊断】

(一)诊断

1.诊断要点　1999 年全国心肌炎心肌病学术会议修订的"成人急性病毒性心肌炎的诊断参考标准"如下:

(1)病史与体征:在上呼吸道感染、腹泻等病毒感染后 3 周内出现心脏表现,如出现不能用一般原因解释的感染后重度乏力、胸闷、头昏(心排血量降低所致)、心尖区第一心音明显减弱、舒张期奔马律、心包摩擦音、心脏扩大、充血性心力衰竭或阿-斯综合征等。

(2)上述感染后 3 周内新出现下列心律失常或心电图改变:①窦性心动过速、房室传导阻滞、窦房阻滞或束支阻滞;②多源、成对室性早搏,自主性房性或交界性心动过速,阵发或非阵发性室性心动过速,心房或心室扑动或颤动;③2 个以上导联 ST 段呈水平型或下斜型下移≥0.01mV,或 ST 段异常抬高或出现异常 Q 波。

(3)心肌损伤的参考指标:病程中血清肌钙蛋白 I 或肌钙蛋白 T(强调定量测定)、CK-MB 明显增高。超声心动图示心腔扩大或室壁活动异常和(或)核素心功能检查证实左室收缩或舒张功能减弱。

(4)病原学依据:①在急性期从心内膜、心肌、心包或心包穿刺液中检测出病毒、病毒基因片段或病毒蛋白抗原。②病毒抗体:第二份血清中同型病毒抗体(如柯萨奇 B 组病毒中和抗体或流行性感冒病毒血凝抑制抗体等)滴度较第一份血清升高 4 倍(2 份血清应相隔 2 周以上),或一次抗体效价≥640 者为阳性,320者为可疑阳性(如以 1:32 为基础者则宜以≥256 为阳性,128 为可疑阳性,根据不同实验室标准作决定)。③病毒特异性 IgM 以≥1:320 者为阳性(按各实验室诊断标准,需在严格质控条件下)。如同时有血中肠道病毒核酸阳性者更支持有近期病毒感染。

如患者有阿-斯综合征发作、充血性心力衰竭伴或不伴心肌梗死样心电图改变、心源性休克、急性肾衰竭、持续性室性心动过速伴低血压或心肌心包炎等一项或多项表现,可诊断为重症病毒性心肌炎;如仅在病毒感染后 3 周内出现少数早搏或轻度 T 波改变,不宜轻易诊断急性病毒性心肌炎。

对难以明确诊断者,可进行长期随访,有条件时可做心内膜心肌活检进行病毒基因检测及病理学检查。

在考虑病毒性心肌炎诊断时,应除外 β 受体功能亢进、甲状腺功能亢进症、二尖瓣脱垂综合征及影响心肌的其他疾病,如风湿性心肌炎、中毒性心肌炎、冠心病、结缔组织病、代谢性疾病以及克山病(克山病地区)等。

2.临床分期、分型与临床表现

(1)临床分期

1)急性期:新发病,临床症状明显而多变,病程多在 3 个月以内。

2)恢复期:临床症状和心电图改变等逐渐好转,但尚未痊愈,病程 3 个月～1 年。

3)慢性期:临床症状反复出现,心电图和 X 线改变无改善,实验室检查有病情活动的表现,病程在 1 年以上。

(2)临床分型及临床表现

1)轻型:一般无明显症状,心界不大,心脏听诊正常,但有心电图变化,病程一般数周至数月,预后较好。

2)中等型:多有胸闷、心前区不适、心悸、乏力等症状,心率增快,心音低钝并有奔马律,心脏轻度或中度扩大,部分患者可发生急性心力衰竭,多有明显的心电图改变。

3)重型:起病急,发病迅速,多出现急性心衰或心源性休克、严重心律失常或晕厥等.病情危重且急剧恶化,可在数小时或数日内死亡,预后较差。

重型及暴发病例患者少数可出现急性期后持续心脏扩大和(或)心功能不全,临床表现与扩张型心肌病类同,被称为"亚急性或慢性心肌炎"、"扩张性心肌病综合征"等。

(二)鉴别诊断

1.风湿性心肌炎 病前1～3周有链球菌感染史或感染的其他证据,如咽拭子培养 A 族溶血性链球菌生长,血清溶血性链球菌抗体增高;常有心脏杂音,可有关节疼痛、环形红斑、皮下结节、舞蹈病;实验室检查血沉增快,C 反应蛋白(CRP)阳性;心电图 P-R 间期延长较常见等。而病毒性心肌炎则咽拭物、粪、血中可分离出病毒,恢复期血清病毒中和抗体效价比病初增高 4 倍以上;心脏听诊多无杂音;实验室检查抗链"O"正常,血沉多正常或轻度增快,血清心肌酶多有改变;心电图以 ST-T 改变及室性早搏多见。

2.中毒性心肌炎 发生在细菌感染过程中的中毒性心肌炎,有细菌感染的原发病,如白喉、伤寒、猩红热等;有相关临床表现;实验室检查白细胞总数及中性粒细胞均明显增高;随着细菌感染的控制,心肌炎的症状也得到缓解。某些化学品或药物如吐根素、三价锑、阿霉素等,也可引起中毒性心肌炎,根据接触史或用药史可以鉴别。

3.β 受体功能亢进综合征 本病多见于年轻女性,有循环功能亢进和自主神经功能失调的表现;常有一定精神因素,主诉繁多而客观体征少,经全面体检并无器质性心脏病的依据;心电图示窦性心动过速或 Ⅱ、Ⅲ、aVF 导联 ST-T 变化;普萘洛尔试验阳性;β 受体阻滞剂治疗有效。

4.甲状腺功能亢进症 本病多见于 20～40 岁女性;临床表现以神经兴奋性及基础代谢增高为主,如兴奋、易激动、怕热多汗、心率增快、体重下降、食欲亢进、双手细颤等,伴甲状腺肿大、双眼突出;实验室检查血清游离 T_3、T_4 和甲状腺^{131}碘摄取率增高,TSH 降低。

5.心包积液 病毒性心肌炎合并心包炎时应与其他病因所致心包炎鉴别。风湿性心包炎有风湿热的其他表现,两者不难鉴别。化脓性心包炎常有化脓性感染灶,全身中毒症状重,血培养和心包积液培养阳性,抗生素治疗有效。结核性心包炎多有结核病史和结核中毒症状,较少累及心肌,很少引起心律失常,心包积液糖含量低,有时呈血性,抗结核治疗有效。

6.二尖瓣脱垂综合征　本综合征多见于年轻女性,多数患者在心前区有收缩中、晚期喀喇音或伴有收缩晚期或全收缩期杂音,二尖瓣脱垂综合征和病毒性心肌炎在心电图上都可出现 S-T 段改变及各种心律失常。超声心动图检查对诊断有一定帮助,M 型超声心动图检查二尖瓣脱垂综合征时,收缩期二尖瓣叶对合位置后移,二尖瓣叶可在收缩期向上运动,超越二尖瓣环水平,或二尖瓣环对邻近心肌在收缩期做卷曲运动,多普勒超声心动图检查,在二尖瓣脱垂伴关闭不全时可见到二尖瓣反流现象。但要注意的是,有时在急性心肌炎中可有轻度二尖瓣脱垂表现,随着病情的恢复,此表现可消失。

7.冠心病　与病毒性心肌炎一样,冠心病的缺血性变化也主要累及心肌。但后者多见有 S-T 改变。鉴别时应该考虑是否存在冠心病易患因素,如年龄在 50 岁以上以及高血压、高血脂、糖尿病、肥胖和吸烟等。但也需注意两病有时也可同时存在,因心肌缺血在适当情况下可促使心肌炎发病。如患者为心肌梗死,短期内出现心律失常且演变迅速,如Ⅰ度房室传导阻滞在 1~2 天内很快演变为Ⅱ至Ⅲ度房室传导阻滞,则心肌炎的可能性大。冠状动脉造影可资鉴别,但一般不常用。

8.心肌淀粉样变性　此病是一种较少见的代谢性疾病,淀粉样物质可局限性或广泛性沉着于心肌,此时心腔不减小,但由于心肌僵硬,致使心肌收缩、传导受影响,可出现心脏增大、心律不齐、传导阻滞、心力衰竭等症状,如早期未被注意而在出现心脏症状时才就医,需与病毒性心肌炎相鉴别。一般少见于 35 岁以下,主要表现为限制型心肌病。其次是由于收缩功能不全表现为充血性心力衰竭。超声心动图示左心室壁增厚伴低血压有利于鉴别心肌淀粉样变性与心包疾病或左心室肥厚。这样明显的血压/体积比率是心肌被淀粉样物质浸润的特征性改变,主要是以蛋白质为主体的微纤维素,此类蛋白质已知含有浆细胞所分泌的免疫球蛋白,常伴随多发性骨肉瘤或巨球蛋白血症。继发性淀粉样变性是由于产生非免疫球蛋白AA。尿凝溶蛋白检查常阳性,心内膜及心肌活检经刚果红染色阳性等可资鉴别。

9.狼疮性心肌炎　全身性红斑狼疮表现为心肌炎改变时称狼疮性心肌炎或心肌病,一般都伴有心包炎,以纤维素心包炎多见。也可有积液。心肌炎时可出现心悸、气短、心前区痛、心动过速、心律不齐、心音减弱、奔马律,以至心脏扩大、心力衰竭等表现,心电图可出现房室或束支传导阻滞、各型心律失常、T-T 改变等,需与病毒性心肌炎相鉴别。前者常有不规则的长期低热,特征性皮损,如脸面部蝶形红斑或盘状损害,肾脏受累常见,表现为蛋白尿、血清蛋白降低等,血中找到狼疮细胞则更有助于诊断。

10.原发性扩张型心肌病　急性病毒性心肌炎时可出现心脏扩大、充血性心力衰竭而表现为扩张型心肌病样改变,在慢性期随访中也有演变为扩张型心肌病的心脏表现,并在扩张型心肌病患者心肌中用分子杂交或多聚酶联反应可检测到肠道病毒核酸或巨细胞病毒脱氧核糖核酸(DNA),提示某些原发性扩张型心肌病由病毒性心肌炎演变而来。详细询问病史对两者的鉴别有所帮助,但并不可靠。用放射性核素[67]Ga扫描对扩张型心肌病是否合并心肌炎有一定意义,心肌炎患者常示阳性,而扩张型心肌病常呈阴性。放射性核素[111]In单克隆抗肌凝蛋白抗体显影阳性者,可提示有心肌坏死而有助于心肌炎的诊断。

【治疗】

(一)治疗思路

本病分为初期(急性期)、中期(恢复期)、后期(慢性期)三期,临床可将中医证型与临床分期结合起来。急性期分轻型和重型,轻型以外感邪热和脾胃湿热表现为主,重型以心阳虚脱、脾肾阳虚、阴阳两虚为主要表现;恢复期以心阴虚损、气阴两虚,脾胃湿热为主;慢性期多以阴虚内热、气阴两虚、心阳不振、阴阳两虚、气虚血瘀、痰湿内阻为主要表现。

病毒性心肌炎急性期采取中西医结合治疗,严格卧床休息,抗病毒治疗,改善心肌代谢,调节机体免疫力,酌情使用抗生素,避免和减轻并发症,重症患者可考虑短期使用糖皮质激素。中医治疗以祛邪为主,佐以扶正。在辨证论治的基础上,酌情选用抗病毒中药治疗。祛邪不忘扶正,酌情选用益气养阴方药,改善心肌代谢,调整机体免疫力。出现并发症主要用西药对症处理。

恢复期以中医治疗为主,重在扶正,兼祛余邪,多用益气养阴方药,改善心肌代谢,提高心肌抗缺氧耐力,改善心功能。

慢性期邪毒伤正,正气虚损,气虚及阳,或阴损及阳,治疗以扶正为主。根据阴阳的虚衰调整,或益气养阴,或振奋心阳,或阴阳并补。久病入络,气血运行受阻,可加入活血通络之品,扩张血管,改善血液循环,促进受损心肌康复。

(二)西医治疗

1.一般治疗　急性期卧床休息,直到症状消失、心电图正常。有心肌坏死、心绞痛、心衰、严重心律失常者,应卧床休息3～6个月。心脏增大、严重心律失常、重症心衰者,应卧床休息半年至1年,直至心脏缩小、心衰控制。进食易消化,富含维生素、蛋白质的食物。保持大便通畅。

2.药物治疗

(1)抗感染治疗:抗病毒药物的疗效尚难以肯定。一般主张流感病毒致心肌炎可试用吗啉胍(ABOB)100～200mg,每日3次;金刚烷胺100mg,每日2次。疱疹病毒性心肌炎可试用阿糖腺苷50～100mg静脉滴注,每日1次,疗程1周;利巴韦林100mg,每日3次,疗程3～7日,必要时亦可用300mg静脉滴注,每日1次。病毒感染(尤其是流感病毒、柯萨奇病毒及腮腺炎病毒)常继发细菌感染,一般多主张使用广谱抗生素及时处理。

(2)调节细胞免疫功能药物:α干扰素100万～200万U,每日肌肉注射1次,2周为一疗程。免疫核糖核酸3mg,皮下或肌肉注射,每2周1次,共3个月,以后每月肌肉注射3mg,连续6～12个月。还可酌情选用胸腺素、转移因子等。

(3)肾上腺糖皮质激素:一般患者不必应用,特别是最初发病10天内。因激素可抑制干扰素的合成和释放,促进病毒繁殖和引起感染加重。但对合并难治性心力衰竭、严重心律失常(如高度房室传导阻滞)、严重毒血症状、重症患者或自身免疫反应强烈的患者可使用,但激素疗程不宜长,以防继发性细菌感染。常用药物有泼尼松、氢化可的松、地塞米松等,酌情选用,一般疗程不宜超过2周。

(4)改善心肌细胞营养与代谢的药物:①三磷酸腺苷(ATP)或三磷酸胞苷(CTP)20～40mg,肌肉注射,每日2次;辅酶A 50～100U,肌苷200～400mg,肌肉注射或静脉注射,每日1～2次;细胞色素C 15～30mg,静脉注射,每日1～2次;辅酶Q_{10} 10～20mg,每日3次口服,或10mg肌肉注射或静脉注射,每日2次;牛磺酸1.2～1.6g,每日3次。②极化液疗法:氯化钾1～1.5g、普通胰岛素8～12U加入10%葡萄糖注射液500mL静脉滴注,7～10日为一疗程。③维生素C 5～15g,加入5%葡萄糖注射液500mL内静脉滴注,4周为一疗程。④1,6-二磷酸果糖5g,静脉滴注,每日1～2次。

(5)并发症的治疗

1)心律失常:原则上按一般心律失常处理。如早搏频繁或快速性心律失常,可选用抗心律失常药物治疗,如胺碘酮200mg,每日1～3次,或普罗帕酮150mg,每日3～4次。室性心动过速、室扑或室颤,应尽早直流电复律,亦可用利多卡因静脉注射。心动过缓者,可用阿托品或山莨菪碱,必要时加用肾上腺糖皮质激素治疗。如并发高度房室传导阻滞、窦房结损害而引起晕厥或低血压者,则需要电起搏,安放临时人工心脏起搏器帮助患者度过急性期。

2)心力衰竭:绝对卧床休息,吸氧,限制钠盐。应用洋地黄类药物必须谨慎,宜从小剂量开始以避免毒性反应。还可选用扩血管药、血管紧张素转换酶抑制剂和利尿剂。

3)心源性休克:可用大剂量维生素 C 治疗,5～15g 加入 10％葡萄糖注射液 40mL 内静脉注射,如血压上升不理想,0.5～2 小时后再推注 1 次,血压平稳后 6～8 小时 1 次。

(三)中医治疗

1.辨证论治

(1)热毒侵心证

症状:发热微恶寒,头身疼痛,鼻塞流涕,咽痛口渴,口干口苦,小便黄赤,心悸气短,胸闷或隐痛,舌红苔薄黄,脉浮数或结代。

治法:清热解毒,宁心安神。

方药:银翘散加减。气滞血瘀者,酌加乳香、没药、瓜蒌、丹参、桃仁行气活血通络;痰热壅盛者,加浙贝母、天竺黄等清热化痰;气阴两虚,加西洋参、芦根、麦冬等益气养阴。

(2)湿毒犯心证

症状:发热,微恶寒,恶心欲呕,腹胀腹痛,大便稀溏,困倦乏力,口渴,心悸,胸闷或隐痛,舌红苔黄腻,脉濡数或促、结、代。

治法:解毒化湿,宁心安神。

方药:葛根芩连汤合甘露消毒丹加减。若胃气上逆者,加半夏、竹茹、苏叶等和胃降逆止呕。

(3)心阴虚损证

症状:心悸胸闷,口干心烦,失眠多梦,或有低热盗汗,手足心热,舌红,无苔或少苔,脉细数或促、结、代。

治法:滋阴清热,养心安神。

方药:天王补心丹加减。若阴虚内热者,加银柴胡、白薇、丹皮清虚热;余邪未尽,酌加金银花、连翘、蒲公英、板蓝根等清热解毒;夹痰浊者,加浙贝母、胆南星、天竺黄清热化痰。

(4)气阴两虚证

症状:心悸怔忡,胸闷或痛,气短乏力,失眠多梦,自汗盗汗,舌质红,苔薄或少苔,脉细数无力或促、结、代。

治法:益气养阴,宁心安神。

方药:炙甘草汤合生脉散加减。如肝阳上亢,内扰心神而致心神不宁者,酌加龙齿、煅牡蛎、珍珠母、远志、酸枣仁等重镇宁心安神;若气阴虚甚者,加黄芪、黄精以补气养阴;瘀血蒙蔽心窍者,加丹参、赤芍、桃仁、水蛭、郁金、石菖蒲等活血化瘀,开达心窍。

(5)阴阳两虚证

症状:心悸气短,胸闷或痛,面色晦暗,口唇发绀,肢冷畏寒,甚则喘促不能平卧,咳嗽,吐痰涎,夜难入寐,浮肿,大便稀溏,舌淡红,苔白,脉沉细无力或促、结、代。

治法:益气温阳,滋阴通脉。

方药:参附养荣汤加减。若阳虚浮肿者,加车前子、猪苓、茯苓等利水消肿;瘀血阻络者,加丹参、桃仁、水蛭、地龙以化瘀通络;痰饮壅盛,痹阻胸阳,加瓜蒌、薤白通阳蠲痹。

2.常用中药制剂

(1)抗病毒冲剂功效:清热解毒。适用于热毒侵心者。用法:每次 1～2 包,每日 3～4 次,5～7 天为一疗程。

（2）玉屏风颗粒功效:益气祛风。适用于表虚自汗者。用法:每次 1 包,每日 3 次,7 天为一疗程。

（3）天王补心丸功效:益气滋阴,养心安神。适用于心阴亏虚,心神不宁者。用法:每次 1 丸,每日 2 次,14 天为一疗程。

（4）清开灵注射液功效:清热解毒宁心。适用于本病急性期。用法:20～40mL 加入 5% 葡萄糖注射液 250mL 中静脉滴注,7～14 天为一疗程。

（5）生脉注射液功效:益气养阴。适用于气阴两虚或合并心律失常、心力衰竭者。用法:40～60mL 加入 5% 葡萄糖注射液 250～500mL 中静脉滴注,7～14 天为一疗程。

（6）黄芪注射液功效:补益心脾。适用于本病急性期、恢复期。用法:20～60mL 加入 5% 葡萄糖注射液 250mL 中静脉滴注,7～14 天为一疗程。

【预后】

成人病毒性心肌炎急性期死亡率低,大部分病例预后良好;少数患者病情进行性发展,急性期死亡原因主要是心力衰竭、严重心律失常、休克或猝死。暴发型和重型患者少数可出现亚急性或慢性心肌炎、扩张型心肌病综合征等,自然病程不尽相同;也有少数患者心腔扩大,而无心力衰竭的临床表现,持续数月至数年后心功能自然改善并保持稳定;其中一部分患者可能病情再度恶化,预后不佳。

【预防与调护】

接种疫苗是预防病毒感染的主要措施。对麻疹、脊髓灰质炎、腮腺炎、流感病毒进行疫苗接种有一定预防作用,但柯萨奇病毒、埃可病毒尚无特异的疫苗。积极锻炼身体,增强机体的抗病能力,预防呼吸道和消化道的病毒感染。免疫力低的易感患者,可注射较大剂量的丙种球蛋白。已有病毒感染者应充分休息和及时治疗,防止病毒性心肌炎的发生和发展。

注意避风保暖,保持居住环境安静、空气流通。饮食宜清淡,忌油腻,避免辛辣燥热刺激之品,戒烟酒。保持心情愉快,避免精神刺激,有充足的睡眠。

（徐连登）

第九节　心包疾病

心包疾病是由感染、肿瘤、代谢性疾病、尿毒症、自身免疫病、外伤等引起的心包病理性改变。临床上可按病程分为急性、亚急性及慢性,按病因分为感染性、非感染性、过敏性或免疫性。

【分类】

1.急性心包炎　急性心包炎为心包脏层和壁层的急性炎症,可由细菌、病毒、肿瘤、自身免疫、物理、化学等因素引起。心包炎常是某种疾病表现的一部分或为其并发症,故常被原发疾病所掩盖,但也可以单独存在。

2.缩窄性心包炎　缩窄性心包炎是指心脏被致密厚实的纤维化或钙化心包所包围,使心室舒张期充盈受限而产生一系列循环障碍的病征。在疾病的不同发展阶段,分属中医的一系列病证范畴:胸痹心痛,喘病,心悸,水肿,结胸,悬饮,痰饮等。

【病因病机】

1.西医

（1）急性心包炎。急性心包炎病因,过去常见病因为风湿热、结核及细菌感染性。近年来,病毒感染、肿瘤、尿毒症性及心肌梗死性心包炎发病率明显增多。根据病理变化,急性心包炎可以分为纤维蛋白性和渗出性两种。在急性期,心包壁层和脏层上有纤维蛋白、白细胞及少许内皮细胞的渗出,此时尚无明显液体积聚,为纤维蛋白性心包炎。随后如液体增加,则转变为渗出性心包炎,常为浆液纤维蛋白性,液体量可由 100mL 至 2～3L 不等,多为黄而清的液体,偶可混浊不清、化脓性或呈血性。积液一般在数周至数月内吸收,但也可伴随发生壁层与脏层的粘连、增厚及缩窄。液体也可在较短时间内大量积聚引起心脏压塞。急性心包炎时,心外膜下心肌有不同程度的炎性变化,如范围较广可称为心肌心包炎。此外,炎症也可累及纵隔、横膈和胸膜。正常情况下心包腔平均压力接近于零或低于大气压,吸气时呈轻度负压,呼气时接近于正压。急性纤维蛋白性心包炎或少量积液不致引起心包内压力升高,故不影响血流动力学。但如液体迅速增多,心包无法伸展以适应其容量的变化,使心包内压力急骤上升,即可引起心脏受压,导致心室舒张期充盈受阻,并使周围静脉压升高,最终使心排血量降低,血压下降,构成急性心脏压塞的临床表现。

(2)缩窄性心包炎。缩窄性心包炎继发于急性心包炎,其病因在我国仍以结核性为最常见,其次为急性非特异性心包炎、化脓性或创伤性心包炎后演变而来。放射性心包炎和心脏直视手术后引起者逐渐增多。少数与心包肿瘤等有关。也有部分患者其病因不明。急性心包炎后,随着渗液逐渐吸收可有纤维组织增生、心包增厚粘连、壁层与脏层融合钙化,使心脏及大血管根部受限。心包增厚可为全面的,也可仅限于心包的局部。心脏大小仍正常,偶可较小;长期缩窄,心肌可萎缩。心包病理显示为透明样变性组织,为非特异性;如有结核性肉芽组织或干酪样病变,提示为结核性病因。心包缩窄使心室舒张期扩张受阻,心室舒张期充盈减少,使心搏量下降。为维持心排血量,心率必然增快;同时上、下腔静脉回流也因心包缩窄而受阻,出现静脉压升高、颈静脉怒张、肝大、腹水、下肢水肿等。吸气时周围静脉回流增多而已缩窄的心包使心室失去适应性扩张的能力,致静脉压增高,吸气时颈静脉更明显扩张,称 Kussmaul 征。

2.中医

(1)胸痹心痛

①年老体虚　本病多发于中老年人,年过半百,肾气渐衰。肾阳虚衰则不能鼓动五脏之阳,引起心气不足或心阳不振,血脉失于阳之温煦、气之鼓动,则气血运行滞涩不畅,发为心痛;若肾阴亏虚,则不能滋养五脏之阴,阴亏则火旺,灼津为痰,痰热上犯于心,心脉痹阻,则为心痛。

②饮食不当　恣食肥甘厚味或经常饱餐过度,日久损伤脾胃,运化失司,酿湿生痰,上犯心胸,清阳不展,气机不畅,心脉痹阻,遂成本病。或痰郁化火,火热又可炼液为痰,灼血为瘀,痰瘀交阻,痹阻心脉而成心痛。

③情志失调　忧思伤脾,脾虚气结,运化失司,津液不行输布,聚而为痰,痰阻气机,气血运行不畅,心脉痹阻,发为胸痹心痛。或郁怒伤肝,肝郁气滞,郁久化火,灼津成痰,气滞痰浊痹阻心脉,而成胸痹心痛。沈金鳌《杂病源流犀烛·心病源流》认为七情除"喜之气能散外,余皆足令心气郁结而为痛也"。由于肝气通于心气,肝气滞则心气涩,所以七情太过,是引发本病的常见原因。

④寒邪内侵　素体阳虚,胸阳不振,阴寒之邪乘虚而入,寒凝气滞,胸阳不展,血行不畅,而发本病。《素问·举痛论》云:"寒气入经而稽迟,泣而不行,客于脉外则血少,客于脉中则气不通,故卒然而痛。"《诸病源候论·心腹痛病诸候》曰:"心腹痛者,由腑脏虚弱,风寒客于其间故也。"《医门法律·中寒门》云:"胸痹心痛,然总因阳虚,故阴得乘之。"阐述了本病由阳虚感寒而发作,故天气变化、骤遇寒凉而诱发胸痹心痛。

(2)喘病。

①外邪侵袭　外感风寒或风热之邪,未能及时表散,邪蕴于肺,壅阻肺气,肺气不得宣降,因而上逆作喘。

②饮食不当　恣食生冷、肥甘,或嗜酒伤中,脾失健运,痰浊内生;或急慢性疾患影响于肺,致肺气受阻,气津失布,津凝痰生,痰浊内蕴,上阻肺气,肃降失常,发为喘促。

③情志失调　忧思气结,肝失调达,气失疏泄,肺气痹阻,或郁怒伤肝,肝气上逆于肺,肺气不得肃降,升

多降少,气逆而喘。

④劳欲久病,肺系久病,咳伤肺气,或久病脾气虚弱,肺失充养,肺之气阴不足,以致气失所主而喘促。若久病迁延,由肺及肾,或劳欲伤肾,精气内夺,肺之气阴亏耗,不能下荫于肾,肾之真元伤损,根本不固,则气失摄纳,上出于肺,出多入少,逆气上奔为喘。若肾阳衰弱,肾不主水,水邪上犯,干肺凌心,肺气上逆,心阳不振,亦可致喘,此属虚中夹实之候。

因心脉上通于肺,肺气治理调节心血的运行,宗气贯心肺,肾脉上络于心,心肾相互既济,又心阳根于命门之火,心脏阳气的盛衰,与先天肾气及后天呼吸之气皆有密切关系。故本病的严重阶段,肺肾虚极,孤阳欲脱,必致心气、心阳亦惫,心不主血脉,血行不畅而瘀滞,面色、唇舌、指甲青紫,甚则出现喘汗致脱,亡阳、亡阴,则病情危笃。

(3)水肿。人体水液的运行,有赖于气的推动,即有赖于脾气的升化转输,肺气的宣降通调,心气的推动,肾气的蒸化开合。这些脏腑功能正常,则三焦发挥决渎作用,膀胱气化畅行,小便通利,可维持正常的水液代谢。反之,若因外感风寒湿热之邪,水湿浸渍,疮毒浸淫,饮食劳倦,久病体虚等导致上述脏腑功能失调,三焦决渎失司,膀胱气化不利,体内水液潴留,泛滥肌肤,即可发为水肿。

①风邪外袭,肺失通调风邪外袭,内舍于肺,肺失宣降通调,上则津液不能宣发外达以营养肌肤,下则不能通调水道而将津液的代谢废物变化为尿,以致风遏水阻,风水相搏,水液潴留体内,泛滥肌肤,发为水肿。

②湿毒浸淫,内归肺脾肺主皮毛,脾主肌肉。痈疡疮毒生于肌肤,未能清解而内归肺脾,脾伤不能升津,肺伤失于宣降,以致水液潴留体内,泛滥肌肤,发为水肿。《济生方·水肿》谓:"又有年少,血热生疮,变为肿满,烦渴,小便少,此为热肿。"

③水湿浸渍,脾气受困脾喜燥而恶湿。久居湿地,或冒雨涉水,水湿之气内侵;或平素饮食不节,过食生冷,均可使脾为湿困,而失其运化之职,致水湿停聚不行,潴留体内,泛滥肌肤,发为水肿。

④湿热内盛,三焦壅滞。"三焦者,决渎之官,水道出焉"。湿热内侵,久羁不化;或湿郁化热,湿热内盛,使中焦脾胃失其升清降浊之能,三焦为之壅滞,水道不通,以致水液潴留体内,泛滥肌肤,发为水肿。

⑤饮食劳倦,伤及脾胃饮食失调,或劳倦过度,或久病伤脾,脾气受损,运化失司,水液代谢失常,引起水液潴留体内,泛滥肌肤,而成水肿。

⑥肾气虚衰,气化失常。"肾者水脏,主津液"。生育不节,房劳过度,或久病伤肾,以致肾气虚衰,不能化气行水,遂使膀胱气化失常,开合不利,引起水液潴留体内,泛滥肌肤,而成水肿。

【临床表现】

1.西医

(1)急性心包炎

①纤维蛋白性心包炎。症状:心前区疼痛为主要症状,如急性非特异性心包炎及感染性心包炎;缓慢发展的结核性或肿瘤性心包炎疼痛症状可能不明显。疼痛性质可尖锐,与呼吸运动有关,常因咳嗽、深呼吸、变换体位或吞咽而加重;位于心前区,可放射到颈部、左肩、左臂及左肩胛骨,也可达上腹部;疼痛也可呈压榨样,位于胸骨后。本病所致的心前区疼痛可能与心肌梗死疼痛类似,需注意鉴别。

体征:心包摩擦音是纤维蛋白性心包炎的典型体征,因炎症而变碍粗糙的壁层与脏层在心脏活动时相互摩擦而发生,呈抓刮样粗糙音,与心音的发生无相关性,往往盖过心音又较心音更接近耳边;典型的摩擦音可听到与心房收缩、心室收缩和心室舒张相一致的3个成分,但大多为与心室收缩、舒张相一致的双相性摩擦音;多位于心前区,以胸骨左缘第3、第4肋间最为明显;坐位时身体前倾、深吸气或将听诊器胸件加压可更容易听到。心包摩擦音可持续数小时或持续数天、数周;当积液增多将两层心包分开时,摩擦音即消失,但如有部分心包粘连则仍可闻及。心前区听到心包摩擦音就可作出心包炎的诊断。

②渗出性心包炎。临床表现取决于积液对心脏的压塞程度,轻者仍能维持正常的血流动力学,重者则出现循环障碍或衰竭。

症状:呼吸困难是心包积液时最突出的症状,可能与支气管、肺受压及肺瘀血有关。呼吸困难严重时,患者呈端坐呼吸,身躯前倾、呼吸浅速、面色苍白,可有发绀。也可因压迫气管和食管而产生干咳、声音嘶哑及吞咽困难。此外,尚可有发冷、发热、心前区或上腹部闷胀、乏力、烦躁等。

体征:心脏叩诊浊音界向两侧增大,皆为绝对浊音区;心尖搏动弱,位于心浊音界左缘的内侧或不能扪及;心音低而遥远;在有大量积液时可在左肩胛骨下出现浊音及左肺受压迫所引起的支气管呼吸音,称心包积液征(Ewart 征);少数病例中,在胸骨左缘第3、第4肋间可闻及心包叩击音(见缩窄性心包炎)。大量渗液可使收缩压降低,而舒张压变化不大,故脉压变小。按积液时心脏压塞程度,脉搏可正常、减弱或出现奇脉。大量渗液可累及静脉回流,出现颈静脉怒张、肝大、腹水及下肢水肿等。

③心脏压塞。快速心包积液时可引起急性心脏压塞,出现明显心动过速、血压下降、脉压变小和静脉压明显上升,如心排血量显著下降,可产生急性循环衰竭、休克等。如积液积聚较慢,可出现亚急性或慢性心脏压塞,表现为体循环静脉瘀血、颈静脉怒张、静脉压升高、奇脉等。奇脉是指大量积液患者在触诊时桡动脉搏动呈吸气性显著减弱或消失、呼气时复原的现象。也可通过血压测量来诊断,即吸气时动脉收缩压较吸气前下降 10mmHg 或更多,而正常人吸气时收缩压仅稍有下降。

(2)缩窄性心包炎。心包缩窄多于急性心包炎后 1a 内形成,少数可长达数年。常见症状为呼吸困难、疲乏、食欲不振、上腹胀满或疼痛;呼吸困难为劳力性;主要与心搏量降低有关。

体征:颈静脉怒张、肝大、腹水、下肢水肿、心率增快,可见 Kussmaul 征。患者腹水常较皮下水肿出现得早且明显得多,这与一般心力衰竭中所见者相反。产生这种现象的机制尚未确定,可能与心包的局部缩窄累及肝静脉的回流以及与静脉压长期持续升高有关。心脏体检可发现:心尖搏动不明显,心浊音界不增大,心音减低,通常无杂音,可闻及心包叩击音;后者系一额外心音,发生在第二心音后 0.09~0.12s,呈拍击性质,系舒张期充盈血流因心包的缩窄而突然受阻并引起心室壁的振动所致。心律一般为窦性,有时可有心房颤动。脉搏细弱无力,动脉收缩压降低,脉压变小。

2.中医

(1)胸痹心痛。

①寒凝心脉证。猝然心痛如绞,或心痛彻背,背痛彻心,或感寒痛甚,心悸气短,形寒肢冷,冷汗自出,苔薄白,脉沉紧或促。多因气候骤冷或感寒而发病或加重。

②气滞心胸证。心胸满闷不适,隐痛阵发,痛无定处,时欲太息,遇情志不遂时容易诱发或加重,或兼有脘腹胀闷,得嗳气或矢气则舒,苔薄或薄腻,脉细弦。

③痰浊闭阻证。胸闷重而心痛轻,形体肥胖,痰多气短,遇阴雨天而易发作或加重,伴有倦怠乏力,纳呆便溏,口黏,恶心,咯吐痰涎,苔白腻或白滑,脉滑。

④瘀血痹阻证。心胸疼痛剧烈,如刺如绞,痛有定处,甚则心痛彻背,背痛彻心,或痛引肩背,伴有胸闷,日久不愈,可因暴怒而加重,舌质暗红,或紫暗,有瘀斑,舌下瘀筋,苔薄,脉涩或结、代、促。

⑤心气不足证。心胸阵阵隐痛,胸闷气短,动则益甚,心中动悸,倦怠乏力,神疲懒言,面色㿠白,或易出汗,舌质淡红,舌体胖且边有齿痕,苔薄白,脉细缓或结、代。

⑥心阴亏损证。心胸疼痛时作,或灼痛,或隐痛,心悸怔忡,五心烦热,口燥咽干,潮热盗汗,苔薄或剥,脉细数或结、代。

⑦心阳不振证。胸闷或心痛较著,气短,心悸怔忡,自汗,动则更甚,神倦怯寒,面色㿠白,四肢欠温或

肿胀,舌质淡胖,苔白腻,脉沉细迟。

（2）喘病。

①实喘。

a.风寒闭肺证。喘息,呼吸气促,胸部胀闷,咳嗽,痰多稀薄色白,兼有头痛,鼻塞,无汗,恶寒,或伴发热,口不渴,舌苔薄白而滑,脉浮紧。

b.痰热遏肺证。喘咳气涌,胸部胀痛,痰多黏稠色黄,或夹血色,伴胸中烦热,面红身热,汗出口渴喜冷饮,咽干,尿赤,或大便秘结,苔黄或腻,脉滑数。

c.痰浊阻肺证。喘而胸满闷窒,甚则胸盈仰息,咳嗽痰多黏腻色白,咯吐不利,兼有呕恶纳呆,口黏不渴,苔厚腻色白,脉滑。

d.饮凌心肺证。喘咳气逆,倚息难以平卧,咯痰稀白,心悸,面目肢体水肿,小便量少,怯寒肢冷,面唇青紫,舌胖暗,苔白滑,脉沉细。

e.肝气乘肺证。每遇情志刺激而诱发,发病突然,呼吸短促,息粗气憋,胸闷胸痛,咽中如窒,咳嗽痰鸣不著,喘后如常人,或失眠、心悸,平素常多忧思抑郁,苔薄,脉弦。

②虚喘。

a.肺气虚证。喘促短气,气怯声低,喉有鼾声,咳声低弱,痰吐稀薄,自汗畏风,极易感冒,舌质淡红,脉软弱。

b.肾气虚证。喘促日久,气息短促,呼多吸少,动则喘甚,气不得续,小便常因咳甚而失禁,或尿后余沥,形瘦神疲,面青肢冷,或有水肿,舌淡苔薄,脉微细或沉弱。

c.喘脱证。喘逆甚剧,张口抬肩,鼻翼煽动,端坐不能平卧,稍动则喘剧欲绝,或有痰鸣,咳吐泡沫痰,心慌动悸,烦躁不安,面青唇紫,汗出如珠,肢冷,脉浮大无根,或见歇止,或模糊不清。

（3）水肿。

①阳水。

a.风水泛滥证。水肿起于眼睑,继则四肢及全身皆肿,甚者眼睑水肿,眼合不能开,来势迅速,多有恶寒发热,肢节酸痛,小便短少等症。偏于风热者,伴咽喉红肿疼痛,口渴,舌质红,脉浮滑数。偏于风寒者,兼恶寒无汗,头痛鼻塞,咳喘,舌苔薄白,脉浮滑或浮紧。如水肿较甚,此型亦可见沉脉。

b.湿毒浸淫证。身发疮痍,甚则溃烂,或咽喉红肿,或乳蛾肿大疼痛,继则眼睑水肿,延及全身,小便不利,恶风发热,舌质红,苔薄黄,脉浮数或滑数。

c.水湿浸渍证。全身水肿,按之没指,小便短少,身体困重,胸闷腹胀,纳呆,泛恶,苔白腻,脉沉缓,起病较缓,病程较长。

d.湿热壅盛证。遍体水肿,皮肤绷急光亮,胸脘痞闷,烦热口渴,或口苦口黏,小便短赤,或大便干结,舌红,苔黄腻,脉滑数或沉数。

②阴水。

a.脾阳虚衰证。身肿,腰以下为甚,按之凹陷不易恢复,脘腹胀闷,纳减便溏,食少,面色不华,神倦肢冷,小便短少,舌质淡,苔白腻或白滑,脉沉缓或沉弱。

b.肾阳衰微证。面浮身肿,腰以下为甚,按之凹陷不起,心悸,气促,腰部冷痛酸重,尿量减少,四肢厥冷,怯寒神疲,面色㿠白或灰滞,舌质淡胖,苔白,脉沉细或沉迟无力。

【实验室及其他检查】

1.急性心包炎

（1）化验检查。取决于原发病,感染性者常有白细胞计数增加、血沉增快等炎症反应。

（2）X 射线检查。对纤维蛋白性心包炎诊断价值不大,对渗出性心包炎有一定价值;可见心脏阴影向两侧增大,心脏搏动减弱或消失;尤其是肺部无明显充血现象而心影显著增大是心包积液的有力证据,可与心力衰竭相区别。成人液体量少于 250mL、儿童少于 150mL 时,X 射线难以检出其积液。时而并可对继发于结核及恶性肿瘤等诊断提供线索。

（3）心电图。心包本身不产生电动力,急性心包炎时心电图的异常来自心包下的心肌,主要表现为:①ST 段抬高,见于除 aVR 导联以外的所有常规导联中,呈弓背向下型,aVR 导联中 ST 段压低。②1 至数日后,ST 段回到基线,出现 T 波低平及倒置,持续数周至数月后 T 波逐渐恢复正常。③心包积液时有 QRS 低电压,大量渗液时可见电交替。④除 aVR 和 V_1 导联外 P-R 段压低,提示包膜下心房肌受损。⑤无病理性 Q 波,无 QT 间期延长。⑥常有窦性心动过速。

（4）超声心动图。对诊断心包积液简单易行,迅速可靠。M 型或二维超声心动图中均可见液性暗区以确定诊断。心脏压塞时的特征为:右心房及右心室舒张期塌陷;吸气时右心室内径增大,左心室内径减少,室间隔左移等。可反复检查以观察心包积液量的变化。

（5）磁共振显像。能清晰地显示心包积液的容量和分布情况,并可分辨积液的性质,低信号强度一般系病毒感染等非出血性渗液;中、重度信号强度可能为含蛋白、细胞较多的结核性渗出液等。但此检查费用高,少用。

（6）心包穿刺。可证实心包积液的存在并对抽取的液体作生物学（细菌、真菌等）、生化、细胞分类的检查,包括寻找肿瘤细胞等;抽取一定量的积液也可解除心脏压塞症状;同时,必要时可经穿刺在心包腔内注入抗菌药物或化疗药物等。心包穿刺的主要指征是心脏压塞和未能明确病因的渗出性心包炎。

（7）心包镜及心包活检。有助于明确病因。

2.缩窄性心包炎　X 线检查可示心影偏小、正常或轻度增大,左右心缘变直,主动脉弓小或难以辨认;上腔静脉常扩张,有时可见心包钙化。心电图中有 QRS 低电压、T 波低平或倒置。超声心动图对缩窄性心包炎的诊断价值远较对心包积液为低,可见心包增厚、室壁活动减弱、室间隔矛盾运动等,但均非特异而恒定的征象。右心导管检查的特征性表现是肺毛细血管压力、肺动脉舒张压力、右心室舒张末期压力、右心房压力均升高且都在同一高度水平;右心房压力曲线呈 M 或 W 波形,右心室收缩压轻度升高,呈舒张早期下陷及高原形曲线。

【诊断及鉴别诊断】

1.急性心包炎　常见的心包炎病因类型包括急性非特异性心包炎、结核性心包炎、化脓性心包炎、肿瘤性心包炎、心脏损伤后综合征等。根据临床表现、X 射线、心电图及超声心动图检查可作出心包炎的诊断,然后需结合不同病因性心包炎的特征及心包穿刺、活体组织检查等资料对其病因学作出诊断。

2.缩窄性心包炎　典型缩窄性心包炎根据临床表现及实验室检查诊断并不困难。临床上常需与肝硬化、充血性心力衰竭及结核性腹膜炎相鉴别。限制型心肌病的临床表现和血流动力学改变与本病很相似,两者鉴别可能十分困难,必要时须通过心内膜心肌活检来诊断。

【治疗】

1.西医治疗

（1）急性心包炎。

①常规治疗。急性心包炎的治疗包括对原发疾病的病因治疗、解除心脏压塞和对症治疗。

a.风湿性心包炎时应加强抗风湿治疗。

b.结核性心包炎时应尽早开始抗结核治疗,并给予足够的剂量和较长的疗程,直到结核活动停止后 1a 左右再停药。

②抗结核治疗。采用三联抗结核化疗。异烟肼、利福平与链霉素或乙胺丁醇,治疗9个月可以达到满意疗效。抗结核治疗中仍有心包液渗出或心包炎复发,可加用肾上腺皮质激素,如泼尼松(强的松)。可减少心包穿刺次数、减低病死率,但不能减少缩窄性心包炎的发生。

③外科治疗。若出现手术切除心包的病理指征,争取及早进行。

④心包穿刺放液。如出现心脏压塞症状,应进行心包穿刺放液。

a.改善血流动力学。快速静脉输注生理盐水的目的是扩充血容量,增加中心静脉压与回心血量,以维持一定的心室充盈压。可在心包腔内减压前或减压的同时快速静脉输注500mL生理盐水,其后输液总量视补液后患者血流动力学状态而定。正性肌力药首选多巴酚丁胺。多巴酚丁胺在增加心肌收缩力的同时不会导致心脏后负荷增加。心脏压塞时多巴胺与去甲肾上腺素可增加心脏后负荷,导致心排量减少,应避免使用。

b.降低心包腔内压。心包穿刺术一旦确诊急性心脏压塞,应立即行心包穿刺术,迅速排除积液,并可插管至心包腔进行较长时间的持续引流。心包切开引流术即外科心包切开。该法仅需局麻,可在床边进行,方法简单,引流可靠,尚能同时做心包活检并进一步探查心包腔及心肌情况。心包切除术对于缩窄性心包炎导致的慢性心脏压塞,应尽早行心包切除手术,以免病程过久导致患者全身情况不佳,心肌萎缩加重,肝功能进一步减退,影响手术效果。

(2)缩窄性心包炎。早期施行心包切除术以避免发展到心源性恶病质、严重肝功能不全、心肌萎缩等。通常在心包感染被控制、结核活动已静止即应手术,并在术后继续用药1a。

2.中医治疗

(1)胸痹心痛。

①寒凝心脉证。

治法:温经散寒,活血通痹。

方药:当归四逆汤。方以桂枝、细辛温散寒邪,通阳止痛;当归、芍药养血活血;芍药、甘草缓急止痛;通草通利血脉;大枣健脾益气。全方共呈温经散寒,活血通痹之效。可加瓜蒌、薤白,通阳开痹。疼痛较著者,可加延胡索、郁金活血理气定痛。若疼痛剧烈,心痛彻背,背痛彻心,痛无休止,伴有身寒肢冷,气短喘息,脉沉紧或沉微者,为阴寒极盛,胸痹心痛重症,治以温阳逐寒止痛,方用乌头赤石脂丸。苏合香丸或冠心苏合香丸,芳香化浊,理气温通开窍,发作时含化可即速止痛。阳虚之人,虚寒内生,同气相召而易感寒邪,而寒邪又可进一步耗伤阳气,故寒凝心脉时临床常伴阳虚之象,宜配合温补阳气之剂,以温阳散寒,不可一味用辛散寒邪之法,以免耗伤阳气。

②气滞心胸证。

治法:疏调气机,和血舒脉。

方药:柴胡疏肝散。本方由四逆散(枳实改枳壳)加香附、川芎、陈皮组成,四逆散能疏肝理气,其中柴胡与枳壳相配可升降气机,白芍与甘草同用可缓急舒脉止痛,加香附、陈皮以增强理气解郁之功,香附又为气中血药,川芎为血中气药,故可活血且能调畅气机。全方共奏疏调气机,和血舒脉功效。若兼有脘胀、嗳气、纳少等脾虚气滞的表现,可用逍遥散疏肝行气,理脾和血;若气郁日久化热,心烦易怒,口干,便秘,舌红苔黄,脉数者,用丹栀逍遥散疏肝清热;如胸闷心痛明显,为气滞血瘀之象,可合用失笑散,以增强活血行瘀、散结止痛之作用;气滞心胸之胸痹心痛,可根据病情需要,选用木香、沉香、降香、檀香、延胡索、厚朴、枳实等芳香理气及破气之品,但不宜久用,以免耗损正气。如气滞兼见阴虚者可选用佛手、香橼等理气而不伤阴之品。

③痰浊闭阻。

治法：通阳泄浊，豁痰开结。

方药：瓜蒌薤白半夏汤加味。方以瓜蒌、薤白化痰通阳，行气止痛；半夏理气化痰。常加枳实、陈皮行气滞，破痰结；加石菖蒲化浊开窍；加桂枝温阳化气通脉；加干姜、细辛温阳化饮，散寒止痛。全方加味后共奏通阳化饮，泄浊化痰，散结止痛功效。若患者痰黏稠，色黄，大便干，苔黄腻，脉滑数，为痰浊郁而化热之象，用黄连温胆汤清热化痰，因痰阻气机，可引起气滞血瘀，另外，痰热与瘀血往往互结为患，故要考虑到血脉滞涩的可能，常配伍郁金、川芎理气活血，化瘀通脉。若痰浊闭塞心脉，猝然剧痛，可用苏合香丸芳香温通止痛；因于痰热闭塞心脉者用猴枣散，清热化痰，开窍镇惊止痛。胸痹心痛，痰浊闭阻可酌情选用天竺黄、天南星、半夏、瓜蒌、竹茹、苍术、桔梗、莱菔子、浙贝母等化痰散结之晶，但由于脾为生痰之源，临床应适当配合健脾化湿之品。

④瘀血痹阻证。

治法：活血化瘀，通脉止痛。

方药：血府逐瘀汤。由桃红四物汤合四逆散加牛膝、桔梗组成。以桃仁、红花、川芎、赤芍、牛膝活血祛瘀而通血脉；柴胡、桔梗、枳壳、甘草调气疏肝；当归、生地补血调肝，活血而不耗血，理气而不伤阴。寒（外感寒邪或阳虚生内寒）则收引、气滞血瘀、气虚血行滞涩等都可引起血瘀，故本型在临床最常见，并在以血瘀为主症的同时出现相应的兼症。兼寒者，可加细辛、桂枝等温通散寒之品；兼气滞者，可加沉香、檀香辛香理气止痛之品；兼气虚者，加黄芪、党参、白术等补中益气之品。若瘀血痹阻重症，表现胸痛剧烈，可加乳香、没药、郁金、延胡索、降香、丹参等加强活血理气止痛的作用。活血化瘀法是胸痹心痛常用的治法，可选用三七、川芎、丹参、当归、红花、苏木、赤芍、泽兰、牛膝、桃仁、鸡血藤、益母草、水蛭、王不留行、丹皮、山楂等活血化瘀药物，但必须在辨证的基础上配伍使用，才能获得良效。另外，使用活血化瘀法时要注意种类、剂量，并注意有无出血倾向或征象，一旦发现，立即停用，并予相应处理。

⑤心气不足证。

治法：补养心气，鼓动心脉。

方药：保元汤。方以人参、黄芪大补元气，扶助心气；甘草炙用，甘温益气，通经利脉，行血气；肉桂辛热补阳，温通血脉；或以桂枝易肉桂，有通阳、行瘀之功；生姜温中。可加丹参或当归，养血活血。若兼见心悸气短，头昏乏力，胸闷隐痛，口干咽干，心烦失眠，舌红或有齿痕者，为气阴两虚，可用养心汤，养心宁神，方中当归、生地、熟地、麦门冬滋阴补血；人参、五味子、炙甘草补益心气；酸枣仁、柏子仁、茯神养心安神。补心气药常用人参、党参、黄芪、大枣、太子参等，如气虚显著可少佐肉桂，补少火而生气。亦可加用麦门冬、玉竹、黄精等益气养阴之品。

⑥心阴亏损证。

治法：滋阴清热，养心安神。

方药：天王补心丹。本方以生地、玄参、天冬、麦门冬、丹参、当归滋阴养血而泻虚火；人参、茯苓、柏子仁、酸枣仁、五味子、远志补心气，养心神；朱砂重镇安神；桔梗载药上行，直达病所，为引。若阴不敛阳，虚火内扰心神，心烦不寐，舌尖红少津者，可用酸枣仁汤清热除烦安神，如不效者，再予黄连阿胶汤，滋阴清火，宁心安神。若阴虚导致阴阳气血失和，心悸怔忡症状明显，脉结代者，用炙甘草汤，方中重用生地，配以阿胶、麦门冬、麻仁滋阴补血，以养心阴；人参、大枣补气益胃，资脉之本源；桂枝、生姜以行心阳。诸药同用，使阴血得充，阴阳调和，心脉通畅。若心肾阴虚，兼见头晕，耳鸣，口干，烦热，心悸不宁，腰膝酸软，用左归饮补益肾阴，或河车大造丸滋肾养阴清热。若阴虚阳亢，风阳上扰，加珍珠母、磁石、石决明等重镇潜阳之晶，或用羚羊钩藤汤加减。如心肾真阴欲竭，当用大剂西洋参、鲜生地、石斛、麦门冬、山萸肉等急救真阴,并佐用生牡蛎、乌梅肉、五味子、甘草等酸甘化阴且敛其阴。

⑦心阳不振证。

治法:补益阳气,温振心阳。

方药:参附汤合桂枝甘草汤。方中人参、附子大补元气,温补真阳;桂枝、甘草温阳化气,振奋心阳,两方共奏补益阳气、温振心阳之功。若阳虚寒凝心脉,心痛较剧者,可酌加鹿角片、川椒、吴茱萸、荜茇、高良姜、细辛、川乌、赤石脂。若阳虚寒凝而兼气滞血瘀者,可选用薤白、沉香、降香、檀香、焦延胡索、乳香、没药等偏于温性的理气活血药物。若心肾阳虚,可合肾气丸治疗,方以附子、桂枝(或肉桂)补水中之火,用六味地黄丸壮水之主,从阴引阳,合为温补心肾而消阴翳。心肾阳虚兼见水饮凌心射肺,而出现水肿、喘促、心悸,用真武汤温阳化气行水,以附子补肾阳而祛寒邪,与芍药合用,能入阴破结,敛阴和阳,茯苓、白术健脾利水,生姜温散水气。若心肾阳虚,虚阳欲脱厥逆者,用四逆加人参汤,温阳益气,回阳救逆。若见大汗淋漓、脉微欲绝等亡阳证,应用参附龙牡汤,并加用大剂山萸肉,以温阳益气,回阳固脱。

(2)喘病。

①实喘。

a.风寒闭肺证。

治法:散寒宣肺。

方药:麻黄汤。方中麻黄、桂枝宣肺散寒解表;杏仁、甘草利气化痰。喘重者,加苏子、前胡降逆平喘。若寒痰阻肺,见痰白清稀量多泡沫,加细辛、生姜、半夏、陈皮温肺化痰,利气平喘。若得汗而喘不平,可用桂枝加厚朴杏仁汤和营卫,利肺气。若素有寒饮内伏,复感客寒而引发者,可用小青龙汤发表温里。若寒邪束表,肺有郁热,或表寒未解,内已化热,热郁于肺,而见喘逆上气,息粗鼻煽,咯痰黏稠,并伴形寒身热,烦闷口渴,有汗或无汗,舌质红,苔薄白或黄,脉浮数或滑者,用麻杏石甘汤解表清里,宣肺平喘,还可加黄芩、桑白皮、瓜蒌、葶苈子、射干等以助其清热化痰。

b.痰热遏肺证。

治法:清泄痰热。

方药:桑白皮汤。方中桑白皮、黄芩、黄连、栀子清泻肺热;杏仁、贝母、半夏、苏子降气化痰。若痰多黏稠,加瓜蒌、海蛤粉清化痰热;喘不得卧,痰涌便秘,加葶苈子、大黄涤痰通腑;痰有腥味,配鱼腥草、金荞麦根、蒲公英、冬瓜子等清热解毒,化痰泄浊;身热甚者,加生石膏、知母、银花等以清热。

c.痰浊阻肺证。

治法:化痰降逆。

方药:二陈汤合三子养亲汤。方中用半夏、陈皮、茯苓、甘草燥湿化痰;苏子、白芥子、莱菔子化痰下气平喘。可加苍术、厚朴等燥湿理脾行气,以助化痰降逆。痰浊壅盛,气喘难平者,加皂荚、葶苈子涤痰除壅以平喘。若痰浊挟瘀,见喘促气逆,喉间痰鸣,面唇青紫,舌质紫暗,苔腻浊者,可用涤痰汤,加桃仁、红花、赤芍、水蛭等涤痰祛瘀。

d.饮凌心肺证。

治法:温阳利水,泻肺平喘。

方药:真武汤合葶苈大枣泻肺汤。方中用真武汤温阳利水;葶苈大枣泻肺汤泻肺除壅。喘促甚者,可加桑白皮、五加皮行水去壅平喘。心悸者加枣仁养心安神。怯寒肢冷者,加桂枝温阳散寒。面唇青紫甚者,加泽兰、益母草活血祛瘀。

e.肝气乘肺证。

治法:开郁降气。

方药:五磨饮子。方中以沉香为主药,温而不燥,行而不泄,既可降逆气,又可纳肾气,使气不复上逆;槟榔破气降逆,乌药理气顺降,共助沉香以降逆平喘;木香、枳实疏肝理气,加强开郁之力。本证在于七情伤肝,肝气横逆上犯肺脏,而上气喘息,发病之标在肺与脾胃,发病之本则在肝,属气郁寒证。因而应用本方时,还可在原方基础上加柴胡、郁金、青皮等疏肝理气之品以增强解郁之力。若气滞腹胀,大便秘者又可加用大黄以降气通腑,即六磨汤之意。伴有心悸、失眠者,加百合、酸枣仁、合欢花等宁心安神。精神恍惚,喜悲伤欲哭,宜配合甘麦大枣汤宁心缓急。本证宜劝慰患者心情开朗,配合治疗。

②虚喘。

a.肺气虚证。

治法:补肺益气。

方药:补肺汤合玉屏风散。方中人参、黄芪、白术补益肺气;防风助黄芪益气护卫;五味子敛肺平喘;熟地益精以化气;紫菀、桑白皮化痰以利肺气。若寒痰内盛,加钟乳石、苏子、款冬花温肺化痰定喘。若食少便溏,腹中气坠,肺脾同病,可与补中益气汤配合治疗。若伴咳呛痰少质黏,烦热口干,面色潮红,舌红苔剥,脉细数,为气阴两虚,可用生脉散加沙参、玉竹、百合等益气养阴。痰黏难出,加贝母、瓜蒌润肺化痰。

b.肾气虚证。

治法:补肾纳气。

方药:金匮肾气丸合参蛤散。前方温补肾阳,后方纳气归肾。还可酌加仙茅、仙灵脾、紫石英、沉香等温肾纳气平喘。若见喘咳,口咽干燥,颧红唇赤,舌红少津,脉细或细数,此为肾阴虚,可用七味都气丸合生脉散以滋阴纳气。如兼标实,痰浊壅肺,喘咳痰多,气急满闷,苔腻,此为"上实下虚"之候,治宜化痰降逆,温肾纳气,可用苏子降气汤加紫石英、沉香等。肾虚喘促,多兼血瘀,如面、唇、爪甲、舌质暗黑,舌下青筋显露等,可酌加桃仁、红花、川芎等活血化瘀。

e.喘脱证。

治法:扶阳固脱,镇摄肾气。

方药:参附汤合黑锡丹。参附汤益气回阳,黑锡丹镇摄浮阳,纳气定喘。应用时尚可加龙骨、牡蛎、山萸肉以固脱。同时还可加服蛤蚧粉以纳气定喘。若呼吸微弱,间断难续,或叹气样呼吸,汗出如洗,烦躁内热,口干颧红,舌红无苔,或光绛而紫赤,脉细微而数,或散或芤,为气阴两竭之危症,治应益气救阴固脱,可用生脉散加生地、山萸肉、龙骨、牡蛎以益气救阴固脱。若出现阴竭阳脱者,加附子、肉桂急救回阳。

(3)水肿。

①阳水。

a.风水泛滥证。

治法:疏风清热,宣肺行水。

方药:越婢加术汤。方用麻黄宣散肺气,发汗解表,以去其在表之水气;生石膏解肌清热;白术、甘草、生姜、大枣健脾化湿,有崇土制水之意。可酌加浮萍、茯苓、泽泻,以助宣肺利小便消肿之功。若属风热偏盛,可加连翘、桔梗、板蓝根、鲜白茅根以清热利咽,解毒散结,凉血止血;若风寒偏盛,去石膏加苏叶、桂枝、防风,以助麻黄辛温解表之力;若咳喘较甚,可加杏仁、前胡,以降气定喘;若见汗出恶风,为卫气已虚,则用防己黄芪汤加减,以助卫解表;若表证渐解,身重而水肿不退者,可按水湿浸渍型论治。鲜浮萍草,数量不拘,煎水洗浴。用于急性肾炎初期,全身水肿,头面尤剧者。以汗出为佳,汗出后宜避风寒,切勿受凉。

b.湿毒浸淫证。

治法:宣肺解毒,利尿消肿。

方药:麻黄连翘赤小豆汤合五味消毒饮。前方中麻黄、杏仁、梓白皮(以桑白皮代)等宣肺行水,连翘清热散结,赤小豆利水消肿;后方以金银花、野菊花、蒲公英、紫花地丁、紫背天葵加强清解湿毒之力。若脓毒甚者,当重用蒲公英、紫花地丁;若湿盛糜烂而分泌物多者,加苦参、土茯苓、黄柏;若风盛而瘙痒者,加白鲜皮、地肤子;若血热而红肿,加丹皮、赤芍;若大便不通,加大黄、芒硝。

c.水湿浸渍证。

治法:健脾化湿,通阳利水。

方药:胃苓汤合五皮饮。前方以白术、茯苓健脾化湿,苍术、厚朴、陈皮健脾燥湿,猪苓、泽泻利尿消肿,肉桂温阳化气行水;后方以桑白皮、陈皮、大腹皮、茯苓皮、生姜皮健脾化湿,行气利水。若上半身肿甚而喘,可加麻黄、杏仁、葶苈子宣肺泻水而平喘。

d.湿热壅盛。

治法:分利湿热。

方药:疏凿饮子。方中羌活、秦艽疏风解表,使在表之水从汗而疏解;大腹皮、茯苓皮、生姜协同羌活、秦艽以去肌肤之水;泽泻、木通、椒目、赤小豆,协同商陆、槟榔通利二便,使在里之水邪从下而夺。疏表有利于通里,通里有助于疏表,如此上下表里分消走泄,使湿热之邪得以清利,则肿热自消。若腹满不减,大便不通者,可合己椒苈黄丸,以助攻泻之力,使水从大便而泄;若症见尿痛、尿血,乃湿热之邪下注膀胱,伤及血络,可酌加凉血止血之品,如大小蓟、白茅根等;若肿势严重,兼见气粗喘满,倚息不得平卧,脉弦有力,系胸中有水,可用葶苈大枣泻肺汤合五苓散加杏仁、防己、木通,以泻肺行水,上下分消;若湿热久羁,化燥伤阴,症见口燥咽干、大便干结,可用猪苓汤以滋阴利水。

②阴水。

a.脾阳虚衰证。

治法:温阳健脾,化气利水。

方药:实脾饮。方中干姜、附子、草果仁温阳散寒化气,白术、茯苓、炙甘草、生姜、大枣健脾益气;大腹皮、茯苓、木瓜利水去湿;木香、厚朴、大腹皮理气行水。水湿过盛,腹胀大,小便短少,可加苍术、桂枝、猪苓、泽泻,以增化气利水之力。若症见身倦气短,气虚甚者,可加生黄芪、人参以健脾益气。尚有一种水肿,由于长期饮食失调,摄入不足,或脾胃虚弱,失于健运,精微不化,而见面色萎黄,遍体轻度水肿,晨起头面肿甚,动久坐久下肢肿甚,能食而倦怠无力,大便或溏,身肿而小便正常或反多,脉软弱。此与上述脾阳虚衰,水溢莫制有所不同,乃由脾气虚弱,清阳不升,转输无力所致,治宜益气升阳,健脾化湿,可用参苓白术散加减。加黄芪、桂枝,以助益气升阳化湿之力;阳虚者加附子、补骨脂温肾助阳,以加强气化。并应适当注意营养,可用黄豆、花生佐餐,作为辅助治疗,多可调治而愈。

b.肾阳衰微证。

治法:温肾助阳,化气行水。

方药:济生肾气丸合真武汤。肾为水火之脏,根据阴阳互根原理,善补阳者,必于阴中求阳,则阳得阴助而生化无穷,故用六味地黄丸以滋补肾阴;用附子、肉桂温补肾阳,两药配合,则补水中之火,温肾中之阳气;用白术、茯苓、泽泻、车前子通利小便;生姜温散水寒之气;白芍开阴结,利小便,牛膝引药下行,直趋下焦,强壮腰膝。若心悸,唇绀,脉虚或结或代,乃水邪上犯,心阳被遏,瘀血内阻,宜重用附子再加桂枝、炙甘草、丹参、泽兰,以温阳化瘀;若先见心悸,气短神疲,形寒肢冷,自汗,舌紫暗,脉虚数或结或代等心阳虚衰证候,后见水肿诸症,则应以真武汤为主,加人参、桂枝、丹参、泽兰等,以温补心肾之阳,化瘀利水;若见喘促,呼多吸少,汗出,脉虚浮而数,是水邪凌肺,肾不纳气,宜重用人参、蛤蚧、五味子、山茱萸、牡蛎、龙骨,以防喘脱之变。本证缠绵不愈,正气日衰,复感外邪,症见恶寒发热,肿势增剧,小便短少,此时可按风水治疗,但应顾及正气虚衰的一面,不可过用表药,以麻黄附子细辛汤合五皮饮为主加减,酌加党参、黄芪、菟丝子等补气温肾之药,扶正与祛邪并用。

若病至后期,因肾阳久衰,阳损及阴,可导致肾阴亏虚,症见水肿反复发作,精神疲惫,腰酸遗精,口燥咽干,五心烦热,舌红少苔,脉细数,治宜滋补肾阴为主,兼利水湿,但滋阴不宜过于凉腻,以防匡助水邪,伤害阳气,可用左归丸加泽泻、茯苓等治疗。

若肾阴久亏,水不涵木,肝肾阴虚,肝阳上亢,上盛下虚,症见面色潮红,头晕头痛,心悸失眠,腰酸遗精,步履飘浮无力,或肢体微颤等,治宜育阴潜阳,用左归丸加介类重镇潜阳之品珍珠母、牡蛎、龙骨、鳖甲等治疗。脾阳虚衰证与肾阳虚衰证往往同时出现,而表现为脾肾阳虚,水湿泛滥,因此健脾与温肾两法常同时并进,但需区别脾肾虚的轻重主次,施治当有所侧重。水肿日久,瘀血阻滞,其治疗常配合活血化瘀法,取血行水亦行之意,近代临床上常用益母草、泽兰、桃仁、红花等,实践证明可加强利尿效果。

(郑艳娥)

第十节　休克

休克是一种由于组织灌注不足产生的综合征,具体说是由各种严重致病因素(创伤、感染、低血容量、心源性和过敏等)引起有效血量不足的急性微循环障碍,组织和脏器灌注不足,组织与细胞缺血、缺氧、代谢障碍和器官功能受损为特征的综合征,是一序贯性变化,从亚临床变化发展成为多器官功能障碍综合征(MODS),其死亡率较高。由于发病机制尚未完全阐明,一直受到医学界的重视。

Shock 的原意是震荡或打击,法国 Le Dran 首次将"休克"一词应用于医学,并认为休克是由于中枢神经系统功能严重紊乱而导致循环及其他器官功能衰竭的一种危重状态。19 世纪 Warren 对休克病人的临床症状经典地描述为"面色苍白或紫绀、四肢湿冷、脉搏细速、尿少、神志淡漠",随后 Crile 补充了重要的体征:低血压。这是从整体水平对休克的症状和体征做了生动的描述,至今仍指导休克的诊断。在第一次及第二次世界大战期间,由于大量伤员死于休克,迫使人们对休克机制进行了较系统的研究。当时,虽然对创伤性休克时血量减少是否起主导作用的看法不一,但各家均认为休克是急性循环紊乱所致,而血管运动中枢麻痹和小动脉血管扩张引起血压下降是休克发生发展的关键,并主张使用肾上腺素类血管收缩药物治疗休克,但以后的临床实践发现,使用这种升压药后,部分休克病人获救,但有些病人病情并没有逆转,甚至反而恶化。1960 年以后,通过大量实验测定了各种休克时器官血流量和血流动力学,提出了休克的微循环学说,该学说认为,各种不同原因引起的休克都有一个共同的发病环节,即交感-肾上腺系统强烈兴奋,导致微循环障碍。休克发病的关键不在于血压,而在于血流,其机制不是交感-肾上腺系统衰竭或麻痹,而是交感-肾上腺系统强烈兴奋。根据这一学说,临床上治疗措施有了根本性改变,结合补液应用血管活性药,甚至用血管扩张药改善微循环,从而提高了休克病人抢救的成功率。近年来研究的热点转向败血症休克,发现败血症休克的发生与许多致炎的和抗炎的细胞体液因子有关,并开始从细胞和分子水平来研究休克,并探讨这些因子对微循环的影响。现代的研究表明:休克是各种强烈致病因子作用于机体引起的急性循环衰竭,其特点是微循环障碍、重要脏器的灌流不足和细胞功能代谢障碍,由此引起的全身性危重的病理过程。

一、病因与分类

【休克的常见病因】

（一）失血与失液

1.失血　大量失血引起失血性休克,见于外伤出血、胃溃疡出血、食管静脉曲张出血及产后大出血等。休克的发生取决于血量丢失的速度和丢失量,一般15分钟内失血少于全血量的10％时,机体可通过代偿使血压和组织灌流量保持稳定。若快速失血量超过总血量的20％左右,即可引起休克,超过总血量的50％则往往导致迅速死亡。

2.失液　剧烈呕吐、腹泻、肠梗阻、大汗淋漓可导致失液,体液丢失也可引起有效循环血量的锐减。

（二）烧伤

大面积烧伤,伴有血浆大量丢失,可引起烧伤性休克。烧伤性休克早期与疼痛及低血容量有关;晚期可继发感染,发展为败血症休克。

（三）创伤

严重创伤可导致创伤性休克,尤其是在战争时期多见,这种休克的发生与疼痛和失血有关。

以上三种休克共同环节都有血容量降低,可统称为低血容量性休克。

（四）感染

严重感染,特别是革兰阴性细菌感染常可引起感染性休克。在革兰阴性细菌引起的休克中,细菌内毒素起着重要作用。静脉注入内毒素可引起内毒素休克。感染性休克常伴有败血症,故又称败血症休克。败血症休克按血流动力学的特点分为两型:低动力型休克和高动力型休克。

（五）过敏

给过敏体质的人注射某些药物（如青霉素）、血清制剂或疫苗可引起过敏性休克,这种休克属Ⅰ型变态反应。发病机制与IgE及抗原在肥大细胞表面结合,引起组胺和缓激肽大量释放入血,造成血管床容积扩张,毛细血管通透性增加有关。过敏性休克和感染性休克都有血管床容量增加。感染性休克时,血细胞黏附引起微循环淤滞。高动力型的感染性休克和过敏性休克时血管扩张,血管床面积增加,有效循环血量相对不足,导致组织灌流及回心血量减少。

（六）急性心力衰竭

大面积急性心肌梗死、急性心肌炎、心包填塞及严重的心律紊乱（房颤与室颤）,引起心输出量明显减少,有效循环血量和灌流量下降,称为心源性休克。

（七）强烈的神经刺激

剧烈疼痛、高位脊髓麻醉或损伤,可引起神经源性休克。

【休克的分类】

常见分类是按病因和发生的起始环节来分的,近来有学者主张按血流动力学分类。

（一）按病因分类

1.失血性休克。

2.烧伤性休克。

3.创伤性休克。

4.感染性休克。

5.过敏性休克。

6.心源性休克。

7.神经源性休克。

（二）按发生休克的起始环节分类

尽管休克的原始病因不同,但有效灌流量减少是多数休克发生的共同基础,而实现有效灌流的基础为:①需要足够血量;②需要正常血管舒缩功能,正常时大部分毛细血管处于关闭状态,如果全部舒张,血管床容积加大,血量相对不足,组织灌流减少;③需要正常心泵功能。各种病因一般均通过以上三种环节影响组织有效灌流量。

1.**低血容量性休克**　由于血量减少引起的休克称为低血容量性休克,见于失血、失液或烧伤等情况。血量减少导致静脉回流不足,心输出量下降,血压下降,由于减压反射受抑制,交感神经兴奋,外周血管收缩,组织灌流量进一步减少。

2.**血管源性休克**　血管床的总容量很大,毛细血管内表面积达 $6000m^2$ 以上,正常毛细血管是交替开放的,大部分处于关闭状态,毛细血管血量仅占总血量的 6% 左右。如果全部开放,仅肝毛细血管就可以容纳全身血量。休克时由于组织长期缺血、缺氧、酸中毒,组胺和一氧化氮等活性物质的释放,造成血管张力低下,加上白细胞、血小板在微静脉端黏附,造成微循环血液淤滞,毛细血管开放数量增加,导致有效循环血量锐减。过敏性休克时,由于组胺、激肽、补体、慢反应物质作用,使后微动脉扩张,微静脉收缩,微循环淤血,通透性增加。感染性休克中的高动力型休克,是由于扩血管因子的作用大于缩血管因子的作用,高排低阻是其血流动力学特点。而神经源性休克是由于麻醉或损伤和强烈的疼痛抑制交感缩血管功能,引起一过性的血管扩张和血压下降,此时微循环灌流不一定明显减少。

3.**心源性休克**　心源性休克是由于急性心泵功能衰竭或严重的心律紊乱(心室颤动等)而导致的休克,常见于大面积急性心肌梗死、心外科手术、心肌缺血再灌注损伤等。心源性休克发病急骤,死亡率高,预后差。心源性休克发病的中心环节是心输出量迅速降低[心脏指数 $CI<2.2L/(min·m^2)$],血压可显著下降,多数病人外周阻力增高(低排高阻型),这是因为血压降低,使主动脉弓和颈动脉窦的压力感受器接受的冲动减少,反射性引起交感神经传出冲动增多,引起外周小动脉收缩,使血压能有一定程度的代偿。少数病例外周阻力降低(低排低阻型),这是由于这类病人心肌梗死面积大,心输出量显著降低,血液淤滞在心室,使心室壁牵张感受器受牵拉,反射性地抑制交感中枢,使交感神经传出的冲动减少,外周阻力降低,引起血压进一步下降。心源性休克的死亡率可高达 80%,预后各异。

（三）按血流动力学分类

最近主张按血流动力学分类,据此可分为以下四类(表 17-2)。

表 17-2　休克分类

休克类型	有关特征
Ⅰ　低血容量性	
A.外源性	出血引起的全血丢失;烧伤、炎症引起的血浆丧失;腹泻、脱水引起的水和电解质丧失
B.内源性	炎症、创伤、过敏、嗜铬细胞瘤、蜇刺毒素作用引起的血浆外渗
Ⅱ　心源性	心肌梗死、急性心肌炎、二尖瓣关闭不全、室间隔破裂、心力衰竭、心律失常
Ⅲ　阻塞性(按解剖部位)	
A.腔静脉	压迫
B.心包	填塞
C.心腔	环状瓣膜血栓形成、心房黏液瘤

续表

休克类型	有关特征
D.肺循环	栓塞
E.主动脉	夹层动脉瘤
Ⅳ　血流分布性（机制不十分清楚）	
A.高或正常阻力（静脉容量增加；心排血量正常或减低）	杆菌性休克（革兰阴性肠道杆菌）、巴比妥类药物中毒、神经节阻滞、颈脊髓横断
B.阻力低、血管扩张、体循环动静脉短路伴正常或高心排血量	炎症（革兰阳性菌肺炎）、腹膜炎、反应性充血

　　上述分类较为简明，但由于休克病因不同，可同时具有数种血流动力学的变化，如严重创伤的失血和剧烈疼痛，可同时引起血流分布性及低血容量性休克，且在休克进一步发展时很难确切鉴别其类型。

二、休克的分期与发病机制

　　自从20世纪60年代提出休克的微循环障碍学说以来，此后许多实验与临床观察进一步论证并丰富了该学说的理论，对休克的认识从临床表现逐步深入到本质，认识到休克是一个以急性微循环障碍为主的综合征，各类不同病因的休克其共同特征是体内重要器官微循环处于低灌流状态，按微循环障碍学说的观点，休克是由于有效循环血量减少，引起重要生命器官血液灌流不足和细胞功能紊乱。

　　微循环是指微动脉与微静脉之间微血管的血液循环，是循环系统最基本的结构，是血液和组织间进行物质代谢交换的最小功能单位，这一单位主要受神经体液的调节。交感神经支配小动脉、微动脉和微静脉平滑肌上的肾上腺能α受体，α受体兴奋时血管收缩，血流减少。微血管壁上平滑肌（包括毛细血管前括约肌）也受体液因素的影响，如儿茶酚胺、血管紧张素Ⅱ、血管加压素、TXA和内皮素等引起血管收缩；而组胺、激肽、腺苷、乳酸、PGI_2、内啡肽、肿瘤坏死因子和一氧化氮则引起血管舒张。

　　正常生理情况下，全身血管收缩物质浓度很少变化，微循环血管平滑肌，特别是毛细血管前括约肌有节律地收缩与舒张，主要由局部产生的舒血管物质进行反馈调节，以保证毛细血管交替性开放。

　　休克按微循环的改变大致可分为三个时期。

【缺血性缺氧期（代偿期）】

（一）微循环及组织灌流

　　在休克早期，全身的小血管，包括小动脉、微动脉、后微动脉、毛细血管前括约肌和微静脉、小静脉都持续痉挛，口径明显变小，其中主要是毛细血管前阻力（由微动脉、后微动脉和毛细血管前括约肌组成）增加显著，微血管运动增强，同时大量真毛细血管网关闭，此时微循环内血流速度显著减慢，不时出现齿轮状运动，开放的毛细血管减少，毛细血管血流限于直捷通路，动静脉短路开放，组织灌流量减少，出现少灌少流，灌少于流的情况。该期为缺血性缺氧期。

（二）微循环障碍的机制

　　出现微循环血管持续痉挛的始动因素是交感-肾上腺髓质系统兴奋，已证明休克时血中儿茶酚胺含量比正常高几十倍甚至几百倍。不同的病因引起交感-肾上腺髓质系统兴奋的机制不一：低血容量性休克、心源性休克由于血压低，减压反射被抑制，引起心血管运动中枢及交感-肾上腺髓质兴奋，儿茶酚胺大量释放，使小血管收缩；烧伤性休克时由于疼痛刺激引起交感-肾上腺髓质系统兴奋，血管收缩往往比单纯失血为甚；败血症休克时，血中的儿茶酚胺的浓度也明显升高，有人解释可能与内毒素有拟交感神经系统的作用有关。休克时儿茶酚胺大量释放，既刺激 α 受体，造成皮肤、内脏血管明显痉挛，又刺激 β 受体，引起大量动静脉短路开放，构成了微循环非营养性血流通道，使器官微循环血液灌流锐减。此外，休克时体内产生其他体液因子，如血管紧张素 Ⅱ、加压素、血栓素、内皮素、心肌抑制因子及白三烯类物质等也都有促使血管收缩的作用。

（三）微循环变化的代偿意义

该期为代偿期，其代偿意义表现在以下几个方面。

1.肌性微静脉和小静脉收缩　肝储血库收缩，可以迅速而短暂地增加回心血量，减少血管床容量，以利于动脉血压的维持。因为静脉系统属于容量血管，可容纳总血量的 60%～70%，这种代偿起到"自身输血"的作用，是休克时增加回心血量的"第一道防线"。

2.组织液反流入血　由于微动脉、后微动脉和毛细血管比微静脉对儿茶酚胺更敏感，导致毛细血管前阻力比后阻力更大，毛细血管中流体静压下降，使组织液进入血管，起到"自身输液"的作用，这是休克时增加回心血量的"第二道防线"。据测定，中度失血的病例，毛细血管再充盈量每小时达 50～120mL，成人组织液入血总共可达 1500mL。此时血液稀释，血细胞压积降低。

3.微循环反应的不均一性导致血液重新分布　由于不同器官的血管对儿茶酚胺反应不一，皮肤、内脏、骨骼肌、肾的血管 α 受体密度高，对儿茶酚胺的敏感性较高，收缩更甚，而脑动脉和冠状动脉血管则无明显改变，平均动脉压在 7～18kPa 范围内，微血管可进行自我调节，使灌流量稳定在一定水平。这种微循环反应的不均一性，保证了心、脑主要生命器官的血液供应。交感-肾上腺髓质系统的兴奋，也增强了心收缩力，增加了外周阻力，减轻了血压下降的程度。

（四）临床表现

该期病人在临床上表现为脸色苍白、四肢冰凉、出冷汗、脉搏细速、脉压减少、尿量减少、烦躁不安。该期血压可骤降（如大失血），也可略降，甚至正常（代偿），但是脉压可有明显减小，所以血压下降并不是判断早期休克的指标。由于血液的重新分配，心脑灌流可以正常，所以早期休克的病人，神志一般是清楚的。该期为休克的可逆期，应尽早消除休克的动因，控制病变发展的条件，及时补充血容量，恢复循环血量，防止向休克期发展。

【淤血性缺氧期（可逆性失代偿期）】

如果休克的原始病因不能及时除去，病情继续发展，交感-肾上腺髓质系统长期过度兴奋，组织持续缺血和缺氧，病情可发展到休克期。故淤血性缺氧期又称休克期。

（一）休克期的微循环及组织灌流

早期研究失血性休克时证明：休克持续到一定的时间，内脏微循环中的血管运动现象首先消失，终末血管床对儿茶酚胺的反应性降低，此时血液不再局限于通过直捷通路，而是经过毛细血管前括约肌大量涌入真毛细血管网，此时微动脉和后微动脉痉挛也较前减轻，内脏微循环灌而少流，血液淤滞，称为淤血性缺氧期。用显微电视测定结果发现，在失血性休克和创伤性休克时，该期微静脉往往扩张，并非见到持续收缩的现象，微循环的淤滞是由于微静脉端血流缓慢，红细胞发生聚集，白细胞滚动，黏附，贴壁嵌塞，血小板聚集，血黏度增加，微血流流态的改变所致，引起毛细血管的后阻力大于前阻力，组织灌而少流，灌大于流，该期真毛细血管开放数目虽然增多，但血流更慢，甚至"泥化"淤滞，组织处于严重的低灌流状态，缺氧更为加重。

（二）微循环淤滞的机制

1.长期缺血和缺氧引起组织氧分压下降、CO_2 和乳酸堆积，发生酸中毒。酸中毒导致平滑肌对儿茶酚胺的反应性降低。

2.长期缺血和缺氧引起局部血管扩张,代谢产物增多:如释放组胺增多.ATP分解的产物腺苷增多,组织间液渗透压增高,激肽类物质生成增多,这些都可以造成血管扩张。

3.内毒素作用:除病原微生物感染引起的败血症外,休克后期常有肠源性细菌(大肠杆菌)和脂多糖(LPS)入血。LPS和其他毒素可以通过多种途径,引起血管扩张,持续性低血压。

4.血液流变学的改变:近年血液流变学的研究表明,血液流变学的改变,在休克期微循环淤血的发生发展中起着非常重要的作用。休克期白细胞滚动、贴壁、黏附于内皮细胞上,加大了毛细血管的后阻力,这种黏附是受细胞表面黏附分子(CAM)所介导。参加血细胞黏附的细胞黏附分子(Leu-CAM)即 CD11/CD18,存在于白细胞膜上,受 PAF、LTB4、C_{3a}、C_{5a}、TXA_2 及佛波醇脂激活后产生,而内皮细胞在 TNFα、IL-I 及 LPS 及氧自由基刺激下,产生细胞间黏附分子-1(ICAM-1)和内皮细胞-白细胞黏附分子(ELAM)起着 CD11/CD18 黏附受体的作用,介导白细胞黏附并激活白细胞引起微循环障碍及组织损伤。此外还有血液浓缩、血浆黏度增大、血细胞压积增大、红细胞聚集、血小板黏附聚集,都会造成微循环血流变慢,血液泥化、淤滞,甚至血流停止。

(三)微循环失代偿

休克期属失代偿期,该期微循环血管床大量开放,血液分隔并淤滞在内脏器官,如肠、肝和肺,造成有效循环血量的锐减,静脉充盈不良,回心血量减少,心输出量和血压进行性下降。此期交感-肾上腺髓质更为兴奋,血液灌流量进行性下降,组织缺氧日趋严重,形成恶性循环。由于毛细血管后阻力大于前阻力,血管内流体静压升高,自身输液停止,血浆外渗到组织间隙。此外,由于组胺、激肽、前列腺素 E 和心肌抑制因子等引起毛细血管通透性增高,促进了血浆外渗,加上组织间液亲水性增加,出现血管外组织间水分被封闭和分隔在组织间隙,引起血液浓缩,红细胞压积上升,血液黏滞度进一步升高,促进了红细胞聚集,造成有效循环血量进一步减少,加重了恶性循环。由于回心血量的进行性下降,血压进行性下降,当平均动脉压<7kPa 时,心脑血管失去自身调节,冠状动脉和脑血管灌流不足,出现心脑功能障碍,甚至衰竭。

(四)临床表现

休克期病人的主要临床表现是血压进行性下降,可低于 7kPa,心搏无力,心音低钝,病人神志由淡漠转入昏迷,肾血流量严重不足,出现少尿甚至无尿,脉搏细弱频速,静脉塌陷,皮肤紫绀,可出现花斑。研究该期的全身微循环和血流动力学变化对防治休克有重要的指导作用,如临床上对该期治疗,除了病因学治疗外,针对该期发病学微循环淤滞,采用纠正酸中毒以提高血管对活性药物的反应;充分输液以扩充血容量,在低血容量性休克时,不但要补充已丢失的血量,而且要补足血浆外渗滞留在组织间隙的血量;使用血管活性药物甚至用扩血管药物疏通微循环,而不是长期滥用拟交感的缩血管药物。以上治疗收到了很好的效果,大大降低了休克病人的死亡率。

【休克的难治期(不可逆期)】

即微循环衰竭期。该期可发生弥漫性血管内凝血(DIC)或重要器官功能衰竭,甚至发生多系统器官功能衰竭。

(一)DIC 形成

当休克进入淤血性缺氧期后,由于血液进一步浓缩,红细胞压积和纤维蛋白原浓度增加,血细胞聚集,血液黏滞度增高,血液处于高凝状态,加上血流速度显著变慢,酸中毒越来越严重,可能发生弥漫性血管内凝血。特别是败血症休克,感染的病原微生物与毒素均可损伤内皮,激活内源性凝血系统;严重的创伤性休克,组织因子入血,可启动外源性凝血途径;异型输血引起溶血释放的红细胞素,也容易诱发 DIC。此时微循环内微血管扩张,有大量微血栓阻塞,随后由于凝血因子耗竭,纤溶活性亢进.,出现出血,微循环血流停止,不灌不流,组织得不到足够的氧气和营养物质供应,微血管平滑肌麻痹,对任何血管活性药物均失去反应,所以又称为微循环衰竭期。休克一旦并发了DIC,将使病情恶化,并对微循环和各器官功能产生严重影响:①DIC时微血栓阻塞了微循环通道,使回心血量锐减;②凝血与纤溶过程中的产物,纤维蛋白肽、纤维蛋白降解产物(FDP)和某些补体成分,增加了血管通透性,加重了微血管舒缩功能紊乱;③DIC时出血,导致血量进一步减少,加重了循环障碍;④器官栓塞、梗死,加重了器官急性功能衰竭,这样就给治疗造成极大的困难。应当指出,并非所有休克患者都一定发生DIC,DIC并非休克的必经时期。

(二)重要器官功能衰竭

许多休克病人,包括败血症休克病人在重度持续性低血压后,血流动力学障碍和细胞损伤越来越严重,各重要器官,包括心、脑、肝、肺、肾功能代谢障碍也更加严重,酸中毒、缺氧及休克时的许多体液因子,特别是溶酶体酶、活性氧和细胞因子的释放,可能使重要生命器官发生"不可逆性"损伤,甚至发生多系统器官功能衰竭。目前认为休克的难治期与肠道严重缺血、缺氧,屏障功能降低,导致内毒素入血及肠道细菌转位入血,作用于含有CD14的细胞(单核巨噬细胞和中性粒细胞)引起全身炎症反应综合征(SIRS)有关。此外,某些炎症介质(TNF、IL-1、IL-6等)过度表达和泛滥,抗炎介质稳态失衡以及在白细胞呼吸暴发时和缺血再灌注时释出的氧自由基,溶酶体酶继发产生的NO、PAF、PGs、LTs,均可导致内皮细胞和脏器实质细胞的损伤。休克发展到DIC或生命重要器官功能衰竭,将给临床治疗带来极大的困难,通常称该期为"不可逆"性休克或难治性休克。

【体液因子在休克发病中的作用】

微循环衰竭仍为各种休克的重要原因,但有些研究发现,在微循环衰竭之前已有细胞、亚细胞的改变,如膜通透性增加、溶酶体破裂、蛋白质及ATP合成减少、离子转运障碍等,故微循环学说尚不能解释休克全过程,特别是不可逆休克和MODS的全部原因。除已知的儿茶酚胺、血管紧张素、乙酰胆碱、组胺、激肽、MDF、VDM等体液介质外,近年发现很多体液因子与休克的发展有关,其中较密切的有下列数种。

(一)脂类介质

1.血清磷脂酶A_2(PLA$_2$)　PLA$_2$被休克动因激活后,血清内可持续升高及引起血流动力学障碍,并可进一步代谢为花生四烯酸(AA),产生有害介质。

2.前列环素与血栓素A_2(PGI$_2$与TXA$_2$)　PGI$_2$及TXA$_2$由AA在环氧化酶的作用下所产生,正常时两者处于动态平衡状态,TXA$_2$是体内最主要的血小板凝集促进剂和血管收缩物质,而PGI$_2$.作用与之相反。在休克时,TXA$_2$明显增高,除可导致DIC外,对循环及呼吸系统均存在有害影响,可引起肺动脉压增高、肺分流量增多、肺生理死腔扩大、肺毛细血管通透性增加等。

3.白细胞三烯(LT)　LT也由花生四烯代谢产生,可明显增加微血管通透性,其作用较组织胺强1000倍,并可促进中性粒细胞的趋化聚集及溶酶体的释放。

(二)肿瘤坏死因子(TNF)

TNF产生于巨噬细胞系统,在正常情况下是机体的重要炎性介质,适当分泌可调节机体的免疫和代谢功能,提高机体对入侵病原体的抵抗力,过多地产生则为病理现象。TNF在内毒素等作用下可大量产生,尤其TNFα可通过与细胞相应受体结合而发挥毒性作用。在重症革兰阴性菌感染败血症时TNF检出率达30%～70%。TNF在体内细胞因子的顺序处于最起始位置。给动物注入TNF可致休克及多脏器出血,给予抗TNF抗体对实验动物休克有保护作用。

(三)白细胞介素(IL)

属炎性细胞因子(ICS),根据其生理作用分为促炎和抗炎。促炎有IL-6、IL-8、可溶性白介素2受体(SIL-2R)等,抗炎有IL-2、IL-10。在严重感染性休克前者升高,后者降低。

(四)粘连蛋白(Fn)

Fn 属存在于血浆中的 α_2 球蛋白,以不缓解形式存在于细胞表面。Fn 在休克时明显减少,可导致巨噬细胞系统吞噬功能的抑制及免疫功能低下。

(五)β-内啡肽

β-内啡肽广泛存在于脑交感神经节、肾上腺髓质等部位,在内毒素、创伤等应激状态时大量释放,可较休克前高出 5～6 倍,对心血管有抑制作用。

(六)氧自由基

机体在生物氧化中产生氧自由基,但因同时存在氧化自由基清除酶系,如超氧化物歧化酶(SOD)、过氧化氢酶(Catalase)等,故不会造成危害。但在过敏、毒素、组织低灌注及再灌注、细胞缺血时,氧自由基生成增加及清除能力降低。氧自由基对不饱和脂肪酸的细胞膜起破坏作用,并可直接损伤血管内皮细胞的完整性,促进血小板聚集和微血管栓塞。

(七)促甲状腺素释放激素(TRH)

TRH 由下丘脑分泌,可刺激促甲状腺素(TSH)分泌。Mizobe 等在实验性出血性休克时发现,在出血时延髓及中脑的 TRH 含量明显增加,在出血停止 60 分钟后及不可逆休克时明显降低,且与血乳酸呈负相关,投予外源性 TRH 后对各种休克均可改善心血管功能,直接增加周围血管加压效应。Holady 等发现,使用 TRH 可提高实验动物的存活率。关于 TRH 的抗休克机制可能是通过中枢性胆碱能机制或刺激血管加压素的释出所致,并提出 TRH 的发现可能为休克发病机制的研究和判断预后、提高抢救成功率提供依据。

三、休克的细胞代谢改变及器官功能障碍

自从 20 世纪 60 年代提出休克的微循环障碍学说以来,休克的发病机制得到进一步阐明,临床治疗取得了突破性进展。微循环障碍学说认为细胞代谢障碍是继发于微循环障碍之后发生的,是由于缺氧和酸中毒引起的损伤。但随后一些研究发现:①休克时细胞膜电位变化发生在血压降低之前;②细胞功能恢复可促进微循环恢复;③器官微循环灌流恢复后,器官功能却没有恢复;④促进细胞功能恢复的药物取得了抗休克的疗效。以上说明休克时细胞损伤也可以是原发的,是由于休克原始动因直接损伤所致的。因此近年来特别重视休克发生发展中的细胞机制,提出了休克细胞的概念,并且已积累了许多资料,对休克本质的认识逐步深入到细胞和分子水平。

【细胞代谢障碍】

(一)供氧不足、糖酵解加强

休克时微循环严重障碍,组织低灌流和细胞缺氧,细胞内最早发生的代谢变化是从优先利用脂肪酸供能转向优先利用葡萄糖供能。由于缺氧、糖有氧氧化受阻,使 ATP 生成显著减少,无氧酵解增强,乳酸生成显著增多。

(二)能量不足、钠泵失灵、钠水内流

无氧情况下,糖酵解供能远比有氧时经三羧酸循环供能少。1 分子葡萄糖经酵解可产生 2 个 ATP,而经三羧酸循环可产生 36 个 ATP。ATP 不足,细胞膜上的钠泵(Na^+-K^+-ATP 酶泵)运转失灵,因而细胞内 Na^+ 增多,而细胞外 K^+ 增多,从而导致细胞水肿和高钾血症。

(三)局部酸中毒

缺氧时糖酵解加强,丙酮酸不能氧化转变为乳酸,同时肝也不能充分摄取乳酸转变为葡萄糖,高乳酸

血症是造成局部酸中毒的原因;此外由于灌流障碍、CO_2 不能及时清除也加重了酸中毒。

【细胞的损伤与凋亡】

(一)细胞的损伤

1.细胞膜的变化　用微电极和电镜观察发现,细胞膜是休克时最早发生损伤的部位。缺氧、ATP 减少、高钾、酸中毒、溶酶体酶的释放及自由基引起的脂质过氧化,都会造成细胞膜的损伤,出现离子泵功能障碍,水、Na^+ 和 Ca^{2+} 内流,细胞内水肿,跨膜电位明显下降。

2.线粒体的变化　休克时线粒体肿胀,致密结构和嵴消失,钙盐沉积,线粒体破坏。线粒体损伤后,造成呼吸链障碍,氧化磷酸化障碍,能量物质进一步减少。

3.溶酶体的变化　休克时缺血、缺氧和酸中毒引起溶酶体酶释放,溶酶体肿胀,有空泡形成。血浆溶酶体酶主要来自缺血的肠、肝、胰等器官。溶酶体酶包括酸性蛋白酶(组织蛋白酶)、中性蛋白酶(胶原酶和弹性蛋白酶)和葡萄糖醛酸酶,其主要危害是引起细胞自溶,消化基底膜,激活激肽系统,形成心肌抑制因子(MDF)等毒性多肽,引起心肌收缩力下降,加重血流动力学障碍。其非酶性成分可以引起肥大细胞脱颗粒,释放组胺以及增加毛细血管通透性和吸引白细胞,加重休克的病理过程。

(二)细胞凋亡

已证实休克时全身各细胞(主要包括血管内皮细胞、嗜中性粒细胞、单核-巨噬细胞、淋巴细胞、主要脏器的实质细胞)除了可以发生变性坏死外均可发生凋亡。用非致死量的 TNF、IL-1、H_2O_2、NO 攻击内皮细胞可导致内皮细胞、嗜中性粒细胞和巨噬细胞凋亡,电泳可出现细胞凋亡的 DNA 断裂的梯状图带;小鼠腹腔注射内毒素 6~8 小时后用末端标记法(TUNEL 法)证实肠黏膜上皮细胞 3-OH 末端被 FITC-dUTP 标记,大量细胞 DNA 链断裂,发生凋亡;盲肠结扎穿刺造成败血症模型 18~24 小时后肺泡上皮细胞、肝星状细胞、肾小管上皮细胞及心肌细胞均发生凋亡。休克时细胞凋亡是细胞损伤的一种表现,也是重要器官功能衰竭的基础之一。

【重要器官功能衰竭】

(一)急性肾功能衰竭

各种类型休克常伴发急性肾功能衰竭,称为休克肾。临床表现为少尿,同时伴有氮质血症、高钾及代谢性酸中毒。休克时由于肾灌流不足,很容易发生少尿和氮质血症。最初没有发生肾小管坏死时,恢复肾灌流后,肾功能立刻恢复,称为功能性肾功能衰竭或肾前性功能衰竭;休克持续时间较长,严重的肾缺血或肾毒素可造成急性肾小管坏死(ATN),即使恢复肾灌流后,肾功能不可能立刻逆转,只有在肾小管上皮修复再生后,肾功能才能恢复,称为器质性肾功能衰竭。

(二)急性呼吸功能衰竭

严重休克病人晚期,在脉搏、血压和尿量平稳以后,常发生急性呼吸衰竭。尸检时见肺重量增加,呈褐红色,有充血、水肿、血栓形成及肺不张,可有肺出血、胸膜出血和透明膜形成等重要病理变化,这些病变称为休克肺,属于急性呼吸窘迫综合征(ARDS)之一。休克肺约占休克死亡人数的 1/3,其发生的机制与休克动因通过补体-白细胞-氧自由基损伤呼吸膜(毛细血管内皮和肺泡上皮)有关。近年国内学者的研究证明,来自肺血管内皮细胞中的黄嘌呤/黄嘌呤氧化酶系统产生的氧自由基,可能是损伤呼吸膜的原发因素,白细胞呼吸暴发产生的氧自由基和溶酶体酶起到继发和放大作用,ARDS 发生还与许多炎症介质有关。上述休克肺的病理变化可影响肺的通气功能,妨碍气体弥散,改变部分肺泡通气和血流的比例,引起进行性低氧血症和呼吸困难,从而导致急性呼吸衰竭甚至死亡。

(三)心功能障碍

除了心源性休克伴有原发性心功能障碍以外,在其他类型休克早期,由于机体的代偿,冠状动脉流量能够维持,因此心泵功能一般不受到显著的影响。但是随着休克的发展,动脉血压进行性降低,使冠状动脉流量减少,从而心肌缺血、缺氧,加上其他因素的影响,心泵功能发生障碍,有可能发生急性心力衰竭。休克持续时间越久,心力衰竭也越严重,并可产生心肌局灶性坏死和心内膜下出血。测定休克时的心功能比较复杂,受原发疾病影响,也受前后负荷的影响,休克时前后负荷均发生迅速变化。休克时心功能障碍的发生机制为:①冠状动脉血流量减少,由于休克时血压降低以及心率加快所引起的心室舒张期缩短,可使冠状动脉灌注量减少和心肌供血不足,同时交感-肾上腺系统兴奋引起心率加快和心肌收缩加强,导致心肌耗氧量增加,更加重了心肌缺氧;②酸中毒和高血钾使心肌收缩性减弱;③心肌抑制因子(MDF)使心肌收缩性减弱;④心肌内的 DIC 使心肌受损;⑤细菌毒素(特别是革兰阴性细菌的内毒素)通过其内源性介质引起心功能抑制。

(四)脑功能障碍

在休克早期,由于血液的重新分布和脑循环的自身调节,保证了脑的血液供应。因而除了因应激引起的烦躁不安外,没有明显的脑功能障碍表现。当血压降低到 7kPa 以下或脑循环出现 DIC 时,脑的血液循环障碍加重,脑组织缺血、缺氧,患者出现神志淡漠,甚至昏迷。缺氧可以引起脑水肿,使脑功能障碍加重。

(五)消化道和肝功能障碍

胃肠因缺血、淤血和 DIC 形成而发生功能紊乱。肠壁水肿,消化腺分泌受抑制,胃肠运动减弱,黏膜糜烂,有时可形成应激性溃疡,肠道细菌大量繁殖,在上述病理情况下,肠道屏障功能严重削弱,大量内毒素甚至细菌可以入血,引起大量致炎介质释放,导致全身性炎症反应综合征,从而使休克加重。休克时肝缺血淤血常伴有肝功能障碍,使由肠道入血的细菌内毒素不能被充分解毒,引起内毒素血症,同时乳酸也不能转化为葡萄糖或糖原,加重了酸中毒,这些改变都促使休克恶化。

四、休克防治的病理生理基础

【病因学防治】

积极防治引起休克的原发病,去除休克的原始动因(如止血、控制感染、输液镇痛等)。

【处理原则】

1.畅通气道　休克时肺属最易受害的器官,休克伴有呼吸衰竭、ARDS 者死亡率特别高,故应迅速保持呼吸道通畅,必要时采用气管插管或切开以机械辅助呼吸供氧及加强呼吸功能监护。在急性肺损伤(ALI)时往往通过有效供氧有可能纠正动脉氧分压降低状态。血中乳酸含量的监测是提示供氧是否合适或有效的良好指标。

2.补充血容量　及时补充血容量,恢复组织灌注是抢救休克的关键,补液量、速度最好以血流动力学监测指标作指导。当 CVP 超过 1.18kPa(12cmH_2O)时,应警惕肺水肿的发生,关于补液的种类、盐水与糖水、胶体与晶体的比例,根据休克类型和临床表现而有所不同,血细胞比容低宜补全血,血液浓缩宜补等渗晶体液,血液稀释宜补胶体。液体补充应以 CVP 和动脉压为指导。

3.肌变应力药物　在纠正血容量和酸中毒并进行适当的病因治疗后血压仍未稳定时,应及时采用肌变应力药物。血流分布异常性休克属低排高阻型时宜选用扩血管药物,神经性、过敏性休克时为保证心脑等主要脏器的供血则以选择缩血管药物较妥,在感染性、心源性休克中常两者同时合用。同时增加心肌功能,可使用洋地黄、多巴酚丁胺和多巴胺等药。

4.糖皮质激素　有抗休克、抗毒素、抗炎症反应、抗过敏、扩血管、稳定细胞膜、抑制炎性介质等作用。在各类休克救治中都可应用。

5.抗菌药物　感染性休克及开放性骨折、广泛软组织损伤、内脏穿孔、多发伤等均应给予抗生素。但上述疾病在查明病原前,可根据临床表现以判断其最可能的病原菌而采用强有力的广谱抗生素,其种类、剂量、投药方法必须按患者年龄、肝肾功能和病原体而个别化。

6.β-内啡肽阻滞剂　纳洛酮是阿片类受体拮抗剂,具有降低血中β-内啡肽(β-EP),提高左心室收缩压及增高血压作用,还可提高休克存活率。

7.其他抗休克药物展望　由于微循环衰竭及细胞损害受多种因素的影响,1,6-二磷酸果糖(FDP)能增加心排量,改善细胞代谢,在提高抗休克能力方面已取得较好效果。此外,在抗休克治疗中除采取有效方法迅速恢复组织灌流外,正在寻找对某些炎性介质和细胞因子进行干预或阻断的方法,其中包括磷脂酶抑制剂、环氧化酶抑制剂、TXA$_2$合成酶抑制剂、氧自由基清除剂、Fn替代制剂、抗TNF抗体、钙离子拮抗剂等,此类药物有的已用于临床,有的正由实验向临床过渡。

8.酸中毒的纠正　从休克角度来说,代谢性酸中毒主要是乳酸性酸中毒。葡萄糖在无氧代谢中,丙酮酸不能进入三羧酸循环转而接受氢形成大量乳酸,乳酸性酸中毒表明细胞缺氧。代谢性酸中毒会影响心脏功能,易发生室颤,增加肺、肾血管的阻力,血红蛋白氧解离曲线右移,红细胞带氧能力下降。

9.弥漫性血管内凝血(DIC)的防治　积极治疗基础疾病,注意改善疏通微循环,合理应用抗凝药物,补充凝血因子和血小板悬液。

10.保护脏器功能,防止MODS发生

注意血压维持,改善微循环,保证各脏器血供氧供和内环境稳定。

五、常见休克的诊治

【创伤与失血性休克】

(一)鉴别与诊断

1.临床表现　突出的表现有"5P",即皮肤苍白,冷汗,虚脱,脉搏细弱,呼吸困难。

2.失血量估计

(1)休克指数(脉搏/收缩压):正常值为0.45,休克指数为1,失血约1000mL;指数为2,失血约2000mL。

(2)收缩压力10.6kPa(80mmHg)以下,失血相当于1500mL以上。

(3)凡有以下一种情况,失血量约1500mL以上:①苍白、口渴;②颈外静脉塌陷;③快速输平衡液1000mL,血压不回升;④一侧股骨开放性骨折或骨盆骨折。

3.休克早期　休克早期的表现为:①脉压<4.0kPa(30mmHg);②换气过度;③毛细血管再充盈时间延长;④尿量<30mUh(成人),但注意肾性与肾前性低血容量少尿鉴别;⑤直肠与皮温差3℃以上。若有以上一项需警惕,两项以上即可诊断。有明显的受伤史和出血征象的伤员出现休克,诊断为失血性休克并不困难。对伤情不重或无明显出血征象者,可采用一看(神志、面色)、二摸(脉搏、肢温)、三测(血压)、四量(尿量)等综合分析。此外,尚应与心源性休克相鉴别,还要警惕同时存在两种休克。鉴别方法除询问有无心脏病和心绞痛发作史外,可做心电图、心肌酶谱、肌钙蛋白等检查。

(二)急救与处理

1.紧急处理　对心跳、呼吸停止者立即行心肺复苏术。采取边救治边检查诊断或先救治后诊断的方式进行抗休克治疗。同时采取:①尽快建立2条以上静脉通道补液和血管活性药;②吸氧,必要时气管内插管和人工呼吸;③监测脉搏、血压、呼吸、中心静脉压、心电等生命体征;④对开放性外伤者立即行包扎、止血和固定;⑤向病人或陪伴者询问病史和受伤史,并做好一切记录;⑥采血(查血型、配血、血常规、血气分析);⑦留置导尿,定时测尿量;⑧全身物理学检查,以查明伤情,必要时进行胸、腹腔穿刺和做床旁 B 超、X 线摄片等辅助检查以明确诊断;在血压尚未稳定前严禁搬动病人;⑨对多发伤原则上按胸、腹、头、四肢顺序进行处置;⑩确定手术适应证,做必要术前准备,进行救命性急诊手术(如气管切开、开胸心脏按压、胸腔闭式引流、开胸、剖腹止血手术等)。

2.补液疗法

(1)补液的质:常用液体有以下几种。

1)晶体溶液:最常用的是乳酸钠林格液(含钠 130mmol/L,乳酸 28mmol/L),钠和碳酸氢根的浓度与细胞外液几乎相同。

补充血容量需考虑 3 个量,即失血量、扩张血管内容积量、丢失的功能性细胞外液量。后者必须靠晶体液纠正。休克发生后细胞外液不仅向血管内转移以补充容量的丢失,而且由于细胞膜通透性增加或膜电位降低,钠泵功能降低,细胞外液大量向细胞内转移。由于细胞外液是毛细血管和细胞间运送氧和营养物质的媒介,所以补充功能性细胞外液是保持细胞功能的重要措施。胶体只保留在血管内达不到组织间,相反晶体液输入 2 小时内 80% 可渗漏到血管外,因而起到补充组织间液的作用,从而增加存活率和减少并发症。

生理盐水能补充功能钠,但含氯过多可引起酸中毒。创伤性休克病人血糖常升高,不宜过多补糖,应注意血糖监测。

2)胶体溶液:常用的有羟乙基淀粉(706 代血浆)、右旋糖酐 70、全血、血浆等。可使组织间液回收到血管内,循环量增加 1～2 倍。但胶体制剂在血管内只能维持数小时,同时用量过大可使组织液过量丢失,且可发生出血倾向,常因血管通透性增加而引起组织水肿,故胶体输入量一般勿超过 1500～2000mL。中度和重度休克应输一部分全血。低分子右旋糖酐更易引起出血倾向,宜慎用。

3)高渗溶液:晚近认为它能迅速扩容,改善循环。最佳效果为 7.5% 盐水,输入 4mL/kg,10 分钟后即可使血压回升,并能维持 30 分钟。实验证明它不影响肺功能,不快速推入不致增高颅内压。仅用 1/10 量即可扩容,因此有利于现场抢救,更适于大量补液有矛盾的病人。缺点是该药刺激组织造成坏死,且可导致血栓形成,用量过大可使细胞脱水,病人发生神志障碍,偶可出现支气管痉挛,因此只适用于大静脉输液,速度不宜过快。安全量为 4mL/kg,对继续出血者因血压迅速回升可加重出血,应予以警惕。

(2)补液的量:补液的量常为失血量的 2～4 倍,不能失多少补多少。晶体与胶体比例为 3:1。中度休克宜输全血 600～800mL。当红细胞比积低于 0.25 或血红蛋白＜60g/L 时应补充全血。一般红细胞比积为 0.3 时尚能完成红细胞的携氧功能。有条件时,也可用全血而不用或少用胶体制剂。

(3)补液速度:原则是先快后慢,第一个半小时输入平衡液 1500mL,右旋糖酐 500mL,如休克缓解可减慢输液速度,如果血压不回升,可再快速输注平衡液 1000mL,如仍无反应,可输全血 600～800mL,或用 7.5% 盐水250mL,其余液体可在 6～8 小时内输入。输液的速度和量必须依临床监测结果及时调整。

(4)监测方法:临床判断补液量主要是靠监测血压、脉搏、尿量、中心静脉压、红细胞比积等。有条件者插 Swan-Ganz 导管行血流动力学监测。循环恢复灌注良好的指标为:尿量要＞30mL/h;收缩压＞13.3kPa (100mmHg);脉压＞4.0kPa(30mmHg);中心静脉压为 0.49～0.98kPa(5.1～10.2cmH_2O)。

如达到上述指标,并且肢体渐变温暖,说明补液量已接近丢失液体量。如成人在 5～10 分钟内输液 200mL 后血压无改变,可继续补液。血压稳定说明补液已足。如补液量已足且无出血征象而血压仍低,则说明心肌收缩力差,应给予正性肌力药如多巴胺、多巴酚丁胺,并联合应用血管扩张剂,以减轻心脏前负荷,如血压过高,可减慢补液,并考虑使用镇静药,而降压药应慎用。

3.辅助疗法 需注意保持血压稳定,纠正酸中毒,适量应用激素,亦可采用抗休克裤等。

【感染性休克】

(一)鉴别与诊断

1.临床表现

(1)感染史:感染性休克的基础为常有严重感染,尤其注意是否有急性感染、近期手术、创伤、器械检查以及传染病流行病史。当有广泛非损伤性组织破坏和体内毒性产物的吸收时也易发生感染性休克,其发展过程有微血管痉挛、微血管扩张和微血管麻痹三个阶段。此类休克由于体内酸性物质、组胺、5-羟色胺、缓激肽、炎性介质等剧增,内皮细胞中微丝(fibroctin)发生收缩,纤维连接蛋白破坏,从而毛细血管内皮细胞间裂缝加大出现渗漏,称"渗漏综合征",从而加重休克。临床表现有寒战、高热、多汗、出血、栓塞、衰弱及全身性肿胀等。

(2)脑:脑组织耗氧量很高,对缺氧特别敏感,轻者烦躁不安,重者昏迷抽搐,当休克加重、血压明显下降、脑灌注不良时,即可产生脑水肿,进一步加重脑灌注不足。病人意识可反映中枢神经系统微循环血流灌注量减少情况,但酸碱、水电解质失衡和代谢产物蓄积对意识有一定影响。临床上休克早期患者表现为烦躁不安,以后转为抑郁淡漠,晚期嗜睡昏迷。

(3)皮肤:皮肤能反映外周微循环血流灌注情况,所以应注意检查皮肤色泽、温度、湿度,有条件者可监测血液温度、肛门直肠温度和皮肤腋下温度之差。正常情况各差 $0.5 \sim 1^{\circ}\mathrm{C}$,如大于 $2 \sim 3^{\circ}\mathrm{C}$ 则提示外周微血管收缩,皮肤循环血流灌注不足。临床上根据四肢皮肤暖冷差异又可分为"暖休克"和"冷休克"。前者为"高排低阻"型,后者为"低排高阻"型。

(4)肺:氧分压(PaO_2)、氧饱和度(SaO_2)和呼吸改变是感染性休克时肺功能减退的可靠指标,主要表现在呼吸急促、PaO_2 和 SaO_2 下降、皮肤和口唇发绀等,其原因有三:①肺泡微循环灌注存在而有通气障碍,如肺萎陷、肺水肿、肺炎症等;②肺泡通气良好而有灌注障碍,如回心血量少、心排量降低、肺动脉痉挛、肺微循环栓塞等造成肺血流灌注减少;③肺泡微循环和通气均有障碍,临床常表现为急性肺损伤(ALI)、急性呼吸窘迫综合征(ARDS)。

(5)心:由于细菌毒素作用,常发生中毒性心肌炎;由于细胞线粒体、溶酶体和代谢障碍酸中毒对心肌产生抑制作用。此外因血压下降、脉压小、冠状动脉灌注不足,心肌缺血、缺氧等造成心功能损害,心排量减少,急性心力衰竭和心律失常发生,进一步加重休克。

(6)胃肠:在感染性休克时胃肠可发生血管痉挛、缺血、出血、微血栓形成,由于较长时间使用 H_2 受体阻滞剂,胃酸分泌骤减,肠内厌氧菌和双歧杆菌、乳酸杆菌减少,而胃肠细菌繁殖,毒素产生,肠黏膜屏障被破坏,细菌移位,毒素吸收,肠源性肺损伤,脓毒血症产生;肝细胞因内毒素和缺血、缺氧而发生坏死,使肝功能各项酶和血糖升高。

(7)造血系统:由于内毒素作用微循环障碍,常发生造血抑制,尤其血小板可发生进行性下降,各项凝血指标下降,微血栓形成,全身性出血,应警惕 DIC 出现。

(8)甲皱循环与眼底改变:感染性休克时常因微血管痉挛而造成甲皱毛细血管襻数目减少,周围渗出明显,血流呈断线、虚线或泥状,血色变紫。眼底检查可见小动脉痉挛,小静脉淤血扩张,动静脉比例由正常的 2:3 变为 1:2 或 1:3,严重时有视网膜水肿,颅内压增高者可出现视乳头水肿。

2.实验室检查

(1)血象:感染性休克时白细胞计数多升高,中性粒细胞增加,核左移,中毒颗粒出现。但如感染严重,机体免疫力明显下降时,其白细胞计数可降低,红细胞压积和血红蛋白增高,提示血液浓缩,并发 DIC 时,血小板进行性下降,各项凝血指标异常。

（2）尿和肾功能：当有肾功能衰竭时，尿比重由初期偏高转为低而固定，血肌酐和尿素氮升高，尿与血的肌酐浓度之比＜1∶5，尿渗透压降低，尿/血浆渗透压的比值＜1.5，尿钠排出量＞40mmol/L。

（3）血气分析：常有低氧血症、代谢性酸中毒，而 $PaCO_2$ 早期由于呼吸代偿而可轻度下降，呈呼吸性碱中毒，晚期出现呼吸性酸中毒。

（4）血清电解质：血钠和氯多偏低，血钾视肾功能和血酸碱情况高低不一。少尿和酸中毒时血钾可升高，反之降低。

（5）出凝血各项指标多有改变，常符合 DIC 诊断。

（6）寻找病原体，有利于救治。尽早做血、尿、痰和创面病原体培养。

3.鉴别方法

（1）意识变化：患者随血压变化而出现烦躁，进而转入昏迷，但需因人而异，老年患者常有动脉硬化，即使血压下降不明显，也可出现明显意识障碍；反之，体质好，脑对缺氧耐受性高，虽然血压测不到，但其神志仍可清醒。

（2）血压：血压是诊断休克的一项重要指标，但在休克早期，因交感神经兴奋，儿茶酚胺释放过多，可以造成血压升高，此时，如使用降压药，将会引起严重后果。

（3）尿量：尿量既能反映肾微循环血流灌注量，也可间接反映重要脏器血流灌注情况。当血压维持在10.6kPa（80mmHg），尿量＞30mL/h，表示肾灌注良好；当冷休克时，袖带法血压听不清，而尿量尚可，皮肤温暖，氧饱和度正常，表示此血压尚能维持肾灌注，反之使用血管收缩剂，血压虽在 12.0kPa（90mmHg）以上，但四肢皮肤湿冷、无尿或少尿，同样提示肾和其他脏器灌注不良，预后差。

（4）肾功能判断：不仅要注意尿量，而且应对尿比重和 pH 以及血肌酐和尿素氮水平进行综合分析，不要被单纯尿量所迷惑。注意对非少尿性急性肾功能衰竭的鉴别，此时每天尿量虽可超过 1000mL，但尿比重低且固定，尿 pH 值上升，提示肾小管浓缩和酸化功能差，结合血清肌酐和尿素氮升高，表示肾脏功能不良。

（5）低氧：由于低氧血症原因未能很好寻找，救治措施不力，可产生一系列代谢紊乱，结果出现不可逆性休克。作者体会，在抗休克时尽早行机械辅助通气，纠正低血氧尤为重要。

（6）血糖：常因感染性休克时交感神经兴奋、升糖激素释放、肝功受损、胰岛功能减退、外源性糖皮质激素和葡萄糖补充等影响，造成继发性高血糖，为细菌、真菌生长创造了很好的条件，同时高血糖又带来血液高渗，对中枢神经和各重要脏器造成损害，使血管反应性进一步下降，休克加剧。

（7）心率：正常心率每分钟 60～100 次，但感染性休克时机体处于高代谢状态，同时细菌毒素、炎性介质和代谢产物对心脏作用，故心率代偿性增快，在每分钟 100 次以上，一旦下降至每分钟 60～70 次常预示心脏失代偿而即将停止跳动，不要误认为心功能改善。

（8）血清电解质变化：由于感染性休克代谢性酸中毒，细胞释放 K^+，故血清钾有时很高且难以下降，但受大剂量利尿剂、脱水剂和胃肠减压等影响，血清钾均可下降；又由于体液丧失，血液浓缩，使血清钾相对升高，而此时，细胞内可以存在严重低钾，故应结合血生化、心电图和临床综合分析判断。感染性休克时常存在镁、锌、铁、铜等降低，尤其镁的补充对休克和 MODS 防治可获裨益。

（9）注意酸碱失衡的鉴别：感染性休克患者的组织缺血、缺氧，代谢性酸中毒是酸碱失衡的基础，但由于呼吸深快的代偿作用，可出现代谢性酸中毒和呼吸性碱中毒并存，血 pH 可以在正常范围，一旦呼吸抑制出现呼吸性酸中毒，病情加剧，当同时合并低氯、低钾又产生代谢性碱中毒时，血气分析判断更为复杂，三重性酸碱失衡不但要注意血气分析、阴离子隙（AG）测定，同时应结合临床进行鉴别。

（10）抗生素的使用：抗生素使用广泛，且剂量大，常可掩盖局部严重感染征象，各种感染性疾病如肺炎、败血症、腹膜炎、化脓性胆管炎、菌痢、脑膜炎、尿路感染、坏死性胰腺炎和各类脓肿等均可导致感染性休克。其病原体以革兰阴性菌为最常见,如绿脓杆菌、硝酸盐不动杆菌、大肠杆菌、变形杆菌、克雷白杆菌、痢疾杆菌和脑膜炎球菌等;亦可见于革兰阳性菌,如金黄色葡萄球菌、粪链球菌、肺炎链球菌、产气荚膜杆菌等。此外病毒(如流行性出血热、巨细胞病毒性肺炎等)、支原体等亦可引起感染性休克。又由于抗休克时采用大剂量糖皮质激素容易并发真菌感染,应注意血、尿、粪、痰和口腔检查真菌病原体,争取早发现、早处理,对机体抵抗力低、使用广谱抗生素力度大、激素使用时间长和剂量大者,对真菌感染宜实施预防性治疗。

(二)急救与处理

1.**控制感染**　控制感染是救治感染性休克的主要环节,在未明确病原菌前,一般应以控制革兰阴性杆菌为主,兼顾革兰阳性球菌和厌氧菌,宜选用杀菌剂,避用抑菌剂。给药方式以静滴或静注,一般不采用肌注或口服,由于此时循环不良、呼吸困难,起效较慢。休克时肝肾等器官常受损,故在选择抗生素的种类、剂量和给药方法上,应予以注意。

感染性休克的发生常来势凶猛,病情危急,且细菌抗药性不断增加,给治疗带来一定的困难,故应采用"降阶梯"疗法,按临床实情选用较强抗生素,否则会失去抢救时机。

2.**扩容治疗**　感染性休克时均有血容量不足,根据血细胞压积、CVP和血流动力学监测选用补液种类,掌握输液速度,原则上晶体液、胶体液交叉输注,盐水宜缓,糖水可快,有利于防止肺水肿和心力衰竭的发生。右旋糖酐、羟乙基淀粉(706代血浆)具有补充血容量、增加血管壁和血细胞表面之阴电作用,防止因异性电荷相吸而引起血细胞沉积,并降低血液黏度,具有疏通微循环的作用。

3.**血管活性药和血管扩张剂应用**　感染性休克时血压下降,临床多采用多巴胺和阿拉明。多巴胺是体内合成肾上腺素的前体,具有β受体激动作用,也有一定α受体激动作用,能增强心肌收缩力,增加心排血量,对外周血管有轻度收缩作用,对内脏血管(肾、肠系膜)有扩张作用,可增加血流量。阿拉明能使神经末梢储存型去甲肾上腺素释放,血管收缩能增加心脏收缩。多巴酚丁胺能较强增加心肌收缩力,增加心排血量,在感染性休克心功能不全患者中使用有较大效应。去甲肾上腺素虽升压效果显著但可使微循环障碍进一步加剧,所以晚近提出血管收缩药与血管扩张剂联合使用。由于感染性休克的本质是血管痉挛,故主张加用血管扩张剂是合理的。它不仅能解除微动脉痉挛,而且能降低心脏前后负荷,解除支气管痉挛,有利于通气改善及恢复有效循环血量与组织灌注,使组织代谢酸性产物进入血液循环从而得到及时纠正,达到消除休克之目的。

使用血管扩张剂应注意:①在扩容基础上,其有效血容量得到充分补充前提下方可加用血管扩张剂;②剂量应逐步升与降,防止机体不适应和出现反跳现象;③注意首剂综合征的发生,有的病人对某种血管扩张剂(如哌唑嗪等)特别敏感,首次应用后可发生严重低血压,故药物种类与剂量需因人而异;④血管扩张剂单一长期应用可产生"受体脱敏"现象,血管对药物产生不敏感性,故应予以更换;⑤联合用药法,一般应用多巴胺和多巴酚丁胺加酚妥拉明或硝普钠,老年冠心病者加用硝酸甘油或硝酸异山梨酯,其剂量差异大,应按临床实际情况而定,如果血压上升不理想,加用阿拉明。莨菪类药物在感染性休克救治上常有较好效果。20世纪80年代提出纳洛酮治疗感染性休克获得成功,该药可阻断β内啡肽等物质的降压作用而使血压回升,同时有稳定溶酶体膜、降低心肌抑制因子的作用,使心排量增加。纳洛酮剂量首次0.4～2.0mg静脉推注,1～4小时再静注0.4～1.2mg,继以1.2～2.0mg加入250mL输液中,按0.4～1.2mg/h左右速度静滴维持。中药丹参和川芎等具有使微血管淤滞或缓慢流动的血细胞加快流速、降低血液黏度、开放毛细血管网、扩张微血管、疏通微循环的作用,此外尚有抗凝、调整纤溶和清除氧自由基等作用,达到活血化瘀改善微循环的功效,在感染性休克中应用颇有益处。人参、附子等具有强心、升血压、抗休克的作用。

4.改善细胞代谢

(1)纠正低氧血症:感染性休克必然产生低氧血症,随着组织细胞缺氧加重,继而引起一系列细胞代谢障碍。在一般给氧未能取得明显效果时,应尽早行机械辅助呼吸,调整呼吸机各项参数,及时纠正低氧血症,为了保证供氧,晚近提出"允许性高碳酸血症"概念,临床很实用,一般使 $PaCO_2$ 在 9.31kPa(70mmHg)以下较安全,可相对提高 PaO_2。

(2)补充能量,注意营养支持:临床救治感染性休克时常重视抗感染、抗休克而忽视营养和能量补充,故要求每日热量不低于 8368kJ,这是临床一难题。为此,一方面行静脉补充 ATP、1,6-二磷酸果糖(FDP)、氨基酸和葡萄糖等,同时在病情许可下尽早行肠内营养。长链脂肪乳剂对无 ARDS、肝功尚好者可以应用,中长链脂肪乳剂对肺、肝等影响小,在高浓度糖补充时应适当加入胰岛素,可按 3∶1～4∶1 比例配制,能防止高血糖症。感染性休克后发生 MODS 时,更要重视各类维生素、各种微量元素的补充。

(3)自由基清除剂:超氧化合物歧化酶(SOD)、过氧化氢酶(CAT)和谷胱肽过氧化物酶(GHS-PX),在理论上对休克起一定的作用,由于药品剂型存在问题,未能在临床上广泛使用。

5.肾上腺皮质激素　肾上腺皮质激素具有抗毒素、抗休克、抗炎性介质、扩血管等作用。经临床大量观察证明,其可降低脓毒血症、感染性休克病死率,在有效抗生素治疗下,采用短疗程大剂量冲击疗法,每次剂量为地塞米松 10～40mg 或甲基强的松龙 160～320mg,每隔 6～8 小时静脉给药 1 次。特危重患者甲基强的松龙每日可达 1000mg 以上。

6.纠正酸碱及水、电解质失衡　代谢性酸中毒多采用每次以 5%碳酸氢钠 150～250mL 静脉滴注,具体剂量应根据血气和临床资料合理给予。感染性休克早期的呼吸性碱中毒,一般不做特殊处理,晚期发生呼吸性酸中毒可加剧病情,故当低氧血症,用鼻导管给氧不能纠正时,应尽快使用呼吸机。一旦伴有低氯、低钾性代谢性碱中毒时,低氯者可用精氨酸纠正,低钾者补充氯化钾和适量胰岛素,这样既可纠正血清钾又能逐步将血清 K^+ 转入细胞内,使 H^+ 和 Na^+ 置换至细胞外,以达到正常平衡状态。Mg^{2+} 是机体代谢酶(Na^+-K^+-ATP 酶、磷酸转移酶等)的激活剂,对维持神经肌肉兴奋性起重要作用,并对抗心律失常和改善微循环,维持正常细胞功能等起着重要作用。在感染性休克时常伴有低血镁症,故在纠正电解质失衡时应注意镁的补充,一般在 500mL 液体中加入 25%硫酸镁 10～20mL 缓慢静滴,每日可用 5～20g。此外,感染性休克可有低钠血症,治疗目的为提高血钠浓度,但不宜过快,否则又可能导致中心性桥脑髓鞘破坏,出现失语和瘫痪。一般主张以每小时提高 0.5～1mmol/L 的速度,将血钠浓度提高到 120～125mmol/L 为宜。在真性容量过低伴低钠血症时,可予以静脉给生理盐水;而水肿型低钠血症应通过水负平衡而使血钠浓度升高,临床上多采用速尿加高渗盐水静滴来治疗。

7.莨菪类药物　能阻断 M 受体和 α 受体,使血管平滑肌舒张,改善微循环和肾供血,并有钙离子拮抗作用,可用于抗感染性休克,但不利影响有胃肠蠕动减弱。

8.清除炎性介质　为近年来对脓毒血症和感染性休克提出的新治疗方法。如血液滤过可清除炎性介质,并有确切疗效。

9.防治各种并发症　脓毒血症和感染性休克可导致各类脏器损害,如心功能不全、心律失常、肺水肿、消化道出血、DIC、急性肾功能衰竭、肝功能损害和 ALI、ARDS 等,尤其须警惕 MODS 的发生,并应做相应预防与救治处理。

【心源性休克】

(一)鉴别与诊断

1.临床表现　心源性休克典型表现发生在急性心肌梗死和重症心肌炎后,也可继发于其他各类心脏疾患的急性发病,其临床表现与其他休克相似,但值得注意的是原有高血压者,虽收缩压未低于 12.0kPa

(90mmHg),但比原血压下降 5.3kPa(40mmHg)或＞30％以上,脉压差小,具有心功能下降指标,心脏指数(CI)每＜2.2L/(min·m²),肺小动脉楔嵌压(PAWP)＞2.39kPa(18mmHg)。伴高乳酸血症和重要脏器灌注不足临床表现,如皮肤湿冷、苍白或紫绀,脉搏细弱,尿量减少(＜30mL/h)。肺梗死所致心源性休克表现为起病急剧、剧烈胸痛、咳嗽、咯血、气急,可在 1 小时内死亡。心包压塞引起者病情发展快,有低血压、脉压小、奇脉、心音遥远微弱、心率过快、肝肿大、肝颈反流阳性、心电图有 ST-T 改变,但无 Q 波等。

2.鉴别诊断

(1)休克伴呼吸困难:在心源性休克并发左心衰竭、肺水肿时可出现严重气急,但需注意与急性呼吸窘迫综合征(ARDS)鉴别,后者常因创伤、休克、感染等引起肺泡表面活性物质被破坏,形成透明膜,肺顺应性下降,肺泡功能低下,气体弥散功能障碍,肺内通气与血流比率失调,肺分流增加,引起进行性低氧血症和极度呼吸困难,但能平卧,肺 X 线表现为肺门变化不大,周边明显,ARDS 晚期气管内有血浆样渗出物,PAWP 不高。

(2)休克伴 DIC:心源性休克发展至晚期也可导致继发性 DIC,但通常 DIC 会出现在感染性休克或创伤性休克中。凝血机制障碍不会出现在心功能不全、心排量减少中,需注意鉴别。

(3)休克伴昏迷:心源性休克引起脑灌注减少、脑缺氧、脑水肿、脑细胞功能受损,病人可出现烦躁不安,易激动,但很少发生昏迷。故昏迷出现较早者,应考虑颅内疾病(如脑膜炎、脑炎、脑血管意外、脑外伤等)或其他病因(如严重水、电解质失衡,血糖高或低,肝、肾功能衰竭,血浆渗透压异常改变等)。

(4)休克伴心电改变:心源性休克最常见于急性心肌梗死(AMI),故有其特异性心电图改变,包括异常 Q 波、ST-T 演变和严重的心律失常,但值得注意的是,老年人 AMI 临床不典型表现和心电图无异常改变常可遇到,应注意鉴别。心肌炎、心肌病亦可有相应的 ST-T 心电改变,心包压塞或炎症有低电压、ST 抬高、T 波高耸或倒置。电解质失衡中常见的是低钾、低镁,其心电改变明显,如 U 波增高、交替电压、Qr(U)延长、室速、扭转型室速等。其他休克引起心电改变多为继发。

(5)休克合并心功能改变:休克本身为严重循环障碍,但就其血流动力学改变而言,心源性休克始终存在心功能不全,处于低排血量,而外周血管呈现收缩状态,四肢厥冷,脉细。而感染性休克合并低血容量时,心排血量可不下降,心音不减弱,不遥远,无病理性第三、四心音和奔马律以及各种病理性杂音,较少发生急性肺水肿。心肌酶谱(CK-MB、AST、LDH 同工酶)、肌钙蛋白检查有利于鉴别。

(6)休克伴有消化道出血:心源性休克时,由于胃肠缺血、缺氧,导致急性胃肠黏膜病变而出血,但量小,而消化道疾病的出血量＞800mL 才会有休克表现,且伴有黑便或呕血症状,注意二者的鉴别。

(二)急救与处理

绝对卧床休息,给氧,严防输液量过多,速度过快。剧痛时在用罂粟碱、杜冷丁、吗啡、曲马多等做一般治疗外,应同时采取如下措施。

1.病因治疗　急性心肌梗死可采用溶栓、冠脉置支架、活血化瘀等治疗。心包压塞者应及时行心包穿刺放液或切开引流,心脏肿瘤宜尽早切除。严重心律失常者应迅速予以控制。

2.血管活性药与血管扩张剂联合使用　前者(多巴胺、多巴酚丁胺、间羟胺等)提高血压,恢复生命器官的灌注;后者(硝酸盐、酚妥拉明、硝普钠等)扩张动、静脉,增大脉压,使黏附在微血管的白细胞脱落,改善微循环。由于降低体、肺动脉高压有利于减轻心脏前、后负荷,解除支气管痉挛,提高肺通气量,纠正低氧血症,防止肺水肿;此外酚妥拉明尚有增强心肌收缩力和治疗心律失常等作用,故联合使用,更为合理,但要注意两者的合适比率,使其既能维持血压又要改善微循环。方法上两者宜用微泵分别输入,根据血压、心率等可以不断调整速度。

3.控制补液量,注意输液速度　鉴于心功能不全、肺脏受损,故成人每日液体量应该控制在 2000mL 左右,当输胶体或盐水时速度宜慢,如中心静脉压(CVP)≤0.981kPa(10cmH₂O)或肺小动脉楔嵌压(PAWP)≤1.59kPa(12mmHg)时输液速度可略快,一旦CVP和PAWP明显上升则需严格控制输液速度,否则会出现心力衰竭、肺水肿。

4.强心药 关于该药对心源性休克的作用目前意见不一,在急性心肌梗死发病24小时以内原则上不主张使用,其理由是梗死心肌已无收缩作用,未梗死部分已处于极度代偿状态,应用强心苷不但未起到应有的作用,反而会增加心肌耗氧量,甚至发生心脏破裂的严重并发症。出现心力衰竭、肺水肿时亦主张小剂量、分次应用该药,否则易过量中毒。目前临床趋向于多用血管扩张剂和非洋地黄正性肌力药物。

5.肾上腺皮质激素 在急性心肌梗死中一般认为宜少用或不用激素,一旦出现心源性休克,仍需采用,剂量宜小,使用时间宜短,否则会影响梗死心肌的愈合,加重心功不全,易造成心脏破裂。

6.心肌保护药 能量合剂和极化液对心肌具有营养支持和防止严重快速心律失常的作用,而1,6-二磷酸果糖(FDP)在心源性休克中具有一定的外源性心肌保护作用。

7.机械辅助循环 急性心肌梗死心源性休克患者药物治疗无效时,应考虑使用机械辅助循环,以减轻左室负担及工作量,同时改善冠状动脉及其他重要器官的血液灌注,其方法有多种,包括部分心肺转流术、人工心脏、主动脉内气囊反搏术。

【过敏性休克】

(一)鉴别与诊断

过敏性休克是一种十分严重的过敏反应,在临床实践中常有所见。一旦发现,若不及时正确地进行抢救,严重者可在10分钟内死亡,应引起高度警惕。

本病绝大多数为药物所引起。据国内资料统计,引起的药物有百余种,其中90%为青霉素所致。实际上致病药物可能更多,应该引起足够的重视。发病年龄以20～40岁青壮年居多,但老年及小儿患者亦可发生。

一般认为,致敏药物以肌肉或静脉注射引起过敏性休克的机会较多,口服次之,局部用药最少,此外,经常接触致敏药物亦可发生。青霉素不论肌肉注射、口服、皮下注射、皮内试验、滴眼、滴耳、滴鼻、漱口、阴道子宫颈上药、牙龈黏膜注射以及婴幼儿注射青霉素后的眼泪或尿液污染母体皮肤等均可发生过敏性休克。

过敏性休克除血清生物制剂外,与药物的剂量常无绝对关系,在机体敏感性增高的情况下,即使很小剂量也可发生严重的过敏反应,曾有报道用青霉素皮试即可发生过敏性休克,说明小剂量也不是绝对安全的。但药物剂量过大或疗程过长,可增加发生反应的机会。

临床表现在用致敏药物后,一般是闪电样发作,常在15分钟内发生严重反应,少数患者可在30分钟甚至数小时后才发生反应,所谓"迟发反应"。早期临床表现主要为全身不适,口唇、舌及手足发麻,喉部发痒,头晕眼花,心慌,胸闷,恶心,呕吐,烦躁不安等。随即全身大汗、脸色苍白、唇部发绀、喉头阻塞、咳嗽、支气管水肿及痉挛、气促、四肢厥冷,亦可有皮肤弥漫潮红和皮疹、手足水肿,部分病人有垂危濒死的恐怖感觉。严重者昏迷及大小便失禁等。体格检查可见球结膜充血、瞳孔缩小或散大,对光反应迟钝,神志不清,咽部充血,心音减弱,心率加快,脉搏微细难于触及,血压下降,严重者测不出。有肺水肿者,双下肺可闻及湿啰音。休克患者经抢救苏醒后常感觉周身无力,或有头痛及精神不振。

(二)急救与处理

病情的严重程度和发生反应时间的早晚有密切关系。发生反应时间越早则病情越严重。有时来不及抢救而死亡。凡遇药物过敏性休克病人,必须立即停用致敏药物,测量血压和触摸脉搏及观察呼吸等,立即注射肾上腺素、糖皮质激素、升压药、脱敏药等,休克常能得到及时的恢复。发现病人必须就地抢救,不可搬动,身体平卧,千万不可强调困难而转院,失去抢救机会。目前常用药物有以下几种。

1.肾上腺素　发现过敏性休克时,立即注射肾上腺素,小儿每次用 1/1000 浓度 0.02～0.025mg/kg,成人用 0.5～1mg 肌注,肾上腺素的作用短暂,如首次注射后不见效果,可考虑 15 分钟内重复注射。

2.肾上腺皮质激素　此药对抗过敏及升高血压甚为有效。每次可用地塞米松 10～20mg,肌注或静脉推注,甲基强的松龙 100～300mg,静脉推注。

3.升压药　常用阿拉明 10～20mg,多巴胺 20～40mg,静脉推注。如以上述治疗后血压仍不回升者,则可用去甲肾上腺素 1mg 稀释 10mL 静脉推注,或用 2～4mg 去甲肾上腺素加入 5% 葡萄糖盐水 250mL 静脉滴注,但切勿肌肉注射、皮下注射,以免注射局部发生缺血而坏死。

4.脱敏药　可用异丙嗪(非那根)25～50mg 肌注或静脉推注,还可用息斯敏、赛庚啶和钙盐等。

5.氧气吸入　氧气吸入甚为必要,尤其对病情严重的病例,对纠正低氧血症,改善呼吸衰竭有良好的效果。

6.输液问题　由于外周血管麻痹扩张,血容量不足,输液量加大、加快有利于改善全身及局部循环的作用,同时促进过敏物质的排泄,一般开始用 1000mL 的 5% 葡萄糖盐水。如患者有肺水肿表现,则应减慢输液速度及改用糖水,以免加重病情;或改用右旋糖酐代血浆,快速输注以后按实情补充。

7.后续治疗　休克改善后,如血压仍波动者,血管活性药持续静滴维持;如果患者有血管神经性水肿、风团及其他皮肤损害,可每天口服强的松 20～30mg,分次用药;抗组胺类药物,如息斯敏 10mg,每天 1～2次,扑尔敏 4mg,每天 3 次口服。注意补充维生素 C,同时对患者应密切观察 24 小时,以防过敏性休克再次发生。

过敏性休克病情十分严重,加强预防甚为重要,应注意以下几点。

(1)避免滥用药物:强调医师应严格掌握用药原则,根据适应证用药,是预防药物过敏性休克的重要措施。

(2)询问过敏史:应用药物前必须询问有无过敏史,如荨麻疹、哮喘、湿疹、药疹及过敏性鼻炎等。如有过敏史,使用药物时应提高警惕。对某种药物已过敏,则禁止再用。

(3)皮肤过敏试验:对于青霉素已规定在用药前做皮肤过敏试验;有过敏史者,先行划痕试验,如为阴性,再改做皮内试验;普鲁卡因、抗毒血清及碘油剂等均应做过敏试验。

(4)加强观察:很多药物都有发生过敏反应的可能,故对注射药物后的患者,应留在观察室 20～30 分钟,以防意外发生,对有过敏史者尤应注意。

(5)预防第二次休克:有些患者以前已发生过过敏性休克,由于未引起注意,以致有少数患者发生第二次休克,甚至死亡。

因此,必须确诊致病的药物名称,在病历卡最醒目处注明,并告诉病人和家属,或者发给过敏休克登记卡,嘱患者以后看病时持卡,以供医师参考。

(郑艳娥)

第十八章　消化系统疾病

第一节　急性消化道出血

急性消化道出血是临床常见病症。以屈氏韧带为界可分为上消化道出血和下消化道出血。急性大出血一般指在数小时内的失血量超出 1000ml 或超过循环血量的 20％，主要临床表现为呕血和（或）黑便，往往伴有血容量减少引起的急性周围循环衰竭，死亡率可达 10％以上，60 岁以上患者出血死亡率高于中青年人。

近数十年来，通过对幽门螺旋杆菌的深入研究，医学界对消化道出血的病因、病理、发病机制等方面的研究取得了较大进展。同时，通过对抑酸药物的研究、新的内镜设备技术的开发应用，以及内镜下止血疗法联合运用，使得急性消化道出血、持续性出血或再出血危险很大的患者的止血率有了很大的提高。

急性消化道出血属于中医学"血证"的范畴，临床多表现为"吐血"和"便血"。《黄帝内经》对血证已有记载，当时以症状描述为主，缺乏专篇论述。《金匮要略》将血证作为病证的概念，与瘀血同列一篇，进行专门论述，开辟了血证辨证论治的先河。隋·巢元芳《诸病源候论·血病源候》分设九篇对血证的病因病机做出了较为详细的阐释。唐·孙思邈《备急千金要方》设吐血病专篇，详细描述唾血一证。清·唐容川《血证论》是我国第一部论述血证的专著，对血证病因病机及理、法、方、药进行了系统论述，其中部分治疗原则和经验至今仍对临床工作具有一定的指导作用。

一、病因与发病机制

（一）病因

急性消化道出血可因消化道本身的炎症、机械性损伤、血管病变、肿瘤等因素所引起，也可因邻近器官的病变和全身性疾病累及消化道所致。急性上消化道出血临床上最常见的病因是消化性溃疡、食管胃底静脉曲张破裂、急性糜烂出血性胃炎和胃癌，这些病因占上消化道出血的 80％～90％；少见病因包括贲门黏膜撕裂（Mallory-Weiss）综合征、上消化道血管畸形、Dieulafoy 病、食管裂孔疝、胃黏膜脱垂或套叠、急性胃扩张或扭转、理化和放射损伤、壶腹周围肿瘤、胰腺肿瘤、胆管结石、胆管肿瘤等。某些全身性疾病，如感染、肝肾功能障碍、凝血机制障碍和结缔组织病等也可引起本病；某些药物也能造成消化道损伤引起出血，如阿司匹林类、肾上腺皮质激素类药物等。引起急性下消化道出血的最常见病因为大肠癌、大肠息肉、肠道炎症性疾病和血管性病变，其中小肠出血诊断及治疗均较困难，且病因难除，属难治性出血。

（二）发病机制

急性消化道出血与下列因素有关：

1.机械损伤　如异物对食道的损伤、药物片剂对曲张静脉的擦伤、剧烈呕吐引起食道贲门黏膜撕裂等。

2.胃酸或其他化学因素的作用　后者如摄入的酸碱腐蚀剂、酸碱性药物等。

3.黏膜保护和修复功能的减退　非甾体抗炎药、类固醇激素、感染、应激等可使消化道黏膜的保护和修复功能受到破坏。

4.血管破坏　炎症、溃疡、恶性肿瘤等可破坏动静脉血管,引起出血。

5.局部或全身凝血障碍　胃液的酸性环境不利于血小板聚集和血凝块形成,抗凝药物、全身性的出血性疾病或凝血障碍疾病则易引起消化道和身体其他部位的出血。

6.肝硬化-门静脉高压-食管胃底静脉曲张　几乎所有的肝硬化患者均不可避免的出现门静脉高压。静脉曲张一旦形成,就会由小变大,总的发生率为 $10\% \sim 15\%$,未经处理的患者 2 年内发生曲张静脉破裂出血者为 $8\% \sim 35\%$ 。

二、中医病因病机

(一)病因

急性消化道出血病因甚多,历代医家认为急性出血的病因主要为外邪所迫、饮食不节、情志过极、劳倦内伤等,并可有虚、实之分。实证多由火热迫血妄行所致;虚者多责之气虚失摄,血溢脉外或阴虚火旺,迫血妄行。若出血量大或久病迁延,实证可向虚证转化。其转化时间不定,急性大出血可在数分钟至数小时内发生由实转虚的变化。

(二)病机

急性消化道出血的基本病机主要是饮食失节、劳累过度、七情内伤及外感六淫致胃肠积热,肝郁化火,湿热下注和邪留五脏。东汉·张仲景在《金匮要略》中总结便血的病机主要是两条:一是火热迫血妄行,二是虚寒气不摄血。提出虚损、饮酒可致吐血,对七情内伤所致便血(吐血)做了更进一步的阐述,并对便血的出血部位和辨证论治做了准确的分析,与西医学吻合。

三、临床表现

急性消化道出血的临床表现取决于出血病变的性质、部位、失血量与速度,与患者的年龄、心肾功能等全身情况也有关。

1.呕血和黑便　是消化道出血的特征性临床表现。上消化道急性大量出血多数表现为呕血,如出血后血液在胃内潴留,经胃酸作用变成酸性血红蛋白而呈咖啡色;如出血速度快而出血量多,呕血的颜色呈鲜红色。如十二指肠部位病变的出血速度过快时,在肠道停留时间短,粪便颜色会变成紫红色;右半结肠出血时,粪便颜色为暗红色;左半结肠及直肠出血时,粪便颜色为鲜红色;在空回肠及右半结肠病变引起小量渗血时,也可有黑便。

2.失血性周围循环衰竭　急性消化道大出血因失血量过大,速度过快,可导致血容量迅速减少而出现急性周围循环衰竭,可出现头昏,乏力,心悸,恶心,口渴,出冷汗,黑矇或晕厥,皮肤灰白、湿冷,脉搏细弱,四肢湿冷,心率加快,血压下降。老年人器官储备功能低下,加之常有慢性疾病,即便出血量不大,也可引起器官功能衰竭,增加死亡率。

3.贫血　急性大出血后早期可有周围血管收缩与红细胞重新分布等生理调节,血红蛋白、红细胞和血细胞亚积的数值可无变化。此后,大量组织液渗入血管内以补充失去的血浆容量,血红蛋白和红细胞因稀释而数值降低。这种补偿作用一般在出血后数小时至数日内完成,平均出血后 32 小时血红蛋白可稀释到最大程度。失血会刺激造血系统,血细胞增殖活跃,外周血网织细胞增多。

4.氮质血症 大量上消化道出血后,血红蛋白的分解产物在肠道被吸收,以致血中氮质升高,在纠正低血压、休克后,血中尿素氮可迅速降至正常;肾性氮质血症是由于严重而持久的休克造成肾小管坏死(急性肾功能衰竭),或失血加重了原有肾病的肾脏损害,临床上可出现少尿或无尿。

5.发热 多数患者在出血后 24 小时内常出现低热,持续数日至一周。与血容量减少、贫血、周围循环衰竭、血分解蛋白的吸收等因素导致体温调节中枢的功能障碍有关。

四、诊治要点

(一)诊断

1.出血量的估计及活动性出血的判断 成人每日消化道出血 5～10ml 时大便隐血试验出现阳性;每日出血量 50～100ml 时可出现黑便;胃内积血超过 250mL 可引起呕血;一次出血量不超过 400mL 时,一般不引起全身症状;出血量超过 400mL,可出现全身症状,如头昏、心悸、乏力等;短期内出血超过 1000ml,可出现周围循环衰竭表现。如患者由平卧位改为坐位时出现血压下降(下降幅度为 5～20mmHg)、心率加快(增加幅度>10 次/分),提示血容量明显不足,是紧急输血的指征。如收缩压<80mmHg,心率>120 次/分,即已进入休克状态,属严重大量出血,需积极抢救。

2.临床上出现下列情况应考虑继续出血或再出血 反复呕血,或黑便次数增多;粪质稀薄,甚至呕血转为鲜红色,黑便变成暗红色,伴有肠鸣音亢进;周围循环衰竭的表现经补液输血而未见明显改善,或虽暂时好转而又恶化,经快速补液输血,中心静脉压仍有波动,稍稳定又再下降;血红蛋白浓度、红细胞计数与血细胞比容继续下降,网织红细胞计数持续增高;在补液与尿量足够的情况下,血尿素氮持续或再次增高。

(二)鉴别诊断

1.呕血与咯血的鉴别 呕血的呕出物常为鲜红色或暗红色,或混有血凝块,若血液量少或在胃内停留时间长,呕吐物可呈咖啡渣样棕褐色,多伴有黑便。咯血常有相应肺部疾患,咯血前有喉痒、胸闷、咳嗽等不适,咯出物呈鲜红色,可混杂痰液或泡沫,此后有数日血痰,一般不伴有黑便。

2.口、鼻、咽喉部出血 询问病史和局部检查有助诊断。

3.食物引起的粪便变黑和隐血试验阳性 进食炭粉、含铁剂和铋剂的药物会加深粪便的颜色,但不至于呈柏油样,且粪便隐血试验阴性。进食红色肉类、动物肝脏或血制品会导致隐血试验阳性,询问病史并在素餐三天后复查隐血试验可资鉴别。

4.出血部位及病因的判断

(1)上、下消化道出血的区分:呕血和鼻胃管引流出血性液体提示存在上消化道出血。但鼻胃管引流出血性液体,哪怕引流出胆汁,也不能排除幽门以下的上消化道出血。黑便只表明血液在胃肠道内滞留至少 14 小时,上消化道和小肠出血都可表现为黑便。

(2)出血病因的判断:病史及体征是病因诊断的基础。慢性周期性发作伴有上腹部节律性疼痛提示消化性溃疡;有肝病史伴有周围血管体征者应考虑门脉高压、食管-胃底静脉曲张;机体应激后数小时即发生胃黏膜损伤,并出现较广泛的病变,引起呕血或便血,应考虑急性胃黏膜病变;剧烈呕吐、干呕和腹内压或胃内压骤然增高,造成贲门-食管远端的黏膜和黏膜下层撕裂而引起大量出血,可诊断为食管-贲门黏膜撕裂症;慢性消耗性体征伴有的持续大便隐血试验阳性,可能为消化道恶性肿瘤;各种消化系统血管瘤、动静脉畸形及胃黏膜下恒径动脉破裂出血(Dieulafoy病),主要表现为突然发生的呕血和柏油样大便,病势凶猛,而且常因病灶极小而隐匿,内镜下不易发现;如有黄疸及上腹部疼痛可能为胆道或胰腺疾病造成的上消化道出血。

(三)特殊检查

1.内镜 多主张在出血后 24～48 小时内进行,称急诊内镜检查,可同时进行内镜止血治疗。在急诊内镜检查前需先纠正休克、补充血容量、改善贫血。如有大量活动性出血,可先插胃管抽吸胃内积血,并用生理盐水灌洗,以免积血影响观察。内镜诊断正确率高达 80%～94%,并可根据出血表现区分活动性出血或近期出血。

2.X 线钡餐检查 可发现十二指肠降部以下肠段的病变如溃疡、憩室、息肉、肿瘤等,主要适用于患者有内镜检查禁忌证或不愿进行内镜检查者,对经内镜检查出血原因未明,怀疑病变在十二指肠降段以下小肠段,则有特殊诊断价值。应在出血停止和病情基本稳定数天后进行。

3.选择性血管造影 适用于急诊内镜检查未能发现病变者,选择腹腔动脉、肠系膜动脉或门静脉造影,可显示出血的部位,须于活动性出血时进行,且每分钟动脉出血量在 0.5mL 以上者才能显示造影剂自血管溢出,从而确定出血部位,并可酌情进行栓塞介入治疗。

4.放射性核素^{99m}Tc 标记红细胞扫描 方法简单,无损伤性,且适合于危重患者应用。但核素检查不能确定病变的性质。由于前几项检查基本上可明确上消化道出血的病因,因此临床上很少应用放射性核素检查。

(四)中医辨证要点

1.辨病证的不同 中医将急性消化道出血分为"吐血"和"便血"两类,吐血经呕吐而出,血色多为咖啡色或紫暗色,也可为鲜红色,夹有食物残渣,常有胃病史,多为上消化道出血,当下消化道出血出现血量明显增大或出血速度增快时,亦会出现吐血;便血为大便色鲜红、暗红或紫暗,甚至黑如柏油样,次数增多,上下消化道出血时均有便血的可能。

2.辨脏腑病变之异 同为吐血或便血,有病在胃、肠及病在肝、胰之别。

3.辨证候之虚实 一般病初多实,久病多虚;由胃火炽盛所致者属实,由脾气亏虚、气虚不摄甚至阳气虚衰所致者属虚。

五、急救处理

急性消化道出血的治疗包括维持正常的血流动力学循环和止血,止血的方法有药物治疗、内镜治疗和外科手术。

(一)一般急救处理

1.大出血应予卧床、禁食,保持呼吸道通畅、吸氧、避免窒息;建立通畅的静脉通道。

2.加强监护,严密观察心率、脉搏、血压等生命体征;评估出血量及病情严重程度。

3.简明扼要地采集病史和查体,并做血常规检查,查血型,必要时配血;查肝肾及凝血功能,年长者查心电图。对出血量、出血部位、出血严重性及可能的病因做出判断,以采取相应的急救措施。

(二)液体复苏、恢复血容量

根据失血量在短时间内补入足量液体,以纠正循环血容量的不足。常用液体包括生理盐水、等渗葡萄糖盐水、平衡液、血浆、红细胞或其他血浆代用品,大量出血应注意补钙。如在补足血容量的基础上,血压仍不稳定,可选用多巴胺等血管活性药物。

输血指征：收缩压＜90mmHg，或较基础收缩压降低＞30mmHg；血红蛋白＜70g/L，血细胞比容＜30％；心率＞120 次/分；血红蛋白降至 70g/L 以下时开始输血，目标水平为维持血红蛋白在 70～90g/L。对同时期伴有缺血性疾病的患者（ACS、症状性外周血管病变、脑卒中或短暂性脑缺血发作）有可能在早期输血中获益。血小板计数水平对预测再出血及病死率的价值并不明显。

（三）药物止血

1.抑酸止血　在酸性 pH 环境时，凝血酶原时间和部分凝血酶原激酶时间进行性延长，血小板聚集功能受到抑制。在酸性环境下凝血块一旦形成，胃蛋白酶的蛋白溶解作用就会将其消化。临床常用质子泵抑制剂和 H_2 受体拮抗剂抑制胃酸分泌，提高胃内的 pH 值。

（1）质子泵抑制剂：埃索美拉唑 80mg 静脉推注后，以 8mg/h 的速度持续静脉泵入（滴注）；或奥美拉唑 80mg 静脉推注后，以 8mg/h 输注持续 72h；或泮托拉唑每次 40mg，1～2 次/天，静脉滴注。

（2）H_2 受体拮抗剂：注射用法莫替丁 20mg 和生理盐水 20mL 静脉推注，每天 2 次；或雷尼替丁每次 50mg，稀释后缓慢静脉推注（超过 10min），每 6～8 小时给药 1 次。H_2 受体拮抗剂不能完全抑制胃酸分泌，特别是不能控制餐后胃酸分泌，难以达到理想的胃内 pH 环境。

2.减少胃肠道血流　通过减少内脏血流、降低门脉压力，直接减少胃肠道的血流，可对静脉曲张性上消化道出血起到止血作用。

（1）血管加压素（VP）或垂体后叶素：静脉滴注能选择性减少 60％～70％ 的内脏动脉血流，通常首剂以 0.4～0.8U 作为负荷剂量，然后减半维持 12～24 小时，血止后以 0.1～0.2U/min 的速度静脉维持。也可通过腹腔动脉造影导管直接滴入。如再次出血可将剂量增至原剂量，使用过程中要注意副反应，必要时可与硝酸甘油合用。同类制剂甘氨酸加压素，为甘氨酰-赖氨酸的衍生物，注入体内后经酶分解，生成具有活性的 VP 并平稳释放，因此可加大剂量给药，且可避免单独使用垂体后叶素时所产生的副作用。

（2）生长抑素：可抑制胃酸分泌、抑制胃泌素和胃蛋白酶的作用、减少内脏血流、降低门脉压力，又能协同前列腺素对胃黏膜起保护作用，因此对消化性溃疡、急性胃黏膜病变出血具有良好的止血作用。生长抑素类似物奥曲肽，首剂 100μg，静脉注射，随后以 25～50μg/h 静脉维持。生长抑素首剂 250μg 静脉注射，后以 250μg/h 静脉维持 48～72 小时。

（四）内镜治疗

1.内镜下金属钛夹止血　是应用较为广泛的止血手段之一，具有迅速、准确、创伤小、并发症少等优点，选择合适的病例，由有经验的内镜医师与护士熟练操作，可以充分发挥其特点。

2.局部注射法　于出血病灶中及周边黏膜下注射 1:10000 肾上腺素，通过局部压迫、收缩血管及促使血小板聚集等作用止血。也可用无水酒精或乙氧硬化醇注射。用于溃疡病出血、肿瘤出血、血管病变和食管-贲门黏膜撕裂症。

3.电凝、激光、微波止血　均需特殊的设备，用于一般内科治疗无效的患者。

六、中医治疗

（一）治疗原则

治火、治气、治血为"血证"的三大基本治疗原则。一曰治火，实火当清热泻火，虚火当滋阴降火；二曰治气，实证当清气降气，虚证当补气益气；三曰治血，如《血证论·吐血》说："存得一分血，便保得一分命。"

（二）辨证论治

1. 胃热炽盛证

主要证候：脘腹胀闷，甚则作痛，吐血色红或紫暗，常夹有食物残渣，口臭，便秘，大便色黑，舌质红，苔黄腻，脉滑数。

治法：清热泻火止血。

方药：三黄泻心汤加减。伴恶心呕吐者可加代赭石、旋覆花、竹茹；伴胃热伤阴者加石斛、天花粉。中成药可选用云南白药。

2. 脾不统血证

主要证候：食少，体倦，面色萎黄，吐血缠绵不止，时轻时重，血色暗淡，神疲乏力，心悸气短，面色苍白，舌质淡，脉细弱。

治法：健脾益气止血。

方药：归脾汤加减。伴阳虚者加炮姜炭、制附子、代赭石。中成药可选用云南白药、归脾丸，或单味白及粉、三七粉分次服用。

3. 气随血脱证

主要证候：呼吸微弱而不规则，昏迷或昏仆，汗出不止，面色苍白，口开目合，手撒身软，二便失禁，舌淡白，苔白润，脉微欲绝。

治法：益气止血固脱。

方药：甘草人参汤。中成药可选用云南白药、生脉注射液、参附注射液。

（三）其他疗法

1. 针刺疗法

主穴：足三里、中脘、胃俞、内关。

胃热炽盛证：配以肝俞、内庭、行间。

脾不统血证：配以关元、气海、隐白。

气随血脱证：配以关元、命门、百会。

2. 穴位敷贴

气随血脱证选神阙、涌泉进行穴位敷贴。

七、预防及调护

患者应安静休息，避免情绪波动，减少搬动及不必要的检查。呕血时应禁食，开始进食时给予流质或半流质食物，忌食粗糙食物。密切观察病情变化，做好气管插管、吸痰、机械通气等抢救准备。

（李建松）

第二节　急性胃肠扭转

胃肠扭转可累及从胃到结肠的任何部位，是急性或复发性腹痛的重要原因。因为胃肠扭转的临床症状常常是非特异性，常延迟诊断，以至有致命性的后果，包括肠缺血和梗死。及早认识、及时诊断、恰当处理，是避免这些不良后果的根本。

一、胃扭转

胃扭转是指因维持胃正常位置的固定机制发生障碍,或胃邻近脏器病变使胃移位导致胃本身沿不同轴向发生异常扭转。轻者无症状,重者可致梗阻及血运障碍引起急性腹痛和休克,甚至危及生命。

(一)病因及诱因

正常情况小,胃-肝、胃-脾和胃-结肠韧带固定胃不能过度移动。如果①因先天性或长期营养不良和胃重载牵拉引起胃韧带松弛或延长;②饱食、剧烈呕吐、腹腔压力突然增高、急性胃扩张等诱因存在时引起胃扭转,这些因素引起所谓的原发性胃扭转;如果因胃或邻近脏器的病变造成胃的位置改变或系胃韧带松弛(或断裂),以此为基础引起的胃扭转为继发性。最多见于膈肌缺损,如食管裂孔疝、颈迷走神经切断术后膈肌松弛等。

胃本身病变如胃溃疡、良恶性肿瘤、葫芦胃等也可引起胃扭转。

(二)胃扭转的类型

1.按扭转的轴心分型

(1)器官轴型扭转:贲门和幽门为固定点,沿轴轴向上扭转,胃大弯在上,胃小弯在下,结肠上行,脾脏和胰腺亦移位。

(2)系膜轴型扭转:以胃小弯和胃大弯中点连线为轴呈顺钟向或逆钟向扭转。使胃体和胃窦重叠,走向为右扭转则胃体在前,反之胃窦在前。

(3)混合型扭转:兼有前两型特点,最常见。

2.按扭转的范围分型

(1)完全扭转:除与膈肌相贴部分外,全胃皆扭转,多见于器官轴型扭转,多不超过180°。

(2)部分扭转:仅胃某部扭转,常发生在胃窦部。扭转可超过180°。可见于各种轴型扭转。

3.按扭转的程度或性质分型

(1)急性胃扭转:扭转超过180°,极易发生梗阻和绞窄。严重者可有血管闭塞和胃壁坏死。

(2)慢性胃扭转:扭转未超过180°,多不发生梗阻和绞窄。

(三)临床表现

Borchadt 于 1904 年提出了协助诊断胃扭转的三联征:①上腹局限性胀痛;②重复性干呕;③难于或不能将胃管插入胃内。在此基础上 Cater 等又补充 3 点:①当胃经膈肌缺损处进入胸腔或膈肌膨隆严重时,腹部体征可以不明显;②胸片显示胸腔或上腹部有充气的脏器;③有上消化道梗阻的表现。如果同时出现消化道出血、腹膜炎表现、休克、腹腔穿刺抽出胃内容物、胸腔积液时,应想到胃绞窄的可能,胃绞窄一旦发生常因休克、急性心肺功能衰竭而死亡。绞窄型胃扭转常合并膈疝,在胃发生绞窄、穿孔之前,往往有明显的 Borchadt 三联征表现,在临床上应引起重视。

急性胃扭转很少见,起病急、症状重、有急腹症表现,可伴休克,病死率达 30%。其特点有:①上腹部剧痛放射至背部、左肋缘和胸部;②早期呕吐,少量无胆汁,继而干呕;③上腹部进行性膨胀,下腹部平软;④不能插入胃管;⑤严重者可伴休克。

慢性胃扭转临床表现常不典型,可持续多年不发生症状,仅钡剂检查时偶然发现。发病者往往在起病前有外伤、饱食、剧烈运动、呕吐等诱因,临床表现主要为上腹部胀痛,可有下腹部痛并向肩背放射,伴有饱胀、恶心、呕吐,进食后加重。腹痛发作时上腹可扪及张力性包块,且左侧卧位时症状可减轻,服制酸药物不能缓解,以间断发作为特征,发作间隔数周或数月不等。易被误诊为慢性胃炎、消化性溃疡、幽门梗阻、慢性胆囊炎及胰腺炎等疾病,经消化道造影及胃镜检查后可明确诊断。

(四)诊断

根据胃扭转典型的症状及体征,结合下列的影像学检查,一般不难诊断。

1.X线检查　胃扭转X线检查可有以下征象:①腹部平片见胃影扩张,充满气体和液体,胃沿其纵轴扭转,使胃大弯向前上方或后上方翻转,胃失去正常X线解剖形态,大弯侧形成胃的顶缘,紧贴膈肌,胃窦部亦随之翻转,十二指肠球部由于反位而斜向右下方,幽门高于十二指肠,使胃形成蜷虾状;②由于胃大弯上翻,从而构成真假两个胃泡,有两个液平面,胃呈"发针"样襻,不随体位改变而变化,胃角向右向后;③吞钡时,钡剂不能通过贲门;④胃黏膜扭曲交叉,食管腹腔段延长;⑤常伴有膈疝等X线征象。急性胃扭转多见器官轴型,慢性胃扭转多见系膜轴型。

2.内镜检查　表现有齿状线和胃黏膜皱襞扭曲,胃腔内解剖位置改变如大小弯、前后壁颠倒,胃角形态改变或消失,幽门口移位,胃大弯纵形皱襞黏膜在扭转处突然中断,胃腔扩大远端呈锥形狭窄,进镜时有阻力等,有时胃体腔有大量液体潴留。

根据上述影像学改变可考虑胃扭转,但慢性胃扭转不典型时,诊断有一定难度,需进一步进行鉴别诊断。

(五)鉴别诊断

胃肠扭转主要表现为腹痛、腹胀、恶心、呕吐,症状可因扭转发生的急缓和扭转的程度临床表现各异,症状不典型者需与以下疾病鉴别。

1.急性胰腺炎　急性胰腺炎在临床上较常见。主要与饱食、饮酒、胆道蛔虫及结石有关,表现为急性上腹痛,多位于上腹部,其次是左上腹、右上腹或脐周,疼痛以仰卧位为甚,坐位和向前倾可减轻,多呈持续性较剧烈疼痛,并向腰背部放射。由于胰腺位于胃部之后,体征常为上腹部深压痛或反跳痛,一般与症状不相符。血清与尿淀粉酶测定,对诊断急性胰腺炎有确诊意义,血清淀粉酶在发病后6~12h开始升高,而尿淀粉酶升高略迟,在发病后的12~14h开始升高,持7~10天。B超对该病有一定诊断价值,CT对早期诊断胰腺炎及判断有无胰腺坏死有较高的诊断价值。

2.急性肠缺血综合征　急性肠缺血综合征是由各种原因引起肠道供血不足而发生的综合征,包括肠系膜上动脉栓塞、急性肠系膜上动脉血栓形成、非肠系膜血管堵塞性肠梗阻、肠系膜上静脉血栓形成、缺血性结肠炎以及其他原因的肠道血管病变所致的肠道缺血性疾病等。该病突然发生的急性腹痛,疼痛多位于左上腹或左中腹部,也可位于脐部,少数扩散至全腹,临床表现无特异性,首发症状常为难以忍受的剧烈腹痛,动脉缺血起病急骤,静脉缺血起病徐缓,常有数日的非特异前驱症状,解痉剂及阿片类强烈止痛药效果差,早期腹痛与体征不服,易误诊。该病发展迅速,如不及时治疗,很快出现感染性休克,病死率高。多普勒超声、MRI和选择性肠系膜血管造影等对腹腔血管病变诊断意义较大。彩色多普勒超声可显示肠系膜血管情况,如测定血流速度、血流量和截面积。CT能直接显示肠壁及血管内栓子;血管造影可显示病变区域血管狭窄或中断,以及充盈缺损等相应的影像学改变。对疑似病例应尽早行血管造影,选择性肠系膜血管造影是诊断肠系膜动脉缺血最可靠的方法。

3.胃、十二指肠溃疡急性穿孔　胃、十二指肠溃疡急性穿孔的疼痛大多数突然发作,疼痛的性质很不一致,通常以持续性剧痛为多,可非常剧烈,疼痛先开始于上腹部,然后随着胃或十二指肠内容物迅速由穿孔处溢流入腹腔,变为全腹的剧痛,有时以右下腹部最为剧烈,有些患者甚至发生休克。根据典型的胃、十二指肠溃疡病史或反复发作的胃痛史,诊断多无困难。X线检查发现膈下游离气体可协助诊断;如无气腹发现,必要时可用胃管抽空胃液后注入空气300ml,空气可自穿孔处逸出形成膈下气影,有助于胃、十二指肠溃疡穿孔的诊断。

4.急性脾扭转 急性脾扭转罕见,多发生于游动脾的基础上,患者出现暴发性急腹症症状,由于腹肌紧张,以致未能触及脾脏的形状。该病诊断困难。

5.急性胃扩张 急性胃扩张通常发生于暴食之后,或有时进食并不太多,而在进食前后由于情绪波动、剧烈疼痛、受寒、腹部外伤等不良刺激也可引起。临床特点是:患者在暴食后 1～2h,突然发生上腹部或脐周持续性胀痛,可阵发性加剧,伴饱胀感,呕吐,呃逆。呕吐的特点是频繁而呕吐量不多,腹胀不减轻。查体可见腹部膨胀,但腹肌柔软,无腹膜刺激征;X 线检查可见扩大的胃泡和胃内大量食物残渣影像。

(六)治疗

1.急性胃扭转 急性胃扭转是一种极为严重的急腹症,有时不易做出早期诊断,病死率高,一经发现应及时处理。多数病例需急诊手术治疗,少数经非手术治疗也能缓解。

(1)非手术治疗:可首先试行插入胃管进行减压。少数如能将胃管成功插入胃腔,可经胃管吸出胃内大量气体和液体,急性症状可随之缓解,并自行复位。但非手术治疗有如下缺点:①疗效短,易复发;②易在插管时损伤食管;③可能隐藏着更严重的胃及周围脏器的病变未被发现和及时治疗。非手术疗法即使成功,也应明确病因,防止再发。

(2)紧急手术治疗:大多数患者胃管不能成功插入,应积极做好准备,及早手术治疗。紧急手术治疗的原则:①解除胃扩张:开腹后,因胃部高度膨胀和邻近脏器移位,常不能辨明病变真实情况,给进一步手术处理带来困难,即使已发现扭转也不能勉强复位,以免造成胃壁撕裂或穿孔,应首先解除胃膨胀。具体方法是经胃壁插入套管针,将胃内气体和液体吸出,然后将针孔缝合。②复位:根据扭转轴向、转向复位,动作宜轻柔,勿损伤周围脏器及胃本身。复位后应观察胃壁血运及恢复情况,如已有坏死者,应视范围大小,结合胃部原发病情况给予处理或切除坏死组织后胃壁内翻缝合,或行胃部分切除。③病因探查和治疗:胃扭转复位后,尚应仔细探查造成扭转的原因。有膈疝者可进行修补术;粘连者可分离,切断粘连带;胃溃疡或肿瘤可行胃大部切除术等。④胃固定术:复位后未找到病因者可考虑做胃固定术,以防止复发。可将胃缝合固定于腹前壁、空肠和膈面。⑤危急患者的应变措施:部分患者病情急,不能耐受进一步手术,可仅行单纯复位术。一般胃扭转复发率不高,不行胃固定术也可获得满意效果。此外,如需行膈疝修补术,或因胃肿瘤需做胃大部切除术等,也应暂缓,待患者度过危险期后再行二期手术为宜。

(3)辅助治疗

1)输液:急性胃扭转常有水、电解质和酸碱平衡失调,应予纠正。此外,如有休克应积极治疗。胃扭转复位后,在禁食、胃肠减压和恢复正常进食前仍应继续输液,以补充每天热量、水和电解质等的需要。

2)胃肠减压:手术或非手术复位成功后应持续胃肠减压、禁食,以保持胃内空虚,一般术后 3～4 天方可停止胃肠减压。

3)饮食:胃肠减压停止后,可开始进食少量流质,并在密切观察下逐渐增加食量。4)病因及并发症治疗:经非手术疗法复位后或因病情危重仅行复位者,可能有某些病因或并发症尚未处理,应给予相应治疗。

2.慢性胃扭转 慢性胃扭转症状差异较大,病因各不相同,多数无需急诊手术。非手术疗法常能奏效,必要时择期手术。

非手术疗法对症状轻、无并发症的原发性慢性胃扭转或继发性胃扭转而病因无需手术治疗者,可采用非手术治疗法。包括:①对症治疗:少吃多餐,必要时使用对症药物。②内镜治疗:近年利用内镜使慢性胃扭转复位报道增多,近、远期效果好。胃镜达贲门后,向胃腔内反复注入气体并抽出气体,使胃黏膜皱襞扭转的角度变钝,刺激胃的顺向蠕动。胃镜进入胃腔后,寻腔进镜,边进镜边注气观察,若见胃腔突然扩大或患者感到一过性腹痛,有时镜身可有震颤感,胃镜顺利进入幽门,扭转已自行解除。如用注气法不能复位,可将内镜进到胃窦部,然后抽干胃腔内气体,使胃壁与镜身相贴,弯曲镜头反复注气,按胃扭转相反方向转动镜身并不断拉直镜身,从而使胃扭转复位。如仍不能转复,可按上述方法重新进行。

二、小肠扭转

肠扭转常因肠襻及其系膜过长,在自身重力或外力推动下发生肠扭转致肠腔受压、狭窄而形成机械性肠梗阻。小肠扭转起病急、病情进展快、并发症多、病死率高。

小肠扭转的发生机制与两大因素有关:

1.先天性发育异常者肠系膜过长、肠管活动度较大等解剖学因素。

2.诱发因素:①肠管本身的质量增加,如小肠憩室、肿瘤等,或粘连致肠系膜扭转使肠管位置发生改变。其中以小肠憩室最多见,占50%以上;②体位的突然改变或剧烈的肠蠕动,临床观察,小肠扭转大都发生在饱餐后剧烈运动时。

(一)临床表现

小肠扭转多发生于成年的体力劳动者,以青壮年多见,有饱餐、剧烈运动和参加重体力劳动史。发病急,持续性腹痛阵发性加剧,常有腰背部放射性疼痛伴持续性呕吐。查体明显腹胀,常呈不对称性或肠型,并可触及有压痛的肠襻,早期肠鸣音亢进并可闻及过气水音,当发生肠段坏死穿孔腹膜炎时,肠型消失,肠鸣音减弱或消失,出现腹肌紧张、触痛及反跳痛。

(二)诊断

1.病史和临床表现　大多数患者有腹部手术史、饱食后有剧烈运动史(做体力劳动或跑跳等);有便蛔虫或腹部外伤史;另外,梅克尔憩室也有继发小肠扭转的可能。再结合典型的临床表现、体征及相关检查确诊并不困难,但有少数病例,特别是既往无腹部手术史、肠梗阻症状不典型或病史述说不清者诊断较困难。

2.辅助实验室检查　白细胞计数、电解质及酸碱平衡紊乱、体温升高等对小肠扭转诊断缺乏特异性。血清无机磷、肌酸磷酸激酶及其同工酶、D-乳酸升高对诊断肠管较窄有帮助。

3.特殊检查

(1)X线检查:部分扭转者,早期可无异常发现,全扭转者可见十二指肠膨胀,空肠和回肠换位,或排列成多种形态的小跨度蜷曲肠襻等特有的征象。有时可见不随体位移动的长液面、假瘤征和咖啡豆征。

(2)CT检查:近年来,随着CT的广泛应用和技术的进步,显示出比X线平片有更强的优势,尤其是螺旋CT可以获得连续层面图像,可以避免层面扫描中所致的小病灶漏查。小肠扭转者行螺旋CT检查,除了常见的肠梗阻表现外,还具有以下特征:

1)"漩涡征":为肠曲紧紧围着某一中轴盘绕聚集,形成CT上呈"漩涡"状影像。但有文献指出,"漩涡征"虽然高度提示肠扭转,但并非特异性。肠扭转的诊断不仅要有肠管走形的改变征象,还要有其伴行血管走行异常,因为肠扭转的同时,该段肠系膜内的血管必然也扭转。因此诊断肠扭转应同时具备上述2方面的征象。单纯粘连性肠梗阻也可表现出"漩涡征"。为与肠扭转鉴别可行血管重组,观察肠系膜血管是否也形成"漩涡征",或仅有扭曲征象。

2)"鸟喙征":扭转开始后未被卷入"涡团"的近端肠管充气、充液或内容物而扩张,其紧邻漩涡缘的肠管呈鸟嘴样变尖。

3)肠壁强化减弱、"靶环征"和腹水:"靶环征"为肠壁呈环形对称性增厚并出现分层改变,为黏膜下水肿增厚的征象,在判断有无发生绞窄方面,文献资料显示肠壁强化减弱的特异性为100%,"靶环征"为96%。以上3点可作为判断有无发生肠管绞窄的依据。

(3)肠系膜上动脉造影:对小肠扭转患者行肠系膜上动脉造影,可以发现肠系膜上动静脉呈螺旋状征,回肠动静脉与空肠动静脉换位等特征性表现。

（三）鉴别诊断

小肠扭转结合病史、临床表现和相关检查，诊断并不困难。因小肠扭转极易发生肠管绞窄，病情进展迅速，病死率高，多数需要行手术治疗以挽救生命，所以早期确诊尤为重要。故临床医生对出现肠梗阻者，尤其对出现粘连性肠梗阻者，要高度警惕此病，并迅速地与其他可引起剧烈腹痛、呕吐和肠梗阻的疾病做出鉴别，提高诊断的准确率和速度。为有效治疗奠定基础。

1.腹内疝　与部分肠扭转的临床表现极其相似，急骤起病，迅速出现绞窄性肠梗阻的症状。X线检查和选择性血管造影是鉴别的主要手段。X线腹部平片可见充气样的肠襻聚集一团，钡剂检查可见一团小肠襻聚集在腹腔某一部位，周边呈圆形。选择性血管造影可见小肠动脉弓移位。个别患者则需要剖腹探查才能确诊。

2.肠系膜血管栓塞　患者往往有冠心病或心房纤颤史，多数有动脉硬化表现。选择性肠系膜上动脉造影不仅可以确诊，而且还可以帮助早期鉴别肠系膜栓塞，血栓形成或血管痉挛。根据病史和影像学的特异性改变，可以鉴别。

3.回肠远端憩室炎（Meckel憩室炎）　发病年龄以幼儿与青少年较多，男性占绝大多数。其主要临床表现为腹痛、呕吐、右下腹压痛、腹肌紧张；发热和白细胞增高，可合并肠梗阻。如小儿或年轻患者出现上述症状并有便血，或原因未明的急性机械性肠梗阻又无剖腹病史者，应注意回肠远端憩室炎的可能。在无消化道梗阻时，可行全消化道X线气钡双重造影、胶囊内镜和双气囊小肠镜检查有助于明确诊断；合并肠梗阻者，可行CT检查观察肠管及伴行血管形态及走形以明确诊断，少部分患者须靠手术探查方能确定诊断。

4.急性肠穿孔　急性肠穿孔可发生于急性肠溃疡、肠坏死或外伤等，表现为突发腹痛，呈持续性剧痛，常使患者不能耐受，并在深呼吸与咳嗽时加剧。疼痛范围与腹膜炎扩散的程度有关，可局限或遍及全腹，症状与肠扭转有相似之处，腹部检查除均有局部或全腹腹肌板硬外，肠穿孔有特征性的肝浊音区缩小或消失，另结合X线检查发现有膈下游离气体可以鉴别。

5.肠套叠　一半多发生于儿童。肠套叠有4个主要症状：腹痛、呕吐、便血与黏液、腹部肿块。痉挛性体质、肠管先天性异常、外伤、肠道炎症、异物与肿瘤，均可为发病因素或诱因。可行腹部B超、CT检查鉴别，必要时需手术探查确诊。

6.急性假性肠梗阻　假性肠梗阻是一种无机械性肠腔梗阻而具有肠梗阻症状和体征的临床综合征，由无效性肠推进运动造成。主要临床表现为中、上腹部疼痛、腹胀、呕吐、便秘等，体查有肠型、蠕动波和肠鸣音亢进，需与肠扭转引起的梗阻相鉴别。立位腹平片、CT检查有助于鉴别。

（四）治疗

小肠扭转的诊断明确后，一般应及时手术治疗，避免发生肠坏死。对符合以下条件者，可试行保守治疗：①全身情况较好，血压、脉搏基本正常的早期肠扭转；②无腹膜刺激症状、体征或经初步非手术治疗明显好转者；③对年老、体弱、发病超过2天的无绞窄的扭转也可试用。

1.保守治疗方法

（1）一般治疗：应严格禁食，同时进行胃肠减压。及时补充液体，纠正水、电解质紊乱。可给针对肠源性细菌感染的抗生素，防治感染的发生。

（2）手法复位

1）颠簸疗法：小肠扭转早期，病情较轻者可先试行手法复位。患者取膝体位，暴露下腹。术者立于病床一侧，用手按逆时针方向轻轻按摩腹部，同时用手抬起腹部后突然放松，如此反复，逐渐加重颠簸，尤其是脐部和脐下部位、腹胀明显者,可将腹部左右摇晃,上下反复颠簸,一般连续 3～5min 后休息 1 次,连续进行 3～4 次即可。通常在 1～2 次颠簸后即有轻快感,症状减轻。如颠簸后无便意,可给少量温盐水灌肠,以刺激肠蠕动。

2)推拿疗法:患者取仰卧位,双手涂滑石粉后由剑突向下腹的方向抚摸 2～3min,然后进行绕腹周推拿(与扭转方向相反)。如腹部抵抗感变为柔软,并听到肠鸣音亢进,也有气过水声,说明推拿有效。经推拿 10～20min 如无便意,可让患者起床活动,间隔 1～2h,再推拿 1 次。一般在 1～2h 内有大量稀便排除,腹部松软凹下,肠型和阵痛消失。

但目前较少使用手法复位,因手法复位一旦处理不好,易出现肠管破裂和加速肠管内细菌、毒素的吸收。

2.手术治疗　发生小肠扭转时,当肠管缺血时,黏膜破坏,渗透性增加,肠腔内菌群滋生,故肠内有大量的细菌和毒素。为防止在扭转解除后有大量毒素入血使休克加重,或引起脓毒血症,在解除梗阻前,首先将闭襻内外的肠内容物全部减压吸出。方法:将肠管切一小口用于负压吸引(注意防止污染腹腔)。

手术时应尽快将扭转肠襻反旋转复位。术中探查如发现小肠颜色正常、血供良好、腹腔内无血性渗液,可不做特殊处理,仅行小肠复位术。如小肠颜色暗红,但血供良好,可将小肠复位后用生理盐水热敷,如肠管颜色恢复正常,可免除小肠切除术。如肠管呈黑色,肠壁失去弹性和蠕动,系膜血管失去搏动,肠管弥散出臭味,此种肠管应判断为完全坏死,应全部切除。坏死肠段切除后将近侧肠管断端拉至切口旁开放减压,使肠内容物流到无菌盆内,然后再行端端吻合或端侧吻合术。并尽量保留 1m 以上小肠,以提高长期存活率。

对于先天性肠扭转,若出现肠系膜异常时,应将盲肠从升结肠固定于右侧的腹膜壁层。亦可将升结肠系膜从回盲部至十二指肠空肠曲斜行固定于背侧的腹膜壁层,以防止小肠嵌入结肠和后侧腹膜壁层间引起梗阻。横结肠后位时,将扭转的肠管按反时针方向旋转 360°,使腹膜后的横结肠转到肠系膜根部的前方,固定盲肠和升结肠于右侧腹膜壁层,肠系膜血管前方的十二指肠下部移位到腹部右侧,解除静脉瘀滞。

术后治疗:急性肠扭转术后处理主要根据患者术前的水、电解质失衡情况及营养情况而定,继续纠正水、电解质的平衡失调,维持人体的需要,改善患者的营养状况,并应用白蛋白、血浆以减轻肠壁水肿,选用抗生素直至体温降至正常。

三、盲肠扭转

盲肠扭转的典型改变为右侧结肠的扭转、折叠。其主要原因为右侧结肠固定不良,同时与盲肠的过度活动有关。盲肠扭转的主要症状为腹部严重的疼痛,呈绞痛,伴恶心、呕吐、腹部膨隆。急剧的盲肠扩张可以由创伤、泻药、便秘、产后韧带松弛及远侧结肠梗阻引起。

(一)分型

盲肠扭转占结肠扭转的 10%～40%,可分为两种类型。

1.以回结肠血管为轴的旋转约占 90%,是沿逆时针方向斜行扭转,回肠和盲肠换位。

2.盲肠翻折约占 10%,是盲肠平面向前、向上翻折,在翻折处形成梗阻。

(二)临床表现

肠扭转的临床表现无特异性,其程度取决于受累肠道的范围、扭转的角度和时间。常见的临床表现包括全腹疼痛(90%),腹胀(80%)、腹泻或顽固性便秘(60%)、呕吐(28%)和不排便排气。盲肠扭转的临床症状与小肠扭转基本相同,而且病程进展更为迅速。查体:腹膨隆、触痛,右腹部或脐区可触及肠襻,叩诊呈鼓音,可闻及肠鸣音亢进和气过水音。

(三)诊断

盲肠扭转的临床表现缺乏特异性,单从病史和临床表现人手很难确立诊断。50%的盲肠梗阻,可以通过腹部系统性检查确诊。

1.X 线检查　腹部 X 片是主要的辅助检查手段。扩张的盲肠表现为卵圆形巨大肠襻,有大而长的单个液气平面,可见于腹部任何位置,取决于它的本来位置,肠扩张程度,扭转范围、角度及持续时间。在扩张盲肠的右侧可见扩张的小肠襻,为充气的回肠及其内小液气平面;而其远端结肠常很少积气。

2.钡剂灌肠检查　钡剂灌肠检查可以在扭转的部位出现"鸟嘴征"。

3.CT 扫描　CT 检查可以发现扩张肠襻的上下端变细,也可出现肠曲紧紧围着某一中轴盘绕聚积的"漩涡征"、"鸟嘴征"和肠壁强化减弱、"靶环征"。

(四)鉴别诊断

盲肠扭转的诊断需与以下疾病鉴别。

1.急性阑尾炎　急性阑尾炎是误诊较多的急腹症,其症状是由于腹膜刺激与毒血症所引起。症状往往按下列次序出现:中上腹部或脐周疼痛,恶心、呕吐,腹痛转移或集中在右下腹,右下腹有明显压痛-体温升高-白细胞增多与核左移现象。体查发现阑尾压痛点(麦氏点)有明显压痛、反跳痛、右下腹肌紧张,挤压左下腹疼痛(既结肠充气试验)等体征。后位阑尾炎时,将患者右下肢向后过度伸展时,可使右下腹疼痛加剧(即腰大肌征阳性)。实验室检查示中性粒细胞增多与核左移,但该病一般无肠梗阻表现。B超可实时显示病变阑尾位置和程度,但阴性结果不能排除阑尾炎诊断。

2.炎症性肠病　包括溃疡性结肠炎(UC)和克罗恩病(CD)。暴发型溃疡性结肠患者常出现急性腹痛,腹泻呈黏液脓血便,伴有全身症状(如发热、贫血、消瘦、乏力等)或肠外表现(皮肤、关节、眼部及肝胆等病变)。克罗恩病多见于脐周或右下腹痛,误诊率较高,肠镜、B 超、CT 检查有助于同肠扭转鉴别。

3.小肠扭转、乙状结肠扭转　盲肠扭转还需与小肠扭转、乙状结肠扭转相鉴别。典型患者从腹部 X 线片即可鉴别,不典型的患者多需行剖腹探查方能鉴别。

(五)治疗

手术是盲肠扭转的主要治疗手段。非手术治疗方法,如钡灌肠、结肠镜等,对盲肠扭转的疗效比乙状结肠扭转较差,且导致盲肠穿孔的危险性比乙状结肠大。

手术疗法:术中首要的是探查扭转的盲肠(连同升结肠和末端回肠)有无坏死,如无坏死,将扭转的肠襻按其扭转的相反方向回转复位。多项研究表明单纯复位复发率达 20%～70%,故不推荐单纯复位。复位后如肠系膜血液循环恢复良好,还需切开盲肠外侧后腹膜,将其与盲肠外侧结肠带间断缝合 3～5 针固定盲肠,预防复发;如为移动性盲肠引起的盲肠扭转,可将其固定于侧腹壁;如盲肠有绞窄坏死,应行右半结肠切除,回横结肠吻合术。

四、乙状结肠扭转

乙状结肠冗长,系膜基底较窄,易于发生肠扭转。便秘和肠动力异常是其最常见的诱因。该病是妊娠妇女肠梗阻的最常见病因,其他潜在病因包括肠蛔虫团、肠肿瘤、硬皮病、肠气囊肿症等,体位的突然改变亦可引发该病。

(一)临床表现

多见于有较长便秘史的老年人。腹痛、腹胀及肛门停止排气排便是乙状结肠扭转的主要症状,可伴恶心、呕吐。腹部检查可见腹胀呈不对称膨隆,巨大肠襻从左下腹伸展到中腹或全腹,可有局部或全腹压痛,叩诊呈鼓音,肠鸣音初期亢进,后期减弱或消失。无肠坏死穿孔时,患者虽然腹部胀痛明显,但一般情况较好。如患者出现持续性腹痛加重、发热、腰背部疼痛、呕吐剧烈而频繁、排血性便及较难纠正的休克,体查发现腹膜刺激征明显、脉率增快、白细胞计数增多或腹腔穿刺出血性液体,应考虑肠绞窄、坏死,应尽早剖腹探查。部分病例表现为急骤发作,剧烈腹痛、频繁呕吐,阵发性加剧,腹部压痛,肌紧张和移动性浊音阳性,早期出现休克,称为"急性暴发型"。

(二)诊断

根据病史和临床表现,结合特征性的腹部体征,一般不难做出诊断。但临床上大多数病例临床表现和腹部体征不典型,给诊断带来一定的困难。可利用影像学手段和消化内镜来协助诊断。

1.X 线检查　60%以上的患者 X 线腹部平片检查能显示扩张增大无结肠袋的乙状结肠,呈"马蹄铁"状,可见两个大气液平面。平片征象有 6 种:①乙状结肠内气液比大于等于 2∶1;②扩张的结肠袋肠襻;③乙状结肠顶端位于左膈下或高于第 10 胸椎;④乙状结肠内壁贴近真性骨盆线;⑤乙状结肠下端聚点低于腰骶角;⑥乙状结肠重叠征。其中以前 4 项征象特异性及准确性较高。6 种征象中有 4 种或 4 种以上征象阳性,诊断该病较可靠,诊断率达 77%。

2.钡剂灌肠检查　对于腹部平片可疑,一般状况较好的早期病例可行钡剂灌肠检查,其典型表现为"鸟嘴征"或"S"型改变。

3.结肠镜检查　结肠镜可直接观察肠腔走行,判断梗阻位置,诊断后即可试行复位,成功率高、风险小,对于无肠坏死及腹膜炎的患者比钡灌肠更加实用。但注意①不能注气过多,以防增加闭襻肠管内的压力;②如有腹膜刺激征,疑肠绞窄时,忌做内镜检查。

4.B 超检查　可见脐下 U 型液性包块,其内壁结肠袋之间可见黏膜向腔内隆起形成半月壁及多个膨大囊状相连的管道。

(三)鉴别诊断

本病需与以下引起下腹痛、腹胀的疾病鉴别。

1.结肠套叠　肠套叠有 4 个主要症状:腹痛、呕吐、便血与黏液、腹部肿块。腹痛发生突然,呈阵发性。痉挛性体质、肠管先天性异常、外伤、肠道炎症、异物与肿瘤均可为发病因素或诱因。5～6 个月的幼儿多见,急性起病,间歇性哭闹、恶心、呕吐,果酱样粪便,触诊右下腹部空虚,右上腹扪及腊肠样肿块。钡剂灌肠可发现结肠套叠征象,可见钡剂呈杯口状阴影。

2.大网膜扭转　大网膜扭转临床少见。由于大网膜的右半部分长于左半部分,故扭转多发生于右半部分。主要发病因素是疝、肥胖、大网膜囊肿、大网膜变窄或形成带状;诱因常是外伤及过度用力。疼痛初始较轻,以后逐渐加剧,很少发生剧烈腹痛。疼痛部位多较固定,可于卧位或弯腰而缓解。发病可于体位突然转动或突然用力后即开始。疼痛可于发病后数小时甚至数天内消失或缓解,以后可再度出现。体检在右侧腹部有压痛及反跳痛,以右下腹部为明显,有时可扪及包块,应想到该病的可能。该病易误诊,一般均经手术探查而确诊。

3.卵巢囊肿扭转　卵巢囊肿扭转发生于体积较小、活动而蒂较长的囊肿。表现为女性患者突发下腹剧烈而持续性疼痛,不敢活动,甚至可发生休克,应注意卵巢囊肿扭转的可能性。如触及有触痛的扭转蒂部,对卵巢囊肿扭转有确诊意义。

4.急性盆腔炎　急性盆腔炎主要是由输卵管、卵巢急性炎性肿胀及盆腔腹膜发炎所致。主要症状是发热、下腹痛及白带增多。发病时即有腹痛,疼痛往往较剧烈,体检可有下腹部明显压痛和肌紧张,部分患者肌紧张可不明显。该病多起行于上行性感染,尤多继发于产后与流产后感染,病史对诊断有重要意义。根据以上的病史及体征,阴道检查发现有明显灼热感、子宫举痛、宫体及附件有明显压痛便可诊断。

(四)治疗

乙状结肠扭转治疗分为非手术治疗和手术治疗。对于无肠坏死及腹膜炎征象者,若全身情况较差,手术耐受欠佳者,目前比较一致的意见是先试行非手术疗法。

非手术疗法目前多采用结肠镜复位法。该种方法适用于乙状结肠扭转早期的复位。与其他非手术疗法相比,成功率高、盲目性小、安全性大。操作方法:在直视下把结肠镜插入到梗阻处,一般距肛门15～25cm,该处的黏膜如无坏死和溃疡,可通过乙状结肠镜,插入约60cm的肛管,注意插入时不应用暴力,以避免穿破腔壁。肛管穿过梗阻部位后,常有稀便和气体猛力喷出,患者立即赶到异常轻松,为复位的标志。为防止复发可保留肛管2～3天。在操作中,要小心谨慎,防止发生肠壁损伤穿孔。

乙状结肠扭转如非手术治疗无效,或可疑有绞窄,应尽早剖腹探查,进行肠扭转复位术和(或)肠切除术。术中见无肠坏死者,可行扭转复位加固定术,系膜成形术。手术简单,但复发率高。对肠管坏死者,可直接切除坏死肠段,不必先行复位,以免毒素及细菌入血;鉴于肠腔内有潜在爆炸的气体,应禁用电刀;肠坏死者,大多合并逆行性静脉血栓,可使未扭转肠曲发生坏死,术中应切除足够的范围。对于巨结肠合并乙状结肠扭转者,因单纯乙状结肠复位或部分切除复发率高,最好切除全部扩张的结肠及远端的狭窄结肠段。若腹腔渗液较多,要尽量吸尽腹腔内积液,再用400～600ml温盐水冲洗,最后可用250ml甲硝唑溶液保留于腹腔内,以起到杀灭腹腔残存细菌的作用。必要时可行橡皮管引流,以减轻全身中毒症状。术后应加强护理,特别是实施"胃肠减压";注意保持水、电解平衡和静脉应用抗生素,积极防治感染;加强营养支持,促进患者康复。

手术复位成功的患者若反复复发,或伴有严重心肺肾或糖代谢疾病,应择期行肠切除术。这类患者再次发生乙状结肠扭转的几率较高,一旦发生其急诊手术的危险大,应及早处理。

(李建松)

第三节　急性肠梗阻

肠梗阻指各种病因导致肠内容物在肠道中通过受阻,是常见的急腹症。该病不仅表现为肠道局部病理及功能障碍,并可继发全身一系列病理生理改变,甚而危及生命。

【病因】

1.机械性肠梗阻　临床上最常见。多由粘连及粘连带压迫、肠道炎症或肿瘤、肠外肿块压迫、肠套叠或扭转、异物、蛔虫或粪便团块阻塞、嵌顿性外疝或内疝、放射性损伤造成。

2.动力性肠梗阻　多由肠壁肌肉运动紊乱造成。分为①麻痹性:常发生在腹部大手术后、腹部外伤、腹膜炎、低血钾、严重感染、甲状腺功能减退等疾病;②痉挛性:肠肌痉挛引起肠神经功能紊乱及肠道炎症,可引起暂时性肠痉挛。

3.缺血性肠梗阻　主要由肠系膜动脉血栓形成或栓塞及静脉血管血栓形成所致。

【病理生理】

各类型肠梗阻病理变化有所不同,但主要病理生理改变为肠积气、积液致使肠膨胀,继而出现体液丢失及酸碱平衡紊乱,肠壁血供障碍,坏死和继发性感染,最后出现毒血症。后者为肠梗阻致死的主要原因。

【诊断】

1.临床表现　各类肠梗阻症状轻、重不一,典型症状为急腹痛、呕吐、腹胀、停止排气排便以及全身中毒症状。腹部体检可有腹部压痛、反跳痛,腹部包块,肠形和肠蠕动波,肠鸣亢进、气过水声、肠鸣减弱甚至消失。

2.实验室检查　详见鉴别诊断。

3.X线、多排CT仿真内窥成像检查　详见鉴别诊断。

【鉴别诊断】

肠梗阻诊断一经确立,即应进一步鉴别其类型、部位及病因,且其治疗手段及预后相差甚大。

1.机械性与动力性肠梗阻的鉴别　机械性肠梗阻除典型的临床症状外,X线检查表现为梗阻肠段上方积气积液,梗阻以下肠袢多不显影。麻痹性肠梗阻多无阵发性腹绞痛,肠蠕动减弱,肠鸣音消失和腹胀较显著。X线检查显示大、小肠普遍胀气并伴有许多大、小不等的液平。痉挛性肠梗阻系由神经反射导致暂时性肠痉挛,应用解痉剂多可缓解。

2.单纯性与绞窄性肠梗阻的鉴别　绞窄性肠梗阻有肠袢和肠系膜血循环障碍,与单纯性肠梗阻比,则有①发病急、腹痛剧烈且持续加重伴发热;②早期出现腹膜刺激征和休克;③呕吐物、引流物或腹腔穿刺液为血性或有血便;④实验室检查可有白细胞升高,低氯低钾更为突出,血淀粉酶、肌酸磷酸酶明显升高;⑤X线表现为局限性肠腔扩张,形成"咖啡豆征"、"马蹄形"或"CY"肠袢等。

3.梗阻部位的判断　高位小肠梗阻(十二指肠或空肠)特点为呕吐但腹胀不明显;低位小肠梗阻(远端回肠)则以腹胀为主而呕吐较轻。X线检查:充气肠袢位置高,液平少,肠腔内皱襞显著者提示高位小肠梗阻;充气肠袢液平多,遍及全腹而结肠无充气者,多为低位小肠梗阻;结肠梗阻,充气肠袢位于腹部外围,并可见结肠袋影。疑有大肠梗阻患者应行钡灌肠检查,可明确诊断及梗阻程度;若有条件行CT检查,应避免钡灌肠检查。

4.判断梗阻是否完全　不完全性肠梗阻发生于慢性肠道病基础上,症状不明显,反复发作,可有排气排便,X线见肠袢充气、扩张不明显。

5.假性肠梗阻　指有机械性肠梗阻表现而无器质性梗阻存在的一种综合征。病因尚未明了,一般认为是肠肌肉神经变性所致。发作时症状与机械性肠梗阻类似,缓解期可无症状或仅有轻微腹胀。该病必须在排除机械性梗阻因素和继发病后才能考虑诊断。

6.肠梗阻病因鉴别诊断　病因判断应据年龄、病史、体检、X线或多排CT仿真内窥成像检查等综合分析。如新生儿应考虑肠先天畸形,小儿要想到肠蛔虫、肠套叠;青少年患者常见原因是肠粘连、嵌顿疝;而老年人要想到结肠肿瘤,乙状结肠扭转或粪块阻塞等。有风湿性心脏史患者应考虑肠系膜血管栓塞;以往有腹部手术、创伤、感染、结核者,应考虑到肠粘连或结核性腹膜炎引起的肠梗阻。

【治疗】

基本原则是去除病因,纠正病理生理紊乱和解除梗阻。

1.纠正水电解质和酸碱平衡紊乱　应根据临床表现与血生化检验结果估计。有明显呕吐者每日补液量约需3000ml,低血压时应在4000ml以上。低位肠梗阻因碱性肠液丢失,多有酸中毒,反之因胃液和钾的丢失多发生碱中毒。临床实施治疗计划时应根据尿量、尿比重、血电解质、二氧化碳结合力、血肌酐以及血细胞比容、中心静脉压测定结果加以调整。

2.胃肠减压　可解除肠膨胀,改善由于肠膨胀引起的循环和呼吸窘迫症状,并可在一定程度上改善肠梗阻以上肠段的水肿、淤血状况。大肠梗阻没有穿孔、腹膜炎或闭袢性梗阻的征兆时,有条件可考虑置入自膨式金属支架(SEMS);自膨式金属支架(SEMS)是无并发症的左半结肠癌患者大肠梗阻最适宜的姑息性治疗手段。

3.药物治疗　早期、合理地使用抗生素防治由于肠梗阻时间过长而继发的多种细菌感染(如大肠杆菌、芽孢杆菌、链球菌等),应选用以抗革兰阴性杆菌为主的广谱抗生素。

4.手术治疗　目的在于解除梗阻。适应于绞窄性肠梗阻如嵌顿疝、肠扭转、肠系膜血管梗死、肿瘤、先天性肠道畸形等。对于无并发症的左半结肠恶性梗阻患者应争取行-期切除-吻合术。有学者认为,小肠梗阻患者伴有弥漫性腹膜炎体征或其他临床病情恶化的征兆,如发热、白细胞高、心动过速、代谢性酸中毒及持续腹痛等,应及时行剖腹探查术。

【预后】

依梗阻种类不同而异,如绞窄性肠梗阻死亡率可达 10%～20%,而单纯性肠梗阻仅在 3%左右。改善预后的关键在于诊断及时,处理得当。

(李建松)

第四节　急性出血坏死性小肠炎

急性出血坏死性小肠炎,简称坏死性肠炎,是一种原因尚未完全明确的肠管急性节段性炎症病变。起病急,病情发展快,主要累及空肠和回肠,以腹痛、便血、腹泻、腹胀、呕吐、发热及中毒症状为主要表现。重症患者可出现败血症和中毒性休克,严重威胁患者生命。也可累及结肠(称急性坏死性小肠结肠炎),甚至全消化道。

一、病因

目前认为急性出血坏死性小肠炎是多因素相互影响、共同作用的结果,主要与 β 毒素的 C 型产气荚膜梭状芽孢杆菌感染有关,肠道中蛋白酶活性低下也是较明确的病因。

1.C 型产气荚膜梭状杆菌　产气荚膜梭状杆菌是专性厌氧菌,根据所产生的毒素可分为 A～D 4 型。1996 年 Songer 将病原体确定为 C 型产气荚膜梭状杆菌。C 型产气荚膜梭状杆菌是一种耐热细菌,广泛分布于土壤、人类和动物的粪便中,其产生的 β 毒素能引起肠道组织坏死,产生坏死性肠炎。从病人的肠道组织、粪便和可疑食物中可以分离出产气荚膜梭状杆菌。针对 β 毒素的免疫使因急性出血坏死性小肠炎住院的病人减少了 80%。正常人中有 1/6 体内有致病性较弱的菌株。但是,也有一些病人有同样的临床表现,却没有 C 型产气荚膜梭状杆菌感染或 β 毒素的证据。

2.蛋白酶的保护作用　β 毒素是人类坏死性肠炎的致病物质。β 毒素是一种蛋白质,对蛋白溶解酶的作用极为敏感,在肠道中可被胰蛋白酶分解。因此,胰蛋白酶在防止急性出血坏死性小肠炎发病中有重要作用。一些饮食习惯或疾病可以使肠腔中胰蛋白酶含量或活性降低,对 β 毒素的破坏减少,机体易于发生急性出血坏死性小肠炎,包括:①蛋白质营养缺乏,导致蛋白酶减少;②营养成分中含有耐热的胰酶抑制剂;③人体寄生的蛔虫为保护自身不被消化,产生的胰酶抑制物抑制胰蛋白酶活性。

二、病理

病变主要累及空肠和回肠,其次为十二指肠,偶可累及结肠和胃。病变程度轻重不一,一般以空肠上段最为严重。主要累及肠系膜对侧。病变常呈节段性,一段或多段,范围数厘米至数十厘米,病变黏膜与正常黏膜分界清楚,严重者或后期累及全肠。受累肠壁各层充血、水肿,肠腔积气、肠管扩张、僵硬。伴有片状坏死甚至溃疡穿孔,并覆有黄色纤维素性渗出或脓苔。受累黏膜肿胀、广泛性出血,黏膜皱褶不清伴有片状坏死和散在溃疡,坏死黏膜表面覆以假膜。浆膜面暗红色,可见坏死出血、环状或片状瘀斑,严重时出现坏死。肠系膜也呈充血水肿,有多个淋巴结肿大,坏死肠管的支配血管有血栓形成,腹腔内有混浊渗液。

从肉眼观察,急性出血坏死性小肠炎的肠管改变易于与急性活动期的 Crohn 病相混淆,在病理改变上两者有所不同:①急性出血坏死性小肠炎的病变组织主要表现为凝固性坏死而无增殖性改变;②黏膜下有充血、水肿、出血、大量炎性细胞浸润,而 Crohn 病急性期主要为水肿和淋巴管扩张;③肠壁小动脉及胶原纤维有纤维素样坏死变性,而无特异性肉芽肿形成和纤维化改变。

除肠道病变外,还可有肝脂肪变性、急性脾炎、间质性肺炎、肺水肿和出血,肾小球和肾小管有轻度变化,个别病例有灶性肾上腺坏死。

三、临床表现

急性出血坏死性小肠炎全年皆可发生,尤多见于夏秋季。世界上曾有过两次大爆发(分别发生在德国和巴布亚新几内亚),但多数情况下为散发。常常急性起病,男性多于女性,儿童、青少年多见,<15 岁者约占 60%。临床症状凶险,死亡率可高达 25%～30%。

临床表现以腹痛、便血、发热为特征,起病急,发病前有进食变质肉类或暴饮暴食史,或受凉、劳累、肠道蛔虫感染及营养不良史。

1.腹痛　腹痛既是首发症状,也是主要症状。多为阵发性绞痛或持续性疼痛伴阵发性加剧,部位可在左上方、左中腹、脐周,甚至全腹,个别在右下腹。腹痛一般在 1～3d 后逐渐加重,重者可产生腹膜刺激症状。腹痛持续时间较长,在血便消失后仍常有阵发性腹痛,饮食不当可加重腹痛,或导致病情复发。

2.恶心呕吐　早期即可出现。并发肠梗阻者呕吐频繁、量多。呕吐物多为胃内容物,有时混有胆汁或咖啡渣样物。小儿发生率较高,国内报道达 77%。

3.腹泻便血　腹泻便血为本病的特征之一,约 97% 的患者有腹泻和便血。腹泻次数不定,3～10 次/d,个别患者达 30 余次。一般初为糊状便,其后为黄色稀水样便,1～2d 后转为血便,根据出血的量不同可为棕褐色便、洗肉水样、赤豆汤样或果酱样。粪质中无黏液和脓液,可混有腐肉状坏死黏膜,有特殊腥臭味,无明显里急后重感。出血量多少不定,从数十毫升至数百毫升不等,轻者可仅为粪便隐血阳性而无便血,严重者一天出血量可达数百毫升。

发生肠麻痹时可无腹泻,但肛门指检可发现血性粪便。少数患者长达 1 个月才出现血便,可呈间歇发作或反复多次发作,极易误诊。

4.发热及全身中毒症状　由于肠壁坏死和毒素的吸收,起病时即可发热,体温一般在 38～39℃,少数可达 40℃ 以上。多于 4～7d 渐退,持续 2 周以上者少见。休克患者体温可下降或正常。重症患者在起病后 1～2d 腹痛加剧,大量便血,高热惊厥;部分病例出现休克,表现为心率快、血压下降、四肢厥冷、皮肤湿润呈花斑状,或可表现为明显腹胀、大便次数减少、肠鸣音减弱或消失、产生麻痹性肠梗阻。

5.腹部体征　早期相对较少。可有腹部膨隆,有时见肠型,可扪及充血水肿增厚的肠襻所形成的包块,全腹压痛。腹膜炎时,腹肌紧张,压痛、反跳痛明显,腹水征阳性;腹泻者肠鸣音亢进;有梗阻及肠段坏死者,可闻及金属音及气过水声;肠麻痹患者,肠鸣音减弱或消失。

6.病程　一般便血持续 2～6d,血量逐渐减少,长者可达半年以上,大便次数也可随血便停止而减少,腹痛也在血便消失后减轻,发作次数减少,在血便停止后 3～5d 消失,但进食过早可使病情反复。发热时间与血便时间长短相一致。

四、临床分型

根据病人不同的病变程度与病情发展的速度,临床上可分为 5 型。

1.胃肠炎型　见于疾病的早期,全身症状轻或无,表现为程度较轻的腹痛、水样便、低热,可伴恶心、呕吐,无明显的肉眼血便,大便为水样或糊状,黄色或黄绿色,显微镜下可见白细胞、脓细胞。

2.腹膜炎型　较为常见,约半数患者属于此型。病人腹痛剧烈、恶心呕吐、腹胀、全腹肌紧张、压痛、反跳痛,受累肠壁坏死或穿孔,腹腔内有血性渗出液。

3.肠梗阻型　以恶心、呕吐、腹胀、腹痛、停止排便、排气,肠鸣音消失,出现鼓肠,腹平片上见多个液平为主要表现。此型较少见。

4.肠出血型　以大量便血(血水样便或暗红色血便)为主要症状,量可多达 1～2L,腹痛一般较重,可出现明显贫血和脱水。便血比呕血更常见。

5.中毒性休克型　见于重症病人,表现为高热、寒战、神志淡漠、嗜睡、谵妄、休克等表现,常在发病后 1～5d 内发生。

为了突出病人的特点,临床上分为 5 型,但各型之间可以互相转化或合并出现。

五、实验室及辅助检查

(一)实验室检查

1.血常规　外周血白细胞明显增多,甚至高达(30～50)×10^9/L 以上,以中性粒细胞增多为主,常有核左移,可见中毒颗粒。红细胞及血红蛋白常降低,血小板可降低。

2.大便检查　外观呈暗红色或鲜红色,或隐血试验强阳性,镜下见大量红细胞,偶见脱落的肠系膜。可有少量或中等量脓细胞。

3.尿常规　可有蛋白尿,红细胞、白细胞及各类管型。

4.血生化及其他　中重症患者有不同程度的电解质紊乱,表现为低钠、低钾、低氯、低钙、低镁、低磷。血沉多增快。

5.病原学检查　大便培养及药物敏感试验有助于确定病原菌、选择抗生素,做厌氧菌培养非常必要。但大便培养的阳性率不高,有时能培养出产气荚膜芽孢杆菌及致病性大肠杆菌等。也可用腹腔积液、小肠内容物、坏死肠壁做病原学检查。对坏死黏膜的病理标本进行 PCR 检测 C 型梭状芽孢杆菌编码 α、β 毒素的基因(分别为 cpa 和 cpb 基因),可以证实。

(二)影像学检查

1.X 线检查　腹部平片可显示小肠局限性扩张充气、肠蠕动弱,肠间隙增宽,黏膜皱襞粗钝,或病变肠段僵直,间以有张力的胀气肠襻。部分病例直立位有大小不等的液平面,肠穿孔者可见气腹。急性期不宜做钡餐或钡剂灌肠检查,以免引起肠穿孔。急性期过后,可做钡剂灌肠检查。钡剂灌肠检查可见肠壁增厚,显著水肿,结肠袋消失。在部分病例尚可见到肠壁间有气体,此征象为部分肠壁坏死,结肠细菌侵入所引起;或可见到溃疡或息肉样病变和僵直。部分病例尚可出现肠痉挛、狭窄和肠壁囊样积气。

2.B超检查　B超检查可观察肠壁的病理改变、肠系膜的情况、合并的各种并发症(脓肿、瘘、狭窄、肠梗阻)及排除其他疾病等。B超检查安全、方便,但需要有丰富经验的医师来操作。

(三)其他

重症患者心电图检查可有ST-T改变。轻型病例腹腔镜检查可见肠管浆膜充血、水肿、出血,以及肠管坏死、僵硬、粘连等。

六、诊断和鉴别诊断

(一)诊断

根据病人有进食不洁食物(尤其是肉食)史,急性发病,剧烈腹痛、腹泻、便血等消化道症状,高热、畏寒等全身中毒症状,体检腹部有压痛、反跳痛、肠鸣音减弱等体征,血白细胞明显增高、核左移,腹部X线片可见小肠扩张,大小不一液平面或小肠壁增厚,黏膜不规则改变征象等,应考虑急性出血坏死性小肠炎的可能。

(二)鉴别诊断

1.急性中毒性痢疾　中毒性细菌性痢疾流行季节,突然发病,临床表现为发热、腹痛、腹泻及脓血黏液便,伴里急后重,基本病理改变为结肠黏膜的溃疡性化脓性炎症。大便涂片和细菌培养有助于诊断。

2.急性克罗恩病　无明显季节性,亚急性起病,高热、寒战、右下腹痛、腹泻,常无脓血黏液便,约1/3病例可出现右下腹或脐周腹块。诊断依靠胃肠钡餐、钡剂灌肠和内镜检查。

3.溃疡性结肠炎　疾病发展较慢,少有急性起病者。病变多在直肠、乙状结肠、降结肠,很少波及全结肠,无小肠受累。腹部X线可有腊肠样特征,电子肠镜见病变处肠黏膜弥漫性充血、糜烂及溃疡形成。

4.急性肠套叠　儿童期发病易误诊为肠套叠,但一般肠套叠表现为阵发性腹绞痛,间断发作每次持续数分钟,缓解期病儿嬉戏如常,当腹痛发作时往往于右下腹可扪及肠壁肿块,肛门指诊可见指套染有血液无特殊腥臭味。对于回结肠套叠的病例常在早期出现果酱样大便,但小肠型套叠发生便血较晚。

5.腹型过敏性紫癜　过敏性紫癜系变态反应性疾病,主要累及毛细血管壁而发生出血症状。对于肠道反应多系由肠黏膜水肿、出血引起,临床上多表现为突然发作腹绞痛,多位于脐周及下腹,有时甚为剧烈,但多可伴有皮肤紫斑、关节肿胀及疼痛,尿检查可发现蛋白尿、血尿或管型尿。

6.其他　还需要进行鉴别的疾病,包括急性阑尾炎、急性肠炎、Mechel憩室炎、肠系膜血管栓塞、肠蛔虫病、胆道蛔虫病、绞窄性肠梗阻等。

七、诊疗

本病治疗以非手术疗法为主,加强全身支持疗法、纠正水电解质失常、解除中毒症状、积极防治中毒性休克和其他并发症,约50%的患者可获得痊愈。

(一)内科治疗

1.禁食　绝对禁食是其他治疗的基础,在疑诊时即应禁食,确诊后无论有无肠梗阻、穿孔等并发症都应继续禁食,在腹痛、便血和发热期应完全卧床休息和禁食。直至呕吐停止,便血减少,腹痛减轻时方可进流质饮食,以后逐渐加量。通常轻症患者禁食1周左右,重症者需连续禁食2～3周,过早进食往往造成病情反复或加重。腹胀和呕吐严重者给予临时胃肠减压,伴肠梗阻者需持续胃肠减压。

表 18-1　坏死性小肠结肠炎的诊断标准和治疗

诊断、体征和症状	治疗策略
可疑坏死性小肠结肠炎 腹部膨胀而无肠壁囊样积气症、门静脉气体或游离腹腔气体的放射学证据 突然喂食不耐受性发生	腹部膨胀和喂食不耐受性增加的密切临床观察 考虑肠道减压和暂时停止进食(例如 24h);腹部 X 线片(前后位和左侧卧位);白细胞及其分类和血小板计数监测(突然下降提示疾病进展);考虑血培养和短期静脉给予抗生素
确定的内科坏死性小肠结肠炎 腹部膨胀有肠壁囊样积气症、门静脉气体或二者均有其他放射学征象例如固定、扩张的肠襻,肠梗阻模式无特异病征性但应照此处理	肠腔减压并停止肠饲约 7～10d 密切监测白细胞及其分类和血小板计数(突然下降提示疾病进展);血培养和静脉给予抗生素 7～10d;密切监测腹部 X 线片(前后位和左侧卧位);通知外科手术
外科坏死性小肠结肠炎 在最初的内科体征和症状后,腹部 X 线片上有腹腔游离气体持续性肠梗阻模式、腹部膨胀,放射线照片未发现肠道积气,伴随着恶化的临床和实验室值(例如,中性粒细胞和血小板计数下降)	如果必要,剖腹探查术 放置引流管

表 18-2　预防坏死性小肠结肠炎的措施

有效和安全的证据	有效但安全性有疑问	动物模型有效,但缺乏人体证据	可能有效,但缺乏证据
母乳喂养 温和的肠饲	肠内氨基糖苷类 益生菌 糖皮质激素 精氨酸	抗细胞因子 生长因子	益生元(来自植物和母乳) 微生物成分和 Toll-样受体激动剂 谷氨酰胺,n-3 脂肪酸

2.全胃肠外营养　禁食期间,特别是对重症病人及严重贫血、营养不良者,可施以全胃肠外营养,在使肠道完全休息的同时,提供充足的营养,有利于完成其他治疗。

营养液混合的标准是:氨基酸、葡萄糖、脂肪乳剂的容量比为 2∶1∶1 或 2∶1∶0.5;总容量≥1.5L;混合液中葡萄糖的浓度为 10%～23%,有利于混合液的稳定。混合液有多种配方,但大同小异。常用配方如下:50%葡萄糖 800ml,8%氨基酸 800ml,20%脂肪乳 400ml,浓缩复合维生素 4ml,钠 52～152mmol,钾 44～104mmol,氯 20～220mmol,钙 4～5mmol,镁 8～12.5mmol,醋酸盐 40mmol,硫酸盐 10.5mmol,氧化锌 5mg。

3.纠正水电解质紊乱　本病失水、失钠和失钾者较多见。可根据病情酌定输液总量和成分。儿童每日补液量 80～100ml/kg,成人 2000～3000ml/d,其中 5%～10%葡萄糖液占 2/3～3/4,生理盐水占 1/3～1/4,并加适量氯化钾。视病情及生化、血气分析结果,酌情调整每日电解质的入量,同时给予碱性药物纠正酸中毒。

4.抗休克　迅速补充有效循环血容量。除补充晶体溶液外,应适当输血浆、新鲜全血或人体血清白蛋白等胶体液。血压不升者可配合血管活性药物治疗,如 α-受体阻滞剂、β-受体兴奋剂或山莨菪碱(654-2)等均可酌情选用。

5.抗生素　控制肠道内感染可减轻临床症状,临床多选用光谱抗菌药物,常用的抗生素有:氨基苄青霉素(4～8g/d)、氯霉素(2g/d)、庆大霉素(16 万～24 万 u/d)、卡那霉素(1g/d)、舒氨西林(6.0g/d)、复达欣 4g/d 戈多黏菌素和头孢菌素等,一般联合应用两种药物。

6.肾上腺糖皮质激素　可减轻中毒症状,抑制过敏反应,对纠正休克也有帮助;但有加重肠出血和促发肠穿孔之危险。一般应用不超过 3～5d;儿童用氢化可的松每天 4～8mg/kg 或地塞米松 1～2.5mg/kg;成人用氢化可地松 200～300mg/d 或地塞米松 5～20mg/d。总原则为短期、大量、静脉给药。

7.对症疗法　一般腹痛可用阿托品 0.5～1mg 或山莨菪碱 10mg 肌内注射;腹痛持续较剧烈时,山莨菪碱可加入液体中持续静点,此类药物能缓解腹痛,改善肠壁毛细血管痉挛,继而减轻肠壁坏死及出血的发生。严重腹痛者可酌情给予哌替啶。高热、烦躁者可给予吸氧、解热药、镇静药或予物理降温甚至冬眠疗法。烦躁者给予镇静剂如地西泮、苯巴比妥或异丙嗪等。出血者可试用止血敏、止血芳酸、立止血等止血药物。

8.蛋白酶　可水解 β 毒素,减少其吸收。常用 0.6～0.9g 口服,每日 3 次。重症者 1000u 肌内注射,每日 1～2 次。

9.抗毒血清　采用 welchii 杆菌抗毒血清 42000～85000u 静脉滴注,有较好疗效。

八、预防

重在预防。加强饮食卫生,避免摄食变质肉食与隔夜宿食,加强营养。

(彭智勇)

第五节　急性肝衰竭

一、概述

肝是人体最大的实质性脏器,担负着重要而复杂的生理功能,不仅在糖、脂类、蛋白质、维生素、激素等物质代谢中具有重要作用,而且还有分泌、合成、解毒及免疫等方面的功能。如:①代谢功能;②排泄功能;③合成功能;④解毒功能。急性肝衰竭是由于各种病因致肝细胞严重损害,使其代谢、分泌、合成、解毒及免疫等功能发生严重障碍而引起的临床综合征。肝损害的各种病因作用于肝组织后,导致上述任何一种或数种肝细胞功能丧失,均可引起不同程度的肝细胞损伤与肝功能障碍,产生肝功能不全,最终发展为肝衰竭。按病情经过可分为①急性肝衰竭:起病急,进展快,有明显黄疸和出血倾向,很快进入昏迷状态。常见于重型病毒性肝炎、中毒性肝炎等。②慢性肝衰竭:病情进展缓慢,病程较长,往往在某些诱因(如上消化道出血、感染等)作用下病情突然加剧而进入昏迷状态。常见于肝硬化失代偿期和肝癌晚期。

肝衰竭对机体的影响是多方面的,主要临床表现为肝性脑病和肝性肾衰竭。

【肝衰竭的病因学】

肝衰竭的病因颇为复杂,不同地区其病因构成存在很大差异。在欧美等发达国家,药物是导致急性肝衰竭的主要病因。在发展中国家,尤其是在我国,急性肝衰竭常见的原因主要是病毒性肝炎。

【肝衰竭的概念、发展过程和分类】

1.肝衰竭的概念　凡各种致肝损伤因素使肝细胞(包括肝实质细胞和库普弗细胞)发生严重损害,使其代谢、排泄、合成、解毒与免疫功能发生严重障碍,机体往往出现黄疸、出血、腹水、继发性感染、肝性脑病、肾功能障碍等一系列临床表现,称之为肝衰竭。

2.肝衰竭发生、发展的过程 肝实质细胞首先发生的是代谢排泄功能障碍(高胆红素血症、胆汁淤积症),其后为合成功能障碍(凝血因子合成减少、低蛋白血症),最后发生解毒功能障碍(激素灭活功能低下,血氨、胺类与芳香族氨基酸水平升高等)。

3.肝衰竭的分类 按病情进程可分为急性和慢性肝衰竭。

(1)急性肝衰竭:主要由病毒性肝炎或药物性肝炎等急性肝损害病情恶化所引起。其中,起病2周内,以发生肝性脑病为突出特点者称为暴发性肝衰竭;起病2周以上,以发生肝性脑病或重度黄疸和腹水为特征的称为亚急性肝衰竭。

(2)慢性肝衰竭:病情进展缓慢,病程较长,往往在某些诱因作用下病情突然加剧,反复发生慢性肝性脑病。主要由各类失代偿性肝硬化发展而来。

【肝衰竭的诊断和治疗】

1.诊断

(1)转氨酶可增高,但发生弥漫的肝坏死时可不增高。

(2)血胆红素增高。

(3)血小板常减少;白细胞常增多。

(4)血肌酐或尿素氮可增高(肾功能降低所致)。

(5)血电解质紊乱如低钠、高钾或低钾、低镁等。

(6)酸碱失衡,多为代谢性酸中毒,早期可能有呼吸性或代谢性(低氧、低钾等)碱中毒。

(7)出现DIC时,凝血时间、凝血酶原时间或部分凝血活酶时间延长,纤维蛋白原可减少,而其降解物(FDP)增多,优球蛋白试验等可呈阳性。

2.治疗方案

(1)改变营养方法,可用葡萄糖和支链氨基酸,葡萄糖液可配用少量胰岛素和胰高糖素;不用脂肪乳剂,限用一般的氨基酸合剂。

(2)口服乳果糖,以排软便2~3次/d为度;也可灌肠。肠道抗菌药,以减少肠内菌群,如用新霉素和甲硝唑。

(3)静脉滴注醋谷胺(乙醚谷醚胺)、谷氨酸(钾或钠)或氨酪酸,以降低血氨。

(4)静脉滴注左旋多巴,可能有利于恢复大脑功能。

(5)注意抗感染治疗,除了要处理感染病灶,还因为肝衰竭后免疫能力降低,而且来自肠道,门静脉的细菌毒素可进入全身血流。

(6)防治MODS:意识障碍并有视盘水肿时需用甘露醇等脱水药;呼吸加快、口唇发绀等可能为ARDS表现,应做血气分析和增加氧吸入、用呼吸机等;尿量过少时需用利尿药。

(7)直接支持肝功能的方法:将病人的血液通过体外的动物肝灌流,或用活性炭等吸附作用和半透膜透析作用(类似"人工肾"),以清除肝衰竭病人血中有害物质,均尚未取得较成熟的经验,需要继续研究。

【肝性脑病】

(一)肝性脑病概念

肝性脑病(HE)是继发于严重肝病的,以代谢紊乱为基础的中枢神经系统功能失调综合征,其主要临床表现是意识障碍、行为失常和昏迷。临床上常称为肝昏迷,但这不确切,因为患者常常是在产生一系列神经精神症状后才进入昏迷状态,而某些患者神经精神症状可持续多年而不产生昏迷,所以,称肝性脑病更为确切。近年来提出亚临床性肝性脑病(SHE)的概念,是指无明显肝性脑病的临床表现和生化异常,但心理(智力)测试或诱发电位检查异常的一种潜在脑病形式。有人建议在临床分期上,将亚临床型肝性脑病列为 0 期。

肝性脑病的临床表现往往因原有肝病的类型、肝细胞损害的程度、起病的轻重缓急以及诱因的不同而有所差别。一般根据意识障碍程度、神经系统表现和脑电图改变,将肝性脑病自轻微的精神改变到深昏迷分为 4 期。但是,肝性脑病患者的临床表现常重叠出现,各期之间并无明确的界限,分期的目的只是便于对其进行早期诊断与治疗。

(二)肝性脑病的病因、分类与分期

1.病因　肝性脑病常由严重肝疾病引起,以晚期肝硬化最常见,其次为急性重型病毒性肝炎。也可见于晚期肝癌、严重急性肝中毒及门-体静脉分流术后。

2.分类

(1)根据原因不同分类:①内源性肝性脑病,多数由重型病毒性肝炎或严重急性肝中毒等引起肝细胞广泛坏死发展而来。由于肝功能严重障碍,毒性物质在通过肝时未经解毒即进入体循环而引起肝性脑病。②外源性肝性脑病,多数由慢性肝疾病如门脉性肝硬化、血吸虫性肝硬化等发展而来。由于门脉高压有门-体静脉分流(即侧支循环),由肠道吸收入门脉系统的毒性物质绕过肝,未经解毒处理直接进入体循环而引起肝性脑病。

(2)根据发生速度分类:①急性肝性脑病,多见于重型病毒性肝炎或严重急性肝中毒患者。起病急,患者迅速发生昏迷,此型相当于内源性肝性脑病。②慢性肝性脑病,多见于慢性肝硬化,起病缓,病程长,患者先有较长时间神经精神症状,而后才出现昏迷,此型相当于外源性肝性脑病。

3.分期　肝性脑病按病情轻重分为 4 期。

(1)一期:轻微的神经精神症状,可表现出欣快、反应迟钝、睡眠规律改变,有轻度的扑翼样震颤。

(2)二期:上述症状加重,表现出精神错乱、睡眠障碍、行为异常,经常出现扑翼样震颤。

(3)三期:有明显的精神错乱、昏睡等症状。

(4)四期:意识丧失,不能唤醒,即进入昏迷阶段。

上述分期没有截然的界限,而是病情由轻到重的逐渐演变过程。

(三)肝性脑病的发病机制

肝性脑病发病机制尚不完全清楚,尸检尚未发现其脑内特异性的病理形态改变。目前普遍认为,肝性脑病主要是由于脑组织的功能和代谢障碍所致。现将肝性脑病发病机制的主要学说简述如下:

1.氨中毒学说　临床观察证实,80%的肝性脑病患者有血氨升高,肝硬化患者在摄入高蛋白饮食或口服较多含氮物质后血氨升高,非离子型氨(NH_3)为脂溶性,易于通过血-脑屏障和脑细胞膜,使脑细胞内氨浓度升高。极易诱发肝性脑病的各种临床表现,限制蛋白质饮食后,病情可见好转。说明血氨升高与肝性脑病有密切关系。

(1)血氨升高的原因:正常情况下,血氨浓度不超过 $59\mu mol/L$,血氨的生成和清除处于动态平衡,若氨清除不足或生成过多,血氨水平就会升高。①氨清除不足,正常人体内生成的氨绝大部分要在肝内经鸟氨酸循环合成尿素,并经肾排出体外。通常每合成 1mol 的尿素能清除 2mol 的氨,同时消耗 3mol 的 ATP。肝衰竭时,由于肝内酶系统受损,ATP 供给不足,鸟氨酸循环发生障碍,尿素合成减少使氨清除不足。此外,已建立门-体侧支循环或门-体静脉分流术后的肝硬化病人,由于来自肠道的氨部分未经肝清除而直接进入体循环,引起血氨升高。②氨生成过多,血氨主要来源于肠道含氮物质的分解,小部分来自肾、肌肉及脑。正常人每天肠道产氨约 4g,经门静脉入肝,通过鸟氨酸循环合成尿素而被解毒。肝功能障碍时有诸多因素使产氨增加。严重肝病常伴有食物消化、吸收障碍,肠内未经消化的蛋白质等食物成分较多,使肠内细菌生长活跃,产氨增多;肝衰竭患者常并发上消化道出血,血液蛋白质在肠内细菌作用下可产生大量氨;

肝硬化晚期常并发功能性肾衰竭引起氮质血症,大量尿素弥散至胃肠道,经肠内细菌尿素酶作用可产生大量氨;肝性脑病患者常有躁动不安等神经精神症状而致肌肉活动增强,使肌肉中腺苷酸分解代谢增强致产氨增多。

此外,肠道中氨的吸收率也影响血氨浓度。肠道中氨的吸收率与肠道 pH 有密切关系,当肠道处于酸性环境时,NH_3 与 H^+ 结合成不易吸收的 NH_4^+ 而随粪便排出体外。反之,当肠道处于碱性环境时,肠道吸收氨增多,促使血氨浓度升高。临床上常采用酸化肠道的措施,以协助降低血氨。

一般而言,仅在肝清除氨功能发生障碍时血氨水平才会升高。

(2)血氨升高引起肝性脑病的机制,尚未完全阐明,目前认为与下列机制有关。

1)干扰脑组织的能量代谢:脑组织需要能量较多,其能量来源主要是葡萄糖的生物氧化,血氨升高主要是导致葡萄糖生物氧化发生障碍。当脑组织氨增多时,氨能与三羧酸循环中的 α-酮戊二酸结合生成谷氨酸,后者再与氨结合生成谷氨酰胺。由于 α-酮戊二酸被大量消耗,三羧酸循环速度减慢。同时,消耗了大量还原型辅酶 I(NADH),妨碍了呼吸链中的递氢过程,以致 ATP 生成不足。氨还抑制丙酮酸脱羧酶的活性,使乙酰辅酶 A 生成减少,影响三羧酸循环的正常进行,也可使 ATP 生成减少。加之谷氨酰胺的形成又消耗了 ATP,脑组织因 ATP 生成减少而发生功能紊乱。

2)干扰神经递质间的平衡:正常情况下,脑内兴奋性神经递质与抑制性神经递质保持平衡。如上所述,进入脑内的氨增多,与谷氨酸结合生成谷氨酰胺增多,而谷氨酸被消耗;氨抑制了丙酮酸脱羧酶的活性,使乙酰辅酶 A 生成减少,从而使乙酰辅酶 A 与胆碱结合生成的乙酰胆碱减少。谷氨酸被消耗与乙酰胆碱生成减少,均导致兴奋性神经递质减少。前述的谷氨酰胺增多及 γ-氨基丁酸增多,均导致抑制性神经递质增多,从而使神经递质间的平衡失调,导致中枢神经系统功能紊乱。

3)干扰神经细胞膜正常离子的转运:血氨升高可干扰神经细胞膜上的 Na^+-K^+-ATP 酶的活性,影响复极后膜的离子转运,使脑细胞的膜电位变化和兴奋性异常;氨与 K^+ 有竞争作用,以致影响 Na^+、K^+ 在神经细胞膜内外的正常分布,从而干扰神经传导活动。

综上所述,血氨升高虽与肝性脑病的发生有密切关系,但并不能完全解释以下事实:临床上发现约有 20% 的肝性脑病患者血氨正常,而有的肝硬化患者氨虽然很高,但不发生肝性脑病。是否与血-脑屏障通透性有关,值得研究。有些肝性脑病患者昏迷程度与血氨水平无平行关系;降低血氨后,昏迷程度可无相应好转。由此可见,氨中毒学说不能满意解释肝性脑病的发生机制。

2. 假性神经递质学说 正常时蛋白质在肠内分解成氨基酸,其中芳香族氨基酸如苯丙氨酸、酪氨酸经肠道细菌的脱羧酶作用生成苯乙胺和酪胺,这些胺类在肝单胺氧化酶作用下,被氧化分解而解毒。当肝衰竭时,由于肝解毒功能严重降低,或经侧支循环绕过肝,这些来自肠道的苯乙胺和酪胺直接经体循环进入脑组织。尤其是门脉高压时,胃肠淤血致消化功能降低,肠内蛋白质腐败分解过程增强,产生大量苯乙胺和酪胺入血。在脑干网状结构的神经细胞内,苯乙胺和酪胺分别在 β-羟化酶作用下生成苯乙醇胺和羟苯乙醇胺。两者化学结构与正常神经递质去甲肾上腺素和多巴胺极为相似,因此可被脑干网状结构中的肾上腺能神经元所摄取,并贮存在突触小体的囊泡中,但其释放后的生理效应远较正常神经递质弱,故称为假性神经递质。脑内假性神经递质增多,可竞争性占据正常神经递质的受体,从而阻断了正常神经递质的功能,致使脑干网状结构中的上行激动系统功能失常,传至大脑皮质的兴奋冲动受阻,大脑功能发生抑制,出现意识障碍乃至昏迷。

3. 血浆氨基酸失衡学说 肝衰竭时血浆氨基酸间的比值发生改变,表现为支链氨基酸(如亮氨酸、异亮氨酸、缬氨酸)减少而芳香族氨基酸(如酪氨酸、苯丙氨酸、色氨酸)增多。其机制主要是由于肝衰竭对胰岛素和胰高血糖素灭活减少,使两者血中浓度均增高。增多的胰岛素能促进肌肉和脂肪组织对支链氨基酸的利用与分解,使血中支链氨基酸含量下降。增多的胰高血糖素,使组织的蛋白质分解代谢增强,致使大量芳香族氨基酸释放入血。芳香族氨基酸只在肝内进行分解,肝衰竭时,血浆中芳香族氨基酸的水平就会升高。当脑内酪氨酸和苯丙氨酸增多时,在芳香族氨基酸脱羧酶的作用下,分别生成羟苯乙醇胺和苯乙醇胺,两者系假神经递质。色氨酸在脑内可生成5-羟色胺,它是中枢神经系统上行投射神经元的抑制性递质,同时5-羟色胺可被儿茶酚胺神经元摄取而取代储存的去甲肾上腺素成为假神经递质。苯丙氨酸、酪氨酸、色氨酸大量进入脑细胞,使假神经递质生成增多,导致肝性脑病的发生。氨基酸失衡学说实际上是假性神经递质学说的补充和发展。

4.γ-氨基丁酸学说　　γ-氨基丁酸(GABA)是哺乳动物最主要的抑制性神经递质。正常情况下,脑内的GABA系突触前神经元利用谷氨酸经谷氨酸脱羧酶脱羧后的产物,贮存于突触前神经元的细胞质囊泡内。中枢神经系统以外的GABA系肠道细菌的分解产物,在肝内代谢清除。肝衰竭时肝细胞对来自肠道GABA的摄取和代谢降低,使血中GABA浓度增高,经通透性增强的血-脑屏障进入中枢神经系统,当突触前神经元兴奋时,从贮存囊泡释放到突触间隙,与突触后神经元GABA受体结合,使细胞膜对Cl^-通透性增高,由于细胞外的Cl^-浓度比细胞内高,因而使细胞外Cl^-大量内流,神经元处于超极化状态,发挥突触后的抑制作用。同时GABA也具有突触前抑制作用,这是因为当GABA作用于突触前的轴突末梢时,也可使轴突膜对Cl^-的通透性增高,但由于轴突内的Cl^-浓度高于轴突外,造成Cl^-外流,导致神经元去极化,当神经冲动到达神经末梢时,神经递质减少,产生突触前抑制。因此,GABA既是突触后抑制递质,又是突触前抑制递质,其脑内浓度增高,造成中枢神经系统功能抑制。

5.氨的综合学说　　由于氨中毒学说不能圆满解释肝性脑病的机制,转而研究氨对脑组织氨基酸代谢的影响,以阐明氨在肝性脑病发生中的作用。

(1)高血氨可刺激胰高血糖素的分泌,使氨基酸的糖异生及产氨增强;继而胰岛素分泌也增多,以维持血糖于正常水平;同时胰岛素分泌增多使肌肉、脂肪组织摄取支链氨基酸增多,导致血浆支链氨基酸水平下降。由于胰高血糖素有增强分解代谢的作用,使芳香族氨基酸水平增高,从而使血浆氨基酸失衡。

(2)高血氨在脑内与谷氨酸结合生成谷氨酰胺,后者促使中性氨基酸通过血脑屏障入脑,或减少中性氨基酸从脑内流出。其结果促进游离色氨酸、苯丙氨酸和酪氨酸等芳香族氨基酸入脑,致使5-羟色胺与假性神经递质增多,而正常神经递质合成受阻,从而诱发肝性脑病。

(3)高血氨对γ-氨基丁酸转氨酶有抑制作用,使GABA大量蓄积于脑内导致肝性脑病。由于高血氨可致能量生成减少(氨中毒学说)、血浆氨基酸失衡、假神经递质生成增多及GABA蓄积,故高血氨在肝性脑病发生中起综合作用。上述发病机制不是孤立的,往往是诸多因素综合作用的结果。在不同的患者或疾病的不同发展阶段,其主导因素可能不同,具体情况具体分析,制定相应治疗措施,这是治疗肝性脑病的关键。

(四)肝性脑病的诱发因素

1.消化道出血　　消化道出血是肝硬化患者发生肝性脑病最常见的诱因,多由食管下段静脉曲张破裂所致。流入肠道的血液蛋白质在细菌作用下大量分解为氨,引起血氨升高。此外,血容量减少,血压降低,组织缺血缺氧,均可促进肝性脑病的发生。

2.电解质和酸碱平衡紊乱　　肝硬化伴腹水患者常用利尿药治疗,使钾丢失过多,导致低钾性碱中毒。碱中毒可使NH_4^+转变为NH_3,同时,碱中毒时肾小管上皮细胞产生的氨以铵盐形式排出减少,而以NH_3的形式弥散入血增多,使血氨升高。

3.感染　　肝病患者抵抗力较低,易发生感染。细菌、毒素可直接损害肝功能,使氨合成尿素减少;感染引起发热使组织分解代谢增强,非蛋白氮增多,也可使血氨升高。

4.氮质血症 肝性脑病的病人,大多数有肾功能不全,致使尿素等非蛋白氮排出减少,血中非蛋白氮升高,大量尿素渗入肠腔并生成氨,使血氨升高。

5.其药 镇静药、麻醉药使用不当、放腹水过多过快、酒精中毒、便秘等均可做为肝性脑病的诱因.值得注意。

(五)肝性脑病防治的病理生理基础

1.消除诱因 酌情减少或停止进食蛋白质;预防消化道出血及感染;慎用麻醉药、镇静药及利尿药;保持大便通畅;放腹水要慎重;正确记录出入液量,注意水、电解质平衡等。

2.降低血氨 口服抗生素以抑制肠道细菌,减少氨的生成;口服乳果糖或高位弱酸液体灌肠以降低肠道 pH,减少氨的生成与吸收;应用谷氨酸、精氨酸等药物均有降低血氨的作用。

3.恢复神经传导功能 补充正常神经递质,使其与脑内假性神经递质竞争,有利于恢复神经传导功能,目前多采用左旋多巴,因为它易于通过血脑屏障进入中枢神经系统,并转变为正常神经递质而发挥生理效应。动物实验证明,左旋多巴还有降低血氨的作用。

4.恢复血浆氨基酸的平衡 应用含有高支链氨基酸、低芳香族氨基酸及精氨酸的复方氨基酸溶液,有利于恢复血浆氨基酸的平衡,能获得较好疗效。

5.其他 近年来开展了人工肝辅助装置与肝移植方面的研究,取得了一些进展,但仍存在不少问题,有待进一步解决。

总之,肝性脑病的发病机制比较复杂,应结合病人具体情况,采取针对性的综合治疗措施,才能取得较满意的疗效。

【肝肾综合征】

1.肝肾综合征的概念 肝衰竭晚期常伴有肾衰竭,以往称之为肝肾综合征。肝肾综合征是指由于肝硬化、继发于肝衰竭基础上的功能性肾衰竭(又称肝性功能性肾衰竭)。近年来把肝肾综合征分为真性和假性两种。所谓真性肝肾综合征是指肝硬化患者在失代偿期所发生的功能性肾衰竭及重症肝炎所伴随的急性肾小管坏死,即肝性肾衰竭。而同一病因使肝和肾同时受损,属假性肝肾综合征。肝硬化患者在失代偿期发生的少尿与氮质血症是功能性的,其根据是:①死于肾衰竭的肝硬化患者,其肾经组织学检查未见有何异常;②把死于肾衰竭患者的肾移植给尿毒症患者,被移植的肾可迅速发挥正常功能;③把功能正常的肝移植给已发生肾衰竭的肝硬化患者,肾的功能可恢复正常。肝性肾衰竭无论是功能性肾衰竭还是器质性肾衰竭都有少尿和氮质血症,但病因不同处理原则迥异,应注意鉴别。

2.肝肾综合征的分型 肝性肾衰竭分为两种类型。

(1)肝性功能性肾衰竭:大多数肝硬化晚期或少数暴发型肝炎患者除有肝衰竭的表现外,常伴有功能性肾衰竭,肾虽无器质性病变,但由于肾血管持续收缩,使肾血流量明显减少,肾小球滤过率降低,肾小管功能正常。

(2)肝性器质性肾衰竭:此型多见于急性肝衰竭伴有肾小管坏死,主要是肠源性内毒素血症所致。

3.肝肾综合征的发病机制

(1)交感-肾上腺髓质系统兴奋。

(2)肾素-血管紧张素系统兴奋。

(3)激肽释放酶-激肽系统活性降低。

(4)花生四烯酸代谢异常:前列腺素(PG)是一组具有多种生理活性的物质,其中 PGE_2、PGI_2 和 $PGF_{2\alpha}$ 具有扩张血管的作用,PGH_2 和 TXA_2 则具有收缩血管的作用。肝硬化患者前列腺素代谢异常,当缩血管物质多于扩张血管物质时,可促使肾衰竭的发生。

肝硬化或肝衰竭时,肝对白三烯(LTs)的摄取、灭活和LTs从胆汁排泄发生障碍,血中LTs浓度增高,使LTs经肾排泄途径增加。肾有丰富的LTs受体,LTs浓度升高可导致肾血管收缩,肾血流量减少和肾内血流重新分布,使肾小球滤过率急剧下降,从而导致功能性肾衰竭。

(5)内毒素血症:内毒素血症在功能性肾衰竭的发病中具有重要作用。肝硬化伴有内毒素血症患者大多出现功能性肾衰竭,肝硬化不伴有内毒素血症患者则肾功能大多正常。目前认为,内毒素可直接引起肾血管阻力增大、肾血浆流量减少而导致功能性肾衰竭。

4.肝肾综合征的临床表现　肝肾综合征的主要表现为:失代偿性肝硬化患者具有黄疸、肝脾增大、低白蛋白血症及门脉高压等症状,突然或逐渐发生少尿与氮质血症。

5.肝肾综合征的治疗　肝肾综合征是严重肝功能损害继发急性肾衰竭,所以在治疗上关键是严重肝病本身及其并发症。至于肾衰竭,应从其可能的诱因和发病机制设法治疗。

(1)防治肾衰竭的诱因,禁用肾毒性、肝毒性及降低肾血流量的药物、避免过量利尿和大量放腹水、防治消化道出血及感染、防治电解质失衡、肝性脑病、低血压及高血钾。

(2)支持疗法,优质低蛋白、高糖及高热量饮食,禁食植物蛋白。静脉滴注组合氨基酸(含8种必需氨基酸和组氨酸)0.25L,每日1次,或六合氨基酸(含赖氨酸、缬氨酸、亮氨酸、异亮氨酸、精氨酸、谷氨酸)0.25L,每日1次。

(3)应用改善肾血流量的药物。

1)血管紧张素Ⅱ(ATⅡ)转化酶抑制药及血管紧张素Ⅱ受体抑制药:巯甲丙脯酸25mg,每日3次;或洛汀新500mg,每日1次,可扩张血管,降低血管阻力,同时可降低肝脏摄取肾素的60%及抑制ATⅡ的形成。氯沙坦50mg/d,同洛汀新一样可改善肾功能(BuN↑、SCr↓、肾小球滤过率↑)。

2)前列腺素E_1(PGE₁):其剂量为$0.1\mu g/(kg \cdot min)$静脉滴注可扩张血管,改善血流量。但需防止低血压。

3)八肽加压素:是一种合成的血管加压药,可使动脉压升高,肾血管扩张,肾皮质血流量增加,剂量为0.0001Umin静脉滴注。

4)间羟胺:适用于高排血量、低阻力型功能性肾衰患者,剂量为$200\sim1000\mu g/min$静脉滴注,使血压较治疗前上升4～5kPa,可使心排血量降低,末梢阻力增加,尿量排钠量增多,肾功能改善。

(4)内毒素血症的治疗在肝硬化时,肠道内菌丛产生的内毒素不能被肝脏灭活。它既可使肝功能进一步恶化,又可作用于肾小动脉,引起急性肾衰竭。口服氨苄西林可减少肠道内毒素的生成,剂量为1g,每日3次。

(5)血液净化疗法腹膜透析、血液透析等均曾用于FIRS之治疗,理论上既可除去内毒素及代谢产物,又可改善水及电解质紊乱。但文献报道多数患者仍死于消化道出血、低血压及肝性脑病。

(6)手术疗法

1)门-腔静脉吻合术,或腹膜颈静脉分流术,文献报道可获得可逆性恢复,但有待更多的临床实践。

2)肝移植为理想的治疗方法,术后肝功能及肾功能均可迅速恢复,1984年以来不断有成功的报道。

二、急性肝衰竭

急性肝衰竭是原来无肝病者肝脏受损后短时间内发生的严重临床综合征,病死率高。最常见的病因是病毒性肝炎。脑水肿是最主要的致死原因。除少数中毒引起者可用解毒药外,目前无特效疗法。原位肝移植是目前最有效的治疗方法,生物人工肝支持系统和肝细胞移植治疗急性肝衰竭处在研究早期阶段,是很有前途的新方法。

【概念】

1970 年,Trey 等提出暴发性肝衰竭(FHF)一词,是指严重肝损害后发生的一种有潜在可逆性的综合征。其后有人提出迟发性或亚暴发性肝衰的概念。最近 O'Grady 等主张将 ALF 分为 3 个亚型。

1.超急性肝衰竭型　指出现黄疸 7d 内发生肝性脑病者。

2.急性肝衰竭型　指出现黄疸 8～28d 发生肝性脑病者。

3.亚急性肝衰竭型　指出现黄疸 29～72d 发生肝性脑病者。"急性肝衰竭"一词应该是一个比较宽泛的概念,它至少应该包括临床上大家比较熟悉的暴发性肝衰竭和亚暴发性肝衰竭。

【病因】

1.嗜肝病毒感染及其他病原体感染　所有嗜肝病毒都能引起 ALF。急性病毒性肝炎是 ALF 最常见的原因,占所有病例的 72%,但急性病毒性肝炎发生 ALF 者少于 1%。

2.损肝药物　损肝药物种类繁多,药源性 ALF 的发生率有增高趋势。据报道,对乙酰氨基酚(扑热息痛)过量是英国 ALF 的主要病因;印度 4.5%的 ALF 由抗结核药引起;日本 25%的特发性 ALF 系服用托屈嗪(乙肼苯哒嗪)所致。

3.毒物中毒　种类也很多,如毒蕈、四氯化碳、磷等。美国和法国报道,每年都有业余蘑菇采集者因毒蕈中毒引起 ALF 而死亡。

4.其他　如肝豆状核变性、Budd-Chiari 综合征、Reye 综合征、妊娠期脂肪肝、转移性肝癌、自身免疫性肝炎、休克、过高温及过低温等。

【症状】

早期症状缺乏特异性,可能仅有恶心、呕吐、腹痛、脱水等表现。随后可出现黄疸、凝血功能障碍、酸中毒或碱中毒、低血糖和昏迷等。精神活动障碍与凝血酶原时间(PT)延长是 ALF 的特征。肝性脑病可分 4 期:Ⅰ期表现精神活动迟钝,存活率约为 70%;Ⅱ期表现行为失常(精神错乱、欣快)或嗜睡,存活率约为60%;Ⅲ期表现昏睡,存活率约为 40%;Ⅳ期表现不同程度的昏迷,存活率约为 20%。

【治疗措施】

ALF 的临床过程为进行性多器官功能衰竭,除中毒引起者可用解毒药外,其余情况均无特效疗法。治疗目标是维持生命功能,期望肝功能恢复或有条件时进行肝移植。

1.一般措施　密切观察患者精神状态、血压、尿量。常规给予 H_2 受体拮抗药以预防应激性溃疡。皮质类固醇、肝素、胰岛素、胰高血糖素无明显效果。抗病毒药未被用于治疗 ALF,近期有报道试用拉米夫定者。

2.肝性脑病和脑水肿　肝性脑病常骤起,偶可发生于黄疸之前。常有激动、妄想、运动过度,迅速转为昏迷。有报道氟马西尼至少能暂时减轻昏迷程度。Ⅳ期肝性脑病患者 75%～80%发生脑水肿,是 ALF 的主要死因。提示颅内压增高的临床征兆有:①收缩期高血压(持续性或阵发性);②心动过缓;③肌张力增高,角弓反张,去皮质样姿势;④瞳孔异常(对光反射迟钝或消失);⑤脑干型呼吸,呼吸暂停。颅内压可在临床征兆出现前迅速增高,引起脑死亡,应紧急治疗。

过去常规从胃管注入乳果糖,但在 ALF 未证实有肯定疗效。新霉素可能加速肾衰竭的发展。甘露醇可提高 ALF 并发Ⅳ期肝性脑病患者的存活率,有颅内压增高的临床征兆或颅内压超过 2.7kPa(20mmHg)者,可用甘露醇 0.5～1.0g/kg(20%溶液)静脉滴注,20min 内注完;如有足够的利尿效应,血清渗透压仍低于 320mmol,可在需要时重复给药。据报道 N-乙酰半胱氨酸(NAC)对所有原因引致的 ALF 都有效,它能通过增加脑血流和提高组织氧消耗而减轻脑水肿。

3.预防和控制感染　早期预防性应用广谱抗生素无效,而且会引致有多种抵抗力的细菌感染。部分(30%以上)并发感染者无典型临床征兆(如发热、白细胞增多),应提高警觉,早期发现感染并给予积极治疗是改善预后的关键。

4.治疗凝血功能障碍　ALF患者几乎都有凝血功能障碍。由于应用 H_2 受体拮抗药和硫糖铝,最常见的上消化道出血已显著减少。预防性应用新鲜冷冻血浆并不能改善预后,只有在明显出血、准备外科手术或侵入性检查时才用新鲜冷冻血浆或其他特殊因子浓缩物。血小板少于 $50000/mm^3$ 者,可能需要输血小板。

5.处理肾衰竭　约50%ALF患者发生少尿性肾衰竭。对乙酰胺基酚诱发的肾衰竭可无肝衰竭,预后良好。非对乙酰氨基酚 ALF 发生肾衰竭,通常伴有肝性脑病、真菌感染等,预后不良。常用低剂量多巴胺维持肾的灌注,但其疗效未得到对照研究的证实。血肌酐>400μmol/L、液体过量、酸中毒、高钾血症和少尿性肾衰竭合用甘露醇者,要选用肾替代疗法。持续性血液过滤(动脉-静脉或静脉-静脉)优于间歇性血液过滤。由于衰竭的肝合成尿素减少,血浆尿素监测不是 ALF 肾功能的良好观察指标。

6.处理心血管异常　ALF 心血管异常的临床表现以低血压为特征。其处理措施是在肺动脉楔压和心排血量监测下补液,如补液改善不明显要用血管加压药。肾上腺素和去甲肾上腺素最常用;血管紧张素Ⅱ用于较难治病例。尽管血管加压药有维持平均动脉压的疗效,但减少组织氧消耗,其应用受到明显限制(可同时应用微循环扩张药前列环素等)。

7.处理代谢紊乱　ALF 患者通常有低血糖。中枢呼吸性碱中毒常见,低磷血症、低镁血症等也不少见。对乙酰氨基酚过量代谢性酸中毒与肾功能无关,是预测预后的重要指标。

8.肝移植(OLT)　肝移植(OLT)是目前治疗 AFL 最有效的方法。OLT 患者选择非常重要,O'Grady等根据病因提出的 ALF 患者做 OLT 的适应证,可供参考。OLT 绝对禁忌证为不能控制的颅内高压、难治性低血压、脓毒血症和成年人呼吸窘迫综合征(ARDS)。

9.辅助肝移植　即在患者自身肝旁置入部分肝移植物(辅助异位肝移植),或切除部分自身肝后在原位置入减少体积的肝移植物(辅助原位肝移植)。移植技术困难,术后并发症发生率高。

10.生物人工肝(BAL)　理论上启用人工肝支持系统帮助患者渡过病情危急阶段是最好的治疗方法。非生物人工肝支持系统疗效不理想。BAL 已试用于临床,疗效显著。

11.肝细胞移植　肝细胞移植治疗 ALT 是可行和有效的。需进一步研究如何保证肝细胞的高度生存力和代谢活力,并了解最适合的细胞来源(人、动物或胎肝细胞)和置入途径(腹腔内、脾内或经颈静脉的门静脉内置入)。

【预防措施】

急性肝衰竭的病死率较高,应尽量防避其发生。临床上能做到的是用药时注意对肝的不良作用。例如:结核病用利福平、乙硫异烟胺或吡嗪酰胺等治疗时,应检查血转氨酶、胆红素等,如发现肝功能有改变,应及时更改药物。外科施行创伤性较大的手术,术前应重视病人的肝功能情况,尤其对原有肝硬化、肝炎、黄疸、低蛋白血症等病变者,要有充分的准备。麻醉应避免用肝毒性药物。手术和术后过程中要尽可能防止缺氧、低血压或休克、感染等,以免损害肝细胞;术后要根据病情继续监测肝功能,保持呼吸循环良好、抗感染和维持营养代谢,对肝起良好作用。

【护理要点】

1.卧床休息,开始禁食蛋白质,昏迷者可鼻饲。注意脑水肿,心力衰竭,低血压。

2.按昏迷护理常规进行护理,保持呼吸道通畅,给予氧气,必要时气管切开。

3.密切观察 T、P、R、BP、神志及伴随症状、体征,记录出入量。

4.观察治疗效果,药物的副作用。

5.协助指导患者及家属了解与疾病有关的知识。

6.抑制肠内细菌,口服新霉素、乳果糖、静脉滴注谷氨酸钾。

7.防止出血,可静脉滴注止血药物、维生素 K_1 或新鲜血。

8.必要时将病人放置隔离室,按消化道隔离处理。

【急性肝衰竭的治疗展望】

1.针对病因和发病机制的治疗展望　在欧美国家,约 50% 的急性肝衰竭为药物的肝毒性作用,其中 40% 为对乙酰氨基酚中毒,约 20% 的患者不明原因。其未来的应对策略是通过立法限制对乙酰氨基酚的过量应用,减少由其引起的 FHF 发病率;寻找不明原因 FHF 的致病因子;开发更有效的人工肝系统,使患者获得自发性肝再生或接受肝移植。在东南亚,HBV 感染是 FHF 最重要的原因。慢性 HBV 携带者或慢性乙型肝炎可以自发性地或在应用免疫抑制药后诱导再活动和 FHF。在中国港台地区,新生儿普遍接种乙型肝炎疫苗后,婴儿死于 FHF 的比例下降。对 HBsAg 阳性的同种异体骨髓移植和肾移植患者在手术前后预防性应用拉米夫定可降低术后 HBV 再活动和 FHF 的发病率。严重肝病特别是 FHF 时常出现"全身炎症反应综合征(SIRS)"。在欧美国家,接近 80% 的对乙酰氨基酚中毒所致的 FHF 在肝功能进一步恶化之前存在明确的 SIRS,SIRS 与肝性脑病脑水肿的恶化和死亡直接相关。因此,防治 FHF 患者发生 SIRS 对缓解病情、争取治疗机会将大有裨益。FHF 患者常存在肝大块坏死、凋亡,对病毒或药物介导的肝细胞死亡相关信号通路进行深入研究并直接加以阻断将有助于防止病情恶化。核转录因子 NF2κB 与多种细胞因子和炎症介质的合成有关,应用 NF2κB 钓饵寡脱氧核苷酸能明显减轻 FHF 小鼠肝损伤,提高其存活率。小双链干扰 RNA(siRNA)是使哺乳动物细胞基因沉默的强大工具。粒细胞集落刺激因子亦能增强 FHF 大鼠肝再生,改善肝性脑病。上述实验结果有助于开辟新型的基因治疗途径。

2.人工肝支持系统(ALSS)　ALSS 简称人工肝(AL),它通过体外循环方式为肝衰竭患者代偿肝功能,直至自体肝恢复或获得肝移植机会。AL 通常分非生物型(物理型、中间型)、生物型和混合型。近年来采用新型生物材料和技术,研制出一些新的装置和联合方法,如 Biologic2 DT 系统、分子吸附再循环系统(MARS)、连续性血液透析滤过和连续性血液净化疗法等。尤其是 MARS 通过类似血液透析中的"高智能"膜来转运处理肝衰竭患者体内的水溶性毒素,选择性地清除白蛋白结合毒素,该系统已进入Ⅲ期临床。生物人工肝(BAL)的核心成分是肝细胞,其核心装置是生物反应器。然而,单纯靠 BAL 支持治疗后能存活的 FHF 患者为数极少。研究 BAL 与偏重解毒的物理人工肝和(或)中间型人工肝联合起来的混合型 AL,显示了比生物型、非生物型人工肝更好的临床效果,可能代表人工肝将来的发展方向。

3.肝细胞移植　肝细胞移植(HCT)能在短时间内替代病肝功能。用于 HCT 的细胞来源包括人原代肝细胞和胎肝细胞、异种肝细胞、人原性永生化肝细胞、肝癌细胞株以及肝干细胞。虽然在动物肝衰竭模型中已证实 HCT 能减轻肝坏死和延长存活期,但现在还没有任何一种肝细胞是理想的、可供移植的"金标准"细胞来源。目前肝干细胞的研究只是证实了它的存在及可能的组成,对其强大的增殖及多向分化能力有所了解,但其在多种生理和病理过程中的作用远未阐明,用于 FHF 的临床治疗尚需时日。今后研究的方向是利用基因修饰技术在体外建立稳定表达的克隆肝细胞株;抑制参与诱发、递呈免疫反应的某些抗原基因的表达或上调肝细胞抗排异反应的细胞因子基因的表达;将调控细胞增殖和凋亡的外源基因导入培养的肝细胞或利用基因剔除技术下调抑制细胞增殖基因的表达。

4.肝移植　自从开展原位肝移植以后,FHF 患者的预后显著改善,其生存率达 60%～80%。但在东南亚地区,每年每百万人口中能提供全肝移植的供体只有 1～5 个。为了克服肝供体严重短缺的矛盾,这些地区相继开展了活体亲体肝移植(LRLT),接受 LRLT 的 FHF 患者存活率达到 56% 以上。除了传统的左外叶、左全叶肝移植,日本等国率先开展右叶肝移植并使术后存活率达 87.5%。但由于 FHF 进展极快,要在短时间内选择合适供体和理想的移植时间困难较大。在远东地区,接受肝移植的 FHF 患者中,2/3 以上为 HBV 感染导致的暴发性肝炎,其术后远期再感染、复发率达 70%。术前预防性应用大剂量 HBIG 与拉米夫定联合治疗可有效降低术后复发率,延长存活期,但治疗费用高昂,长期应用并发症较多。最近有报道,无 HBV 感染或已产生抗 HBs 阳性的供体可能使 HBsAg 阳性肝移植受体产生针对 HBV 的过继性免疫转移,此现象一旦得到明确将是肝移植后复发的 HBV 感染者的福音。总之,今后应加强对 FHF 的发生、发展、恶化的机制以及肝自发再生、恢复的条件作深入研究;努力开展随机、对照的临床研究;创造更多肝移植的机会;研究出类似于人工肾的人工肝系统,使其与原来的生物器官接近或类似,基本上能担任正常肝的工作;积极开展基因治疗研究。

(彭智勇)

第六节 肝硬化

肝硬化是一种常见的由不同病因引起的肝慢性、进行性、弥漫性病变,是在肝细胞广泛变性和坏死基础上产生肝纤维组织弥漫性增生,并形成再生结节和假小叶,导致正常肝小叶结构和血管解剖的破坏。病变逐渐进展,晚期出现肝衰竭、门脉高压和多种并发症。我国城市 50～60 岁年龄组男性肝硬化死亡率为 112/10 万。

【病因病机】

(一)中医

中医认为,本病的发生与酒食不节、情志所伤、血吸虫感染、劳欲过度、积聚、黄疸等因素作用有密切关系。

1.酒食不节　饮食不节,嗜酒过度,损伤脾胃,脾失健运,湿热内生,酒食浊气内蕴,清阳不升,浊阴不降,清浊相混,壅阻中焦,土壅木郁,气血郁滞,水湿停留,而致鼓胀。

2.情志所伤　情志怫郁,肝气不舒,肝失疏泄,致肝气郁结,久则气滞血瘀;肝气犯脾,运化失常,水湿内停,与瘀血蕴结,气血水壅滞中焦,导致鼓胀。

3.血吸虫感染　感染血吸虫后,未及时治疗,至晚期内伤肝脾,脉络瘀阻,气机不畅,升降失常,清浊相混,气血水停于腹中,形成鼓胀。

4.黄疸积聚迁延日久　黄疸失治,日久湿热与气血凝滞,损肝伤脾,气滞血瘀,脉络瘀阻;积聚日久,气郁与痰瘀互结,气血痰湿蕴结而致鼓胀。

5.感染疫毒　感染乙肝或丙肝疫毒,迁延日久,损伤肝脾,肝失疏泄而肝气郁结,脾失健运而痰浊内生,气与痰浊壅结而致积聚;气血水蕴结而致鼓胀。

积聚是以腹内结块,或胀或痛为主要临床表现的病证。情志抑郁、饮食内伤、疫毒稽留是其主要病因,但必以正气亏损为主要条件,气滞、血瘀、痰凝是积聚的主要病机。鼓胀形成,肝脾肾功能失调是关键;肝气郁结、气滞血瘀是形成鼓胀的基本条件;其次是脾脏功能受损,运化失职,遂致水湿内停,肾脏气化功能障碍,不能蒸化水液而加重水湿停滞,亦是形成鼓胀的重要因素。

(二)西医

引起肝硬化的原因很多,在国内以乙型病毒性肝炎所致的肝硬化常见。在国外,特别是欧美国家则以酒精中毒引起多见。常见的病因有:

1.病毒性肝炎 乙型、丙型、丁型病毒性肝炎可以发展为肝硬化。急性或亚急性肝炎如有大量肝细胞坏死和纤维化可直接演变为肝硬化,但更重要的演变方式是经过慢性肝炎阶段。病毒的持续存在是演变为肝硬化的主要条件。乙型和丙型肝炎重叠感染常可加速肝硬化的进程。

2.慢性酒精中毒 在欧美国家,酒精性肝硬化约占全部肝硬化的 $50\%\sim90\%$。其发病机制主要是酒精中间代谢产物乙醛对肝脏的直接损害。

3.非酒精性脂肪性肝炎 是仅次于上述病因的最常见的肝硬化的病因。危险因素有肥胖、糖尿病、高脂血症等。

4.长期胆汁淤积 包括原发性胆汁性肝硬化和继发性胆汁性肝硬化。后者由各种原因引起肝外胆道长期梗阻所致。高浓度胆酸和胆红素对肝细胞的毒性作用可导致肝细胞变性、坏死、纤维化,进而发展为肝硬化。

各种病因引起广泛的肝细胞坏死,导致正常肝小叶结构破坏。肝内星状细胞激活,细胞因子生成增加,胶原合成增加,降解减少,细胞外间质成分变化,肝窦毛细血管化,纤维组织弥漫性增生、纤维间隔血管交通吻合支产生以及再生结节压迫,使肝内血液循环进一步障碍,肝脏逐渐变形、变硬,功能进一步减退,形成肝硬化。

【临床表现】

(一)症状与体征

在我国本病患者以 20～50 岁男性多见,青壮年的发病多与病毒性肝炎有关。肝硬化的起病和病程多缓慢,起病时可无症状,病情逐渐发展,到后期出现两大类主要症状即肝衰竭和门脉高压症。在临床上将肝硬化分为代偿期与失代偿期。

1.代偿期肝硬化 症状较轻,缺乏特异性。以乏力、食欲减退出现较早,且较突出,可伴有腹胀不适、恶心、上腹隐痛、轻微腹泻等。上述症状呈间歇性。患者营养状态一般,肝轻度肿大,质地结实或偏硬,或有轻度压痛,脾脏轻至中度大。肝功能检查可正常,部分患者可有白球蛋白比例倒置;B超见肝脏表面不光滑或凹凸不平、门脉增宽、脾大;血常规可有白细胞及血小板减少;胃镜可见食管静脉轻度曲张。

2.失代偿期肝硬化

(1)一般症状:包括食欲减退、乏力和体重减轻。前者常伴有恶心呕吐,多由于胃肠淤血、胃肠道分泌与吸收功能紊乱所致。腹腔积液形成、消化道出血和肝衰竭更加重此病。

(2)腹腔积液:患者主诉腹胀,少量腹腔积液常由超声或 CT 诊断,中等以上腹腔积液在临床检查时可发现,后者常伴下肢水肿。$5\%\sim10\%$ 腹腔积液者可出现肝性胸腔积液,常见于右侧。

(3)黄疸:巩膜皮肤黄染、尿色深、胆红素尿,常由于肝细胞排泄胆红素功能衰竭,是严重肝功能不全的表现。引起黄疸的其他原因还有:①溶血:以非结合胆红素升高为主;②肝肾综合征:胆红素在肾排出受阻,以结合胆红素升高为主;③细菌感染(自发性腹膜炎、尿路感染):导致胆汁淤积,结合胆红素升高为主。

(4)发热:常为持续性低热,体温在 38～38.5℃之间,除在酒精性肝硬化患者要考虑酒精性肝炎外,其余均应鉴别发热是由于肝硬化本身,还是细菌感染引起。

(5)贫血与出血倾向:患者可有不同程度的贫血,黏膜、指甲苍白,并有头昏、乏力等表现。凝血功能障碍可导致患者有出血倾向,常出现牙龈、鼻腔出血,皮肤、黏膜有出血、瘀点、瘀斑和新鲜出血点。

(6)女性化和性功能减退:常表现为男性乳房发育、蜘蛛痣、肝掌和体毛分布改变。

(7)腹部检查:除腹腔积液外,尚可见腹壁静脉和胸壁静脉显露及怒张,血流以脐为中心向四周流向,脐心突起。脾一般为中度肿大,有时为巨脾。肝脏早期肿大,晚期缩小、坚硬,表面呈结节状,一般无压痛。

（二）并发症

1.食管胃静脉破裂出血　急性出血死亡率平均32％，是肝硬化较为常见和严重的并发症。患者出现呕血、黑粪，严重者休克。

2.自发性细菌性腹膜炎　腹腔积液患者中发生率为10％～30％。常表现为短期内腹腔积液迅速增加，对利尿剂无反应，伴腹泻、腹胀、腹痛、发热，少数患者伴血压下降，肝功能恶化或门体分流性脑病加重。

3.原发性肝癌　进行性肝肿大，质地坚硬如石，表面结节状。

4.肝肾综合征　顽固性腹腔积液基础上出现少尿、无尿以及恶心等氮质血症时临床表现。临床分2种类型：Ⅰ型进展性肾功能损伤，2周内肌酐成倍上升；Ⅱ型肾功能缓慢进展性损害。

5.肝性脑病　扑翼样震颤，谵妄进而昏迷，可有血氨升高。

6.肝肺综合征　终末期肝病患者中发生率13％～47％。并出现杵状指发绀、蜘蛛痣。

（三）实验室检查

1.血常规检查　肝硬化代偿期血常规多在正常范围，可有血小板减少。失代偿期由于出血、营养不良、脾功能亢进可发生轻重不等的贫血。有感染时白细胞可升高，脾功能亢进者白细胞和血小板均减少；无感染时可见三系减少。

2.尿液检查　尿常规一般在正常范围，乙型肝炎肝硬化合并乙肝相关性肾炎时尿蛋白呈阳性。胆汁淤积引起的黄疸时尿胆红素阳性，尿胆原阴性。肝细胞损伤引起的黄疸，尿胆原亦增加。腹腔积液患者应测定24小时尿钠、尿钾。

3.粪常规　消化道出血时肉眼可见黑粪和血便，门脉高压性胃病引起的慢性出血，粪隐血试验阳性。

4.肝功能试验

(1)血清胆红素：失代偿期可出现结合胆红素和总胆红素升高，胆红素的持续升高是预后不良的重要指标。

(2)蛋白质代谢：肝脏是合成清蛋白的唯一场所，在没有蛋白丢失的情况时，血清清蛋白量常能反映肝脏储备功能。在肝功能明显减退时，清蛋白合成减少。清蛋白低于28g/L为严重下降。肝硬化时常有球蛋白升高，清蛋白与球蛋白比例降低或倒置。

(3)血清酶学试验：肝细胞受损时，血清丙氨酸转氨酶（ALT）与天冬氨酸转氨酶（AST）活力均可升高，一般以ALT升高较显著。肝细胞严重坏死时，ALT可高于AST。酒精性肝硬化时AST/ALT＞2.0（正常值0.6）。70％肝硬化患者碱性磷酸酶（AKP）升高，合并肝癌时明显升高。90％肝硬化患者γ-谷胺酰转肽酶（γ-GT）可升高，尤以酒精性肝硬化升高明显，肝癌时明显升高。70％肝硬化患者ALP可升高，合并肝癌时常明显升高。

(4)血清免疫学检查：①甲胎蛋白（AFP）：肝硬化活动期AFP可升高。合并原发性肝癌时明显升高。如转氨酶正常AFP持续升高，须怀疑原发性肝癌。②病毒性肝炎标记物的测定：肝硬化患者须测定乙、丙、丁肝炎标记物以明确病因。肝硬化有活动时应做甲、乙、丙、丁、戊型标记物及CMV、EB病毒抗体，以明确有无重叠感染。

（四）影像学检查

1.超声检查　B超检查可发现肝脏表面凹凸不平，肝叶比例失调，肝脏缩小，肝实质回声不均匀增强，肝静脉管腔狭窄、粗细不等。

2.CT　肝硬化的CT影像与B超检查相似，表现为肝比例失调、肝裂增宽和门区扩张，肝脏密度高低不均。还可见脾肿大，门静脉扩张和腹腔积液等门脉高压症表现。

（五）特殊检查

1.胃镜检查 可直接观察并确定食管及胃底有无静脉曲张，了解其曲张程度及范围，并可确定有无门脉高压性胃病。食管及胃底静脉曲张是诊断门脉高压症最可靠的指标。

2.肝活组织检查 B超引导下或腹腔镜直观下经皮肝穿刺，取肝活组织做病理检查，对肝硬化，特别是早期肝硬化的确定诊断和明确病因有重要价值。

3.腹腔镜检查 可见肝脏表面高低不平，有大小不等的结节和纤维间隔，边缘锐利不规则，包膜增厚，脾肿大，圆韧带血管充血和腹膜血管扩张。诊断不明时，腹腔镜检查有重要价值。

【诊断与鉴别诊断】

1.肝硬化的诊断 主要依据：①病史：应详细询问肝炎史、饮酒史、药物史、输血史、社交史及家族遗传性疾病史。②症状体征：根据上述临床表现对患者进行体检，确定是否存在门脉高压和肝功能障碍表现。③肝功能试验：血清蛋白降低，胆红素升高，凝血酶原延长提示肝功能失代偿，定量肝功能有助于诊断。④影像学检查：B超、CT有助于本病诊断。完整的诊断应包括病因、病理、功能和并发症四个部分。

（1）病因诊断：明确肝硬化的病因对于估计患者预后及进行治疗密切相关。根据上述各种病因做相关检查以排出及确定病因诊断，如检查病毒性肝炎标志物排除由病毒性肝炎引起的肝硬化。

（2）病理诊断：肝活组织检查可明确诊断及病理分类，特别在有引起肝硬化的病因暴露史，有肝脾肿大但无其他临床表现、肝功能试验正常的代偿患者，肝活检常可明确诊断。

2.鉴别诊断

（1）肝、脾肿大：与血液病、代谢性疾病的肝脾肿大鉴别。必要时做肝活检。

（2）腹腔积液的鉴别诊断：应确定腹腔积液的程度和性质，与其他原因引起的腹腔积液鉴别。肝硬化腹腔积液为漏出液，SAAG＞11g/L；合并自发性腹膜炎为渗出液，以中性粒细胞增多为主，但SAAG仍＞11g/L。结核性腹膜炎为渗出液伴ADA增高。肿瘤性腹腔积液比重介于渗出液与漏出液之间，腹腔积液LDH/血LDH＞1，可找到肿瘤细胞。腹腔积液检查不能明确诊断时，可做腹腔镜检查。

【治疗】

（一）中医辨证分型治疗

肝硬化代偿期属中医"积聚"范畴，肝硬化失代偿期多属中医"鼓胀"范畴。

1.积聚

（1）气滞血阻：

症候特点：积块软而不坚，固定不移，右胁腹或胀或痛，脘腹痞满，纳减厌油，舌质紫暗或有瘀斑，脉弦。

治则：理气活血，通络消积。

方药：金铃子散合失笑散加减（川楝子、玄胡索、五灵脂、蒲黄、青皮、槟榔、三棱、莪术、柴胡、茯苓、白术）。

加减：口苦加黄芩、茵陈；纳呆厌油加麦芽、山楂、鸡内金。

（2）瘀血内结：

症候特点：腹部肿块明显，硬痛不移，面色晦暗，消瘦乏力，女子闭经，男子阳痿，舌质紫暗有瘀斑，脉细涩。

治则：祛瘀软坚，活血理脾。

方药：膈下逐瘀汤（当归、川芎、红花、赤芍药、五灵脂、丹皮、元胡、香附、枳壳、甘草）。

加减：加莪术、三棱、炮山甲软坚散结，黄芪、白术、炒麦芽益气健脾。

（3）正虚瘀结：

症候特点：积块坚硬，疼痛加剧，面色萎黄，形脱骨立，饮食大减，舌质淡紫，脉细弦。

治则：大补气血，化瘀软坚。

方药：八汤汤合化积丸（当归、熟地、白芍药、川芎、人参、茯苓、白术、甘草、三棱、莪术、苏木、五灵脂、香附、槟榔）。

加减：阴虚津伤者加石斛、麦冬、鳖甲。

2.鼓胀

（1）鼓胀早期：

症候特点：腹大胀满，叩之如鼓，乏力纳少便溏，食后胀甚，矢气则舒，小便短少，舌质暗苔白腻，脉弦滑。

治则：理气活血，行湿散满。

方药：木香顺气散合平胃散（木香、青皮、陈皮、川朴、乌药、苍术、槟榔、茯苓、草果、莪术、甘草）。

加减：尿少加猪苓、泽泻化湿利水；腹胀甚加大腹皮、莱菔子除满消痞。

（2）鼓胀中期：

症候特点：腹大坚满，脘腹痞胀，不敢进食，口渴不敢饮，小便少，腹壁脉络怒张，舌质淡暗有齿痕，苔厚腻，脉沉滑。

治法：扶正行气，化瘀利水。

方药：四君子汤合调营饮（党参、黄芪、茯苓、白术、黄精、甘草、当归、桃仁、红花、赤芍药、泽兰、莪术、槟榔）。

加减：加商陆、猪苓利水，加桂枝、细辛、制附子温阳利水。

（3）鼓胀晚期：

症候特点：腹大胀满不舒，早宽暮急，气短乏力，纳少神疲，骨瘦如柴，面色苍黄，或腰膝冷痛，畏寒肢冷，舌质淡胖有齿痕，苔白，脉沉缓；或五心烦热，口干咽燥，舌红少苔，脉细数。

治则：①肾阳虚：温补脾肾，化气利水；②肾阴虚：滋补肝肾，健脾利水。

方药：①用附子理中汤合济生肾气丸（制附子、桂枝、熟地、山药、山茱萸、丹皮、茯苓、泽泻、川牛膝、车前子、人参、白术、甘草）。加减：加猪苓、大腹皮行气利水。②用滋水清肝饮（熟地、当归、白芍药、丹皮、酸枣仁、山茱萸、茯苓、山药、泽泻、柴胡、山栀）。加减：加猪苓、泽泻、益母草利小便。

（二）中成药治疗

1.扶正化瘀胶囊　用于肝硬化气虚血瘀证。

2.安络化纤丸　用于肝纤维化、早期肝硬化肝络瘀滞证。

3.大黄䗪虫丸　用于肝硬化、肝纤维化肝郁血瘀证。

（三）古今验效方治疗

1.鳖甲煎丸

组成：鳖甲、乌药、柴胡、黄芩、干姜、鼠妇、大黄、桃仁、丹皮、紫葳、芍药、桂枝、蜣螂、葶苈子、石苇、瞿麦、半夏、厚朴、赤芍药、人参、阿胶、蜂房、䗪虫。

功效：扶正化瘀，活血软坚；用于肝硬化正虚瘀阻证。

2.膈下逐瘀汤

组成：五灵脂、当归、川芎、桃仁、丹皮、赤芍药、乌药、延胡索、甘草、香附、红花、枳壳。

功效：活血化瘀通络；用于肝硬化瘀血阻络证。

3.十枣汤

组成：大戟、甘遂、芫花、大枣。

功效：峻下逐水；用于鼓胀水湿停滞证。

（四）外治

1.针灸疗法

（1）取穴：主穴：期门、水分、曲泉、太冲、行间、三阴交、曲池、肝俞、脾俞、中脘、章门、足三里。配穴：心悸失眠加内关、神门；尿少加阴陵泉、关元；纳差加胃俞；腹腔积液加肾俞、水分、三阴交。

（2）治法：每次取主穴 3～4 个，据症酌加配穴。每天一次针灸，一次 30 分钟，配合灸疗。20 次一个疗程。

2.穴位埋线 采用肝俞、膈俞、足三里、阳陵泉、阴陵泉、中脘、气海、水分。穴位局部用碘酒常规消毒，把 4 号羊肠线（上海医用缝合针厂制）剪短至 0.5、1cm 两种长度备用，每次按穴区厚薄选取相应长短的羊肠线一截，用无菌眼科镊（1 人 1 镊）将羊肠线穿进 6 号一次性针头后，刺入穴位，把针拔出即完成 1 次操作，羊肠线不得露出皮肤。每周埋线 1 次，4 次为一疗程，连续治疗 2 个疗程。

（五）西医治疗

1.治疗原则 肝硬化治疗是综合性的，首先针对病因治疗，如酒精性肝硬化患者必须戒酒，乙肝肝硬化的患者须抗病毒治疗，忌用对肝脏有损害的药物。肝硬化晚期主要是针对并发症治疗。

2.一般治疗

（1）休息：代偿期患者可参加轻体力工作，失代偿期尤其出现并发症者应卧床休息。

（2）饮食：肝硬化是一种慢性消耗性疾病，目前已证实营养疗法对于肝硬化患者特别是营养不良者降低病残率及病死率有作用。没有并发症的肝硬化患者的饮食热量为 126～168KJ/（kg·d），蛋白质 1～1.8g/（kg·d）。应给予高维生素、易消化食物，严禁饮酒。可食瘦肉、河鱼、豆制品、牛奶、豆浆、蔬菜和水果。盐和水的摄入应根据患者水及电解质情况进行调整，食管静脉曲张者应禁食坚硬粗糙的食物。

3.药物治疗 目前尚无肯定有效的逆转肝硬化的药物。部分临床试验结果提示活血化瘀软坚的中药，如丹参、桃仁提取物、虫草菌丝以及丹参、黄芪为主的复方和甘草酸制剂用于早期肝硬化的抗纤维化治疗有一定作用。

（1）腹腔积液的一般治疗：

1）控制水和钠盐的摄入：细胞外液在体内的潴留量与钠的摄入和从尿中排泄的钠平衡相关。一旦钠排出低于摄入，腹腔积液会增加；相反，腹腔积液可减少。对有轻度钠潴留者，钠的摄入量限制在 2 克/日，可达到钠的负平衡。稀释性低钠血症（<130mmol/L）患者，应限制水的摄入（800～1000ml/d）。

2）利尿剂的应用：经限钠饮食和卧床休息腹腔积液仍不消退者须用利尿剂。由于肝硬化腹腔积液患者血浆醛固酮浓度升高，在增加肾小管钠的重吸收中起重要作用，因此利尿剂首选醛固酮拮抗剂—螺内酯。开始时 60～100mg/d，根据利尿反应每 4～5 天增加 60～100mg，直到最大剂量 400mg/d。可以合用襻利尿剂呋塞米起始剂量 20～40mg/d，可增加到 160mg/d。利尿剂的副作用有水电解质紊乱、肾功能恶化、肝性脑病、男性乳房发育等。

3）提高血浆胶体渗透压：低蛋白血症患者，每周输注清蛋白、血浆可提高血浆胶体渗透压，促进腹腔积液消退。

（2）难治性腹腔积液的治疗：对大剂量利尿剂效果不好或小剂量就发生肝性脑病等并发症者，属难治性腹腔积液。①排放腹腔积液、输注清蛋白：对于大量腹腔积液且无并发症者，可于 1～2h 内排放腹腔积液 4～6L，同时补充清蛋白，以维持有效血容量。该法腹腔积液消除率达 96.5%。放腹腔积液后用螺内酯维持治疗。②自身腹腔积液浓缩回输：在严格无菌的情况下，将腹腔积液经特殊处理回收腹腔积液中蛋白质等成分回输给患者，一般可浓缩 7～10 倍。有严重心肺功能不全、上消化道出血、严重凝血障碍、感染性或癌性腹腔积液者不宜做此治疗。

3.肝移植　难治性腹腔积液患者易产生并发症，治疗难度大，生活质量差，因此是肝移植的适应证。

4.并发症的治疗

(1)胃底食管静脉破裂出血：

1)重症监护：卧床、禁食、保持气道通畅、补充凝血因子、用抗生素预防感染、尽快建立静脉通道以维持血容量、监测生命征及出血情况、必要时输血。

2)控制急性出血：①药物：生长抑素可选择性减少门脉血流及抑制胰高糖素释放，控制急性出血成功率高于垂体后叶素，目前用于临床的有 14 肽生长抑素，用法：首剂 $250\mu g$ 静脉推注，继以 $250\mu g/h$ 维持静脉点滴。②气囊压迫止血：使用三腔管对食管及胃底作气囊填塞。压迫总时间不能超过 24 小时，否则易导致黏膜糜烂。③内镜治疗：经抗休克等治疗血压稳定者可行内镜治疗，有活动性出血予内镜下注射硬化剂止血，食管中下段曲张的静脉无活动性出血，可用皮圈进行套扎。④急症手术治疗。

3)预防再出血：①内镜治疗：首选套扎。②药物治疗：普萘洛尔，从 10mg/d 开始，逐日加 10mg，直至静息时心率下降到基础心率的 75%，作为维持量，长期服用。禁忌证为窦性心动过缓、支气管哮喘、慢阻肺、心力衰竭等。

(2)自发性细菌性腹膜炎(SBP)：主要致病菌为革兰阴性菌(占 70%)，如大肠埃希菌(47%)。临床上疑似 SBP 或腹腔积液中中性粒细胞 $>25\times10^7/L(250/mm^3)$，应立即行经验性治疗，抗生素首选头孢三代。

(3)肝肾综合征：治疗原则是增加动脉有效血容量和降低门静脉压力，在积极改善肝功能的前提下可采取以下措施：①消除诱发肝肾衰竭的因素：感染、出血、电解质紊乱等；②避免使用损害肾功能的药物；③输注清蛋白；④血管活性药特利加压素 0.5～2mg 静脉注射，12 小时 1 次。通过收缩内脏血管，提高有效循环血容量，增加肾血流量，增加肾小球滤过率，阻断 RASS 激活，降低肾小管阻力，有肯定效果。

(彭智勇)

第七节　胆囊炎

胆囊炎分急、慢性胆囊炎两种。急性胆囊炎是由胆囊管梗阻、化学性刺激和细菌感染所引起的胆囊急性炎症性病变。慢性胆囊炎是胆囊持续的、反复发作的炎症过程。可由结石、慢性感染、化学刺激及急性胆囊炎反复迁延发作所致。临床上可表现为慢性反复发作性上腹部隐痛、消化不良等症状。

本病多属于中医学"胁痛"、"黄疸"等范畴。

【病因和发病机制】

1.胆囊出口梗阻　急性胆囊炎患者中 90% 以上是由于结石梗阻胆囊管所致，此外尚有蛔虫、梨形鞭毛虫、华支睾吸虫、黏稠炎性渗出物所致梗阻，及胆囊管扭曲畸形、胆囊管外肿大淋巴结及肿瘤的压迫等原因所致胆囊管梗阻或胆囊出口梗阻。

2.胰液反流　当胆总管和胰管的共同通道发生梗阻时，可导致胰液反流进入胆囊，胆汁中胆盐可激活胰蛋白酶原，引起化学性急性胆囊炎。

3.细菌感染　急性胆囊炎的发病早期常无细菌感染，但发病后 1 周，50% 以上的患者可继发细菌感染。胆盐可被细菌分解，产生有毒性的胆汁酸，从而进一步损伤胆囊黏膜。

4.其他因素 急性非结石性胆囊炎是指临床病理均诊断为急性胆囊炎而无胆囊结石,为一种少见的胆囊疾病,占急性胆囊炎的5%~10%,大多数与严重创伤、烧伤、腹部手术等病因有关。

【病理】

急性胆囊炎一般可分为3种类型:①单纯性急性胆囊炎;②急性化脓性胆囊炎;③坏疽性胆囊炎。急性胆囊炎病理病变开始时,胆囊管梗阻,黏膜水肿、充血,胆囊内渗出增加,胆囊肿大。如病情进一步加重,病变波及胆囊壁全层,囊壁增厚,血管扩张,甚至浆膜炎症,有纤维素或脓性渗出,发展至化脓性胆囊炎。此时治愈后也产生纤维组织增生、瘢痕化,容易再发生胆囊炎症。反复发作则呈现慢性炎症过程,胆囊可完全瘢痕化而萎缩。如胆囊梗阻未解除,胆囊内压继续升高,胆囊壁血管受压,导致血供障碍,继而缺血坏疽,则为坏疽性胆囊炎。坏疽胆囊炎常并发胆囊穿孔,多发生在底部和颈部。

慢性胆囊炎病理特点是:黏膜下和浆膜下的纤维组织增生及单核细胞的浸润,随着炎症反复发作,可使胆囊与周围组织粘连、囊壁增厚并逐渐瘢痕化,最终导致胆囊萎缩,完全失去功能。

【临床表现】

(一)主要症状

1.腹痛 是本病的主要症状,发病早期,腹痛可发生于中上腹部、右上腹部,以后转移至右肋缘下的胆囊区,常于饱餐或高脂饮食后突然发作,或发生于夜间,是因夜间仰卧时胆囊内结石易于滑入胆囊管,形成嵌顿之故。疼痛常呈持续性、膨胀样或绞痛性,可向右肩和右肩胛区放射。患者中2/3可有典型胆绞痛的既往史。在老年人中,由于对疼痛的敏感性降低,可无剧烈腹痛,甚至可无腹痛的症状。

2.恶心、呕吐和食欲缺乏 患者常有食欲缺乏,反射性恶心和呕吐,呕吐剧烈时,可吐出胆汁,且可引起水、电解质紊乱。呕吐后患者的腹痛不能缓解。

3.全身症状 大多数患者伴有38℃左右的中度发热,当发生化脓性胆囊炎时,可有寒战、高热、烦躁、谵妄等症状,甚至可发生感染性休克。10%患者可出现轻度黄疸。

(二)体征

腹部检查时可见右上腹部稍膨胀,腹式呼吸减弱,右肋下胆囊区可有局限性腹肌紧张、压痛及反跳痛,胆囊触痛征和墨菲征。有胆囊积脓及胆囊周围脓肿者,可在右上腹部扪及包块。当腹部压痛及腹肌紧张扩展至腹部其他区域或全腹时,则提示已发生胆囊穿孔、急性弥漫性腹膜炎或急性出血坏死型胰腺炎等并发症。

【实验室及其他检查】

85%的患者白细胞升高,有时抗感染治疗后或老年人可不升高。血清丙氨酸转移酶、碱性磷酸酶常升高,约1/2的患者血清胆红素升高,1/3的患者血清淀粉酶升高。B超检查可见胆囊增大,囊壁增厚,甚至有"双边征",囊内结石显示强回声,其后有声影;对急性胆囊炎的诊断准确率为85%~95%。CT、MR检查均可协助诊断。此外,^{99m}Tc标记二乙基乙酰苯胺基亚氨酸(^{99m}Tc-EHIDA)检查,急性胆囊炎由于胆囊管的梗阻,胆囊不显影,其敏感性几乎达100%;反之,如有胆囊显影,95%的患者可排除急性胆囊炎。

【诊断与鉴别诊断】

典型的临床表现,结合实验室和影像学检查,诊断一般无困难。但应注意与以下疾病鉴别:消化性溃疡穿孔、急性胰腺炎、高位阑尾炎、肝脓肿、胆囊癌、结肠肝曲癌或小肠憩室穿孔,以及右侧肺炎、胸膜炎和肝炎等。

有腹痛发作并胆囊结石证据提示慢性胆囊炎。B超检查作为首选,可显示胆囊壁增厚,胆囊排空障碍或胆囊内结石。口服胆囊造影逐渐为B超检查替代,但如胆囊显影淡薄或不显影,则表明胆囊功能障碍或胆囊管梗阻,有助于慢性胆囊炎的诊断。胃肠道钡餐、纤维胃镜、腹部CT、泌尿系静脉造影等检查对鉴别胃食管反流性疾病、消化性溃疡、胃炎、急性胰腺炎、消化道肿瘤、右肾及输尿管疾病等有帮助。

【中医病因病机】

本病的致病因素主要有以下几个方面。

1.情志抑郁或暴怒伤肝　肝失条达,疏泄不利,胆汁不能正常排泄而瘀滞,肝胆气机阻滞不通,而胁痛。气郁日久,血流不畅,瘀血阻痹胁络,而致胁痛不适。

2.饮食不节或外湿内侵　损伤脾胃,运化失利,痰湿中阻,气郁化热,湿热阻滞中焦,影响肝胆气机不畅,引发胁痛。

3.蛔虫及结石阻滞肠道　蛔虫上窜胆道或阻于胆囊,胆道结石阻塞,胆气不通,胆汁外溢,或化生湿热,则发生黄疸、胁痛等。本病若治疗及时,多易缓解,治不彻底,可演变为胆胀。胆瘅常合并胆石。少数病重者,可伴胆囊穿孔,发为脂膜瘅(急性腹膜炎)等病。

4.久病或劳欲过度　精血亏损,肝中阴血不足,脉络失养,导致胁痛。本病的病因主要与情志、饮食、虫石、体虚等因素有关。其病机属肝络失和,实证为肝气郁结,瘀血停滞,肝胆湿热,邪阻肝络,不通则痛;虚证为肝阴不足,肝脉失养,不荣则痛。其病变部位主要在肝胆,又与脾、胃、肾相关。

【中医诊断及病证鉴别】

胁痛的病位在于肝胆,病性以实证为主,也可虚实并见。辨证之先,首当明气血,察虚实。临证胀痛明显者属气滞为主,刺痛者属血瘀为主,而气滞、血瘀互相夹杂。本病临证以实证为主,有气滞、湿热、火毒之分,实证化火伤阴或虚证兼有气滞,又可虚实并见。本病临床上以实证最为多见。胁痛的各个证候在一定条件下,可以相互转化。

病证鉴别

1.胰瘅　发病更急骤,多因酒食无度而诱发,多有脘腹坚满、痞胀、疼痛拒按,以左上腹为明显,血、尿淀粉酶升高。

2.真心痛　真心痛特点为剧烈而持久的胸骨后疼痛,伴心悸、水肿、肢冷、喘促、汗出、面色苍白等症状,甚至危及生命。素有胸痹心痛病史,突发上腹部剧痛,并波及全腹,伴心慌、气短等,结合心电图等检查可资鉴别。

【治疗】

(一)治疗思路

胆囊炎一般先采用非手术治疗,包括输液,营养支持,补充维生素,纠正水、电解质及酸碱代谢失衡。抗感染可选用对革兰阴性细菌及厌氧菌有效的抗生素和联合用药。需并用解痉止痛、消炎利胆药物。

中医学认为六腑以通为顺,胆属腑,其有"泻而不藏"的生理特性,故治疗应以通降为主,采用理气、化瘀、清利湿热、清热解毒等法。急性胆囊炎发病早期可以中药疏肝利胆,行气活血为主,辅以抗生素预防感染,并用西药解痉镇痛药对症治疗;病程第2周后多有继发感染,应以西药抗感染,配合中药清利湿热;后期若发生胆囊化脓,感染中毒严重时,则以西医抗感染、抗休克为主,并用中药清热解毒治疗。对非手术治疗效果不好,或病情恶化而无手术禁忌证者,可行胆囊切除术。

(二)西医治疗

1.内科治疗

(1)一般治疗:包括卧床休息、禁食、吸氧,伴严重呕吐者可安置胃肠减压管,使胆汁分泌减少,有利于胆汁的引流。并应静脉补充水、电解质和营养等。

(2)解痉、镇痛:可使用阿托品、硝酸甘油、哌替啶、美沙酮等,以解除肝胰壶腹括约肌的痉挛而止痛。

(3)抗感染治疗:抗生素的使用是为了预防菌血症和治疗化脓性并发症,应选择在血和胆汁中浓度较高的抗生素。常选用氨苄西林、克林霉素、氨基糖苷类、第三代头孢菌素和喹诺酮类等抗生素，并应根据血和胆汁细菌培养和药物敏感试验结果更换抗生素。因常伴有厌氧菌感染，故宜加用甲硝唑静脉滴注。

（4）利胆治疗：硫酸镁有松弛肝胰壶腹括约肌的作用，使滞留的胆汁易于排出，故可用 50% 硫酸镁 10ml，每日 3 次口服治疗。

（5）其他药物：吲哚美辛，每天 3 次，每次 25mg，维持 1 周，可以逆转胆囊的炎症和急性胆囊炎早期（第 1 天）的胆囊收缩功能障碍，改善餐后胆囊的排空。1 次肌内注射 75mg 的双氯芬酸钠可显著降低胆石症患者急性胆囊炎的发生率。

2.外科治疗　治疗急性结石性胆囊炎最终需采用手术治疗。应争取择期进行手术。手术方法首选腹腔镜胆囊切除术，其他还有传统的开腹手术、胆囊造瘘术。

急性期手术力求安全、简单、有效，对年老体弱、合并多个重要脏器疾病者，选择手术方法应慎重。急诊手术的适应证：①发病在 48～72 小时内者；②经非手术治疗无效或病情恶化者；③有胆囊穿孔、弥漫性腹膜炎、并发急性化脓性胆管炎、急性坏死性胰腺炎等并发症者。

（三）中医治疗

辨证论治

1.肝气郁滞

证候：右胁和右上腹隐痛或胀痛，痛引两胁，有时向右肩背部放射，常伴有口苦，咽干，纳谷不香，轻度寒热，无黄疸或有轻度黄疸，小便清或微黄，舌红，苔薄白，脉平或小弦。

治法：疏肝利胆，理气止痛。

方药：柴胡疏肝饮合金铃子散加减。

药用柴胡、枳实、黄芩、白芍、川芎、厚朴、半夏、川楝子、金铃子、元胡索等。右胁下痛剧加青皮、川楝子、延胡索；气郁化火，见口苦而干，烦躁易怒者，加丹皮、栀子；恶心呕吐重者加竹茹、石菖蒲。

2.湿热内阻

证候：右胁下持续性胀痛，或阵发加重，或绞痛时作，口苦咽干，胸胁胀满，恶心呕吐，高热畏寒，寒热往来，身目发黄，尿赤便结，舌苔黄腻，脉弦滑数。

治法：清热利湿，通腑理气。

方药：大柴胡汤合茵陈蒿汤加减。

药用柴胡、黄芩、白芍、半夏、枳实、大黄、生姜、大枣、茵陈、栀子等。若热重者加金银花、连翘、蒲公英；疼痛明显加川楝子、元胡、郁金；伴有结石加金钱草、海金沙、鸡内金等。

3.火毒内扰

证候：寒战高热，右上腹疼痛剧烈，痛处拒按，可扪及包块，全身发黄，恶心呕吐，大便秘结，小便短黄，烦躁，甚至神昏谵语，舌质红绛，舌苔黄燥，脉弦数。

治法：清热解毒，苦寒攻下。

方药：茵陈蒿汤合黄连解毒汤加减。

药用茵陈、栀子、大黄、黄芩、黄连、黄柏等。若右胁痛剧加郁金、延胡索；发热重者，重用栀子、大黄，加龙胆草、黄芩；神昏配服安宫牛黄丸；脉细无力或神志淡漠，加用参附汤或独参汤。

4.瘀血阻滞

证候：胸胁胀痛，痛不可忍，按之痛甚，固定不移，入夜尤甚，齿龈有瘀斑，舌质紫黯或有瘀点，脉沉弦。

治法：理气活血祛瘀。

方药：复元活血汤。

药用柴胡、瓜蒌、当归、穿山甲、大黄、桃仁、红花等。若右胁刺痛,拒按,加莪术、三棱、三七;胀痛加青皮、枳壳、木香等。

5.肝阴不足

证候:右胁部隐痛不已,悠悠不休,稍劳尤甚,神倦,头晕目眩,口干不欲饮,心烦易怒,自觉烦热,舌红少苔,脉细弦。

治法:滋阴养血,柔肝和络。

方药:滋水清肝饮或一贯煎加减。

药用地黄、茯苓、丹皮、山药、萸肉、泽泻、白芍、柴胡、山栀、沙参、麦冬、当归、枸杞子、川楝子等。情志不遂者可酌加合欢花、玫瑰花、白蒺藜等疏肝调气;心烦者加酸枣仁、丹参养血安神;头目昏晕者加桑椹子、女贞子补益肝肾。

【转归、预防与调护】

急性胆囊炎总病死率为0.5%～11%,经过积极治疗一般于12～24小时后症状可得到改善,经3～7日后症状消退。如有胆囊积脓,则症状可持续数周。如急性胆囊炎反复迁延发作,则可转为慢性胆囊炎。慢性胆囊炎较为顽固,常反复发作,老年人有严重的合并症如心、肺疾病和糖尿病等严重疾患者,死亡率可达5%～10%。并发胆囊局限性穿孔预后尚好;如胆囊穿孔引起弥漫性腹膜炎时,死亡率高达25%。

本病与情志所伤、饮食不节相关。因此,平素保持心情舒畅,避免过怒、过悲、过劳及过度紧张;同时注意饮食清淡,切忌过度饮酒或嗜食辛辣肥甘,控制油腻多脂饮食,多吃新鲜蔬菜、水果、瘦肉及豆制品等清淡饮食,以防湿热内生。

(彭智勇)

第八节　急性胰腺炎

消化自身胰腺及其周围组织引起的化学性炎症,是急诊临床较常见的胰腺疾病,也是消化系统常见的急腹症之一。其临床表现为急性起病,上腹疼痛,可有呕吐,发热,心率加快,白细胞上升,血、尿和腹水淀粉酶升高以及不同程度的腹膜炎体征。根据临床表现与累及的脏器分为轻症急性胰腺炎(MAP)与重症急性胰腺炎(SAP),临床上AP总体病死率为5%～10%,其中SAP占急性胰腺炎病例的10%～20%,病情危重,并发症多,预后不良,死亡率高达40%。

根据本病的病因、发病部位及临床特点,急性胰腺炎应属于中医学"腹痛"范畴,其基本病机为"不通则痛"。《金匮要略·腹满寒疝宿食病脉证治》对腹痛的辨证论治做了较为全面的论述,"病者腹满,按之不痛为虚,痛者为实,可下之。舌黄未下者,下之黄自去",开创了腹痛证治先河。《诸病源候论》始将腹痛独立辨证,对其病因、证候进行了详细表述,"凡腹急痛,此里之有病","由腑脏虚,寒冷之气客于肠胃膜原之间,结聚不散,正气与邪气交争,相击故痛"。《古今医鉴》更是针对各种病因提出不同的治疗法则,"是寒则温之,是热则清之,是痰则化之,是血则散之,是虫则杀之,临证不可惑也"。

一、病因与发病机制

(一)病因

引起胰腺炎的病因很多,最常见的是胆汁反流、十二指肠液反流、酒精中毒、高脂血症,此外暴饮暴食、外伤及手术、败血症、内分泌和代谢因素等均可导致该病的发生。

（二）发病机制

急性胰腺炎是胰腺消化酶被异常激活后对胰腺自身及周围脏器产生消化作用而引起的炎症性疾病，各种原因造成酶原不适时地提前激活是发生急性胰腺炎的始动因素，白细胞被过度激活后引起胰腺的损伤和活化胰酶的自身消化作用，造成微血管结构的破坏和微血管通透性的改变，引起全身炎症反应和胰腺缺血再灌注损伤。

二、中医病因病机

（一）病因

1.外感时邪　外感风、寒、暑、热、湿邪，侵入腹中，均可引起腹痛。伤于风寒则寒凝气滞，经脉受阻，不通则痛。若伤于暑热，或寒邪不解，郁而化热，或湿热壅滞，可致气机阻滞，腑气不通而见腹痛。

2.饮食不节　暴饮暴食，饮食停滞，纳运无力；过食肥甘厚腻或辛辣，酿生湿热，蕴蓄胃肠；或恣食生冷，寒湿内停，中阳受损，均可损伤脾胃，腑气通降不利而发生腹痛。其他如饮食不洁，肠虫滋生，攻动窜扰，腑气不通则痛。

3.情志失调　情志不遂，则肝失调达，气机不畅，气机阻滞而痛作。《证治汇补·腹痛》谓："暴触怒气，则两胁先痛而后入腹。"若气滞日久，血行不畅，则瘀血内生。

4.阳气素虚　素体脾阳亏虚，虚寒中生，渐致气血生成不足，脾阳虚馁而不能温养，出现腹痛，甚至病久肾阳不足，相火失于温煦，脏腑虚寒，腹痛日久不愈。

此外，跌仆损伤，络脉瘀阻；或腹部术后，血络受损，亦可形成腹中血瘀，中焦气机升降不利，不通则痛。

（二）病机

腹痛病理因素主要有寒凝、火郁、食积、气滞、血瘀。病理性质不外寒、热、虚、实四端。总之，本病的基本病机为脏腑气机阻滞，气血运行不畅，经脉痹阻，不通则痛。

三、临床表现

（一）一般临床表现

1.急性腹痛　为主要症状，突然发生，疼痛剧烈，位于上腹部正中偏左。胆源性急性胰腺炎开始于右上腹，并向左肩、左腰背部放射。

2.腹胀　与腹痛同时存在，腹胀较重时表现为腹内高压，严重时可引起脏器功能障碍，被称为腹腔间隔室综合征，常见于重症急性胰腺炎。

3.恶心、呕吐　发作早，频繁，呕吐后不能使腹痛缓解。

4.发热　在急性胰腺炎早期，多为中度发热，胆源性急性胰腺炎伴有胆道梗阻者，可见高热、寒战。

5.黄疸　部分患者有黄疸，程度一般较轻，常提示胆道梗阻存在。

6.休克和脏器功能障碍　重症急性胰腺炎者可能出现休克和脏器功能障碍。

（二）体征

1.压痛　MAP患者有腹部的深压痛，但与患者自觉症状不成比例；SAP可出现肌紧张、压痛、反跳痛等腹膜刺激征。

2.腹部包块　10%～20%的患者可在其上腹部扣及块状物。块状物常为急性胰腺假囊肿或胰腺脓肿，一般见于起病后4周或4周后。

3.假性肠梗阻　大多数患者有持续 24～96 小时的假性肠梗阻。

4.皮下瘀斑　出现在 SAP 患者两胁部者,称为 Grey-Tuner 征;出现在脐部者,称为 C□len 征。发生率约占 SAP 患者的 3%。

四、诊治要点

(一)诊断

1.急性发作的上腹痛伴有上腹部压痛或加上腹膜刺激征。

2.血、尿和(或)腹水、胸水中淀粉酶升高达到实验室标准。

3.影像学(超声、CT 等)或手术发现胰腺炎症、坏死等改变。

具备上述第 1 项在内的 2 项以上标准,并排除其他急腹症后诊断即可成立。

(二)实验室检查

1.淀粉酶测定　其对 AP 的诊断敏感性达 94%,特异性达 95%。血清淀粉酶超过正常值 3 倍可确诊为本病。血清淀粉酶在起病后 6～12 小时开始升高,48 小时开始下降,持续 3～5 天。血清淀粉酶持续增高要注意病情反复、并发假性囊肿或脓肿、疑有结石或肿瘤、肾功能不全、巨淀粉酶血症等。

2.血清脂肪酶活性测定　常在起病后 24～72 小时开始升高,持续 7～10 天。血清脂肪酶活性测定具有重要临床意义,尤其当其活性开始下降至正常,或其他原因引起血清淀粉酶活性增高时,血清脂肪酶活性测定有互补作用。

3.血、尿胰蛋白酶原测定　AP 时,血清胰蛋白酶较正常值高 10～40 倍,且在 AP 发病 30 分钟即开始升高,持续 5～7 天,待病情好转时胰蛋白酶下降缓慢。因此,胰蛋白酶对 AP 的早期诊断、延期诊断及血清淀粉酶不增高的 AP 患者的诊断均有裨益。

4.血清标志物　C-反应蛋白(CRP)是组织损伤和炎症的非特异性标志物,有助于评估与监测 AP 的严重性。发病 72 小时后 CRP>150mg/L 提示胰腺组织坏死。动态测定血清白细胞介素-6 水平升高提示预后不良。

5.生化检查　一过性血糖升高常见,可能与胰岛素释放减少和胰高血糖素释放增加有关。持续的空腹血糖>10mmol/L 提示胰腺坏死,预后不良。暂时性低钙血症(<2mmol/L)常见于 SAP,低血钙程度与临床严重程度平行,若血钙<1.5mmol/L 提示预后不良。

6.超声检查　在 MAP 时,B 超扫描可显示出胰腺呈弥漫性、均匀地增大,外形饱满,界限模糊,内部回声减弱,但比较均匀,也可表现为胰腺局部肿大。SAP 时,胰腺实质肿胀,失去正常的形态,内部回声不规则,可表现为回声减弱或增强,或出现无回声区,回声的改变取决于胰腺坏死或内出血情况。

7.腹部 CT　增强 CT 扫描能确切地显示胰腺的解剖结构,可确定急性胰腺炎是否存在及其严重程度以及有无局部并发症,鉴别囊性或实性病变,判断有无出血坏死,评价炎症浸润的范围。有助于 MAP 和 SAP 的鉴别及预后判断。

8.胸腹部 X 线检查　SAP 常有上腹部密度增加,横膈升高,胃扩张,十二指肠液平面和扩张,局限性肠胀气,甚至显示麻痹性肠梗阻之影像。

(三)中医辨证要点

1.辨腹痛性质　腹痛拘急,疼痛暴作,痛无间断,坚满急痛,遇冷痛剧,得热则减者,为寒痛;痛在脐腹,痛处有热感,时轻时重,或伴有便秘,得凉痛减者,为热痛;腹痛时轻时重,痛处不定,攻冲作痛,伴胸胁不舒,腹胀,嗳气或矢气则胀痛减轻者,属气滞痛;少腹刺痛,痛无休止,痛处不移,痛处拒按,经常夜间加剧,伴面色晦暗者,为血瘀痛;因饮食不慎,脘腹胀痛,嗳气频作,嗳后稍舒,痛甚欲便,便后痛减者,为伤食痛。暴痛多实,伴腹胀,呕逆,拒按等;久痛多虚,痛势绵绵,喜揉喜按。

2.辨腹痛部位　胁腹、少腹痛多属肝经病证;脐以上大腹疼痛,多为脾胃病证;脐以下小腹痛多属膀胱及大小肠病证。

五、急救处理

(一)MAP

MAP以内科治疗为主。

1.抑制胰腺分泌

(1)禁食及胃肠减压:可减少胰腺分泌,在经过4~7天,当疼痛减轻,体温正常,血象和血、尿淀粉酶降至正常后,即可先给予少量无脂流食,并据病情逐渐增加低脂低蛋白饮食。

(2)抑制胃酸分泌:抑制胃酸分泌以保护胃黏膜及减少胰腺分泌。

(3)生长抑素及类似物:在AP早期应用,能迅速控制病情、缓解临床症状,使血淀粉酶快速下降,并减少并发症,缩短住院时间,提高治愈率。

2.抑制胰酶活性,减少胰酶合成

(1)抑肽酶:抑制肠肽酶,应早用,剂量宜大,疗程一般为1~2周。

(2)加贝酯:为非肽类蛋白分解酶抑制剂,对胰蛋白酶、血管舒缓素、磷脂酶A_2等均有较强的抑制作用。

(3)乌司他丁:为蛋白酶抑制剂,可以抑制胰蛋白酶等各种胰酶,并有稳定溶酶体膜、抑制溶酶体酶的释放、抑制心肌抑制因子产生和炎性介质的释放的作用。

3.镇痛　急性重症胰腺炎患者常有明显疼痛,甚至可因疼痛而引起休克,常用药物有654-2、哌替啶等。

4.抗生素的应用　对于非胆源性MAP不推荐常规使用抗生素,对于胆源性MAP或SAP应常规使用抗生素。胰腺感染的致病菌主要为革兰阴性菌和厌氧菌等肠道常驻菌。抗生素的使用应遵循以下三大原则:抗菌谱以革兰阴性菌和厌氧菌为主,脂溶性强,能有效通过血胰屏障。

5.静脉补液　积极补足血容量,维持水、电解质和酸碱平衡。

(二)SAP

SAP必须采取综合救治措施,在上述MAP治疗的基础上还应采取以下措施:

1.监护　SAP应入ICU监护治疗,目的是纠正水、电解质紊乱,支持治疗,防止局部及全身并发症。

2.抗休克　应给予白蛋白、血浆及其代用品应用,维持水、电解质和酸碱平衡。

3.营养支持　早期一般采用全胃肠外营养,如无梗阻,应尽早进行空肠插管,过渡到肠内营养。

4.应用广谱高效抗生素　宜选用第三代头孢菌素或硫酶素类药物,尽早应用,并至少维持14天。

5.生长激素和生长抑素联合疗法　外源性生长激素可以通过促进肠上皮的增生、维持肠黏膜屏障的完整性而防止肠道内细菌移位的发生。

6.预防和治疗肠道衰竭　对于SAP患者,应密切观察其腹部体征及排便情况,监测肠鸣音的变化,并及早给予促进肠道动力药物等以预防肠道衰竭。

7.手术治疗　坏死胰腺组织继发感染者在严密观察下考虑外科手术。对于重症病例,主张在重症监护和强化保守治疗的基础上,经过72小时,患者的病情仍未稳定或进一步恶化是进行手术治疗或腹腔冲洗的指征。

8.内镜治疗 对疑有胆源性胰腺炎的患者实行早期(发病后 24～72 小时)经内镜逆行性胰胆管造影术检查及治疗,其首选治疗是内镜下行 Oddi 括约肌切开或放置鼻胆管引流,条件许可时行胆管结石清除,使胆管引流通畅,减少胆汁反流。

六、中医治疗

(一)治疗原则

以疏肝理气、清热利湿、通里攻下、活血化瘀解毒、扶正祛邪为基本治则。

(二)辨证论治

1.气机郁滞证

主要证候:脘腹疼痛,胀满不适,痛引两胁,时聚时散,攻窜不定,舌淡红,苔薄白,脉弦。

治法:疏肝理气,通腑止痛。

方药:柴胡疏肝散加减。大便不通者加大黄、厚朴;腹胀满甚者加枳实,大腹皮;呕吐者加姜竹茹、代赭石;食积者加莱菔子、焦山楂、神曲。

2.热积滞证

主要证候:腹部胀痛,痞满拒按,胸闷不舒,烦渴喜冷饮,大便秘结,或溏滞不爽,身热自汗,小便短赤,舌质红,苔黄燥或黄腻,脉滑数。

治法:通腑泄热,行气导滞。

方药:大承气汤加减。呕吐者加竹茹、代赭石;发热重者加蒲公英、金银花、败酱草。

3.腑实热结证

主要证候:腹痛剧烈,甚至从心下至少腹痛满不可近,胃脘痞满,恶心呕吐,日晡潮热,口干口渴,小便短赤,舌质红,苔黄厚或黄腻,脉洪大或滑数。

治法:清热通腑攻下。

方药:大柴胡汤合大承气汤加减。

4.瘀热(毒)互结证

主要证候:腹部刺痛拒按,痛处不移,或可扪及包块,或皮肤青紫有瘀斑,发热夜甚,口干不渴,小便短赤,大便燥结,舌质红或有瘀斑,脉弦数或涩。

治法:清热泻火,祛瘀通腑。

方药:泻心汤或大黄牡丹汤合膈下逐瘀汤加减。腹部有包块加穿山甲、皂角刺,或三棱、莪术;热重者加金银花、蒲公英、连翘、板蓝根。

5.内闭外脱证

主要证候:脐周剧痛,呼吸急促,面色苍白,肢冷搐搦,恶心呕吐,身热烦渴多汗,神志不清,大便不通,小便量少甚或无尿,舌质干绛,苔灰黑而燥,脉沉细而弱。

治法:通腑逐瘀,回阳救逆。

方药:小承气汤合四逆汤加减。

(三)其他疗法

1.中药灌肠 依据中医辨证论治原则拟定中药灌肠方,每日两次灌肠。可有效防止肠功能衰竭及细菌移位,提高临床疗效,减少并发症。

2.针灸治疗 常用穴为足三里、下巨虚、内关、胆俞、脾俞、胃俞、中脘等。一般采用强刺激,也可采用电刺激。临床尚可酌情选取公孙、神阙、天枢、合谷、章门、气海、内庭、阳陵泉、期门、膈俞、血海、太冲、膻中等穴，以增强疗效。

3.中药外敷　用芒硝、金黄散等于腹部外敷，每日两次，必要时可增加次数，以保护胰腺、减少渗出。

（李建松）

第十九章　泌尿系统疾病

第一节　肾小球肾炎

一、急性肾小球肾炎

急性肾小球肾炎(AGN)简称急性肾炎,以急性起病,不同程度的血尿、蛋白尿、水肿、高血压及一过性肾功能不全为常见的临床表现。其表现为一组临床综合征,又称为急性肾炎综合征。多见于链球菌感染后,称之为急性链球菌感染后肾炎,偶见于其他细菌或病原微生物感染之后。急性肾炎任何年龄均可发病,但以儿童多见,青年次之,中老年少见,一般男性发病率较高,男女之比为 2∶1～3∶1。本节主要讨论最常见的急性链球菌感染后肾炎。

本病与中医学中的"皮水"相似,可归属于"水肿""尿血"等病证范畴。

【病因病理】

(一)西医病因病理

1.病因及发病机制　AGN 常因溶血性链球菌 A 组 12 型和 49 型感染所致。常见于上呼吸道感染(多为扁桃体炎)、猩红热、皮肤感染(多为脓疱疮)等链球菌感染后。

AGN 的发病机制系感染后的免疫反应。链球菌的胞浆成分或分泌蛋白可能为主要致病抗原,诱发免疫反应后可通过循环免疫复合物沉积于肾小球致病,或种植于肾小球的抗原与循环中的特异抗体相结合形成原位免疫复合物而致病。自身免疫反应也参与了发病机制。补体异常活化也参与了发病机制,导致肾小球内皮及系膜细胞增生,并可吸引中性粒细胞及单核细胞浸润,导致肾脏病变。

2.病理　肾脏较正常增大约 2 倍,病变主要累及肾小球。光镜下基本病理改变为弥漫性毛细血管襻及系膜区细胞增生(以内皮及系膜细胞增生为主)及白细胞(中性粒细胞、单核细胞、嗜酸性粒细胞等)浸润。肾小球细胞数明显增多,呈现弥漫性增生的特点,以内皮及系膜细胞增生为主,常伴有渗出性炎症,部分病人甚至以渗出性病变为主,主要是中性粒细胞,故有人描述为急性渗出性肾小球肾炎。少数病人肾小球病变严重,出现坏死性炎症或出血性炎症。增生、渗出的程度在不同的病例中也存在很大的差别,轻者仅有部分系膜细胞增生,重者内皮细胞也增生,部分甚至出现毛细血管全部阻塞,更严重者形成新月体,肾小球囊小新月体(毛细血管外增生)并不少见。有少数病例表现为系膜细胞和基质增生为主。个别亦有呈膜性肾病病变。电镜下早期可见电子致密物沉积及细胞增生、浸润。肾小球上皮细胞下"驼峰状"电子致密物沉积为本病的电镜特点。免疫荧光检查可见 IgG 及补体 C_3 呈粗颗粒状沉积于系膜区和毛细血管壁,随病情进展,IgG 可逐渐减弱而 C_3 比较显著。

（二）中医病因病机

本病的病因主要为风邪外袭、水湿浸渍、湿毒浸淫等。风为百病之长,常与寒热合邪为病。冒雨涉水、久居湿地,或肌肤疮疡湿毒未消而内侵,波及内脏而发病。脾肾气虚,卫气不固,腠理不密,风、寒、湿、热、疮疡毒邪内乘,内外互因,正邪交争,肺、脾、肾三脏功能失调而引发本病。

1.风邪外袭,肺失通调　风邪外袭,内舍于肺,肺失宣降,通调失司,以致风遏水阻,风水相搏,流溢肌肤,发为水肿。

2.疮毒内归,湿热蕴结　肺主皮毛,脾主肌肉,肌肤湿热疮毒不能及时清除,水液运行受阻,溢于肌肤而成水肿。或热毒内侵,下焦热盛,灼伤肾络而为尿血。

3.脾气虚弱　素体脾虚,或久病耗气,脾气亏虚,健运失常,不能运化水湿,水液内停,聚成水肿。

4.肺肾不足,气阴两虚　病久正气耗伤,肺肾气阴亏虚,气虚失摄则精微下泄,阴虚内热,则灼伤络脉而尿血。

本病急性期以标实邪盛为主,以水肿为突出表现,病变主要在肺脾两脏;恢复期则虚实夹杂,病变主要在脾肾两脏。病久则正虚邪恋,水湿内聚,郁久化热,灼伤脉络,耗损肾阴。

【临床表现】

AGN出现肾炎症状之前,大多数患者有前驱感染史(潜伏期),常以呼吸道及皮肤感染为主。轻者可无临床表现,仅有抗链球菌溶血素"O"(ASO)滴度升高。其潜伏期依不同致病原长短不一,链球菌呼吸道感染后多数在1～3周(平均10天左右)出现临床症状,皮肤感染者的潜伏期较长,常为2～3周。在链球菌感染过程中,可有一过性轻度蛋白尿及镜下血尿。

（一）症状

1.尿异常　几乎所有的患者都有肾小球源性血尿。30%～40%为肉眼血尿。常为起病首发症状和患者就诊原因。可伴有轻、中度尿蛋白,少数患者(<20%)可呈肾病综合征范围的大量蛋白尿。

2.少尿　患者初期常有少尿,经2周后,尿量逐渐增多,少数病例由少尿发展成无尿,表明肾功能损伤严重,应警惕出现急性肾衰竭。

3.全身症状　患者常表现为疲乏、腰痛、厌食、恶心、呕吐、头晕、嗜睡等。

（二）体征

1.水肿　常为起病的早期症状,80%以上的患者出现水肿。典型表现为晨起眼睑水肿或伴有下肢轻度凹陷性水肿,严重的波及全身。

2.高血压　见于80%左右的病例,多为轻中度高血压,与水钠潴留有关,利尿后血压逐渐恢复正常。少数患者出现严重高血压,甚至高血压脑病。若血压持续升高2周以上而无下降趋势,表明肾脏病变较严重。

3.眼底病变　较少见,多由高血压引起。轻者可见视网膜小动脉痉挛,重者见眼底出血和视神经乳头水肿。

（三）合并症

1.心力衰竭　由于容量负荷而引起充血性心力衰竭,多见于成年患者,可见气促、肺底湿啰音、肺水肿、肝肿大、心率快、奔马律等心衰的表现。

2.脑病　儿童患者多见,表现为剧烈头痛、呕吐、嗜睡、神志不清、黑矇,严重者有阵发性惊厥及昏迷。常因此而掩盖了急性肾炎本身表现,可与高血压同时存在。

3.肾功能异常　可表现为少尿、无尿、肾功能一过性受损,血肌酐、尿素氮升高,多于1～2周后尿量渐增,肾功能于利尿后数日可逐渐恢复正常。仅少数患者可表现为急性肾衰竭,易与急进性肾小球肾炎相混淆。

【实验室及其他检查】

1.尿液检查　①血尿:几乎全部患者都有肾小球源性血尿,30%～40%患者为肉眼血尿;②蛋白尿:常为轻、中度蛋白尿,24小时尿蛋白定量<3g,且多为非选择性的蛋白尿,少数患者(<20%患者)可呈大量蛋白尿(24小时尿蛋白定量>3.5g);③尿沉渣检查:可见多形性红细胞(占80%以上)。

2.血液检查　①大约一半病人血红蛋白及红细胞数降低,呈轻度贫血,严重贫血者少见,利尿消肿后血红蛋白即恢复正常;②感染未愈时,白细胞总数及中性粒细胞常增高;③血沉增快,一般在30～60mm/h。随着急性期缓解,血沉逐渐恢复正常。

3.免疫学检查　起病初期血清补体C_3及总补体(CH_{50})活性下降,8周内逐渐恢复正常,此对诊断本病意义很大。在使用青霉素前,70%～80%急性肾炎患者出现抗链球菌溶血素"O"(ASO)阳性,于链球菌感染后3周滴度上升,3～5周达高峰,以后逐渐下降,约50%患者在6个月内恢复正常。部分病例循环免疫复合物(CIC)及血清冷球蛋白可呈阳性。

4.肾功能检查　肾功能呈一过性受损,患者血肌酐、尿素氮升高,表现为轻度氮质血症。仅有少数患者可表现为急性肾衰竭,易与急进性肾小球肾炎相混淆。

5.肾穿刺活检　为毛细血管内增生性肾小球肾炎,以肾小球中内皮及系膜细胞增生为主,早期可有中性粒细胞和单核细胞的浸润。免疫病理检查可见IgG及补体C_3沉积于系膜区与毛细血管壁,电镜下可见上皮下驼峰状电子致密物沉积。

【诊断与鉴别诊断】

(一)诊断

于链球菌感染后1～3周发生血尿、蛋白尿、水肿和高血压,甚至少尿及肾功能不全等急性肾炎综合征表现,伴血清补体C_3下降,病情于发病8周内逐渐减轻到完全恢复正常者,可临床诊断为急性肾炎。若肾小球滤过率进行性下降或病程2个月病情尚未见全面好转,应及时做肾活检,以明确诊断。

(二)鉴别诊断

1.急性感染发热性疾病　在急性感染发热时,部分患者可出现一过性蛋白尿或镜下血尿。但此种尿液变化多见于高热、感染的极期,热退后尿异常迅速消失,并且感染期蛋白尿不伴水肿、高血压等肾脏疾病的临床表现。

2.全身系统性疾病肾受累　系统性红斑狼疮性肾炎及过敏性紫癜性肾炎等可出现急性肾炎综合征,但多伴有其他系统受累的表现,如皮肤病损、关节酸痛等,详细询问病史及相关检查可区别。

3.系膜增生性肾小球肾炎(包括IgA肾病及非IgA系膜增生性肾小球肾炎)　部分患者有前驱症状,表现为急性肾炎综合征,但患者血清补体C_3一般正常,抗链球菌溶血素"O"滴度不升高,病情无自愈倾向。IgA肾病患者潜伏期短,常于感染后数小时至数天(3～5天)内发生肉眼血尿,血尿可呈反复发作,部分患者血清IgA升高。

4.系膜毛细血管性肾小球肾炎(膜增生性肾小球肾炎)　可有前驱感染,表现为急性肾炎综合征,且常伴肾病综合征,病情持续进展无自愈倾向。50%～70%患者有持续性低补体(血清补体C_3降低)血症,8周内不能恢复正常。

5.急进性肾小球肾炎　起病过程与急性肾炎相似,但除急性肾炎综合征外,多早期出现少尿、无尿,肾功能急剧恶化。重症急性肾炎呈现急性肾衰与该病鉴别困难时,应及时借助肾活检以明确诊断。

【治疗】

(一)治疗思路

对AGN的治疗,一般多根据临床症状分别给予控制感染、利尿、降压等药物对症处理,中医药则发挥辨证论治的优势,急性期以祛风解表、利水消肿、清热解毒为主,恢复期注重益气养阴。由于本病患者肾小球常有局部凝血的表现,因此西药常用抗血小板药,中药活血化瘀药应用较多。中医药在急性期以祛邪活血利水为主,恢复期重在扶正调治。

(二)西医治疗

本病为自限性疾病,治疗以休息和对症治疗为主,急性肾衰竭患者可予透析治疗,待其自然恢复。

1.一般治疗

(1)休息:急性期应卧床休息,直至症状消失后,再逐步增加运动。密切随诊,1～2周检查尿常规1次,共6个月,并注意保暖防湿,避免各种感染。

(2)饮食:应保持低盐及富含维生素的饮食,适量地摄入蛋白质。水肿及高血压者,应免盐或控制食盐在每日2～3g,直至利尿开始。严重水肿且尿少者,应控制入水量。出现肾功能不全、氮质血症者,限制蛋白质入量。限制饮食中的钾入量。

2.治疗感染灶　当病灶细菌培养为阳性时,应积极应用抗生素治疗。以往首选青霉素,80万～120万U肌肉注射,每日2次,连用10～14天。过敏者选用大环内酯类抗生素,必要时选用其他抗生素。对反复发作的慢性扁桃体炎,待病情稳定后(尿蛋白<+,尿沉渣红细胞<10/HP),且扁桃体无急性炎症,可考虑扁桃体切除,手术前、后应用青霉素2周。

3.对症治疗　包括利尿消肿、降血压、预防心脑并发症的发生。高血压、水肿及少尿明显者应限制水分,予低盐饮食。轻度高血压经限制钠盐和卧床休息后即可纠正,中重度高血压者应使用降压药物。

4.透析治疗　少数患者发生急性肾衰竭而有透析指征时,应及时给予透析治疗以帮助患者度过急性期。由于本病有自愈倾向,肾功能大多可逐渐恢复,一般不需要长期透析。

(三)中医治疗

1.辨证论治

(1)急性期

1)风寒束肺,风水相搏证

症状:恶寒发热,且恶寒较重,咳嗽气短,面部浮肿,或全身水肿,皮色光泽,舌质淡,苔薄白,脉浮紧或沉细。

治法:疏风散寒,宣肺行水。

方药:麻黄汤合五苓散加减。若见汗出恶风,卫阳已虚者,可改用防己黄芪汤加减,以助卫行水。

2)风热犯肺,水邪内停证

症状:发热而不恶寒,或热重寒轻,咽喉疼痛,口干口渴,头面浮肿,尿少色赤,舌质红,苔薄黄,脉浮数或细数。

治法:散风清热,宣肺行水。

方药:越婢加术汤加减。

3)疮毒内归,湿热蕴结证

症状:皮肤疮毒未愈,或有的疮疡已结痂,面部或全身水肿,口干口苦,尿少色赤,甚则血尿,舌质红,苔薄黄或黄腻,脉滑数或细数。

治法:清热解毒,利湿消肿。

方药:麻黄连翘赤小豆汤合五味消毒饮加减。

(2)恢复期

1)脾气虚弱证

症状:倦怠乏力,胃纳呆滞,面色萎黄,舌质淡红,苔白,脉细弱。

治法:健脾益气。

方药:参苓白术散加减。

2)肺肾不足,气阴两虚证

症状:低热咽干,咳嗽痰少,神倦头晕,腰膝酸软,手足心热,舌尖红,苔薄少,脉细或细数。

治法:补肺肾,益气阴。

方药:参芪地黄汤加减。若肺虚邪恋,低热咽干,咳嗽痰少者,可加用百合固金汤;易于外感者,可加用玉屏风散和冬虫夏草;肾虚湿热下注者,可加用知柏地黄丸和二妙丸。

2.常用中药制剂

(1)肾炎清热片功效:疏风宣肺,清热利尿。适用于急性肾炎风热咽喉肿痛,或口干咽燥,肢体酸痛,小便短赤,舌苔薄黄,脉浮数等症。用法:口服,每次5片,每日3次。

(2)肾炎消肿片功效:健脾渗湿,通阳利尿。适用于急慢性肾炎脾虚困乏,肢体浮肿,晨起面肿,按之凹陷,身体困重,尿少,脘胀食少等症。用法:口服,每次2～4片,每日3次。

【预后】

绝大多数患者在1～4周内出现肿消、血压恢复正常,尿常规随之好转。血清补体C_3在4～8周内恢复正常。镜下血尿和微量尿蛋白有时可迁延半年至1年,病理检查大部分恢复正常或仅遗留系膜细胞增生,仅<1%的患者可因急性肾衰竭救治不当而死亡,且多为高龄患者。远期预后各家报道不一,但都认为多数患者预后良好,可以完全治愈。有6%～18%的患者遗留尿异常和(或)高血压而转成慢性肾炎。一般认为老年患者,有持续性高血压、大量蛋白尿或肾功能损害者预后较差;肾组织增生病变较重,伴大量新月体形成者预后差。

【预防与调护】

积极预防感冒,注意个人卫生,预防各种感染。

急性起病后应卧床休息,需要2～3周,直至肉眼血尿消失,水肿消退,高血压和氮质血症消除。饮食上应给予富含维生素的高热量饮食,急性期应限盐、水和蛋白质的摄入,以防止水钠潴留。在水盐的入量上,有水肿和高血压的患者应控制食盐在每日2.0～3.0g。尿少者还应适量限水,少尿和肾衰竭者还应限制钾的摄入。肾功能正常者控制蛋白质在每日40～70g,因为过低的蛋白质摄入不利于肾脏的修复,过高则易促使肾脏硬化。

二、急进性肾小球肾炎

急进性肾小球肾炎(RPGN)简称急进性肾炎,起病急骤,临床以急性肾炎综合征(有血尿、蛋白尿、浮肿及高血压等)和肾功能急剧恶化、多在早期出现少尿乃至无尿性急性肾衰竭为特征,常伴有贫血,病理类型多为新月体肾小球肾炎。

本病与中医学中的"正水"相似,可归属于"癃闭""关格""水肿"等范畴。

【病因病理】

(一)西医病因病理

1.病因及发病机制　RPGN是由多种原因引起的一组疾病,分为原发性和继发性两大类。前者包括原发性RPGN和在原发性肾小球疾病(如系膜毛细血管性肾小球肾炎)的基础上形成广泛的新月体(即病理类型转化为新月体肾小球肾炎);后者是指继发于全身性疾病(如系统性红斑狼疮性肾炎、过敏性紫癜性肾炎等)的RPGN。

原发性 RPGN 病因及发病机制各有不同,根据免疫病理和自身抗体的差异可分为三型:①Ⅰ型抗肾小球基底膜(GBM)型:由于抗 GBM 抗体与 GBM 抗原结合激活补体而致病,该型约占本病的 20%。②Ⅱ型免疫复合物型:由于肾小球内循环免疫复合物的沉积或原位免疫复合物形成,激活补体而致病,该型约占本病的 40%。③Ⅲ型非免疫复合物型:肾小球内无或仅微量免疫球蛋白沉积。现已证实 50%～80%该型患者为原发性小血管炎肾损害,该型约占本病的 40%。原发性小血管炎患者血清中抗中性粒细胞胞浆抗体(ANCA)常呈阳性。

2.病理　肾体积较正常增大,病理类型多为新月体肾小球肾炎。光镜下广泛(50%以上)的以肾小球囊腔内有大新月体形成(占肾小球囊腔 50%以上)为特征。病变早期为细胞新月体,后期为纤维新月体。另外,Ⅱ型常伴有肾小球内皮细胞和系膜细胞增生,Ⅰ型和Ⅲ型可见肾小球节段性纤维素样坏死。免疫病理学检查是分型的主要依据,Ⅰ型 IgG 及补体 C_3 呈光滑线条状沿肾小球毛细血管壁沉积;Ⅱ型 IgG 及补体 C_3 呈颗粒状沉积于系膜区及毛细血管壁;Ⅲ型肾小球内无或仅有微量免疫沉积物。电镜下Ⅱ型可见电子致密物在系膜区和内皮下沉积,Ⅰ型和Ⅲ型无电子致密物沉积。

(二)中医病因病机

急进性肾炎多因先天禀赋不足、饮食不节、劳倦过度、七情内伤等,引起正气不足,肾气亏损,风热毒邪或湿热毒邪乘虚而入而发病。风热湿毒壅遏三焦,气化失司,升降失常,水湿毒邪波及全身,或发为水肿,或发为呕逆,或发为癃闭,终成关格。

本病起病急骤,发展迅速,病变主要在肾,也涉及肺、脾、肝、心、膀胱等脏腑。病变初期以风热湿毒蕴结的实证为主,继而出现正虚邪实之虚实相兼证候,进一步发展,正气渐衰,邪气独居,脏腑功能衰竭,阴阳离决。其具体的病机转化可见邪毒乘虚伤肾,气化失司,水湿停聚,蕴阻三焦,或阻滞脉络,血瘀水停;或化热生火,耗伤气阴,或阴虚阳亢,甚至引动肝风;或水气上犯,凌心射肺。其病情严重,病因繁多,病机复杂,发病迅猛,在较短时期内即可导致肾元衰败而危及生命。

【临床表现】

我国为以Ⅱ型多见,Ⅰ型好发于青中年,Ⅱ型及Ⅲ型常见于中老年患者,男性居多。

约半数患者在发病前 1 月内可有流感样或链球菌感染的前驱表现,发热,全身不适,食欲减退,全身肌肉酸痛及消瘦等非特异症状,或有烃类(碳氢化合物)接触史。多呈急性起病,病情急骤进展,表现有血尿、蛋白尿、水肿、高血压,肾功能急剧进行性恶化并发展成尿毒症,患者常伴有中度贫血。

(一)症状

1.急性肾炎综合征　表现为严重的血尿、蛋白尿、水肿、高血压。

2.急性肾功能异常　数周及数月内出现进行性少尿、无尿,终至肾衰竭。此外,感染也是常见的并发症。

3.全身症状　由于高血压和体内毒素的蓄积也可以出现精神症状,如嗜睡、意识模糊等;肺出血-肾炎综合征(Goodpasture 综合征)可有咳嗽、气促以及咯血、发绀等。

(二)体征

1.水肿　约半数患者起病时即出现水肿,以面部及双下肢为主。25%～30%患者表现为肾病综合征,水肿常持续存在,不易消退。

2.高血压　部分患者可有血压升高,短期内可出现心、脑的并发症。

(三)常见并发症

1.感染　包括尿路感染、呼吸道感染甚至败血症。

2.心血管系统　心律失常、心力衰竭、高血压等。

3.神经系统　头痛、嗜睡、肌肉抽搐、昏迷等。

4.消化系统　厌食、恶心、呕吐、腹胀等。

5.血液系统　贫血。

6.电解质紊乱　高血钾、低血钾或低血钠等。

【实验室及其他检查】

1.尿液检查　镜检有大量的红细胞或肉眼血尿,尿蛋白可从微量到大量,多为非选择性的蛋白尿。尿比重一般不低,变形的红细胞和白细胞是尿沉渣的主要成分,红细胞管型也较常见,还可以发现纤维蛋白的降解产物。

2.周围血象　常呈中到重度贫血,有时血小板减少。

3.肾功能　肾小球滤过率或内生肌酐清除率呈进行性下降,数天或数周血肌酐和尿素氮相应升高。

4.免疫学检查　Ⅰ型患者血清抗 GBM 抗体阳性;Ⅱ型患者血液循环免疫复合物及冷球蛋白常呈阳性,伴血清补体 C_3 降低;Ⅲ型由微血管炎引起者 ANCA 阳性。

5.影像学检查　腹部平片及 B 超可见肾脏大小正常或增大而轮廓光整,其中半数以上患者肾脏影像明显增大,可与慢性肾功能不全相鉴别。

6.肾活检　50%以上肾小球有新月体形成,并占据大部分囊腔。

【诊断与鉴别诊断】

(一)诊断

凡急性肾炎综合征伴肾功能急剧恶化,无论是否达到少尿性急性肾衰竭均应怀疑本病,并及时进行肾活检。若病理证实为新月体肾小球肾炎,根据临床和实验室检查能除外系统性疾病,诊断即成立。

(二)鉴别诊断

1.急性肾小球肾炎　急性肾小球肾炎个别情况下可表现为进行性肾功能损害,但急性肾炎常见抗链"O"升高,血清补体 C_3 降低,2～4 周水肿自行消退后,肾功能可恢复正常。

2.继发性急进性肾炎　狼疮性肾炎、过敏性紫癜性肾炎、Goodpasture 病均可引起新月体性肾小球性肾炎,依据受累的临床表现和实验室特异检查,进行鉴别。

3.急性肾损伤　急性肾损伤由急性肾小管坏死引起,可迅速起病,少尿或无尿,伴肾功能快速恶化。但该病大多有明确的病因,如药物中毒、休克、脱水等,通常有少尿期、多尿期、恢复期特殊的病情演变过程。一般无急性肾炎综合征表现。

【治疗】

(一)治疗思路

急进性肾炎治疗原则应突出"早""快"和"充分",即突出强调早期作出病因诊断和免疫病理分型,在此基础上尽快进行充分的强化治疗,包括针对急性免疫介导性炎症病变的强化治疗以及针对肾病变后果(如水钠潴留、高血压、尿毒症及感染等)的对症治疗两方面。中医学治疗本病首先应注意辨病与辨证的结合,针对本病免疫发病机制,当用祛风胜湿之品;针对肾炎综合征的临床表现,当用清利湿热之品;针对进行性尿毒症,当用渗湿泄浊之品。在大剂量激素治疗过程中,应配合滋阴益肾、清利湿热之品,以控制大剂量激素带来的副作用。在使用细胞毒类药物时易发生胃肠道反应,应注重用化湿降逆和胃之品。在疾病缓解期或明显肾功能减退者,应以补益肾元为主,配合通络渗利之品。

(二)西医治疗

1.强化治疗

(1)强化血浆置换疗法:应用血浆置换机分离患者的血浆和血细胞,弃去血浆,以等量正常人的血浆

（或血浆白蛋白）和患者血细胞重新输入体内。通常每日或隔日1次,每次置换血浆2～4L,直到血清抗体（如抗GBM抗体、ANCA）或免疫复合物转阴、病情好转,一般需置换10次左右。应用此法时常需要配合激素及细胞毒药物以防止免疫、炎症过程"反跳"。常用方法为泼尼松每日1mg/kg口服,2～3个月后渐减;环磷酰胺每日2～3mg/kg口服,累积量不超过8g。50岁以上患者免疫抑制剂减量。该疗法适用于各型急进性肾炎,但主要适用于Ⅰ型,特别是未发展成少尿性急性肾衰之前,血肌酐<530μmol/L开始治疗,则大部分病人可以好转,而且循环中抗体于1～2周内消失;对于Goodpasture综合征和原发性小血管炎所致急进性肾炎(Ⅲ型)伴有威胁生命的肺出血者作用较为肯定、迅速,应首选。

（2）甲泼尼龙冲击辅以环磷酰胺治疗:甲泼尼龙0.5～1.0g溶于5%葡萄糖注射液中静脉滴注,每日或隔日1次,3次为一疗程。必要时间隔3～5天可进行下一疗程,一般不超过3个疗程。甲泼尼龙冲击疗法也需辅以泼尼松及环磷酰胺常规口服治疗,方法同前。本治疗方法应该用于血肌酐<707μmol/L时,过高者慎用。该疗法主要适用于Ⅱ、Ⅲ型,Ⅰ型疗效较差。用甲泼尼龙冲击治疗时,应注意继发感染和钠、水潴留等不良反应。

2.替代治疗　凡急性肾衰竭已达透析指征者,应及时透析。对强化治疗无效的晚期病例或肾功能已无法逆转者,则有赖于长期维持透析治疗。肾移植应在病情静止半年(Ⅰ型、Ⅲ型患者血中抗GBM抗体、ANCA需转阴)后进行。

3.对症及支持治疗　对水钠潴留、高血压及感染等需积极采取相应的治疗措施。

（三）中医治疗

1.辨证论治

（1）邪壅三焦证

症状:水肿,发热,咽痛,小便短赤,或呕恶胸闷,尿少,眩晕,头痛,舌红苔黄腻,脉滑或滑数。

治法:疏风清热,利水解毒。

方药:麻黄连翘赤小豆汤合黄连温胆汤加减。

（2）阴虚阳亢证

症状:眩晕头痛,尿少或无尿,恶心呕吐,疲乏无力,腰膝酸痛,甚则抽搐神昏,舌红苔腻,脉弦细。

治法:滋阴潜阳,补肾泄浊。

方药:羚角钩藤汤加减。

（3）血瘀水停证

症状:眩晕头昏胀痛,小便不利,肢体水肿,面色黧黑或晦暗,腰痛固定,舌紫暗或有瘀斑、瘀点,苔薄白,脉涩。

治法:活血行水。

方药:调营饮加减。

（4）水气凌心证

症状:尿少,肢体水肿,呛咳,气急,心悸,胸闷发绀,烦躁,不能平卧,舌暗苔腻,脉微结代。

治法:泻肺逐水。

方药:己椒苈黄丸加减。

（5）浊毒内蕴证

症状:头痛眩晕,或头重如蒙,胸闷恶心,口苦纳呆,或口有尿臭味,大便秘结,脘腹胀满,面浮肢肿,小便不利,舌淡红,苔厚腻,脉沉缓。

治法:化浊利湿。

方药:温胆汤加减。若引起肝风内动者,用羚角钩藤汤息风止痉。

2.常用中药制剂　清开灵注射液功效:清热解毒,镇静安神。适用于急进性肾炎外邪内侵,热毒瘀滞证。用法:静脉滴注,40mL加入10%葡萄糖注射液250mL中,每日1次。

【预后】

本病的预后差,死亡率高,但患者若能得到及时的明确诊断和及时充分的强化治疗,预后可以得到显著改善,少数患者甚至肾功能能得到完全恢复;反之多于数周至半年内进展至不可逆肾衰竭。预后除与上述诊断治疗是否及时有关外,还与病因、病理类型以及疾病严重程度和阶段等因素有关。免疫病理类型中Ⅲ型较好,Ⅱ型次之,Ⅰ型最差;临床无少尿,血肌酐<600μmol/L,病理改变尚未显示出广泛不可逆病变(广泛的肾小球硬化、纤维性新月体或间质纤维化)时即开始治疗者预后较好,否则预后差,尤其是肾小球毛细血管严重断裂者预后较差,老年患者预后相对较差。本病缓解后的长期转归有三种:①病情长期稳定;②肾功能缓慢减退(此种较常见);③再次复发(见于少数患者,以Ⅲ型多见)。

【预防与调护】

积极预防原发病,去除诱发本病进展的可逆因素,减少再次发病的诱因。积极预防感冒,避免应用肾毒性药物。

在生活方面应注意个人卫生,预防各种感染,避免受湿及过度疲劳。慎起居,调畅情志,戒烟酒,忌过食肥甘厚味、辛辣之品。

三、慢性肾小球肾炎

慢性肾小球肾炎(CGN)简称慢性肾炎,是由多种原因引起的、不同病理类型组成的原发于肾小球的一组疾病。本组疾病起病方式各异,病情迁延,病变缓慢进展,病程绵长,并以蛋白尿、血尿、水肿及高血压为其基本临床表现,可伴有不同程度的肾功能损害。本病可发生于不同年龄、性别,但以青壮年男性居多。

本病与中医学的"石水"相似,可归属于"水肿""虚劳""腰痛""尿血"等范畴。

【病因病理】

(一)西医病因病理

1.病因及发病机制　急性链球菌感染后肾炎迁延不愈,病程超过1年以上者可转为慢性肾炎,但仅占15%～20%。大部分慢性肾炎并非由急性肾炎迁延所致。慢性肾炎不是一个独立的疾病,发病机制各不相同。大部分是免疫介导性疾病,可由循环中可溶性免疫复合物沉积于肾小球,或者由抗原(肾小球固有抗原或外来植入性抗原)与抗体在肾小球原位形成免疫复合物,而激活补体,引起组织损伤。也可以不通过免疫复合物,而由沉积于肾小球局部的细菌毒素、代谢产物等通过"旁路系统"激活补体,从而引起一系列炎症反应而发生肾小球肾炎。

另外,非免疫介导的肾脏损害在慢性肾炎的发生与发展中亦可能起很重要的作用。包括:①肾小球病变可引起肾内动脉硬化,加重肾实质缺血性损害。②肾血流动力学代偿性改变引起的肾小球损害。③肾性高血压可引起肾小球结构及功能的改变。④肾小球系膜的超负荷状态可引起系膜区(基质及细胞)增殖,终至硬化。

2.病理　慢性肾炎病理改变是双肾一致性的肾小球改变。由于病因、病程及发病机制不同,其病理改变也不同。常见的病理类型有系膜增生性肾小球肾炎(包括IgA和非IgA系膜增生性肾小球肾炎)、膜增生性肾小球肾炎、膜性肾病及局灶性节段性肾小球硬化。慢性肾炎进展至后期,上述不同病理类型改变均可转化为程度不等的肾小球硬化,相应肾单位的肾小管萎缩,肾间质纤维化。晚期肾体积缩小,肾皮质变薄,各病理类型均可转化为硬化性肾小球肾炎。

(二)中医病因病机

慢性肾炎主要因先天禀赋不足或劳倦太甚、饮食不节、情志不遂等引起肺、脾、肾虚损,气血阴阳不足所致。常因外感风、寒、湿、热之邪而发病。

1.脾肾气虚 久居湿地,冒雨涉水,或水中劳作,或嗜食生冷,均可引起水湿内侵,脾气受困;先天禀赋不足,房劳过度,生育不节等,均可导致肾气亏虚,脾虚不能运化水湿,不能升清,肾虚则封藏失职,而致精微下泄;脾胃虚弱,气血化生不足,日久而成虚劳。

2.肺肾气虚 素体肺气亏虚,先天不足,或肺病日久及肾,肺肾俱亏,肺气虚不能通调水道,上源失调,肾气虚不能气化,下源失和,水液内聚为患。

3.脾肾阳虚 素体阳虚,或病久阴损及阳,脾肾阳亏,脾阳虚不能运化水湿,肾阳亏,命门不固,开阖失司,水液内停,泛溢肌肤。

4.肝肾阴虚 素体阴血亏虚,或房劳过度,或久虑多思,阴精暗耗,肝肾不足,肝肾阴亏则风阳上亢,阴虚内热则灼伤络脉。

5.气阴两虚 久病气阴两伤,气虚则津液不布,清气不升,气化失司,水液内停;阴亏则虚热内生,灼伤络脉。

6.湿邪内阻 久居湿地,或脾气素亏,不能运化水湿,湿浊内停,或泛于肌肤,或中阻肠胃,或化热内阻,变生多证。

7.瘀血内阻 情志不遂则肝失疏泄,气机失畅,日久引起血瘀水停。或久病入络,络脉瘀阻,脉络不通,则血不循常道而外溢。

综上所述,本病病位在肾,与肺、脾相关,其病理基础在于脏腑的虚损。本病为本虚标实之证,本虚常见肺肾气虚、脾肾气虚、脾肾阳虚、肝肾阴虚和气阴两虚;标实则以湿、瘀、浊为多。正气亏虚为内因,常因外感风、寒、湿、热之邪而发病。由此内外互因,以致气血运行失常,三焦水道受阻,继而形成瘀血、湿热、水湿、湿浊等内生之邪,此内生之邪(尤其是湿热和瘀血)又成为重要的致病因素,损及脏腑,如此虚虚实实形成恶性循环,使病情缠绵难愈。

【临床表现】

慢性肾炎多数起病隐匿,进展缓慢,病程较长。其临床表现呈多样性,但以蛋白尿、血尿、高血压、水肿为其基本临床表现,可有不同程度的肾功能减退。病情时轻时重,迁延难愈,渐进性发展为慢性肾衰竭。

(一)症状

早期患者可有疲倦乏力、腰部酸痛、食欲不振等,多数患者有水肿,一般不严重,有的患者无明显临床症状。

(二)体征

1.水肿 在慢性肾炎的整个病程中,大多数患者有不同程度的水肿,轻者仅有面部、眼睑等组织松弛部位水肿,晨起比较明显,进而可发展至足踝、下肢,重者则全身水肿,甚至有胸(腹)水。尿量变化与水肿和肾功能情况有关,水肿期间尿量减少,部分肾功能明显减退,浓缩功能障碍者常有多尿或夜尿增多。

2.高血压 血压可正常或轻度升高,有些患者以高血压为首发症状,血压升高可呈持续性,亦可呈间歇性,以舒张压升高为特点,可有眼底出血、渗出甚至视神经乳头水肿。持续高血压的程度与预后密切相关,易导致心、肾功能不全。

3.贫血 慢性肾炎患者在水肿明显时,有轻度贫血,若肾功能损害,可呈中度以上贫血。

【实验室及其他检查】

1.尿液检查　尿异常是慢性肾炎的基本标志。蛋白尿是诊断慢性肾炎的主要依据,尿蛋白一般在 1～3g/d,尿沉渣可见颗粒管型和透明管型。血尿一般较轻或完全没有,但在急性发作期,可出现镜下血尿甚至肉眼血尿。

2.肾功能检查　慢性肾炎出现肾功能不全时,主要表现为肾小球滤过率(GFR)下降,肌酐清除率(Ccr)降低。由于肾脏代偿功能很强,当 Ccr 降至正常值的 50% 以下时,血清肌酐和尿素氮才会升高,也可继而出现肾小管功能不全,如尿浓缩功能减退等。多数慢性肾炎患者肾功能呈慢性渐进性损害。

【诊断与鉴别诊断】

(一)诊断

凡尿化验异常(蛋白尿、血尿、管型尿)、水肿及高血压病史达 3 个月以上,无论有无肾功能损害均应考虑此病,在除外继发性肾小球肾炎及遗传性肾小球肾炎后,临床上可诊断为慢性肾炎。

(二)鉴别诊断

1.原发性高血压肾损害　原发性高血压继发性肾损害多见于中老年患者,高血压在先,继而出现蛋白尿,多为微量至轻度蛋白尿,镜下可见少量红细胞及管型,肾小管功能损害(尿浓缩功能减退,夜尿增多)早于肾小球功能损害,常伴有高血压等其他靶器官并发症。

2.慢性肾盂肾炎　多有反复尿路感染的病史,多次尿沉渣或尿细菌培养阳性,肾功能损害以肾小管为主,氮质血症进展缓慢,影像学检查可见双肾非对称性损害,呈肾间质性损害影像学征象。

3.Alport 综合征(遗传性肾炎)　常起病于青少年(多在 10 岁以前),患者有肾(血尿、轻至中度蛋白尿及进行性肾功能损害)、眼(球形晶状体等)、耳(神经性耳聋)异常,并有阳性家族史(多为连锁显性遗传)。

4.急性肾小球肾炎　有前驱感染并以急性发作起病的慢性肾炎需与此病相鉴别。慢性肾炎急性发作多在短期内(数日)病情急骤恶化,血清补体 C_3 一般无动态变化。

5.继发性肾病　狼疮性肾炎、紫癜性肾病、糖尿病肾病等继发性肾病均可表现为水肿、蛋白尿等症状,与慢性肾炎表现类似,依据相应的系统表现及特异性实验室检查,一般不难鉴别。肾活检有助于鉴别。

【治疗】

(一)治疗思路

慢性肾炎的治疗应以防止或延缓肾功能进行性减退、改善或缓解临床症状及防治严重合并症为主要目的,争取解除可逆性损害肾脏的因素,不以消除尿红细胞或轻微尿蛋白为目标。一般不主张应用激素和细胞毒药物。中医学认为脾肾亏虚是慢性肾炎的基本病机,而湿热内壅、瘀血阻滞又往往是疾病反复发作、缠绵难愈的主要因素,因此健脾补肾、清热利湿、活血化瘀是治疗本病的基本原则。病情稳定期以扶正为主,活动期以祛邪为主。若出现虚实夹杂证,临床应标本并治。

(二)西医治疗

1.控制高血压和减少尿蛋白　高血压和尿蛋白是加速肾小球硬化、促进肾功能恶化的重要因素,积极控制高血压和减少蛋白尿是防止或延缓肾功能恶化的关键。治疗原则:①力争把血压控制在理想水平,即尿蛋白≥1g/d,血压控制在 125/75mmHg 以下;蛋白尿<1g/d,血压控制可放宽到 130/80mmHg 以下。②选择具有延缓肾功能恶化、保护肾功能的降血压药物。有钠水潴留容量依赖性高血压患者可选用噻嗪类利尿药,Ccr<30mL/min 时,噻嗪类无效应改用袢利尿剂,但一般不宜过多长久使用。若高血压难以控制,可以选用不同类型降压药联合应用。

近年来研究证实,ACEI 和 ARB 在降低全身性高血压的同时,可降低肾小球内压力,减少尿蛋白,减轻肾小球硬化,延缓肾功能衰竭,因此 ACEI 和 ARB 可作为慢性肾炎患者控制高血压和(或)减少蛋白尿的首选药物。但肾功能不全的患者在应用 ACEI 和 ARB 时应注意防止高血钾,血肌酐>350μmol/L 的非透析治疗患者不宜使用。少数患者应用 ACEI 类药物有持续性干咳的不良反应。掌握好适应证和应用方法,监测血肌酐、血钾,防止严重副作用尤为重要。

2.限制食物中蛋白及磷的摄入量　低蛋白及低磷饮食可减轻肾小球内高压力、高灌注及高滤过状态,延缓肾小球硬化,因此应采用优质低蛋白饮食,限制蛋白质人量亦达到限制磷人量[<600~800mg/(kg·d)]的目的。另外,对于高血压患者应限盐的摄入量(<3g/d)。

3.应用血小板解聚药　服用血小板解聚药,如大剂量双嘧达莫(300~400mg/d)、小剂量阿司匹林(50~100mg/d),对系膜毛细血管性肾小球肾炎有一定的降尿蛋白作用。

4.糖皮质激素和细胞毒药物　此类药物一般不主张应用,当患者肾功能正常或仅轻度受损,肾脏体积正常,病理类型较轻(如轻度系膜增生性肾炎、早期膜性肾病等),尿蛋白较多,且无其他禁忌者可试用,如无效则应逐步撤去。

5.避免对肾有害的因素　劳累、感染、妊娠和应用肾毒性药物(如氨基糖苷类抗生素、含马兜铃酸的中药等),均可能引起肾损伤,导致肾功能下降或进一步恶化,应尽量予以避免。

（三）中医治疗

1.辨证论治

（1）本证

1）脾肾气虚证

症状:腰脊酸痛,神疲乏力,或浮肿,纳果或脘胀,大便溏薄,尿频或夜尿多,舌质淡.舌有齿痕,苔薄白,脉细。

治法:补气健脾益肾。

方药:四君子汤合肾气丸加减。

2）肺肾气虚证

症状:颜面浮肿或肢体肿胀,疲倦乏力,少气懒言,自汗出,易感冒,腰脊酸痛,面色萎黄,舌淡,苔白润,脉细弱。

治法:补益肺肾。

方药:玉屏风散合金匮肾气丸加减。兼有外感表证者,宜先解表,兼风寒者可用麻黄汤加减,兼风热者可用银翘散加减;若头面肿甚,咽干痛者,可用麻黄连翘赤小豆汤加减;若水气壅滞,遍及三焦,水肿甚,尿少,大便干结者,可用己椒苈黄丸合五苓散加减。

3）脾肾阳虚证

症状:全身浮肿,面色苍白,畏寒肢冷,腰脊冷痛,神疲,纳少,便溏,遗精,阳痿,早泄,或月经失调,舌嫩淡胖,有齿痕,脉沉细或沉迟无力。

治法:温补脾肾。

方药:附子理中丸或济生肾气丸加减。水肿明显者,可用实脾饮合真武汤以温阳利水;伴有胸水而咳逆上气,不能平卧者,加用葶苈大枣泻肺汤,泻肺行水,下气平喘;若伴腹水者,加用五皮饮以利水。

4）肝肾阴虚证

症状:目睛干涩或视物模糊,头晕耳鸣,五心烦热或手足心热,口干咽燥,腰脊酸痛,遗精,或月经失调,舌红少苔,脉弦细或细数。

治法:滋养肝肾。

方药:杞菊地黄丸加减。

5)气阴两虚证

症状:面色无华,少气乏力,或易感冒,午后低热,或手足心热,腰酸痛,或见浮肿,口干咽燥或咽部暗红,咽痛,舌质红,少苔,脉细或弱。

治法:益气养阴。

方药:参芪地黄汤加减。若口干咽燥,干咳少痰,小便短赤,大便干者,可改用人参固本丸加减。

(2)标证

1)水湿证

症状:颜面或肢体浮肿,舌苔白或白腻,脉缓或沉缓。

治法:利水消肿。

方药:五苓散合五皮饮加减。

2)湿热证

症状:面浮肢肿,身热汗出,口干不欲饮,胸脘痞闷,腹部胀满,纳食不香,尿黄短少,便溏不爽,舌红,苔黄腻,脉滑数。

治法:清热利湿。

方药:三仁汤加减。湿热蕴积上焦,见咯吐黄痰者,可用杏仁滑石汤加减;湿热中阻,以痞满腹胀为主者,可用黄连温胆汤加减;湿热蕴结下焦者,可用八正散加减;热结咽喉,咽喉肿痛明显者,可用银翘散加减。

3)血瘀证

症状:面色黧黑或晦暗,腰痛固定或呈刺痛,肌肤甲错,肢体麻木,舌色紫暗或有瘀斑,脉细涩。

治法:活血化瘀。

方药:血府逐瘀汤加减。若兼气虚、阳虚者,可改用桂枝茯苓丸加味,以益气活血。

4)湿浊证

症状:纳呆,恶心或呕吐,口中黏腻,脘胀或腹胀,身重困倦,浮肿尿少,精神萎靡,舌苔腻,脉沉细或沉缓。

治法:健脾化湿泄浊。

方药:胃苓汤加减。

2.常用中药制剂

(1)火把花根片功效:祛风除湿,舒筋活络,清热解毒。适用于慢性肾炎邪实证。用法:口服,每次3～5片,每日3次,饭后服用。儿童慎用。

(2)保肾康功效:活血化瘀。适用于慢性肾炎血瘀证。用法:口服,每次3～4片,每日3次。

(3)肾炎舒功效:益肾健脾,利水消肿。适用于慢性肾炎脾肾阳虚证。用法:口服,每次6片,每日3次。小儿酌减。

【预后】

慢性肾炎病情迁延,病变均为缓慢进展,最终进展至慢性肾衰竭,病变进展速度可因慢性肾小球肾炎的病理类型及有无并发症等不同预后有明显的差异。伴有高血压、大量蛋白尿,以及合并感染、血容量不足,或使用肾毒性药物等,可加快发展成慢性肾衰竭。

【预防与调护】

1.预防 慢性肾炎病人抵抗力弱,极易感冒和发生交叉感染,故应注意避免劳累受凉,防止呼吸道感染。对有炎症病灶如牙周炎、咽喉炎、扁桃体炎、鼻炎、上呼吸道感染、皮肤疖肿等的患者,应积极治疗直至痊愈,以减少感染引起的免疫反应。同时慢性肾炎患者应避免肾毒性和易诱发肾功能损伤的药物,如磺胺类药、氨基糖苷类药、非类固醇类消炎药及部分含马兜铃酸的中草药。

2.调护　慢性肾炎患者无明显症状,尿常规基本正常,应注意适当休息,可逐步增加活动。若有水肿、大量蛋白尿、尿血、血压升高者,应卧床休息,一般需休息2~3个月,直至症状消失。一般认为,慢性肾炎患者盐、水分和蛋白质的供给,应视情况而定。轻症病人,无明显水肿、高血压和肾功能不全者,不必限制饮食。对于有明显水肿、高血压及肾功能不全者则分别视其具体情况而有所限制。水肿和高血压者,应限制食盐,每日食盐限量以3~5g为宜,重度水肿者控制在1~2g,待水肿消退,盐量应逐渐增加。液体入量不宜过多,不超过1000~1500mL。慢性肾炎有大量蛋白尿及低蛋白血症时,如肾功能正常,应适当提高蛋白质摄入量,但不宜过多,以1.5g/(kg·d)为宜,如出现氮质血症时,应限制蛋白质摄入量,每日限制在40g左右。过分限制钠盐,病人易引起电解质紊乱,并降低肾血流量,加重肾功能减退。

四、无症状性血尿或(和)蛋白尿

无症状性血尿或(和)蛋白尿既往国内称为隐匿性肾小球肾炎(LGN),系指以轻度持续性或间断性蛋白尿和(或)血尿为主要表现,而无水肿、高血压及肾功能损害的一组肾小球疾病。本病病程绵长,呈反复发作,多见于青少年。

本病临床症状不明显,部分病人可出现肉眼血尿、腰酸痛,故属于中医学中"尿血""腰痛"等范畴。

【病因病理】

(一)西医病因病理

本组疾病的病因大多数不同,发病机制与慢性肾炎类似,并可见多种病理类型,但病理改变较轻。常见轻微性肾小球病变、轻度系膜增生性肾小球肾炎(根据免疫病理表现,又可分为IgA肾病和非IgA系膜增生性肾小球肾炎)和局灶性节段性肾小球肾炎等病理类型,甚至可见早期膜性肾病。

(二)中医病因病机

本病的内因多为脾肾亏虚或瘀血阻络。脾虚不能升清,肾虚不能藏精,而致精微下泄;脾虚不能统摄血液,或肾阴不足,虚火内生,灼伤血络,或瘀血阻络,血不归经,而成血尿。其外因多为感受热毒、湿热之邪。湿热或热毒内侵,迫血妄行而成血尿;湿热壅滞,肾精失藏,而致精微外泄。

1.脾气虚弱　脾主升清统血,思虑过度则伤脾,脾气不足,脾不升清,统摄失司,引起精微下泄,或血溢脉外而成尿血。

2.肾元亏虚　素体不健,肾气不足,肾失封藏,固摄无权,精微下泄;阴虚则火旺,或气病及阴,久病耗气伤阴,气阴两虚,阴虚内热,灼伤血络,而见尿血。

3.下焦热盛　外感热毒或湿热,外邪乘虚侵入,邪热内侵,迫血妄行,伤精动血,精微下注或尿血。

4.瘀血阻络　初病多因脾气不足,运化失常,久则气滞血瘀,或气虚运血无力,脉络受阻,血不循经,或精气不能畅流,壅而外溢,引起尿血或精微下注。

本病正气不足,病邪隐袭,发病缓慢,病位主要在脾、肾,基本病机为本虚标实,脾肾不足为本,瘀血、热毒、湿热为标。脾肾亏虚,生化无权,封藏失职,精微下注贯穿于本病的始终。若正气得助,邪气得除,则预后较好。反之,病程日久,瘀停湿滞,以致湿瘀互结,则预后欠佳。

【临床表现】

本病大多起病隐匿,无急、慢性肾炎或其他肾脏病病史,部分患者常易出现上呼吸道感染。

本病在发作血尿时,部分病人可出现腰部酸痛,并呈反复发作。

本病除了出现轻至中度蛋白尿和(或)血尿外,不伴有水肿、高血压、肾小球滤过率下降等,故无明显临床体征。

【实验室及其他检查】

1.尿常规　可表现为尿蛋白阳性,并可出现程度不等的血尿。

2.尿蛋白定量　24 小时尿蛋白定量低于 1g,以白蛋白为主。

3.尿相位差镜检　尿红细胞常呈多形性。

4.血清免疫学检查　部分病人血清 IgA 增加,抗核抗体、抗双链 DNA 抗体、补体等均正常。

5.肾功能检查　肾小球滤过率、肾小管功能、肾图皆正常。

6.影像学检查　B 型超声波、静脉肾盂造影、CT 或 MRI 无异常发现。

7.肾活检　本病一般不需要立即肾活检,若出现蛋白尿、血尿加重,伴有高血压、水肿等表现,应做肾活检以明确病理类型及病变程度。

【诊断与鉴别诊断】

(一)诊断

1.无急、慢性肾炎或其他肾脏病病史,肾功能基本正常。

2.无明显临床症状、体征,而表现为单纯性蛋白尿或(和)肾小球性血尿。

3.排除非肾小球性血尿或功能性血尿。

4.以轻度蛋白尿为主者,24 小时尿蛋白定量<1g,但无其他异常,可称为单纯性蛋白尿。以持续或间断镜下血尿为主者,可称为单纯性血尿。

(二)鉴别诊断

1.生理性蛋白尿　功能性蛋白尿,仅于剧烈运动、发热或寒冷时出现;体位性蛋白尿,在直立状态下出现蛋白尿,卧床后蛋白尿消失,可见于青少年。

2.遗传性肾小球疾病　以血尿为主,主要包括良性家族性血尿,家系调查为常染色体显性遗传,肾组织电镜检查可见肾小球基底膜广泛变厚、壁分层,且与变薄的基底膜相间。

3.慢性肾炎　常伴有水肿、高血压及肾功能损害。

4.轻型急性肾炎　潜伏期多为 10～14 天,在起病 8 周内血清补体 C_3 呈一过性下降,肾组织检查为毛细血管内增生性肾小球肾炎。

【治疗】

(一)治疗思路

无症状性血尿或(和)蛋白尿无需特殊治疗,患者应以保养为主,避免感染、劳累及注意勿用对肾脏有损害的药物即可。但也有人认为对持续性蛋白尿较重或反复发作血尿患者,适当应用激素和免疫抑制剂治疗有一定的效果,但尚无肯定结论,也可试用雷公藤总苷。中医药的辨证论治可控制本病血尿和蛋白尿的发作次数,保护肾功能。对于无证可辨的患者可结合辨病选择固涩药,结合肾脏病理选择清利或活血药。临床上常用的方法有健脾补肾、益气养阴、清热解毒、清利湿热、凉血止血、活血化瘀等。

(二)西医治疗

本病无需特殊治疗,但患者需要定期复查尿常规、尿沉渣、肾功能及血压,尤其女性患者在妊娠前及其过程中更需要加强监测。可予以保护肾功能,避免肾损伤的因素。

(三)中医治疗

1.辨证论治

(1)下焦热盛证

症状:多有外感病史,突然出现血尿或蛋白尿,小便黄赤灼热,尿血鲜红,心烦口渴,面赤口疮,夜寐不安,舌红,脉数。

治法:清热泻火,凉血止血。

方药:小蓟饮子加减。

(2)阴虚火旺证

症状:小便短赤,头晕耳鸣,神疲,手足心热,颧红潮热,腰膝酸软,舌质红,脉细数。

治法:滋阴降火,凉血止血。

方药:知柏地黄丸加减。

(3)瘀血阻络证

症状:尿色紫暗或夹有血块,面色黧黑或晦暗,腰痛固定或刺痛,舌质紫暗或有瘀斑、瘀点,脉涩。

治法:活血通络。

方药:血府逐瘀汤加减。腰痛甚者,可改用身痛逐瘀汤以活血化瘀,理气止痛。

(4)脾气虚弱证

症状:久病尿血或蛋白尿,面色不华,体倦乏力,纳呆,气短声低,或兼齿衄,舌质淡,脉细弱。

治法:补脾摄血。

方药:归脾汤加减。

(5)肾气虚弱证

症状:久病尿血或蛋白尿,尿血色淡红,头晕耳鸣,精神困惫,腰脊酸痛,舌质淡,脉沉细无力。

治法:补肾益气,固摄止血。

方药:无比山药丸加减。

2.常用中药制剂

(1)肾炎康复片功效:益气养阴,补肾健脾,清解余毒。适用于气阴两虚,脾肾不足,毒热未清者。用法:口服,每次8片,每日3次。

(2)黄芪注射液功效:益气升清。适用于气虚证蛋白尿、血尿。用法:每次20~40mL,每日1次,稀释后静脉滴注。

【预后】

本病可反复发作,迁延不愈,特别是劳累或感冒常使尿蛋白及血尿一过性增加,但本病绝大多数病人能长期保持肾功能正常,仅少数病人可出现尿蛋白逐渐增多,并出现水肿、高血压而转成慢性肾炎。本病也有自发痊愈倾向。

【预防与调护】

1.预防　注意饮食起居的规律性,尽量避免风寒冒雨。食物营养要多样化,以增强机体的抗病能力。防止劳累,不宜过量地体力劳动。避免应用对肾脏有损害的中西药物。及时治疗感冒及消除口腔、手、耳、鼻、咽喉等处感染灶,以杜绝引起肾炎免疫反应的免疫原。平时尚需注意锻炼身体,并培养乐观豁达的情操。

2.调护　本病临床无明显症状,如尿常规基本正常,应注意适当休息,逐步增加活动,但防止过度劳累,房事也应节制。如活动后尿中蛋白和红细胞有增加趋势,则须继续休息。若临床仅以少量尿蛋白、红细胞为主者,可予低盐普通饮食,水可不加限制,忌食辛辣刺激物,切忌暴饮暴食和过食肥甘之品。

本病部分病人抵抗力弱,极易感冒和发生交叉感染,应避免受凉,防止呼吸道感染,对有炎症病灶者应积极治疗,直至痊愈,以减少感染引起的免疫反应。

本病病程冗长,甚至久治不愈,病人常有悲观失望及急躁情绪,应向病人介绍必要的医学常识,使其对本病有客观的正确认识,树立治疗信心。

（孟动玲）

第二节　肾病综合征

肾病综合征(NS)是多种肾小球疾病引起的一组临床症候群,其临床特征为:①大量蛋白尿(≥3.5g/d);②低白蛋白血症(≤30g/L);③水肿;④高脂血症。其中"大量蛋白尿"和"低白蛋白血症"为诊断必备条件。

本病与中医学中的"肾水"相似,可归属于中医学"水肿"、"腰痛"、"虚劳"等范畴。

【病因】

NS可分为原发性和继发性两大类,可由多种病理类型的肾小球疾病所引起。原发性NS的诊断主要依靠排除继发性NS,引起原发性NS的病理类型以微小病变型肾病、系膜增生性肾小球肾炎、系膜毛细血管性肾小球肾炎、膜性肾病及局灶节段性肾小球硬化5种临床病理类型最为常见。继发性NS的病因很多,常见有糖尿病肾病、过敏性紫癜性肾炎、乙肝相关性肾炎、系统性红斑狼疮肾炎、肾淀粉样变性、新生物(实体瘤、白血病及淋巴瘤)、药物及感染等。

【病理生理】

1.大量蛋白尿　NS时蛋白尿产生的基本原因是电荷屏障和分子选择屏障破坏,特别是电荷屏障受损时,致使原尿中蛋白含量增多,当其远超过近曲小管回吸收量时,形成大量蛋白尿,在此基础上,凡增加肾小球内压力及导致高灌注、高滤过的因素(如高血压、高蛋白饮食或大量输注血浆蛋白)均可加重尿蛋白的排出。

2.低蛋白血症　NS时大量白蛋白从尿中丢失,促进白蛋白肝脏代偿性合成增加,同时由于近端肾小管摄取滤过蛋白增多,也使肾小管分解蛋白增加。当肝脏白蛋白合成增加不足以克服丢失和分解时,则出现低白蛋白血症。此外,NS患者因胃肠道黏膜水肿导致蛋白质摄入不足及吸收能力下降,也是加重低白蛋白血症的原因。

除血浆白蛋白减少外,血浆的某些免疫球蛋白(如IgG)和补体成分、抗凝及纤溶因子、金属结合蛋白及内分泌素结合蛋白也可减少,尤其是肾小球病理损伤严重,大量蛋白尿,和非选择性蛋白尿时更为显著。患者易产生感染、高凝、微量元素缺乏、内分泌紊乱和免疫功能低下等并发症。

3.水肿　fNS时低蛋白血症及胶体渗透压降低,血管内的水分和电解质进入组织间隙,是水肿形成的基本原因。部分患者因有效血容量减少,刺激肾素-血管紧张素-醛固酮活性增加和抗利尿激素分泌增加,可进一步加重水钠潴留,加重水肿。近年的研究表明,约50%患者血容量正常或增加,血浆肾素水平正常或下降,提示某些原发于肾内钠、水潴留因素在NS水肿发生机制中起一定作用。

4.高脂血症　血浆胆固醇、三酰甘油、低和极低密度脂蛋白浓度增加,常与低蛋白血症并存。其发生机制与肝脏合成脂蛋白增加及脂蛋白分解和利用减少有关。目前认为后者可能是高脂血症更为重要的原因。

【病理类型及临床特征】

引起原发性NS的病理类型有以下5种,其病理及临床特征如下。

1.微小病变型肾病　光镜下观察肾小球基本正常,可见近曲小管上皮细胞脂肪变性。免疫病理检查阴性。电镜下有广泛的肾小球脏层上皮细胞足突融合,这也是本病病理类型的特征性改变和主要的诊断依据。

微小病变型肾病占儿童原发性NS的80%～90%,占成人原发性NS的20%～25%。本病男性多于女性,儿童高发,成人发病率降低,但60岁后发病率又呈现一小高峰。典型的临床表现为NS,仅15%左右患者伴有镜下血尿,一般无持续性高血压及肾功能减退。可因严重水钠潴留导致一过性高血压和肾功能损害。30%~40%病例可能在发病后数月内自发缓解,90%病例对激素治疗敏感,可达临床完全缓解,但本病复发率高达60%,若反复发作或长期大量蛋白尿未得到控制,本病可能转变为系膜增生性肾小球肾炎,进而转变为局灶性节段性肾小球硬化。一般认为,成人的治疗缓解率和缓解后复发率均较儿童低。

2.系膜增生性肾小球肾炎 光镜下可见弥漫性肾小球系膜细胞及系膜基质增生,为本病的特征性改变。早期以系膜细胞增生为主,后期系膜基质增多。根据系膜增生的程度不同可分为轻、中、重度3种。据其免疫病理检查又可将本组疾病分为IgA肾病和非IgA系膜增生性肾小球肾炎。在系膜区前者以IgA沉积为主,后者以IgG(我国多见)或IgM沉积为主,均常伴有C_3呈颗粒状沉积于系膜区,有时也同时沉积于肾小球毛细血管壁。电镜下系膜区可见电子致密物。

该病理类型在我国发病率很高,在原发性NS中约占30%。其中男性多于女性,好发于青少年。约50%患者有前驱感染,可于上呼吸道感染后急性起病,甚至表现为急性肾炎综合征,部分患者为隐匿起病。非IgA系膜增生性肾小球肾炎者约50%患者表现为NS,约70%患者伴有血尿;而IgA肾病者几乎均有血尿,约15%出现NS。随肾脏病变程度由轻至重,肾功能不全及高血压的发生率逐渐增加。本组疾病呈NS者,对糖皮质激素及细胞毒药物的治疗反应与其病理改变轻重相关,轻者疗效好,重者疗效差。

3.系膜毛细血管性肾小球肾炎 光镜下可见肾小球系膜细胞和系膜基质弥漫重度增生,插入到肾小球基底膜和内皮细胞之间,使毛细血管襻呈现"双轨征"。免疫病理检查可见IgG和C_3呈颗粒状沉积于系膜区及毛细血管壁。电镜下系膜区和内皮下可见电子致密物沉积。

该病理类型占我国原发性NS的10%~20%。男性多于女性,好发于青少年。50%~60%的患者表现为NS,几乎所有患者均伴有血尿,少数可见发作性肉眼血尿;25%~30%的患者常在上呼吸道感染后,表现为急性肾炎综合征;其余少数患者表现为无症状性血尿和蛋白尿。50%~70%的病例的血清C_3持续降低,对提示本病有重要意义。肾功能损害、高血压及贫血出现早,病情多持续进展。本病所致NS治疗困难,糖皮质激素及细胞毒药物治疗可能仅对部分儿童病例有效,成人疗效差。病变进展较快,发病10年后约有50%的病例将进展至慢性肾衰竭。

4.膜性肾病 以肾小球基底膜上皮细胞下弥漫免疫复合物沉积伴基底膜弥漫性增厚为特点。光镜下早期基底膜无增厚,仅嗜复红小颗粒有规则地排列在基底膜上皮侧(Masson染色);进而基底膜逐渐增厚,可见到钉突形成(嗜银染色)。免疫病理显示IgG和C_3呈颗粒状沿肾小球毛细血管壁沉积。电镜下早期可见基底膜上皮侧有排列整齐的电子致密物,常伴有广泛的足突融合。

本病病理类型占我国原发性NS的10%~20%。男性多于女性,好发于中老年。起病隐匿,约80%表现为NS,约30%可伴有镜下血尿,一般无肉眼血尿。常在发病5~10年后逐渐出现肾功能损害。本病极易发生血栓栓塞并发症,肾静脉血栓发生率可高达40%~50%。有20%~35%患者的临床表现可自发缓解。60%~70%的早期膜性肾病患者(尚未出现钉突)经糖皮质激素和细胞毒药物治疗后可达临床缓解。但随疾病逐渐进展,病理变化加重,治疗疗效则较差。

5.局灶性节段性肾小球硬化(FSGS) 光镜下可见病变呈局灶、节段性分布,主要表现为部分肾小球及肾小球毛细血管襻部分小叶硬化(系膜基质增多、毛细血管闭塞、球囊粘连等),相应的肾小管萎缩,肾间质纤维化。免疫病理显示IgM和C_3在局灶硬化损害处呈不规则、团块状、结节状沉积。电镜下可见肾小球上皮细胞足突广泛融合、足突与基底膜分离及裸露的基底膜节段。根据硬化部位及细胞增殖的特点,FSGS可分为5种亚型:经典型、塌陷型、顶端型、细胞型、非特殊型,其中非特殊型最为常见,约占半数以上。

本病病理类型占我国原发性NS的5%~10%。好发于青少年男性。多为隐匿起病,部分病例可由微小病变型肾病转变而来。大量蛋白尿、低蛋白血症、水肿、高脂血症为其主要临床特点,血尿发生率高,部分可见肉眼血尿。本病确诊时患者约半数有高血压和约30%有肾功能减退。多数顶端型FSGS糖皮质激素治疗有效,预后良好。塌陷型治疗反应差,进展快,多于2年内进入终末期肾衰竭。其余各型的预后介于两者之间。过去认为FSGS对糖皮质激素治疗效果很差,近年的研究表明50%患者治疗有效,只是起效较慢,平均缓解期为4个月。NS能否缓解与预后密切相关,缓解者预后好,不缓解者6~10年超过半数患者进入终末期肾衰竭。

【临床表现】

原发性NS常无明显病史,部分患者有上呼吸道感染等病史;继发性NS常有明显的原发病史。临床常见"三高一低"经典的NS症状,但也有非经典的NS患者,仅有大量蛋白尿,低蛋白血症,而无明显水肿,常伴高血压。此类患者病情较重,预后较差。

(一)主要症状

水肿,纳差,乏力,腰痛,肢节酸重,甚至胸闷气喘、腹胀膨隆等。

(二)体征

1.水肿　水肿常渐起,最初多见于踝部,呈凹陷性,晨起时眼睑、面部可见水肿。随着病情的发展,水肿发展至全身,可出现胸腔、腹腔、阴囊甚至心包腔的大量积液。

2.高血压　成人NS患者20%~40%有高血压,水肿明显者约半数有高血压。部分患者为容量依赖型,随水肿消退而血压恢复正常,肾素依赖型高血压主要与肾脏基础病变有关。

3.低蛋白血症　与营养不良长期持续性大量蛋白尿导致血浆蛋白降低,白蛋白下降尤为明显。患者出现毛发稀疏干枯、皮肤苍白、肌肉萎缩等营养不良表现。

(三)并发症

1.感染　感染是NS的常见并发症,与蛋白质营养不良、免疫功能紊乱及应用糖皮质激素治疗有关。常见感染部位的顺序为呼吸道、泌尿道、皮肤。

2.血栓、栓塞性并发症　与血液浓缩(有效血容量减少)、高黏状态、抗凝和纤溶系统失衡,以及血小板功能亢进、应用利尿剂和糖皮质激素等有关。其中以肾静脉血栓最为常见。此外,肺血管血栓、栓塞,下肢静脉、下腔静脉、冠状血管血栓和脑血管血栓也不少见。

3.急性肾衰竭　有效血容量不足而致肾血流量下降,诱发肾前性氮质血症,经扩容、利尿后可得到恢复。少数病例可出现急性肾衰竭,尤以微小病变型肾病者居多,发生多无明显诱因,表现为少尿甚或无尿,扩容利尿无效。

4.蛋白质及脂肪代谢紊乱　长期低蛋白血症可以导致严重的负氮平衡和蛋白质-热量营养不良,主要表现在肌肉萎缩、儿童生长发育障碍;免疫球蛋白减少造成机体免疫力低下、易致感染;药物结合蛋白减少可影响某些药物的药代动力学,影响药物疗效。高脂血症增加血液黏稠度,可促进血栓、栓塞并发症的发生,还将增加心血管系统并发症,并可促进肾小球硬化和肾小管-间质病变的发生。

【实验室及其他检查】

以尿蛋白增加为主,尿蛋白定性多呈(+++)~(++++),定量＞3.5g/24h。血清蛋白测定呈现低白蛋白血症(≤30g/L)。血清胆固醇、三酰甘油、低和极低密度脂蛋白浓度增加,高密度脂蛋白可以增加、正常或减少。肾功能多数正常(肾前性氮质血症者例外)或肾小球滤过功能减退。肾脏B超、双肾SPECT有助于本病的诊断。肾活检是确定肾组织病理类型的唯一手段,可为治疗方案的选择和预后估计提供可靠的依据。

【诊断与鉴别诊断】

（一）诊断

凡大量蛋白尿（>3.5g/d）、低蛋白血症（血浆白蛋白≤30g/L）、明显水肿和高脂血症者可诊断为肾病综合征，其中前2项为诊断所必需，同时必须首先除外继发性病因和遗传性疾病才能诊断为原发性NS，最好能进行肾活检作出病理诊断，另外还要判定有无并发症。

（二）鉴别诊断

临床上确诊原发性NS之前，需与以下常见的继发性NS鉴别。

1.系统性红斑狼疮性肾炎　好发于青、中年女性，临床表现为多系统损害，伴有发热、皮疹及关节痛，尤其是面部蝶形红斑最具诊断价值。免疫学检查可检测出多种自身抗体。

2.过敏性紫癜性肾炎　好发于青少年，有典型的皮肤紫癜，可伴有关节痛、腹痛及黑便，多在皮疹出现后1~4周左右出现血尿和（或）蛋白尿。

3.糖尿病肾病　多发生于糖尿病10年以上的患者，早期可发现尿微量白蛋白排出增加，以后逐渐发展成大量蛋白尿、NS，并较快进展为慢性肾衰竭。眼底检查可见微动脉瘤。

4.肾淀粉样变性　好发于中老年，肾淀粉样变性是全身多器官受累的一部分，肾受累时体积增大，常呈NS，需肾活检确诊。

5.乙型肝炎病毒相关性肾炎　多见于儿童及青少年，以蛋白尿或NS为主要临床表现，常见的病理类型为膜性肾病，其次为系膜毛细血管性肾小球肾炎等。应有乙型肝炎病毒抗原阳性，肾活检证实乙型肝炎病毒或其抗原沉积才能确诊。

【中医病因病机】

本病发病多与下列因素有关。

1.风邪袭表　风寒或风热之邪外袭肌表，内舍于肺，肺失通调，风遏水阻，风水相搏，以致水液不能正常敷布，小便不利，水液溢于肌肤，发为水肿。

2.疮毒浸淫　咽喉肿烂，或身患疮痍，未能清解消透，热毒内攻脾肺，脾失转输，肺失通调，三焦水道失畅，水液溢于肌肤，而成本病。

3.水湿浸渍　久居湿地或冒雨涉水等致湿邪内侵，脾受湿困，不能制水，水液泛于肌肤而成本病。或长期居处寒湿，伤及元阳，以致肾失开合，气化失常，水湿停聚，而成本病。

4.饮食不节　过食肥甘，嗜食辛辣，久则湿热中阻，损伤脾胃；或因生活饥馑，营养不足，脾气失养，以致脾运不健，脾失转输，水湿壅滞，发为水肿。

5.禀赋不足，劳倦内伤　先天禀赋不足，肾气亏虚，气化失常，水泛肌肤，发为水肿。或因劳倦久病，脾肾亏虚，津液转输及气化失常，发为水肿。

6.瘀血阻滞　久病入络，瘀血内阻，导致水气停滞发为本病。此外，水肿日久，壅阻经隧，水停瘀阻，瘀水互结，而致水肿迁延难愈。

本病基本病机为肺失通调，脾失转输，肾失开阖，三焦气化不利。其病位在肺、脾、肾，而关键在肾。病理因素为风邪、水湿、疮毒、湿热、瘀血。肺主一身之气，有主治节、通调水道、下输膀胱的作用。风邪犯肺，肺气失于宣畅，不能通调水道，风水相搏，发为水肿。脾主运化，有布散水精的功能。外感水湿，脾阳被困，或饮食劳倦等损及脾气，造成脾失转输，水湿内停，乃成水肿。肾主水，水液的输布有赖于肾阳的蒸化、开阖作用。久病劳欲，损及肾脏，则肾失蒸化，开阖不利，水液泛滥肌肤，则为水肿。

由于致病因素及体质的差异，水肿的病理性质有阴水、阳水之分，并可相互转化或夹杂。阳水属实，多由外感风邪、疮毒、水湿、湿热而成，病位在肺、脾。阴水属虚或虚实夹杂，多由饮食劳倦、禀赋不足、久病体虚所致,病位在脾、肾。阳水迁延不愈,反复发作,正气渐衰,脾肾阳虚,或因失治、误治,损伤脾肾,阳水可转为阴水。反之,阴水复感外邪,或饮食不节,使肿势加剧,呈现阳水的证候,而成本虚标实之证。

【中医诊断及病证鉴别】

(一)诊断

1.水肿先从眼睑或下肢开始,继及四肢全身。轻者仅眼睑或足胫浮肿;重者全身皆肿,甚则腹大胀满,气喘不能平卧;更严重者可见尿闭或尿少,恶心呕吐,口有秽味,鼻衄牙宣,头痛,抽搐,神昏谵语等危象。

2.可有乳蛾、心悸、疮毒、紫癜以及久病体虚病史。

(二)病证鉴别

1.水肿与鼓胀　鼓胀是指肝、脾、肾三脏功能失调,气、血、水结于腹内,以腹部胀大,面色苍黄,腹皮青筋显露为主要特征,肢体一般不肿,严重时才见四肢尽肿。而水肿是肺、脾、肾三脏功能失常,三焦气化不利,导致水液泛溢肌肤,以头面或下肢先肿,继而全身,腹壁无脉络显露。

2.阳水与阴水　水肿可分为阳水、阴水。阳水多因风邪、疮毒、水湿所致,发病较急,每成于数日之间,肿多由面目开始,自上而下,继及全身,肿处皮肤绷急光亮,按之凹陷即起,兼有寒热等表证,属表证、属实证,一般病程较短。阴水病因多为饮食劳倦、先天或后天因素所致,发病缓慢,或反复发作,或由阳水转化而来,肿多由足踝开始,自下而上,继及全身,肿处皮肤松弛,按之凹陷不易恢复,甚则按之如泥,属里、属虚或虚实夹杂,病程较长。

【治疗】

(一)治疗思路

原发性 NS 的治疗原则主要有:①根据不同病理类型及病变程度制订治疗方案;②NS 的治疗目前仍以糖皮质激素或糖皮质激素加细胞毒类药物为主线,原则上应在增强疗效的同时最大限度地减少副作用;③NS 治疗不仅要减轻、消除患者的临床症状,并要努力防治和减少感染、血栓栓塞、蛋白质及脂肪代谢紊乱等严重并发症;④努力保护肾功能,防治或延缓肾功能恶化是 NS 治疗的重要目标。

NS 水肿的治疗以发汗、利尿、泻下逐水为基本原则,阳水者,予发汗、利水或攻逐,同时配合清热解毒、理气化湿等法;阴水者,健脾温肾,同时配以利水、养阴、活血、祛瘀等法;对于虚实夹杂者,则当兼顾,攻补兼施。中西医结合治疗 NS 有一定的优势,单纯中药治疗 NS 疗效出现较缓慢,糖皮质激素、细胞毒药物副作用较大,一般主张中药分阶段辨证治疗与糖皮质激素、细胞毒药物联合应用,可减轻糖皮质激素、细胞毒药物的副作用,保证糖皮质激素、细胞毒药物的治疗疗程完成;在糖皮质激素撤减阶段,或使用糖皮质激素后仍然反复发作,或糖皮质激素无效、激素依赖的患者,或不符合糖皮质激素及细胞毒类应用指征者,中药的治疗应作为主要治疗手段。中药在治疗顽固性蛋白尿、降低 NS 复发率、延缓肾脏进展等方面具有较为肯定的作用。最好能根据病理类型指导中西药物的使用。

(二)西医治疗

1.一般治疗　患者应以卧床休息为主,水肿消失、一般情况好转后,可下床活动。应给予正常量 $0.8\sim1.0g/(kg\cdot d)$ 的优质蛋白(富含必需氨基酸的动物蛋白)饮食,保证充分热量,宜少进富含饱和脂肪酸(动物油脂)的饮食,多食富含多聚不饱和脂肪酸(如植物油、鱼油)及富含可溶性纤维(如燕麦、米糠及豆类)的饮食;水肿时应限制水、盐摄入,盐摄入<3g/d。

2.对症治疗

(1)利尿消肿:对 NS 患者利尿治疗的原则是不宜过快、过猛,以免造成有效血容量不足,加重血液高黏倾向,诱发血栓、栓塞并发症。常用药物有:①噻嗪类利尿剂,常用氢氯噻嗪,长期服用应防止低钾、低钠血症;②潴钾利尿剂,可与噻嗪类利尿剂合用,常用氨苯蝶啶或醛固酮拮抗剂螺内脂,长期服用需防止高钾血症,肾功能不全者慎用;③襻利尿剂,常用呋塞米或布美他尼,分次口服或静脉注射,谨防低钠血症及低钾、低氯血症性碱中毒的发生;④渗透性利尿剂,常应用不含钠的右旋糖酐 40(低分子右旋糖酐)或羟乙基淀粉 40 氯化钠注射液静脉滴注;⑤提高血浆胶体渗透压,采用血浆或血浆白蛋白等静脉输注。

(2)减少尿蛋白:ACEI(如贝那普利、福辛普利)、ARB(如氯沙坦、厄贝沙坦)等,均可通过其有效的控制高血压而显示出不同程度地减少尿蛋白的作用。此外,ACEI、ARB 可有不依赖于降低全身血压的减少尿蛋白作用。

3.主要治疗　抑制免疫与炎症反应。

(1)糖皮质激素:可能是通过抑制炎症反应、抑制免疫反应、抑制醛固酮和抗利尿激素分泌,影响肾小球基底膜通透性等综合作用而发挥其利尿、消除尿蛋白的疗效。使用原则和方案:①起始足量:常用药物为泼尼松 1mg/(kg·d),口服 8 周,必要时可延长至 12 周;②缓慢减药:足量治疗后每 2~3 周减原用量的 10%,当减至 20mg/d 左右时症状易反复,应更加缓慢减量;③长期维持:最后以最小有效剂量(10mg/d)作为维持量,再服半年至 1 年或更长。激素可采取全日量顿服或在维持用药期间 2 日量隔日 1 次顿服,以减轻激素的副作用。长期应用需加强监测,防止并及时处理感染、药物性糖尿病、骨质疏松等不良反应,少数病例发生股骨头无菌性缺血性坏死。

(2)细胞毒药物:此类药物可用于"激素依赖型"或"激素抵抗型"的患者,协同激素治疗。若无激素禁忌,一般不作为首选或单独治疗用药。临床常用细胞毒药物:①环磷酰胺,应用剂量为每日每公斤体重 2mg,分 1~2 次口服;或 200mg 加入生理盐水 20ml 内,隔日静脉注射,累计量达 6~8g 后停药;②氮芥,为最早用于治疗 NS 的药物,治疗效果较佳,因可引起注射部位血管炎或局部组织坏死及严重的胃肠道反应和甚强的骨髓抑制作用,目前临床上较少应用。

(3)环孢素:能选择性抑制 T 辅助细胞及 T 细胞毒效应细胞,因有肝、肾毒性,并可致高血压、高尿酸血症、多毛及牙龈增生等不良反应和停药后易复发等,限制其临床广泛使用,作为二线药物用于治疗糖皮质激素及细胞毒药物无效的难治性 NS。常用量为每日每公斤体重 3~5mg,分 2 次口服,服药期间需监测并维持其血药浓度值为 100~200ng/ml,服药 2~3 个月后缓慢减量,共服半年左右。

(4)吗替麦考酚酯:能选择性抑制 T、B 淋巴细胞增殖及抗体形成达到治疗目的,已广泛用于肾移植后排异反应,不良反应相对小,近年一些报道表明对部分难治性 NS 有效。常用量 1.5~2g/d,分 1~2 次口服,共用 3~6 个月,减量维持半年。已有导致严重贫血和伴肾功能损伤者应用后出现严重感染的个案报道,应引起足够重视。

应用激素及细胞毒药物治疗 NS 可有多种方案,应以增强疗效的同时最大限度地减少副作用为宜,综合考虑患者的年龄、肾小球病病理类型、肾功能损害和有否相对禁忌证等情况区别对待,制订个体化治疗方案。

(三)中医治疗

辨证论治

1.风水相搏

证候:初起眼睑浮肿,继则四肢及全身皆肿,来势迅速,多伴发热,肢节酸楚,小便不利等症。偏于风热者,伴咽喉红肿疼痛,舌质红,脉浮滑数;偏于风寒者,兼恶寒,咳喘,舌苔薄白,脉浮滑或浮紧。

治法:疏风解表,宣肺利水。

方药:越婢加术汤加减。

药用麻黄、石膏、白术、甘草等。偏于风热者加板蓝根、桔梗、银花、连翘以疏解风热;偏于风寒者,去石膏,加苏叶、桂枝、防风,以助麻黄辛温解表;水肿重者加浮萍、茯苓、冬瓜皮,以助宣肺利水消肿;若咳喘较甚,可加杏仁、前胡,以降气定喘;若表证已解,身重而水肿不退者,可按水湿浸渍证论治。

2.湿毒浸淫

证候:身发疮痍,或咽喉肿痛溃烂,眼睑浮肿,延及全身,皮肤光亮,恶风发热,小便不利,舌质红,苔薄黄,脉浮数或滑数。

治法:宣肺解毒,利湿消肿。

方药:麻黄连翘赤小豆汤合五味消毒饮加减。

药用麻黄、杏仁、生梓白皮、连翘、赤小豆、银花、野菊花、公英、紫花地丁、紫背天葵等。脓肿毒甚者,当重用清热解毒药,如蒲公英、紫花地丁;湿盛者加苦参、土茯苓;瘙痒者加蝉蜕、白鲜皮、地肤子;血热而红肿者加丹皮、赤芍。

3.水湿浸渍

证候:全身水肿,下肢明显,按之没指,小便短少,伴有身重神倦,胸闷,纳呆,泛恶,舌苔白腻,脉象缓。

治法:运脾化湿,通阳利水。

方药:五皮饮合胃苓汤加减。

药用桑白皮、陈皮、生姜皮、大腹皮、茯苓皮、苍术、厚朴、白术、茯苓、猪苓等。若肿甚而喘加麻黄、杏仁、葶苈子、大枣宣肺泻水而平喘;若湿困中焦,脘腹胀满者,加川椒目、大腹皮、干姜温脾化湿。

4.湿热内蕴

证候:遍身浮肿,肌肤绷急,脘腹胀满,烦热口渴,小便短赤,大便干结,舌红,苔黄腻,脉沉数或濡数。

治法:分利湿热。

方药:疏凿饮子加减。

药用羌活、秦艽、茯苓、泽泻、椒目、赤小豆、生姜皮、大腹皮、槟榔等。若腹满不减,大便不通者,可合己椒苈黄丸,以助攻泻之力,使水从大便而泻;若气粗喘满,倚息不得卧,肿势严重,加葶苈子、桑白皮泻肺利水;若湿热久羁,化燥伤阴,可用猪苓汤;若伴血尿,可加白茅根、大小蓟以清热利湿,凉血止血。

5.脾虚湿困

证候:身肿日久,腰以下为甚,按之凹陷不起,腹胀纳少,面色萎黄,神疲乏力,小便短少,大便或溏,舌质淡,苔白腻或白滑,脉沉缓或沉弱。

治法:温运脾阳,利水消肿。

方药:实脾饮加减。

药用附子、干姜、茯苓、白术、厚朴、木瓜、木香、大腹皮等。气虚甚,症见气短声弱者,加党参、黄芪以健脾补气;若小便短少,可加桂枝、泽泻,以助膀胱化气行水。

6.肾阳衰微

证候:面浮身肿,腰以下为甚,按之凹陷不起,心悸气短,腰痛酸重,小便量少或增多,形寒神疲,面色灰滞,舌质淡胖,苔白,脉沉细或沉迟无力。

治法:温肾助阳,化气行水。

方药:真武汤加减。

药用炮附子、茯苓、白术、芍药、生姜等。小便不利,水肿较甚者,加五苓散,加强通阳利水之效;神疲肢冷,上述虚寒症状加重,加巴戟天、肉桂温肾壮阳;若心悸,唇绀,脉虚数或结代,加桂枝、炙甘草、丹参以温阳化瘀;喘促,汗出,脉虚浮而数,加人参、蛤蚧、五味子、山萸肉补肾纳气;神昏欲寐,溲闭,泛恶,甚至口泛尿臭或兼头痛烦躁,加大黄、半夏、黄连通腑泻浊,降逆清神。

7.瘀水互结

证候:水肿延久不退,肿势轻重不一,四肢或全身浮肿,以下肢为甚,小便短少,腰部刺痛,或伴血尿,肌肤甲错或有瘀斑,妇女月经不调或经闭,舌质紫黯,有瘀点、瘀斑,脉沉细涩。

治法:活血祛瘀,化气行水。

方药:桃红四物汤合五苓散加减。

药用桃仁、红花、当归、白芍、熟地黄、川芎、茯苓、猪苓、泽泻、白术、桂枝等。如见腰膝酸软,神疲乏力,属脾肾亏虚者,可合用济生肾气丸以温补脾肾,利水消肿;气虚者加黄芪、党参益气行水;阳虚者加附子温阳行水。对于久患水肿者,虽无明显瘀阻之象,临床上亦常合用丹参、川芎、当归、泽兰、桃仁、红花等药,加强利尿消肿效果。

【转归、预防与调护】

NS的个体差异很大。决定预后的主要因素包括:①病理类型:一般说来,微小病变型肾病和轻度系膜增生性肾小球肾炎的预后好,膜性肾病次之,系膜毛细血管性肾小球肾炎、局灶性节段性肾小球硬化及中度系膜增生性肾小球肾炎预后差,易进入慢性肾衰竭;②临床因素:大量蛋白尿、高血压和高血脂均可促进肾小球硬化,成为预后不良的重要因素;③并发症:如反复感染、血栓栓塞等常影响预后。

NS患者有明显水肿和高血压时需卧床休息,水肿基本消退血压平稳后,可以适量的活动,病情基本缓解后,可适当增加活动量,以增强体质及抵抗力,但要避免过度劳累,以免加重病情或使病情反复。饮食以清淡易消化为宜,合理采用补益脾肾的食物,肿甚时应限制盐和水的摄入。起居有时,随气候变化,及时增减衣物,预防感冒。

(孟动玲)

第三节 IgA 肾病

IgA 肾病,也称 Berger 病,是指肾小球系膜区以 IgA 或 IgA 沉积为主的,临床表现为血尿,可伴有蛋白尿、水肿、高血压和肾功能受损的肾小球疾病。IgA 肾病是肾小球源性血尿最常见的病因,亚太地区原发性肾小球疾病中 IgA 肾病占 40%～50%,是导致终末期肾病的常见的原发性肾小球疾病之一。本病可见于各年龄段,但以青壮年为多见,男女比例为 2～6∶1。

本病属中医学"尿血"和"水肿"等范畴,《金匮要略·五脏风寒积聚病篇》中的"热在下焦则尿血",《素问·气厥》所说:"胞移热于膀胱,则癃溺血"是血尿症候的记载。"水肿"一词最早见于《素问·水热穴论》:"肺为喘呼,肾为水肿"。

【病因病机】

(一)中医

中医认为本病与肺脾肾关系最大,肾为根本,同时与三焦、膀胱有关,发病原因是多方面的,最常见的原因有风毒外袭、湿热内侵、脾肾气虚等。

1.风毒外袭,内舍于肺,通调失司,以致风遏水阻,风水相搏,流溢肌肤发为水肿。外感风邪有风寒、风热之分,但风寒袭表后亦常化热。不论风寒,还是风热,皆使肺失宣畅而不能通调水道,下输化热生湿则为水肿、尿血。

2.湿热内侵,湿热多受于外,湿毒邪热内归于肺,则水道不通;脾主肌肉,疮疡肿毒发于肌表,内侵肺脾,通调运化失司,均可导致水液代谢受阻,湿热阻遏脉络,波及于肾,发为面部及四肢水肿。湿热内盛,迫血妄行,亦可尿血。

3.脾肾气虚,脾虚湿困,脾虚则转输无权,肾虚则开合不利,脾肾气虚,摄血无权,水湿内生,水湿化热与阴虚内热结合,致尿血、水肿。

(二)西医

本病的发病机制尚未阐明,但 IgA 基本特性、沉积部位与机体的遗传体质等可能与疾病的活动性或发展性相关。人类 IgA 有 IgA1 和 IgA2 两种亚型,它们均可以单体(mIgA)及多聚体(pIgA)形式存在。研究证实本病患者肾小球系膜区和皮肤毛细血管壁有 IgA 沉积,且沉积的 IgA 主要为多聚 IgA1,其触发炎症反应,引起 IgA 肾病的发生发展,是 IgA 肾病的始动因素。免疫复合物的沉积通过激活补体旁路引起本病,提示本病为免疫复合物性肾炎,而 IgA 肾病患者多聚 IgA1 存在铰链区 O-糖基化的缺陷,故而异常糖基化的 IgA1 可能与肾脏损害有关。而多聚 IgA1 清除受体表达的下调,使多聚 IgA1 清除受阻,从而加重了疾病发展。而沉积下来的铰链区 O-糖基化的缺陷 IgA1 与系膜细胞 IgA 受体接合后触发系膜细胞向炎症细胞和纤维细胞表型转化,以及触发炎症性瀑布样反应,促进系膜细胞分泌大量细胞因子如血小板活化因子、白介素、肿瘤坏死因子等使炎症反应扩大。而遗传因素在 IgA 肾病的发病中的作用,在近年来的研究中得到证实,其易感基因位于 6q22-23。

IgA 肾病的病理损害多种多样,既有肾小球固有细胞改变,也有基底膜、内皮细胞及肾小管间质的病变,同时可见各种为数不多的炎性细胞浸润。其病理变化可涉及增生性肾小球肾炎的几乎所有病理类型及其他多种肾小球病理类型改变。尽管如此,大多数 IgA 肾病常用的表现为弥漫性肾小球系膜细胞增生,系膜基质增加,光镜表现为 IgA 或 IgA 沉积为主,免疫荧光以 IgA 为主呈颗粒样或团块样在系膜区或伴毛细血管壁分布,常伴有 C₃ 沉积。电镜下可见电子致密物沉积于系膜区,有时呈巨大团块样,可见系膜系胞增生、基质增多。

【临床表现】

(一)症状与体征

临床表现多种多样,最常见的临床表现为发作性肉眼血尿,80%～90%的儿童 IgA 肾病呈上述表现,大多伴有上呼吸道感染,少数为肠道或泌尿道感染,多数患者在前驱感染后数小时或 24～48 小时出现一过性或出现反复发作性肉眼血尿。血尿持续时间为几小时至数日不等。在肉眼血尿发作时,患者可伴有全身轻微症状,如低热、全身不适、肌肉酸痛,个别患者有严重腰痛和腹痛。发作性肉眼血尿的患者可伴有肾炎综合征的表现。有 30%～40%的 IgA 肾病患者表现为无症状性尿检异常,多为体检时发现,患者无水肿、高血压和肾功能减退,临床称为单纯性血尿或蛋白尿,蛋白尿程度不等,多为轻中度(<2g/24h)。20%的病例有血压增高,有高血压的 IgA 肾病患者多有肾血管病变,严重的肾血管损害加重肾小球缺血。IgA 肾病患者可发生恶性高血压,多见于青壮年男性,可表现为头晕、头痛等,表示肾脏病变较重。少数患者可出现急性左心衰而危及生命。少数严重 IgA 肾病可发生急性肾衰竭(<5%),尿量减少、水肿、高血压和血肌酐、尿素氮的升高;可出现急进性肾炎综合征、急性肾炎综合征。

(二)实验室检查

1.尿常规检查　IgA 患者常有尿红细胞增多,相差显微镜异形红细胞增多(>50%),提示肾小球源性血尿,有时可见红细胞管型。多数患者为轻度蛋白尿(<1g/24h),尿蛋白多属非选择性,少数患者可出现大量蛋白尿。

2.肾功能检查　IgA 肾病患者可有不同程度的肾功能减退,表现为肾小球滤过率下降,血尿素氮和肌酐升高,血尿酸增高,可伴有不同程度的肾小管功能的减退。

3.免疫学检查　大多数 IgA 肾病确诊后 10～20 年渐进入慢性肾衰竭期。50%患者血清 IgA 增高,与病情活动无关,故血清中 IgA 水平的增高在本病中并不特异,血补体成分大致正常或轻度升高,约半数患者 IgA 纤维连接蛋白聚集物测定值可有一过性增高。

4.肾活检病理检查　光镜特征改变为局灶或弥漫性系膜细胞增生引起系膜区增宽和系膜基质增加,免疫荧光见肾小球系膜区和(或)毛细血管攀有以 IgA 为主的免疫球蛋白弥散性沉积,电镜见肾小球系膜区电子致密物的沉积。

【诊断与鉴别诊断】

(一)临床诊断要点

本病诊断主要依据肾组织活检病理,明确 IgA 或以 IgA 为主的免疫复合物在肾小球系膜区弥漫沉积,此为诊断 IgA 肾病的必备条件,并排除继发性因素。

(二)鉴别诊断

1.急性肾小球肾炎　是以急性肾炎综合征为临床表现的一组疾病,其特点感染后出现以血尿、蛋白尿、水肿和高血压,并可伴有一过性氮质血症,急性期血清补体 C_3 下降,并于 8 周恢复正常,感染潜伏期一般为期为 1～2 周。

2.急进性肾小球肾炎　起病血尿、蛋白尿、水肿和高血压,常在数周及数月内病情持续进展恶化,进行性少尿、无尿和高血压、出现肾衰竭,肾活检可明确诊断。

3.继发性 IgA 沉积病　系统性红斑狼疮、过敏性紫癜、银屑病、甲状腺疾病,类风湿关节炎等肾脏免疫病理可显示肾小球系膜区有 IgA 沉积。据各病之其他系统的表现和实验室检查特点及行肾活检可鉴别。

4.非 IgA 系膜增生性肾小球肾炎　约1/3患者表现为肉眼血尿。临床与 IgA 肾病很难鉴别,肾活检可资鉴别。

5.家族性 IgA 肾病　家族性 IgA 肾病是指家族成员中有 2 名或 2 名以上的 IgA 肾病患者。家族性 IgA 肾病比特发性 IgA 肾病进展快。

6.薄基底膜肾病　常为持续性镜下血尿;常有了阳性血尿家族史;肾活检病理示 IgA 阴性,电镜下弥漫性肾小球基底膜变薄。因此,此病一般不难鉴别。

【治疗与预后】

(一)中医辨证分型治疗

1.风热外袭

症候特点:发热咽痛,乳蛾肿大,或有咳嗽痰黄,面部水肿,小便黄少,口干喜饮,大便偏干,脉象浮数,舌苔薄黄,舌质红,可兼见尿色红赤。

治则:疏风散热,凉血止血。

方药:银翘散合小蓟饮子加减(连翘、银花、苦桔梗、薄荷、竹叶、小蓟、生地黄、通草、滑石、淡竹叶、藕节)。

加减:咽喉肿痛者,加板蓝根、连翘、桔梗。

2.湿热内侵

症候特点:乳蛾化脓溃烂或疮疡肿痛,发热或无热,口苦口黏,口干喜饮,腹胀纳少,或有便秘,小便短赤,面部及四肢水肿,多有血尿,舌质较红,苔黄腻,脉弦滑数。

治则:清热解毒,渗利水湿。

方药:藿香正气散合小蓟饮子加减(大腹皮、白芷、紫苏、茯苓、半夏曲、陈皮、白术、陈皮、苦桔梗、小蓟、生地黄、通草、滑石、淡竹叶、藕节)。

加减:肿甚者,加车前草、滑石以利水消肿;皮肤有疮疡者,加苦参、白鲜皮以渗湿解毒。

3.脾肾气虚

症候特点:腰膝酸软,神疲乏力,尿色淡红,迁延日久不愈,气短声低,舌质淡,苔薄白,脉象细弱。

治则:健脾益气,补肾固本。

方药:无比山药丸加减(山茱萸、泽泻、熟地黄、茯苓、巴戟天、牛膝、赤石脂、山药、杜仲、菟丝子、肉苁蓉、五味子)。

加减:尿血明显者,加大蓟、小蓟、茅根、茜草。乏力者伴气虚,加太子参、生黄芪。咽充血、咽痛者加金莲花、银花。

4.气阴两虚

症候特点:见血尿蛋白尿迁延不愈、面色少华、倦怠乏力、气少懒言、手足心热、口干咽燥、腰膝酸软、舌质红少苔、脉细数或弱。

治则:益气摄血养阴滋肾。

方药:生脉饮合黄芪六味地黄丸加减(黄芪、党参、麦门冬、五味子、山茱萸、山药、泽泻、丹皮、茯苓、生地黄)。

加减:尿血为主加地骨皮、地榆、仙鹤草。

5.阴虚火旺

症候特点:见血尿反复发作、腰痛、手足心热、腰酸膝软、头晕耳鸣、尿黄赤、舌红少苔、脉细数或沉数。

治则:滋阴补肾、降火凉血。

方药:知柏地黄汤合大补阴丸加减(知母、黄柏、生地黄、山茱萸、山药、泽泻、丹皮、茯苓、龟板、茜草、白茅根)。

加减:湿热则清热利湿,药用苍术、黄柏、茯苓。

（二）中成药治疗

1.肾炎清热片　适用于IgA肾病早期风热患者,每次4～5片,每天3次。

2.肾复康片　用于IgA肾病急性发作,每次4～6片,每天3次。

3.百令胶囊和金水宝　适用于IgA肾病有正虚征象者,每次3～5粒,每天3次。

4.肾宁散　适用于IgA肾病有热象者,每次20粒,早、晚各一次,口服。

5.阿魏酸哌嗪片　适用于IgA肾病反复发作者,每次2～4粒,每天3次,口服。

（三）外治

1.穴位注射

选穴:肾俞、中极、涌泉、足三里等。

操作:20%当归注射液,选肾俞、中极、涌泉穴位,消毒后用四号半针头刺入10～30mm,注入药液0.1～0.3ml;或板蓝根注射液,选中极、足三里、涌泉穴,消毒后四号半针头刺入,轻轻提插,得气后注入药液0.3～0.5ml,每日1次,随病情好转而减少穴位数目。

2.针刺疗法

选穴:肺俞、偏历、外关、合谷、三焦、阴陵泉。

操作:阳水时选肺俞、偏历、外关、合谷用泻法,三焦、阴陵泉用平补平泻,留针15～20分钟。水肿后期如水毒射肺凌心,出现喘促、发绀等证,可辨证选用内关、人中、十宣、太冲、中脘、气海、血海等穴位,除十宣放血外,余穴位用泻法。

3.推拿疗法

选穴:肾俞、京门、风池、三焦俞、阴陵泉等。

操作:患者取俯卧或仰卧位,用一指禅法、掌根或鱼际揉法,选合适的穴位进行推拿,每穴 2～5 分钟或用掌根揉法,在腰部肾区反复推拿 5～10 分钟,每天可推拿 1～2 次。

(四)西医治疗

1.根据 IgA 肾病不同临床表现治疗方法有所不同

(1)单纯性镜下血尿型:一般无须特殊治疗,但应定期随访。

(2)蛋白尿型:

1)大量蛋白尿:以蛋白尿(71g/d)为主要表现,出现大量蛋白尿,这是肾小球结构发生重大破坏和进行性肾功能损伤的重要表现,但也有少数患者肾组织活检肾小球系膜区有 IgA 沉积,却为微小病变型,这类患者应用大剂量肾上腺糖皮质激素治疗容易缓解,并可以保护肾脏功能,肾上腺糖皮质激素用法:泼尼松0.6～1.0mg,4～8 周后酌情减量,总疗程 6～12 月。但是如果肾活检为非微小病变型,则不推荐使用肾上腺糖皮质激素。同时可应用硫唑嘌呤,由于环孢素对肾小球滤过率的影响,一般认为环孢素不适合用于治疗 IgA 肾病,但也有治疗有效的报道。Nolin 等研究表明环磷酰胺、双嘧达莫、华法林等治疗能减少 IgA 肾病的尿蛋白。细胞毒药物(环磷酰胺、硫唑嘌呤)联合激素可明显延缓进展性。

2)轻度蛋白尿:尿蛋白<1g/d 且≥0.5g/d,肾活检显示轻度系膜增生者或微小病变者,可予 ACEI/ARB 长期服用或主张使用双倍剂量的雷公藤总苷片。

(3)高血压型:ACEI 和(或)ARB 能有效减少 IgA 肾病的蛋白尿。对合并高血压患者,若尿蛋白>1.0g/d,目标血压应控制在 125/75mmHg,若尿蛋白<1.0g/d,目标血压应控制在 130/80mmHg。

(4)血管炎型:在泼尼松正规治疗的基础上,应用霉酚酸酯(MMF),MMF 开始 0.5g,2 次/天;第 2 周增加至于 1.5～2.0g/d,连续用 6 个月;再以 0.5～1g/d 剂量维持,总疗程 2 年。

2.其他治疗

(1)戒烟、限食:限制饮食,较少可疑的食物抗原如酪蛋白、卵蛋白、大豆蛋白、稻米蛋白等的摄入。维生素 E 能有效的控制 IgA 肾病的蛋白尿、下调 $TGF2\beta1$、减少氧化应激反应。ChanJC 等用 400IU/d 剂量的维生素 E 治疗<30kg 的 IgA 肾病儿童,双倍剂量治疗>30kg 的患者,结果提示其对降低蛋白尿有效,而血尿无明显改善。

(2)抗凝治疗:常用双嘧达莫、肝素等,可以减少蛋白尿。

(3)鱼油:有文献报道鱼油的主要成分为二十碳五烯酸乙酯和二十二碳六烯酸乙酯,二者含不饱和键较多,有较强的调整血脂、扩张血管及抗血栓形成作用。有长期临床研究发现早期和长期应用 ω23 脂肪酸治疗可延缓高危 IgA 肾病进展,而且不论剂量大小,其机制可能是减轻了肾脏炎症和肾小球硬化。ω23 能减轻炎症反应,其肾保护作用据推测可能是因为肾小球和小管间质炎症减轻的结果。而保护肾脏降低蛋白尿。

(4)骨髓干细胞治疗:目前尚处于实验研究阶段。由于有学者提出 IgA 肾病是干细胞病,且将正常 B_6 小鼠骨髓移植给 IgAN 小鼠模型,发现 IgAN 小鼠的肾小球细胞再生,而且系膜区 IgA 和 C_3 的沉积以及肾小球硬化和系膜基质的增生均减少,血浆 IgA 水平降低。

(5)血浆置换(PE):其能迅速清除 IgA 免疫复合物。循环中免疫复合物不能用药物抑制或排出,所以常给临床治疗带来很大困难,应用血浆置换之后,可收到较好的疗效。PE 虽然能迅速有效地清除致病因子,使疾病得以暂时缓解,有的可以是长期缓解,但 PE 不是病因治疗,故不能忽视病因治疗。此方法主要用于急进性 IgA 肾病患者。用血浆置换疗法时应同时使用免疫抑制剂。

(6)肾移植:IgA 肾病进入终末期肾衰竭者可行肾移植,但易发生复发性肾炎。若供者系亚临床 IgA 肾病者,植入非 IgA 肾病的受者体内后,系膜内的 IgA 沉积迅即消除。

（六）病程和预后

IgA 是导致终末期肾病最常见的原因之一。大部分患者可出现反复肉眼或镜下血尿，随访 10 年及 20 年发生肾功能下降者为 16%～36%；儿童为 6% 和 11%。蛋白尿的轻重是影响预后的重要因素。预后不良的因素还有老年、无反复发作的肉眼血尿、高血压、节段性硬化比例、妊娠、肥胖等。

（孟动玲）

第四节　急性肾损伤

急性肾损伤（AKI），是由于各种原因导致肾功能在短期内（数小时或数天）迅速减退，氮质废物堆积，水、电解质、酸碱平衡失调，血肌酐和血尿素氮呈进行性升高的临床综合征，通常血肌酐每日上升 44.2～176.8μmol/L（0.5～2mg/dl），血尿素氮上升 3.6～10.7mmol/L（10～30mg/dl）或以上，常伴少尿（<400ml/24h）或无尿（<100ml/24h）。但也有尿量不减少者，称为非少尿型急性肾损伤。符合以下情况之一即可诊断为 AKI：①48 小时之内血肌酐升高超过 26.5μmol/L；②血肌酐超过基线 1.5 倍（确认或推测病情 7 天内发生）；③尿量<0.5ml/（kg·h），且持续 6 小时以上。单用尿量改变作为诊断标准时，需要除外尿路梗阻及其他导致尿量减少的原因。急性肾损伤可见于各种疾病，尤其常见于内科、外科及妇产科疾患，不同病因所致急性肾损伤发病机制不同，临床表现和治疗、预后也不相同。

急性肾损伤可归属于中医学"癃闭""关格"等范畴。

【病因病理】

（一）西医病因病理

1.病因及发病机制　急性肾衰的病因常见以下三类：①肾前性急性肾衰：由低血容量、心排出量减少、有效血浆容量减少、肾血管阻塞、肾血管动力学的自身调节紊乱等因素，引起有效循环血容量不足，肾血灌注量减少，肾小球滤过率降低，肾小管内压低于正常，尿量减少，血氮质废物增高，从而出现的急性肾衰。②肾性急性肾衰：由于肾小球、肾小管-间质、肾血管等各种肾实质疾患所致，或肾前性因素未能及时去除使病情发展所致。③肾后性急性肾衰：结石、肿瘤、血块、坏死肾组织或前列腺肥大、腹膜后纤维化等各种原因导致尿路梗阻，使肾实质受压，肾脏功能急剧下降引起的急性肾衰。

急性肾衰是多种因素综合作用的结果，目前尚无一种学说能完全解释各种急性肾衰。其机制研究大多侧重于肾缺血和（或）肾中毒引起肾小管损伤。其主要发病机制：①肾小管损伤：当肾小管急性严重损伤时，因肾小管阻塞和肾小管基底膜断裂引起的肾小管内液反漏入间质，从而引起急性肾小管上皮细胞变性、坏死，肾间质水肿，肾小管阻塞，肾小球有效滤过压降低。②肾小管上皮细胞代谢障碍：肾小管上皮细胞的损伤及代谢障碍，导致肾小管上皮细胞死亡。③肾血流动力学变化：肾缺血和肾毒素的作用致使肾素-血管紧张素系统、前列腺素、儿茶酚胺、内皮素、心钠素、抗利尿激素、血管内皮生长因子、肿瘤坏死因子等血管活性物质释放，引起肾血流动力学变化，导致肾血液灌注量减少，肾小球滤过率下降。④缺血再灌注损伤：实验证实肾缺血再灌注损伤主要为氧自由基及细胞内钙超负荷，使肾小管上皮细胞内膜脂质过氧化增强，导致细胞功能紊乱，以致细胞死亡。⑤表皮生长因子：实验研究表明，肾脏是体内合成表皮生长因子的主要部位之一，急性肾衰时由于肾脏受损，使表皮生长因子减少，在恢复期，肾小管上皮细胞的表皮生长因子及其受体数目明显增多，血肌酐及钠滤过分数下降，提示表皮生长因子与肾脏的修复及再生有关。

2.病理　由于病因不同，病理改变差异显著。一般肉眼可见肾脏增大而质软，剖面髓质呈暗红色，皮质肿胀，因缺血而呈苍白色。典型的缺血性急性肾衰病理特征是：光镜下见肾小管上皮细胞片状和灶性坏死,从基底膜上脱落,小管腔管型堵塞。管型由未受损或变性上皮细胞、细胞碎片、Tamm-Horsfall 黏蛋白和色素组成。坏死最严重的部位常在近端肾小管直部,也可在髓袢升支厚壁段。肾缺血者肾小管基底膜常遭破坏,如基底膜仍完整存在,则肾小管上皮细胞可在 1 周内恢复;如基底膜已遭破坏,则上皮细胞不能再生而形成结缔组织瘢痕。

(二)中医病因病机

本病发生多与外感六淫疫毒、饮食不当、意外伤害、失血失液、中毒虫咬、药毒伤肾等因素有关。

1.热毒炽盛　外感六淫疫毒,邪热炽盛,肺热壅滞,膀胱湿热,邪气入气入血,损伤肾络,气化失司,而见少尿、血尿或衄血。

2.火毒瘀滞　外感温热疫毒,邪热内盛,热入营血,闭窍扰神,迫血妄行,热阻于肾,气化失司而发病。

3.湿热蕴结　误食毒物,邪毒入里,湿毒中阻,气机升降失常,内犯于肾,经络气血瘀阻,气化不行,而见少尿或尿闭。

4.气脱津伤　失血伤液,或热毒耗液,致精亏血少,肾脏空虚,使肾元衰竭而发病。

总之,本病病位在肾,涉及肺、脾(胃)、三焦、膀胱。病机主要为肾失气化,水湿浊瘀不能排出体外。初期主要为火热、湿毒、瘀浊之邪壅滞三焦,水道不利,以实热居多,后期以脏腑虚损为主。

【临床表现】

(一)症状

急骤性地发生少尿(<400mL/24h),个别严重病例可无尿(<100ml/24h)。但也有无少尿表现的,尿量在 400mL/24h 以上,称为非少尿型 AKI,其病情大多较轻,预后较好。对于少尿或无尿者,若处理恰当,数日至数周后会出现多尿期。此外,不论尿量是否减少,随着肾功能减退,可出现以下的一系列临床表现。

1.各系统症状

(1)消化系统:食欲减退、恶心、呕吐等,严重者可出现消化道出血。

(2)呼吸系统:除感染外,主要是因容量负荷过多导致的急性肺水肿,表现为呼吸困难、咳嗽等症状。

(3)循环系统:多因少尿和未控制饮水,以致体液过多,出现高血压及心力衰竭表现;也可因毒素蓄积、电解质紊乱、贫血及酸中毒引起各种心律失常及心肌病变,

(4)神经系统:出现意识障碍、躁动、谵妄、抽搐、昏迷等尿毒症脑病症状。

(5)血液系统:可有出血倾向及轻度贫血表现。

2.水、电解质和酸碱平衡紊乱

(1)代谢性酸中毒:主要因为肾排酸能力减低,同时又因合并高分解代谢状态,使酸性产物明显增多。

(2)高钾血症:除肾脏排钾减少外,酸中毒、组织分解过快也是原因之一。

(3)低钠血症:多为水潴留引起的稀释性低钠。

(二)体征

由于少尿期水钠潴留,患者可出现水肿,甚则全身浮肿,高血压;合并肺水肿者,可出现两肺满布湿啰音;高钾血症者,可见心率缓慢、心律不齐,甚至心室纤颤、停搏;酸中毒者可见深大呼吸。

(三)主要并发症

1.感染　是急性肾衰的常见并发症,也是主要死亡原因之一。尿路感染最为常见,其次为肺部感染和败血症。

2.循环系统并发症　常见心律失常、心力衰竭、心包炎、高血压甚至心包填塞。

3.电解质紊乱　常见高钾血症或低钾血症。

【实验室及其他检查】

1.血液检查　可有轻度贫血,血清钾浓度升高,血清钠浓度正常或偏低,血钙降低,血磷升高;血 pH 值和碳酸氢根离子浓度降低。

2.肾功能　急骤发生并与日俱增的氮质血症。①血尿素氮进行性升高,每日可上升 $3.6\sim10.7mmol/L$。血肌酐每日上升 $44.2\sim176.8\mu mol/L$。②电解质紊乱:少尿期可出现高钾血症,血钾可超过 $6.5mmol/L$,并可伴低钠血症及高磷血症。多尿期可出现低血钾、低血钠等电解质紊乱。③酸碱平衡紊乱:可出现酸中毒、二氧化碳结合力下降。

3.尿常规　尿呈等张(比重 $1.010\sim1.016$),蛋白尿(常为＋～＋＋),尿沉渣常有颗粒管型、上皮细胞碎片、红细胞和白细胞。

4.尿液检查　尿比重降低且较固定,多在 1.015 以下,即呈等张尿(比重 $1.010\sim1.016$),蛋白尿(常为＋～＋＋),尿沉渣常有颗粒管型、上皮细胞碎片、红细胞和白细胞;肾前性急性肾衰时,尿渗透浓度 $>500mOsm/L$,急性肾小管坏死时,尿渗透浓度 $<350mOsm/L$,尿与血渗透浓度之比低于 1.1。

5.滤过钠排泄分数(FE_{Na})　$FE_{Na}=\dfrac{尿钠/血钠}{尿肌酐/血肌酐}\times100\%$。急性肾小管坏死及肾后性急性肾衰时 FE_{Na} 多 $>1\%$;肾前性急性肾衰、急性肾小球肾炎和血管炎时 $FE_{Na}<1\%$。

6.肾衰指数(RFI)　$RFI=\dfrac{尿钠}{尿肌酐/血肌酐}$。用于鉴别肾前性急性肾衰和急性肾小管坏死,一般认为肾前性急性肾衰 $RFI<1$,急性肾小管坏死时多见 $RFI>1$。

7.影像学检查　双肾超声显像可用于与慢性肾衰竭相鉴别。怀疑尿路梗阻时,尿路超声显像、腹部平片、CT 检查有助于诊断。判断肾血管堵塞等疾患时,X 线、放射性核素检查、血管造影等对诊断有帮助,但需注意造影剂对肾脏的毒性作用。

8.肾穿刺活检　为明确肾实质性急性肾衰的病因,可进行肾穿刺活检,并可判断治疗的有效性。在排除了肾前性及肾后性原因后,没有明确致病原因(肾缺血或肾毒素)的肾性 AKI 亦符合肾活检要求。此外,原有肾脏疾病出现 AKI 以及肾功能持续不能恢复等情况,也需行肾活检明确诊断。但需严格掌握适应证,注意病情严重、有出血倾向时不宜做此检查。

【诊断与鉴别诊断】

(一)诊断

1.常继发于各种严重疾病所致的周围循环衰竭或肾中毒后,但亦有个别病例可无明显的原发病。

2.急骤地发生少尿($<400mL/24h$),在个别严重病例(肾皮质坏死)可无尿($<100ml/24h$),但非少尿型者无少尿表现。

3.急骤发生和与日俱增的氮质血症,肾功能在 48 小时内突然减退,血清肌酐绝对值升高 $\geqslant0.3mg/dL$($26.5umol/L$),或 7 天内血清肌酐增至 1.5 倍基础值,或尿量 $<0.5ml/kg\cdot h$,持续时间 >6 小时。血肌酐每日上升 $44.2\sim176.8\mu mol/L$,尿素氮每日上 $3.6\sim10.7mmol/L$。根据血清肌酐和尿量 AKI 可分为 3 期。

4.经数日至数周后,如处理恰当,会出现多尿期。

5.尿常规检查:尿呈等张(比重 $1.010\sim1.016$),蛋白尿(常为＋～＋＋),尿沉渣常有颗粒管型、上皮细胞碎片、红细胞和白细胞。

(二)鉴别诊断

首先排除慢性肾衰,其次应明确肾性、肾前性还是肾后性急性肾衰,在明确为肾实质性后,需鉴别肾小管还是肾小球、肾间质、肾血管病变引起的急性肾衰。

1.急性肾衰与慢性肾衰的鉴别诊断主要从以下几方面考虑

(1)病史:明确既往有无慢性肾脏病史或可能影响到肾脏的全身疾病的病史,或有无导致急性肾衰的原发病因。

(2)临床表现:贫血、尿量增多、夜尿增多,常是慢性肾衰较常见的临床症状。

(3)肾脏大小:慢性肾衰患者的 X 线腹部平片或 B 超检查可发现双肾缩小,或形态上皮髓质分界不清,而急性肾衰时肾脏大小正常或稍增大。

2.肾前性 AKI 与急性肾小管坏死(ATN)的鉴别　补液试验:发病前有容量不足、体液丢失等病史,体检发现皮肤和黏膜干燥、低血压、颈静脉充盈不明显者,应首先考虑肾前性少尿,可进行补液试验,以观察输液后循环系统负荷情况。如果补液后血压恢复正常,尿量增加,则支持肾前性少尿的诊断。低血压时间长,特列是老年患者伴心功能不全时,补液后无尿量增多者应怀疑肾前性 AKI 发展为 ATN。尿液检测对于区分 ATN 和肾前性 AKI 具有重要意义,同时结合血液检测结果,有助于两者的鉴别。但必须在输液、使用利尿剂或高渗药物前留取尿液标本,否则结果不可靠。

【治疗】

(一)治疗思路

在本病初期应用西药利尿,抗感染,调节水、电解质、酸碱平衡紊乱,及时透析,救治休克、心衰等严重并发症,同时应用中医药进行辨证论治,整体调节,可改善症状,提高救治成功率。后期重点运用中医药辨证论治,促进肾功能恢复。

(二)西医治疗

1.一般治疗

(1)纠正可逆因素:对于引起急性肾衰的原发可逆因素,如严重外伤、心力衰竭、急性大出血等应积极治疗,处理好感染、休克、血容量不足等。停用影响肾灌注或具有肾毒性的药物。

(2)营养支持:补充营养以维持整体的营养状况,有助于损伤细胞的修复和再生,提高存活率,首先要保证每日足够的热量供给。AKI 患者每日所需能量应为 1.3 倍基础能量消耗(BEE),一般需要量为每日 $105\sim126KJ/kg(25\sim30kcal/kg)$。

(3)积极控制感染:一旦出现感染迹象,应尽早使用有效抗生素治疗。根据细菌培养和药敏试验选择对肾无毒性或毒性小的药物,并按 GFR 调整用药剂量。

(4)维持水、电解质和酸碱平衡:少尿期应严格记录 24 小时液体出入量,量出为入,即每日入液量应为前日的尿量加上显性失水量再加上非显性失水量(约 400mL),纠正高血钾及酸中毒。多尿期则须防止脱水及低血钾。

2.对症治疗

(1)高钾血症:血钾超过 6.5mmol/L,心电图表现为 QRS 波增宽等变化,应该给予紧急处理:①静脉推注 10%葡萄糖酸钙 10ml,于 5~10 分钟注完,如果需要,可在 1~2 分钟后再静脉推注 1 次;5%碳酸氢钠 100~200mL 静脉滴注;50%葡萄糖溶液 50~100ml 加入 6~12u 胰岛素缓慢静脉滴注。②口服聚磺苯乙烯钠散,每次 15~30g,每日 1~2 次或口服聚苯乙烯磺酸钙散,每日 15~30g,分 2~3 次服用。以上措施无效,血液透析是最佳的治疗方式。

(2)代谢性酸中毒:应及时治疗,轻度酸中毒可用 5%碳酸氢钠 100~250mL 静脉滴注。对于严重酸中毒患者,应该立即选择透析治疗。

(3)感染:是常见的并发症。应尽早使用抗生素。应根据细菌培养和药物敏感试验选择对肾脏无毒性或毒性低的药物。

3.透析疗法　对保守治疗无效,出现下列指征的急性肾衰患者,应考虑进行急诊透析:①少尿或无尿2天;②尿毒症症状明显;③肌酐清除率较正常下降超过50%,或血尿素氮升高达21mmol/L,血肌酐升高达442μmol/L;④血钾超过6.5mmol/L;⑤代谢性酸中毒,CO2CP≤13mmol/L;⑥脑水肿、肺水肿或充血性心力衰竭。透析疗法包括血液透析、腹膜透析以及连续性肾脏替代疗法(CRRT)等。如达到急诊透析的参考指标则应采用透析疗法,可使患者度过少尿期,降低病死率和缩短病程。

(三)中医治疗

1.辨证论治

(1)少尿期

1)热毒炽盛证

症状:尿量急骤减少,甚至闭塞不通,发热不退,口干欲饮,头痛身痛,烦躁不安,舌质红绛,苔黄干,脉数。

治法:泻火解毒。

方药:黄连解毒汤加减。

2)火毒瘀滞证

症状:尿点滴难出,或尿血、尿闭,高热谵语,吐血,衄血,斑疹紫黑或鲜红,舌质绛紫,苔黄焦或芒刺遍起,脉细数。

治法:清热解毒,活血化瘀。

方药:清瘟败毒饮加减。若热扰心营,烦躁谵语,另服安宫牛黄丸;肺热壅盛,以桃仁承气汤加减。

3)湿热蕴结证

症状:尿少尿闭,恶心呕吐,口中尿臭味,发热,口干而不欲饮,头痛烦躁,严重者可神昏抽搐,舌苔黄腻,脉滑数。

治法:清热利湿,降逆泄浊。

方药:黄连温胆汤加减。

4)气脱津伤证

症状:尿少或无尿,汗出湿冷,气微欲绝,或喘咳息促,唇黑甲青,脉细数或沉伏,多见于吐泻失水或失血过多之后。

治法:益气养阴,回阳固脱。

方药:生脉散合参附汤加减。失血血虚者,以当归补血汤加减。

(2)多尿期

1)气阴两虚证

症状:面色萎黄,全身疲乏,咽干思饮,手足心热,尿多清长,舌红少津,或舌淡有齿痕,脉细。

治法:益气养阴。

方药:参芪地黄汤加减。

2)肾阴亏损证

症状:腰膝酸软,尿多不禁,口干欲饮,手足心热,舌红苔少,脉细。

治法:滋阴补肾。

方药:六味地黄丸加减。

2.常用中药制剂　生脉注射液功效:益气固脱,养阴生津。适用于急性肾衰休克阶段及多尿期的病人。

40mL 加入 10％葡萄糖注射液 250mL 中,静脉滴注,每日 1 次。

【预后】

及早诊断及救治,可提高患者存活率。AKI 预后与病因及并发症严重程度有关。肾前性因素导致的 AKI,如能早期诊断和治疗,肾功能多可恢复至基线值,死亡率小于 10％。肾后性 AKI 如果能及时解除梗阻,肾功能也大多恢复良好。肾性 AKI 预后存在较大差异,无并发症者死亡率在 10％～30％,合并多脏器衰竭时,死亡率高达 30％～80％。有些患者虽然肾功能恢复,但遗留肾小管酸化功能及浓缩功能减退。

【预防与调护】

积极治疗原发病,控制和消除诱发因素。尽量避免使用具有肾毒性的中西药物。

注意卧床休息,避免劳累。饮食宜清淡,保证足够热量,避免辛辣刺激之品。少尿期水钠摄入应"量出为人",多尿期要防止脱水及低血钾。鼓励患者保持乐观、愉快的心情。

(孟动玲)

第五节　慢性肾衰竭

各种原因引起的慢性肾脏结构和功能障碍(肾脏损伤病史＞3 个月),包括肾小球滤过率(GFR)正常和不正常的病理异常或肾脏损伤及影像学检查异常,或不明原因的 GFR 下降(GFR＜60ml/min),肾脏损伤是指血液或尿液成分异常,病程超过 3 个月,称为慢性肾病(CKD)。而慢性肾衰竭(CRF)则是指慢性肾病引起的 GFR 下降以及与此相关的代谢紊乱(水电解质、酸碱平衡和蛋白质、脂肪)和临床症状组成的综合征。

慢性肾病的防治已经成为世界各国所面临的重要公共卫生问题之一,其危害仅次于肿瘤和心脏病,上升为第三大"杀手",严重威胁着人民的健康,给社会和家庭带来了沉重的经济负担。流行病学表明,美国成人慢性肾病的患病率高达 10.8％,慢性肾衰竭的患病率为 7.6％。近年来我国各地相继对慢性肾脏病的患病率进行了调查,患病率均在 10.1％～14.4％之间。而全球终末期肾病(ESRD)的发病率也呈上升趋势。NHANESⅢ的数据显示,2005 年美国 ESRD 的年发患者数达 333/100 万,是 1986 年的 4 倍,患者数 1435/100 万,较 1992 年上升 55％。世界范围内需要肾脏替代治疗的 ESRD 患者数目持续上升,其中我国台湾地区、美国和日本最多(254～365/100 万)。近 20 年来,慢性肾衰竭在人类主要死亡原因中占第五位至第九位。有关慢性肾衰竭的防治已成为肾脏病学者所面临的重要课题。

本病属于中医学的"水肿"、"关格"、"癃闭"、"虚劳"等范畴。

【病因病机】

(一)中医

水肿、癃闭、淋证等病证,素体脾肾亏虚,在反复感邪、饮食劳倦等因素作用下,或失治误治,用药不当使其反复发作,迁延不愈,以致脾肾阴阳衰惫,膀胱气化不利,湿浊毒邪潴留,肾关不开,气不化水,则小便不通;湿浊毒邪上逆犯胃,胃气失和则呕吐,湿浊内蕴,气机不利,脉络瘀阻,遂发本病。脾肾阴阳衰惫是本,湿浊、毒邪、瘀血内蕴是标,故本病病理表现为本虚标实。本病的病位主要在肾及膀胱,与脾、肝、肺、心密切相关。临证往往表现为本虚标实,寒热错杂。病程中存在着"虚、浊、瘀、毒"四大病理因素。其中本虚,以肾虚为中心,而兼及肺脾肝,随病情进展,且由于阴损及阳,或阳损及阴,以致出现肾、脾、肺、肝气阴两虚及脾肾阳气虚衰等,在正虚的同时多挟瘀、浊、毒等实邪。因虚不胜邪,邪留又可生毒,肾气虚易招外邪侵袭,加重正虚而致邪羁酿毒。标实与本虚之间可以互相影响,使病情不断恶化,最终正不胜邪,导致发生内闭外脱、阴竭阳亡的变化。

综上所述,本病的病机往往表现为本虚标实,寒热错杂,病位以肾及膀胱为主,肾、脾、胃、心、肝、肺同病,其基本病机为脾肾阴阳衰惫,气化不利,湿浊毒邪上逆犯胃。由于标实与本虚之间可以互相影响,使病情不断恶化,因而最终可因正不胜邪,发生内闭外脱。

(二)西医

1.病因　各种慢性肾脏疾病均可进展至慢性肾衰竭阶段。主要的病因为各种原发肾小球疾病、糖尿病肾病、良性肾小动脉硬化症、小管间质性肾病(慢性肾盂肾炎、梗阻性肾病、慢性尿酸性肾病、慢性间质性肾炎、慢性马兜铃酸肾病、药物性肾病)、肾血管疾病、遗传性肾病、移植肾慢性肾病。遗传性肾炎(多囊肾、Alport 综合征、Fabry 肾病)。原发性肾小球肾炎中,IgA 肾病在亚洲多见。继发性肾脏病常见于糖尿病肾病、高血压肾病、系统性红斑狼疮肾炎、紫癜性肾炎、多发性骨髓瘤肾病等。应注意各种药物和重金属所致肾脏病等。在发达国家,慢性肾衰竭常见病因依次序是糖尿病肾病、高血压肾病、肾小球肾炎、多囊肾等。在发展中国家包括中国,病因次序是肾小球肾炎、糖尿病肾病、高血压肾病、多囊肾、狼疮性肾炎等。随着经济发展,生活方式和饮食结构的改变,糖尿病肾病、高血压肾病等疾病有增高的趋势。老年人应警惕缺血性肾病和淀粉样变。

2.慢性肾衰竭渐进性发展的危险因素　在慢性肾衰竭漫长的病程中,其病情进展的特点具有"两重性",既有进展缓慢的一面,又有进行性发展的一面;既有不可逆的一面,又有某些阶段中(主要是早期)可逆的一面。因此在慢性肾衰竭的临床处理中,应积极寻找进展或加重的危险因素,尽力延缓肾衰竭进展。

(1)慢性肾衰竭病程渐进性发展的危险因素,包括血糖控制不满意、高血压、蛋白尿(包括微量清蛋白尿)、低蛋白血症、吸烟等。此外,有研究提示,贫血、高脂血症、高同型半胱氨酸血症、营养不良、酸中毒、老年、高凝状态、尿毒症毒素(如甲基胍、甲状旁腺激素、酚类)蓄积、肾毒性物质的使用、慢性缺氧、微炎症状态等,也可能在慢性肾衰竭的病程进展中起一定作用。

(2)慢性肾衰竭急性加重的危险因素有:①根底病(原发性肾小球肾炎、高血压病、狼疮活动、糖尿病、缺血性肾病等)复发或加重;②严重感染;③肾脏局部血供急剧减少(如肾动脉狭窄患者不当应用 ACEI、ARB 等药物);④严重高血压未能控制;⑤肾毒性药物;⑥尿道梗阻;⑦其他如高钙血症等;⑧各种应激状态如手术、分娩。在上述因素中,临床常因感染、血压控制不佳,血容量不足或肾脏局部血供急剧减少致残余肾单位低灌注和低滤过状态,是导致肾功能急剧恶化的主要原因之一。对慢性肾衰竭病程中出现的肾功能急剧恶化,如处理及时、得当,可能使病情有一定程度的逆转;但如诊治延误,或这种急剧恶化极为严重,则病情的加重也可能呈不可逆性发展。

(三)发病机制

1.慢性肾衰竭进展的发生机制　关于慢性肾衰竭进展机制的研究,学者们陆续提出了一些学说,近年来关于某些细胞因子和生长因子在慢性肾衰竭进展中的作用,也有新的认识。

(1)肾单位高滤过和高代谢:高滤过促使系膜细胞增殖和基质增加,导致微动脉瘤形成、内皮细胞受损、血小板聚集、炎症细胞浸润、系膜细胞凋亡等,因此肾小球硬化不断发展,残存肾单位损伤,是促使肾功能恶化的重要原因。而高代谢是肾小管萎缩、间质纤维化和肾单位进行性损害的重要原因之一。目前认为小管-间质病变比肾小球病变在肾功能减退中地位更重要。因此,在临床上应该重视小管间质病变的处理。

(2)肾小球系膜细胞、肾小球或肾小管上皮细胞表型转化的作用:近年的研究表明,肾小球系膜细胞、肾小球或肾小管上皮细胞的表型转化,在肾小球硬化和间质纤维化过程中起重要作用。在某些生长因子

(TGF-β、b-FGF、血管紧张素Ⅱ)或炎症因子(IL-1、MCP-1)的诱导下,肾小管、肾小球上皮细胞、肾间质成纤维细胞均可转变为肌成纤维细胞,在肾间质纤维化、局灶节段性或球性肾小球硬化过程中起重要作用。

(3)某些细胞因子生长因子的作用:肾组织内某些生长因子(如 TGF-β、b-FGF、PDGF 等)、细胞因子(如 IL-1、TNF-α 等)、某些炎症介质和化学因子等,均参与肾小球和小管间质的损伤过程,不仅在增高肾小球内压力、导致高滤过的过程中起着重要作用,而且可促进肾小球系膜区和肾间质的细胞外基质(ECM)合成增多和(或)降解减少,ECM 沉积增多。在肾小球硬化和肾间质纤维化过程中起到其重要作用。

(4)血管活性物质及醛固酮的作用:近年的研究表明,慢性肾衰竭肾组织血管紧张素Ⅱ、内皮素等血管活性物质均渗入肾小球硬化和肾间质纤维化过程。醛固酮过多也可刺激 TGF-β 的过度表达与 ECM 的沉积增多,是近年研究的热点之一。

(5)其他:在多种慢性肾病动物模型中,均发现肾脏固有细胞凋亡增多与肾小球硬化、小管萎缩、间质纤维化密切相关,提示细胞凋亡可能在慢性肾衰竭进展中起作用。此外,近年发现,凝血-纤溶因子、微炎症状态、慢性缺氧及基因多态性也参与肾小球硬化和间质纤维化的过程。

2.尿毒症各种症状的发生机制　目前一般认为,尿毒症的症状及各系统损害主要与尿毒症毒素的毒性作用、多种体液因子、营养素的缺乏等有关。①尿毒症毒素的作用:尿毒症毒素(分为小分子、中分子和大分子毒性物质)对人体的毒性作用,如中分子毒素潴留可引起尿毒症脑病及心肌病。②体液因子的缺乏:内分泌的某些激素如促红细胞生成素(EPO)、活性维生素 D3 的缺乏,可分别引起肾性贫血和肾性骨病。③营养素的缺乏:尿毒症时某些营养素的缺乏或不能有效利用,也可能与临床某些症状有关,如蛋白质和某些氨基酸、热量、水溶性维生素(如 B 族等)、微量元素(如铁、锌、硒等),可引起营养不良、消化道症状、免疫功能降低等。肾性贫血常因缺铁或(及)蛋白质的缺乏而加重。L-肉碱缺乏可致肾衰患者肌肉无力、心力衰竭、纳差、贫血加重。④与水、电解质和酸碱平衡失调有关。

【临床表现】

在慢性肾衰竭的不同阶段,其临床表现也各不相同。随着肾脏病变不断发展,肾功能可进行性减退。

(一)症状

在慢性肾衰竭早期,患者可以无任何特异性症状,仅表现基础疾病的症状,或仅有乏力、疲倦、腰酸、夜尿增多等非特异性不适;少数患者可有食欲减退、夜尿增多、代谢性酸中毒及轻度贫血。慢性肾衰竭中期以后,上述症状更趋明显。在晚期尿毒症时,可出现急性心力衰竭、严重高钾血症、消化道出血、中枢神经系统障碍等,甚至有生命危险。

(二)体征

1.水肿或胸、腹腔积液　多由水钠代谢紊乱所致。

2.高血压　很常见且常规降压药效果差,有少数患者可发生恶性高血压。

3.贫血　在慢性肾衰竭氮质血症期出现中度以上贫血,且随肾功能减退贫血越来越重。

(三)并发症

1.水、电解质和酸碱平衡失调

(1)水钠代谢平衡紊乱:在临床上常见,主要为水钠潴留,也可表现为低血容量性低钠血症,其原因主要是肾小管对钠的调节能力降低。水钠潴留临床表现为水肿和(或)体腔积液,此时容易出现左心功能不全、高血压难于控制。低血容量性低钠血症表现为虚弱、低血压。

(2)钾代谢紊乱:当 GFR 降至 20～25ml/min 时,肾脏排钾的调节逐渐下降,可出现高钾血症。当摄钾过多、上消化道出血、感染、酸中毒、创伤时,容易出现高钾血症。而当丢钾过多或摄入减少时,也可发生低钾血症。

（3）钙、磷代谢紊乱：主要表现为低钙血症和高磷血症。低钙血症主要因活性钙缺少、钙摄入不足、高磷血症、酸中毒等。高磷血症主要是因肾脏排泄能力下降、1,25-$(OH)_2$维生素D_3减少所致。血磷升高将会促进钙沉积至软组织中，引起低钙血症。刺激甲状旁腺激素分泌增多，低钙血症、活性维生素D_3缺乏和高磷血症可引起继发性甲状旁腺功能亢进和肾性骨病。

（4）高镁血症：慢性肾衰竭当 GFR 降至 20ml/min 以下时，对镁离子的调节能力下降，可产生高镁血症，但轻症者无任何症状。

（5）酸碱平衡紊乱：主要表现为代谢性酸中毒以及阴离子间隙（AG）增高型代谢性酸中毒为主。如基础疾病为小管间质病变，发生肾小管酸中毒，也可出现 AG 正常型代谢性酸中毒；如合并急性或慢性阻塞性肺疾病时，也可合并呼吸性酸中毒；如频繁呕吐及胃酸引流时，可出现代谢性碱中毒；如合并肺部感染，呼吸频率加快，或腹膜透析，可出现呼吸性碱中毒。

2.各系统并发症

（1）胃肠道表现：这是本病最早和最常见的症状，值得注意的是，患者常会因此至消化内科就诊。可见食欲不振、上腹饱胀、恶心、呕吐、腹泻、舌和口腔黏膜溃烂、口腔可闻尿臭味，甚至可有消化道出血等。

（2）心血管系统：除高血压外，还有左心室肥厚、心力衰竭、心包炎、尿毒症性心肌病、血管钙化和动脉粥样硬化。其中心力衰竭的临床表现为水肿、心率增快、呼吸困难、肺底可闻及啰音、颈静脉怒张、肝肿大等，与一般心力衰竭相同。但亦有部分患者症状很不典型，仅表现为尿量突然减少，或水肿加重，故对确定其是否有心力衰竭颇不容易。心包炎较常见于透析不充分者，主要原因为尿毒症毒素蓄积、低蛋白血症和心力衰竭，分为透析相关性和尿毒症性。尿毒症心肌病主要原因是贫血、尿毒症毒素潴留尤其是中分子毒素、继发性甲状旁腺功能亢进、前后负荷增加有关。血管钙化主要见于钙磷乘积高于 3.72$(mmol/L)^2$，钙沉积至血管壁中所致。心血管并发症是慢性肾衰竭的最主要死亡原因之一。

（3）血液系统：与促红细胞生成素缺乏有关的肾性贫血，一般为正色素正细胞型贫血，在尿毒症患者常见。出血倾向可表现为皮下出血、鼻出血、月经过多或外伤后严重出血。可能与下述有关：①出血时间延长；②由于外周血小板破坏增多，血小板数降低；③血小板功能异常，血小板聚集和黏附能力下降。充分透析常能迅速纠正出血倾向。白细胞多正常，但趋化、吞噬和杀菌的能力减弱，导致急性炎症反应减弱。故尿毒症患者容易发生感染。

（4）神经肌肉系统：早期症状可有疲乏、失眠、注意力不集中等。其后会出现性格改变、抑郁、记忆力减退、判断力降低。尿毒症时常有反应淡漠、谵妄、惊厥、幻觉、昏迷、精神异常等。周围神经病变也很常见，感觉神经障碍更为显著，最常见的是肢端袜套样分布的感觉丧失，也可有肢体麻木、烧灼感或疼痛感、深反射迟钝或消失，并可有神经肌肉兴奋性增加，如肌肉震颤、痉挛、不宁腿综合征，以及肌萎缩、肌无力等。初次透析患者可发生透析失衡综合征，主要是血尿素氮等物质降低过快，导致细胞内、外液间渗透压失衡，引起颅内压增加和脑水肿所致，出现恶心、呕吐、头痛，重者可出现惊厥。长期血透患者有时会发生"透析性痴呆"，与透析用水铝含量过多而致铝中毒有关。

（5）呼吸系统：可出现气短、气促，严重酸中毒可致呼吸深长。体液过多、心功能不全可引起肺水肿或胸腔积液。由尿毒症毒素诱发的肺泡毛细血管渗透性增加、肺充血可引起"尿毒症肺水肿"，此时肺部 X 线检查可出现"蝴蝶翼"征。

（6）皮肤症状：皮肤瘙痒常见，且有时难以忍受。面部肤色常较深并萎黄，有轻度水肿感，称为尿毒症面容。

（7）肾性骨营养不良症：简称肾性骨病，是指尿毒症时因低钙血症、继发性甲状旁腺功能亢进和活性维生素D_3缺乏而引起的骨骼改变总称。依常见顺序排列包括：纤维性骨炎、肾性骨软化症、骨质疏松症和肾性骨硬化症。骨病有临床症状者不多,尿毒症患者有骨酸痛,行走不便者不到10%;但X线骨片有35%可发现异常;而骨活体组织检查90%可发现异常。骨组织学改变最早,X线改变次之,临床表现出现最晚,故早期诊断应依靠骨活检,但临床不易实现。目前临床上主要依靠临床表现及生化指标来诊断。

(8)内分泌失调:肾脏本身内分泌功能紊乱如$1,25-(OH)_2$维生素D_3、红细胞生成素不足和肾内肾素血管紧张素Ⅱ过多;下丘脑垂体内分泌功能紊乱:如泌乳素、促黑色素激素、促黄体生成激素、促卵泡激素、促肾上腺皮质激素等水平增高;外周内分泌腺功能紊乱:大多数患者均有继发性甲旁亢(血PTH升高),部分患者(大约1/4)有轻度甲状腺素水平降低;其他如胰岛素受体障碍、性腺功能减退等,也相当常见,如小儿性成熟延迟,甚至透析亦不能改善。女患者的雌激素水平降低,性欲较差,慢性肾衰竭晚期可闭经、不孕,个别早期慢性肾衰竭患者即使怀孕,胎儿多发育不良,流产率高,透析后多可恢复月经来潮。男患者性欲缺乏和阳萎,透析后可部分改善,本病血浆睾丸素水平可稍增高,但患者的阳萎使用睾丸素治疗常无疗效,患者的精液减少,精子数减少,其活动力也较差。

(9)代谢失调:包括体温过低、糖类代谢异常、高尿酸血症、脂代谢异常等,其血脂异常主要表现为高三酰甘油血症及胆固醇轻度升高。血透患者血中三酰甘油常高于未透析者。

(10)感染:并发严重感染常为主要死因之一。常见的是肺部和尿路感染。透析患者可发生动静脉瘘感染、肝炎病毒感染。

(四)实验室和辅助检查

1.血常规检查 多为正细胞正色素贫血,但如缺铁严重或失血过多,也可出现小细胞低色素贫血,其程度随肾功能的减退而加重;白细胞和血小板数量均一般正常。

2.尿液检查 尿量可正常,夜尿增多;根据原发病的不同,尿蛋白多少不一,晚期因肾小球硬化,蛋白尿减少,但糖尿病肾病患者晚期仍有大量蛋白尿。尿沉渣计数可见少量的红细胞尿、白细胞尿,腊样管型常提示小管间质瘢痕形成和肾小管肥大,表明肾功能进展至晚期;尿比重降低且较固定,晨尿比重低于1.018;尿渗透浓度低于450mmol/L;尿NAG、β_2-微球蛋白(β_2-MG)、溶菌酶、视黄醛蛋白增高,常提示肾小管功能受损。

3.血生化及其他检查 血清蛋白降低,提示营养不良;凝血功能的凝血酶原时间、部分凝血酶原时间一般正常;血钙低和血鳞高。如有血碱性磷酸酶增高,提示肾性骨营养不良。近年来得研究表明,慢性肾衰竭患者ESR和CRP常增高,提示微炎症状态存在。

4.肾功能检查 临床常用血尿素氮和肌酐来反映肾功能,但两者并非一敏感指标。且尿素氮受饮食、消化道出血、发热、药物等多因素影响,估计肾功能差别较大。老年人虽然尿素氮和肌酐正常,但肾功能已减退。因此,临床更常用肌酐清除率(Ccr)来评价肾功能,一般用Cockcroft-Gault公式,Ccr=(140-年龄)×体重(kg)/72XScr(mg/dl),女性按计算结果×0.85。

5.影像学检查 超声显像是一无创、简易和有力的工具,肾脏大小、结构,尤其是肾脏皮髓质分界情况,有助于区别急、慢性肾衰竭及病因。放射性核素检查可诊断尿路梗阻及评估GFR。必要时可行CTA或数字血管造影明确肾血管疾病,但应警惕造影剂肾病的发生。

【诊断和鉴别诊断】

慢性肾衰竭依据既往慢性肾脏病病史、相应的临床表现与体征、实验室检查有血尿素氮和肌酐升高、贫血和钙磷代谢紊乱、双肾缩小且结构紊乱,诊断一般不难。应积极寻找基础疾病及促使肾衰恶化的因素。临床上可按照以下步骤诊断:

1.明确是否有肾功能不全 临床上诊断肾功能不全的依据是肌酐清除率降低,血清肌酐、尿素氮的升高。应注意的是,老年患者的血肌酐在早期不高,但肌酐清除率明显降低。

2.鉴别急性肾衰竭还是慢性肾衰竭　有慢性肾脏病基础、夜尿增多、钙磷代谢紊乱、无失血的情况下发生严重贫血、超声显示双肾缩小(长径＜8.5cm)及结构紊乱(皮髓质分界不清)、继发性甲状旁腺功能亢进等支持慢性肾衰竭的诊断。但在临床实践中应注意:①慢性肾衰竭可并发急性肾衰竭,这时往往有明显的危险因素如重症感染、肾毒性药物使用、各种原因引起的肾缺血。随着介入技术的广泛开展,造影剂及斑块脱落栓塞肾血管引起的急性肾衰竭应引起特别重视。②急性肾衰竭一般也可合并轻度贫血,但在肿瘤相关性肾病(白血病、淋巴瘤、多发性骨髓瘤)、溶血尿毒综合征等所致的急性肾衰竭患者,贫血可为中重度,临床应综合分析、仔细鉴别。③肾脏大小是鉴别急慢性肾衰竭的重要线索。但糖尿病肾病、肾淀粉样变性、多囊肾等疾病虽然肾功能已经达到晚期,但肾脏大小仍无缩小或增大。

3.寻找促使肾功能恶化的因素　肾脏有强大的储备能力,当肾功能降至正常的25％～35％时,患者仍可无慢性肾衰竭的症状。临床治疗慢性肾衰竭,最重要的是要寻找是否有加重因素,从而积极处理这些加重因素,方能最大限度延缓肾衰竭进程。临床上常见的促使肾功能恶化的因素有:①肾前性因素:如失血过多或体液丢失过多引起的有效血容量不足、各种休克、心力衰竭、手术或创伤等应激引起的交感神经兴奋、使用非类固醇类抗炎药(抑制前列腺素等扩血管物质合成)或血管紧张素转化酶抑制剂的使用。②肾实质性因素包括原发病的加重如狼疮性肾炎狼疮活动和糖尿病患者血糖控制不佳等、急性肾盂肾炎、肾毒性药物的使用(如含马兜铃酸的中药、氨基糖苷类抗生素、造影剂、甘露醇等)、恶性高血压或高血压控制不佳、高钙血症等。③肾后性因素:男性前列腺增生、泌尿道结石或肿瘤梗阻、腹膜后纤维化。④血管性因素:肾静脉血栓、单侧或双侧肾动脉狭窄。⑤其他如感染、甲状腺功能减退、肾上腺功能减退。

4.肾衰竭的严重程度　临床上,常需评估患者的肾功能严重程度,据此来制定合理的方案,最大限度延缓肾衰竭进程。目前临床上常用的分期标准是1992年6月中华内科杂志编委会专业组制定和美国K/Dool制定的慢性肾脏病分期。

5.肾衰竭的并发症　慢性肾衰竭进展至一定程度将不可避免出现全身各系统并发症,这些并发症是影响患者病死率的主要因素。常见的有:①感染,主要是呼吸道、泌尿系、消化道感染;②心血管病变包括尿毒症心肌病、各种心律失常、心力衰竭、心包炎、动脉粥样硬化;③肾性贫血及营养不良;④肾性骨病包括高转运性、低转运性和混合性;⑤尿毒症脑病及周围神经病变;⑥水、电解质及酸碱失衡;⑦皮肤瘙痒。

6.基础疾病或病因　正确诊断慢性肾衰竭的基础疾病对制订治疗方案、最大限度延缓肾衰竭进程、评估预后有重要意义。对于常见的慢性肾小球肾炎、糖尿病肾病、良性小动脉性肾硬化症、狼疮性肾炎,依据其病史、临床表现和实验室检查多易于诊断;依据骨溶解症状、肾功能和贫血不平行、尿本一周蛋白阳性、单克隆球蛋白及骨髓穿刺细胞学发现浆细胞＞15％有利于诊断多发性骨髓瘤;梗阻性肾病常见于结石、前列腺肥大,排尿后膀胱残余尿增多有助于诊断;长期大剂量使用镇痛剂应考虑镇痛剂肾病;长期服用含马兜铃酸中草药有利于诊断马兜铃酸肾病;中老年人如见有巨舌、皮肤改变、长期腹泻、心肌病变、肝脾肿大等多系统损害,应注意警惕淀粉样变,必要时肾活检行刚果红染色明确。

7.临床应注意鉴别慢性肾衰竭急性加重或慢性肾衰竭合并急性肾衰竭　值得注意的是,临床上慢性肾衰竭常常会出现急性加重或并发急性肾衰竭两种情况。临床应仔细鉴别。如慢性肾衰竭本身较重,或其急性加重过程未能反映急性肾衰竭演变过程,则称"慢性肾衰竭急性加重"。如慢性肾衰竭较轻,而急性肾衰竭较突出,且其病程发展符合急性肾衰竭演变过程,则称"慢性肾衰竭合并急性肾衰"。

【中医治疗】

中医治疗本病,应辨证与辨病相结合。首先是辨病证,临床上若以肢体面目水肿为主要症状者,当按中医"水肿"范畴进行辨证论治;如以恶心、呕吐、大便不通为主要表现者,当按"关格"范畴进行辨证论治。再就是辨虚与实,本病正虚以脾肾虚衰为主,可有气虚、血虚、阳虚、阴虚以及气阴两虚、气血亏虚、阴阳俱虚等不同,尚涉及心、肝、肺等脏器。邪实包括湿浊、水气、血瘀、湿热、风动等。临证时应注意分清本虚标实的主次,此乃取得疗效之关键。最后应结合辨病来分析,结合当代医学的最新进展,根据不同的疾病阶段,利用中西医结合治疗本病最新的研究成果来进行微观辨证。

（一）分阶段治疗

1. 肾功能代偿期

（1）肺肾气虚证：

症候特点：面浮肢肿,少气乏力,易感冒,腰脊酸痛,舌质淡,苔白润,有齿印,脉细弱。

治则：益肺补肾。

方药：玉屏风散加减（黄芪、白术、防风、女贞子、旱莲草、黄精、茯苓、生地黄、杜仲）。

加减：若外感症状突出者,宜急则治其标,可先用宣肺解表驱邪之剂,根据寒热证型不同分别选用参苏饮、荆防败毒散、银翘散、桑菊饮等；若咽干肿痛,伴发热咳嗽者,可用麻黄连翘赤小豆汤加减。

（2）湿热内蕴证：

症候特点：水肿明显,肌肤绷急,腹大胀满,胸闷烦热,口苦,口干,大便干结或便溏灼肛,小便短黄,舌红,苔黄腻,脉滑数。

治则：清热利湿,佐以活血。

方药：肾炎康汤（八仙草、薏苡仁、白茅根、鹿衔草、三七、大黄、丹皮、甘草）。

加减：若血尿明显者尚可加茜草根、大小蓟。

2. 肾功能失代偿期

（1）脾肾气虚证：

症候特点：倦怠乏力,气短懒言,纳呆腹胀,腰膝酸软,夜尿清长,大便薄溏,脉细,舌淡。

治法：补肾益肾。

方药：参苓白术散合右归丸加减（党参、茯苓、白术、淮山药、薏苡仁、熟地黄、山茱萸、杜仲、当归、枸杞子、菟丝子、黄芪、扁豆）。

加减：脾阳不足,便稀频加炮姜、补骨脂；肾阳虚弱,畏寒肢冷加仙茅、淫羊藿。

（2）肝肾阴虚证：

症候特点：头晕耳鸣,烦躁,视物不清,失眠口干,手足心热,腰膝酸软,大便干结,小便色黄,舌质红,脉弦细。

治则：滋养肝肾。

方药：杞菊地黄丸合二至丸加减（熟地黄、山茱萸、山药、茯苓、丹皮、枸杞子、菊花、女贞子、旱莲草）。

加减：心烦失眠者加酸枣仁、夜交藤；头晕眩目者加天麻、钩藤；大便秘结者加火麻仁、熟大黄。

3. 肾衰竭期及尿毒症期

（1）脾肾亏虚,湿热内蕴：

症候特点：小便短少黄赤,面色晦滞,腰酸膝软,倦怠乏力,不思饮食,晨起恶心,偶有呕吐,头痛,夜寐不安,苔薄黄而干燥,脉细数或濡数。

治则：健脾益肾,清热化浊。

方药：无比山药丸合黄连温胆汤（山药、茯苓、泽泻、熟地黄、山茱萸、巴戟天、菟丝子、杜仲、牛膝、五味子、肉苁蓉、半夏、陈皮、枳实、竹茹、黄连）。

加减：若尿少或小便不通,可合滋肾通关丸；恶心较重,可加代赭石、苏叶；如气虚明显,加黄芪、党参；如腰痛明显,加枸杞子、杜仲。

(2)脾肾阳虚,寒湿内蕴证:

症候特点:尿少或无尿,尿色清,面色晦滞,畏寒怕冷,下肢欠温,腹泻大便稀溏,呕吐清水,苔白滑,脉沉细或濡细。

治则:温补脾肾,化湿降浊。

方药:温脾汤合吴茱萸汤(附子、干姜、人参、甘草、大枣、大黄、吴茱萸、生姜)。

加减:若嗜睡,神识昏昧,可加菖蒲、远志、郁金,甚则用苏合香丸。阳虚明显加仙茅、淫羊藿;恶心呕吐较重,加半夏、苏叶。

(3)肝肾阴虚,肝风内动证:

症候特点:尿短少,呕恶频作,面部烘热,牙宣鼻衄,头晕头痛,目眩,手足搐搦,舌暗红有裂纹,苔黄腻或焦黑而干,脉弦细数。

治则:滋补肝肾,平熄肝风。

方药:六味地黄丸合羚羊钩藤汤(熟地黄、山药、山茱萸、泽泻、牡丹皮、茯苓、羚羊角、钩藤、桑叶、菊花、白芍药、生地黄、贝母、竹茹、甘草)。

加减:如呕恶重,可加半夏、陈皮;如出血重,可加槐花、白茅根、旱莲草。

(4)肾病及心,邪陷心包证:

症候特点:尿少甚则无尿,胸闷,心悸或心前区疼痛,神识昏蒙,循衣摸床,或烦躁不安,恶心、呕吐,面白唇暗,四肢欠温,痰涎壅盛,苔白腻,脉沉缓。

治则:豁痰降浊,辛温开窍。

方药:涤痰汤合苏合香丸(制半夏、陈皮、茯苓、制南星、竹茹、枳实、石菖蒲;配服苏合香丸)。

加减:若狂躁痉厥,可改服安宫牛黄丸、紫雪丹;若症见汗多、面色苍白、手足逆冷、舌质淡、脉细微,为阳虚欲脱,急宜回阳固脱,用参附汤加龙骨、牡蛎;若汗多、面色潮红、口干、舌质红、脉细数,为阴液耗竭,应益气敛阴,重用生脉注射液静脉滴注。

(二)中成药治疗

1.百令胶囊　为发酵虫草菌粉,功用:补肺肾,益精气。主要治疗肺肾两虚引起的咳嗽,气喘,腰背酸痛。每次5～15粒,每日3次。

2.尿毒清颗粒　主要的作用有通腑降浊、健脾利湿、活血化瘀。每次5g,每日3次,睡前加服10g。

3.海昆肾喜胶囊　成分为褐藻多糖硫酸酯,功用:化浊排毒。每次2粒,每日3次;2个月为1疗程。餐后1小时服用。

4.黄葵胶囊　成分为黄蜀葵花,功用:清利湿热,解毒消肿。用于慢性肾炎之湿热症,症见:水肿、腰痛,蛋白尿、血尿、舌苔黄腻等。每次5粒,每日3次;8周为一疗程。

5.雷公藤多苷片　功用为祛风解毒、除湿消肿、舒筋通络。每次20mg,每日3次;6个月为一疗程。

(三)外治

1.中药结肠透析　中药结肠透析是在传统的灌肠方法上发展起来的,利用结肠透析机,中药可达到高位结肠,充分扩大了结肠黏膜的可透析面积,能使药液较长时间地保留在肠道,从而能最大限度发挥排毒的作用。笔者所在科室的经验是以1.5%腹透液4000ml,加纯水至7000ml,再加协定处方肾衰灌肠方1000ml,经过结肠透析机器,达到横结肠部位进行治疗,每1～3日1次,连续10次为1个疗程。休息1～4周后,可继续下一个疗程。具体方药可参考下述组方。

2.灌肠疗法

(1)肾衰灌肠方:

组方:生大黄、煅牡蛎、蒲公英、槐花、黄芪、六月雪各30g。

用法:浓煎 150ml,高位保留灌肠,2~3 小时后,应用 300~500ml 清水清洁灌肠,每日 1 次,连续 10 日为 1 个疗程。

功效:益气健脾,通腑泄浊。

(2)灌肠方:

组方:生大黄 30g,生黄芪 30g,丹参 30g,红花 10g,生龙骨、生牡蛎各 30g,蒲公英 30,水蛭 6g,姜黄 8g,女贞子 10g。

用法:浓煎 100ml,高位保留灌肠,每天 2 次。

功效:益气健脾,通腑泄浊。

3.皮肤透析法

(1)药浴处方:

组方:麻黄、桂枝、羌活、独活、苦参、地肤子、白鲜皮、白花蛇舌草、苦参、防风、黄柏、生地黄、荆芥、大黄、蛇床子、艾叶、白鲜皮。

用法:水煎外洗。

功效:祛风除湿止痒,排毒。

(2)自拟方:

组方:桂枝 59g,大黄 100g,皂角刺 50g,当归 100g,地肤子 500g。

用法:煎汤取汁 500ml 及 NaCl 250g,NaHCO₃ 250g,倒入盛有 50L 温水的浴缸中,配成药浴外用液,然后让患者头外露浸泡 30min,每日 1 次,1 个月为 1 个疗程。

功效:祛风除湿止痒,排毒。

(3)足疗协定处方:

组方:肉桂 50g,艾叶 50g,淫羊藿 30g,制附子 30g,制大黄 30g,红花 20g,怀牛膝 50g,麻黄 20g,苍术 25g,羌活 25g,独活 25g,炙甘草 15g。

用法:煎汤取汁 500ml 倒入盛有 50L 温水的浴缸中,配成药浴外用液,然后让患者足浸泡 30min,每日 1 次,1 个月为 1 个疗程。

4.穴位敷贴

选穴:双侧肾俞。

方药:益肾膏。

组方:生附子 15g,淫羊藿 15g,血竭 10g。

用法:共研为细末,醋调成糊状,外敷双侧肾俞。

5.针灸疗法　针灸疗法对本病能起到调整全身功能、增加肾脏血流、降压、止吐等功效。常用穴位:肾俞、足三里、脾俞、内关、中脘、风池、关元、孔最、灵台、天枢、三焦俞、气海、三阴交、水分、阴陵泉等。

【西医治疗】

慢性肾衰竭的治疗是一个复杂的系统工程,目前主张"一体化"治疗。一体化包括两个层次,一是将慢性肾衰竭的整个病程看做一个整体,从早期的一级预防、延缓肾衰竭病程的进展,到终末期肾脏病的替代治疗,均实施一体化系统防治;二是慢性肾衰竭的防治应该有多学科的参与,包括有社会、心理、信息和生物医学等学科的综合防治。一体化的治疗是在肾脏科的专科医师主导下,由多学科的医师(肾脏科、心血管科、内分泌科、心理科、精神科、卫生经济学等)、多级别医院(大型综合医院、基层社区医院)医师以及患者和家属参与的过程。临床医师应建立并完善患者的健康档案,对其进行终生监测,同时指导患者及其家属进行恰当的治疗。一体化治疗强调在治疗慢性肾衰竭时应遵循以下原则:①积极治疗原发病和促使肾衰竭加重或恶化的因素;②对症治疗,减少或延缓并发症的发生,提高患者的生存质量和生存期限;③延缓肾衰竭的进程;④加强健康教育,让慢性肾衰竭患者回归社会。慢性肾衰竭应强调"早期诊断和早期治疗"。

(一)积极治疗原发疾病和促使肾衰竭加重或恶化的因素

一是要积极寻找肾衰竭的原发疾病有时具有重要意义。例如对于狼疮性肾炎和血管炎等基础疾病,首先应正确评估狼疮和血管炎的活动,如尚存在活动,通过强有力的抑制免疫治疗,可最大限度延缓肾衰竭进程甚至可逆转肾衰竭;如对于高血压肾损害和糖尿病肾病患者,积极的控制血压和血糖至关重要;而对于多发性骨髓瘤患者,给予合适的化疗也可最大限度治疗肾衰竭。应注意的是,慢性肾衰竭进展至终末期肾病时,基础疾病往往难以诊断或意义不大。二是临床治疗慢性肾衰竭时,应该尽力寻找促使肾衰竭加重或恶化的因素。临床常见的是感染、血压控制不佳、尿路梗阻如前列腺增生或尿路结石、肾毒性药物的应用、心力衰竭或心律失常、手术等,尤其强调抗感染应使用无肾毒性药物,并根据肾小球滤过率计算其量和每日次数。通过对加重因素正确处理,肾功能往往会得到一定程度的改善。我们的临床经验是,对于使用肾毒性药物导致的肾功能恶化,给予还原型谷胱甘肽注射液等解毒剂对肾功能的改善可能有一定益处。

(二)对症治疗,减少或延缓并发症的发生,提高患者生存质量

1.纠正水、电解质及酸碱平衡

(1)水钠紊乱的防治:慢性肾衰竭患者因对水和钠离子的调节能力下降,应适当限制液体和钠的摄入,防止出现水钠潴留,导致水肿,加重血压升高,甚至诱发心力衰竭的发生。一般盐的摄入量应不超过6～8g/d。有明显水肿、少尿、高血压者,盐的摄入量在2～3g/d,并严格控制水摄入量,每日入水总量＝尿量＋500ml＋其他丧失(含汗、大便、透析超滤脱水)。对于维持性血液透析替代治疗的患者,也应该限制水钠的摄入,每次血液透析间隔体重增加不超过3kg,争取尽量达到干体重。对于出现急性左心衰竭和严重肺水肿者,在限制液体摄入的同时,常需及时给予血液透析或持续性血液滤过。临床上因限盐过度、利尿剂使用不当和腹泻等原因,也可出现低钠血症,需适当补充0.9％氯化钠注射液或10％氯化钠注射液。我们的经验是予以0.9％氯化钠注射液70ml＋10％氯化钠注射液30ml静脉滴注,具体补充次数根据血钠的水平决定。

(2)钾代谢紊乱的防治:慢性肾衰竭患者可发生高钾血症和低钾血症,但前者更常见。首先应积极预防高钾血症的发生。当GFR在30ml/min时,即应适当限制钾的摄入,避免使用升高血钾的药物(如螺内酯、ACEI和ARB等)及含钾高的中草药,避免输库存血等;尤其是应注意限制含钾丰富的水果,如香蕉、橘子汁、葡萄等。当GFR<10ml/min或血清钾水平>5.5mmol/L时,则应更严格地限制钾摄入。对已有高钾血症的患者,应采取更积极的措施:①积极纠正酸中毒,口服碳酸氢钠1g,每天3次,必要时可静脉给予碳酸氢钠10～25g,根据病情需要4～6小时后还可重复给予;②给予襻利尿剂排钾,如呋塞米40～80mg,布美他尼2～4mg,托拉塞米10～20mg,口服或静脉注射;③应用50葡萄糖50ml＋普通胰岛素10U联合液静脉输入(每葡萄糖4～6g中加胰岛素1U);④10％葡萄糖酸钙20ml,稀释后缓慢静脉注射;⑤口服降钾树脂,一般5～20克/次,3次/天,增加肠道钾排出;⑥常规保守治疗无效,应在上述处理的同时行血液透析治疗。因摄入过少或丢失过多,慢性肾衰竭患者临床也可出现低钾血症。

(3)纠正代谢性中毒:最近的研究表明,代谢性酸中毒是导致慢性肾衰竭患者营养不良的独立危险因素。因此,对于代谢性酸中毒应积极处理。目前临床上治疗代谢性酸中毒的药物,主要是碳酸氢钠,轻者口服1.5～3.0g/d即可;中、重度患者3～10g/d,如碳酸氢根离子低于15mmol/L或血pH值低于7.2可静脉输入碳酸氢钠注射液。补充碳酸氢根离子的量可按以下公式简单估计:HCO_3^- 缺失量(mmol/L)＝(24－患者实际 HCO_3^- 值)×0.6×体重(kg)。可按计算出量的1/2～1/3补充,观察补充后患者的反应及实验室检查结果,再进行相应的调整。对有明显心力衰竭的患者,要防止碳酸氢钠输入量过多,输入速度宜慢,以免心脏负荷加重;也可根据患者情况同时口服或注射呋塞米(呋塞米)20~200mg/d,以增加尿量,防止钠潴留。如 HCO_2^- 低于 13.5mmol/L,并经积极补碱治疗难以纠正者,应实施紧急血液透析治疗。

2.**肾性贫血的治疗** 慢性肾衰竭患者均可合并不同程度的贫血。近年的研究表明,纠正贫血可获得如下益处:①增加机体活动能力,改善脏器功能,提高患者的生活质量;②改善精神睡眠,提升记忆力;③改善性功能;④提高左心室收缩力,改善心功能,减少心血管事件的发生;⑤延缓肾衰竭进程。贫血开始治疗时间:如排除缺铁因素,Hb<100~110g/L 或 Hct<0.30~0.33 即可开始治疗;Hb 纠正的靶值:Hb 达 110~120g/L(Hct<0.33~0.36)。临床治疗贫血措施如下:

(1)重组人红细胞生成素(rHuEPO)及铁剂治疗:rHuEPO 开始剂量为每周 50~150IU/kg 皮下注射(血液透析患者亦可从血管通路静脉端注射),但皮下注射更经济。每 1~2 周监测血常规,以使 Hb 每月上升 10~20g/L 为宜;如 Hb 值每月上升<10g/L,可增加 25%rHuEPO 的用量;如 Hb 值每月上升>20g/L,则可减少 25%rHuEPO 的用量。当 Hb 值达到 110~120g/L 后,逐渐减少 rHuEPO 用量至维持量。但个别透析患者 rHuEPO 的用量极大,此时不应盲目加量,而应当分析疗效不佳的原因,重新调整治疗方案。在应用 rHuEPO 时,应同时重视补充铁剂,口服铁剂应每日供给元素铁 200mg,目前主要有琥珀酸亚铁、富马酸亚铁和硫酸亚铁;但慢性肾衰竭患者往往有胃肠道症状,口服吸收差,以及患者转铁蛋白饱和度(TSAT)和(或)血清铁蛋白低于 100ng/L,故常需应用静脉铁剂,临床常用的静脉铁剂为右旋糖酐铁注射液和蔗糖铁注射液,但以后者的安全性及有效性最好。值得注意的是,有少部分的患者对铁剂过敏,尤其是静脉用铁应谨慎。铁剂负荷过重也会引起肝肾功能、内分泌代谢和心血管的损伤。

贫血用 rHuEPO 难以纠正的原因:①rHuEPO 用量不足或产生抵抗;②机体缺铁;③机体存在感染或炎症状态;④铝中毒;⑤有慢性失血;⑥甲状旁腺功能亢进或并发纤维性骨炎;⑦营养素如必需氨基酸、叶酸、维生素 B_{12} 等的缺乏;⑧基础疾病为多发性骨髓瘤等血液系统疾病;⑨透析不充分。如贫血纠正疗效不佳,应尽量寻找上述原因,避免不恰当加大 rHuEPO 用量,从而引起 rHuEPO 不必要的副作用。

(2)补充叶酸治疗:每日补充叶酸片 5~10mg 即可,叶酸片过量反而会引起患者不适。维生素 C 和维生素 E 也可以适量补充。

(3)补充左旋肉碱:左旋肉碱是中长链脂肪酸进入线粒体氧化产生能量所必需的物质。慢性肾衰竭替代透析治疗患者因摄入不足、肾脏合成减少以及透析清除等,体内左旋肉碱减少。近年的研究表明,左旋肉碱减少是肾性贫血的一重要原因,补充左旋肉碱可改善贫血,增加脏器功能,改善心力衰竭。一般予以左旋肉碱 1.0g,隔日一次,皮下注射或透析后静脉注射。

3.**肾性骨病的治疗** 慢性肾衰竭患者 GFR<60ml/min 时,可发生钙磷代谢紊乱,即低钙高磷,导致假性甲状旁腺功能亢进,从而引起肾性骨病。肾性骨病的治疗首先必须纠正钙磷代谢紊乱。因钙磷乘积为一常数,应积极控制血磷。纠正低磷血症,除限制磷摄入外,可应用磷结合剂口服,以碳酸钙和司维拉姆较好。碳酸钙口服一般每次 0.5~2g,每日 3 次,餐中服用。对明显高磷血症或血清钙磷乘积>3.72(mmol/L)^2 者,则应暂停应用钙剂,以防转移性钙化的加重。此时可短期服用氢氧化铝制剂 10~30 毫升/次,每日 3 次,待钙磷乘积<3.72(mmol/L)^2 时,再服用钙剂。对明显低钙血症患者,可口服骨化三醇 0.25μg/d,连服 2~4 周;如血钙和症状无改善,可将用量增加至 0.5μg/d,对血钙不低者,则宜隔日口服 0.25μg。凡口服骨化三醇患者,治疗中均需要监测血 Ca、P、PTH 浓度,使透析前患者血 iPTH(全段甲状旁腺激素)、血钙磷乘积尽量接近目标值的低限,以防止生成不良性骨病。继发性甲状旁腺功能亢进症患者当甲状旁腺素(PTH)水平超过正常 3 倍时,即应开始用活性维生素 D 治疗,并补充钙剂。治疗至 PTH 降达正常 2 倍时停药。对已有生成不良性骨病的患者,不宜应用骨化三醇或其类似物。

4.心血管并发症的治疗　慢性肾衰竭患者常发生高血压、心力衰竭、心包炎、心律失常、尿毒症心肌病等并发症。肾性高血压的机制主要与容量负荷过重、肾素-血管紧张素-醛固酮系统活化、扩血管物质合成减少等因素有关。近年的研究表明,不恰当的应用 rHuEPO、焦虑和自主神经功能紊乱等参与了肾性高血压的发生。临床上应仔细分析发生高血压的因素,从而针对性的用药。如水钠潴留,则可应用襻利尿剂呋塞米或托拉塞米;如患者焦虑,则可适当使用抗焦虑药物如地西泮。因近年来认识到肾素-血管紧张素-醛固酮系统活化在慢性肾衰竭进展中的作用,如无禁忌证应优先考虑使用血管紧张素转化酶抑制剂(ACEI)和血管紧张素受体拮抗剂(ARB)降压,另外可酌情选用钙拮抗剂、β_1 受体拮抗剂、α 受体拮抗剂等。慢性肾衰竭引起的心力衰竭与一般心力衰竭的治疗不同,对利尿剂及洋地黄类药物效果差,且常存在严重贫血,多使用硝普钠、硝酸甘油等静脉滴注扩张血管,输浓缩红细胞纠正贫血,必要时紧急血液透析、血液滤过、CRRT 治疗,往往有很好的疗效。心包炎分为尿毒症心包炎和透析相关性心包炎,如属前者则需加强血透,每周 3 次,必要时可增至每周 4 次;对于后者,则与透析用抗凝剂使用过量有关,需减少肝素用量或改用低分子肝素抗凝。心律失常的防治同一般心律失常,鉴于心血管事件是慢性肾衰竭患者死亡最主要的原因之一,如无禁忌证,主张使用选择性 β_1 受体拮抗剂如美托洛尔或比索洛尔,可防止猝死和恶性心律失常的发生。

5.其他并发症的治疗　对于胃肠道症状如恶心呕吐,可予以甲氧氯普胺;如出现消化道溃疡,可予以质子泵抑制剂如奥美拉唑、泮托拉唑、埃索美拉唑等,或法莫替丁等 H_2 受体拮抗剂;对于皮肤瘙痒,可予以抗组胺药物对症治疗,纠正甲状旁腺功能亢进,加强透析,必要时行血液灌流,往往有较显著的疗效。

(三)延缓慢性肾衰竭的发展

1.饮食疗法

(1)适当限制蛋白摄入:每天给予 0.6～0.8g/kg 的蛋白质,可以满足机体生理的基本需要量,而又不至于发生营养不良。蛋白质摄入量,宜根据 GFR 作适当调整,GFR 为 10～20ml/min 者,每日用 0.6g/kg;＞20ml/min 者,可加 5g;＜5ml/min 者,仅能每日用约 20g。一般认为,GFR 已降至 50ml/min 以下时,便需进行适当的蛋白质限制。患者动物蛋白和植物蛋白(包括大豆蛋白)应保持适当比例,一般两者各占一半;对蛋白摄入量限制较严格 0.4～0.6g/kg 的患者,要求 60% 以上的蛋白质必须是富含必须氨基酸的蛋白(即高生物价优质蛋白),如鸡蛋、鱼、瘦肉和牛奶等。

(2)足量热能的摄入:饮食高热量饮食可使低蛋白饮食的氮得到充分的利用,减少体内蛋白库的消耗。热量每日约需 125.5J/kg(30kcal/kg),可多食用人造黄油、植物油和食糖。如觉饥饿,可食甜薯、芋头、马铃薯、马蹄粉、淮山粉、莲藕粉等。食物应富含 B 族维生素、维生素 C 和叶酸。

(3)其他:①钠的摄入,除有水肿、高血压和少尿要限制食盐外,一般不宜过严限制。因为在 GFR ＜10ml/min 前,患者通常能排出多余的钠,但在钠缺乏时,却不能相应地减少钠的排泄。②钾的摄入,只要尿量每日超过 1L,一般无需限制饮食中的钾。③在氮质血症期,就应开始给予低磷饮食,每日不超过 600mg。④饮水,有尿少、水肿、心力衰竭者,应严格控制进液量。但对尿量超过 1000ml 而又无水肿者,则不宜限制水的摄入。对已透析的患者,应改为透析时的饮食疗法。

(4)必需氨基酸疗法:加上必需氨基酸(EAA)疗法或者必需氨基酸及其 α-酮酸混合制剂疗法,可使尿毒症患者长期维持较好的营养状态。α-酮酸在体内与氮结合成相应的 EAA,EAA 在合成蛋白过程中,可利用一部分尿素,故可降低血中尿素氮水平。复方 α-酮酸(开同片)本身不含氮,不会引起体内代谢废物增多,同时可以补钙纠酸,近年的研究表明,该药可以延缓肾衰竭的进展。EAA 一般用量为 0.1～0.2g/(kg·d),分 3 次日服或一次缓慢静脉滴注。

2.严格控制高血压和(或)肾小球内高压　全身性高血压会促使肾小球硬化,是慢性肾衰竭进展的独立危险因素,故必须控制,首选 ACEI 或 ARB,必要时可联用钙拮抗剂或利尿剂。慢性肾衰竭时,残存肾单位存在"三高"状态,促使肾小球硬化,故虽无全身性高血压,亦宜使用上述药物,以延缓肾功能减退。如可选用贝那普利或福辛普利,在无高血压患者,可每日仅服 5～10mg。但在血肌酐大于 265μmol/L 者,会引起肾功能急剧恶化,应慎用。

3.其他　高脂血症可予降脂药。高尿酸血症通常不需治疗,但如发生痛风,则予别嘌醇 0.1g,1 次/日,口服。

(四)口服吸附疗法和导泻疗法

透析前慢性肾衰竭患者可口服包醛氧淀粉胶囊或药用炭制剂,利用胃肠道途径排出尿毒症毒素增多,从而在一定程度上减轻患者的氮质血症。

(五)替代治疗

当慢性肾衰竭患者 GFR 6～10ml/min(Scr＞707μmol/L)并有明显尿毒症临床表现,经非透析治疗不能缓解时,则应进行透析治疗。对糖尿病肾病,可适当提前(GFR 10～15ml/min)安排透析。血液透析(简称血透)和腹膜透析(简称腹透)的疗效相近,但各有其优缺点,在临床应用上可互为补充。但透析疗法仅可部分替代。肾的排泄功能(对小分子溶质的清除仅相当于正常肾脏的 10%～15%),而不能代替其内分泌和代谢功能。患者通常应先做一个时期透析,待病情稳定并符合有关条件后,可考虑进行肾移植术。

1.血液透析　血透前 3～4 周,应预先给患者做动静脉内瘘(位置一般在前臂),以形成血流通道、便于穿刺。血透治疗一般每周做 2～3 次,每次 4～6 小时。在开始血液透析 4～8 周内,尿毒症症状逐渐好转;如能长期坚持合理的透析,不少患者能存活 15～20 年以上。但透析治疗间断地清除溶质的方式使血容量、溶质浓度的波动较大,不符合生理状态,甚至产生一些不良反应。研究提示,增加透析频率(如每日透析),而每周透析总时间不变,则透析更充分,更符合生理特点,值得进一步探讨。

2.腹膜透析　持续性不卧床腹膜透析疗法(CAPD)设备简单,易于操作,安全有效,可在患者家中自行操作。每日将透析液输入腹腔,并交换 4 次(6 小时一次),每次约 2L。CAPD 是持续地进行透析,对尿毒症毒素持续地被清除,血容量不会出现明显波动,故患者也感觉较舒服。CAPD 在保存残存肾功能方面优于血透,费用也较血透低。CAPD 的装置和操作近年已有很大的改进,例如使用 Y 型或 O 型管道,腹膜炎等并发症已大为减少。CAPD 尤其适用于老人、心血管功能不稳定者、糖尿病患者、小儿患者或做动静脉内瘘有困难者。

3.肾移植　成功的肾移植会恢复正常的肾功能(包括内分泌和代谢功能),可使患者几乎完全康复。移植肾可由尸体供肾或亲属供肾(由兄弟姐妹或父母供肾),以后者肾移植的效果更好。要在 ABO 血型配型和 HLA 配型合适的基础上,选择供肾者。肾移植需长期使用免疫抑制剂,以防排斥反应,常用的药物为糖皮质激素、环孢素(或他克莫司)、硫唑嘌呤(或麦考酚吗乙酯)等。近年肾移植的疗效已明显改善,尸体供肾移植肾的存活率有较大提高,其 1 年存活率约为 90%,5 年存活率约为 70%。由于移植后长期使用免疫抑制剂,故并发感染者增加,恶性肿瘤的患病率也有增高。

(孟动玲)

第二十章　内分泌系统疾病

第一节　甲状腺功能亢进症

甲状腺功能亢进症,简称甲亢,是指甲状腺呈现高功能状态,产生和释放过多的甲状腺激素所致的甲状腺毒症。甲亢的病因较复杂,主要包括弥漫性毒性甲状腺肿(Graves 病)、多结节性毒性甲状腺肿和甲状腺自主高功能腺瘤(Plummer 病)等。其中以弥漫性毒性甲状腺肿(Graves 病)最多见,本节以此为重点进行阐述。

一、Graves 病

Graves 病(也称 Basedow 病、Parry 病,以下简称 GD)由 Parry 于 1825 年首次报告,RobertGraves 和 vonBasedow 分别于 1835 年和 1840 年详细报告。GD 占全部甲亢的 80%～85%。西方国家报告本病的患病率为 1.1%～1.6%,我国学者报告是 1.2%,女性的患病率显著高于男性[女:男为(4～6):1],高发年龄为 20～50 岁。主要临床特征为:高代谢症候群、弥漫性甲状腺肿、眼征和胫前黏液性水肿。

本病与中医学的"瘿气"相似,可归属于"瘿病"、"心悸"、"瘿瘤"等范畴。

【病因和发病机制】

目前公认本病的发生与自身免疫有关,属于器官特异性自身免疫病。它与自身免疫性甲状腺炎等同属于自身免疫性甲状腺病(AITD)。

1.遗传　本病有显著遗传倾向,目前发现它与组织相容性复合体(MHC)基因相关:白种人与 HLA-B8、HLA-DR3、DQA1 * 501 相关;非洲人种与 HLA-DQ3 相关;亚洲人种与 HLA-Bw46 相关。

2.自身免疫　GD 患者血清中存在针对甲状腺细胞促甲状腺激素(TSH)受体的特异性自身抗体,称为 TSH 受体抗体(TRAb),也称为 TSH 结合抑制性免疫球蛋白(TBII)。TRAb 有两种类型,即 TSH 受体刺激性抗体(TSAb)和 TSH 受体刺激阻断性抗体(TSBAb)。TSAb 与 TSH 受体结合,激活腺苷酸环化酶信号系统,导致甲状腺细胞增生和甲状腺激素合成、分泌增加。所以,TSAb 是 GD 的致病性抗体。95% 未经治疗的 GD 患者 TSAb 阳性,母体的 TSAb 也可以通过胎盘,导致胎儿或新生儿发生甲亢。TSBAb 与 TSHR 结合,使 TSH 无法与 TSHR 结合,所以产生抑制效应,甲状腺细胞萎缩,甲状腺激素产生减少。TSBAb 是自身免疫性甲状腺炎(AIT)导致甲状腺功能减退症(简称甲减)的原因之一。因为 GD 和 AIT 同属于 AITD,所以 50%～90% 的 GD 患者也存在针对甲状腺的其他自身抗体,如甲状腺过氧化物酶抗体(TPOAb)、甲状腺球蛋白抗体(TgAb)等。

Graves 眼病(GO)是本病的表现之一,其发病机制目前尚未完全阐明。一般认为患者血中针对甲状腺滤泡细胞抗原的 T 细胞,可识别包括球后组织在内的共同抗原决定簇;球后成纤维细胞作为免疫效应细胞或靶细胞,在 T 细胞和细胞因子的刺激下,合成糖胺聚糖(GAG),产生突眼。同时,细胞因子刺激的结缔组织的增生也起重要作用,球后组织尚可有成纤维细胞和脂肪细胞的增生。

3.环境因素　环境因素可能参与了 GD 的发生,如细菌感染、性激素、应激等都对本病的发生和发展有影响。

【病理】

甲状腺呈不同程度的弥漫性肿大。甲状腺滤泡上皮细胞增生,呈高柱状或立方状,滤泡腔内的胶质减少或消失,滤泡间可见不同程度的与淋巴组织生发中心相关的淋巴细胞浸润。这些淋巴细胞的构成特点是以 T 细胞为主,伴少数的 B 细胞和浆细胞。Graves 眼病的眶后组织中有脂肪细胞浸润,纤维组织增生,大量黏多糖和 GAC 沉积,透明质酸增多,淋巴细胞和浆细胞浸润,同时眼肌纤维增粗,纹理模糊,肌纤维透明变性、断裂和破坏。胫前黏液性水肿者皮肤光镜下可见黏蛋白样透明质酸沉积,肥大细胞、巨噬细胞和成纤维细胞浸润。

【临床表现】

(一)神经精神系统

患者易激动、精神过敏、伸舌和双手向前平举时可见细震颤、多言、多动、失眠紧张、思想不集中、焦虑烦躁、多疑等,有时出现幻觉,甚至亚狂躁症,但也有寡言、抑郁不欢者。腱反射活跃,反射时间缩短。

(二)高代谢综合征

患者怕热、多汗,手掌、面、颈、腋下皮肤红润多汗。常有低热,发生危象时可出现高热,患者常有心动过速、心悸、胃纳明显亢进,但体重下降,疲乏无力。

(三)甲状腺肿大

多数患者以甲状腺肿大为主诉。呈弥漫性对称性肿大、质地不等,吞咽时上下移动。少数患者的甲状腺肿大不对称或肿大不明显。由于甲状腺的血流量增多,故在上下极外侧可闻及血管杂音和触及震颤,尤以腺体上部较明显。甲状腺弥漫对称性肿大伴杂音和震颤为本病一种特殊体征,在诊断上有重要意义,但应注意与静脉音和颈动脉杂音相区别。

(四)眼征

1.非浸润性突眼　又称良性突眼,占大多数。一般为对称性,有时一侧突眼先于另一侧。主要因交感神经兴奋,眼外肌群和提上睑肌张力增高所致,主要改变为眼睑及眼外部的表现,球后组织改变不大。眼征有以下几种:①眼裂增宽,少瞬和凝视;②眼球内侧聚合不能或欠佳;③因上眼睑挛缩,在眼下视时不能跟随眼球下落;④眼上视时,额部皮肤不能皱起。

2.浸润性突眼　又称"内分泌性突眼"、"眼肌麻痹性突眼症"或"恶性突眼",较少见,病情较严重。也可见于甲亢症状不明显或无高代谢症的患者中,主要由于眼外肌和球后组织体积增加、淋巴细胞浸润和水肿所致。

(五)心血管系统

可有心悸、气促、稍事活动即明显加剧。重症者常有心律不齐、心脏扩大、心力衰竭等严重表现。

1.心动过速　常系窦性,一般心率 100~120 次/分,静息或睡眠时心率仍快,为本病特征之一,是诊断和疗效观察的一个重要参数。

2.心律失常　以房性心律失常尤其是房性期前收缩为最常见,阵发性或持久性心房颤动和扑动以及房室传导阻滞等也可发生。

3.心音和杂音　心搏出量增加,心尖区第一心音亢进,可闻及收缩期杂音,似二尖瓣关闭不全的杂音,偶可闻及舒张期杂音。

4.心脏肥大和充血性心力衰竭　多见于长年患病的老年重病者,如合并感染或应用β受体阻滞剂容易诱发心力衰竭。

5.收缩期动脉高血压　心搏出量和每分输出量增加,舒张压稍低或正常,脉压增大。

(六)消化系统

食欲亢进,体重却明显下降,两者伴随常提示本病或同时伴有糖尿病的可能。过多甲状腺素可兴奋肠蠕动而致大便次数增加,有时因脂肪吸收不良而类似脂肪痢。甲状腺激素对肝脏的毒性作用可致肝大及肝功能损害,偶有黄疸。

(七)血液和造血系统

循环血白细胞计数偏低,淋巴细胞及单核细胞增多,血小板寿命较短,有时可出现血小板减少性紫癜,偶可见贫血。

(八)运动系统

主要表现为肌肉软弱无力,少数可表现为“甲亢性肌病”。

(九)生殖系统

女性患者常有月经减少,周期延长,甚至闭经,但部分患者仍能妊娠、生育。男性多见阳痿,偶见乳房发育。

(十)皮肤及肢端表现

小部分患者有典型对称性黏液性水肿,与皮肤的自身免疫性损害有关。多见于小腿胫前下段,有时也可见于足背和膝部、面部、上肢、胸部甚而头部。皮损初起呈暗紫红色,皮肤粗厚,以后呈片状或结节状叠起,最后呈树皮状,可伴继发感染和色素沉着。少数患者尚可见指端软组织肿胀,呈杵状,掌指骨骨膜下新骨形成,以及指或趾甲的邻近游离边缘部分和甲床分离现象,称为指端粗厚。

(十一)内分泌系统

肾上腺皮质功能于本病早期常较活跃,而在重症(特别是危象)患者中,其功能可呈相对减退或不全;垂体分泌 ACTH 增多,血浆皮质醇的浓度正常,但其清除率加速。

【实验室及其他检查】

1.血清总甲状腺素(TT$_4$)检查

T$_4$ 全部由甲状腺产生,每天产生 $80\sim100\mu g$。血清中 99.96% 的 T$_4$ 以与蛋白结合的形式存在,其中 $80\%\sim90\%$ 与 TBG 结合。TT$_4$ 测定的是这部分结合于蛋白的激素,所以血清 TBG 量和蛋白与激素结合力的变化都会影响测定的结果。妊娠、雌激素、急性病毒性肝炎、先天因素等可引起 TBG 升高,导致 TT$_4$ 增高;雄激素、糖皮质激素、低蛋白血症、先天因素等可引起 TBG 降低,导致 TT$_4$ 减低。如果排除上述因素,TT$_4$ 稳定、重复性好,仍然是诊断甲亢的主要指标。

2.血清总三碘甲状腺原氨酸(TT$_3$)检查

人体每天产生 T$_3$ $20\sim30\mu g$,20% 的 T$_3$ 由甲状腺产生,80% 的 T$_3$ 在外周组织由 T$_4$ 转换而来。血清中 99.6% 的 T$_3$ 以与蛋白结合的形式存在,所以本值同样受 TBG 含量的影响。正常情况下,血清 T$_3$ 与 T$_4$ 的比值小于 20。甲亢时 TT$_3$ 增高,T$_3$ 与 T$_4$ 的比值也增加;T$_3$ 型甲状腺毒症时仅有 TT$_3$ 增高。

3.血清游离甲状腺素(FT$_4$)、游离三碘甲腺原氨酸(FT$_3$)检查　游离甲状腺激素是实现该激素生物效应的主要部分。尽管 FT$_4$ 仅占 T$_4$ 的 0.025%,FT$_3$ 仅占 T$_3$ 的 0.35%,但它们与甲状腺激素的生物效应密切相关,所以是诊断临床甲亢的首选指标。但因血中 FT$_4$、FT$_3$ 含量甚微,测定方法学上许多问题尚待解决,测定的稳定性不如,TT$_4$、TT$_3$。此外,目前临床应用的检测方法都不能直接测定真正的游离激素水平。

4.TSH 检查　血清 TSH 浓度的变化是反映甲状腺功能最敏感的指标。血清 TSH 测定技术经历了放射免疫法、免疫放射法后,目前已经进入第三代和第四代测定方法,即敏感 TSH(sTSH)(检测限 0.01mU/L)和超敏 TSH 测定方法(检测限达到 0.005mU/L)。免疫化学发光法(ICMA)属于第四代 TSH 测定法,成人正常值为 0.3～4.8mU/L。sTSH 成为筛查甲亢的第一线指标,甲亢时 TSH 通常小于 0.1mU/L。sTSH 使得诊断亚临床甲亢成为可能,因为后者甲状腺激素水平正常,仅有 TSH 水平的改变。传统的应用促甲状腺激素释放激素(TRH)刺激试验诊断不典型甲亢的方法已经被 sTSH 测定所取代。

5.^{131}I 摄取率检查

^{131}I 摄取率是诊断甲亢的传统方法,目前已经被 sTSH 测定技术代替。^{131}I 摄取率正常值(盖革计数管测定)为 3 小时 5%～25%,24 小时 20%～45%,高峰在 24 小时出现。甲亢时 ^{131}I 摄取率表现为总摄取量增加,摄取高峰前移。本方法现在主要用于甲状腺毒症病因的鉴别以及计算 ^{131}I 治疗甲亢时需要的活度。

6.TRAb 检查　TRAb 是鉴别甲亢病因、诊断 GD 的指标之一。新诊断的 GD 患者 75%～96%TRAb 阳性。需要注意的是,TRAb 中包括刺激性(TSAb)和抑制性(TSBAb)两种抗体,而检测到的 TRAb 仅能反映有针对 TSH 受体的自身抗体存在,不能反映这种抗体的功能。但是,当临床表现符合 Graves 病时,一般都将 TRAb 视为 TSAb。

7.TSAb 检查　TSAb 是诊断 GD 的重要指标之一。与 TRAb 相比,TSAb 反映了这种抗体不仅与 TSH 受体结合,而且这种抗体产生了对甲状腺细胞的刺激功能。85%～100% 的新诊断 GD 患者 TSAb 阳性,TSAb 的活性平均在 200%～300%。

8.CT 和 MRI　眼部 CT 和 MRI 可排除其他原因所致的突眼,评估眼外肌受累的情况。

9.甲状腺放射性核素扫描　对于诊断甲状腺自主高功能腺瘤有意义。肿瘤区浓聚大量核素,肿瘤区外甲状腺组织和对侧甲状腺无核素吸收。

【诊断与鉴别诊断】

(一)诊断

1.甲亢的诊断　具备下述 3 项,诊断即可成立:①高代谢症状和体征;②甲状腺肿大;③血清 TT_4、FT_4 增高,TSH 减低。应注意的是,淡漠型甲亢的高代谢症状不明显,仅表现为明显消瘦或心房颤动,尤其在老年患者;少数患者无甲状腺肿大;T_3 型甲亢仅有血清 T_3 增高。

2.GD 的诊断　①甲亢诊断确立;②甲状腺弥漫性肿大(触诊和 B 超证实),少数病例可以无甲状腺肿大;③眼球突出和其他浸润性眼征;④胫前黏液性水肿;⑤TRAb、TSAb、TPOAb、TgAb 阳性。以上标准中,①②项为诊断必备条件,③④⑤项为诊断辅助条件。TPOAb、TgAb 虽然不是本病致病性抗体,但是可以交叉存在,提示本病的自身免疫病因。

(二)鉴别诊断

1.单纯性甲状腺肿　除甲状腺肿大外,无甲亢的症状和体征,虽然测甲状腺摄 ^{131}I 率有时可增高,但高峰不前移,且 T_3 抑制试验大多显示可抑制性。TRH 兴奋试验正常,血清 T_3、T_4 水平正常。

2.神经官能症　由于自主神经调节紊乱,可出现心悸、气短、易激动、手颤、乏力、多汗等症状,与甲亢患者临床表现相似,但无突眼,甲状腺不肿大,血清 T_3、T_4 水平及甲状腺摄 ^{131}I 率等检查结果正常。

3.其他　以低热、多汗、心动过速等为主要表现者,需要与结核病和风湿热鉴别。以腹泻为主要表现者常被误诊为慢性结肠炎。老年甲亢的表现多不典型,常有淡漠、厌食、明显消瘦,容易被误诊为癌症。单侧浸润性突眼症需与眶内和颅底肿瘤鉴别。甲亢伴有肌病者,需与家族性周期性瘫痪和重症肌无力鉴别。

【中医病因病机】

本病的发生主要与情志和体质等因素有关。如长期情志抑郁或紧张,或突遭剧烈的精神创伤,致肝郁气滞,津液输布失常;或肝旺乘脾,脾失健运,聚湿成痰;或气郁日久,化火伤阴,炼液为痰,痰气交阻,随肝气上逆,搏结颈前而成瘿气;或素体阴虚,肝肾不足,或先天禀赋不足,加之后天调摄不当,致肝肾阴虚,虚火妄动,煎熬津液而成痰,凝聚颈部成瘿气。若邪聚于目,上犯肝窍则成突眼;肝郁化火则急躁易怒,面热目赤,口苦而干;胃火炽盛则多食善饥;肝气犯脾,脾失健运则便溏,消瘦,倦怠乏力;火热伤阴,心阴不足,心神不宁,则心悸怔忡,心烦不寐,自汗;久病及肾,水不涵木,可致阳亢风动,见手抖舌颤。尚有重感外邪或突受惊恐、恼怒等,致病情急剧恶化。此时,肝阳暴涨于上,阴液亏竭于下,往往出现阴竭阳脱,风动痉厥的危候。妇女由于经、带、胎、产、乳等生理特点与肝经气血密切相关,如遇有情志不畅等因素,常可致气滞痰结,肝郁化火,故女性易患本病。

总之,本病与肝、肾、心、脾、胃等脏腑关系密切,初起多实,以气滞痰凝、肝火旺盛为主;久病阴损气耗,多以虚为主,表现为气阴两虚之证。本病日久,可致气血运行不畅,血脉瘀滞。

【中医诊断及病证鉴别】

1.诊断　颈前喉结两旁结块肿大,伴目突心悸、急躁亢奋、多食消瘦、恶热多汗、舌淡红、苔薄黄或舌红少苔、脉弦或细数等。

2.病证鉴别　本病应注意与瘰疬、消渴等鉴别。瘰疬的肿块部位在颈项两侧,肿块较小,约黄豆大,数量不等,不随吞咽移动;消渴除消谷善饥外,还伴多饮、多尿等症,无颈前肿块及目突等。

【治疗】

(一)治疗思路

由于本病的病因未完全阐明,因此尚不能进行病因治疗,目前对本病的治疗主要是控制高代谢症候群。西医的治疗方法主要有抗甲状腺药物(ATD)、放射性^{131}I和手术治疗3种。3种方法疗效均较显著,其中以抗甲状腺药物治疗最为简便和安全,应用最广,且一般不会引起永久性甲减,但疗程较长,停药后复发率高,仅有50%左右的治愈率,并存在继发性失效可能。放射性^{131}I治疗和手术属于损伤性治疗,治愈率较高,但有引发永久性甲减的可能。因此,应掌握不同疗法的适应证及禁忌证,选用适当的治疗方法。中医药疗法对本病治疗积累了丰富的经验,取得了良好的疗效。中药不仅可以减少西药治疗过程中出现的白细胞减少等副作用,而且还可以明显缓解症状,且无明显副作用。目前多采用不含碘的中药进行辨证施治。

(二)西医治疗

1.ATD　ATD治疗是甲亢的基础治疗,也用于手术和^{131}I治疗前的准备阶段。常用的ATD分为硫脲类和咪唑类两类,硫脲类包括丙硫氧嘧啶(PTU)和甲硫氧嘧啶等;咪唑类包括甲巯咪唑(MMI)和卡比马唑等。普遍使用MMI和PTU。MMI半衰期长,血浆半衰期为4~6小时,可以每天单次使用;PTU血浆半衰期为60分钟,具有在外周组织抑制T_4转换为T_3的独特作用,所以发挥作用较MMI迅速,控制甲亢症状快,但是必须保证6~8小时给药一次。PTU与蛋白结合紧密,通过胎盘和进入乳汁的量均少于MMI,所以在妊娠伴发甲亢时优先选用。

(1)适应证:①病情轻、中度患者;②甲状腺轻、中度肿大;③年龄<20岁;④儿童、孕妇、高龄或由于其他严重疾病不适宜手术者;⑤手术前和^{131}I治疗前的准备;⑥手术后复发又不适宜^{131}I治疗者。

(2)剂量与疗程(以PTU为例,如用MMI则剂量为PTU的1/10):①初治期:300~450mg/d,分3次口服,持续6~8周,每4周复查血清甲状腺激素水平一次。由于T_4的血浆半衰期在1周左右,加之甲状腺内储存的甲状腺激素释放约需要2周时间,所以ATD开始发挥作用多在4周以上。临床症状缓解后开始减药。临床症状的缓解可能要滞后于激素水平的改善。②减量期:每2~4周减量一次,每次减量50~100mg/d,3~4个月减至维持量。③维持期:50~100mg/d,维持治疗1~1.5年。近年来提倡MMI小量服用法。即 MMI 15～30mg/d,治疗效果与 40mg/d 相同。在治疗过程中出现甲状腺功能低下或甲状腺明显增大时可酌情加用左甲状腺素(L-T$_4$),同时减少 ATD 的剂量。

(3)不良反应:①粒细胞减少:ATD 可以引起白细胞减少,发生率为 5％左右,严重者可发生粒细胞缺乏症,发生率为 0.37％左右。主要发生在治疗开始后的 2～3 个月内,外周血白细胞低于 $3×10^9$/L 或中性粒细胞低于 $1.5×10^9$/L 时应停药。由于甲亢本身也可引起白细胞减少,所以要区分是甲亢所致,还是 ATD 所致。治疗前和治疗后必须定期检查白细胞,发现有白细胞减少时,应当先使用升白细胞药物。②皮疹:发生率为 2％～3％。多病情较轻,可先试用抗组胺药,严重时应及时停药,以免发生剥脱性皮炎。③中毒性肝病:发生率为 0.1％～0.2％,多在用药后 3 周发生,表现为变态反应性肝炎,转氨酶显著上升,肝脏穿刺可见片状肝细胞坏死,死亡率高达 25％～30％。PTU 还可以引起 20％～30％的患者转氨酶升高,升高幅度为正常值的 1.1～1.6 倍。另外甲亢本身也有转氨酶增高,所以在用药前需要检查基础的肝功能,以区别是否是药物的副作用。

(4)停药指标:主要依据临床症状和体征。目前认为 ATD 维持治疗 18～24 个月可以停药。下述指标预示甲亢可能治愈:①甲状腺肿明显缩小;②TSAb(或 TRAb)转为阴性。

2.^{131}I 治疗

(1)治疗效果和副作用的评价:治疗机制是甲状腺摄取^{131}I 后释放出 β 射线,破坏甲状腺组织细胞,现已是欧美国家治疗成人甲亢的首选疗法。我国由 1958 年开始用^{131}I 治疗甲亢至今已数十万例,但欧美国家的使用频度明显高于我国和其他亚洲国家。现已明确:①此法安全简便,费用低廉,效益高,总有效率达95％,临床治愈率 85％以上,复发率小于 1％。第 1 次^{131}I 治疗后 3～6 个月,部分患者如病情需要可行第 2次治疗;②没有增加患者甲状腺癌和白血病等癌症的发病率;③没有影响患者生育能力和遗传缺陷的发生率;④^{131}I 在体内主要蓄积在甲状腺内,对甲状腺以外的脏器,例如心脏、肝脏、血液系统等不造成急性辐射损伤,可以比较安全地用于治疗患有这些脏器合并症的重度甲亢患者。

(2)适应证和禁忌证:2007 年,中华医学会内分泌病学分会和核医学分科学会制订的《中国甲状腺疾病诊治指南》达成了下述共识。适应证:①成人 Graves 甲亢伴甲状腺肿大Ⅱ度以上;②ATD 治疗失败或过敏;③甲亢手术后复发;④甲状腺毒症心脏病或甲亢伴其他病因的心脏病;⑤甲亢合并白细胞和(或)血小板减少或全血细胞减少;⑥老年甲亢;⑦甲亢合并糖尿病;⑧毒性多结节性甲状腺肿;⑨自主功能性甲状腺结节合并甲亢。相对适应证:①青少年和儿童甲亢,用 ATD 治疗失败、拒绝手术或有手术禁忌证;②甲亢合并肝、肾等脏器功能损害;③Graves 眼病,对轻度和稳定期的中、重度病例可单用^{131}I 治疗甲亢,对病情处于进展期患者,可在^{131}I 治疗前后加用泼尼松。禁忌证:妊娠和哺乳期妇女。

(3)并发症:^{131}I 治疗甲亢后的主要并发症是甲减。国外报道甲减的发生率在治疗后第 1～2 年为5％～10％,以后每年增加 5％,5 年达到 30％,10 年达到 40％～70％。国内报告早期甲减发生率约 10％,晚期达 59.8％。核医学和内分泌学专家都一致认为,甲减是^{131}I 治疗甲亢难以避免的结果,选择^{131}I 治疗主要是要权衡甲亢与甲减后果的利弊关系。由于甲减并发症的发生率较高,在用^{131}I 治疗前需要患者知情并签字同意。医生应同时要告知患者^{131}I 治疗后有关辐射防护的注意事项。

3.**手术治疗**

(1)适应证:①中、重度甲亢,药物治疗无效,或停药复发,或不能或不愿长期服药者;②甲状腺肿大显著,有压迫症状;③胸骨后甲状腺肿伴甲亢;④多结节性甲状腺肿伴甲亢。手术治疗的治愈率为 95％左右,复发率为 0.6％～9.8％。

(2)禁忌证:①伴严重 Graves 眼病;②合并较重心脏、肝、肾疾病,不能耐受手术者;③妊娠初 3 个月和第 6 个月以后。

(3)手术方式:通常为甲状腺次全切除术,两侧各留下 2～3g 甲状腺组织。主要并发症是手术损伤导致甲状旁腺功能减退症和喉返神经损伤,有经验的医生操作时发生率为 2%,普通医院条件下的发生率达到 10% 左右。

4.其他治疗

(1)碘剂:减少碘摄入量是甲亢的基础治疗之一。过量碘的摄入会加重和延长病程,增加复发的可能性,所以甲亢患者应当食用无碘食盐,忌用含碘药物。复方碘化钠溶液仅在手术前和甲状腺危象时使用。

(2)β 受体阻滞剂作用机制是:①阻断甲状腺激素对心脏的兴奋作用;②阻断外周组织 T_4 向 T_3 的转化,主要在 ATD 初治期使用,可较快控制甲亢的临床症状。通常应用普萘洛尔每次 10～40mg,每天 3～4次。但对支气管哮喘患者需慎用。

5.甲状腺危象的治疗　①针对诱因治疗;②抑制甲状腺激素合成:首选 PTU 600mg 口服或经胃管注入,以后给予 250mg 每 6 小时口服,待症状缓解后减至一般治疗剂量;③抑制甲状腺激素释放:服 PTU 1 小时后再加用复方碘口服溶液 5 滴,每 8 小时 1 次,或碘化钠 1.0g 加入 10% 葡萄糖盐水溶液中静脉滴注24 小时,以后视病情逐渐减量,一般使用 3～7 日。如果对碘剂过敏,可改用碳酸锂 0.5～1.5g/d,分 3 次口服,连用数日;④普萘洛尔 20～40mg、每 6～8 小时口服一次,或 1mg 稀释后静脉缓慢注射;⑤氢化可的松50～100mg 加入 5%～10% 葡萄糖液静脉滴注,每 6～8 小时 1 次;⑥在上述常规治疗效果不满意时,可选用腹膜透析、血液透析或血浆置换等措施迅速降低血浆甲状腺激素浓度;⑦降温:高热者予物理降温,避免用乙酰水杨酸类药物;⑧其他支持治疗。

6.Graves 眼病的治疗　首先要区分病情程度。使用 EUGOGO(欧洲 Graves' 眼病专家组)病情分级,轻度占 40%、中度占 33%、重度占 27%。

(1)轻度 Graves 眼病:病程一般呈自限性,不需要强化治疗,以局部和控制甲亢为主。①畏光:戴有色眼镜;②角膜异物感:人工泪液;③保护角膜:夜间遮盖;④眶周水肿:抬高床头;⑤轻度复视:棱镜矫正;⑥强制性戒烟;⑦有效控制甲亢是基础性治疗,因为甲亢或甲减都可以促进 Graves 眼病进展,所以甲状腺功能应当维持在正常范围之内;⑧告知患者轻度 Graves 眼病是稳定的,一般不发展为中度和重度 Graves眼病。

(2)中度和重度 Graves 眼病:在上述治疗基础上强化治疗。治疗的效果主要取决于疾病的活动程度。对处于活动期的病例(CAS≥3 分),治疗可以奏效,例如新近发生的炎症、眼外肌障碍等。相反,对于长期病例、慢性突眼、稳定的复视治疗效果不佳,往往需要作眼科康复手术以矫正。视神经受累是本病最严重的表现,可以导致失明,需要静脉滴注糖皮质激素和眶减压手术的紧急治疗。

1)糖皮质激素:泼尼松 40～80mg/d,分次口服,持续 2～4 周。然后每 2～4 周减量 2.5～10mg/d。如果减量后症状加重,要减慢减量速度。糖皮质激素治疗需要持续 3～12 个月。静脉途径给药的治疗效果优于口服给药(前者有效率 80%～90%;后者有效率 600/0～65%),局部给药途径不优于全身给药。常用的方法是甲泼尼龙 500～1000mg 加入生理盐水静脉滴注冲击治疗,隔日 1 次,连用 3 次。但需注意已有甲泼尼龙引起严重中毒性肝损害和死亡的报道,发生率为 0.8%,可能与药物的累积剂量有关,所以糖皮质激素的总剂量不宜超过 4.5～6.0g。早期治疗效果明显则提示疾病预后良好。

2)放射治疗:适应证与糖皮质激素治疗基本相同。有效率在 60%,对近期的软组织炎症和近期发生的眼肌功能障碍效果较好。推荐的总照射剂量在 20Gy,在 2 周内给予,2Gy/d。糖尿病和高血压视网膜病变者是禁忌证。本疗法可以单独应用或者与糖皮质激素联合使用。联合应用可以增加疗效。

3)眶减压手术:目的是切除眶壁和(或)球后纤维脂肪组织,增加眶容积。适应证:①视神经病变可能引起视力丧失;②复发性眼球半脱位导致牵拉视神经可能引起视力丧失;③严重眼球突出引起角膜损伤。

并发症是手术可能引起复视或者加重复视，尤其在手术切除范围扩大者。

（三）中医治疗

1.辨证论治

（1）气滞痰凝

证候：颈前肿胀，烦躁易怒，胸闷，两胁胀满，善太息，失眠，月经不调，腹胀便溏，舌淡红，苔白腻，脉弦或弦滑。

治法：疏肝理气，化痰散结。

方药：逍遥散合二陈汤加减。

药用柴胡、当归、白芍、白术、茯苓、半夏、橘红、炙甘草等。若颈前肿胀明显，胸闷胁痛甚者，加川楝子、枳壳、牡蛎、全瓜蒌理气化痰，软坚散结；月经不调者加香附、郁金、益母草疏肝理气，活血调经；恶心欲呕者加竹茹、生姜和胃降逆止呕；腹胀便溏者加陈皮、砂仁、薏苡仁健脾除湿。

（2）肝火旺盛

证候：颈前肿胀，眼突，烦躁易怒，易饥多食，手指颤抖，恶热多汗，心悸失眠，头晕目眩，口苦咽干，大便秘结，月经不调，舌红，苔黄，脉弦数。

治法：清肝泻火，消瘿散结。

方药：龙胆泻肝汤加减。

药用龙胆草、黄芩、栀子、泽泻、木通、车前子、当归、生地黄、柴胡、生甘草等。易饥多食者加石膏、知母、玉竹清胃泻火生津；烦躁易怒，头晕目眩者，加夏枯草、白蒺藜、菊花清肝泻火；手指颤抖者加钩藤、石决明、珍珠母镇肝息风。

（3）阴虚火旺

证候：颈前肿大，眼突，心悸汗多，手颤，易饥多食，消瘦，口干咽燥，五心烦热，急躁易怒，失眠多梦，月经不调，舌红，少苔，脉细数。

治法：滋阴降火，消瘿散结。

方药：天王补心丹加减。

药用生地黄、人参、丹参、玄参、茯苓、五味子、远志、桔梗、当归、天门冬、麦门冬、柏子仁、酸枣仁等。若阴虚明显，口干咽燥者，加枸杞子、何首乌、龟板滋阴润燥；眼突，手颤者，加白芍、钩藤、白蒺藜滋阴潜阳；烦热汗多者加丹皮、浮小麦、五味子滋阴清热敛汗；月经不调者加玄参、阿胶、益母草养血调经。

（4）气阴两虚

证候：颈前肿大，眼突，心悸失眠，手颤，消瘦，神疲乏力，气短汗多，口干咽燥，手足心热，纳差，大便溏薄，舌红或淡红，少苔，脉细或细数无力。

治法：益气养阴，消瘿散结。

方药：生脉散加味。

药用人参、麦冬、五味子等。若气短乏力明显，汗多者，加黄芪、白术、浮小麦益气固表敛汗；阴虚明显，口干咽燥，手足心热者，加玄参、女贞子、龟板、地骨皮滋阴清热；病久夹瘀者加丹参、桃仁、红花、三七等化瘀散结。

2.中成药

（1）甲亢灵片：每次7片，每日3次。功能平肝潜阳，软坚散结。

（2）抑亢丸：每次1丸，每日2次。功能育阴潜阳，豁痰散结，降逆和中。

3.针灸治疗

(1)针刺疗法:①体针疗法:取间使、内关、神门,用泻法;太溪、照海、复溜,用补法,三泻三补配合。②电针疗法:取气瘿穴(甲状腺体)、上天柱、内关.足三里、神门等穴,电针频率1～2Hz,规律脉冲。

(2)灸法:取风门、风府、大杼、大椎、风池等穴为主,并根据病情辨证施治选用配穴,主穴与配穴结合分为2组,每日1组,交替使用。

【转归、预防与调护】

本病如能正确选择适当的方法,积极治疗,多数患者病情可得到缓解,预后良好。部分患者虽经治疗,但仍有复发,病情起伏,经久不愈。一些患者还发生各种并发症而恶化,甚至甲亢危象,预后不良。

应注意保持心情舒畅,避免精神刺激。预防和积极控制各种感染。在行手术或^{131}I治疗前应有效控制病情,以防病情加重。宜进食高热量及富含维生素的饮食,忌辛辣、香燥、烟酒等刺激之品。定期复查,坚持合理的治疗,避免不规则服药。

(郑献敏)

第二节　甲状腺功能减退症

甲状腺功能减退症,简称甲减,是由多种原因导致甲状腺激素(TH)合成、分泌或生物效应不足所引起的全身性低代谢综合征。主要临床表现为乏力、畏寒、水肿、小儿发育迟缓等。其病理特征是黏多糖在组织和皮肤堆积,严重时表现为黏液性水肿。根据病因不同本病可分为原发性甲减、继发性甲减、三发性甲减。国外报告的临床甲减患病率为0.8%～1.0%,发病率为3.5‰;我国学者报告的临床甲减患病率是1.0%,发病率为2.9‰。

本病与中医学"瘿劳"相类似,可归属于"虚劳"等范畴。

【病因和发病机制】

病因复杂,90%以上为原发性,垂体性和下丘脑性约占10%,其他少见。发病机制随病因和类型不同而异。

1.原发性甲状腺功能减退症　由甲状腺本身疾病引起。其病因可分为:①自身免疫损伤:最常见的原因是自身免疫性甲状腺炎,包括桥本甲状腺炎、萎缩性甲状腺炎、产后甲状腺炎等;②甲状腺破坏:包括手术、^{131}I治疗后;③伴甲状腺肿或结节的功能减退:慢性淋巴细胞性甲状腺炎多见,偶见于侵袭性纤维性甲状腺炎,可伴有缺碘所致的结节性地方性甲状腺肿和散发性甲状腺肿;④碘过量:少数高碘地区也可发生甲状腺肿和甲减,自身免疫性甲状腺炎的发病率也明显上升;⑤药物:包括锂盐、硫脲类、咪唑类等。

2.继发性甲状腺功能减退症　垂体或下丘脑疾患使TSH和(或)TRH分泌不足所致,如垂体肿瘤、手术或放疗、下丘脑肿瘤、创伤等。其中,由下丘脑病变引起的甲减称为三发性甲减。

3.甲状腺激素抵抗综合征　主要原因是组织对甲状腺激素的敏感性降低。正常情况下,垂体产生的TSH刺激甲状腺产生的主要为T_4,在肝内转化为T_3,T_3和T_4可抑制性地反馈作用于垂体,从而保持平衡。具有活性的T_3抵达外周组织与甲状腺激素受体结合产生生物效应。甲状腺激素抵抗时由于垂体对甲状腺激素的敏感性降低,其负反馈受抑制,导致TSH升高,结果甲状腺激素分泌增加,作用于外周不敏感的组织出现甲减症状,而抵抗不明显的组织则出现甲亢表现。

【病理】

1.甲状腺　根据病因不同可分为:①萎缩性病变:多见于桥本甲状腺炎等。甲状腺组织明显萎缩,广泛纤维化,残余滤泡上皮细胞矮小萎缩,泡内胶质减少。继发性甲减者也有腺体缩小,滤泡萎缩,但泡腔内充满胶质。放疗和手术后患者的甲状腺也明显萎缩。②甲状腺肿:甲状腺肿伴大小不等结节者常见于因缺碘所致的地方性甲状腺肿;桥本甲状腺炎后期也可伴有结节;药物所致者,腺体可呈代偿性弥漫性肿大。

2.垂体　原发性甲减者,腺垂体增生肥大,甚或发生腺瘤。垂体性甲减患者垂体萎缩,但亦可发生肿瘤或肉芽肿等病变。

3.其他　细胞间质中积聚多量透明质酸、黏多糖、硫酸软骨素和水分,引起皮肤非凹陷性水肿、内脏黏液性水肿、浆膜腔黏液性积液等,骨骼肌、平滑肌、心肌可有间质水肿,脑细胞萎缩、胶质化和灶性蜕变。肾小球和肾小管基底膜增厚,内皮及系膜细胞增生。胃肠黏膜萎缩以及动脉硬化等。

【临床表现】

甲减的临床表现取决于起病年龄。成年型甲减主要影响代谢及脏器功能,发生于胎儿或婴幼儿时,大脑和骨髓的生长发育受阻,患儿身材矮小、智力低下。

（一）成年型甲减

1.一般表现　易疲劳、怕冷、少汗、体重增加、记忆力减退、反应迟钝、嗜睡、精神抑郁、便秘、月经不调、肌肉痉挛等。体检可见表情淡漠,面色苍白,皮肤干燥发凉、粗糙脱屑,颜面、眼睑和手皮肤水肿,声音嘶哑,毛发稀疏、眉毛外1/3脱落。由于高胡萝卜素血症,手脚皮肤呈姜黄色。

2.肌肉与骨关节　肌肉无力,暂时性肌强直、痉挛、疼痛,嚼肌、胸锁乳突肌、股四头肌和手部肌肉可有进行性肌萎缩。腱反射的弛缓期特征性延长,跟腱反射的半弛缓时间明显延长。关节常疼痛,偶有关节腔积液。

3.心血管系统　心肌黏液性水肿导致心肌收缩力损伤、心动过缓、心排血量下降。左室扩大,心包积液,致心浊音界扩大、心音减弱。本病易并发冠心病,但因心肌耗氧量减少,心绞痛在甲减时减轻。

4.血液系统　由于以下四种原因发生贫血:①甲状腺激素缺乏引起血红蛋白合成障碍;②肠道吸收铁障碍引起铁缺乏;③肠道吸收叶酸障碍引起叶酸缺乏;④恶性贫血是与自身免疫性甲状腺炎伴发的器官特异性自身免疫病。

5.消化系统　厌食、腹胀、便秘常见,严重者出现麻痹性肠梗阻或黏液水肿性巨结肠。

6.内分泌系统　性欲减退,男性阳痿,女性多有月经过多或闭经、不孕、溢乳等。原发性甲减伴特发性肾上腺皮质功能减退和1型糖尿病者属自身免疫性多内分泌腺体综合征的一种,称为多发性内分泌功能减退综合征。

7.黏液性水肿昏迷　常见于病情严重者,诱因为严重的全身性疾病、中断TH替代治疗、寒冷、感染、手术和使用麻醉、镇静药等。临床表现为嗜睡、低体温($<35℃$)、呼吸徐缓、心动过缓、血压下降、四肢肌肉松弛、反射减弱或消失,甚至昏迷、休克、肾功能不全危及生命。

（二）呆小病

出生时常无特异表现,出生后数周内出现症状,起病越早病情越严重。主要表现为患儿体格、智力发育均较同龄人迟缓,表情呆钝,声音低哑,面色苍白,眼周浮肿,眼距增宽,鼻梁塌陷,前额多皱纹,唇厚流涎,舌大外伸,前后囟增大、关闭延迟,出牙、换牙延迟,身材矮小,四肢粗短,行走摇摆且呈鸭步,腹饱满膨大伴脐疝,性器官发育延迟。

（三）幼年型甲减

介于呆小病与成人型之间。临床表现随起病年龄而异,幼儿发病者除体格发育迟缓和面容改变不如呆小病显著外,其余均和呆小病相似。较大儿童及青春期发病者,大多似成人黏液性水肿,但伴有不同程度的生长阻滞,青春期延迟。

【实验室及其他检查】

1.血红蛋白检查　多为轻、中度正常细胞正常色素性贫血。

2.生化检查　血清三酰甘油、总胆固醇、LDL-C 增高，HDL-C 降低，同型半胱氨酸（Hcy）增高，血清 CK、LDH 增高。

3.甲状腺激素及 TSH 测定　血清 TSH 增高、TT_4、FT_4 降低是诊断原发性甲减的必备指标；严重病例血清 TT_3 和 FT_3 减低；只有 TSH 升高而 T_3、T_4 正常，为亚临床甲减；如 TSH 无明显升高而 T_3、T_4 降低，则表示垂体 TSH 储备功能降低，属垂体或下丘脑性甲减；采脐血、新生儿血，或妊娠第 22 周羊水测血清 sTSH 有助于新生儿和胎儿甲减诊断。

4.^{131}I 摄取率　^{131}I 摄取率降低。为避免 ^{131}I 对甲状腺进一步损伤，一般不作此项检查。

5.TRH 兴奋试验　主要用于原发性甲减与继发性甲减的鉴别。静脉注射 TRH 后，血清 TSH 不升高者为垂体性甲减；延迟升高者为下丘脑性甲减；如 TSH 基值已高，TRH 刺激后更高，提示原发性甲减。

6.甲状腺自身抗体检查　TPOAb、TgAb 等增高，提示甲减由自身免疫性甲状腺炎所致。

7.X 线检查　可见心脏向两侧增大，可伴心包积液和胸腔积液。部分患者有蝶鞍增大。

【诊断与鉴别诊断】

1.诊断　除甲减的症状和体征外，主要依据是实验室检查，FT_4 降低，TSH 升高为原发性甲减。进一步寻找甲减的病因，如果 TPOAb 阳性，可考虑甲减的病因为自身免疫性甲状腺炎。TT_4、FT_4 降低，TSH 正常或减低，考虑为继发性甲减。TRH 兴奋试验可证实。

2.鉴别诊断

（1）水肿主要与特发性水肿相鉴别，甲状腺功能测定有助鉴别。

（2）贫血应与其他原因引起的贫血鉴别。

（3）低 T_3 综合征常见于肝、肾等伴血浆蛋白低下的慢性疾病，主要表现在血清 TT_3、FT_3 水平减低，血清 T_4、TSH 水平正常。

（4）蝶鞍增大应与垂体瘤鉴别。原发性甲减时 TRH 分泌增加可以导致高泌乳素血症、溢乳及蝶鞍增大，酷似垂体催乳素瘤。可行 MRI 鉴别。

【中医病因病机】

本病多由于先天不足、久病伤肾、情志内伤、饮食不节等，致正气内伤，阴阳失衡，脏腑功能失调而发病。

1.先天不足　肾为先天之本，主骨生髓。先天禀赋不足，则肾精亏虚，致五脏形体失养，脑髓失充，故见形体发育迟缓，智力发育迟滞，严重者可出现"五迟"、"五软"的表现。

2.脾失健运　忧愁思虑、饮食不节，损伤脾土，或外感邪气，耗伤中气，以致脾失健运，水湿停聚，而出现纳呆腹胀、面浮肢肿；气血生化乏源，则倦怠乏力、少气懒言、语声低微等。

3.肾气衰微　久病伤肾，或素体虚弱，致肾精亏损，肾气虚衰，肾阳不足，致形体失温，脑髓失充，见神疲短气、畏寒肢冷、智能下降等。肾阳不足，可致心阳亏虚，心失所养，可见心慌心悸，胸闷气短。病久渐致阳气衰竭，而见嗜睡、昏迷等危重情况。

综上所述，本病乃由先天不足，后天久病失调，脏气亏虚，正虚邪留而致。本虚是本病的基本病机，气血阴阳皆虚，尤以气虚、阳虚为甚，病变日久，正虚留邪，可出现虚实夹杂之证。病位主要在脾、肾，可涉及心、肝。

【中医诊断及病证鉴别】

本病属虚劳病之气虚、阳虚范畴，临床以神疲乏力，畏冷肢凉，纳呆腹胀，呆钝嗜睡，表情淡漠，面浮肢肿,腰脊酸痛,女子经迟或闭经,男子阳痿,舌淡或胖、脉沉细弱等为主要表现。

病证鉴别

1.**侠瘿瘤**　肿块缓慢生长,疲乏无力,反应迟钝,不欲饮食,腰痛尿血,骨骼疼痛或骨折,无原发瘿病史,基础代谢及 T_3、T_4 等检查有助于鉴别。

2.**溢饮**　以浮肿为主要表现,无基础代谢降低,T_3、T_4 等检查有助于鉴别。

3.**血风劳**　多因产后大失血等所致,有产后无乳,面色黧黑等症,一般无瘿病史,垂体分泌促性腺激素显著下降,肾上腺皮质功能检查减退。

4.**肾水**　浮肿按之没指,有大量蛋白尿,基础代谢并不降低。

5.**肥胖病**　多有家族史,形体肥胖,皮肤绷急润泽,动则乏力气短,无瘿病史,基础代谢并不降低。

【治疗】

(一)治疗思路

甲减是由甲状腺激素的合成、分泌或生物效应不足引起,因此,TH 替代治疗是甲减治疗的主要方法,且应及早治疗,并多需终身服用。中医辨证论治不仅可以减轻 TH 替代治疗的副作用,还可以明显改善患者的症状,提高患者的生活质量。替代治疗与中医辨证论治有机结合,常常可发挥最佳的疗效。黏液性水肿昏迷者需及时积极抢救。

(二)西医治疗

1.**替代治疗**　不论何种甲减,均需 TH 替代治疗,永久性者需终身服用。

(1)L-T_4:为首选药。该药半衰期 7 天,作用时间较长而稳定。L-T_4 替代治疗的起始剂量及随访间期可因患者的年龄、体重、心脏情况以及甲减的病程而不同。一般应从小剂量开始,常用的起始剂量为每天 1～2 次,每次口服 $25\mu g$,之后逐步增加,每次剂量调整后一般应在 6～8 周后检查甲状腺功能以评价剂量是否适当。一般每天维持量为 50～$200\mu g$,成人甲减完全替代 L-T_4 剂量为 $1.6～1.8\mu g/(kg \cdot d)$。儿童需要较高的剂量,大约 $2.0\mu g/(kg \cdot d)$。

(2)干甲状腺片:口服后吸收缓慢,TH 含量不稳定。起始量 10～20mg/d,每周增加 10～20mg,维持量 60～180mg/d。治疗过程中如有心悸、心律不齐、心动过速、失眠、烦躁、多汗等症状,应减少用量或暂停服用。

2.**对症治疗**　有贫血者补充铁剂、维生素 B_{12}、叶酸等。胃酸不足者给予稀盐酸。但所有对症治疗的措施都必须在替代疗法的基础上进行,才可能获效。

3.**黏液性水肿昏迷的治疗**　①补充甲状腺激素。首选 T_3 静脉注射,每 4 小时 $10\mu g$,直至患者症状改善,清醒后改为口服;或 L-T_4 首次静脉注射 $300\mu g$,以后每日 $50\mu g$,至患者清醒后改为口服。如无注射剂可予 T_3 片剂鼻饲,20～$30\mu g$/次,每 4～6 小时 1 次,以后每 6 小时 5～$15\mu g$;或 L-T_4 首次 100～$200\mu g$,以后每日 $50\mu g$,至患者清醒后改为口服。②保温、供氧、保持呼吸道通畅,必要时行气管切开、机械通气等。③氢化可的松 200～300mg/d 持续静脉滴注,患者清醒后逐渐减量。④根据需要补液,但是入水量不宜过多。⑤控制感染,治疗原发疾病。

(三)中医治疗

1.**辨证论治**

(1)脾气亏虚

证候:神疲乏力,少气懒言,反应迟钝,纳呆腹胀,便秘或便溏,四肢不温,面色萎黄或苍白,皮肤干燥,舌淡,苔薄白,脉细弱。

治法:健脾益气。

方药:四君子汤加减。

药用人参、白术、茯苓、炙甘草等。腹胀甚加广木香、陈皮理气除胀;伴阳虚者加肉桂、炮姜通阳散寒;伴心血虚者加茯神、远志、当归养血安神;夹瘀者加丹参、牛膝活血化瘀。

(2)脾肾阳虚

证候:神倦思睡,少气懒言,面色苍白,纳呆腹胀,畏寒肢冷,腰膝酸软,性欲淡漠,男子阳痿,女子闭经或不孕,小儿发育迟缓.智能低下,舌淡胖,苔白腻,脉沉细而缓。

治法:益气健脾,温肾助阳。

方药:济生肾气丸合四君子汤加减。

药用干地黄、山药、山茱萸、泽泻、牡丹皮、桂枝、附子、人参、白术、茯苓、炙甘草等。阳虚甚加仙茅、淫羊藿温阳散寒;气滞夹湿者去干地黄,加砂仁、广木香醒脾理气除湿;若智能发育不全,或智力下降明显,加鹿角胶(烊化)、菟丝子、巴戟天填精益髓;若夹瘀加川芎、丹参活血化瘀。

(3)心肾阳虚

证候:神疲倦怠,畏寒肢冷,面浮肢肿,心悸心慌,胸闷气促,腰膝酸软,阳痿闭经,舌淡胖,苔滑腻,脉迟缓。

治法:温补心肾,化气利水。

方药:济生肾气丸合保元汤加减。

药用干地黄、山药、山茱萸、泽泻、牡丹皮、桂枝、附子、黄芪、人参、肉桂、甘草等。若胸闷较甚,甚至胸痛,加郁金、川芎、枳壳理气止痛;畏寒肢冷较著者加仙茅、鹿茸温阳散寒;喘促短气,动则更甚,加五味子、蛤蚧固肾纳气。

(4)阳气衰微

证候:嗜睡、昏睡,甚至昏迷,肢软体凉,呼吸微弱,舌淡胖,脉迟微弱,甚至脉微欲绝。

治法:益气回阳救逆。

方药:四逆加人参汤加减。

药用附子、干姜、甘草、人参等。可同时应用大剂量参附注射液。

2.中成药

(1)全鹿丸:每次2～3g,每日2～3次。功能补益虚损,温肾养血。

(2)右归丸:每次3～6g,每日1～2次。功能温肾阳,补精血。

3.针灸治疗   可选脾俞、肾俞、足三里、关元、气海,施以补法或加艾灸。

【转归、预防与调护】

呆小病和幼年型甲减如不及时治疗,可影响患儿体格及智能的发育,造成不可逆性损害。成人甲减,经适当的治疗,症状和体征可有不同程度的缓解和改善。永久性甲减,目前尚不能完全治愈。

本病的预防极为重要,对防止先天性和医源性甲减有时起决定性作用:①在地方性甲状腺肿流行地区应坚持食用碘化盐,并加强临床治疗,孕妇尤需供应足够碘化物。②成人甲减很多是由于自身免疫性甲状腺炎、手术切除或使用放射性[131]I治疗甲亢引起,因此,必须及早治疗甲状腺炎,严格掌握手术适应证及甲状腺切除的多少,恰当掌握放射治疗的剂量。对成人甲亢应用抗甲状腺药物治疗时,必须掌握药物剂量和疗程,并随时根据情况调整。对胎儿、新生儿甲减,大力推广应用现代筛查诊断方法,进行宫内或出生后的早期治疗,将明显减少新生儿先天性甲减的发生及改善其不良预后。

(郑献敏)

第三节　垂体功能减退危象

垂体功能减退危象可见于原有垂体功能不足未能及时诊断治疗或治疗不当,也可见于急性垂体病变,如垂体卒中或全垂体切除术后。因为垂体功能减退引起促性腺激素、促甲状腺激素、促肾上腺皮质激素、生长激素、催乳素等明显缺乏,继发不同的靶器官功能减退,引起多脏器代谢紊乱、机体对外界刺激的抵御能力降低,在感染、外伤、手术等应激情况下,垂体及靶腺功能进一步衰竭,导致危象的发生。

【病因】

垂体前叶功能减退时,肾上腺皮质激素和甲状腺激素缺乏机体应激能力下降,在感染、呕吐、腹泻、脱水、寒冷、饥饿及应用安眠药或麻醉剂等情况下引起本病。

【急诊检查】

危象前驱期表现	原有症状进一步加重。患者表现出厌食、恶心、呕吐、收缩压低、脉压小、性格改变、伴有精神症状。病情进一步发展会出现血压不能测出、四肢厥冷、昏迷
危象期临床表现	(1)低血糖型:有阵发性低血糖的表现,进入危象后则出现持续性低血糖昏迷。①快速型:血糖值降低快,有明显交感神经兴奋症状,患者出现面色苍白、恶心、心悸、出冷汗甚至抽搐、口吐白沫等癫痫样发作,持续数分钟后迅速进入昏迷;②慢性型:血糖降低相对缓慢,交感兴奋症状不明显,患者可有头痛、视物模糊、语无伦次、行为怪僻,进行性意识障碍,逐渐进入昏迷,血糖可降至 2.2mmol/L,长时间低血糖可导致脑细胞的严重损害
	(2)低血钠、水中毒型:衰弱无力、食欲不振、嗜睡或躁动;有脑水肿时可出现剧烈头痛、恶心、喷射性呕吐、血压增高、心率呼吸减慢、神志模糊、定向力障碍、精神错乱、抽搐最后进入昏迷。一般血钠<120~125mmol/L,出现精神症状,如血钠<115mmol/L 往往昏迷
	(3)低代谢型:肛温低于 35℃,表现为皮肤干冷,苍白,脉细弱,神志模糊,嗜睡,逐渐昏迷
	(4)高热型:体温高达 39~40℃,但是脉搏没有相应的增速,血压低,伴有意识障碍或昏迷
	(5)垂体卒中型:见垂体卒中
	(6)垂体切除后型:术后即刻昏迷,应怀疑手术本身损伤中枢神经引起意识障碍;延迟数天至数周出现昏迷,则多与内分泌功能减退有关,后者多有低血钠、低血糖倾向
辅助检查	(1)生化检查:钠、氯化物低,钾大多正常;空腹血糖常偏低,可达 2.2mmol/L;血渗透压测定可明显低于正常(280~320mmol/L)
	(2)垂体激素分泌减少:FSH、LH、ACTH、TSH、PRL、GH 都降低
	(3)靶腺激素水平低下:甲状腺激素 T_3、T_4;肾上腺皮质激素血皮质醇、尿游离皮质醇、醛固酮、24 小时尿 17-OHCS、17-KS;性腺激素如雌二醇、睾酮、孕酮、尿雌三醇等测验值都低下
	(4)下丘脑-垂体-靶腺功能兴奋试验:促性腺激素释放激素兴奋试验(LRH-ST)、促甲状腺激素释放激素兴奋试验(TRH-ST)、促肾上腺皮质激素释放激素兴奋试验(CRH-ST)等功能试验的释放曲线呈低平曲线
	(5)肿瘤定位检查:下丘脑及垂体部位的 X 线、CT 扫描、MRI 扫描可能发现局部肿瘤

【鉴别诊断】

通常根据典型病史、靶腺体功能减退的临床表现及实验室检查,诊断并不困难,但如果为部分垂体功能障碍而引起单一靶腺体功能不良,在临床鉴别诊断上有时不太容易。如甲状腺功能减退症,是原发甲状腺本身的疾病引起,还是继发于垂体部分功能障碍所致,则需要进行鉴别。如果为原发性甲状腺功能减退症,则血清中 TT_3、TT_4、FT_3、FT_4 降低,而 TSH 增高;如果为继发于垂体功能障碍,则血清中除 T_3 等降低外,TSH 也降低,采用 TSH 兴奋试验,原发性甲状腺功能减退,TSH 过度反应,垂体功能障碍可无 TSH 反应,下丘脑性垂体功能减退者则呈延迟反应。

【急诊处理措施】

1.如有低血糖应立即静脉滴注 50％葡萄糖 60ml,然后给予 5％葡萄糖盐水静脉滴注。

2.补充肾上腺皮质激素,氢化可的松 100～300mg 加入液体内静脉滴注,或应用地塞米松肌内注射或静脉滴注。

3.在应用肾上腺皮质激素后给予甲状腺制剂。从小量开始,L-T$_4$ 每日 50μg,以后增至每日 100～200μg 或甲状腺片每日 15～30mg,分 3 次口服。

4.防治感染、保暖,纠正休克等对症治疗。

5.严禁使用吗啡、氯丙嗪、巴比妥等中枢抑制剂,限制使用胰岛素及其他降糖药。

(郑献敏)

第四节　乳酸性酸中毒

【病因与发病机制】

本病是大量乳酸在体内堆积所致。正常乳酸是糖无氧酵解时的最终产物,糖在无氧条件下在胞液中进行酵解,其代谢过程中产生的丙酮酸在乳酸脱氢酶的作用下,经还原型辅酶Ⅰ加氢转化为乳酸。在供氧正常时放出能量 ATP,但当供氧不足时,丙酮酸不能进一步代谢而堆积在细胞内,在乳酸脱氢酶系的作用下,丙酮酸由 NADH 获得 H$^+$ 而转变成乳酸,正常乳酸的产生与利用之间保持平衡,血乳酸浓度正常值为 0.6～1.4mmol/L,约为丙酮酸的 10 倍。当全身或局部缺血、缺氧在细胞水平氧利用减低,糖酵解增强,丙酮酸生成,直接转变为乳酸也越多。随着血乳酸生成,血 pH 改变取决于:组织产生乳酸的速度,细胞外液的缓冲能力,肝肾对氢离子的清除能力。因此血乳酸堆积有两种情况,一种只是血乳酸水平暂时增加而无血 pH 降低的高乳酸血症,即 Huckabee 分型Ⅰ型;另一种为乳酸性酸中毒,血乳酸增高同时有 H$^+$ 堆积,血 pH 降低,即 Huckabee 分型Ⅱ型。Ⅱ型按不同的病因机制又分为两个亚型,A 型:也称继发性乳酸性酸中毒,继发于各种缺氧或缺血性疾病,如各种休克时;B 型也称为自发性乳酸性酸中毒,因肝肾疾病及白血病等全身性疾病,以及某些药物引起乳酸代谢障碍所致。糖尿病乳酸性酸中毒常发生于非胰岛素依赖型糖尿病,其虽与上述各型都有联系,但更常见的是由于口服双胍类降糖药引起的。过量饮酒、超量应用胰岛素等都有诱发乳酸性酸中毒的可能。另外,亦与糖尿病患者已合并有慢性心、肝疾病或肝肾功能障碍有关。

【诊断】

(一)临床表现

本病多见于 50 岁以上非胰岛素依赖型糖尿病,使用双胍类降糖药的过程中或伴发于急性重症并发症时。起病较急,主要表现为代谢性酸中毒引起的大呼吸,严重时神志模糊、精神恍惚、谵妄至嗜睡、昏迷、木僵,也可出现呕吐、腹泻等脱水症状,可有明显的腹痛,易误诊为急腹症。其临床过程又不能以肾衰竭或酮症酸中毒解释。

(二)辅助检查

1.血酸度明显增高,血 pH<7.35 有的可降至 7.0 以下,血 HCO$_3^-$ 明显降低,常<10mmol/L。

2.血乳酸常≥5mmol/L,有时可达 35mmol/L,血丙酮酸相应增高,达 0.2～1.5mmol/L,血乳酸/丙酮酸≥30。当乳酸浓度＞2mmol/L,HCO$_3^-$≤10mmol/L,血乳酸/丙酮酸＞10,而可除外其他酸中毒原因时,可确诊为本病。

3.血浆阴离子间隙常＞18mmol/L,可达 25～45mmol/L,AG 增高常见于糖尿病酮症酸中毒或酒精性酮症酸中毒、尿毒症性酸中毒、乳酸性酸中毒及某些药物毒性所致如水杨酸盐等,临床尚若排除前两种,又不存在药物性的可能,此时 AG 增高强烈支持乳酸性酸中毒。

4.碳酸氢根＜10mmol/L。

5.二氧化碳结合力降低。

6.血酮体一般不高。

【自救与互救】

1.有条件者可立即吸氧,并做好人工呼吸的准备。

2.立即呼叫 120 急救中心到医院急诊科救治。

3.预防

(1)对需用双胍类降糖药的患者,尤其是老年患者,需谨慎。

(2)对有严重肝功能、肾功能损害的患者,心功能、肺功能不全的患者及休克患者,忌用双胍类药物。

(3)戒酒。

【救治】

1.病因治疗　清除乳酸产生过多的来源,如有肝肾功能不全者不能用双胍类降糖药,治疗糖尿病,尽量避免采用果糖即山梨醇,救治时首先停用一切有关的药物或化学物,迅速补充液体,提高有效血容量,纠正休克,改善组织供血,去除组织缺氧状态。是对失水、休克所致酸中毒最重要有效的措施。可先给生理盐水 1000～2000ml 于 4～6h 内滴完,必要时输新鲜血或血浆,对糖尿病乳酸性酸中毒患者还可用糖加胰岛素和碳酸氢钠同时静脉滴注,从理论上讲胰岛素有利于解除丙酮酸代谢障碍,降低游离脂肪酸、酮体和丙氨酸,与丙酮酸的竞争,同时还能减少周围组织产生乳酸和加强对乳酸的利用。

2.纠正酸中毒　应给予碳酸氢钠等渗液,1.25％碳酸氢钠或 5％碳酸氢钠 125ml 加入生理盐水 375ml 静脉滴注,缺乏 HCO$_3^-$(mmol/L)＝(正常 HCO$_3^-$－测得 HCO$_3^-$)×0.5×体重(kg)。注意观察 pH、二氧化碳结合力、血乳酸、血糖和电解质,一般病例仅需纠正 pH 至 7.2 左右,pH≥7.25 时停止补碱,以避免反跳性碱中毒。糖尿病患者有 DKA 时仅需少量碳酸氢钠时 pH 恢复到 7.0～7.1 为宜(开始 12h 可补充 1.25％碳酸氢钠 400ml 以上,病情好转即逐渐减量)。因服用大量苯乙双胍引起的乳酸酸中毒,可进行血液透析。亚甲蓝有清除过多乳酸的作用,可用 50～200mg 静脉滴注。本症后期可出现循环衰竭,宜用异丙肾上腺素 1mg 加入生理盐水 500ml 静脉滴注。

3.补液补碱　随时补充钾盐以防低钾或缺钾。

4.胰岛素和葡萄糖溶液　此类患者宜用胰岛素治疗,与葡萄糖溶液合用,有利于减少碳水化合物的无氧酵解,有利于乳酸的消除。

(郑献敏)

第五节　嗜铬细胞瘤

嗜铬细胞瘤是起源于肾上腺髓质、交感神经节或其他部位的嗜铬组织的肿瘤。由于肿瘤可间断性或持续性地释放大量儿茶酚胺,故临床上出现阵发性或持续性高血压和多个器官功能及代谢紊乱症候群。

本病以20～50岁最多见,男女发病率无明显差异。

根据嗜铬细胞瘤的临床表现,可将其归属于中医"头痛""眩晕"的范畴。

【病因病理】

(一)西医病因病理

嗜铬细胞瘤80%～90%位于肾上腺,大多为一侧性,少数为双侧性或一侧肾上腺瘤与另一侧肾上腺外瘤并存,多发性者较多见于儿童和家族性患者。肾上腺外嗜铬细胞瘤称为副神经节瘤,主要位于腹部,多在腹主动脉旁,其他部位少见。肾上腺外肿瘤可为多中心的,局部复发的比例较高。

在嗜铬细胞瘤内儿茶酚胺的合成和释放不尽相同,一般以分泌去甲肾上腺素(NE)为主,家族性者可以分泌肾上腺素(E)为主。由于肾上腺素合成时必须有高浓度的糖皮质激素存在,故只有肾上腺髓质及主动脉旁嗜铬体内的肿瘤细胞才可分泌肾上腺素。嗜铬细胞瘤还可分泌多肽类激素,如舒血管肠肽、胃动素、血管活性肠肽等,并引起不典型的临床表现(如面部潮红、腹泻等)。

(二)中医病因病机

本病发生多由于先天禀赋不足、饮食劳倦、七情内伤所致。

1.禀赋不足,肾精亏虚　先天禀赋不足,肾精亏虚,脑髓失养,发为本病。

2.情志失调,肝阳上亢或肝肾亏虚　忧郁恼怒,情志不遂,肝失条达,气郁阳亢,发为本病。或肝郁化火,耗伤阴血,肝肾亏虚,精血不承,发为本病。

3.饮食不节,痰湿中阻　饮食不节,嗜酒太过,或过食辛辣肥甘,脾失健运,痰湿内生,阻遏清阳,发为本病。

4.劳倦久病,气血亏虚或瘀血阻络　劳倦久病,脾胃虚弱,气血乏源,发为本病。或久病入络,气血滞涩,瘀阻脑络,发为本病。

本病病位在肝肾,与脾胃关系密切,病性属本虚标实之证。

【临床表现】

(一)心血管系统

1.高血压　为最常见的症状。

(1)阵发性高血压型:发作时血压骤升,收缩压往往达200～300mmHg,舒张压亦明显升高,可达130～180mmHg(以释放去甲肾上腺素为主者更明显),伴剧烈头痛,面色苍白,大汗淋漓,心动过速(以释放肾上腺素为主者更明显),可有心前区不适、焦虑、恶心、呕吐、复视等。发作终止后,可出现面颊部及皮肤潮红、发热,流涎,瞳孔缩小等迷走神经兴奋症状。

(2)持续性高血压型:对常用降压药效果不佳,但对α受体拮抗药、钙通道阻滞剂有效;伴交感神经过度兴奋(多汗、心动过速),高代谢(低热、体重降低),头痛,焦虑,烦躁,伴直立性低血压或血压波动大。

2.低血压及休克　可发生低血压甚至休克;或高血压和低血压交替出现。

3.心脏表现　大量儿茶酚胺可引起儿茶酚胺性心肌病,伴心律失常。患者可因心肌损害发生心力衰竭或高血压引发的心肌肥厚,心脏扩大等心脏改变。

(二)代谢紊乱

基础代谢增高,糖代谢紊乱,脂代谢紊乱,电解质代谢紊乱。

(三)其他

1.消化系统　可见便秘、肠坏死、穿孔、胆石症等。

2.泌尿系统　可发生肾功能减退;膀胱内嗜铬细胞瘤可引起排尿时高血压发作。

3.腹部肿块　见于瘤体较大者,患者上腹部可触及肿块。

4.血液系统 大量肾上腺素作用下,血容量减少,血细胞重新分布,周围血中白细胞增多,有时红细胞也可增多。

【实验室及其他检查】

1.一般生化检查 患者血糖多正常或高于正常,糖耐量试验呈糖耐量减低或糖尿病曲线,血钾、钠、氯基本正常。部分病人因长期高血压致肾功能损害,可有血肌酐及尿素氮升高。

2.血、尿儿茶酚胺及其代谢产物测定 持续性高血压型患者尿儿茶酚胺及其代谢产物香草基苦杏仁酸(VMA)及甲氧基肾上腺素(MN)和甲氧基去甲肾上腺素(NMN)皆升高,常在正常高限的两倍以上,其中MN、NMN敏感性和特异性最高。阵发性者平时儿茶酚胺可无明显升高,而在发作后才高于正常,故需测定发作后血或尿儿茶酚胺,后者可以每毫克肌酐量或以时间单位计排泄量。

3.药理试验 常用的有胰高血糖素、组胺及酪胺试验等,因胰高血糖素试验副作用小,较另两种常用。试验时给患者静注胰高血糖素1mg,注后1～3分钟内,如为本病患者,血浆儿茶酚胺将增加3倍以上,或升至2000pg/mL。对阵发性高血压者,若一直等不到发作,可考虑此试验。

4.影像学检查 肾上腺CT扫描为首选,90%以上可发现病变部位。磁共振显像(MRI)可显示肿瘤与周围组织的解剖关系及结构特征,有较高的诊断价值。B超、^{131}I-间碘苄胍(MIBG)、肾上腺静脉插管采血测定血浆儿茶酚胺等均可进行定位诊断。以上所有方法,均应在用α受体拮抗药控制高血压后进行。

【诊断与鉴别诊断】

1.诊断 根据中、青年发生阵发性及持续性高血压,并伴有相关临床表现,实验室检查异常,即可诊断。

2.鉴别诊断 与其他继发性高血压及高血压病进行鉴别。如肾性高血压、肾动脉狭窄、皮质醇增多症及原发性醛固酮增多症均可引起继发性高血压,但均缺乏阵发性血压波动,B超及皮质醇、儿茶酚胺、醛固酮等检查有助于鉴别诊断。原发性高血压常有血压升高及其相应症状,但血、尿儿茶酚胺及其代谢产物无明显升高,药理试验阴性,无定位诊断依据,降压药治疗效果尚可,有助于鉴别。

【治疗】

(一)治疗思路

本病若能及早正确地诊治,是可以治愈的,手术治疗为首选。中医药治疗以标本兼顾为要,治本重在滋补肝肾,治标则重在平抑肝阳,活血化瘀,能改善自觉症状,可作为辅助治疗。

(二)西医治疗

1.内科处理 以α受体阻滞剂常用,如哌唑嗪,首剂0.5mg或1mg,以后逐渐增至每次2～4mg,日服2～3次。β受体阻滞剂有时可用于治疗心律不齐和心动过速,但应在α受体阻滞剂已起作用的基础上方可使用。如发生嗜铬细胞瘤所致高血压危象时应首先抬高床头,立即静脉注射酚妥拉明1～5mg,密切观察血压,当血压降至160/100mmHg左右时停止注射,继之以10～15mg溶于5%葡萄糖氯化钠注射液500mL中缓慢滴注。也可舌下含服钙通道阻滞药硝苯地平10mg。

2.手术治疗 大多数嗜铬细胞瘤为良性,可通过手术切除得到根治,如为增生则应做次全切除。为了避免在麻醉诱导期、手术剥离、结扎血管和切除肿瘤时的血压波动以致诱发高血压危象和休克,应在术前2周做好准备工作:应用α受体阻滞剂(酚苄明:每次10mg,每日2次)至手术前1天,也可以在使用α受体阻滞剂的情况下合用β受体阻滞剂,否则可导致严重的肺水肿、心力衰竭或诱发高血压危象等。在使用α、β受体阻滞剂做术前准备时,一般主张仅达到部分阻断α及β受体作用为好,其标志为:无明显的直立性低血压,阵发性高血压发作减少或减轻,持续性高血压降至接近正常。

3.同位素治疗 对于恶性嗜铬细胞瘤手术切除困难者,可考虑给予^{131}I-MIBG治疗,效果有待进一步观察。

（三）中医治疗

1.肝阳上亢证

症状：头胀痛，头晕，耳鸣，烦躁易怒，失眠多梦，面红目赤，口苦，便秘尿赤，舌红，苔薄黄，脉弦数或弦滑。

治法：平肝潜阳，清热降火。

方药：天麻钩藤饮加减。若阳化风动，表现为眩晕欲仆，头摇而痛，手足麻木，步履不正，方用镇肝息风汤。

2.肝肾阴虚证

症状：头晕眼花，目涩而干，耳鸣乏力，腰酸腿软，足跟疼痛，舌质红或红绛，无苔或少苔，脉弦细，双尺脉弱。

治法：滋补肝肾。

方药：知柏地黄丸加减。

3.痰浊中阻证

症状：头晕，头痛，头重如裹，心烦胸闷，纳差，多眠，恶心，呕吐，腹胀痞满，舌质淡，苔白腻，或舌质偏红，苔黄腻，脉弦滑。

治法：化痰降逆。

方药：半夏白术天麻汤加减。

4.肾精亏虚

症状：头痛空痛，眩晕耳鸣，腰膝酸软，神疲乏力，遗精或带下，舌红少苔，脉细无力。

治法：补肾填精。

方药：大补元煎加减。若头痛而晕，头面烘热，颧红面赤，偏于阴虚，改用知柏地黄丸加减。若头痛畏寒，面色㿠白，四肢不温，腰膝酸冷，舌淡，脉细无力，偏于阳虚，改用右归丸加减。

5.气血亏虚

症状：头痛隐隐，时时昏晕，心悸失眠，面色少华，遇劳加重，舌质淡，苔薄白，脉细弱。

治法：益气养血。

方药：归脾汤加减。

6.瘀血阻络

症状：头痛经久不愈，痛处固定，痛如针刺，舌紫暗，或有瘀斑，苔薄白，脉细或细涩。

治法：活血化瘀，通窍止痛。

方药：通窍活血汤加减。

【预后】

良性嗜铬细胞瘤，术后大多数可治愈，复发率低于 10%。恶性嗜铬细胞瘤预后不良，5 年存活率小于 50%。

【预防与调护】

应增强对该病的认识，对于青年男性伴有阵发性高血压者应充分考虑是否有该病可能，明确诊断后，应注意减少引起该病发作的内、外诱因。做好病人心理护理，避免因情绪波动导致病情急性发作；密切观察血压变化及服用降压药后反应；避免感染、受伤及外界环境对病人刺激而引起高向压危象。

第六节　库欣综合征

库欣综合征（Cushing 综合征），由多种病因引起肾上腺分泌过多糖皮质激素（主要为皮质醇）所致。主要临床表现为满月脸、多血质外貌、向心性肥胖、痤疮、紫纹、高血压、继发性糖尿病和骨质疏松等。

本病可归属于中医学"痰湿""眩晕""心悸"等范畴。

【病因病理】

（一）西医病因病理

库欣综合征的病因可分为促肾上腺皮质激素（ACTH）依赖性和非 ACTH 依赖性两类。ACTH 依赖性是指下丘脑-垂体病变（包括肿瘤）或垂体以外某些肿瘤组织分泌过量 ACTH 和（或）ACTH 释放激素（CRH），使双侧肾上腺皮质增生并分泌过量皮质醇，皮质醇的分泌过多是继发的。非 ACTH 依赖性是指肾上腺皮质肿瘤或增生，自主分泌过量皮质醇。

1.依赖垂体 ACTH 的库欣病　约占库欣综合征的 70%，多见于成人，青少年、儿童少见，女性多于男性。垂体病变中最多见者为 ACTH 微腺瘤（直径<10mm），约占库欣病的 80%，大部分病例切除微腺瘤后可治愈；ACTH 微腺瘤并非完全自主性，仍可被大剂量外源性糖皮质激素抑制，也可受 CRH（促 ACTH 释放激素）兴奋。约 10%患者为 ACTH 大腺瘤，伴肿瘤占位表现，可有鞍外伸展。少数为恶性肿瘤，伴远处转移。少数患者垂体无腺瘤，而呈 ACTH 细胞增生，原因尚不清楚，可能由于下丘脑或更高级神经中枢的病变或功能障碍致促肾上腺皮质激素释放激素分泌过多，刺激垂体 ACTH 细胞增生，ACTH 分泌增多。导致双侧肾上腺皮质呈弥漫性增生，主要是束状带细胞肥大增生，有时也可见网状带细胞增生，部分患者呈结节性增生。

2.异位 ACTH 综合征　垂体以外的许多肿瘤组织（大部分为恶性肿瘤）可分泌大量有生物活性的 ACTH，使肾上腺皮质增生，分泌过多皮质类固醇。临床上分为两型：①缓慢发展型：肿瘤恶性度较低如类癌，病史可数年，临床表现及实验室检查类似库欣病；②迅速进展型：肿瘤恶性度高、发展快，临床不出现典型库欣综合征表现，血 ACTH，血尿皮质醇升高明显。

3.肾上腺皮质肿瘤　肿瘤有良性与恶性两种，其中肾上腺皮质腺瘤约占库欣综合征的 15%~20%，腺癌约占库欣综合征的 5%。这些肿瘤自主分泌过量皮质醇，反馈抑制下丘脑-垂体，使血浆 CRH、ACTH 水平降低，故肿瘤以外同侧肾上腺及对侧肾上腺皮质萎缩。腺瘤一般为单个，偶为双侧或多个，圆形或椭圆形，多数直径为 3~4cm，重 10~40g 有完整包膜，切面呈黄色或黄褐色，可有分叶。腺瘤体积小，生长较慢，不引起局部浸润或压迫症状。大多数腺癌的体积较大，直径常超过 6cm，重量多超过 100g，压迫周围组织，呈浸润性生长，晚期可转移至肺、肝、淋巴结和骨等处。

4.不依赖 ACTH 的双侧小结节性增生　此病又称 Meador 综合征或原发性色素性结节性肾上腺病，是库欣综合征的罕见类型之一。此病患者双侧肾上腺体积正常或轻度增大，结节大小不等，多为棕色或黑色，由大细胞构成。一部分患者的临床表现同一般库欣综合征；另一部分呈家族显性遗传，称为 Carney 综合征，常伴面、颈、躯干皮肤及口唇、结膜、巩膜着色斑及蓝痣，还可伴皮肤、乳房、心房黏液瘤、睾丸肿瘤、垂体生长激素瘤等。血浆中 ACTH 很低，甚至测不出，大剂量地塞米松不能抑制。

5.不依赖 ACTH 的肾上腺大结节性增生　双侧肾上腺增大，含有多个良性结节，直径在 5mm 以上，一般为非色素性。垂体的影像学检查常无异常发现。其病因现已知与 ACTH 以外的激素、神经递质的受体在肾上腺皮质细胞上异位表达有关。肾上腺 CT 或 MRI 示双侧增生伴结节。

(二)中医病因病机

本病的病因是情志不遂、饮食不节、劳倦体虚、久病阴阳两虚等。

1.湿热内盛　　情志失调,恼怒伤肝,肝失条达,郁而化火,加之肝木侮土,脾虚湿停,湿与火热之邪相夹;或劳倦伤脾,脾虚湿停,湿郁化热,湿热内盛;或饮食肥甘厚味、辛辣炙煿,酿生湿热;或外感六淫,湿热合邪,皆可发为本病。

2.阴虚火热　　素体阴虚,虚火内生,或久病湿热,耗气伤阴,阴虚阳亢,发为本病。

3.久病肾虚　　久病湿热,进而化火伤阴,最终阴损及阳,阴阳两虚,发为本病。亦有素体阴血不足者。

本病病位在肝、肾、脾,主要病机是情志失调,肝郁化火;或肝肾阴虚,虚火内生;或阴损及阳,阴阳两虚。病初热邪内蕴,以实为主,病久则肝肾阴虚或阴阳两虚,以虚为主。

【临床表现】

库欣综合征的临床表现主要是由于皮质醇过多分泌引起代谢紊乱及多脏器功能障碍所致。

1.向心性肥胖、满月脸、多血质外貌　　向心性肥胖为本病特征之一。满月脸、水牛背、悬垂腹和锁骨上窝脂肪垫是库欣综合征的特征性临床表现。多血质与皮肤菲薄、微血管易透见有时与红细胞数、血红蛋白增多有关。

2.全身肌肉与神经系统　　患者肌无力,下蹲后起立困难。常有不同程度的精神、情绪变化,轻者表现为欣快感、失眠、情绪不稳、记忆力减退等,重者可发生类偏狂、精神分裂症或抑郁症等。

3.皮肤表现　　皮肤变薄,毛细血管脆性增加,轻微损伤即可引起毛细血管破裂,出现瘀点或瘀斑;在下腹部、大腿等处出现典型的紫纹。手、脚、指(趾)甲、肛周常出现真菌感染。异位 ACTH 综合征及较重库欣病患者的皮肤色素明显加深,具有鉴别意义。

4.心血管表现　　高血压常见,同时常伴有动脉硬化和肾小球动脉硬化。长期高血压可并发左心室肥大、心力衰竭和脑血管意外。

5.对感染抵抗力减弱　　长期皮质醇增高可抑制体液免疫和细胞免疫,抑制抗体形成与炎症反应,患者对感染的抵抗力明显减弱,肺部感染多见;化脓性细菌感染可发生蜂窝织炎、菌血症、感染中毒症。患者在感染后炎症反应往往不显著,发热不高,易漏诊而造成严重后果。

6.性功能障碍　　女性患者出现月经减少、不规则或闭经,多伴不孕;痤疮、多毛常见,明显男性化(乳房萎缩、长须、喉结增大、阴蒂肥大)者少见,如出现,要警惕肾上腺癌。男性患者表现为阴茎缩小,睾丸变软,性欲减退或阳痿。

7.代谢障碍　　过量皮质醇拮抗胰岛素的作用,抑制外周组织对葡萄糖的利用,同时加强肝脏糖原异生,血糖升高,糖耐量减低。皮质醇有潴钠排钾作用,患者有轻度低钾血症,明显者有低血钾性碱中毒。病程久者出现骨质疏松,可致腰背疼痛,脊椎压缩畸形,身材变矮,甚至出现佝偻、病理性骨折。儿童患者生长发育受抑制。

【实验室及其他检查】

1.血浆皮质醇浓度测定　　正常人血浆皮质醇水平有明显昼夜节律,早晨 8 时均值为(276 ± 66)nmol/L(范围 165～441nmol/L),下午 4 时均值为(129.6 ± 52.4)nmol/L(范围 55～248nmol/L),夜间 12 时均值为(96.5 ± 33.1)nmol/L(范围 55～138nmol/L)。患者血浆皮质醇水平增高且昼夜节律消失。

2.尿游离皮质醇　　在 $304\mu mol/24h$ 以上[正常人尿排泄量为 130～304$\mu mol/24h$,均值为$(207\pm44)$$\mu mol/24h$]因其能反映血中游离皮质醇水平,且少受其他色素干扰,诊断价值优。

3.小剂量地塞米松抑制试验　　每 6 小时口服地塞米松 0.5mg,或每 8 小时口服 0.75mg,连续 2 天,第 2 天 24 小时尿 17-羟皮质类固醇不能抑制在基值的 50%以下,或 UFC 不能被抑制在 55nmol/24 小时以下。

【诊断与鉴别诊断】

（一）诊断

1.诊断要点　有典型临床表现者,从外观即可作出诊断,但早期以及不典型病例,可无特征性表现,而以某一系统症状就医时易被漏诊。如实验室检查皮质醇分泌增多,失去昼夜分泌节律,且不能被小剂量地塞米松抑制,诊断即可成立。

2.病因诊断　库欣综合征的病因诊断很重要,它是决定治疗方法的主要依据。应根据各型的临床特点,结合实验室检查、影像学检查作出正确的病因诊断。

（二）鉴别诊断

1.部分肥胖症病人可有高血压、糖耐量减低、月经少或闭经、腹部有白色或淡红色的细小条纹等类似于库欣综合征的表现,另一方面,早期、较轻的库欣综合征病人,可呈不典型表现。本病易与单纯性肥胖症相混淆,但肥胖症患者尿游离皮质醇不高,血皮质醇昼夜节律保持正常。

2.酗酒兼有肝损害者可出现假性库欣综合征,但在戒酒 1 周后,其临床症状、生化异常即消失。

3.抑郁症患者尿游离皮质醇、17-羟皮质类固醇、17-酮皮质类固醇可增高,也不能被地塞米松所抑制,但无库欣综合征的临床表现。

【治疗】

（一）治疗思路

治疗目的是去除病因,治疗原发病,提高患者的生活质量。西医治疗主要有手术、放射和药物治疗,对不同的类型其疗效相差很大。中医辨证论治,对改善患者的症状或体征通常有较好的疗效。但本病病因复杂,病程较长,单纯的中、西医治疗常难以获得理想的疗效,宜中西医有机结合,综合治疗,以提高疗效。在病因病理未明确时,各种治疗不可盲目使用,对病情严重的患者应首先采取措施改善其症状。

（二）西医治疗

1.依赖垂体 ACTH 的库欣病

（1）经蝶窦切除垂体微腺瘤为目前治疗本病的首选疗法。该法治愈率高,手术创伤小,并发症较少,少数患者手术后可复发。手术时应在显微镜和电视监视下选择性切除微腺瘤,尽可能保留垂体的分泌功能,术后可发生一过性垂体-肾上腺皮质功能不足,需补充糖皮质激素,直至其功能恢复正常。

（2）若为垂体大腺瘤,应做开颅手术治疗,尽可能切除肿瘤。常不能完全切除,术后需常规辅以放射治疗,以免复发。

（3）如不能手术切除垂体腺瘤,或某种原因不能做垂体手术,病情严重者,宜做一侧肾上腺全切,另一侧肾上腺大部或全部切除术,术后做激素替代治疗。为防止复发及发生 Nelson 综合征(表现为皮肤黏膜色素加深,血浆 ACTH 明显升高,并可出现垂体瘤或原有垂体瘤增大),术后应做垂体放疗。

（4）影响神经递质的药物可用于辅助治疗,对于催乳素升高者,可试用溴隐亭治疗。此外,还可用血清素拮抗药赛庚啶、γ-氨基丁酸促效剂丙戊酸钠治疗本病以及 Nelson 综合征,可取得一些效果。

（5）如上述治疗不能获得满意疗效,可用阻滞肾上腺皮质激素合成的药物,必要时做双侧肾上腺切除术,但术后需终生激素替代治疗。

2.肾上腺肿瘤　无论腺瘤或腺癌,均应尽早手术切除肿瘤。若是腺瘤,手术切除可获根治。

（1）肾上腺腺瘤:尽可能切除肿瘤,保留肿瘤以外的肾上腺组织。腺瘤大多为单侧性,术后需较长期激素替代治疗。在肾上腺功能逐渐恢复时,替代剂量也随之递减,大多数患者于 6 个月至 1 年内可逐渐停用替代治疗。

（2）肾上腺腺癌:应尽可能早期做手术治疗。未能根治或已有转移者用药物治疗,减少肾上腺皮质激素的产生量。

3.不依赖 ACTH 小结节性或大结节性双侧肾上腺增生　做双侧肾上腺切除术,术后做激素替代治疗。

4.异位 ACTH 综合征　明确 ACTH 起源,以治疗原发恶性肿瘤为主,视具体病情做手术、放疗和化疗。如能根治,库欣综合征可以缓解;如不能根治,则需要用肾上腺皮质激素合成阻滞药。

5.阻滞肾上腺皮质激素合成的药物　有以下数种:①双氯苯二氯乙烷(米托坦,O,P'-DDD):可使肾上腺皮质束状带及网状带萎缩、出血、细胞坏死,但不影响球状带。主要用于肾上腺癌。开始每天 2～6g,分3～4次口服,在治疗 1 个月后,大部分患者的尿 17-羟皮质类固醇、尿皮质醇排量下降。如疗效不明显,可增至每日 8～10g,继续服用 4～6 周,直到临床缓解或达到最大耐受量,以后再减少至无明显不良反应的维持量。用药期间可适当补充糖皮质激素,以免发生肾上腺皮质功能不足。主要不良反应有胃肠道不适、嗜睡、眩晕、头痛、乏力等。②美替拉酮:对皮质醇合成的酶有抑制作用,从而减少皮质醇的生物合成。每日2～6g,分 3～4 次口服。不良反应较少,仅轻度头痛、头昏,可有食欲减退、恶心、呕吐等。观察疗效需以血皮质醇为指标,尿 17-羟皮质类固醇无意义。③氨鲁米特:能抑制胆固醇转变为孕烯醇酮,使皮质激素合成减少,对肾上腺腺癌不能根治的病例有一定疗效。每日用量为 0.75～1.0g,分次口服。④酮康唑:可使皮质类固醇产生量减少。开始时每日 1～1.2g,维持量每日 0.6～0.8g。不良反应有食欲减退、恶心、呕吐、发热、肝功能损害等,治疗过程中需定期观察肝功能。

6.库欣综合征患者进行垂体或肾上腺手术前后的处理　因患者原来血浆皮质醇的水平甚高,一旦切除垂体或肾上腺病变,皮质醇分泌量锐减,有发生急性肾上腺皮质功能不全的危险,故手术前后需要妥善处理。于麻醉前静脉滴注氢化可的松 100mg,以后每 6 小时 1 次,每次 100mg,次日起剂量渐减,5～7 天可视病情改为口服生理维持剂量。剂量和疗程应根据疾病的病因、手术后临床状况及肾上腺皮质功能检查而定。

(三)中医治疗

1.辨证论治

(1)肝火上炎证

症状:面红目赤,眩晕耳鸣,心烦易怒,口干口苦,女性月经失调,白带量多色黄,外阴瘙痒,舌质红,苔黄,脉弦滑有力。

治法:清肝泻火。

方药:龙胆泻肝汤加减。

(2)中焦湿热证

症状:恶心呕吐,胸闷腹胀,口淡或口甜,脘腹嘈杂,倦怠嗜卧,头重如裹,舌质红,苔黄腻或厚腻,脉濡数。

治法:化湿清热,燥湿健脾。

方药:藿朴夏苓汤加减。若中焦湿热从阳化燥,身热不扬,汗出而热不减,大便干结者,可改用大承气汤加味。

(3)肝肾阴虚

症状:满月脸,颜面潮红,口苦咽干,夜间尤甚,五心烦热,眩晕耳鸣,腰膝酸软,月经量少色红,或闭经,舌质红,苔少而干,脉细数或弦细。

治法:补肝益肾,滋阴清热。

方药:滋水清肝饮加减。

(4)脾肾阳虚证

症状:神疲乏力,动则气促,口干不欲饮,耳鸣耳聋,腰膝酸软,畏寒肢冷,女子经闭不孕,男子阳痿遗精,舌胖嫩,苔薄,脉沉细弱。

治法:温补脾肾。

方药:右归丸加减。

2.常用中药制剂

(1)杞菊地黄丸功效:滋肾养肝。用于眩晕耳鸣,视物昏花等症。用法:口服,每日2次,每次6~9g。

(2)金匮肾气丸功效:温补肾阳。用于肾虚水肿,腰膝酸软,小便不利,畏寒肢冷等症。用法:口服,每日2次,每次4~5g。

【预后】

本病的预后取决于病变类型以及治疗是否及时、治疗方法是否得当等。病程较短者经有效治疗病情有望在数月后逐渐好转;如病程已久,肾的血管已有不可逆性损害者,则血压不易下降到正常范围。恶性肿瘤的疗效取决于是否早期发现及能否完全切除。腺瘤如早期切除,预后良好。

【预防与调护】

在日常生活和工作中注意生活规律,起居有度,劳逸结合,保持心情舒畅。本病部分患者有复发倾向,中断治疗后,应密切观察;部分患者需长期或终生皮质激素替代治疗,需严格掌握剂量,避免替代不足或出现严重的副作用。加强锻炼,增强体质,预防感冒。

(郑献敏)

第七节 糖尿病

糖尿病(DM)是由于胰岛素分泌和(或)胰岛素作用缺陷所引起的以慢性血葡萄糖水平增高为特征的代谢性疾病。碳水化合物以及脂肪、蛋白质长期代谢紊乱可引起多系统损害,导致血管、眼、肾、神经、心脏等组织器官的慢性进行性病变、功能减退及衰竭,病情严重或应激时可发生急性代谢紊乱,如糖尿病酮症酸中毒(DKA)、高血糖高渗状态(HHS)、糖尿病乳酸性酸中毒等。本病如得不到良好控制可影响患者生活、工作和寿命,致残率、病死率明显增高。糖尿病是临床常见病、多发病,随着人们生活方式的改变及人口的老龄化,糖尿病患病率迅速增长。根据国际糖尿病联盟(IDF)统计,2000年全球有糖尿病患者1.51亿,而2010年全球有糖尿病患者2.85亿,按目前速度增长,估计到2030年全球将有近5亿人患糖尿病。中国1979~1980年调查成人糖尿病患病率为1%;而2007~2008年中华医学会糖尿病学分会的流行病学调查显示,中国20岁以上人群糖尿病患病率达9.7%,成人糖尿病总数达9240万,已成为糖尿病患者最多的国家。糖尿病及其并发症严重威胁着人类健康,给世界各国的社会和经济带来沉重负担。

根据糖尿病典型的临床表现与中医学"消渴"相类似,中医学认为该病是由于禀赋不足、饮食失节、情志失调、劳欲过度、久坐少动、外感六淫,邪毒侵害等因素所致,临床以多饮、多尿、多食、乏力、消瘦或尿有甜味为主要特征。后期可发生眩晕、肺痨、疮痈、胸痹、中风、眼疾、水肿、脱疽、昏迷等并发症。

【病因和发病机制】

糖尿病的病因和发病机制比较复杂,至今尚未完全阐明。目前,普遍认为糖尿病是复合病因引起的综合征,是包括遗传及环境因素在内的多种因素共同作用的结果。WHO糖尿病专家委员会提出了糖尿病病因学分型标准(1999),将糖尿病分为四类,即1型糖尿病(TIDM)、2型糖尿病(T2DM)、其他特殊类型糖尿病、妊娠期糖尿病(GDM)。明确指出不同类型糖尿病的病因不尽相同,即使在同一类型中也存在着异质性。

(一)1型糖尿病(TIDM)

1型糖尿病以 B 细胞破坏、胰岛素绝对缺乏为特征。临床又分为自身免疫性和特发性。

1.病因　目前,普遍认为 1 型糖尿病是某些环境因素(病毒感染、化学毒性物质和饮食因素等)作用于有遗传易感性的个体,激活 T 淋巴细胞介导的一系列自身免疫反应,胰岛 β 细胞破坏和功能衰竭、胰岛素缺乏进行性加重而导致糖尿病。

2.病程阶段及发病机制

(1)个体遗传易感性:关于遗传易感性包括多基因遗传因素,其中 IDDM1/HLA、IDDM2/INS5′VNTR 分别构成 1 型糖尿病遗传因素的 42% 和 10%,IDDM1 为 1 型糖尿病易感性的主效基因,IDDM3～IDDM13 和 IDDM15 等为次效基因。1 型糖尿病存在着遗传异质性,遗传背景不同的亚型其病因及临床表现不尽相同。

(2)环境因素:启动自身免疫过程在环境因素作用下,病毒感染、化学毒物或食物因素直接损伤胰岛 β 细胞或间接使胰岛 β 细胞自身抗原得以表达或因细胞损伤而被释放出来。免疫细胞通过各种细胞因子(如 IL-1β、TNF-α、INF-γ 等)或其他介质单独或协同、直接或间接造成 β 细胞损伤,促进胰岛炎症形成。

(3)免疫异常:免疫学异常体现在体液免疫与细胞免疫异常。体液免疫:已发现 90% 新诊断的 1 型糖尿病患者血清中存在胰岛细胞抗体,比较重要的有胰岛细胞胞浆抗体(ICA)、胰岛素自身抗体(IAA)、谷氨酸脱羧酶(GAD)抗体和胰岛抗原 2(IA-2)抗体等。GAD 抗体和 IA-2 抗体还可能通过"分子模拟"机制,导致胰岛 β 细胞损伤。细胞免疫异常在 1 型糖尿病的发病机制中更为重要,Th1 和 TH2 之间存在相互调节和制约的关系,T1DM 患者 Th1 及其细胞因子(IL-12、IL-2、INF-γ 等)比例增高,TH2 及其细胞因子(IL-4、IL-10)等比例降低,存在明显免疫调节紊乱。

(4)胰岛 β 细胞数目开始减少:由于体液免疫与细胞免疫损害,1 型糖尿病胰岛 β 细胞可由于坏死或凋亡而破坏,因胰岛 β 细胞数目减少是一个渐进的过程,开始阶段仍能维持糖耐量正常。

(5)胰岛 β 细胞持续损伤:达到一定程度时(只残存 10%β 细胞),胰岛素分泌不足,糖耐量降低或出现临床糖尿病。

(6)胰岛 β 细胞消失:最后胰岛 β 细胞几乎完全消失,需依赖胰岛素维持生命。

(二)2型糖尿病(T2DM)

2 型糖尿病是复杂遗传因素和环境因素共同作用的结果,从以胰岛素抵抗为主伴胰岛素分泌不足逐渐过渡到以胰岛素分泌缺陷为主伴胰岛素抵抗。

1.病因　2 型糖尿病是多基因遗传因素及环境因素共同作用引起的复杂病。其遗传因素的特点为:参与发病的基因很多,且每个基因参与发病的程度不等,每个基因只是赋予个体某种程度的易感性,多基因异常的总效应形成遗传易感性。环境因素包括人口老龄化、现代生活方式、营养过剩、体力活动不足、子宫内环境以及应激、化学毒物等。

在遗传因素和上述环境因素共同作用下所引起的肥胖,特别是中心性肥胖与胰岛素抵抗和 T2DM 的发生有密切关系。

2.病程阶段及发病机制

(1)遗传易感性:在多基因遗传因素基础上,环境因素参与,具有广泛的遗传异质性。

(2)2 型糖尿病早期存在胰岛素抵抗和高胰岛素血症:胰岛素抵抗是指胰岛素作用的靶器官(主要是肝脏、肌肉和脂肪组织)对胰岛素作用的敏感性降低。高胰岛素血症是胰岛素抵抗基础上胰岛 β 细胞代偿性增加胰岛素分泌。

(3)葡萄糖调节受损和糖尿病:当β细胞功能缺陷、对胰岛素抵抗无法代偿时,才会进展为葡萄糖调节受损和糖尿病。β细胞功能缺陷主要表现为:①胰岛素分泌量的缺陷:随着空腹血糖浓度增高,初期胰岛素分泌代偿性增多;但当空腹血糖浓度进一步增高时,胰岛素分泌反应逐渐降低。②胰岛素分泌模式异常:静脉葡萄糖耐量试验(IVGTT)中第一时相胰岛素分泌减弱或消失;口服葡萄糖耐量试验(OGTT)中早期胰岛素分泌延迟、减弱或消失;胰岛素脉冲式分泌削弱;胰岛素原和胰岛素的比例增加等。T2DM 的葡萄糖调节受损和糖尿病早期不需胰岛素治疗,但随着病情进展,相当一部分患者需用胰岛素控制血糖或维持生命。

在糖尿病发生发展过程中所出现的高血糖和脂代谢紊乱可进一步降低胰岛素敏感性和损伤胰岛 β 细胞功能,分别称为"葡萄糖毒性"和"脂毒性",是糖尿病发病机制中最重要的获得性因素。脂毒性还可能是 2 型糖尿病发病机制中的原发性因素。血循环中游离脂肪酸(FFA)浓度过高以及非脂肪细胞(主要是肌细胞、肝细胞、胰岛 β 细胞)内脂质含量过多可通过各种有关途径导致胰岛素抵抗的发生以及引起胰岛 β 细胞脂性凋亡和分泌胰岛素功能缺陷。

(三)其他特殊类型糖尿病

1.胰岛 β 细胞功能的基因缺陷 ①年青发病的成年型糖尿病;②线粒体基因突变糖尿病;③其他。

2.胰岛素作用的遗传缺陷所致的糖尿病 ①A 型胰岛素抵抗;②妖精貌综合征;③Rabson-Mendenhall 综合征;④脂肪萎缩型糖尿病等。

3.胰腺外分泌疾病 ①胰腺炎;②创伤/胰腺切除;③胰腺肿瘤;④胰腺囊性纤维化病;⑤血色病;⑥纤维钙化性胰腺病等。

4.内分泌病 ①肢端肥大症;②库欣综合征;③胰升糖素瘤;④嗜铬细胞瘤;⑤甲状腺功能亢进症;⑥生长抑素瘤、醛固酮瘤等。

5.药物或化学品所致糖尿病 ①烟酸;②糖皮质激素;③甲状腺激素;④噻嗪类利尿药;⑤苯妥英钠;⑥吡甲硝苯脲;⑦β 肾上腺素受体激动剂;⑧二氮嗪;⑨喷他脒;⑩α 干扰素等。

6.感染 ①先天性风疹;②巨细胞病毒等。

7.免疫介导的罕见类型糖尿病 ①僵人综合征;②抗胰岛素受体抗体(B 型胰岛素抵抗);③胰岛素自身免疫综合征等。

8.伴糖尿病的其他遗传性综合征 ①唐氏综合征;②克兰费尔特综合征;③特纳综合征;④Wolfram 综合征;⑤弗里德赖希共济失调;⑥亨廷顿舞蹈症;⑦劳-穆-比综合征;⑧强直性肌营养不良症;⑨卟啉病;⑩普拉德-威利综合征等。

(四)妊娠期糖尿病(GDM)

妊娠糖尿病是指妊娠期首次发生和发现的不同程度的糖代谢异常。妊娠期糖尿病发病因素主要与糖尿病家族史,高龄妊娠,肥胖,异常胎产史,种族,出生时低体重及吸烟等有关。

【病理】

1.1 型糖尿病胰岛的病理改变 特征为胰岛 β 细胞数量显著减少及胰岛炎。其他改变有胰岛萎缩和 β 细胞空泡变性。分泌胰高糖素、生长抑素及胰多肽的细胞数量正常或相对增多。

2.2 型糖尿病胰岛的病理改变 特征为淀粉样变性,90%患者的胰岛在光镜下见淀粉样物质沉积于毛细血管和内分泌细胞间;此外,胰岛可有不同程度纤维化。胰岛 β 细胞数量中度或无减少,胰高糖素分泌细胞增加,其他胰岛内分泌细胞数量无明显改变。

3.糖尿病大血管病变的病理改变 为大、中动脉粥样硬化和中、小动脉硬化。

4.糖尿病微血管病变　常见于视网膜、肾、肌肉、神经、皮肤等组织,特征性病变是 PAS 阳性物质沉积于内皮下,引起毛细血管基底膜增厚。

糖尿病控制不良时可引起肝脂肪沉积和变性(脂肪肝)。

【临床表现】

(一)基本临床表现

糖尿病典型的表现是代谢紊乱症状群:多尿、口渴、多饮、易饥多食、乏力、消瘦,儿童生长发育迟缓等。常概括称之为"三多一少",即多尿、多饮、多食和体重减轻。可有皮肤瘙痒,尤其外阴瘙痒。血糖升高较快时可使眼房水、晶体渗透压改变而引起屈光改变致视力模糊。约 50% 2 型糖尿病患者无任何症状,仅于健康检查或因其他疾病就诊时发现高血糖,也有的患者以并发症和(或)伴发病表现为主。

(二)常见类型糖尿病的临床特点

1.1 型糖尿病

(1)自身免疫性 1 型糖尿病(1A 型):临床表现变化很大,可以是轻度非特异性症状、典型三多一少症状或昏迷。多数青少年患者起病较急,症状较明显;未及时诊断治疗,当胰岛素严重缺乏或病情进展较快时可出现"糖尿病酮症酸中毒"危及生命。某些成年患者,起病缓慢,早期临床表现不明显,经历一段或长或短不需胰岛素治疗的糖尿病阶段。尽管起病急缓不一,一般很快进展到糖尿病需用胰岛素控制血糖或维持生命。这类患者很少肥胖,血浆基础胰岛素水平低于正常,葡萄糖刺激后胰岛素分泌曲线低平。胰岛β细胞自身抗体检查可以阳性。

(2)特发性 1 型糖尿病(1B 型):通常起病急,胰岛β细胞功能明显减退甚至衰竭,临床上表现为糖尿病酮症甚至酸中毒,但病程中β细胞功能可以好转以至于一段时期无需继续胰岛素治疗。胰岛β细胞自身抗体检查阴性。在不同人种中临床表现可有不同。诊断时需排除单基因突变糖尿病和其他类型糖尿病。

2.2 型糖尿病　一般认为 90%~95%糖尿病患者为 T2DM,可发生在任何年龄,但多见于成人,常在40 岁以后起病;多数发病缓慢,症状相对较轻,半数以上无任何症状;不少患者因慢性并发症、伴发病或仅于健康检查时发现。很少自发性发生 DKA,但在感染等应激情况下也可发生 DKA。常有家族史。临床上肥胖症、血脂异常、脂肪肝、高血压、冠心病、IGT 或 T2DM 等疾病常同时或先后发生,并伴有高胰岛素血症,目前认为这些均与胰岛素抵抗有关,称为代谢综合征。有的早期患者进食后胰岛素分泌高峰延迟,餐后 3~5 小时血浆胰岛素水平不适当地升高,引起反应性低血糖,可成为这些患者的首发临床表现。

3.某些特殊类型糖尿病

(1)青年人中的成年型糖尿病:是一组高度异质性的单基因遗传病。主要临床特征:①有三代或以上家族发病史,且符合常染色体显性遗传规律;②发病年龄小于 25 岁;③无酮症倾向,至少 5 年内不需用胰岛素治疗。

(2)线粒体基因突变糖尿病:临床特点为:①母系遗传;②发病早,β细胞功能逐渐减退,自身抗体阴性;③身材多消瘦(BMI<24);④常伴神经性耳聋或其他神经肌肉表现。

4.妊娠期糖尿病　妊娠过程中初次发现的任何程度的糖耐量异常,均可认为是 GDM。GDM 不包括妊娠前已知的糖尿病患者,后者称为"糖尿病合并妊娠"。GDM 妇女分娩后血糖可恢复正常,但若干年后有发生 T2DM 的高度危险性。

(三)并发症

1.急性严重代谢紊乱

(1)DKA:是各种诱因使胰岛素严重不足引起糖、脂肪、蛋白质代谢紊乱,导致血糖升高、酮体堆积及代谢性酸中毒为主要表现的临床综合征。患者常表现为烦渴、多尿、乏力、恶心、呕吐、精神委靡、烦躁、嗜睡甚至昏迷等症状,严重酸中毒时可出现深大呼吸,呼吸有烂苹果味。可通过检测尿糖以及尿酮等指标进行诊断。分为几个阶段:①早期血酮升高称酮血症,尿酮排出增多称酮尿症,统称为酮症;②酮体中 β-羟丁酸和乙酰乙酸为酸性代谢产物,消耗体内储备碱,初期血 pH 正常,属代偿性酮症酸中毒,晚期血 pH 下降,为失代偿性酮症酸中毒;③病情进一步发展,出现神志障碍,称糖尿病酮症酸中毒昏迷。

(2)HHS:是以严重高血糖、高血浆渗透压、脱水为特点,无明显酮症酸中毒,患者常有不同程度的意识障碍或昏迷。引起血糖增高和脱水的因素如应激状态、不当用药、水摄入不足、误输大量葡萄糖或饮大量含糖饮料可诱发本病或使病情恶化。本病起病缓慢,最初表现为多尿、多饮,食欲减退,渐渐出现严重脱水和神经精神症状,患者反应迟钝、烦躁或淡漠、嗜睡,逐渐陷入昏迷、抽搐,晚期尿少甚至尿闭。实验室检查血酮、尿酮多正常。

(3)低血糖反应及昏迷:低血糖反应及昏迷是血浆葡萄糖低于正常引起的一种临床表现。低血糖早期症状为饥饿感、颤抖、面色苍白、四肢发冷、出冷汗、心悸、头晕等,晚期还出现惊厥及昏迷等脑功能障碍。

2.感染性并发症　糖尿病患者容易发生皮肤、尿路感染,如疖、痈、足癣、体癣等皮肤感染,肾盂肾炎、膀胱炎等尿路感染及女性真菌性阴道炎和巴氏腺炎。糖尿病合并肺结核的发生率较非糖尿病者高。

3.慢性并发症　糖尿病的慢性并发症可遍及全身各重要器官,发病机制尚未完全阐明,认为与遗传易感性、胰岛素抵抗、高血糖、氧化应激等多方面因素的相互影响有关。

(1)糖尿病大血管病变:糖尿病大血管病变主要侵犯主动脉、冠状动脉、脑动脉、肾动脉和肢体外周动脉等,引起糖尿病冠心病、糖尿病缺血性或出血性脑血管病、糖尿病肢体动脉硬化闭塞症等。

(2)糖尿病微血管病变:糖尿病微血管病变主要表现在视网膜、肾、神经和心肌组织,其中尤以糖尿病肾病和视网膜病为多。

1)糖尿病肾病:是 1 型糖尿病患者的主要死亡原因之一,常见于病史超过 10 年的患者。早期除糖尿病症状外,一般缺乏肾脏损害的典型症状;临床期肾病患者可出现水肿、腰酸腿软、倦怠乏力、头晕耳鸣等症状;肾病综合征的患者可伴有高度水肿;肾功能不全氮质血症的患者,可见纳差,甚则恶心呕吐、手足搐搦;合并心衰可出现胸闷、憋气,甚则喘憋不能平卧。病理改变有 3 种类型:①结节性肾小球硬化型,有高度特异性;②弥漫性肾小球硬化型,最常见,对肾功能影响最大,但特异性较低,类似病变也可见于系膜毛细血管性肾小球肾炎和系统性红斑狼疮等疾病;③渗出性病变,特异性不高,也可见于慢性肾小球肾炎。糖尿病肾病可分五期:①Ⅰ期为糖尿病初期,肾体积增大,肾小球入球小动脉扩张,肾血浆流量增加,肾小球内压增加,GFR 明显升高;②Ⅱ期肾小球毛细血管基底膜增厚,尿白蛋白排泄率(UAER)多数正常,可间歇性增高(如运动后、应激状态),GFR 轻度增高;③Ⅲ期早期肾病,出现微量白蛋白尿,即 UAER 持续在 $20\sim200\mu g/min$(正常 $<10\mu g/min$),GFR 仍高于正常或正常;④Ⅳ期临床肾病,尿蛋白逐渐增多,UAER $>200\mu g/min$,即尿白蛋白排出量 $>300mg/24h$,相当于尿蛋白总量 $>0.5g/24h$,GFR 下降,可伴有水肿和高血压,肾功能逐渐减退;⑤Ⅴ期尿毒症,多数肾单位闭锁,UAER 降低,血肌酐升高,血压升高。

2)糖尿病性视网膜病变:是糖尿病微血管并发症之一,病程较长的糖尿病患者几乎都会出现不同程度的视网膜血管病变,是视力下降的主要原因之一。视力下降通常由于黄斑水肿、黄斑毛细血管无灌注、玻璃体积血或牵拉性视网膜脱离引起。视网膜改变可分为六期,分属两大类。Ⅰ期:微血管瘤、小出血点;Ⅱ期:出现硬性渗出;Ⅲ期:出现棉絮状软性渗出。以上Ⅰ~Ⅲ期为背景性视网膜病变。Ⅳ期:新生血管形成、玻璃体积血;Ⅴ期:纤维血管增殖、玻璃体机化;Ⅵ期:牵拉性视网膜脱离、失明。以上Ⅳ~Ⅵ期为增殖性视网膜病变。当出现增殖性视网膜病变时,常伴有糖尿病肾病及神经病变。

3)其他:心脏微血管病变和心肌代谢紊乱可引起心肌广泛灶性坏死,称为糖尿病心肌病,可诱发心力衰竭、心律失常、心源性休克和猝死。

（3）神经系统并发症：可累及神经系统任何一部分。目前认为其发生机制涉及大血管和微血管病变、免疫机制以及生长因子不足等。

1）中枢神经系统并发症：①伴随严重 DKA、HHS 或低血糖症出现的神志改变；②缺血性脑卒中；③脑老化加速及老年性痴呆危险性增高等。

2）周围神经病变：最为常见，通常为对称性，下肢较上肢严重，病情进展缓慢。先出现肢端感觉异常，可伴痛觉过敏、疼痛；后期可有运动神经受累，出现肌力减弱甚至肌萎缩和瘫痪。腱反射早期亢进、后期减弱或消失，音叉震动感减弱或消失。电生理检查可早期发现感觉和运动神经传导速度减慢。

3）自主神经病变：较常见，并可较早出现，影响胃肠、心血管、泌尿生殖系统功能。临床表现为瞳孔改变（缩小且不规则、光反射消失、调节反射存在）、排汗异常（无汗、少汗或多汗）、胃排空延迟（胃轻瘫）、腹泻（饭后或午夜）、便秘等，直立性低血压、持续心动过速、心搏间距延长等，以及残尿量增加、尿失禁、尿潴留、阳痿等。

（4）糖尿病足：是指糖尿病患者由于合并神经病变及各种不同程度末梢血管病变而导致下肢感染、溃疡形成和（或）深部组织的破坏。其临床特点为早期肢端麻木、疼痛、发凉和（或）有间歇性跛行、静息痛，继续发展则出现下肢远端皮肤变黑、组织溃烂、感染、坏疽。由于此病变多发于四肢末端，因此，又称为"肢端坏疽"，是截肢、致残主要原因。

【实验室及其他检查】

（一）糖代谢异常程度的检查

1.尿糖测定　尿糖阳性是诊断糖尿病的重要线索，但是并不能作为糖尿病诊断依据，也不能单凭尿糖阴性而否定诊断糖尿病。因尿糖是否阳性还取决于肾糖阈（大约 10mmol/L）的高低。并发肾脏病变时，肾糖阈升高，虽然血糖升高，但尿糖阴性；妊娠期可出现肾糖阈降低，虽然血糖正常，尿糖可阳性。

2.血糖测定　血糖升高是诊断糖尿病及监测糖尿病病情的主要依据，常用葡萄糖氧化酶法测定。诊断糖尿病时必须用静脉血浆测定血糖。正常情况下，血浆、血清血糖比全血血糖可升高 15%。

3.葡萄糖耐量试验（OGTT）　该实验一般在血糖高于正常范围而又未达到诊断糖尿病标准时进行。在清晨空腹进行，至少禁食 10 小时。WHO 推荐成人口服 75g 无水葡萄糖或 82.5g 含一分子水的葡萄糖，溶于 250～300ml 水中，5～10 分钟内饮完，于服糖前及开始饮葡萄糖水后 0.5、1、2、3 小时测静脉血浆葡萄糖。儿童服糖量按每公斤体重 1.75g 计算，总量不超过 75g。

4.糖化血红蛋白（GHbA1）和糖化血浆白蛋白测定　糖化血红蛋白是葡萄糖或其他糖与血红蛋白的氨基发生非酶催化反应的产物，糖化血红蛋白量与血糖浓度成正相关。GHbA1 有 a、b、c 三种，以 GHbA1C（A1C）最为主要。正常人 A1C 占血红蛋白总量的 3%～6%。血糖控制不良者 A1C 升高，并与血糖升高的程度相关。反映患者近 8～12 周总的血糖水平，为糖尿病控制情况的重要监测指标。2010 年美国糖尿病学会（ADA）指南已将 HbA1C≥6.5% 作为糖尿病诊断标准之一。

糖化血浆白蛋白测定。血浆蛋白同样也可与葡萄糖发生非酶催化的糖化反应而形成果糖胺，其形成的量与血糖浓度成正相关，正常值为 1.7～2.8mmol/L。可反映患者近 2～3 周内总的血糖水平，为糖尿病患者近期病情监测的指标。

（二）胰岛 β 细胞功能检查

1.胰岛素释放试验　血浆胰岛素测定可反映基础和葡萄糖介导的胰岛素释放功能，以了解 β 细胞功能，协助糖尿病分型诊断及指导治疗。正常人空腹基础血浆胰岛素为 35～145pmol/L（5～20mU/L），餐后 30～60 分钟血浆胰岛素上升至高峰，峰值为基础值 5～10 倍，3～4 小时恢复到基础水平。胰岛素测定受血清中胰岛素抗体和外源性胰岛素干扰。

2.C 肽释放试验　方法同上,基础值不小于 400pmol/L,高峰时间同上,峰值为基础值 5～6 倍。也反映基础和葡萄糖介导的胰岛素释放功能。C 肽测定不受血清中的胰岛素抗体和外源性胰岛素影响。

3.其他检测 β 细胞功能的方法　如静脉注射葡萄糖-胰岛素释放试验可了解胰岛素释放第一时相,胰升糖素-C 肽刺激试验反映 β 细胞储备功能等,可根据患者的具体情况和检查目的而选用。

(三)并发症检查

根据病情需要选用血脂、肝肾功能等常规检查,急性严重代谢紊乱时的酮体、电解质、酸碱平衡检查,心、肝、肾、脑、眼科以及神经系统的各项辅助检查等。

(四)有关病因和发病机制的检查

GAD65 抗体、IAA 及 IA-2 抗体的联合检测;胰岛素敏感性检查;基因分析等。

【诊断与鉴别诊断】

糖尿病类型不同其临床特征也不尽相同,糖尿病患者可出现典型的三多一少症状,但大多数糖尿病(特别是 2 型糖尿病)早期无明显症状,有的糖尿病患者以并发症或伴发病症状为首发症状。诊断时应以血糖异常升高作为依据,必要时进行糖耐量实验。

(一)糖代谢分类

糖代谢分类见表 20-1。

表 20-1　糖代谢分类(静脉血浆)

糖代谢分类	WHO 1999	单位(mmol/L)
	空腹血糖(FBG)	餐后 2 小时血糖(2hPBG)
正常血糖(NCT)	3.9～6.0	<7.7
空腹血糖受损(IFG)	6.1～<6.9	<7.8
糖耐量减低(IGT)	<7.0	≥7.8～<11.1
糖尿病(DM)	≥7.0	≥11.1

注:IFG 或 IGT 统称为葡萄糖调节受损,即糖尿病前期或 ADA 称之为糖尿病风险增加状态

(二)糖尿病诊断标准

糖尿病诊断标准见表 20-2。

表 20-2　WHO 糖尿病专家委员会诊断标准(1999)

[静脉血浆葡萄糖水平 mmol/L(mg/dl)]

(1)糖尿病症状(典型症状包括多饮、多尿、多食和不明原因的体重下降)加

①随机血糖(指不考虑上次用餐时间,一天中任意时间的血糖)≥11.1(200)或

②空腹血糖(空腹状态指至少 8 小时没有进食热量)≥7.0(126)或

③葡萄糖负荷后 2 小时血糖≥11.1(200)

(2)症状不典型者,需另日重复检查明确诊断,如复查结果未达到糖尿病诊断标准,应定期复查

注意,在临床诊断中推荐采用葡萄糖氧化酶法测定静脉血浆葡萄糖。如用全血或毛细血管血测定,其诊断切点有所变动。

IFG 或 IGT 的诊断应根据 3 个月内的两次 OGTT 结果,用其平均值来判断。

在急性感染、创伤或各种应激情况下可出现血糖暂时升高,不能以此诊断为糖尿病,应追踪随访。

2010 年 ADA 提出:AIC≥6.5%可诊断为糖尿病。试验用 NGSP 认证的方法进行,并与 DCCT 的检测进行标化。

（三）分型诊断

区别 1 型糖尿病与 2 型糖尿病，主要根据患者的临床特点和发病过程，从发病年龄、起病急缓、症状轻重、体重、酮症酸中毒倾向、是否依赖胰岛素维持生命等方面并结合胰岛 β 细胞自身抗体和 β 细胞功能检查结果进行临床综合分析。1 型糖尿病由于 β 细胞的破坏，常致绝对胰岛素缺乏，胰岛 β 细胞自身抗体阳性多见。2 型糖尿病是在胰岛素抵抗的基础上进行性胰岛素缺乏，但是两者的区别是相对的，有些患者暂时不能明确归为 1 型或 2 型，可随访而逐渐明确分型。

特殊类型糖尿病：确诊有赖于结合基因分析、胰腺外分泌疾病史、内分泌病史及用药史、感染史等一般不难鉴别。

妊娠糖尿病（GDM）的诊断：用危险因素分析筛查妊娠糖尿病，如果需要，可进行 OGTT 筛查糖尿病，空腹血糖≥5.3mmol/L、1 小时血糖≥10mmol/L、2 小时血糖≥8.6mmol/L。以上血浆葡萄糖水平有 2 项或多项满足上述标准即可诊断 GDM（ADA 2010 版糖尿病治疗指南）。GDM 的妇女应在产后 6～12 周筛查糖尿病并定期随访。

（四）鉴别诊断

1.肾性糖尿　因肾脏疾病所致肾糖阈降低出现尿糖阳性，但血糖及 OGTT 正常。

2.非葡萄糖尿　乳糖尿见于哺乳妇女或孕妇及婴儿，果糖及戊糖尿见于进食大量水果后，为罕见的先天性疾患。

3.非糖尿病性葡萄糖尿　当过度饥饿后，一次进食大量糖类食物，可产生饥饿性糖尿；少数正常人在摄食大量糖类食物，或因吸收过快，可出现暂时性滋养性糖尿；胃切除可出现暂时性糖尿及低血糖症状。脑出血、大量上消化道出血、脑瘤、窒息等，有时血糖呈暂时性过高伴尿糖为应激性糖尿。尿酸、维生素 C、葡萄糖醛酸等具有还原性物质或异烟肼、青霉素、强心苷、噻嗪类利尿剂等随尿排泄的药物均可使尿糖出现假阳性。

4.甲状腺功能亢进症　表现为多食、易饥、口干口渴、怕热多汗、急躁易怒等高代谢状态，血甲状腺激素水平升高。

（五）并发症的诊断

糖尿病患者长期病程中，要密切观察其病情变化及各项辅助检查，以便及时诊断糖尿病急、慢性并发症。

1.常见的急性并发症：①糖尿病酮症酸中毒；②高血糖高渗状态；③低血糖反应及昏迷；④感染等。

2.常见的慢性并发症：①大血管并发症：糖尿病冠心病、糖尿病脑血管病、糖尿病下肢动脉硬化闭塞症；②微血管并发症：糖尿病肾病、糖尿病视网膜病变；③糖尿病神经病变：糖尿病周围神经病变、糖尿病自主神经病变；④糖尿病足。

3.对糖尿病经常伴随出现的肥胖、高血压、血脂异常等也须进行相应检查和诊断以便给予治疗。

【中医病因病机】

本病发病多与下列因素有关。

1.禀赋不足　先天禀赋不足是引起消渴的重要内在因素。五脏六腑藏精于肾，禀赋不足，阴精亏虚，五脏六腑失养，复因调摄失宜，而发病。正如《灵枢·五变》曰："五脏皆柔弱者，善病消瘅"。

2.饮食失节　长期过食肥甘、醇酒厚味、辛辣香燥太过，损伤脾胃，脾胃运化失职，积热内蕴，化燥伤津，消谷耗液，发为消渴。《素问·奇病论》曰："此肥美之所发也，此人必数食甘美而多肥也，肥者令人内热，甘者令人中满，故其气上溢，转为消渴。"

3.情志失调　长期过度精神刺激，情志不舒，肝气郁结，或思虑过度，心气郁结，郁久化火，火热内燔，消灼肺、胃、肾阴津，而发为消渴。《临证指南医案·三消》曰："心境愁郁，内火自燃，乃消证大病。"

4.劳欲过度　素体阴精亏虚,复因房事不节,劳欲过度,肾精亏损,虚火内生,致肾虚、肺燥、胃热俱现,发为消渴。《外台秘要·消渴消中》曰:"房劳过度,致令肾气虚耗,下焦生热,热则肾燥,肾燥则渴。"

5.久坐少动　久坐少动,脾气呆滞,运化失常,脾不散精,精微物质不归正化,则为湿、为痰、为浊、为膏,日久化热而致消渴。

此外,外感六淫,风热、燥火毒邪内侵伤及脏腑,燥热伤津,阴液亏耗也可发生消渴。

该病为食、郁、痰、湿、热、瘀交织为患。其病机演变基本按郁、热、虚、损四个阶段发展。发病初期以气、血、痰、湿、火、食六郁为主,病位多在肝,在脾(胃);继则郁久化热,以肝热、胃热为主,亦可兼肺热、肠热;燥热既久,壮火食气,燥热伤阴,阴损及阳,终至气血阴阳俱虚;脏腑受损,病邪入络,络损脉损,变证百出。

【中医诊断及病证鉴别】

口渴多饮、多食易饥、尿频量多、形体消瘦或尿有甜味等具有特征性的临床症状,是诊断消渴病的主要依据。有的患者初起时"三多"症状不著,但中老年人群,嗜食膏粱厚味、醇酒炙煿,并发眩晕、肺痨、胸痹心痛、中风、雀目、疮痈等病证者,应考虑消渴的可能性。由于本病的发生与禀赋不足有较为密切的关系,故消渴病的家族史可供诊断参考。首先,应明确消渴的病位,在五脏,以脾(胃)、肝、肾为主,涉及心肺;其次,辨标本,阴虚或气虚为本,痰浊血瘀为标,虚实夹杂。其三辨病期,初期为情志失调,痰浊化热伤阴,以标实为主;继之为气阴两虚,最后阴阳两虚,兼夹痰浊瘀血,以本虚为主。阴虚血脉运行涩滞、气虚鼓动无力、痰浊阻滞、血脉不利等都可形成瘀血,瘀血贯穿该病始终,是变证发生和发展的病理基础;痰浊瘀血又可损伤脏腑,耗伤气血,使病变错综复杂。最后辨本证与变证,本证症见多饮、多食、多尿和乏力、消瘦;变证症见眩晕、肺痨、疮痈、胸痹、中风、眼疾、水肿、脱疽、昏迷等。

【病证鉴别】

1.口渴症　口渴症是指口渴饮水的一个临床症状,可出现于多种疾病过程中,尤以外感热病为多见。但这类口渴随其所患病证的不同而临床症状各异;不伴多食、多尿、尿甜、瘦削等消渴病的特点。

2.瘿病　瘿病中气郁化火、阴虚火旺的类型,以情绪激动,多食易饥,形体日渐消瘦,心悸,眼突,颈部一侧或两侧肿大为特征。其中的多食易饥、消瘦,类似消渴病的中消,但眼球突出,颈前生长肿物则与消渴有别,且无消渴病的多饮、多尿、尿甜等症。

【治疗】

(一)治疗思路

由于糖尿病缺乏针对性病因治疗,目前,只是强调早期治疗、长期治疗、综合治疗以及个体化治疗。治疗目标为纠正代谢紊乱,消除症状、防止或延缓并发症的发生,维持良好的生活、工作、学习能力,延长寿命,降低病死率。西医治疗1型糖尿病以胰岛素替代为主,治疗2型糖尿病以口服降糖药为主,必要时加用胰岛素辅助或替代。中医强调分期辨证治疗。此外,根据本病脉损、络损引发变证,强调及早、全程治疗,根据不同病情选用辛香疏络、辛润通络、活血通络诸法,在改善糖尿病症状及预防并发症的发生方面具有一定优势。为发挥中西医结合疗法的优势,1型糖尿病西医治疗为主,辅以中医改善症状、提高组织对胰岛素的利用及预防并发症。2型糖尿病早期特别是糖调节受损阶段以中医治疗为主,辅以西药治疗,血糖控制不良者中西药联合应用可提高疗效。另外,要强调糖尿病知识的普及教育、饮食治疗、运动锻炼及定期监测。

(二)西医治疗

1.一般治疗　医学营养治疗也是基础治疗措施之一。提供均衡的营养膳食为其基本原则,其目标是达到并维持理想的血糖水平;减少心血管疾病的危险因素,包括控制血脂异常和高血压;减轻胰岛 β 细胞负荷;维持合理体重。

(1)总热量的制订:首先按患者性别、年龄和身高查表或用简易公式计算理想体重[理想体重(kg)=身高(cm)-105],然后根据理想体重和工作性质计算每日所需总热量。成人休息状态下每日每公斤理想体重给予热量 105～125.5kJ(25～30kcal),轻体力劳动 125.5～146kJ(30～35kcal),中度体力劳动 146～167kJ(35～40kcal),重体力劳动 167kJ(40kcal)以上。儿童、孕妇、乳母、营养不良和消瘦以及伴有消耗性疾病者应酌情增加,肥胖者酌减,使体重逐渐恢复至理想体重的±5%。

(2)三大营养素的合理配比:糖类占饮食总热量 50%～60%,提倡用粗制米、面和一定杂粮,忌食葡萄糖、蔗糖、蜜糖及其制品。蛋白质含量一般不超过总热量 15%,成人每日每公斤理想体重 0.8～1.2g,儿童、孕妇、乳母、营养不良或伴有消耗性疾病者增至 1.5～2.0g,伴有糖尿病肾病而肾功能正常者应限制至 0.8g,血尿素氮升高者应限制在 0.6g。蛋白质应至少有 1/3 来自动物蛋白质,以保证必需氨基酸的供给。脂肪约占总热量 30%,饱和脂肪、多价不饱和脂肪与单价不饱和脂肪的比例应为 1∶1∶1,每日胆固醇摄入量宜在 300mg 以下。此外,每日饮食中纤维素含量不宜少于 40g。每日摄入食盐应限制在 10g 以下。限制饮酒。每日饮食总热量确定后,按每克糖类、蛋白质产热 16.7kJ(4kcal),每克脂肪产热 37.7kJ(9kcal),将热量换算为食品后制订食谱,并根据生活习惯、病情和配合药物治疗需要进行安排。可按每日三餐分配为 1/5、2/5、2/5 或 1/3、1/3、1/3。在治疗过程中随访调整饮食量十分重要。

2.口服药物治疗

(1)促胰岛素分泌剂

1)磺脲类(SUs):磺脲类的主要作用为刺激胰岛 β 细胞分泌胰岛素,增加体内的胰岛素水平而降低血糖。其作用部位是胰岛 β 细胞膜上的 ATP 敏感的钾离子通道。磺脲类降血糖作用的前提条件是机体尚保存相当数量(30%以上)有功能的胰岛 β 细胞。

第一代 SUs 如甲苯磺丁脲、氯磺丙脲等现已很少应用;第二代 SUs 有格列本脲、格列吡嗪、格列齐特、格列喹酮和格列美脲等为临床常用药,建议从小剂量开始,早餐前半小时一次服用,根据血糖逐渐增加剂量,剂量较大时改为早、晚餐前两次服药,直到血糖达到良好控制。

适应证:主要应用于新诊断的 2 型糖尿病非肥胖患者、用饮食和运动治疗血糖控制不理想时。随着疾病进展,磺脲类需与其他作用机制不同的口服降糖药或胰岛素联合应用。当 2 型糖尿病晚期 β 细胞功能几乎消失殆尽时,磺脲类及其他胰岛素促分泌剂均不再有效,而必须采用外源性胰岛素替代治疗。

禁忌证:1 型糖尿病,有严重并发症或晚期 β 细胞功能很差的 2 型糖尿病,儿童糖尿病,孕妇、哺乳期妇女,大手术围术期,全胰腺切除术后,对磺脲类过敏或有严重不良反应者等。

不良反应:常见的不良反应为低血糖反应,其他副作用可见体重增加、皮肤过敏反应、消化不良、上腹不适、食欲减退等,偶见肝功能损害、胆汁淤滞性黄疸及贫血等。

目前,临床应用的基本上是第二代 SUs。各种药物的降糖机制基本一致。建议从小剂量开始,早餐前半小时一次服用,根据血糖逐渐增加剂量,剂量较大时改为早、晚餐前两次服药,直到血糖达到良好控制。格列吡嗪和格列齐特的控释药片,也可每天服药一次。一般来说,格列本脲作用强、价廉,目前应用仍较广泛,但容易引起低血糖,老年人及肝肾心脑功能不好者慎用;格列吡嗪、格列齐特和格列喹酮作用温和,较适用于老年人;轻度肾功能减退(肌酐清除率>60ml/min)时几种药物均仍可使用,中度肾功能减退(肌酐清除率 30～60ml/min)时宜使用格列喹酮,重度肾功能减退(肌酐清除率<30ml/min)时格列喹酮也不宜使用。应强调不宜同时使用各种 SUs,也不宜与其他胰岛素促分泌剂(如格列奈类)合用。

2)格列奈类:此类药物也作用在胰岛 B 细胞膜上的钾离子通道,但结合位点与磺脲类不同,是一类快速作用的胰岛素促泌剂,可改善早相胰岛素分泌。降血糖作用快而短,主要用于控制餐后高血糖。适宜于2型糖尿病早期餐后高血糖阶段或以餐后高血糖为主的老年患者。可单独或与二甲双胍、胰岛素增敏剂等联合使用。禁忌证与磺脲类相同。于餐前或进餐时口服。有2种制剂:①瑞格列奈:常用剂量为每次0.5～4mg;②那格列奈:常用剂量为每次60～120mg。

(2)双胍类:双胍类药物主要通过减少肝脏葡萄糖的输出和改善外周胰岛素抵抗而降低血糖。许多国家和国际组织制订的糖尿病指南中推荐二甲双胍作为2型糖尿病患者的一线用药和联合用药中的基础用药。单独用药极少引起低血糖,但二甲双胍与胰岛素或促胰岛素分泌剂联合使用时可增加低血糖发生的危险性。二甲双胍治疗2型糖尿病尚伴有体重减轻、血脂谱改善、纤溶系统活性增加、血小板聚集性降低、动脉壁平滑肌细胞和成纤维细胞生长受抑制等,被认为可能有助于延缓或改善糖尿病血管并发症。

适应证:①可单用或联合应用其他药物治疗2型糖尿病;②治疗1型糖尿病可与胰岛素联合应用可减少胰岛素用量和血糖波动。

禁忌证:①肾功能不全、肝、心、肺功能减退以及高热患者禁用,慢性胃肠病、慢性营养不良、消瘦者不宜使用本药;②1型糖尿病不宜单独使用本药;③2型糖尿病合并急性严重代谢紊乱、严重感染、外伤、大手术、孕妇和哺乳期妇女等禁用;④对药物过敏或有严重不良反应者禁用;⑤酗酒者不宜使用本药。

不良反应:主要不良反应是消化道症状,偶有皮肤过敏反应,罕见的严重副作用是诱发乳酸酸中毒。

该类药物现有两种制剂:①二甲双胍:500～1500mg/d,分2～3次口服,最大剂量不超过2g/d;②苯乙双胍:50～150mg/d,分2～3次服用,此药现已少用,有些国家禁用。

(3)噻唑烷二酮类:又称为格列酮类,也被称为胰岛素增敏剂,主要通过激活过氧化物酶体增殖物激活受体γ起作用。明显减轻胰岛素抵抗,主要刺激外周组织的葡萄糖代谢,降低血糖,还可改善血脂谱、提高纤溶系统活性、改善血管内皮细胞功能、使C反应蛋白下降等,对心血管系统和肾脏显示出潜在的器官保护作用。近来发现它也可改善胰岛β细胞功能。噻唑烷二酮类可单独或与其他降糖药物合用治疗2型糖尿病患者,尤其是肥胖、胰岛素抵抗明显者;不宜用于1型糖尿病、孕妇、哺乳期妇女和儿童。注意与胰岛素或胰岛素促泌剂联合使用时可增加发生低血糖的风险。主要不良反应为水肿、体重增加。有心脏病、心力衰竭倾向或肝病者、严重骨质疏松和骨折病史者不用或慎用。现有两种制剂:①罗格列酮:用量为4～8mg/d,每日1次或分2次口服,因罗格列酮的安全性问题尚存在争议,其使用在我国受到了较严格的限制;②吡格列酮:用量为15～30mg/d,每日1次口服。

(4)α葡萄糖苷酶抑制剂(AGI):通过抑制碳水化合物在小肠上部的吸收而降低餐后血糖。可作为2型糖尿病第一线药物,尤其适用于空腹血糖正常或轻度升高而餐后血糖明显升高者,可单独用药或与其他降糖药物合用。1型糖尿病患者在胰岛素治疗基础上加用α葡萄糖苷酶抑制剂有助于降低餐后高血糖。现有2种制剂:①阿卡波糖:主要抑制α-淀粉酶,每次50～100mg,每日3次;②伏格列波糖:主要抑制麦芽糖酶和蔗糖酶,每次0.2mg,每日3次。AGI应在进食第一口食物后服用。常见不良反应为腹胀、排气增多或腹泻。

3.胰岛素治疗

(1)适应证:1型糖尿病患者终生替代治疗;2型糖尿病口服降糖药治疗无效、β细胞功能明显减退者;糖尿病酮症酸中毒、高血糖高渗状态和乳酸性酸中毒伴高血糖;各种严重的糖尿病并发症;手术、妊娠和分娩;某些特殊类型糖尿病等。

(2)常用类型

1)根据其来源不同,目前胰岛素制剂有基因重组人胰岛素、动物胰岛素和人胰岛素类似物。人胰岛素比动物来源的胰岛素免疫反应显著降低,生物活性明显提高,吸收速率增快,副反应减少。胰岛素类似物是指氨基酸序列与人胰岛素不同,但仍能与胰岛素受体结合,功能及作用与人胰岛素相似的分子,目前已有多种不同氨基酸序列及作用特性的胰岛素类似物,可提供更符合临床需要的速效及长效制剂。

2)胰岛素制剂按起效时间不同可分为短效、中效、长效和预混胰岛素。短效有普通(正规)胰岛素,可皮下、肌内、静脉注射。注射后发生作用快,但持续时间短。中效胰岛素有低精蛋白胰岛素(中性精蛋白胰岛素)和慢胰岛素锌混悬液。该类胰岛素仅能皮下注射。长效制剂有精蛋白锌胰岛素注射液(鱼精蛋白锌胰岛素)和特慢胰岛素锌混悬液。长效制剂也仅能皮下注射。速效胰岛素主要控制一餐后高血糖;中效胰岛素主要控制两餐饭后高血糖,以第二餐为主;长效胰岛素无明显作用高峰,主要提供基础水平胰岛素。预混胰岛素是将短效、中效人胰岛素按各种比例配制成的人胰岛素预混制剂,使其兼具短效、中效胰岛素的作用。

(3)治疗原则和方法:任何类型糖尿病的胰岛素治疗均应在一般治疗等综合治疗基础上进行。剂量及治疗方案强调个体化。一般从小剂量开始,胰岛素剂量调整要以临床症状、空腹血糖水平、餐后 2 小时血糖水平和预定的控制目标等为依据,3～5 天调整 1 次。

胰岛素治疗应力求模拟生理性胰岛素分泌模式。生理状态持续性胰岛素基础分泌保持空腹状态下葡萄糖的产生和利用的相互平衡;进餐后胰岛素分泌迅速增加使进餐后血糖水平维持在一定范围内,预防餐后高血糖发生。

1 型糖尿病:初始剂量约为 0.5～1.0U/(kg·d)。需全天胰岛素剂量的 40%～50% 维持昼夜基础胰岛素水平,其余部分分别在每餐前应用。

提供基础胰岛素水平的方法:①睡前注射中效胰岛素可保持夜间胰岛素基础水平,并减少夜间发生低血糖的危险性,另于早晨给予小剂量中效胰岛素可维持日间的基础水平;②每天注射 1～2 次长效胰岛素或长效胰岛素类似物使体内胰岛素水平达到稳态而无明显峰值。

控制餐后高血糖的方法:每餐前 20～30 分钟皮下注射速效胰岛素使胰岛素水平迅速增高,以控制餐后高血糖。

2 型糖尿病:由于 2 型糖尿病存在不同程度的胰岛素分泌缺陷和胰岛素抵抗,所以胰岛素治疗有补充治疗和替代治疗之分。胰岛素补充治疗主要用于经合理的饮食和口服降糖药治疗仍未达到良好控制目标的患者,白天口服降糖药,睡前注射中效胰岛素或每天注射 1～2 次长效胰岛素。胰岛素替代治疗的适应证为:T2DM 诊断时血糖水平较高,特别是体重明显减轻的患者;口服降糖药治疗反应差伴体重减轻或持续性高血糖的患者;难以分型的消瘦的糖尿病患者。此外,在 T2DM 患者胰岛素补充治疗过程中,当每日胰岛素剂量已经接近 50U 时,可停用胰岛素促分泌剂而改成替代治疗。应用胰岛素作为 T2DM 替代治疗时,可每天注射 2 次中效胰岛素或预混制剂;β 细胞功能极差的患者应按与 T1DM 类似的方案长期采用强化胰岛素治疗。

胰岛素泵治疗是一种更为完善的强化胰岛素治疗方法,用可调程序的微型电子计算机控制胰岛素输注,模拟胰岛素的持续基础分泌和进餐时的脉冲式释放,在密切的自我血糖监测和正确及时的程序调整下,可保持良好的血糖控制。

人工胰由血糖感受器、微型电子计算机和胰岛素泵组成。葡萄糖感受器能敏感地感知血糖浓度的动态变化,将信息传给电子计算机,指令胰岛素泵输出胰岛素,模拟胰岛 B 细胞分泌胰岛素的模式。目前尚未广泛应用。

(4)注意事项:采用强化胰岛素治疗方案后,有时早晨空腹血糖仍然较高,可能的原因为:①夜间胰岛素作用不足;②"黎明现象":即夜间血糖控制良好,也无低血糖发生,仅于黎明短时间内出现高血糖,可能由于清晨皮质醇、生长激素等胰岛素拮抗激素分泌增多所致;③Somogyi 效应:即在夜间曾有低血糖,在睡眠中未被察觉,但导致体内胰岛素拮抗激素分泌增加,继而发生低血糖后的反跳性高血糖。夜间多次(于0、2、4、6、8 时)测定血糖,有助于鉴别早晨高血糖的原因。

采用强化胰岛素治疗时,低血糖症发生率增加,应注意避免、尽早识别和处理。2 岁以下幼儿、老年患者、已有晚期严重并发症者不宜采用强化胰岛素治疗。

一部分 1 型糖尿病患者在胰岛素治疗后一段时间内病情部分或完全缓解,胰岛素剂量减少或可以完全停用,称为"糖尿病蜜月期"。但缓解是暂时的,其缓解的持续时间数周至数月不等,一般不超过 1 年。

(5)胰岛素的抗药性和不良反应:各种胰岛素制剂对人体有抗原性和致敏性。牛胰岛素的抗原性最强,其次为猪胰岛素,人胰岛素最弱。人体多次接受胰岛素注射约 1 个月后,血中可出现抗胰岛素抗体。临床上只有极少数患者表现为胰岛素抗药性,即在无酮症酸中毒也无拮抗胰岛素因素存在的情况下,每日胰岛素需要量超过 100U 或 200U。此时应选用单组分人胰岛素速效制剂。如皮下注射胰岛素不能降低血糖,可试用静脉注射 20U 并观察 0.5~1 小时后血糖是否肯定下降,如仍无效,应迅速加大胰岛素剂量,给予静脉滴注,有时每日剂量可达 1000U 以上,并可考虑联合应用糖皮质激素(如泼尼松每日 40~80mg)及口服降糖药治疗。此时胰岛素可从已形成的复合物中分离而使循环中游离胰岛素骤增,引起严重低血糖,应严密监护,及早发现和处理。胰岛素抗药性经适当治疗后可消失。

胰岛素的主要不良反应是低血糖反应,与剂量过大和(或)饮食失调有关,多见于接受强化胰岛素治疗者。

胰岛素过敏反应通常表现为注射部位瘙痒,继而出现荨麻疹样皮疹,全身性荨麻疹少见,可伴恶心、呕吐、腹泻等胃肠症状,罕见严重过敏反应(如血清病、过敏性休克)。处理措施包括更换胰岛素制剂,使用抗组胺药和糖皮质激素以及脱敏疗法等。严重者需停止或暂时中断胰岛素治疗。脂肪营养不良为注射部位皮下脂肪萎缩或增生,停止在该部位注射后可缓慢自然恢复,应经常更换注射部位以防止其发生。随着胰岛素制剂的改进,目前过敏反应和脂肪营养不良已甚少发生。

4.胰升糖素样多肽 1 类似物和二肽基肽酶Ⅳ抑制剂 胰升糖素样多肽 1(GLP-1)由肠道 L 细胞分泌,具有刺激胰岛素分泌、加强胰岛素的生物合成;促进胰岛 β 细胞增殖、减少凋亡,增加胰岛 β 细胞数量;抑制胰升糖素分泌,减少肝葡萄糖输出;延缓胃内容物排空、抑制食欲及摄食;改善外周组织对胰岛素的敏感性的作用。GLP-1 在体内迅速被二肽基肽酶Ⅳ(DPPⅣ)降解而失去生物活性,其半衰期不足 2 分钟。采用长作用 GLP-1 类似物或 DPP-Ⅳ抑制剂可延长其作用时间。长作用 GLP-1 类似物有艾塞那肽及艾塞那肽长效制剂(exenatide LAR)]和利拉糖肽等,须注射给药。

DPP-Ⅳ抑制剂是通过抑制 DPPⅣ而升高 GLP-1 的浓度及活性,从而刺激胰岛素分泌。目前上市的有维格列汀、西格列汀和沙格列汀等,可口服给药。

5.胰腺移植和胰岛细胞移植 胰腺移植和胰岛细胞移植多用于治疗 TIDM 患者。单独胰腺移植或胰肾联合移植可解除对胰岛素的依赖,改善生活质量,但手术难度大、风险大、供胰组织来源困难及术后存活率低,其应用受到极大限制。近年来,胰岛细胞移植技术已取得一定进展,但目前仍处于试验阶段,许多问题有待解决。

6.妊娠期糖尿病及糖尿病合并妊娠的治疗 无论是妊娠期糖尿病或糖尿病合并妊娠,对孕妇和胎儿均有复杂的影响,因此,孕期血糖水平管理对减少母儿并发症的发生十分重要。由于胎儿先天性畸形危险性最大的时期是受孕 7 周内或停经 9 周前,因此,糖尿病妇女应在胰岛素治疗控制血糖正常后才能受孕。妊娠期糖尿病或糖尿病合并妊娠的医学营养治疗原则与非妊娠患者相同。运动治疗要适度,避免运动时间过长及过于剧烈。胰岛素治疗应选用短效和中效胰岛素,注意调节剂量。禁用口服降血糖药。在整个妊娠期间应密切监测孕妇血糖水平和胎儿情况。产后注意对新生儿低血糖症的预防、处理,产妇应在产后 6

周复查并长期追踪观察。

7.糖尿病急性并发症的治疗

(1)糖尿病酮症酸中毒治疗

1)治疗原则:尽快补液以恢复血容量、纠正失水状态,降低血糖,纠正电解质及酸碱平衡失调,同时积极寻找和消除诱因,防治并发症,降低病死率。

2)补液:是救治DKA的关键措施。对早期酮症患者,仅需口服补充液体。DKA失水量明显者通常静脉输注生理盐水。一般根据患者体重和失水程度估计已失水量,输液速度先快后慢,在1~2小时内输入生理盐水1000~2000ml,前4小时输入所计算失水量1/3的液体。24小时输液量应包括已失水量和部分继续失水量,一般为4000~6000ml,严重失水者可达6000~8000ml。开始治疗时不能给予葡萄糖液,当血糖下降至13.9mmol/L(250mg/dl)时改用5%葡萄糖液,并按每2~4g葡萄糖加入1U短效胰岛素。

3)胰岛素治疗:采用小剂量(短效)胰岛素疗法,即每小时给予胰岛素0.1U/kg,使血清胰岛素浓度恒定达到$100\sim200\mu U/ml$,即可产生抑制脂肪分解和酮体生成的最大效应以及相当强的降低血糖效应,而促进钾离子运转的作用较弱。血糖下降速度一般以每小时约降低3.9~6.1mmol/L(70~110mg/dl)为宜,每1~2小时复查血糖,若在补足液量的情况下2小时后血糖下降不理想或反而升高,提示患者对胰岛素敏感性较低,胰岛素剂量应加倍。

4)纠正电解质及酸碱平衡失调:随着输液和胰岛素治疗后,酮体水平下降,酸中毒可自行纠正,一般不必补碱。严重酸中毒影响心血管、呼吸和神经系统功能,应给予相应治疗,但补碱不宜过多、过快,补碱指征为血pH<7.1,HCO_3^-<5mmol/L。应采用等渗碳酸氢钠(1.25%~1.4%)溶液。给予碳酸氢钠50mmol/L,即将5%碳酸氢钠84ml加注射用水至300ml配成1.4%等渗溶液,一般仅给1~2次。

5)补钾:治疗前由于失水量大于失盐量,且存在代谢性酸中毒,此时血钾水平不能真实反映体内缺钾程度,补钾应根据血钾、心电图和尿量决定补钾方案。治疗前血钾低于正常,立即开始补钾,头2~4小时通过静脉输液每小时补钾13~20mmol/L;血钾正常、尿量>40ml/h,也立即开始补钾;血钾正常、尿量<30ml/h,暂缓补钾,待尿量增加后再开始补钾;血钾高于正常,暂缓补钾。治疗过程中定时监测血钾和尿量,调整补钾量和速度。病情恢复后仍应继续口服钾盐数天。

6)处理诱发病和防治并发症:针对低血压或休克、感染、心衰、心律失常、肾衰竭、脑水肿等进行相应治疗。

(2)高血糖高渗状态

1)治疗原则同DKA。

2)补液扩容,降低渗透压。24小时补液量可达6000~10000ml。关于补液的种类和浓度,多主张治疗开始时用等渗溶液如生理盐水,视病情可考虑同时给予胃肠道补液。休克患者应另予血浆或全血。如无休克或休克已纠正,在输入生理盐水后血浆渗透压高于350mOsm/L,血钠高于155mmol/L,可考虑输入适量0.45%氯化钠。当血糖下降至16.7mmol/L时开始输入5%葡萄糖液并按每2~4g葡萄糖加入1U胰岛素。

3)胰岛素治疗方法与DKA相似,静脉注射胰岛素首次负荷量后,继续以每小时每0.05~0.1U/kg的速率静脉滴注胰岛素,一般来说本症患者对胰岛素较敏感,因而胰岛素用量较小。

4)补钾要更及时,一般不补碱。

5)积极治疗诱发病及防治并发症。应密切观察从脑细胞脱水转为脑水肿的可能,及早发现和处理。

(3)低血糖反应及昏迷

1)治疗原则:低血糖时的处理原则是尽快纠正低血糖,以避免低血糖引起的心、脑血管急性事件和反跳性高血糖。反复发作严重低血糖或低血糖持续时间较长可引起不可逆的脑损害,所以应及早识别和防治。

2)低血糖发作期的处理:神志清醒的轻型患者,经口服糖水、含糖饮料,或进食糖果、饼干、面包、馒头等即可缓解。神志障碍的重症患者和疑似低血糖昏迷的患者,应及时测定毛细血管血糖,甚至无需血糖结果就及时给予50%葡萄糖液60~100ml静脉注射,继以5%~10%葡萄糖液静脉滴注,必要时可加用氢化可的松100mg和(或)胰高糖素0.5~1mg肌内或静脉注射。注意神志不清者,切忌喂食,以避免呼吸道窒息。

3)病因治疗:低血糖症患者应积极寻找致病原因进行病因治疗。

8.糖尿病慢性并发症的治疗原则 糖尿病慢性并发症是患者致残、致死的主要原因,强调定期筛查、早期诊断、早期防治。糖尿病各种慢性并发症的病因及发病机制十分复杂,存在共同危险因素以及各自特殊的发病机制。防治策略首先应该是全面控制共同危险因素,包括积极控制高血糖、严格控制血压、纠正脂代谢紊乱、抗血小板治疗、控制体重、戒烟和改善胰岛素敏感性等并要求达标。

(1)糖尿病、高血压、血脂紊乱和大血管病变的治疗原则与非糖尿病患者相似,但治疗更为积极,要求更为严格。中国高血压防治指南建议,糖尿病患者血压应控制在130/80mmHg以下;如尿蛋白排泄量达到1g/24h,血压应控制低于125/75mmHg,但要避免出现低血压或血压急速下降。糖尿病为冠心病等危症,LDL-C治疗的目标值为<2.6mmol/L(100mg/dl)。

(2)糖尿病微血管并发症和周围神经病变:严格代谢控制可显著推迟其发生与发展。对糖尿病肾病应注意早期筛查微量白蛋白尿及评估GFR,糖尿病肾病抗高血压治疗可延缓GFR的下降速度,降压治疗的目标值已于上述,早期肾病应ACEI或ARB除可降低血压外,还可减轻微量白蛋白尿;减少蛋白质摄入量对早期肾病及肾功能不全的防治均有利,临床肾病(Ⅳ期)即要开始低蛋白饮食,肾功能正常的患者,饮食蛋白量为每天每公斤体重0.8g,GFR下降后进一步减至0.6g并加用复方α-酮酸;PKC-β抑制剂治疗糖尿病肾病可能有一定益处;尽早给予促红细胞生成素纠正贫血、尽早进行透析治疗,注意残余肾功能的保存等。

对糖尿病视网膜病变应由专科医生定期进行检查,必要时尽早应用激光光凝治疗,争取保存视力;RAS抑制剂、PKC-β抑制剂和VEGF抗体治疗视网膜病变可能有一定前景。

对糖尿病周围神经病变尚缺乏有效治疗方法,通常在综合治疗的基础上,采用多种维生素、醛糖还原酶抑制剂、肌醇以及对症治疗等可改善症状。

对于糖尿病足,强调注意预防,防止外伤、感染,积极治疗血管病变和末梢神经病变。

(三)中医治疗

辨证论治

早期

该期尚未出现典型的消渴证候,其中肥胖或超重者多属痰浊,中等体型或消瘦者多属阴虚。痰浊者总以消痰转浊为要,气滞痰阻者治以理气化痰,脾虚痰湿者治以健脾化痰,化热者佐以清热;阴虚气滞者治以养阴理气,消瘦者勿忘养阴。

1.气滞痰阻

证候:形体肥胖,腹型肥胖,或见脘腹胀闷,心烦口苦,大便干结,舌质淡红,苔白腻或厚腻,脉弦滑。

治法:理气化痰。

方药:越鞠丸加减。

药用香附、川芎、苍术、栀子、神曲、半夏、佩兰、陈皮。口苦,舌苔黄,加黄连、全瓜蒌;脘腹胀闷甚加枳实。

2.脾虚痰湿

证候:形体肥胖,腹部增大,或见倦怠乏力,纳呆便溏,口淡无味或黏腻,舌质淡有齿痕,苔薄白或腻,脉濡缓。

治法:健脾化痰。

方药:六君子汤加减。

药用党参、白术、茯苓、甘草、陈皮、半夏、荷叶、佩兰。倦怠乏力加黄芪;食欲不振加焦三仙;口黏腻加薏苡仁、白蔻仁。

3.阴虚气滞

证候:形体中等或偏瘦,或见口干口渴,夜间为甚,两胁胀痛,盗汗失眠,舌质偏红,苔薄白,脉弦细。

治法:养阴理气。

方药:二至丸合四逆散加减。

药用女贞子、旱莲草、柴胡、白芍、枳实、甘草。两胁胀痛加青皮、橘叶;口干口渴加生地黄、石斛。

症状期

1.痰(湿)热互结

证候:形体肥胖,腹部胀大,口干口渴,喜冷饮,饮水量多,脘腹胀满,易饥多食,心烦口苦,大便干结,小便色黄,舌质淡红,苔黄腻,脉弦滑。或见五心烦热,盗汗,腰膝酸软,倦怠乏力,舌质红,苔少,脉弦细数。

治法:清热化痰。

方药:小陷胸汤加减。

药用全瓜蒌、半夏、黄连、枳实。渴喜饮加生石膏、知母;腹部胀满加炒莱菔子、焦槟榔。偏湿热困脾者,治以健脾和胃,清热祛湿,用六君子汤加减治疗。

2.热盛伤津

证候:口干咽燥,渴喜冷饮,易饥多食,尿频量多,心烦易怒,口苦,溲赤便秘,舌干红,苔黄燥,脉细数。

治法:清热生津止渴。

方药:消渴方或白虎加人参汤加减。

药用天花粉、石膏、黄连、生地黄、太子参、葛根、麦冬、藕汁、甘草。肝胃郁热,大柴胡汤加减;胃热,三黄汤加减;肠热,增液承气汤加减;热盛津伤甚,连梅饮加减。

3.气阴两虚

证候:咽干口燥,口渴多饮,神疲乏力,气短懒言,形体消瘦,腰膝酸软,自汗盗汗,五心烦热,心悸失眠,舌红少津,苔薄白干或少苔,脉弦细数。

治法:益气养阴。

方药:玉泉丸或玉液汤加减。

药用天花粉、葛根、麦冬、太子参、茯苓、乌梅、黄芪、甘草。倦怠乏力甚重用黄芪;口干咽燥甚重加麦冬、石斛。

变证期

肥胖型与非肥胖型患者日久均可导致肝肾阴虚或肾阴阳两虚,出现各种慢性变证,严重者发生死亡。

1.肝肾阴虚

证候:小便频数,浑浊如膏,视物模糊,腰膝酸软,眩晕耳鸣,五心烦热,低热颧红,口干咽燥,多梦遗精,皮肤干燥,雀目,或蚊蝇飞舞,或失明,皮肤瘙痒,舌红少苔,脉细数。

治法:滋补肝肾。

方药:杞菊地黄丸或麦味地黄汤加减。

药用枸杞子、菊花、熟地黄、山茱萸、山药、茯苓、丹皮、泽泻、女贞子、旱莲草。视物模糊加茺蔚子、桑椹;头晕加桑叶、天麻。

2.阴阳两虚

证候:小便频数,夜尿增多,浑浊如脂如膏,甚至饮一溲一,五心烦热,口干咽燥,神疲,耳轮干枯,面色黧黑;腰膝酸软无力,畏寒肢凉,四肢欠温,阳痿,下肢浮肿,甚则全身皆肿,舌质淡,苔白而干,脉沉细无力。

治法:滋阴补阳。

方药:金匮肾气丸加减;水肿者用济生肾气丸加减。

药用:制附子、桂枝、熟地黄、山茱萸、山药、泽泻、茯苓、丹皮等。

消渴后出现的眩晕、肺痨、疮痈、胸痹、中风、眼疾、水肿、脱疽、昏迷等其他变证参照相关病证辨证论治。

3.兼夹证

(1)兼痰浊

证候:形体肥胖,嗜食肥甘,脘腹满闷,肢体沉重,呕恶眩晕,恶心口黏,头重嗜睡,舌质淡红,苔白厚腻,脉弦滑。

治法:理气化痰。

方药:二陈汤加减。

药用姜半夏、陈皮、茯苓、炙甘草、生姜、大枣。脘腹满闷加广木香、枳壳;恶心口黏加砂仁、荷叶。

(2)兼血瘀

证候:肢体麻木或疼痛,下肢紫黯,胸闷刺痛,中风偏瘫,或语言謇涩,眼底出血,唇舌紫黯,舌有瘀斑或舌下青筋显露,苔薄白,脉弦涩。

治法:活血化瘀。

方药:一般瘀血选用桃红四物汤加减,也可根据瘀血的部位选用王清任五个逐瘀汤加减。

药用:桃仁、红花、当归、生地黄、川芎、枳壳、赤芍、桔梗、炙甘草等。瘀阻经络加地龙、全蝎;瘀阻血脉加水蛭。

【转归、预防与调护】

糖尿病是可控而难愈的疾病,需要终身治疗,通过长期饮食、心理、行为调摄及药物治疗可保障患者的生活质量、劳动能力及延缓并发症的发生、发展。糖尿病并发心、脑、肾疾病是患者死亡的重要原因。另外,重症感染、酮症酸中毒、高渗性昏迷、低血糖昏迷、视网膜病变、神经病变、周围血管病变、糖尿病足等并发症也是致死或致残的重要因素。因此,积极预防及治疗并发症可降低该病的致死或致残率。

预防工作分为三级:一级预防是干预和减少易感人群发生糖尿病的危险;二级预防是及早检出并有效治疗糖尿病;三级预防是延缓和(或)防治糖尿病并发症。

调护应从五个方面着手,第一,是普及糖尿病知识的宣传教育,定期查体早期诊断糖尿病;其次,改变生活行为,规律生活起居,加强体育锻炼;第三,调整饮食结构及调控饮食量,使身体能量摄入与消耗保持基本平衡;第四,修身养性,陶冶性情,保持心情舒畅及心理平衡;第五,已病者加强糖尿病监测,合理规律用药,预防并发症的发生。

(郑献敏)

第八节　糖尿病酮症酸中毒

糖尿病酮症酸中毒(DKA)是由于体内胰岛素缺乏和(或)升糖激素不适当升高引起糖、脂肪和蛋白质代谢紊乱,以高血糖、高酮血症和代谢性酸中毒为主要改变的临床综合征,是糖尿病的急性合并症,也是内科常见急症之一。

糖尿病酮症酸中毒的发病率:国外统计约占住院糖尿病患者的14%,国内统计约占住院糖尿病患者的14.6%。在胰岛素没有发明以前,糖尿病酮症酸中毒的死亡率高达70%以上。在胰岛素应用于临床后,死亡率已显著下降,但仍可因治疗不及时或不恰当,以及各种并发症而致10%左右的患者死亡。因此,除可能发生的合并症(如心、脑血管合并症)外,本病的预后在很大程度上取决于诊断是否及时和治疗的好坏。

本病属中医"消渴"发展到严重阶段的重症范围。

一、病因与发病机制

(一)病因

1.基础病因　DKA的基础病因是糖尿病,1型糖尿病有发生DKA的倾向,2型糖尿病在某些诱因下也可发生,部分糖尿病患者可以糖尿病酮症酸中毒为首先表现。

2.诱因

(1)各种感染:感染中常见的有呼吸道感染,泌尿道感染和皮肤感染等。

(2)胰岛素应用不当,如长期用量不足,或突然中断注射等。

(3)饮食失调,酗酒或暴饮暴食。

(4)精神刺激。

(5)手术创伤,妊娠,分娩及其他因素。

在上述各种诱发因素中,感染是最常见的,约占33%,胰岛素应用不当约占32%,饮食失调约占25%,精神刺激及其他因素占10%。

(二)发病机制

糖尿病酮症酸中毒发病的基本环节是由于胰岛素缺乏和胰高血糖素等升糖激素不适当增加,葡萄糖对胰高血糖素分泌的抑制能力丧失,胰高血糖素对刺激(精氨酸和进食)的分泌反应增强,导致肝、肾葡萄糖生成增多和外周组织利用葡萄糖减少,糖代谢障碍,血糖不能正常利用,导致血糖增高;脂肪分解增加,血酮增高,继发代谢性酸中毒与水、电解质平衡紊乱等一系列改变。

1.胰岛素绝对减少　见于胰岛素依赖型或不完全依赖型患者,例如突然停用胰岛素。几种升糖的激素在应激情况下分泌增加是糖尿病酮症酸中毒的常见原因。应激时胰高血糖素、皮质醇和儿茶酚胺类产生增多。胰高血糖素使糖原异生和糖原分解增加,皮质醇和儿茶酚胺对抗胰岛素作用,促进脂肪分解和糖原异生,使血糖升高,非酯化脂肪酸增多,酮体生成。

2.酮症酸中毒　酮体包括乙酰乙酸、β羟丁酸和丙酮。当胰岛素缺乏时,葡萄糖不能被正常利用,机体动用蛋白质及大量贮存的脂肪,于是二者分解代谢加速。前者分解后产生大量酸性代谢产物如硫酸盐、磷酸盐等,后者分解后产生大量酮体。酮体大多由肾脏排出。这些酸性代谢产物和酮体大部分与阳离子(如钾、钠离子)结合为盐类,或与碳酸氢钠结合形成酮酸钠盐由尿中排出。以致大量碱基从尿中丢失,碱储备含量下降,导致酸中毒的发生。

3.失水　高血糖有渗透利尿作用,多尿导致血容量减少;蛋白质和脂肪分解加速,渗透性代谢物(经肾)与酮体(经肺)排泄带出水分,加之酸中毒失代偿时的厌食、恶心、呕吐,使水摄入量减少,丢失增多,故患者的水和电解质丢失往往相当严重,但在一般情况下,失水多于失盐。失水过多,若补充不足即导致末梢循环衰竭、肾功能衰竭,或血浆渗透压升高进一步引起细胞内脱水。

4.失盐　大量的 Na^+、K^+、Mg^{2+} 等阳离子伴酸性代谢物和水分丢失排出体外。但在酸中毒时,细胞内所含钾可溢出代偿,维持血钾正常或高于正常。酸中毒纠正后,细胞外的钾返回细胞内,暴露体内缺钾的情况,严重低血钾可致心律失常,甚至心搏停止。

5.循环衰竭和肾衰竭　由于血容量减少和酸中毒导致周围循环衰竭,最终出现低血容量性休克。血压下降使肾灌注量降低,当收缩压低于 70mmHg 时,肾滤过量减少引起少尿或无尿,严重时发生急性肾功能衰竭。

6.中枢神经系统功能障碍　由于高渗脱水、缺血、供氧利用能力减退,以及酸中毒、酮体对脑细胞的不良刺激,引起神志障碍,最后可致中枢抑制。

二、中医病因病机

(一)病因

1.暴饮暴食　患者酒食不节,嗜炙厚味,以致脾胃内伤,运化失司,胃积热毒,消谷耗液,以致燥热炽盛,津液干枯而发病。

2.五志化火　患者长期不节喜怒,五志过极,气机升降失调,郁而化火,心肝火炽,则脏腑生热,上灼胃津,下劫肾液,以致精血暗耗,燥热内盛,发为本病。

3.房劳过度　患者纵情嗜欲,劳伤过度,肾精亏耗,虚火内生,以致火因水竭而烈,水因火烈而干,导致肾亏肺燥胃火俱见,阴枯燥热而发病。

4.外感热毒　患者调摄失宜,感受时邪热毒,由表及里,或因疔疮内陷走黄,热毒伤津耗液,肺胃炽热,或扰营败血则发为本病。

(二)病机

以上病因相互影响,致使患者阴虚燥热至极,病及五脏,肺失布敷、肝失藏血、脾失统血、肾失藏精,水谷精微失于正常的生化转输贮存,气血津液生化障碍,水谷精微代谢紊乱,并形成新的病理产物"瘀浊毒邪",症见口燥、饮多、尿多、尿浊,如浊气上逆则头晕呕吐,内热熏蒸或热毒攻心则神昏,热盛动风则抽搐,阴虚风动则肢麻震颤,阴竭阳脱则为阴阳离决凶险之危候。

三、临床表现

(一)一般临床表现

1.有关诱因的临床表现。

2.原有糖尿病症状加重,如烦渴,严重的多饮和多尿,消瘦,肌肉酸痛、软弱等。

3.消化道症状:食欲不振、恶心、呕吐、腹痛。

4.神经系统症状:头晕、头痛、烦躁、反应迟钝、表情淡漠、嗜睡,甚至昏迷。

(二)局灶症状和体征

1.轻者神志清晰,重者神志模糊甚至昏迷。

2.呼吸加深、加速,呈酸中毒大呼吸,呼气有酮味如烂苹果。

3.明显的脱水症状,皮肤干燥、缺乏弹性,舌干,眼球下陷、眼压降低。

4.循环系统可见虚脱,脉速、细、弱,四肢厥冷,低血压,休克。

5.体温低于正常,有感染者可升高。

6.腹部可有压痛,可伴肌紧张,有时可能误诊为急腹症。

7.各种反射迟钝或消失。

8.各类诱因的体征。

四、诊治要点

(一)一般检查

1.尿糖:强阳性。

2.尿酮:阳性。

3.尿常规:可出现蛋白、管型。

4.肾功能严重损害者,尿糖和尿酮可为弱阳性,甚至阴性。如患者原已有肝脏损害,尿酮体量增多明显。

5.周围血象检查:白细胞往往增高,大多可增加至 $10\times10^9/L$ 以上,有时可高达 $(20\sim30)\times10^9/L$。

(二)其他辅助检查

1.血糖明显升高:血糖一般在 $16.7\sim33.3mmol/L$,血糖若超过 $33.3mmol/L$,则多伴有高渗状态或肾功能障碍。

2.血酮增高:可超过 $8.6mmol/L$。

3.血 pH<7.1 或二氧化碳结合力(CO_2CP)$<10mmol/L$($<20vol\%$)为重度酸中毒;血 pH<7.2 或 CO_2CP 为 $10\sim15mmol/L$ 为中度酸中毒;血 pH>7.2 或 CO_2CP 为 $15\sim20mmol/L$ 为轻度酸中毒。

4.血清电解质:血清钠、氯往往降低。血清钾在治疗前可为正常或偏低,偶可升高,在治疗后尿量增多时,血钾逐渐下降。

5.血尿素氮可升高,在治疗后下降,属肾前性。如升高程度严重,治疗后下降不明显,表示已有肾脏病变。

6.血清淀粉酶、丙氨酸转氨酶等均可一过性增高,一般在治疗后 $2\sim3$ 天可恢复正常。

(三)诊断要点

1.有糖尿病病史或家族史,有发病诱因。

2.有神志改变,可为轻度迟钝、嗜睡甚至昏迷。

3.患者常有皮肤干燥、失水、深而快的 Kussmaul 大呼吸,呼气有酮味。

4.血糖、血酮过高。

5.尿糖、尿酮阳性。

6.血 CO_2CP 及血 pH 值降低。

（四）中医辨证要点

1.阳闭　症见突然昏仆,不省人事,牙关紧闭,两手握固,二便闭结,颜面潮红,气粗,身热口臭,躁动不安,舌红苔黄腻,脉弦滑数。

2.阴闭　症见突然昏仆,不省人事,牙关紧闭,两手握固,二便闭结,面白唇暗,痰涎壅盛,静而不烦,四肢不温,舌淡苔白腻,脉沉滑数。

3.亡阴　症见昏沉嗜睡,甚则昏迷,皮肤干皱,唇焦齿燥,面红身热,目陷睛迷,舌绛少苔,脉细数结代。

4.亡阳　症见昏愦不语,刺激不应,面色苍白,口唇青紫,呼吸微弱,冷汗淋漓,四肢厥逆,二便失禁,唇舌淡润,脉微欲绝。

五、急救处理

（一）非药物治疗

发病后应卧床休息,保持安静,加强监护,保持大、小便通畅,预防和及时治疗褥疮,必要时予氧疗。

（二）立即补充胰岛素

糖尿病酮症酸中毒发病的主要因素是胰岛素缺乏,因此治疗的关键首先是迅速补充胰岛素。纠正糖和脂肪代谢紊乱和由此而继发的高酮血症和酸中毒。关于胰岛素的用量和用法,目前推荐小剂量胰岛素静脉滴注法。为了避免因血糖和血浆渗透压下降过快继发脑水肿的危险,可采用两步疗法。

1.第一阶段治疗　患者于取血送测血糖、电解质、CO_2CP、尿素氮后(有条件的同时测血 pH 和血气分析),立即开放静脉通道。在 0.9％氯化钠注射液内加入普通胰岛素(RI),开始按 0.1U/(kg·h)(成人每小时 5～7U)滴速静脉滴注,若 1 小时计划输液量为 1000mL,则于 500mL 液体内加 RI 2～3U,以此类推。持续静脉滴注,每 1～2 小时复查血糖,根据血糖下降情况调整胰岛素用量。

血糖下降幅度超过胰岛素滴注前水平的 30％,或平均每小时下降 4.2～5.6mmol/L,可继续按原量滴注。若血糖下降幅度小于滴注前水平的 30％,则说明可能伴有抗胰岛素因素,此时可将 RI 滴注速度加倍。

若血糖下降速度过快,或患者出现低血糖反应,则可视轻重采取以下处理:若患者只是血糖下降过快(每小时下降 5.5mmol/L),则可减慢输液速度或将 0.9％氯化钠注射液加量以稀释输液瓶内的 RI 浓度,减少 RI 的输入;若患者血糖水平已低于 5.52mmol/L 或有低血糖反应,也无须给患者注射高渗糖,而只要将原瓶内含有 RI 的液体更换为单纯 0.9％氯化钠注射液,或按第二阶段治疗更换为 5％葡萄糖注射液加 RI 即可,因为胰岛素在血内的半衰期很短,仅 3～5 分钟,因此已进入血内的胰岛素很快会被代谢而无须顾虑。

2.第二阶段治疗　血糖降至 13.9mmol/L 以下时转为第二阶段治疗。胰岛素剂量减为 0.05～0.1U/(kg·h),可将原输液的 0.9％氯化钠注射液改为 5％葡萄糖氯化钠注射液或 5％葡萄糖注射液,胰岛素用量则按葡萄糖与胰岛素的比例加入输液瓶内,一般每 2～4g 葡萄糖给 1U 的 RI 维持静脉滴注,如 5％葡萄糖注射液 500mL 内加入 6～12U 的 RI。一直到尿酮体转阴后血糖维持在 11.1mmol/L 以下时可以过渡到平日治疗。在停止静滴胰岛素前 1 小时,皮下注射短效胰岛素一次,或在餐前胰岛素注射后 1～2h 再停止静脉给药。如 DKA 的诱因尚未去除,应继续皮下注射胰岛素治疗,以免 DKA 反复。

（三）补液扩容

补液对于 DKA 非常重要,不仅能纠正失水,恢复肾灌注,还有助于降低血糖和清除酮体。通常,在第一阶段补 0.9％氯化钠注射液,第二阶段补 5％葡萄糖注射液或 5％葡萄糖氯化钠注射液。补液总量一般按患者发病前体重的 10％估算,补液的速度仍按先快后慢的原则,如无心力衰竭,则于开始治疗的第 1～2 小时补液 1000～2000mL,以后根据患者的血压、心率、每小时尿量及周围循环状况决定输液量及输液速度,在第 3～6 小时输入 1000～2000mL；一般情况下，第一个 24 小时的输液总量为 4000～5000mL，严重失水者可达 6000～8000mL。若治疗前已有低血压和休克，快速输液不能有效地升高血压时，应输入胶体溶液，并采取其他抗体克措施。老年患者、充血性心衰或肾功能不全患者需酌情调整补液速度和液体种类。

（四）补钾

若患者已有肾功能不全、无尿或高血钾（＞6mmol/L），可暂缓补钾。但一般情况下，在开始静脉滴注胰岛素和患者有尿后即行静脉补钾，每小时不超过 20mmol/L（相当于氯化钾 1.5g），24 小时氯化钾总量 6～10g，应有血钾或心电图监护。患者恢复进食后仍需继续口服补钾一周。

（五）补碱

一般对轻、中度酸血症在用胰岛素后，可随着代谢紊乱的纠正而恢复，因此大多数糖尿病酮症酸中毒患者不用另外补碱。另外，若补碱不当反而可能引起血钾低、血钠高以及反应性碱中毒并影响氧合血红蛋白的解离。因此，只对严重酸中毒，血 pH＜7.0 或 CO_2CP＜10mmol/L、HCO_3^-＜10mmol/L 者才给予补碱，一般用 5％碳酸氢钠而不用乳酸钠。对于 pH＞7.0mmol/L 者一般不用补碱，当 pH 降至 6.9～7.0 时，50mmol/L 的碳酸氢钠（约为 5％碳酸氢钠 84mL）稀释于 200mL 注射用水中（pH＜6.9 时，100mL 碳酸氢钠加 400mL 注射用水），以 200mL/h 的速度静脉滴注。此后，以 30 分钟～2 小时的间隔时间监测血 pH，直到上升至 7.0 以上才能停止补碱。

（六）消除各种诱因积极治疗各种合并症

合并症不仅是糖尿病患者酮症酸中毒的诱因，且关系到患者的预后，常是导致糖尿病酮症酸中毒患者死亡的直接原因。

1.休克、心力衰竭和心律失常的治疗　如休克严重且经快速输液仍不能纠正，应考虑合并感染性休克或急性心肌梗死的可能，应仔细查找，给予相应处理。年老或合并冠状动脉疾病（尤其是急性心肌梗死）、输液过多等可导致心力衰竭和肺水肿，应注意预防，一旦出现，应予相应治疗。血钾过低或过高均可引起严重心律失常，应在心电监护下，尽早发现，及时治疗。

2.脑水肿的治疗　脑水肿是 DKA 的最严重并发症，病死率高，可能与脑缺氧、补碱过早过多过快、血糖下降过快、补液过多等因素有关。DKA 经治疗后，高血糖已下降，酸中毒改善，但昏迷反而加重，应警惕脑水肿的可能。必要时，可用脱水剂、呋塞米和激素治疗。

3.肾衰竭的治疗　DKA 时失水、休克，或原有肾脏病变，以及延误治疗等，均可导致急性肾衰竭。强调预防，一旦发生，及时处理。

六、中医治疗

（一）治疗原则

本病以气阴两虚为本，瘀浊毒邪为标，起病急，来势凶险，但仍需遵循早发现、早治疗的原则，祛邪与扶正并举。急则治其标，清热凉血，解毒降浊以去痰浊毒邪；缓则治其本，益气养阴，扶正疗病；以期打断"正虚-邪盛-正虚"的恶性循环。

（二）辨证论治

1.气阴两虚证

主要证候：咽干口燥，多饮多尿，气短懒言，神疲乏力，食欲减退，舌红少苔，脉细数。

治法：益气养阴，清热生津。

方药：生脉散合增液汤。渴甚可加石斛、天花粉；气短加黄芪。中成药可选用参麦注射液。

2.热毒熏蒸证

主要证候：口苦口臭，烦渴多饮，尿频量多，色黄赤浊，头晕目眩，四肢麻木，恶心呕吐，大便干结或热结旁流，舌暗红苔黄，脉滑数。

治法：清热养阴，解毒降浊。

方药：清瘟败毒饮加减。便秘可加大黄、芒硝；头晕目眩，恶心呕吐加竹茹、半夏。

3.内闭外脱证

主要证候：神志昏蒙，躁动不安，呼吸气粗，呼气有烂苹果味，四肢抽搐，汗出面白，遗尿，舌淡红苔薄黄，脉弦数或虚数无力。

治法：清热养阴，开闭固脱。

方药：清宫汤合独参汤加减。常加郁金、石菖蒲以解郁开闭，加生地黄、五味子、高丽参以敛阴固脱。中成药可选用安宫牛黄丸。

4.阴竭阳脱证

主要证候：昏迷不醒，面白唇干，眼眶深陷，气短息微，汗出肢冷，舌质干淡，脉虚数无根。

治法：益气敛阴，回阳固脱。

方药：生脉散合参附龙牡汤。中成药可选用参附注射液。

（三）针灸治疗

脱证可温灸百会、神阙、足三里等。

（霍敏俐）

第九节　非酮症高渗性糖尿病昏迷

非酮症高渗性糖尿病昏迷（NHDC）是糖尿病的一种严重急性并发症，又称高渗性非酮症高血糖昏迷、高血糖高渗性非酮症昏迷或高血糖脱水综合征等。本病以严重失水，高血糖（＞33.3mmol/L），高渗透压（＞350mOsm/L），较轻或无酮症，伴不同程度的精神神经症状、低血压、脑血管意外、肾功能不全为特征。是血糖高，血钠高，没有明显酮症酸中毒，因高血糖引起血浆高渗性脱水和进行性意识障碍的临床综合征。

本病属于中医学"消渴""厥证""昏迷"等病范畴。

一、病因与发病机制

（一）病因

1.基础病因为糖尿病。

2.常见诱因包括以下几种：

（1）应激：如感染、外伤、手术、脑血管意外、心肌梗死、急性胰腺炎、中暑等。

（2）摄水不足：是诱发本病的重要原因，见于口渴中枢敏感性下降的老年人，不能主动进水的幼儿、卧床患者、胃肠道疾患或昏迷的患者。

（3）失水过多：如严重的呕吐或腹泻，大面积的烧伤等。

（4）药物影响：如大量摄入噻嗪类利尿剂或呋塞米，或糖皮质激素等免疫抑制剂，苯妥英钠等。

（5）高糖的摄入：大量服用高糖饮料，血糖情况不明时即大量静脉输入葡萄糖液，或进行含糖溶液的血液或腹膜透析。

（二）发病机制

本病的基本病因是胰岛素的绝对或相对不足，在各种诱因的作用下，血糖显著升高，严重的高血糖引起渗透性利尿，导致水和电解质大量自肾脏丢失。由于患者多有主动摄水能力的下降和不同程度的肾功能损害，故高血糖、脱水及高渗透压的情况逐渐加重，最后导致高渗性昏迷。

在高渗性昏迷形成的过程中，患者失水往往比电解质的丢失严重，脱水和低血压一方面引起皮质醇、儿茶酚胺和升糖激素等升糖激素的分泌，另一方面又能进一步抑制胰岛素的分泌，继而造成高血糖状态的继续加重，如此恶性循环，最终导致高渗性昏迷的发生。

二、中医病因病机

1.肺燥津枯　消渴病由于阴虚，燥火伤肺，肺失治节之权，气不布津，虽口渴多饮，但水不能正常敷布，水饮直驱于下为尿多，机体失于濡养，使气阴愈亏，燥热内盛，以致肺金枯竭。又因肺虚卫外功能薄弱，极易感受风邪，更耗津气，脏腑愈损，肺燥津枯而发病。

2.痰浊中阻　患者平素过食寒凉生冷，内伤脾阳，形成脾虚痰湿之体，复加嗜食厚味或贪饮醇酒，酿蕴湿热，更伤脾胃，以致脾弱运化无力，则胃失和降，水湿运化失常，而发为本病。

3.热入心包　消渴病失于调治，久耗阴津，阴虚助生内热，使火热炽盛，邪胜正衰，可见邪热内陷，心神被扰，或热盛动痰，痰随风动，蒙蔽清窍而发病，甚至邪遏阳闭，出现厥脱危候。

4.阴虚风动　消渴病失治延治，长期尿频尿多，损伤肾液，若遇情志过极，忧思恼怒，心肝阳亢，五志化火，消烁阴液，每致肾阴耗竭，肝失涵养，阴不敛阳，虚风内动，或郁火炽盛，火热内扰心神而发病。

本病多属本虚标实，患者阴虚燥热至极，病及五脏，气血津液生化障碍，水谷精微代谢紊乱，故见口燥、饮多、皮干、尿少，若痰浊内生、上逆则头晕呕吐，内热熏蒸或热毒攻心则神昏，热盛动风则抽搐，阴虚风动则肢麻震颤，阴竭阳脱则为阴阳离决凶险之危候。

三、临床表现

（一）病史

多发生在中年以上，尤其是老年，半数无糖尿病史，30%患者有心脏病史，90%有肾脏功能下降的病史。由于劳累、饮食控制不节以及感染机会增多，冬季尤其是春节前后发病率较高。

（二）前驱期表现

本病起病多隐蔽，在出现神经系统症状和进入昏迷前常有一段过程，即前驱期，表现为糖尿病症状如口渴、多尿和倦怠、无力等症状的加重，反应迟钝，表情淡漠，引起这些症状的基本原因是由于渗透性利尿失水。这一期时间可由几天到数周不等，发展比糖尿病酮症酸中毒慢，如能对非酮症高渗性糖尿病昏迷提高警惕，在前驱期及时发现并诊断，则有利于患者的治疗和预后。

（三）典型期的临床表现

如前驱期得不到及时治疗，则病情继续发展，由于严重的失水引起血浆高渗状态和血容量减少，患者主要表现为严重的脱水和神经系统两组症状和体征。

1.脱水和周围循环衰竭　常有严重的脱水征，患者唇舌干裂、眼窝塌陷、皮肤失去弹性，由于血容量不足，大部分患者血压降低、心跳加速，卧位时颈静脉充盈不全，直立性低血压，少数患者呈休克状态，有的由于严重脱水而无尿。

2.神经精神症状 常有不同程度的意识障碍,从意识模糊、嗜睡直至昏迷,约半数患者意识模糊,1/3患者处于昏迷状态。除此之外可以有一过性偏瘫、癫痫样发作、肌肉松弛或不自主收缩、失语、同侧偏盲、视觉障碍、眼球震颤、幻视、半身感觉缺失、巴宾斯基征阳性和中枢性发热等。病理反射和癫痫样发作,出现神经系统症状常是促使患者前来就诊的原因,因此常误诊为一般的脑血管意外而导致误治,后果严重。和酮症酸中毒不一样,非酮症高渗性糖尿病昏迷没有典型的酸中毒呼吸,如患者出现中枢性过度换气现象时,则应考虑是否合并有败血症和脑血管意外。

3.伴发疾病的症状和体征 患者可有原有疾病(如高血压、心脏病、肾脏病等)、诱发疾病(如肺炎、泌尿系感染、胰腺炎等),以及并发症(脑水肿、血管栓塞、血栓形成等)的症状和体征。

四、诊治要点

(一)诊断要点

1.突出的神经、精神症状。

2.严重失水。

3.血糖在 33.3mmol/L 以上。

4.有效血浆渗透压在 320mOsm/L 以上。

5.尿糖呈强阳性,尿酮体阴性或弱阳性。

(二)辅助检查

1.血常规 由于脱水血液浓缩,血红蛋白增高,白细胞计数多$>10\times10^9$/L。

2.血糖 血糖极高,大于 33.3mmol/L(多数大于 44.4mmol/L)。血酮多正常或轻度升高。

3.尿糖 呈强阳性,尿酮体阴性或弱阳性。

4.血电解质 血钠正常或升高,常>145mmol/L,有时可高达 180mmol/L,有时也可降低;血钾正常或降低,有时可升高;血氯情况多与血钠一致,还常有钙、镁及磷的丢失。血 pH 值大多正常或稍低于 7.35,有时亦可高于正常值。

5.血浆渗透压增高 显著升高的血浆渗透压是非酮症高渗性糖尿病昏迷的重要特征和诊断依据。总渗透压大于 350mOsm/L,有效渗透压大于 320mOsm/L 是诊断高渗性昏迷的关键。

6.血肌酐(Cr)和尿素氮(BUN) 多显著增高,反映出严重的脱水和肾功能不全。BUN 可达 21~36mmol/L,Cr 可达 123~660mmol/L,BUN/Cr 比值可达 30:1 以上[正常人多在(10~20):1]。BUN与 Cr 进行性升高的患者预后不佳,治疗后 BUN 和 Cr 多有显著下降,但有些患者仍未能恢复到正常范围,多是由于肾脏本身受损所致。

(三)中医辨证要点

本病辨证关键在于分清标本虚实:如见小便频多,烦渴引饮,口干咽燥,皮肤干瘪等,属肺燥津枯证;如见脘痞纳呆,恶心呕吐,口甜或口臭,嗜睡、头晕如蒙等,属痰浊中阻;如见心烦、躁扰、谵语,或昏迷等,为热入心包;若见头晕,手足蠕动,或抽搐、口禁不开、昏迷等,属阴虚风动;如见面色苍白,大汗不止,目闭口开,手撒肢冷,二便自遗,脉微欲绝,则为厥脱危候。

五、急救处理

(一)非药物治疗

发病后应卧床休息,保持安静,加强监护,保持大、小便通畅,预防和及时治疗褥疮,必要时予氧疗。

（二）立即补液

严重失水、高渗状态是本病的特点，迅速补液、扩容、纠正高渗是抢救的关键。

1.补液总量　可以按血浆渗透压计算患者的失水量，计算公式如下：

患者的失水量(L)＝[患者血浆渗透压(mOsm/L)－300]÷300×体重×0.6

一般可按患者体重的 10%～12% 计算其失水量作为补液量。由于本症脱水严重，在治疗时常需更积极地补充液体，一般每千克体重 120mL 左右，补液总量在 6～10L。为了及时纠正低血容量性休克，液体总量的 1/3 应于入院后 4h 内输入，其余 2/3 可在余下的 20 小时内补充。消化道功能正常者可使用胃管灌注温生理盐水或温开水进行补液，可加大补液量，而引起心衰或脑水肿的危险性较小，是一种安全可靠的辅助补液方法。

2.补液种类　包括生理盐水、半渗盐水或半渗葡萄糖液、右旋糖酐、全血或血浆、5%葡萄糖注射液及葡萄糖氯化钠注射液等。输液种类的选择各有不同，综合起来一般方法如下：

(1)生理盐水：0.9%氯化钠注射液的渗透压为 308mOsm/L，能迅速有效地补充血容量，纠正休克，改善肾功能并降低血糖。但在非酮症高渗性糖尿病昏迷治疗中若大量使用生理盐水可使患者血钠和血氯升高，应予以注意。生理盐水可用于治疗开始，化验结果尚未回报时。同时辅以胃肠补水，并每小时监测血钠的变化。在治疗过程中如先使用半渗溶液，当血浆渗透压降至 330mOsm/L 以后，也应改用生理盐水。

(2)半渗溶液：0.45%氯化钠注射液和 2.5%葡萄糖注射液的渗透压分别为 154mmol/L 和 139mmol/L，能迅速有效地降低血浆渗透压并纠正细胞内脱水。在无明显的低血压而血钠＞150mmol/L 时，应使用半渗溶液。

(3)全血、血浆及右旋糖酐：严重的低血压[收缩压低于 10.7kPa(80mmHg)]或休克患者，可使用全血、血浆或含 10%右旋糖酐的生理盐水 500～1000mL 予以纠正。如同时又血钠＞150mmol/L，可联合使用全血(或血浆)与半渗溶液。有的甚至主张将全血(或血浆)与 5%葡萄糖注射液联合使用。也有的认为全血的使用可能使血栓栓塞发生的可能性增加，应予以注意。右旋糖酐有引起心衰、肺水肿和肾衰竭的可能性，对有心脏病、肾功能减退及严重脱水的患者应慎用。此外，右旋糖酐可能影响血型鉴定和交叉配血，如有输血的可能，应先进行上述检查，再使用右旋糖酐。

(4)5%葡萄糖注射液及 5%葡萄糖氯化钠注射液：5%葡萄糖注射液虽为等渗(渗透压 278mOsm/L)，但其浓度约为血糖的 50 倍，5%葡萄糖氯化钠注射液(渗透压 586mOsm/L)的渗透压则约为血渗透压正常值的 2 倍。因此，在治疗早期二者均不应使用，以免加剧高血糖、高血钠及高渗状态。但如患者血钠甚高，血糖又不太高，可在用足胰岛素的前提下，使用 5%葡萄糖注射液。在非酮症高渗性糖尿病昏迷治疗过程中，当血糖下降至 14mmol/L 左右时，则应改用 5%葡萄糖注射液，如果同时血浆渗透压过低，亦可用 5%葡萄糖氯化钠注射液。

3.补液方法　一般主张在治疗开始的 2 小时输生理盐水 2L；以后的 6 小时内，根据患者的血压、血钠及血浆渗透压情况，每 2 小时输液 1L；治疗的 8～24 小时内，则可每 2 小时输液 0.5L，直至体液补足。至于治疗 2 小时后补液的种类，则根据患者的情况而定。血浆渗透压仍高者可使用半渗溶液，血浆渗透压降至 330mOsm/L 或血压仍低者使用生理盐水，血糖降至 14mmol/L 者可用 5%葡萄糖注射液，血糖及血浆渗透压均低者可使用 5%葡萄糖氯化钠注射液等。

4.补液速度　按先快后慢的原则，前 4 小时补液量约占其总失水量的 1/3。一般强调开始 2 小时输 1000～2000mL，12 小时输总量的 1/2 加上当日尿量，其余在 24 小时内输入。若输液 4～6 小时后仍无尿者，可给予呋塞米 40mg，应注意患者的心功能，对老年人有心脏病者必须做中心静脉压监护。

（三）应用胰岛素

胰岛素用法同糖尿病酮症酸中毒，即在输液开始时同时给予小剂量胰岛素静脉滴注。本病患者对胰岛素的敏感性一般比酮症酸中毒高，在治疗过程中所需胰岛素的剂量也比酮症酸中毒患者小。一开始即给予胰岛素治疗，但剂量宜小，并密切观测血糖及尿糖的变化，灵活使用胰岛素。给药途径包括肌注法及静点法。肌注法可先肌肉注射正规胰岛素（RI）20U，以后每小时肌肉注射 4～6U，直至血糖下降至 14mmol/L 以下。患者如血压低，肌肉注射胰岛素吸收不好，则不宜使用肌注法，而应采用静点法。静脉滴注小剂量胰岛素法是目前治疗非酮症高渗性糖尿病昏迷最常采用的方法。常用胰岛素剂量为静脉滴注 4～6U/h，使尿糖保持在（＋）～（＋＋），在治疗开始的 12 小时内，最好每 2 小时测血糖一次。在已补足液量的前提下，如治疗开始的 4 小时内，每小时血糖下降不足 2mmol/L，或反而升高，说明胰岛素剂量不够，应将胰岛素量增加 50％～100％。血糖下降速度以每小时 3.3～5.6mmol/L 为宜。血糖水平下降过快不利于低血容量的纠正，而且会增加发生低血糖的危险性。当血糖降至 14～17mmol/L 时，应改用 5％（或 10％）的葡萄糖液，同时将胰岛素改为 2～3U/h 静脉滴注，或 3～4U/h 肌肉注射。经过一段时间的稳定后，可进一步改为每日数次肌肉或皮下注射胰岛素，最后逐步恢复到非酮症高渗性糖尿病昏迷发病前的治疗。

非酮症高渗性糖尿病昏迷患者偶尔也会发生对胰岛素抵抗的现象，但发生的频率与程度远低于酮症酸中毒。有些酮症酸中毒患者由于未及时皮下注射胰岛素，在停止静脉输入正规胰岛素后容易再发生高血糖及酮症酸中毒；而对非酮症高渗性糖尿病昏迷患者，只要充分补液，停用胰岛素后高渗状态很少再现。

（四）纠正电解质紊乱

非酮症高渗性糖尿病昏迷患者电解质紊乱严重，尤以钠及钾的丢失明显，钙、镁和磷也有不同程度的丢失。非酮症高渗性糖尿病昏迷患者的钠丢失可通过补充含 NaCl 的液体而得到纠正，故纠正其电解质紊乱的主要任务为补钾。补钾开始时机的选择十分重要，最初有高血钾者，应在补液及胰岛素治疗开始后 2～4 小时再补钾；最初血钾正常或降低者，则应在治疗开始时即补钾。尿量是补钾的另一个指标，尿量过少时静脉补钾有导致高血钾的可能，一般只有当尿量多于 50mL/h，至少多于 30mL/h 时，方可静脉补钾。一般用 KCl 3g 加入 1000mL 液体中，于 4～6 小时内输入，24 小时可给 KCl 4～6mL。输钾过程中，应注意对血钾的监测，以防高血钾或低血钾的发生。可每 2～3 小时复查血钾一次，并使用心电图监测血钾的变化。病情允许者在静脉补钾的同时，应尽量同时口服钾盐，如枸橼酸钾溶液，以减少静脉补钾量，这样既方便又安全。因为非酮症高渗性糖尿病昏迷患者所丢失的钾在抢救过程中只是部分地被补充，所以多数患者在昏迷纠正后还应继续口服补钾一周。有人主张对非酮症高渗性糖尿病昏迷患者应常规补充硫酸镁及葡萄糖酸钙，以防低血镁及低血钙引起抽搐。如患者血磷偏低，可静脉输入或口服磷酸钾缓冲液，补磷时应注意观察血磷及血钙的变化，警惕低血钙的发生。

（五）纠正酸中毒

部分患者酸中毒，可能与酮酸或乳酸水平升高有关。若酸中毒不重，一般经足量补液及胰岛素治疗后，随着组织缺氧及肾功能不全的纠正，不需用碱性药物，酸中毒即可纠正。若酸中毒明显时，如不适当地给予碱性药物，反而有可能加重低血钾并引起抽搐。当 CO_2CP 低于 11mmol/L 时，可输入 1.4％ $NaHCO_3$ 400mL，4～6 小时后复查；如 CO_2CP 已恢复到 11～14mmol/L 以上时，则停止补碱。高渗 $NaHCO_3$ 液不宜用于非酮症高渗性糖尿病昏迷患者。乳酸钠可加重乳酸性酸中毒，也不宜用于非酮症高渗性糖尿病昏迷的治疗。

（六）其他措施

1.去除诱因　如疑有感染、进行中心静脉压测定或放置导尿管时，应根据对不同病原菌种的估计，采用足量适用的抗生素。但应注意避免滥用抗生素，尤其是影响肾功能的抗生素，有些抗生素能影响胰岛素的效价，如红霉素等碱性抗生素，不可与胰岛素通过同一通路输入。

2.导尿 应尽量鼓励其主动排尿,如 4 小时不排尿,应导尿。

3.放置胃管 若患者昏迷或半昏迷,可放置胃管抽吸胃液,还可通过胃管补温开水或温生理盐水,以及补钾。

4.肝素的使用 对于有血栓栓塞性并发症可能的老年患者,如无使用肝素的禁忌证,可予肝素 5000U 皮下注射,每 8 小时一次。弥漫性血管内凝血(DIC)是本病的严重并发症,应尽早发现,及时处理。

六、中医治疗

(一)治疗原则

清热凉血,解毒降浊,益气养阴,扶正疗病为基本治疗原则。

(二)辨证论治

1.肺燥津枯证

主要证候:烦渴多饮,渴欲饮冷,口干咽燥,皮肤干燥,小便频数量多,大便干,舌质红,苔薄黄,脉细数。

治法:益气养阴,生津止渴。

方药:白虎汤合消渴方加减。若便秘加大黄、芒硝;若脉洪数无力,烦渴不止,小便频数,可用二冬汤;如苔黄燥,烦渴引饮,脉洪大,可用白虎加人参汤。

2.痰浊中阻证

主要证候:倦怠嗜睡,恶心呕吐,脘痞纳呆,舌红苔黄,脉滑数。

治法:芳香化浊,和胃降逆。

方药:温胆汤、藿香正气散加减。若湿盛痰多加莱菔子、白芥子、紫苏子;若痰黄黏稠,口干口渴,大便秘结,舌红苔黄腻,脉滑数,加黄芩、栀子、瓜蒌。中成药用至宝丹。

3.热入心包证

主要证候:神志昏蒙,或有谵语,甚则昏迷,舌红绛少苔,脉细数。

治法:清热凉营,芳香开窍。

方药:清营汤加减。昏迷者合用至宝丹、安宫牛黄丸以清心开窍;如壮热大渴,出血昏迷,舌绛苔黄燥,可合清瘟败毒散加减。中成药可选醒脑静注射液。

4.阴虚风动证

主要证候:头晕目眩,手足蠕动,强痉抽搐,或口噤不开,躁动不安,便秘,舌红苔黄,脉弦细数。

治法:清热滋阴,凉肝息风。

方药:羚角钩藤汤合黄连阿胶汤加减。有痰者可加天竺黄、竹沥;手足搐搦,舌绛少苔,可用三甲复脉汤加石菖蒲。

5.阴脱阳亡证

主要证候:面色苍白,目闭口开,大汗不止,手撒肢冷,甚至二便自遗,脉微欲绝。

治法:益气养阴,回阳固脱。

方药:参附汤合生脉饮加减。常加山茱萸、干姜、生牡蛎、生龙骨、黄芪等。可选择参刚注射液、生脉注射液、参麦注射液等静滴。

(三)针灸治疗

昏迷抽搐者针刺人中、涌泉、内关等穴,强刺激,不留针,同时用艾卷熏灸百会穴。

(霍敏俐)

第二十一章　血液系统疾病

血细胞来源于骨髓的造血多能干细胞，与造血相关的疾病称为血液病，主要分为红细胞疾病、白细胞疾病和出血性疾病三大类。①红细胞疾病：贫血、红细胞增多症。②白细胞疾病：白细胞减少症、骨髓增生异常综合征、白血病、恶性淋巴瘤、多发性骨髓瘤等。③出血性疾病：过敏性紫癜、原发性血小板减少性紫癜、原发性血小板增多症、血友病、弥散性血管内凝血。血液病具有以下特点：①常以并发症为主诉；②常缺乏特征性病史；③缺乏特征性病史和体征，因此诊治比较困难，尤其在急诊常以并发症就诊，容易漏诊。下边介绍一些常见的血液病和处理。

第一节　贫血

【概述】

贫血是指循环中的红细胞数量低于在正常值，贫血主要有两大类：急症性的，伴有紧急的危及生命的并发症，需要在明确诊断前予以紧急处理；非急诊性的，无急症危险的贫血，大部分会到专科医师那里进一步诊治，但急诊医师需要有一定的了解。其他因素包括失血量、失血速度、潜在疾病、患者对贫血的耐受性等均对是否需要急诊处理造成影响。

急性贫血常见于外伤性出血，非创伤性出血包括消化道、尿道、附件出血等，溶血急性发作（主要包括DIC引起的机械性溶血、中毒、严重感染、大面积烧伤、G6PD缺乏患者接触氧化剂、血型不合输血反应等），白血病。除此以外，还应该考虑到影响血红蛋白的功能的其他原因，如一氧化碳中毒、硝酸盐引起的高铁血红蛋白血症、硫化氢引起的硫血红蛋白血症。

【病理生理】

红细胞的主要功能是将肺脏的氧气运送到组织，同时将二氧化碳以反方向运回。其携氧能力受血红蛋白水平、氧结合力、血流的影响，一项指标的减低常引发其他两项的代偿，但随疾病加重后可失代偿，导致组织缺氧甚至细胞坏死。贫血常引发红细胞生成素的代偿性增加，促进红细胞的生成。促红素是由肾脏产生的一种糖蛋白，可调节红细胞的生成，组织缺氧和溶血产生的红细胞碎片可刺激促红素的产生，所以在多数贫血患者促红素水平增高。骨髓中的多能干细胞可产生红系、髓系、巨核系和淋系的前体细胞，促红素可促进红系祖细胞的生长、分化，最后脱核形成成熟红细胞，其中仍含有核糖体网络，成为网织红细胞，网织红细胞大约存在4天，3天在骨髓，1天在外周血，之后在外周血循环110～120天，之后被巨噬细胞清除。正常情况下，红细胞的生成和清除保持平衡。

【临床表现】

贫血的临床表现与失血速度、患者的耐受性有关，最常见的贫血原因是失血。临床表现为口渴，烦躁，呼吸、心跳加快，血压下降，尤其是直立性低血压，尿量减少。患者的年龄，伴随疾病，潜在的血液系统、神经系统、心血管系统状态均明显影响临床症状。青少年经常能耐受较重的失血而无明显的生命体征的变化,直到突然出现低血压。

为尽快明确诊断,应注意仔细询问病史,包括患者的入院前情况,治疗,治疗反应,出血倾向,输血史,既往史,包括过敏史,现在服用的药物,尤其是可能抑制血小板的药物。外伤性的注意外伤的特点、时间,失血情况。非外伤性的应注意皮肤出血点、瘀斑,消化道症状包括呕血、黑便、便血,溃疡病史,月经过多,血尿等。

查体时应注意皮肤是否苍白、黄染、紫癜、出汗增多,是否有贯通伤,心脏系统注意第三心音、第四心音,颈动脉搏动。腹部注意压痛、反跳痛,肌紧张,肝、脾是否有增大等。

【辅助检查】

1.**基本检查** 血常规+血型,外周血涂片,凝血四项,尿常规,电解质、血糖、肌酐。

2.**备选检查** 叶酸、维生素 B_{12} 水平,血清铁、铁蛋白水平,网织红细胞水平,骨髓细胞学检查,Coombs 试验(因为输血可能会改变试验结果,最好在治疗前检查)。

【分类】

为了更方便理解,将贫血分为三大类:红细胞生成减少,红细胞破坏增多,失血。根据红细胞的特点可分为三类。①小细胞低色素性贫血:缺铁性贫血、地中海贫血、铁粒幼细胞性贫血、中毒等;②大细胞性贫血:维生素 B_{12} 缺乏、叶酸缺乏、肝脏疾病、甲状腺功能减退;③正细胞正色素性:再生障碍性贫血、骨髓纤维化、骨髓病性贫血,内分泌失调,血尿,慢性感染,肝脏疾病等。

【常见类型贫血】

(一)缺铁性贫血

缺铁性贫血是急诊最常见的慢性贫血的原因,是体内铁的储存不能满足正常红细胞生成的需要而发生的贫血。是由于铁摄入量不足、吸收量减少、需要量增加、铁利用障碍或丢失过多所致。常见于育龄妇女,而在老年人则常源于消化道慢性失血,形态学表现为小细胞低色素性贫血。缺铁性贫血不是一种疾病,而是疾病的症状,症状与贫血程度和起病的缓急相关。采集病史应注意:①饮食习惯,是否有偏食或异食癖。②是否有消化系统疾病(萎缩性胃炎、胃溃疡或十二指肠溃疡等)、钩虫病;女性是否有月经过多;是否做过胃肠手术等。男性及绝经妇女应考虑是否为胃肠道肿瘤的首发症状。诊断依据血清铁、铁蛋白、总铁结合力等检查。治疗主要为口服铁剂,如硫酸亚铁、富马酸亚铁、琥珀酸亚铁,每次 1 片,每日 3 次口服,一般可耐受,可有恶心、呕吐或便秘等不良反应,患者会出现黑便,可提示患者。只有极少数的患者不能耐受口服铁剂,需要通过胃肠外途径补铁,常用的铁注射剂有右旋糖酐铁及山梨醇枸橼酸铁。有效的患者可能最快在 24 小时即出现症状改善,儿童在 3~4 天即有网织红细胞增高,而成人则需要一周左右,但血红蛋白的变化规律相似。如果血红蛋白无明显上升,提示丢失铁量高于补充铁量,应进一步查找病因或明确诊断是否正确。

(二)地中海贫血

地中海贫血是由于珠蛋白基因的缺失或缺陷,引起血红蛋白珠蛋白肽链中一种或几种合成不平衡所致是一组遗传性疾病,南方发病率比北方高,本病一般有种族或家族史。正常成人的血红蛋白是由两条 α 链珠蛋白和两条 β 链珠蛋白组成的。根据所缺乏的珠蛋白链种类予以命名和分类,α 珠蛋白链缺乏者称为 α 珠蛋白生成障碍性贫血,β 珠蛋白链缺乏者称为 β 珠蛋白生成障碍性贫血,诊断主要依据血红蛋白电泳和基因检测。无特效治疗,主要的治疗措施是输注红细胞,防止感染,防止继发性血色病及脾切除手术,但不能根治本病,最近采用的同胞造血干细胞移植可获得 60%~90% 的生存率,多次输血可降低移植成功率。

（三）慢性病贫血

慢性病贫血很常见，特点是血清铁减低，总铁结合力下降，铁蛋白正常或增高。红细胞常为正常大小、正常色素性，也可是小细胞低色素性贫血，骨髓一般正常，但存在铁利用障碍，血清铁（SI）降低、总铁结合力（TIBC）也降低；血清铁蛋白（SF）增高，铁剂治疗无效。应注意肿瘤、慢性感染、尿毒症、感染是最常见的原因。治疗主要是针对基础疾病。基础疾病纠正后贫血得以改善。由于贫血常不严重，临床症状主要由基础疾病引起，因此一般不需要对贫血进行特殊治疗。如贫血严重、有症状，特别是老年患者宜输血，红细胞生成素治疗可改善贫血、减少输血量、改善生命质量。

（四）巨幼细胞性贫血

常由缺乏叶酸、维生素 B_{12} 引起，临床表现类似。叶酸主要在十二指肠和空肠吸收，主要存在于绿色蔬菜、谷物、水果中，烹调过程中可破坏，叶酸缺乏的患者常存在摄入不足或吸收不足，如挑食、嗜酒，或叶酸需要量增加，如妊娠。维生素 B_{12} 存在于肉类食品中，烹调后不被破坏，和内因子结合后在回肠吸收，内因子是由胃黏膜的壁细胞分泌一种糖蛋白，内因子能和维生素 B_{12} 结合形成复合物，形成的复合物可保护维生素 B_{12} 不被水解酶破坏，此复合物与回肠壁上的特异性受体结合，促进维生素 B_{12} 吸收。常见的维生素 B_{12} 缺乏原因为慢性吸收障碍，源于内因子缺乏、不足或异常，如胃切除术后、萎缩性胃炎、产生内因子抗体等；还有摄入不足，如素食主义者、慢性乙醇中毒。诊断主要依靠实验室检查，MCV＞100fl 提示巨幼细胞性贫血，外周血涂片可见红细胞体积增大、粒细胞分叶过多，骨髓中各系细胞巨幼变，尤其是红细胞，叶酸、维生素 B_{12} 水平可协助明确诊断，明确诊断后需进一步查找病因。治疗为补充叶酸 5mg 每日 3 次口服，维生素 B_{12} 500μg 肌内注射 1～2 次/周，一般 6～8 周以内即可恢复。

（五）再生障碍性贫血

再生障碍性贫血比较少见，是由多种病因引起的骨髓造血障碍，导致红骨髓总容量减少，代以脂肪，临床以全血细胞减少为主要表现。

1.诊断

（1）全血细胞减少，网织红细胞绝对值减少。

（2）一般无脾肿大。

（3）骨髓检查显示至少一部位增生减低或重度减低（如增生活跃，巨核细胞应明显减少，骨髓小粒成分中应见非造血细胞增多。有条件者应做骨髓活检等检查）。

（4）能除外其他引起全血细胞减少的疾病，如阵发性睡眠性血红蛋白尿、骨髓增生异常综合征中的难治性贫血、急性造血功能停滞、骨髓纤维化、急性白血病、恶性组织细胞病等。

（5）一般抗贫血药物治疗无效。

2.鉴别诊断

（1）阵发性睡眠性血红蛋白尿：尤其是血红蛋白尿不发作者极易误诊为再生障碍性贫血。本病出血和感染较少见，网织红细胞增高，骨髓幼红细胞增生，尿中含铁血黄素、糖水试验及 Ham 试验呈阳性反应，成熟中粒细胞碱性磷酸酶活力低于正常，均有助于鉴别。

（2）骨髓增生异常综合征：虽有全血细胞减少，但骨髓三系细胞均增生，巨核细胞也增多，三系中均可见有病态造血，染色体检查核型异常占 20％～60％，骨髓组织切片检查可见"造血前体细胞异常定位"现象。

（3）低增生性急性白血病：多见于老年人，病程缓慢或急进，肝、脾、淋巴结一般不肿大，外周呈全血细胞减少，未见或偶见少量原始细胞。骨髓灶性增生减低，但原始细胞百分比已达白血病诊断标准。

（4）纯红细胞再生障碍性贫血：仅有红细胞系统的发育障碍，白细胞与血小板无改变。骨髓中有核红细胞极度减少,红细胞寿命稍短于正常。贫血呈正色素性,网织红细胞减少或缺如。

(5)急性造血停滞:可呈全血细胞减少,起病急,有明确诱因,如抗甲亢药物,去除后可逐渐缓解,骨髓中可出现巨大原始红细胞为特点。

3.治疗

(1)支持疗法:凡有可能引起骨髓损害的物质均应去除,禁用一切对骨髓有抑制作用的药物。积极做好个人卫生和护理工作。对粒细胞缺乏者宜保护性隔离,积极预防感染。输血要掌握指征,一般以输入浓缩红细胞为妥。严重出血者宜输入浓缩血小板。

(2)雄激素:如司坦唑醇(康力龙)2mg 每日 3 次口服,达那唑 100~200mg 每日 3 次口服,可促使肾脏产生红细胞生成素,促使造血干细胞的增殖和分化,不良反应中还有男性化和肝功能损害。

(3)免疫抑制剂:适用于年龄大于 40 岁或无合适供髓者的重型再生障碍性贫血,环孢素 A 是治疗重型再生障碍性贫血的常用药物,由于应用方便、安全,剂量为 5~10mg/(kg・d),多数病例需要长期维持治疗,维持量 2~5mg/(kg・d)。对重型再生障碍性贫血的有效率也可达 50%~60%,出现疗效时间需要 1~2 个月以上。不良反应主要有肝、肾毒性、多毛、牙龈肿胀、肌肉震颤。为安全用药宜监测血药浓度,安全有效血浓度范围为 200~400ng/ml。以上治疗无效患者可使用抗胸腺球蛋白和抗淋巴细胞球蛋白,重型再生障碍性贫血的有效率可达 40%~70%,有效者 50% 可获长期生存。不良反应有发热、寒战、皮疹等过敏反应,部分患者可出现严重过敏反应甚至致死。其他还有中性粒细胞和血小板减少引起感染和出血,血清病一般在治疗后 7~10 天出现。

(4)造血干细胞移植:是治疗干细胞缺陷引起再生障碍性贫血的最佳方法,且能达到根治的目的。一旦确诊重型或极重型再生障碍性贫血、年龄<40 岁、有 HLA 配型相合供者,在有条件的医院应首选异基因骨髓移植,移植后长期无病存活率可达 60%~80%。

(六)溶血性贫血

溶血性贫血系指红细胞破坏加速,而骨髓造血功能代偿不足时发生的一类贫血。如骨髓能够增加红细胞生成,足以代偿红细胞的生存期缩短,则不会发生贫血,这种状态称为代偿性溶血性疾病。根据红细胞寿命缩短的原因,可分为红细胞内在缺陷和外来因素所致的溶血性贫血。

(1)红细胞内在缺陷所致的溶血性贫血:①红细胞膜的缺陷:包括遗传性球形细胞增多症,遗传性椭圆形细胞增多症,阵发性睡眠性血红蛋白尿。②血红蛋白结构或生成缺陷:包括镰形细胞性贫血或不稳定血红蛋白病。③红细胞酶的缺陷:红细胞无氧糖酵解中酶的缺乏(如丙酮酸激酶),红细胞磷酸己糖旁路中酶的缺乏(如葡萄糖 6 磷酸脱氢酶)。

(2)红细胞外在缺陷所致的溶血性贫血。通常是获得性的,红细胞可受到化学的、机械的或物理因素、生物及免疫学因素的损伤而发生溶血。溶血可在血管内,也可在血管外。

临床表现与溶血的缓急、程度有关。①急性溶血:起病急骤、可突发寒战、高热、面色苍白、腰酸背痛、气促、乏力、烦躁、亦可出现恶心、呕吐、腹痛等胃肠道症状,尿色如浓红茶或酱油样。这是由于红细胞大量破坏,其分解产物对机体的毒性作用所致,12 小时后可出现黄疸,溶血产物损害肾小管细胞,引起坏死和血红蛋白沉积于肾小管,以及周围循环衰弱等因素,可致急性肾功能衰竭。由于贫血、缺氧,严重者可发生神志淡漠或昏迷,休克和心功能不全。②慢性溶血:起病较缓慢,除乏力、苍白、气促、头晕等一般性贫血常见的症状、体征外,可有不同程度的黄疸,脾、肝肿大多见,胆结石为较多见的并发症,可发生阻塞性黄疸。

1.实验室检查　外周血涂片、校正的网织红细胞指数、结合珠蛋白水平,乳酸脱氢酶、胆红素,尿常规,直接和间接 Coombs 试验,红细胞膜稳定性。

2.治疗　原则上有去除病因及对症治疗。

（1）去除病因：在明确病因的一部分溶血性贫血病例，如果是由外来因素引起的，一般可以去除。如因食用蚕豆或接触药物、毒物而引起的溶血，应停止接触这类物品。如血型不合或污染引起的输血反应，应立即停止输血。去除病因是最有效、最根本的治疗方法。

（2）对症治疗：输血：首先要严格掌握输血的适应证，其次要选用合适的血液成分。如严重的急性溶血性贫血和缺氧危及生命时，输血是抢救生命的重要手段，但输血可能加重溶血，应选用洗涤红细胞，而且输血速度一定要慢，并随时密切观察，一有反应，立即停输。

对无尿和肾功能衰竭的处理：血型不合的输血后引起急性溶血，出现严重的血红蛋白尿，极有可能导致无尿和肾功能衰竭。处理的办法是采取补液、升压等措施，维持血压在一定的水平，防止发生休克。如果出现无尿，则须采取包括透析等治疗急性肾功能衰竭的措施。

（3）其他治疗：注意电解质平衡：急性大量溶血，特别是血管内溶血时，大量红细胞内钾离子被释放入血浆，所以尤其要注意患者的电解质平衡，特别是高钾血症。

（4）皮质类固醇：对减轻自体免疫溶血性贫血有较好的疗效，一般用量为泼尼松 $1mg/(kg \cdot d)$，有效后逐渐减量。

（郑艳娥）

第二节　白血病

白细胞增高在急诊很常见，外周血的白细胞主要包括粒细胞、淋巴细胞、单核细胞，粒细胞增多的常见原因有感染、肿瘤、心肌梗死、烧伤、白血病、风湿类疾病、出血、溶血、运动、外伤、药物、妊娠等；淋巴细胞增高的常见原因有病毒感染、结核、肝炎、淋巴细胞性白血病、自身免疫病、移植排斥等；单核细胞增多见于传染性单核细胞增多症、白血病等。白血病引起的白细胞增高通常伴有红细胞和血小板的降低，以下简单介绍几种常见的白血病。

一、慢粒细胞性白血病

患者一般以疲乏、无力、出汗、体重减轻、脾脏增大为主诉，白细胞一般在 $50 \times 10^9/L$ 以上，常伴有嗜酸细胞、嗜碱细胞增高，血小板增高，但红细胞一般降低，外周血可见早、幼、中、晚、杆状粒细胞，白细胞碱性磷酸酶积分降低，维生素 B_{12} 水平增高，骨髓可见粒系明显增生，90％以上患者有 Ph 染色体和 Bcr/abl 基因阳性。应注意鉴别类白血病反应，一般继发于感染、肿瘤、结核、淋巴瘤、大面积烧伤等患者，区别为白细胞一般 $<50 \times 10^9/L$，不伴有嗜酸、嗜碱细胞的增高，白细胞碱性磷酸酶增高，无 Ph 染色体。

需要处理的急症一般为高白细胞引起的高尿酸血症、急性肾功能衰竭、贫血引起的心力衰竭等，急诊处理包括水化、碱化，别嘌醇抑制尿酸，白细胞单采，应用羟基脲降低白细胞，贫血患者予急诊输注悬浮红细胞。

二、慢性淋巴细胞性白血病

慢性淋巴细胞白血病是由于淋巴细胞肿瘤样增殖，其特点为成熟形态的淋巴细胞在体内积聚，使血液和骨髓中淋巴细胞增多，淋巴结、肝、脾肿大，最后累及淋巴系统以外的其他组织。临床起病隐袭，进展缓慢，患者常主诉疲倦、乏力、消瘦，皮疹，反复感染，肝脾、淋巴结肿大。

【诊断】

白细胞计数＞10×10^9/L,淋巴细胞的绝对值常大于5×10^9/L,淋巴细胞＞50％。可伴有贫血、血小板减少,部分患者合并溶血性贫血,90％以上的CLL为B细胞的克隆性增殖,仅不到5％的病例为T细胞。表型。骨髓象:增生活跃至极度活跃,以成熟淋巴细胞增生明显,占40％以上,原、幼稚淋巴细胞＜10％。红系、粒系相对减少,巨核细胞正常或减少。应与结核性淋巴结炎、淋巴瘤、传染性单核细胞增多症、毛细胞白血病、幼淋巴细胞白血病等鉴别。

【治疗】

慢性淋巴细胞性白血病是一种预后较好的疾病,尽管尚无治愈的病例报道,但其5年生存率可达50％。治疗的目的是减少并发症,改善生存质量。一般认为早期患者可不治疗。

1.烷化剂　苯丁酸氮芥(瘤可宁)和环磷酰胺是标准的一线治疗药物。瘤可宁常用剂量0.03～0.3mg/(kg·d)口服,环磷酰胺常用剂量为2～3mg/(kg·d),2～3周。

2.糖皮质激素　适合于伴自身免疫性溶血性贫血或血小板减少者。

3.α干扰素(α-IFN)　早期患者治疗有效,可以降低淋巴细胞计数,晚期患者效果有限,而且有加重病情的危险。

4.注意预防感染

三、急性白血病

急性白血病常进展迅速,其特点是由造血干细胞恶变而形成的一个原始细胞克隆取代了正常骨髓。急性白血病由急性淋巴细胞性白血病(ALL)和急性非淋巴细胞性白血病(ANLL)组成。白血病细胞积聚在骨髓内取代了正常的造血细胞,抑制正常造血,引起贫血、血小板减少和粒细胞减少。临床表现为贫血、出血、感染症状,关节疼痛,可伴有淋巴结、肝、脾肿大,尤其常见于急性淋巴细胞白血病。

【诊断】

外周血血红蛋白减少,血小板减少,白细胞计数正常、减低或增高,成熟中粒细胞减少,可见原始和(或)幼稚白细胞。骨髓涂片及活检可见大量原始细胞增生,通过组织化学染色、遗传学、免疫表型和分子生物学方法可进一步明确白血病类型和预后。

【治疗】

主要方法是化疗,两类白血病的化疗方案不尽相同,目的都是达到完全缓解,包括临床症状消失、血细胞计数恢复正常、骨髓造血正常、原始细胞小于5％。化疗过程中白血病细胞迅速溶解,应注意水化、碱化尿液,防止高尿酸血症。儿童白血病以急性淋巴细胞白血病为主,预后较好。化疗缓解后应继续化疗2～3年,长期生存率10％～30％,有条件的可采用造血干细胞移植,长期生存率可提高到50％～70％。

(郑艳娥)

第三节　血小板减少性紫癜

原发性血小板减少性紫癜是一种免疫性综合病症,是常见的出血性疾病。特点是血循环中存在抗血小板抗体,使血小板破坏过多,引起紫癜;而骨髓中巨核细胞正常或增多,有成熟障碍。临床上可分为急性及慢性两种,二者发病机制及表现有显著不同。病因不清,急性型多发生于急性病毒性上呼吸道感染之后,提示血小板减少与对原发感染的免疫反应有关。

(一)急性型

多为 10 岁以下儿童,病前多有病毒感染史,以上呼吸道感染、风疹、麻疹、水痘居多;也可在疫苗接种后。感染与紫癜间的潜伏期多在 1～3 周内。主要为皮肤、黏膜出血,常有消化道、泌尿道出血,脊髓或颅内出血也很常见,可引起下肢麻痹或颅内高压表现,可危及生命。

(二)慢性型

多为 20～50 岁,女性为男性的 3～4 倍,起病隐袭。患者可有持续性出血或反复发作,有的表现为局部的出血倾向,如反复鼻出血或月经过多,瘀点及瘀斑可发生在任何部位的皮肤与黏膜,但以四肢远端较多,可有消化道及泌尿道出血。血小板严重减少时可导致致命的大出血。

【诊断】

1.血象　急性型血小板明显减少,多在 $20\times10^9/L$ 以下。出血严重时可伴贫血,白细胞可增高,偶有嗜酸粒细胞增多。慢性者血小板多在$(30\sim80)\times10^9/L$,常见巨大畸形的血小板。

2.骨髓象　急性型,巨核细胞数正常或增多,多为幼稚型,细胞边缘光滑,无突起、胞浆少、颗粒大;慢性型,巨核细胞一般明显增多,颗粒型巨核细胞增多,但胞浆中颗粒较少,嗜碱性较强。

3.其他　出血时间延长,束臂试验阳性,血块收缩不佳,血小板黏附、聚集功能减弱,^{51}Cr 或 ^{111}In 标记血小板测定,其寿命缩短。

(二)治疗

急性型及重症者应住院治疗,慢性型血小板＞$50\times10^9/L$,无出血症状的不需要治疗。急、慢性型出血较重者,及时输血,治疗应首选肾上腺皮质激素,一般用泼尼松 $1mg/(kg\cdot d)$,大约 2/3 以上患者有效,几周后逐渐减量。最近有人应用大剂量地塞米松 $40mg\times4$ 天治疗,于初诊的 ITP 患者,取得较好的效果。但对于复发难治病例,此方案似乎没有优越性。激素无效的可选用大剂量丙种球蛋白,$400mg/(kg\cdot d)\times5$ 天,输注后血小板会从第一天开始上升,1 周内达到峰值,但疗效常难以持久,由于其价格昂贵,静脉注射丙种球蛋白通常被应用于对糖皮质激素抵抗、有禁忌或者孕妇,或在威胁生命的出血、手术前使用。脾切除:在 ITP 确诊后的 4～6 周,对激素治疗无效,或泼尼松≥10mg/天来维持血小板时,可行脾切除。脾切除术后总反应率为 82.6%。泼尼松及脾切除治疗 6～12 个月后患者的血小板数不能维持在 $30\times19/L$ 以上的病例通常被称为难治病例。这类患者可试用达那唑、长春新碱、环磷酰胺等免疫抑制剂,近来有人应用促血小板生成素、抗 CD20 单抗等,效果尚不明确。

(郑艳娥)

第二十二章　神经系统疾病

第一节　癫痫持续状态

　　癫痫作为一种病程长,反复发作,且治疗困难,致残率高的疾病,由于临床表现复杂多样,使得认识和掌握它,尤为困难和重要。在当前循证医学的大背景下,国内外出版了大量指南可资参考,其中有代表性的有国际抗癫痫联盟(ILAE)指南、美国神经病学协会(ANN)和美国癫痫学会(AES)指南、苏格兰校际指南网络(SIGN)和英国国家卫生与临床优化研究所(NICE)指南、欧洲神经科学协会联盟(EFNS)指定的"欧洲成人癫痫持续状态诊治指南"以及中国全国神经外科癫痫防治协作组《神经外科围手术期和外伤后癫痫的预防及治疗指南(草案)》以及中华医学会《临床诊疗指南:癫痫病分册》。本章在概述癫痫一般知识的基础上,重点介绍重症加强医疗病房(ICU)中的癫痫问题,即癫痫持续状态的诊治与预防。

一、癫痫概述

　　癫痫可见于任何年龄、地区和种族的人群中,但以儿童和青少年发病率较高,随着人口老龄化,老年人中发病率有所上升。世界卫生组织估计全球约有 5000 万癫痫患者。国内资料显示我国癫痫的"终生患病率"在 4‰～7‰之间,而"活动性癫痫的患病率"-即在最近某段时间,一般 1 年或 2 年内仍有发作的病例数与同期平均人口之比,为 4.6‰,年发病率为 30/10 万左右。我国约有 600 万左右的活动性癫痫患者,每年有 40 万左右新发病例,是神经内科最常见的疾病之一,其死亡危险性是一般人群的 2～3 倍。癫痫给个人、家庭和社会造成严重负面影响,不仅仅是医疗问题,也是重要的公共卫生和社会问题。世界卫生组织已把癫痫列为重点防治的神经、精神疾病之一。

【定义】

　　癫痫发作是脑神经元异常和过度超同步化放电所造成的临床现象,特征是突然和一过性的症状,由于异常放电的神经元在大脑中的部位不同而有各种不同表现,可以是运动、感觉、精神或自主神经的,伴有或不伴意识或警觉程度的变化。癫痫发作的类型是一个独特的病理生理机制和解剖基础所表现出来的发作性事件,是一个具有病因、治疗和预后意义的诊断。对临床无症状仅在脑电图上出现异常放电者,不称为癫痫发作。脑部以外的身体其他部位的神经元,如三叉神经节或脊髓前角神经元,异常和过度放电也不属于癫痫发作。

　　2005 年 ILAE 对癫痫的定义为:癫痫是一种脑部疾患,其特点是持续存在能产生癫痫发作的脑部持久性改变,并出现相应的神经生物学、认知、心理学以及社会学等方面的后果。理解这一定义,癫痫是一组由已知或未知病因所引起的脑神经元高度同步化,且常自限的异常放电引起的综合征。诊断癫痫至少需要一次癫痫发作,但单次或单簇癫痫发作如难以证实和确定存在脑部慢性功能障碍,诊断必须谨慎。国内对仅有一次发作的不诊断为癫痫,只称为"癫痫发作"。其特征是反复发作性、短暂、通常呈刻板性的中枢神经系统功能失常。持续存在的癫痫易感性所导致的反复发作称为癫痫。这些易感性包括有明确的癫痫家族史,发作间期脑电图有明确的痫样放电,有确切而不能根除的癫痫病因存在等。癫痫的后果对患者的心理、认知及社会功能都有明显影响。

【分类】

目前我国和世界上普遍应用的还是 ILAE 在 1981 年提出的癫痫发作分类方案。随着近年来对癫痫发作和癫痫研究的深入,认识水平不断提高。1989 年,ILAE 分类和名词委员会推荐了新的癫痫和癫痫综合征的分类标准。继而在 2001 年 ILAE 及美国 Engel 医生提出了癫痫发作的类型和反射性发作的诱发性刺激。表 22-1 列出了癫痫综合征分类举例。

表 22-1　癫痫综合征分类举例

婴儿和儿童特发性局灶性癫痫
　良性非家族性婴儿惊厥
　伴中央颞区棘波的良性儿童癫痫
　早发性良性儿童枕叶癫痫
　迟发性儿童枕叶癫痫
家族性(常染色体显性遗传)局灶性癫痫
　良性家族性新生儿惊厥
　良性家族性婴儿惊厥
　常染色体显性遗传夜发性额叶癫痫
　家族性颞叶癫痫
　不同部位的家族性局灶性癫痫(概念有待进一步明确)
症状性(或可能为症状性)局灶性癫痫
　边缘叶癫痫,也称旧皮质癫痫
　　伴海马硬化的内侧颞叶癫痫
　　根据特定病因确定的内侧颞叶癫痫
　　根据部位和病因确定的其他类型
　新皮层癫痫
　　Rasmussen 综合征
　　偏侧抽搐偏瘫综合征(HH 综合征)
　　根据部位和病因确定的其他类型——包括来自外侧颞叶、额叶、顶叶、枕叶癫痫等
　婴儿游走性部分性发作(概念有待进一步明确)
反射性癫痫
　特发性光敏感性枕叶癫痫
　其他视觉敏感性癫痫
　原发性阅读性癫痫
　惊吓性癫痫、热浴性癫痫、纸牌性癫痫、自我诱发性癫痫等
　进行性肌阵挛性癫痫,见于 Lafora 病、蜡样褐脂质沉积症等
　特发性全面性癫痫
　良性婴儿肌阵挛癫痫
　肌阵挛站立不能发作性癫痫
　儿童失神癫痫
　肌阵挛失神癫痫
　不同表型的特发性全面性癫痫
　　青少年失神癫痫

青少年肌阵挛癫痫

仅有全面性强直-阵挛发作的癫痫

全面性癫痫伴热性惊厥附加征

癫痫性脑病(癫痫样异常导致进行性脑功能障碍)

婴儿早期肌阵挛脑病

大田原综合征

West 综合征(婴儿痉挛)

Dravet 综合征(婴儿严重肌阵挛癫痫)

非进行性脑病中的肌阵挛持续状态(概念有待进一步明确)

Lennox-Gastaut 综合征

Landau-Kleffner 综合征(LKS,获得性癫痫性失语症)

慢波睡眠中持续棘慢波癫痫(不含 LKS)

有癫痫发作但不需要诊断为癫痫的情况

良性新生儿惊厥

热性惊厥:初发病 1 个月~6 岁,感染时(非中枢神经系统的感染或其他疾病)38℃ 以上突发惊厥,多为全面性强直或强直.阵挛发作,随年龄增长多可自行缓解。

反射性发作

酒精戒断性发作

药物或其他化学物质诱发的发作

外伤后即刻或早发性发作

单次发作或单次簇性发作

极少反复发生的癫痫样发作

(一)癫痫发作的分类方案

1.部分性发作 异常电活动从一侧大脑半球的局部区域开始,分为简单(单纯)部分性发作、复杂部分性发作和继发性全面发作。

(1)简单(单纯)部分性发作:特点为无意识障碍,又分为:

1)运动性发作:累及身体某一部位,局限或有扩散。阳性症状为强直或阵挛;阴性症状为动作停止、语言中断。部分性发作后,可能有受累中枢支配部位的局灶性瘫痪,称为 Todd 瘫痪,可持续数分钟至数小时。一些特征性发作如下,局灶性运动发作(多为阵挛性,即常见的局灶性抽搐。起于对侧皮质运动区,但眼睑及其周围肌肉抽搐可起自枕叶,口周或舌喉抽搐可来自外侧裂附近的放电);杰克逊发作(抽搐按一定顺序如皮质运动区的支配顺序扩展,且强刺激受累部位可终止发作。例拇指到口角的手-口扩展,用力背屈拇指可终止发作);偏转性发作(眼、头甚至躯干向一侧偏转可伴一侧上肢屈曲和另一侧伸直,起源于额、颞、枕或顶叶);姿势性发作(偏转性发作有时可发展为某种特殊姿势,如击剑样姿势。多起源于额叶内侧辅助运动区);发音性发作(重复语言、发出声音或语言中断。起于额叶内侧辅助运动区);抑制性运动发作(动作停止、语言中断、肌张力不丧失、面色不变。多源于优势侧 Broca 区);失语性发作(常为运动性失语,完全或不完全。起于优势侧语言中枢有关区域)。

2）感觉性发作：放电部位为相应的感觉皮质，可为躯体感觉性或特殊感觉性发作。躯体感觉性发作表现为体表感觉异常，麻木、针刺、电流/点击、烧灼感等。特殊感觉性发作包括视觉性发作（暗点、黑蒙、闪光、无结构性视幻觉。源于枕叶皮质）；听觉性发作（幻听到一些噪声或单调声音，隆隆声、蝉鸣、嗡嗡声等。起自颞上回）；嗅觉性发作（难闻、不愉快的嗅幻觉，烧橡胶味、粪便臭味等。起于沟回前上部）；味觉性发作（苦味、金属味常见，但单纯此发作者很少见。源于岛叶或其周边）；眩晕性发作（常为坠入空间或在空间飘浮的感觉，起于颞叶皮质。因眩晕原因很多，不易诊断）。

3）自主神经性发作：单纯者极少见，常常继发或本就是复杂部分性发作的一部分，可见流涎、上腹部不适或压迫感、"气往上冲"、肠鸣、呕吐、尿失禁、面色口唇苍白或潮红、出汗、竖毛（起鸡皮疙瘩）等。起于岛叶、间脑及其周围边缘系统。

4）精神性发作：高级大脑功能障碍。极少单独出现，常常继发或本就是复杂部分性发作的一部分，包括情感性发作（无因突发数分钟的极度愉快或不愉快，恐惧最常见，常伴上述自主神经性发作症状，起于颞叶前下部）；记忆障碍性发作（记忆失真，表现似曾相识感、陌生感、记忆性幻觉，对过去的事出现非常精细的回忆和重现，起自颞叶、海马、杏仁核附近）；认知障碍性发作（梦样状态、时间失真感、不真实感，自述发作时"我不是自己"）；发作性错觉（因知觉歪曲而使客观事物变形，声音或视物，如身体某部变大变小变远变近，物体变形。起于颞叶或颞顶、颞枕交界处）；结构幻觉性发作（较之单纯感觉性发作，内容更复杂，表现为一定程度整合的知觉经历，如风景、人物、音乐等）。

（2）复杂部分性发作：特征为伴有不同程度意识障碍，但不是丧失，多种简单发作内容，常有自主神经和精神症状发作，常有发作后意识浑浊。脑电图（EEG）可见单侧或双侧不同步放电，大多源于颞叶内侧或边缘系统，也可来自其他部位如额叶。根据发作初始是否伴有意识障碍，分为：

1）单纯部分性发作起病，继而出现意识障碍：任何形式的简单发作后出现意识障碍或伴有各种自动症均属此类，根据起源包括：海马-杏仁核（颞叶内侧）起源（发作一般持续2～5分钟，开始和结束较慢，常有发作后意识模糊。源自海马者常开始于奇怪难述的异常感觉，继以意识障碍、动作停止、凝视、呼之不应、自动症，尤以口咽自动症多见；来自杏仁核常有胃气上升感或恶心，可有明显自主神经症状，逐渐出现意识障碍伴自动症）；额叶起源（起始感觉非特异性，突出表现为多样的姿势自动症，但同一患者发作形式固定；发作常短于1分钟，开始和结束较快，发作后意识很快恢复）；颞叶外侧皮质起源（以幻听、错觉、梦样状态等起始，继而意识障碍）；其他脑皮质起源（常首先有相应皮质功能相关的症状，再出现意识障碍和自动症等）。

2）发作开始就有意识障碍：一部分患者仅表现为意识障碍，常有先兆后发生动作停止、凝视、呼之不应，不跌倒，面色不变，发作后可继续原来的活动。酷似"失神发作"，但成人几乎均是本症，儿童需与之鉴别。EEG表现不同，常源自颞叶，也可来自额叶、枕叶等。另一部分患者表现为意识障碍和自动症，自动症是癫痫发作中或后，意识模糊状态下，出现不自主、无意识的动作，发作后常有遗忘。其内容可是发作前动作的延续，也可是新发动作，常持续数分钟。复杂部分性发作中常见，也可见于其他尤其失神发作和强直阵挛等发作后意识障碍中。常见自动症包括：口咽自动症（最常见，不自主舔唇、咂嘴、咀嚼、吞咽或进食动作，时伴流涎、清喉等动作。多见于颞叶癫痫）；姿势自动症（躯体和四肢的大幅度扭动，常伴恐惧面容和喊叫，常见于睡眠。多见于额叶癫痫）；手部自动症（简单重复的手部动作，摸索、擦脸、拍手、绞手、解衣扣、翻口袋、开关抽屉等）；行走自动症（无目的走动、奔跑、坐车，不辨方向，有时还可避开障碍物）；言语自动症（自言自语，内容时难理解，多为重复简单词语或不完整句子。病灶多在非优势半球）。

（3）继发性全面发作：有先兆，最常继发为全面性强直-阵挛发作，但仍属部分发作，与全面性发作在病因、治疗及预后方面明显不同，需鉴别。EEG可见局灶性放电迅速泛化为两侧半球全面性放电，发作间期为局灶性异常。又分为：

1）单纯部分性发作发展至全面性发作；

2）复杂部分性发作发展至全面性发作；

3）单纯部分性发作发展成复杂部分性发作然后继发全面性发作。

2.全面性发作发作　开始即为双侧大脑半球受累，EEG为双侧半球广泛性放电，运动症状是双侧性的。类型包括：

（1）失神发作：典型失神发作表现为动作中止、凝视、呼之不应，可有可无轻微运动症状，无先兆，突发突止；持续5～20秒，罕见超过1分钟；发作后立即清醒；EEG呈规律性双侧同步3Hz棘慢波综合暴发；见于儿童青少年失神癫痫。不典型失神发作表现为发作开始与结束较典型缓慢，可有轻度运动症状；EEG表现为慢的棘慢波综合节律，主要见于Lennox-Gastaut综合征。

（2）肌阵挛发作：作为一个症状肌阵挛是指单个或多个肌肉或肌群突然、快速、短暂（<100毫秒）、触电样不自主收缩；在此作为一种全面发作类型，肌阵挛可遍及全身，也可限于某个肌群，常成簇发生；有生理性/病理性，有放电才是癫痫；EEG暴发出现全面多棘慢波综合节律。

（3）阵挛发作：症状学的阵挛是指同一组肌群有规律的长时间肌阵挛，频率约2～3次/秒，也称节律性肌阵挛；本发作类型表现为主动肌间歇性收缩，肢体节律性抽动；EEG快波活动或棘慢/多棘慢波综合。

（4）强直发作：发作性全身或双侧肌肉强烈持续收缩、僵直、躯体背屈或前屈；持续数秒至数十秒，少超过1分钟；EEG双侧低波幅快活动或高波幅棘波节律暴发；主要见于Lennox-Gastaut综合征。

（5）全面性强直.阵挛性发作：以意识丧失、双侧对称性强直收缩后紧接阵挛的序列发作为特征。可直接起病，也可由部分发作演变而来。早期意识丧失、跌倒，随后发作呈三期：强直期表现为全身骨骼肌持续收缩：①眼肌收缩眼睑上牵、眼球上翻或凝视；②咬肌收缩出现口强张，后猛烈闭合，可咬伤舌尖；③喉肌和呼吸肌强直性收缩致尖叫一声；④颈部和躯干肌肉强直性收缩使颈部和躯干先屈曲，后反张；⑤上肢由上举后旋转为内收前旋，下肢先屈曲后猛烈伸直，持续10～20秒后进入阵挛期。阵挛期表现为每次阵挛后都有短暂间歇，阵挛频率逐渐减慢，间歇延长，一次剧烈阵挛后发作停止，进入发作后期。上述两期均伴有呼吸停止、血压升高、瞳孔扩大、唾液和其他分泌物增多。发作后期尚有短暂阵挛，可引起牙关紧闭和大小便失禁。呼吸先恢复，后瞳孔、血压、心率渐至正常，肌肉松弛，意识渐恢复；发作到意识恢复约5～15分钟；醒后常感头痛、全身酸痛、嗜睡，部分有意识模糊，此时强行约束患者可能发生伤人和自伤。

（6）失张力发作：双侧部分或全身肌肉张力突然丧失，出现跌倒、肢体下坠等，持续数十余秒，短者多无明显意识障碍；EEG全面暴发出现的多棘慢波节律、低幅电活动或电抑制。

3.难以分类的发作　资料不全或所描述的类型迄今尚无法归类者，如新生儿发作节律性眼动、咀嚼动作及游泳样动作等。

4.附录　在某些情况下发生的癫痫发作，如某些情况下发生的偶然或反复癫痫发作，和持久或反复发作，如癫痫持续状态。

（二）癫痫和癫痫综合征的分类

1.与部位相关（局灶性、限局性、部分性）的癫痫及综合征

（1）特发性（起病与年龄有关）：包括具有中央和颞区棘波的良性儿童癫痫、具有枕叶暴发的儿童癫痫和原发性阅读性癫痫。

（2）症状性：分为慢性进行性部分性癫痫持续状态和以特殊形式诱发发作为特征的综合征，包括：

1）颞叶癫痫：起源颞叶，常见，占成人病例50%，分内侧和外侧颞叶癫痫。多种损伤机制可致病，海马硬化最多。以自主神经症状、特殊感觉症状和精神症状为特点的简单部分发作。多伴自动症的复杂部分

性发作等。部分难治病例需手术。

2）额叶癫痫：源自额叶，儿童及成人多种原因对额叶造成的损伤所致。常见不对称强直、过度运动发作、局灶性运动发作等。睡眠中易发，时程短，发作后很快清醒，但易继发全面发作。

3）顶叶癫痫：源自顶叶，相对少见，常见为占位、外伤和皮质发育不良致病。局灶性感觉性发作表现为简单感觉症状，如发作性躯体麻木、疼痛等。放电易向颞、额和枕叶扩散，而出现相应部位的发作形式。

4）枕叶癫痫：源自枕叶的发作，表现以发作性视觉症状为特征，多由于局部损伤、血管畸形等引起；儿童、成人均可发病。

（3）隐源性：无法确定发作源。

2.全面性癫痫和综合征

（1）特发性（按起病年龄次序列举）：包括良性家族性新生儿惊厥、良性新生儿惊厥、良性婴儿肌阵挛癫痫、儿童失神癫痫、青少年失神癫痫、青少年肌阵挛癫痫、觉醒时大发作的癫痫、其他全身性特发性癫痫、以特殊状态诱发发作的癫痫。

（2）隐源性和（或）症状性：包括 West 综合征（婴儿痉挛）、Lennox-Gastaut 综合征、肌阵挛站立不能性癫痫、肌阵挛失神癫痫。

（3）症状性：包括非特异性病因引起，如早期肌阵挛性脑病、婴儿早期伴有暴发抑制 EEG 的癫痫性脑病和其他症状性全面性癫痫；特殊综合征指合并其他疾病的癫痫发作，包括有发作及以发作为主要症状的疾病。

3.不能决定为局灶性还是全面性的癫痫和癫痫综合征　包括：

（1）兼有全面性和局灶性发作的癫痫：如新生儿发作、婴儿严重肌阵挛性癫痫、慢波睡眠中持续性棘慢波癫痫、获得性癫痫性失语症（Landau-Kleffner 综合征）和其他不能确定的癫痫。

（2）没有明确的全面性或局灶性特征的癫痫。

4.特殊综合征　包括：

（1）热性惊厥。

（2）孤立稀少的发作或孤立的癫痫状态。

（3）因急性代谢性或中毒性事件引起的发作，如酒精、药物、子痫、非酮性高血糖等因素而引起的发作。

（三）癫痫发作的类型和反射性发作的诱发性刺激因素

1.自限性发作类型　分为全面性和局灶性两类：

（1）全面性发作：包括：①强直.阵挛性发作（包括开始于阵挛期或肌阵挛期的变异型）；②阵挛性发作（再分为没有强直成分和有强直成分）；典型的失神发作；不典型的失神发作；③肌阵挛性失神发作（为失神发作同时伴有肢体节律性肌阵挛抽动）；④强直性发作；⑤痉挛（突然、短暂的躯体和双侧近端肌肉强直性屈曲、伸展性收缩或两者混合在一起，多见发作性做鬼脸，点头，偶有发作性后仰；持续 1～3 秒，比肌阵挛运动长，比强直发作短，常成簇发作；常见于婴儿痉挛，也可见于其他婴儿综合征）；⑥肌阵挛发作；眼睑肌阵挛（突发性、节律性的快速眼睑肌阵挛抽动，每次多有 3 次以上的抽动；伴或不伴意识障碍；均有光敏性反应。再分为不伴失神和伴失神）；⑦肌阵挛性失张力性发作；⑧负性肌阵挛（短暂张力性肌肉活动中断，时间小于 500ms，其前没有肌阵挛证据）；⑨失张力性发作；⑩全面性癫痫综合征中的反射性发作（指发作具有特殊的触发因素，即每次发作均为某种特定感觉刺激或是复杂的智能活动刺激所诱发；符合癫痫电生理和临床特征；部分发作、全面发作皆可出现）。

（2）局灶性发作：包括：①局灶性感觉性发作：表现为简单感觉症状（例如：枕叶和顶叶癫痫）和体验性感觉症状（例如：颞、顶、枕叶交界处癫痫）；②局灶性运动性发作：表现为单纯阵挛性运动发作、不对称的强直样运动症状(如附加运动区发作)、典型的(颞叶)自动症(如:颞叶内侧发作)、多动性自动症、局灶性负性肌阵挛、抑制性运动发作;③痴笑发作(发作性无诱因发笑,内容空洞,不带感情色彩,持续半分钟左右;可见于下丘脑错构瘤、颞叶或额叶病变);④偏侧阵挛发作;⑤继发为全面性发作;⑥局灶性癫痫综合征中的反射性发作。

2.持续性发作类型　　包括:

(1)全面性癫痫持续状态:包括:全面性强直-阵挛性、阵挛性、失神性、强直性、肌阵挛性癫痫持续状态。

(2)局灶性癫痫持续状态:包括:Kojevnikov部分性持续性癫痫、持续性先兆、边缘性癫痫持续状态(精神运动性癫痫持续状态)、偏侧抽搐状态伴偏侧轻瘫。

3.反射性发作的刺激因素　　包括:

(1)视觉刺激:如闪光(如有可能说明光的颜色)、图像和其他视觉刺激。

(2)其他:如思考、音乐、进食、运动、躯体感觉、本体感觉、阅读、热水和惊吓等。

(四)癫痫发作分类方案中主要分类定义的解释

1.癫痫综合征　　是由一组症状和体征组成的特定的癫痫现象,其具有独特的临床特征、病因、治疗选择和预后。

2.癫痫病或癫痫性疾病　　是指单一的、独特的、病因明确的病理状态,癫痫发作是其本质和固有的表现形式。如果一个癫痫综合征是由明确的、特定基因异常造成的,就应称为"癫痫病"。比如进行性肌阵挛癫痫是一个癫痫综合征,而可引起它的Lafora病、蜡样褐脂质沉积症等均属癫痫病。

3.癫痫性脑病　　是指癫痫性异常本身造成的进行性脑功能障碍。

4.反射性癫痫综合征　　是指全部发作都是由一定的感觉或复杂认知活动诱发的癫痫综合征,不包括既有自发性又有反射性发作及发热、酒精戒断等特殊病理情况诱发者,单一的反射性发作不需诊断癫痫。

5.特发性癫痫综合征　　是指发作除可能与遗传易感性有关外,没有其他可寻的原因,除了癫痫,没有大脑结构性损伤和其他神经系统症状与体征的综合征。

6.症状性癫痫综合征　　指发作是由一个或多个可证实的大脑病变和损伤引起的综合征。

7.可能的症状性癫痫综合征　　是"隐源性癫痫综合征"的同义词,但近来更倾向用前者,认为是症状性癫痫综合征,但目前病因未明。

8.良性癫痫综合征　　是指易于治疗或不需治疗也能完全缓解,不留后遗症;而采用正规的药物治疗未能有效控制的癫痫称为"难治性癫痫";属于急、危、重症的癫痫持续状态,是ICU中的主要癫痫问题,在后面详细讨论。

与1981年主要依据临床症状和脑电图(EEG)所见的分类方法相比,2001年癫痫发作分类方案则主要基于解剖结构和病理生理机制分类。与症状学的描述不同,重点是要建立一个可以描述诊断实体的癫痫发作类型表。这种诊断实体和综合征一样提示了病因、治疗和预后,当不能作出综合征诊断时可以单独使用。它弃用了不准确的"部分"和"全面"二分法的分类,建议用新术语"局灶性发作"和"局灶性综合征"来替代"部分性发作"和"部位相关性综合征"。不再推荐使用"单纯"和"复杂部分性发作"的概念,不再用单次发作中的意识障碍情况对发作类型做分类;弃用"惊厥"和"惊厥性",而推荐使用"发作"一词;同时也明确了"特发性"、"症状性"与"可能的症状性"和"隐源性"等名词含义和其他一些重要的基本概念。其内容更为全面,但仍需临床验证。

【癫痫的诊断和鉴别诊断】

(一)诊断原则

1.传统癫痫的诊断,分为三步:①首先是明确是否癫痫发作或癫痫。既不能扩大化的把所有发作性症状都视为癫痫发作,也不能遗漏一些非典型的癫痫发作。②其次看是特发性的还是症状性的;③最后明确癫痫的病因诊断。

2.2001 年 ILAE 提出的癫痫诊断新方案包括了 5 个层次:①根据标准描述性术语详细描述发作期症状;②根据发作类型表确定发作类型;③根据已被接受的癫痫综合征表诊断综合征类型,但有时是不可能的;④如可能根据经常合并癫痫或癫痫综合征的疾病分类确定病因、遗传欠缺,或症状性癫痫的特殊病理基础;⑤非强制性的要求作出癫痫造成损伤程度的诊断,这经常是有用的诊断附加指标。损伤的分类根据世界卫生组织的《国际残损、活动和参与分类》(ICIDH-2)的功能和残障国际分类标准制订。

(二)诊断方法

癫痫的诊断,从病史采集、体格检查到辅助检查涉及很多重要内容,完整的病史采集包括发作史、出生史、生长发育史、热性惊厥病史、家族史、是否有过颅脑创伤史及中枢神经系统感染或肿瘤等病史;体格检查包括内科系统查体和神经系统查体,重点应放在神经系统查体上,注意检查患者的精神状态及智能、言语及眼底等。但在此只介绍一下 EEG 的应用价值和局限性。

由于癫痫发作的病理生理基础是大脑神经元的异常放电,因此 EEG 是癫痫诊断必不可少也是最普及的实验室检查。EEG 发现癫痫样放电,结合临床资料可支持癫痫发作的诊断,能较好地反映异常放电的起源和传播,可以根据典型表现协助判断发作类型和综合征类型,还有助于评价首次发作后再发的可能性,并且有助于判断治疗反应,作为减药、停药的参考。

但是不能只根据 EEG 诊断癫痫,很少数正常人也存在癫痫样放电。多数情况,癫痫放电的频度与临床严重程度不一致。存在典型癫痫样放电的同时,也存在大量不典型 EEG 表现需要鉴别。常规 EEG 检测阳性率仅有 10%～30%,国际标准化 EEG 延长描记时间,增加睡眠试验等各种诱发试验,甚至加作蝶骨电极描记,使阳性率提高到 80%左右,但仍应注意 EEG 正常不意味着可以排除癫痫。

(三)鉴别诊断

临床上存在多种多样的发作性事件,癫痫发作应与如下非癫痫发作相鉴别。常见包括晕厥、短暂性脑缺血发作、癔病性发作、偏头痛、睡眠障碍、生理性发作性症状、器质性疾病引起的发作性症状、多发性抽动症和发作性运动障碍等。

【癫痫的治疗】

(一)药物治疗

癫痫的治疗目前仍以药物治疗为主,目标是在无明显不良反应的情况下,完全控制临床发作,使患者保持或恢复其原有的生理、心理状态和生活工作能力。接受药物治疗的新诊断病例中,约 50%的患者是在用第一种单药治疗时发作得以控制的,约 30%患者是在失败后转用另一种单药或多药联合治疗时发作缓解,另外约 20%左右的患者成为所谓药物难治性癫痫。

抗癫痫药物(AEDs)的选药原则有二:根据癫痫发作类型选药和根据癫痫综合征选药。

(二)外科治疗

70%～80%的癫痫患者通过抗癫痫药物的治疗能够得到满意的疗效,但仍有 20%～30%的患者呈药物难治性。针对难治性癫痫患者,适当的外科治疗不仅能减轻、减少甚至会完全控制发作,在一定程度上还可改善患者的神经心理功能。随着科学技术的发展,脑电生理和神经影像的快速进步,显微神经外科技术的应用等,癫痫外科治疗的理论和方法都趋于成熟,并广为接受。

从常规 EEG、动态 EEG、视频 EEG 到应用多导 EEG 行无创的偶极子定位法定位致痫灶的演变过程,癫痫辅助检查技术不断得到突破和完善。颅内电极(包括硬膜下及深部电极)广泛的临床应用,显示出它定位致病灶的优势。术中唤醒麻醉行皮层脑电图(ECoG)、深部脑电图(dEEG)、电刺激、体感诱发电位

(SEP)检查,使致痫灶定位更加精确,避免了手术造成的不必要损伤,已几乎成为常规手段。在EEG基础上,新近发展起来的脑磁图(MEG),可检测到EEG检测不到的棘波放电,其时间和空间分辨率高,能测量到直径<3mm的癫痫灶,时间分辨率达1ms。MEG在无创癫痫外科评估中已起到重要作用。

磁共振可以发现早期颞叶癫痫的海马硬化、脑皮质发育不良和某些以癫痫为首发症状的生长缓慢的混合神经元.胶质肿瘤(如胚胎发育不良性神经上皮瘤)等。磁共振波谱(MRS)可以无创的检测出脑组织代谢产物的变化,来反映病灶内的神经元损害和胶质增生的病理改变,对癫痫灶作出早期诊断和定位。新出现的利用近红外线光谱定位致痫灶,是近年发展起来的一种动态脑功能检测方法。

但手术治疗的高风险,要求严格掌握适应证和禁忌证。标准虽尚未完全统一和成熟,但适应证大致包括:①综合考虑用药种类、时间和发作频率、类型等因素后确定的药物难治性癫痫,即至少经两种适合的药物治疗两年(不包括特殊类型的癫痫综合征),仍每月发作一次以上者(尤其是全面性发作);②病灶明确的继发性癫痫;③特殊类型的癫痫综合征,比如内侧颞叶癫痫、有明确可切除病灶的新皮质癫痫和婴幼儿期适合半球切除的癫痫类型等所谓"外科可以治疗的癫痫综合征",还有一些认为手术可有效挽救生命,避免更严重残障发生的特殊综合征。

术式的选择,严格说是根据患者的病情决定的。手术的目的在于切除致痫灶或异常放电的传播通路。根据术前的定位情况,术中采用皮层脑电图ECoG和深部脑电图dEEG再定位,使得致痫灶的定位尽可能准确。对于功能区的致痫灶,采用软膜皮层横行纤维热凝或软脑膜下横切。对于局灶性颞叶病灶,可行颞叶前部切除或颞叶前部和海马同时切除。仅海马硬化者和深部脑电极检测确定异常放电来源于硬化的海马者,行选择性海马切除。双侧棘波灶有偏侧性,以一侧病灶切除为主,加胼胝体切断。双侧脑电波弥漫性异常者,可考虑迷走神经刺激术。

有关癫痫手术后是否应该停用或何时停用抗癫痫药尚未达成共识。目前主流观点认为,即使是经过成功的外科手术,大部分患者术后也需要长期服用抗癫痫药。术后短期或长期药物治疗的目的在于使用最小量的药物来维持一种无癫痫或癫痫减少的状态。

二、癫痫持续状态的诊治及预防

癫痫持续状态(SE)以持续的癫痫发作为特征,是神经急危重症,一旦发生,必须紧急处理。目前国内指南中给出了一个SE的实用定义:一次发作没有停止,持续时间大大超过该型癫痫大多数患者的发作时间,或反复的发作,而发作间期患者的意识状态不能恢复到基线期水平。而传统定义,即凡一次癫痫发作持续30分钟以上,或反复发作而间歇期意识未完全恢复超过30分钟者称之为"癫痫持续状态"。之所以选择30分钟作为临界点,主要是因为在动物模型中人们发现神经元异常放电30分钟以上神经元出现不可逆损伤。一方面,单纯的癫痫发作极少持续超过5分钟以上,另一方面,为了便于临床工作中能够尽快对癫痫持续状态患者采取急救措施,目前国际上将一次癫痫发作持续5分钟以上,或反复发作而间歇期意识未完全恢复超过30分钟者亦归为"癫痫持续状态"。另外,如果癫痫发作持续2小时以上,或以每小时2次或2次以上的频率反复发作,虽经常规抗癫痫药物治疗,但间歇期意识未完全恢复者,称之为"难治性SE"。

SE有很多种分类方法,2001年ILAE的分类建议已如前述,但传统分类已被广泛接受和使用。即按是否累及全脑分为全身性癫痫持续状态和部分性癫痫持续状态,全身性癫痫持续状态又可全身性惊厥(痉挛)癫痫持续状态和非惊厥(痉挛)性癫痫持续状态,部分性癫痫持续状态也可分为简单部分性癫痫持续状态和复杂部分性癫痫持续状态。临床中以全面惊厥(痉挛)性癫痫持续状态最常见。

流行病学方面,以美国为例,每年大约有15万例SE患者,其中死亡5500例。其发病率和死亡率与年龄、性别、环境、种族等因素有关。有报道称,SE 在美国的发病率约为 6.2/10 万～18.7/10 万。老年人发生 SE 预后较差,主要是由于其他的基础病为治疗方案的选择增加了难度。难治性 SE 占 SE 的 31％～44％,死亡率为 16％～23％。

【病因学】

诱发 SE 的原因很多,其中惊厥性 SE 的两个最常见病因是抗癫痫药不合理应用和嗜酒。非惊厥性 SE 最常见诱因是缺氧。SE 常见原因如下:

1.不合理应用抗癫痫药。

2.嗜酒。

3.脑血管意外(包括梗死、出血、血管炎)。

4.药物毒性/不良反应(如头孢菌素类、青霉素类、环丙沙星、环孢菌素、茶碱、氯氮平以及可卡因等)。

5.中枢神经系统感染(如脑膜炎、脑炎)。

6.中枢神经系统肿瘤(包括原发和转移的)。

7.代谢紊乱(包括败血症、尿毒症等)。

8.颅脑创伤。

9.脑组织缺氧。

10.高血糖/低血糖。

【病理生理学】

SE 过程中,神经元持续放电,脑的代谢率、耗氧量和葡萄糖摄取率成倍增加。同时,经 N-甲基-D-天冬氨酸(NMDA)受体介导,兴奋性氨基酸过度释放,对神经元产生兴奋毒性损伤。反复发作造成神经元的不可逆性损伤和死亡。惊厥性 SE 时,患者同时有强烈而持续的肌肉抽动,导致体温升高、心律失常、肺动脉压力升高、肺水肿、体内氧和能量耗竭、严重代谢性酸中毒、高血钾、高血糖、高肌酸激酶、肝肾等重要器官功能衰竭。由于脑血流灌注不足,致脑水肿和颅压增高,加剧了惊厥性脑损伤的发生。

惊厥性脑损伤的组织学改变主要表现有:①神经元丧失;②反应性胶质细胞增生;③海马齿状核颗粒细胞树突丝状芽生,后者可能反复兴奋齿状回内分子层的神经元,导致持续状态延长。

【诊断】

诊断 SE 之前,首先是癫痫发作的诊断及鉴别诊断。患者既往癫痫发作及其他病史、发作的临床表现有重要的诊断意义。EEG 在诊断、鉴别诊断、分类、监护、疗效判断等方面有重要价值。症状持续,符合前述定义应及时作出 SE 诊断,并迅速启动相应的治疗程序。

【治疗】

SE 属急症,须迅速处理,争取 30 分钟内终止发作,保护脑神经元,避免发生并发症。SE 持续时间越长,神经系统损害越严重,发生慢性癫痫发作的可能性越大。SE 救治应在癫痫发作持续 5 分钟,或者一次癫痫发作后意识未恢复而再次发生癫痫时开始。SE 的处理要点包括迅速终止癫痫发作、保护气道、防止误吸、去除可能的诱因、治疗并发症、预防再发。

需要注意的是,治疗方案应随着病情变化而随时调整。比如全身性癫痫持续状态,可以划分为两个阶段,第一阶段全身强直-阵挛发作,伴有肌内强直、血糖和体温升高、出汗以及流涎。这一阶段由于脑组织代谢的需要,脑血流增加。经过约 30 分钟后患者进入第二阶段,即阵挛期,特点是脑组织自动调节功能失灵,脑血流减少,颅内压增高和血压下降。应根据全身性癫痫持续状态患者所处的相应的病理生理阶段,选择合理的治疗方案。国际上推荐的有关全身性癫痫持续状态的临床处理规范和流程也强调了对 10 分钟内、30 分钟内和 30 分钟以上不同阶段治疗措施的不同选择与顺序增强。虽然不必过分拘泥,比如气管插管什么时候进行,异丙酚、硫喷妥或戊巴比妥等全身麻醉药物何时开始应用等,但应该强调治疗的有效性和时效性。

当发作难以控制,需要长时间镇静甚至肌松时,面对 ICU 中的危重病人,控制发作的利益和对病人脆弱的全身情况以及病情观察带来的影响需要仔细权衡。

(一)常规支持治疗

首先应充分开放气道,维持通气和氧合。将患者摆放至安全体位避免自伤,开放至少两条静脉通路,当开放周围静脉有困难时,建议采取中心静脉置管。全面性强直-阵挛发作结束后,为避免出现气道梗阻,可能需要放置口咽通气道或行气管插管。同时应留置胃管,胃肠减压,排空胃内容物,避免误吸。当给予患者一线抗癫痫药物治疗仍不能有效控制癫痫持续状态时,应行气管插管术,必要时给予呼吸机支持。给予 SE 患者麻醉诱导剂量的异丙酚、咪达唑仑、依托咪酯可能终止发作,有利于插管。对于持续强直-阵挛发作的患者,应用神经肌肉阻滞剂有助于完成气管插管。罗库溴铵(1mg/kg)是一种短效、非去极化的肌松剂,它对于血流动力学影响小,不增加颅内压,是一种理想的神经肌肉阻滞剂。由于 SE 患者持续肌肉阵挛会出现横纹肌溶解,从而导致血钾升高,因此应尽量避免使用去极化肌松剂,如琥珀酸胆碱等。

应迅速除外患者是否存在低血糖,如不能迅速检测血糖水平,宜迅速静脉滴注 100mg 维生素 B_1(VB₁),静脉推注 50% 的葡萄糖 50ml。监测患者血压、体温和心电图变化。如患者出现显著高热(体温超过 40℃),需要进行被动物理降温。持续的肌阵挛有可能导致横纹肌溶解,从而导致大量肌红蛋白入血。应注意维持充分水化以预防肌红蛋白相关性肾衰。当出现肌红蛋白尿或血清肌酸激酶水平显著升高(大于 5000~10000U/L)时,应利尿并碱化尿液。当癫痫持续状态得到完全控制后,才可考虑行头部影像学检查,包括头部计算机断层扫描(CT)、头部磁共振成像(MRI)以及腰穿检查等。

(二)药物治疗

既往经验提示,当惊厥时间超过 5 分钟,其自发停止的概率降低。药物治疗的目标是迅速而安全的终止发作,预防复发,不改变意识水平而对心血管系统和呼吸系统无明显的不良反应。文献中推荐终止 SE 初始治疗的一线药物,包括劳拉西泮(0.05~0.1mg/kg)、咪达唑仑(0.05~0.2mg/kg)、安定(地西泮,0.1~0.4mg/kg);二线药物包括苯妥英钠(15~20mg/kg)、磷苯妥英钠(相对苯妥英钠等效量,15~20mg/kg)、丙戊酸钠(15~20mg/kg)和左乙拉西坦(1000~1500mg,每 12 小时一次)。这些药物作用机制不同,药物代谢动力学也不尽相同,有些药物的推荐剂量明显高于国内的推荐意见,使用中应两相参考,酌情决定。

有循证医学证据表明,劳拉西泮在终止 SE 方面的效果明显优于地西泮。因此,目前推荐控制 SE 的一线药物是劳拉西泮 0.05~0.1mg/kg。可考虑在医院急救推车和急救包中常备劳拉西泮,每 4~6 月更换。应用劳拉西泮没有迅速逆转者,推荐苯妥英 15~20mg/kg,也可用于预防 SE 复发。对于 SE 终止后意识未恢复的患者应行持续脑电监测。

(三)难治性 SE 的处理

有研究证实,一线抗癫痫药物对于超过半数以上的 SE 患者无效。对于劳拉西泮无效的患者,不应再考虑应用苯巴比妥。目前治疗难治性 SE 的药物很多,包括咪达唑仑、异丙酚、大剂量硫喷妥钠或戊巴比妥、丙戊酸钠、托吡酯、氯胺酮、异氟醚以及利多卡因等。由于缺乏相应的前瞻性临床研究,各研究机构经验不完全一致,目前国际上尚未提出明确的治疗指南。持续静脉注射咪达唑仑或异丙酚,并进行持续脑电监测,是目前最受推崇的治疗方案。但不是所有患者都必须达到脑电活动的暴发抑制模式才能控制癫痫持续状态,因而脑电活动的控制目标仍存在争议。

咪达唑仑是一种快速作用,水溶性的苯二氮䓬类药物,半衰期 4~6 小时。其主要缺点是机体对其可快速耐受,24～48小时后需增加数倍给药剂量以控制病情,这将导致药物积聚而推迟患者苏醒时间。首先给予0.2mg/kg的负荷剂量,之后每5分钟静推0.2～0.4mg/kg,直到癫痫停止,极量2mg/kg,之后以0.1～0.2mg/(kg·h)的速度维持,同时监测脑电图变化。

异丙酚属于烷基酚,广泛用于麻醉的诱导和维持,以及ICU患者的镇静。推荐先给予3～5mg/kg的负荷剂量,之后在监测脑电图情况下以30～100μg/(kg·min)的速度维持。癫痫控制12小时后,在下一个12小时将药物剂量减半,若无癫痫发作,停药观察12小时。如果撤药期间癫痫复发,先给予1～3mg/kg的负荷剂量,后以适当剂量维持12小时以上,再试行撤药。异丙酚相对安全,极少数情况下,当儿童患者大剂量接受异丙酚静点时可能出现所谓的"异丙酚输注综合征",严重者可危及生命。间接证据证明其产生原因可能与干扰线粒体呼吸功能有关。因而,成人剂量不得超过100μg/(kg·min)。高脂血症可能是该综合征的前兆之一,在大剂量给药时应监测血液中甘油三酯和肌酸激酶含量的变化。

由于缺乏循证医学证据,巴比妥类药物控制难治性SE的效果存在争议。大剂量巴比妥类药物可造成血流动力学变化和免疫抑制,因此它只用于对咪达唑仑和异丙酚无反应的患者。

(四)非惊厥性SE的处理

非惊厥性SE占SE的20%～25%,在ICU病房较为常见,临床表现多样,诊断需依靠脑电图,因而明确诊断有一定困难。有实验及临床研究证实,非惊厥性SE可能导致持续性神经元损害。其预后取决于病因及发病时的意识水平。目前普遍认为,如果发生非惊厥性SE的患者出现昏迷,或者是继发于惊厥性SE而出现的,预后相对较差。上述两类患者应采取更加积极的治疗措施,并遵循难治性SE的处理原则。尽管缺乏循证医学证据,不少学者推荐静脉应用苯二氮䓬类药物,如咪达唑仑。这类药物具有半衰期短,能与异丙酚产生协同效应从而减少其用量,以及降低死亡率等优点。

(五)肝、肾衰竭患者合并癫痫的处理

国外报道肝衰竭患者合并癫痫的发生率在2%～33%之间。有研究认为肝衰竭时内源性苯二氮䓬类水平的升高可降低癫痫的发生率。治疗原则与其他患者相同,但必须考虑药物代谢对肝功能的影响。肝衰竭出现低蛋白血症者,应考虑选择蛋白结合力低的或者完全经肾脏代谢的药物,如加巴喷丁、普瑞巴林和左乙拉西坦等。有研究证实左乙拉西坦可对抗线粒体功能紊乱,具有神经保护作用。

急性肾衰可并发肾性脑病和癫痫,可能与代谢紊乱和血液透析后出现的透析后失衡综合征有关。肾衰行血液透析患者的癫痫发生率在2%～10%。肾衰患者发生癫痫时,经肾脏代谢的抗癫痫药如加巴喷丁、左乙拉西坦、托吡酯以及苯巴比妥应注意减量。当肾衰原因不明时,应避免使用碳酸酐酶抑制剂,如唑尼沙胺、托吡酯等,以降低发生肾结石的风险。由于透析可明显降低蛋白结合力低的抗癫痫药物的血药浓度,因此,诸如加巴喷丁、乙琥胺、苯巴比妥和托吡酯等药物不宜用于正在进行血液透析的肾衰患者。

【预后】

SE的预后取决于临床表现、抽搐的持续时间、患者的年龄以及引发惊厥的原发病等。美国SE的总体死亡率约为21%～22%。70岁以上老年人发生难治性SE的死亡率可达38%～76%。一次癫痫发作持续时间在60分钟以上者的死亡率较发作时间在60分钟以内者明显升高。有研究认为多数非惊厥性SE的预后优于惊厥性SE。近年研究发现,血清中神经元特异性烯醇化酶(NSE)水平是神经元损伤的标志物之一。对于反复发作的癫痫患者,可以通过检测血清中该物质含量推断预后。

【预防】

神经外科手术可导致癫痫发生,幕上手术后癫痫的发生率为3%～37%,颅脑创伤后为6%～53%。按出现时间可划分为早期癫痫(术后7天之内发生)和晚期癫痫(术后7天之后发生)。神经外科手术及外伤患者应从术前、术中和术后分别做好癫痫的预防。择期手术应在术前口服抗癫痫药物。苯妥英钠0.2g,每

天3次,7~10天;丙戊酸钠0.4g,每天3次,或丙戊酸钠缓释片(德巴金)1.0克,每天1次,5~7天。急诊手术可在术前静脉推注抗癫痫药物(如德巴金15mg/kg)。在手术过程中应注意避免不必要的脑皮层暴露,注意术中脑皮层保护,减少血管损伤,仔细止血,缩短手术时间,控制颅内压。术毕反复冲洗术野减少蛛网膜下腔积血。在麻醉停止前30分钟,静脉加用抗癫痫药物,可有效减少术后早期癫痫发生。术后控制脑水肿和颅内压,保持呼吸道通畅。术后静脉用抗癫痫药物,病人清醒且能口服者可改口服抗癫痫药物。

对于采取了上述预防措施,术后ICU病房监护过程中仍出现癫痫的患者,尽量首选已使用过的抗癫痫药物,如已用丙戊酸钠预防的应立即再次静脉推注,并急查血药浓度。如同种药物无效可改用其他药物,如安定、苯巴比妥类等。控制欠佳,可按照难治性SE处理。术后或伤后未发生癫痫者,在术后或伤后7天,可停用抗癫痫药。如果术后脑水肿或颅内感染未控制,可适当延长用药时间,一旦上述情况控制,即可停药。如果术后和伤后发生癫痫,则按治疗癫痫处理,不能随意停药。

国外报道认为在接诊SE患者时,ICU的主要任务正在发生变化。15年前ICU收治SE患者的首要任务是终止癫痫发作,现在主要为这类患者提供机械通气支持。主要原因之一是劳拉西泮作为一线抗癫痫药物广泛应用后,多数SE患者在应用劳拉西泮后癫痫发作就得到了控制。转入ICU后应注意预防消化道应激性溃疡和深静脉血栓形成,维持循环、呼吸系统稳定,以及治疗诱发癫痫的原发病,如控制颅内压、降温、治疗颅内感染等。

(郑　平)

第二节　急性缺血性脑卒中

无论是高收入还是中低收入国家,缺血性脑血管病都是居第二位的死亡原因。在中国,每年大约有150万人死于脑卒中。卒中会导致长期致残,这些患者往往无法返回工作岗位或胜任他们以前的社会角色。所以对于急性缺血性卒中患者或者重症缺血性脑卒中的救治是神经重症加强医疗病房(ICU)的重要工作之一。

一、概述

【病因分型与发病机制】

急性缺血性脑卒中的病因诊断和发病机制是预防及治疗的关键因素。目前国际上通用的病因分型为1993年TOAST分型,我国最近提出了中国缺血性卒中CISS分型。

TOAST分型有助于不同亚型缺血性脑卒中患者的治疗及康复。TOAST分型依据临床表现、梗死灶大小或类型、影像学表现以及相关的辅助检查等将缺血性脑卒中分为5个亚型:大动脉粥样硬化性脑梗死、心源性脑栓塞、小动脉闭塞(腔隙性脑梗死)、其他病因和病因不明。

TOAST分型对穿支动脉梗死的病因诊断存在缺陷,同时没有涉及大动脉粥样硬化的发病机制。随着各种影像技术在不断发展,病因和发病机制诊断分型的制订以及对TOAST分型的改良工作迫在眉睫。结合穿支动脉病理以及近年来大动脉粥样硬化梗死发病机制研究的进展,我国制订了中国缺血性卒中CISS分型。

【临床表现】

常见于中老年人,病前往往合并一种或者多种危险因素。部分患者发病前可以有短暂性脑缺血发作

(TIA),起病多为突然起病或者急性起病。临床表现与梗死的部位、大小有关,存在局灶性神经功能缺损的症状与体征,比如偏瘫、偏身感觉障碍、偏盲、语言障碍、失用,严重者可以合并意识障碍甚至昏迷等。

【辅助检查】

（一）一般检查

血液检查包括血常规、凝血功能、血糖、血脂等,少见病因的血液检查还应包括免疫相关检查、抗中性粒细胞胞浆抗体(ANCA)、同型半胱氨酸、抗凝血酶Ⅲ、蛋白 C、蛋白 S 等。心电图也是常规检查项目之一。这些检查有助于寻找患者的危险因素和病因。

（二）头颅计算机断层扫描（CT）

头颅 CT 是目前急性缺血性脑卒中最常用的检查,有助于鉴别脑梗死和脑出血。发病早期(6 小时以内)CT 往往不能发现脑梗死的病灶,一些脑梗死的 CT 早期征象如大脑中动脉高密度征、岛叶以及豆状核灰白质边界不清、脑沟和脑回变浅或者消失等有助于早期诊断。发病 24 小时后常常可以发现低密度改变。对于恶性大脑中动脉脑梗死或者大面积小脑梗死的患者,医护人员应该早期发现病情变化,随时复查CT,早期发现占位性脑水肿,这些有助于指导脱水药物使用及外科治疗。

（三）磁共振成像（MRI）

对于缺血性脑卒中,MRI 在很多方面优于 CT 检查,对于小灶脑梗死、脑干或者小脑梗死,MRI 更容易发现病灶。磁共振弥散加权像(DWI)和灌注加权像(PWI)可以在发病数分钟之内发现缺血性改变,能够进行早期诊断。PWI 和 DWI 的错配区域(PWI-DWI)往往被认为是缺血半暗带,错配大于 20% 是溶栓治疗的标准之一。

（四）血管造影

数字减影血管造影(DSA)、CT 血管造影(CTA)和磁共振动脉成像(MRA)可以进一步了解血管情况,如动脉的狭窄和闭塞,还有助于诊断血管炎、肌纤维发育不良、动脉夹层以及烟雾病等。

（五）经颅多普勒（TCD）

TCD 有助于评价颅内外血管狭窄和闭塞,还可以用于微栓子监测及溶栓后的血管再通的评估。

（六）颈动脉彩色多普勒超声

颈动脉超声有助于寻找脑梗死的病因,观察血管的形态、颈动脉内膜中层厚度(IMT)、粥样硬化斑块以及血管狭窄情况等。

（七）超声心动图

包括经胸超声心动图(TTE)和经食道超声心动图(TEE)。通常首选 TTE 检查,但对心脏内血栓的检出率,TEE(敏感性为 95%)高于 TTE(敏感性为 60%)。适应证包括扩张型心肌病、心脏内血栓、心房颤动和卵圆口未闭等。

【诊断】

中老年患者,存在各种脑血管病的危险因素,病前可以有 TIA 发作,突然或者急性起病,表现为局灶性神经功能缺损的症状与体征。头部 CT 早期多不能发现责任梗死灶,发病 24 小时后可以见到与症状体征相匹配的低密度,符合血管分布。头颅 MRI 有助于早期诊断,指导溶栓治疗。血管造影可以发现动脉的狭窄和闭塞。

【治疗】

（一）一般治疗

1.密切观察神经功能及生命体征变化　包括意识水平、血压、心率、血氧饱和度等。

2.保持呼吸道通畅及吸氧　卒中患者往往是老年,肥胖、气道松弛、舌后坠阻塞气道,需要时应该放置口咽通气道。吞咽障碍,咳嗽反射和咽反射减弱或者消失,有误吸的危险,需要气道保护。昏迷或者格拉斯哥昏迷量表(GCS)≤8分和肺部感染患者,痰多黏稠,不容易吸引。需要机械通气的患者应该尽早气管插管,必要时气管切开。

3.颅内压(ICP)监测　下列情况应该进行颅内压监测:GCS≤8分,头颅CT发现异常者;CT正常但是具备下面3种情况中的2种者:年龄大于40岁、低血压和去皮层或者去大脑发作。干预指征为ICP≥20～25mmHg。急性缺血性脑梗死ICP升高常见于恶性大脑中动脉梗死引起的脑水肿、严重小脑梗死压迫四脑室引起脑积水等,这也是干预的指征。

颅内压干预常用的药物有甘露醇、呋塞米、甘油果糖以及高张盐水等。20％甘露醇100～250ml静脉点滴,每4～8小时使用一次;呋塞米10～40mg.每4～8小时一次;甘油果糖250～500ml静脉点滴,每日2次;也可以选用23.4％高张盐水静脉注射。其他药物如白蛋白合用呋塞米治疗,这种方法价格昂贵,有效性也没有得到验证。发生颅高压危象或者脑疝时应该按程序化策略进行及时救治。但是我们也应该清楚地认识到,急性脑梗死所致水肿为细胞毒性脑水肿,使用渗透性疗法一直存在争议。甚至有人认为渗透性疗法主要脱出未受损脑组织的水分,会加重中线移位。治疗高颅压过程中应保持等量体液状态。恶性大脑中动脉梗死者应早期行偏侧颅骨切除术减压,大面积小脑梗死压迫脑干时推荐脑室造瘘或者外科减压治疗。

脑灌注压(CPP)指导的脑水肿治疗方案已经成为治疗的主流。但是,单独以CPP＞50～60mmHg作为治疗目标具有先天性缺陷。CPP反映了全脑的灌注情况,并没有考虑局部缺血。不惜一切代价把CPP控制在正常范围以内势必会带来不良的后果,比如容量负荷过重会导致全身损伤,使用血管升压药物会引起急性呼吸窘迫综合征(ARDS),同时会加重脑水肿等。Lund概念的核心是最大程度地增加毛细血管胶体渗透压,最大程度地降低毛细血管流体静压,以控制脑水肿。如使用β-受体阻滞剂和可乐定控制平均动脉压,以防止流体静压升高引起脑水肿,使用白蛋白维持毛细血管胶体渗透压促进水分进入血管内,通过镇静和抑制代谢控制ICP以降低组织流体静压。

4.血压控制　一般认为急性缺血性脑卒中患者不需要常规降压治疗,特别要避免急剧降压。降压治疗有可能损害脑灌注,加重脑缺血的发生。如果血压＞220/120mmHg或者合并严重的心力衰竭、主动脉夹层、高血压脑病、急性肾衰竭时可以考虑降压治疗。但是急性缺血性脑卒中的血压管理还缺少证据,血压管理存在很大的争论。如果由于容量不足造成的低血压,为了避免神经功能恶化应该扩容治疗。

5.血糖控制　患者血糖超过180mg/dl(10mmol/L)时,应给予胰岛素治疗。患者血糖低于50mg/dl(2.8mmol/L)时,给予10％～20％葡萄糖输注。

6.控制发热　如果体温＞37.5℃,应该积极寻找病因,判断是否存在感染。可以选择药物降温治疗,也可以进行物理降温治疗。不建议使用预防性抗生素治疗。

7.误吸与卒中相关性肺炎　急性卒中后免疫力下降是感染的根本原因。卒中相关性肺炎的主要原因是误吸,特别是存在吞咽功能障碍和意识水平下降的患者。卒中相关性肺炎重在预防。卒中患者应该积极治疗原发病,加强口腔及基础护理、无菌操作、消毒隔离防止交叉感染。加强吞咽障碍的筛查和康复。昏迷、镇静或者咳嗽反射减弱/消失的患者应该通过X线检查核实喂养管的位置,避免喂养管错位。存在误吸风险或者胃排空能力下降的卒中患者应该进行幽门后置管进行喂养。肠内营养时床头抬高至少30°并定期监测胃内容物残留量。卒中相关性肺炎应该按照医院获得性肺炎和呼吸机相关性肺炎的抗生素使用原则经验性选择抗生素,再根据病原学结果调整治疗方案。避免使用左氧氟沙星。

8.应激性上消化道出血　抑酸药物中常用的质子泵抑制剂针剂包括埃索美拉唑、奥美拉唑、泮托拉唑、兰索拉唑、雷贝拉唑等。常用的 H_2 受体拮抗剂针剂包括雷尼替丁和法莫替丁。常规剂量如埃索美拉唑 40mg 静脉滴注,每 12 小时一次。大剂量如埃索美拉唑 80mg 静脉推注后,以 8mg/h 速度持续输注 72 小时。止血药物的疗效不确切。大量消化道出血应该及时血容量补充,常用的液体包括生理盐水、平衡液、全血或其他血浆代用品。输血条件包括:①收缩压＜90mmHg,或较基础收缩压降低幅度＞30mmHg;②血红蛋白＜70g/L,红细胞比容(HCT)＜25％;③心率增快＞120 次/分。在积极补液的前提下,可以适当选用血管活性药物(如多巴胺)以改善重要脏器的血液灌注。有条件时可以进行血管内介入治疗或者外科手术治疗。

9.深静脉血栓形成的预防　急性缺血性脑卒中患者应该鼓励早期下床活动,不能下床活动的患者应该穿弹力袜或者使用抗血栓泵。深静脉血栓或者肺栓塞高风险患者给予低分子肝素或者小剂量肝素皮下注射。

10.癫痫的处理　常规预防性给予抗癫痫治疗是没有必要的。既往有癫痫史的患者,应该按照标准抗癫痫方案给予药物治疗。癫痫样起病的急性缺血性脑卒中患者,不建议长期抗癫痫治疗。卒中后 2～3 个月癫痫发作的患者,建议按照癫痫的标准治疗方案长期服药治疗。

(二)神经保护治疗

钙离子拮抗剂、兴奋性氨基酸拮抗剂、神经节苷脂、神经保护剂 NXY-059 以及镁剂等在动物实验中取得了良好的效果,但是都没有被临床试验证实。依达拉奉是一种自由基清除剂,抑制梗死周围局部脑血流量的减少,阻止脑水肿和脑梗死的进展。剂量为每次 30mg,每天 2 次。对于高压氧和亚低温治疗,目前尚缺乏临床试验的支持。

(三)其他治疗

1.改善血流动力学治疗　一般包括诱导性扩张血容量、血液稀释、诱导性高血压和增加心输出量治疗。急性缺血性脑卒中的改善血流动力学治疗的疗效还缺少大规模随机对照研究的证实。依照蛛网膜下腔出血后迟发性脑缺血的研究结果,诱导性高血压和增加心输出量对改善脑缺血是有效的,但是这两种方法对急性缺血性脑卒中的疗效尚不清楚。对于低血压或者脑血管狭窄的患者可以考虑扩容治疗,但是应该严密监测患者的心肺功能。

2.中医中药治疗　中医中药还缺少大样本高质量的随机对照试验进一步证实,但是目前在国内广泛使用。

3.康复治疗　康复治疗是急性缺血性脑卒中治疗中的重要一环,包括语言康复、心理康复、认知康复、运动功能康复以及职业和社会康复。急性期运动功能康复的目的主要是抑制异常的原始反射活动,建立正常的运动模式。

二、急性缺血性脑卒中的抗栓治疗

【重组组织型纤溶酶原激活剂静脉溶栓治疗】

溶栓治疗是目前最重要的恢复血流、改善脑组织代谢、抢救梗死周围半暗带组织的措施。按照最新的研究结果,发病 4.5 小时内是溶栓治疗的时间窗。常用的药物为重组组织型纤溶酶原激活剂(rt-PA)。

(一)rt-PA 静脉溶栓治疗的入选和排除标准

1995 年的美国 NrNDS 试验是 rt-PA 溶栓治疗领域的"里程碑",该研究的入选及排除标准奠定了各国溶栓指南中 rt-PA 静脉溶栓标准的基础(表 25-3-1),溶栓指南的每年的更新主要是根据新获得的循证医学证据对 NfNDS 标准进行增补或修改。

2007 年,美国心脏协会(AHA)成人缺血性脑卒中早期治疗指南提出,rt-PA 慎用于严重神经功能缺损患者,建议排除大面积脑梗死患者,即 CT 提示多脑叶梗死(低密度范围＞1/3 大脑半球)的患者。该指南对抗凝治疗者要求更加明确,强调正在口服抗凝剂者应 rNR≤1.5,未再提 PT 时间超过 15 秒;保留了低血糖除外标准,要求血糖不得低于 50mg/dl(2.7mmol/L),而未强调高血糖排除标准,即未再强调血糖不得高于 400mg/dl(22.2mmol/L);对于卒中起病时有癫痫性发作的患者,只要医师能够确信遗留的神经功能缺损是继发于卒中而不是癫痫发作后现象,这些患者仍然是可以接受溶栓治疗的。自从欧洲急性卒中协作研究Ⅲ(ECASSⅢ试验)公布结果以来,不同地区的治疗指南都把静脉溶栓的时间窗扩大到 4.5 小时,大大增加了 rt-PA 的使用范围。

(二)药物使用方法

rt-PA 使用剂量为 0.9mg/kg,最大剂量为 90mg。将总剂量的 10% 在注射器内混匀,1 分钟内肌注。将剩余的 90% 混匀后静点,持续 1 小时。记录输注开始及结束时间。输注结束后以 0.9% 生理盐水冲管。

表 22-2　NINDS 试验入选和排除标准

入选标准	发病 3 小时内的缺血性脑卒中患者;
	发作时间明确;
	有可用 NIHSS 评估的神经功能缺损(NIHSS≥1 分);
	基线头 CT 除外颅内出血;
	可获得知情同意;
排除标准	3 个月内有过脑卒中或严重的头外伤;
	14 天内经历过大手术;
	有颅内出血史;
	收缩压大于 185mmHg 或舒张压大于 110mmHg;
	症状迅速改善或轻微;
	有症状提示蛛网膜下腔出血;
	21 天内有胃肠道出血或泌尿道出血;
	7 天内不可压迫部位有过动脉穿刺;
	脑卒中发作时有痫性发作;
	脑卒中发作前 48 小时内正在服用抗凝剂或接受肝素治疗并且 APTT 时间延长;PT 时间超过 15 秒;
	血小板计数少于 100000/mm³;
	血糖低于 50mg/dl(2.7mmol/L)或高于 400mg/dl(22.2mmol/L);
	出于特殊原因需要强力降压使血压达到特定范围。

(三)溶栓的监测(表 22-3)

表 22-3　溶栓的监测

项目	时间
测血压	溶栓开始每 15 分钟一次,检测 2 小时,其后每小时一次,检测 22 小时
测脉搏和呼吸	溶栓开始每小时一次,检测 12 小时,其后每 2 小时一次,检测 12 小时

项目	时间
神经功能评分(NIHSS)	溶栓开始每小时一次,检测 6 小时,其后每 3 小时一次,检测 18 小时
重复 CT/MR 检查	24 小时后
舌和唇血管源性水肿	用药 45 分钟时,如发现立即停药,并给予抗组胺药物和糖皮质激素
神经系统检查	24 小时后每天进行

(四)静脉溶栓 24 小时内血压的管理

溶栓 24 小时内维持血压低于 185/110mmHg,有研究认为维持收缩压在 140～150mmHg 之间能够降低患者的病死率和致残率。如果发现 2 次或持续性收缩压>185mmHg 或舒张压>110mmHg(血压检查间隔至少 10 分钟),则给予拉贝洛尔 10mg 静注,持续 1～2 分钟以上(如果患者有哮喘、>1 度心脏传导阻滞、明显的心力衰竭或心率<50 次/分,则应避免使用拉贝洛尔)。如果血压仍>185mmHg/110mmHg,可每 10～15 分钟重复给药(同样剂量或剂量加倍),最大总剂量不超过 150mg。也可给予乌拉地尔 25mg 缓慢静注(孕妇及哺乳期妇女禁用;主动脉峡部狭窄或动静脉分流的患者禁用静脉注射)。如果血压仍>185mmHg/110mmHg,可重复给药(间隔至少为 5 分钟),最大总剂量不超过 50mg。在静脉注射后,可持续静脉点滴。液体按下列方法配制,通常将 250mg 乌拉地尔加入静脉输液中,如生理盐水、5% 或 10% 的葡萄糖、5% 的果糖或含 0.9% 的氯化钠的右旋糖酐 40;如用微量泵,将 100mg 乌拉地尔加入输液泵中,再稀释至 50ml。静脉输液的最大药物浓度为 4mg/ml 乌拉地尔。输液速度根据患者的血压酌情调整。初始输液速度可达 2mg/min,维持给药速度为 9mg/min。

如果初始血压>230mmHg/120mmHg 并且拉贝洛尔或乌拉地尔疗效不佳,或初始舒张压>140mmHg,则以硝普钠 $0.5\mu g/(kg \cdot min)$ 静点,根据治疗反应逐渐调整剂量,最大剂量可达 $10\mu g/(kg \cdot min)$,以控制血压<185mmHg/110mmHg,并持续性血压监测。

无论使用何种静脉降压药物治疗,均要检查血压,2 小时内每 15 分钟 1 次,避免血压过低。

(五)不可合并的药物

24 小时内不使用静脉肝素和抗血小板药物,24 小时后重复 CT/MRI 没有发现出血,可以开始使用低分子肝素和(或)抗血小板药物。禁用普通肝素、降纤及其他溶栓药物。

(六)并发症处理

1.颅内出血　治疗过程中或治疗结束后 24 小时内,如发现神经症状加重(如意识障碍加重、肌力减弱、视力减弱、语言障碍加重、严重头痛、呕吐或出现新的神经功能缺损等),应考虑发生脑出血。这时的处理包括:①立刻停止 rt-PA 输注;②复查头部 CT、血常规、PT、PTT 及纤维蛋白原;③可输新鲜冷冻血浆及血小板,特别是近期使用抗血小板治疗者;④请神经外科或其他外科会诊,明确是否需要进行外科处理。

2.血管再闭塞的处理　在排除脑出血的前提下,给予低分子肝素 4000～5000IU,每日两次,7～10 天。如血小板记数<80000/mm³,则停用。禁用普通肝素。

3.其他并发症的对症处理　包括降颅压、抑酸、保护胃黏膜及抗感染等。

三、急性缺血性脑卒中的其他再灌注治疗

(一)动脉溶栓治疗

急性缺血性脑卒中的治疗中,动脉溶栓是除静脉溶栓以外的另一选择。近年来,随着神经介入放射学

技术不断发展,动脉内溶栓治疗的安全性及可行性不断提高,并在一些大型医学中心开展。

发病 6 小时内的急性大脑中动脉闭塞的卒中患者可以采用动脉溶栓治疗。对于急性基底动脉闭塞的患者,也可以选择性地进行动脉溶栓治疗。

(二)静脉和动脉联合溶栓治疗

急性缺血性脑卒中治疗的时间窗有限,发病 4.5 小时内的静脉内溶栓治疗是目前临床上急性缺血性脑卒中的一个标准治疗方法,但是对于颈动脉或大脑中动脉主干闭塞的脑梗死患者,其血管再通率低,疗效并不能令人满意。动脉溶栓拥有较高的血管再通率,但其需求复杂的技术合作,较静脉溶栓治疗平均晚约 2 小时,所以易错过最佳治疗时机,大大影响了溶栓疗效。静脉和动脉联合溶栓疗法因兼有快速启动治疗和高血管再通率的特点而充满魅力。首先,联合治疗能够最大程度地缩短发病至血管再通的时间。其次,随即给予的动脉溶栓能够进一步明确血栓或斑块是否被溶解或者是否需要给予更多的溶栓药物及其他介入方法使闭塞血管再通。由于闭塞血管的再通是获得良好溶栓治疗效果的基础,因此,提高血管再通率是改善颈内动脉或大脑中动脉主干闭塞患者溶栓疗效的关键。

发病 3 小时内的急性脑梗死患者首先给予 rt-PA(0.6mg/kg,1 分钟内一次性给予 15%,随后 30 分钟持续追加剩余的药静脉点滴,随后进行 DSA 检查,如果发现仍存在血管闭塞,立即给予动脉内 rt-PA(2 小时内在动脉斑块处最多使用至 20~22mg)溶栓治疗。

(三)机械取栓治疗

(MERCI)经静脉 rt-PA 溶栓后进行机械取栓和仅采用机械取栓都是安全的,对于不适宜静脉 rt-PA 溶栓治疗以及静脉溶栓失败的急性缺血性脑卒中患者,采用第一代和第二代 MERCI 装置进行机械取栓,对于病变血管的开通是有效的。

【抗血小板聚集治疗】

阿司匹林的乙酰基与环氧化酶结合后,可通过抑制花生四烯酸而阻止血小板产生血栓烷 A2(TXA-2),TXA-2 有强的促血小板聚集作用。不符合溶栓适应证且无禁忌证的缺血性脑卒中患者,应在发病后尽早服用阿司匹林 160~325mg,每日一次;溶栓的患者,应该于溶栓后 24 小时给予阿司匹林 300mg 治疗。对于不能耐受阿司匹林的患者,可考虑选用氯吡格雷治疗。

【抗凝治疗】

非心源性缺血性脑卒中不主张给予抗凝治疗。心房颤动所致的心源性脑栓塞应该口服华法林抗凝治疗,也可以早期使用肝素或者低分子肝素然后过渡为华法林治疗。但是抗凝治疗的时机尚不清楚,早期抗凝治疗会增加出血转换的机会。

普通肝素,100mg 加入葡萄糖或者生理盐水 500ml 中,以每分钟 10~20 滴的速度静脉点滴。低分子肝素,4000~5000IU,腹壁皮下注射,每日 2 次。华法林 2.5~10mg,每日 1 次,维持国际标准化比值 INR 2~3。

【降纤治疗】

急性缺血性脑卒中早期血浆纤维蛋白原水平增高,但是降纤维蛋白原治疗是否有效还存在争议。安克洛酶卒中治疗试验(STAT 试验,卒中 3 小时内)和安克洛酶卒中治疗试验(ESTAT 试验,卒中 6 小时内)得出了相反的结论,有人通过对 STAT 和 ESTAT 试验的数据进行分析,提出改良用药方案也许是有效的。但是按照新的改良用药方案安克洛酶卒中试验(ASP 试验,卒中 6 小时内)同样发现安克洛酶不能改善卒中患者的预后。

三、急性缺血性脑卒中的外科治疗

急性缺血性脑卒中的外科干预措施主要指对具有占位效应的幕上或幕下脑梗死行减压治疗。这方面的研究多是在大面积大脑中动脉(MCA)供血区梗死及占位性小脑梗死的患者中进行的。

【恶性大脑中动脉梗死的偏侧颅骨切除术】

MCA 供血的全部区域或 2 个分支的大面积脑梗死后继发脑水肿,会导致严重的高颅压和中线移位,进而形成颞叶沟回疝。文献报道大面积脑梗死合并脑疝的发生率为 15%～20%,其病死率高达 80%～90%。外科减压治疗通过去除一部分颅骨,剪开硬膜,以减轻脑组织压力,降低颅内压,防止脑疝形成,同时增加脑灌注,避免梗死周围脑组织的继发损伤。

(一)研究进展

2002 年发表的一项系统综述提示,外科减压治疗可增加大面积 MCA 梗死患者的生存率,但是入选的研究都不是随机对照研究。2007 年以后,欧洲进行了 3 项恶性大脑中动脉梗死偏侧颅骨切除术的随机对照试验(HAMLET、DECIMAL 和 DESTrNY 试验),对这 3 项试验进行的荟萃分析显示,偏侧颅骨切除术使生存率提高了 2 倍;在生存者中,手术组改良 Rankin 量表(mRS)为 4 分的患者比例较保守治疗组提高10 倍,mRS 为 3 分的患者比例提高 1 倍,且偏侧颅骨切除术并未增加生活完全依赖(mRS=5 分)的风险。尽管样本量较小且未使用盲法,但该荟萃分析仍表明,对 60 岁以下患者行偏侧颅骨切除术可挽救生命并能获得较好的神经功能恢复。目前尚缺乏年龄超过 60 岁的患者外科手术的资料。

(二)手术时机和指征

决定手术成败和远期功能恢复的一个关键因素是手术时机的把握。许多学者认为一旦有手术适应证,尽早手术可减少梗死体积,降低并发症。早期的大样本非随机病例研究表明,24 小时内启动外科治疗由于避免了大面积脑梗死后脑水肿对脑干的压迫,可减少死亡率并改善预后。但是荟萃分析结果显示,24小时内实施手术并不优于稍晚时(24～48 小时)手术。对 HAMLET 试验的亚组分析发现,在卒中发生后48～96 小时实施手术不能增加临床获益。因此,目前认为,对于影像学提示大面积 MCA 脑梗死、入院后临床情况发生恶化的患者,提倡在发病后 24～48 小时内施行外科手术。

手术指征的确定应以个体化为基础。有研究表明,在 CT 上的低密度影大于 MCA 供血区的 50%,临床上表现为早期的恶心、呕吐,美国国立卫生研究院卒中量表(NIHSS)评分在左侧半球梗死的患者≥20 或在右侧半球梗死的患者≥15,可能预示会产生严重的脑水肿。临床实践过程中,应以 DESTINY、DECIMAL 和 HAMLET 这 3 个随机对照研究的入选标准作为手术指征。2008 年欧洲卒中组织(ESO)指南建议,对于年龄≤60 岁、发病 48 小时以内的恶性大脑中动脉梗死患者,应该实施偏侧颅骨切除术。治疗时间窗是患者预后的重要因素之一,无须等待出现占位性水肿再考虑偏侧颅骨切除术。

【占位性小脑梗死的外科减压治疗】

小脑梗死占全部脑梗死的 1.9%～10.5%,其在发病早期可能症状较轻,但当产生后颅窝占位效应后,将压迫脑干及第Ⅳ脑室,如不尽快解除梗阻性脑积水和肿胀小脑组织对脑干的压迫,患者病情可急剧恶化,病死率高于其他部位的脑梗死。小脑梗死发生后应送至神经 ICU 密切观察 72～96 小时。如药物不能控制脑水肿和梗阻性脑积水,患者出现意识改变时,脑室造瘘或手术减压是有效的治疗方式。

目前尚缺乏随机对照研究评估小脑梗死外科减压治疗的临床效果。有研究对 84 例占位性小脑梗死的临床过程和影像学进行了分析,在病情恶化、发生昏迷并且接受了脑室引流或外科减压治疗的患者中,

47％在3个月时恢复情况良好(mRS≤2分)。2009年公布的2项回顾性研究,分别回顾分析了56例和52例小脑梗死且接受幕下外科减压治疗的患者。在长期随访过程中,分别有36％和40％的患者mRS≤2分,预后良好。据此,2008年ESO指南与2010年中国指南指出,对于大面积小脑梗死压迫脑干时,推荐脑室造瘘或者外科减压治疗。

但是单独进行脑室造瘘而不进行外科减压治疗的方法存在争议。对于意识迅速丧失的患者,后颅窝外科减压治疗(去除或不去除梗死的小脑组织)明显优于脑室造瘘术。单独实施脑室造瘘术仅是缓解脑积水的临时措施,并不能减轻脑干压力和对四脑室的压迫,长期留置脑室引流管增加了颅内感染的机会。

(郑　平)

第三节　多发性硬化

【概况】

多发性硬化是影响中枢神经系统的炎症性疾病。尽管确切的病因学仍未明确,其病理学表现为非连续区域的中枢神经系统及少量轴突的脱髓鞘改变(小半鞘翘)。临床表现多变但为发作性神经功能缺损,进展数天,数周后缓解。

多发性硬化在美国的患病率为0.1％。高发年龄为25～30岁,女性较男性发病年龄略小。女性发病率高于男性,其比例为1.8：1。全球患病率最高的是英国、斯堪的纳维亚和北美。流行病学研究表明,遗传和环境因素都与疾病的发生有关。数据显示遗传影响着疾病过程,单卵双生子同患此病的有30％。再者,20％的多发性硬化患者有至少一个亲属患病。环境因素影响的提示包括观察到该病在温带气候中好发,在南北纬23°的范围内非常罕见,而在南北纬50°左右的区域发病率增加。尽管没有确定的环境因子,如果一个人在20岁以前从高患病率的区域迁移到低患病率的地区,其风险也将减低。多发性硬化在非洲和亚洲罕见,但是在美国的非洲人较留在非洲的非洲人有更高的发病率。进一步的,据报道小群体和小流行支持环境因素的影响力。因此,环境因素叠加遗传易感性显得更为可能。

【发病机制】

多发性硬化被认为是器官特异性的自身免疫性疾病。理论上,遗传因素与环境触发相互作用或感染导致中枢神经系统出现病理的自身反应性T细胞。在一段长而不定的潜伏期后(典型的为10～20年),一个系统性的免疫触发,如病毒感染或超抗原,使T细胞活化。激活的T细胞紧接着再次暴露于自身抗原,启动免疫反应。免疫复合级联效应接踵而来导致多发性硬化特征性的脱髓鞘改变。中枢神经系统的抗原释放可能启动了进一步的自身免疫性炎症。多发性硬化潜在的自身免疫性机制仍然是未知的。

【临床特点】

多发性硬化的临床表现有显著的多样性。经典的临床综合征包括反复发作的神经系统症状,数天内迅速出现,并缓慢缓解。其多样性发生在发病年龄、中枢神经系统损伤部位、发作次数及严重程度、病情发展的程度和时间过程。

多发性硬化的临床特点可以按神经系统检查分类划分为:认知功能损伤、脑神经功能障碍、运动传导通路损伤、感觉传导通路损伤、小脑传导通路损伤,以及肠、膀胱和性功能损伤。

多发性硬化的患者常诉有记忆减退、注意力分散和心理作用力持久性的减退。正式的神经查体提示认知受累常见而很少提及。神经查体尤其显示43％～65％的多发性硬化患者有认知方面的损伤。特别是,在 MRI 显示的所有损害与认知功能减退有相关性。

脑神经功能缺损在多发性硬化中也十分常见。最常见的相关脑神经功能异常的为视神经炎,其特点为单侧的眼痛和不同程度的视力丧失,最初影响到中央视觉的综合征。在视神经炎发病 2 年内,多发性硬化的风险约为 20%,而 15 年内则约为 45%~80%。视神经炎常为多发性硬化的首发症状。

由于前庭眼的连接的损害,眼球运动的通路受到影响。这一影响可能表现为复视或眼球震颤。眼球震颤可能严重到患者诉有震动幻觉(一种主观的视物震动)。脑神经损伤也可能包括面部感觉受累,这也是常见的表现,可发生单侧面神经轻瘫。再者,多发性硬化在年轻患者还可能以三叉神经痛为早期症状。

运动传导通路也常受累。尤其是皮质脊髓束功能障碍在多发性硬化的患者中最为常见。由于脊髓运动传导通路的损伤经常发生,下肢轻瘫或截瘫也很多发,且远较上肢受累更为常见。在有显著的运动无力的患者中,从座位站起时可出现腿和躯干的痉挛。体格检查中发现,痉挛状态在下肢中明显重于上肢,腱反射显著亢进和持续阵挛。尽管这些症状常为双侧性的,但通常是不对称的。

感觉异常是多发性硬化的起始症状,并出现在几乎所有患者的病程某些时间点中。感觉症状通常被描述为麻木感、麻刺感、针刺样感觉异常、寒冷,或肢体或躯干的膨胀感。

小脑传导通路的损伤导致明显的步态失调,协调动作困难,构音障碍。体格检查表现为典型的小脑功能障碍,包括辨距不良、轮替运动障碍(快复运动减退)、执行合成运动的能力减退、躯干共济失调和构音障碍。

肠、膀胱和性功能减退也很常见。括约肌和性功能障碍的受累常平行于下肢运动功能减退。随着疾病的进展,尿频可发展为尿失禁。失张力性膀胱可能出现,表现为充盈性排空,常伴随着膀胱充盈感丧失以及肛门和生殖器感觉减退。随着时间推移便秘也变得常见,且几乎所有截瘫患者均需要专门措施来护理排便。性功能障碍,尽管常被忽视,也是常见于多发性硬化的。约 50% 的患者继发完全的性功能丧失。

【诊断方法】

尽管没有多发性硬化的诊断性实验室检查,临床特征仍然与该病特异相关。乌托夫征是患者体温轻度升高的综合征,是暂时使目前和原有病情恶化的体征或症状。锻炼、热水浴、曝露于温暖的环境中,或发热可引发乌托夫征。这一现象反映了神经脱髓鞘改变或原有损伤的亚临床改变,热曝露和体温升高没有明显的临床意义。

临床诊断依赖患者有至少两次临床发作,不同时间出现不同的临床表现。因此,多发性硬化常被描述为存在损伤的时间多样性和空间多样性,也被描述为症状随时间波动的复发性疾病。

脑脊液检查异常率为 90%。50% 的患者有脑脊液淋巴细胞增多,达每高倍镜下 5 个。约 70% 的患者有 γ 球蛋白升高,IgG 占脑脊液总蛋白的 10%~30%。脑脊液蛋白电泳提示 IgG 寡克隆带为 85%~95%。值得注意的是,IgG 寡克隆带也可出现于神经梅毒、真菌性脑膜炎和其他神经系统感染。所有怀疑多发性硬化的患者均需诊断性腰穿,但是肿块和颅高压在腰穿前就需要考虑并排除。

MRI 是多发性硬化的重要检查,也被用作疾病严重程度的一项标准。在合并有符合中枢神经系统脱髓鞘改变的初期神经系统表现,且 MRI 有大量脑白质损伤的患者,其发展为多发性硬化的 5 年风险为 60%。合并有相同临床综合征而 MRI 正常的患者,其 5 年风险低于 5%。

【鉴别诊断】

其他影响中枢神经系统白质的疾病在临床和影像表现上可与多发性硬化相似,诊断前必须十分仔细地排除这些疾病,包括中枢神经系统肿瘤(特别是淋巴瘤和胶质瘤)、脊髓受压、血管炎、Beheet 病、神经类肉瘤、感染后和接种后脑脊髓炎、HIV 脑病、莱姆病和维生素 B_{12} 缺乏。

【治疗】

多发性硬化的治疗基本上是三种。第一种包括针对减缓疾病进展的治疗。第二种是处理急性加重。第三种包括并发症治疗。

针对减缓疾病进展的治疗主要基于使用干扰素 β 或格拉默醋酸盐。干扰素 β 的两种形式：β-1b 和 β-1a。干扰素是一组天然化合物，具有抗病毒和免疫调节作用。其不良反应包括流感样综合征、抑郁、焦虑。在一项研究中，560 例多发性硬化患者随机分为皮下注射重组干扰素 β-1a，剂量为 22μg 或 44μg 或安慰剂，一周 3 次，使用 2 年。使用两种剂量的干扰素 β-1a 治疗，其第 1、2 年复发率明显低于安慰剂组。22μg 或 44μg 治疗组首次复发时间分别延长 3 个月和 5 个月。两个治疗组的疾病累积负荷和 MRI 上活动性病变的数量均较安慰剂组低。作者的推测皮下注射干扰素 β-1a 是减少多发性硬化的复发、残疾的有效治疗方法，且所有 MRI 表现为剂量相关性，且药物耐受性良好。

格拉默醋酸盐（既往称为共聚物 1）是一个混合物，是人工合成的多肽模拟髓磷脂碱基蛋白，其作用机制未知。然而，这种药物被认为可改变多发性硬化发病机制中的免疫应答过程。在一项研究中，251 例复发的多发性硬化患者随机分为每日皮下注射格拉默醋酸盐或安慰剂 24 个月。接受格拉默醋酸盐治疗的患者复发显著减少，且更显现了神经功能的改善，然而安慰剂治疗则恶化。这种药物的耐药性普遍良好。

当前推荐的用于减少多发性硬化复发的治疗方法为使用干扰素 β 或格拉默醋酸盐。这些疗法已被证明可减少 MRI 中小半鞘翅的体积，且减少复发。

急性加重这是治疗的重点。尽管绝大多数恶化没有治疗也可缓解，类固醇仍然被证明是减少急性加重持续时间的方法。超过 85% 的复发和症状波动的多发性硬化患者静脉使用甲泼尼龙后症状改善。在对照实验中，与安慰剂比较，类固醇显示加快视力丧失和视神经炎的恢复。再者，当患者出现急性视神经炎时，用大剂量的类固醇治疗，其多发性硬化进展的 2 年风险降低，尽管这一影响随着时间推移减少。

多发性硬化急性恶化目前标准治疗是静脉注射甲强龙。典型的静脉内给药剂量为 250～500mg 每 12h 1 次，3～7 天。是否需要后续口服泼尼松减量还存在争议。甲泼尼龙治疗的并发症包括体液潴留、胃肠道出血、焦虑、精神异常、感染和骨质疏松症。

有个别治疗方法直接针对多发性硬化的并发症。其伴随的痉挛状态常用巴氯芬治疗。巴氯芬是高效的治疗方法，针对屈肌和伸肌的痛性痉挛。该药一个主要的不良反应是引起困倦，持续使用后可减轻。大剂量治疗可引起精神混乱、特别是在基线认知缺损的背景下。对于难治性痉挛的患者，巴氯芬是有效的药物，可行大剂量或持续植入性药物泵鞘注治疗。痉挛的附加治疗包括盐酸替扎尼定、地西泮和丹曲林。

与多发性硬化有关的震颤和共济失调的临时治疗使用普萘洛尔、地西泮，或氯硝西泮。然而这些治疗的结果通常不太令人满意。疼痛常伴发于多发性硬化，并影响到肩部、骨盆带和面部。面部疼痛可能难以与三叉神经痛鉴别。可供选择的治疗包括卡马西平、巴氯芬，或三环类抗抑郁药。疲劳，作为常见现象，可用金刚烷胺治疗。这些药物对少数患者可有部分缓解。在一些对照研究中，这些药物的治疗效果仅较安慰剂稍好。

【处理】

有多发性硬化病史的患者对其重要症状在急诊科寻求治疗时，首先必须确定或排除其他的非多发性硬化相关的病理学改变。全身性疾病，特别是感染，也可导致病情恶化，必须排除。如果考虑是多发性硬化恶化，绝大多数患者要用静脉给药的类固醇治疗。住院的患者在急诊科也可选择静脉使用类固醇治疗，如果门诊患者静脉使用类固醇，可以选择安排初级护理医师或神经科专科医师随访。最重要的是急诊内科医师能有所觉察，以便于鉴别多发性硬化早期症状或复发，以开始恰当的治疗。

总之，对表现有反复发作的神经功能缺损的青年或中年患者，应当考虑到多发性硬化的诊断。视神经炎是常见的首发症状。在症状归咎于多发性硬化加重的反复发作缓解的多发性硬化患者,应当经评估后排除其他中枢神经系统病理改变和可能导致加重的因素,如感染。

多发性硬化患者最佳的治疗方法包括咨询患者的初级护理提供者或神经专科医师以提供有连贯性的疾病处理。静脉使用甲泼尼龙可有效地促进疾病复发的早期缓解,并使视神经炎出现快速的视觉恢复。

(徐连登)

第四节　急性脊髓炎

急性脊髓炎系指一组原因不明的、可累及整个脊髓或数个节段的急性非特异性炎症。临床表现为病损以下的肢体瘫痪、传导束性感觉缺失和以膀胱、直肠功能障碍为主的自主神经功能损害。依据临床病变损害的形式,则有急性横贯性脊髓炎和急性上升性脊髓炎之分,为神经科常见急症之一。一年四季均可发病,但以冬末春初或秋末冬初较为常见。

【病因与发病机制】

病因未明。由于多数患者在脊髓症状出现之前1～4周有发热、腹泻等病毒感染的症状,因此,目前多认为本病可能是病毒感染后所诱发的一种自身免疫性疾病。外伤和过度疲劳可能为其诱因。病损可涉及脊髓多个节段,以上、中胸段多见,次为颈段,腰骶段较少,病变可能仅累及脊髓的灰质、白质,亦可累及脊膜、脊神经根和脑实质。多数病例以累及软脊膜、脊髓周边的白质为主,少数以累及中央灰质为主。病损可为局灶性、横贯性,多灶融合或散在于脊髓多个节段,但以前者为最多见。

【病理】

本病可累及脊髓的任何节段,但以胸段($T_{3\sim5}$)最为常见,其次为颈段和腰段。病损为局灶性和横贯性,亦有多灶融合或散在于脊髓的多个节段,但较少见。肉眼观察受损节段脊髓肿胀、质地变软、软脊膜充血或有炎性渗出物,切面可见受累脊髓软化、边缘不整、灰白质界限不清。镜下可见软脊膜和脊髓内血管扩张、充血,血管周围炎性细胞浸润,以淋巴细胞和浆细胞为主;灰质内神经细胞肿胀、碎裂、消失,尼氏体溶解,白质中髓鞘脱失、轴突变性,病灶中可见胶质细胞增生。

【临床表现】

本病任何年龄均可发病,但以儿童和青壮年多见,尤以农村青壮年为多。散在发病。典型病例在脊髓症状出现前数天至数周有上呼吸道或肠道感染史,或中毒、轻度外伤及疫苗接种史等,疲劳、受凉等为发病诱因。但在神经症状出现时不伴发热。急性或亚急性起病,有的可先有背部疼痛、胸腹束带感等神经根刺激症状,随之急骤发生肢体麻木、无力,在数小时至数日内发展到脊髓完全性横贯损害,即为急性横贯性脊髓炎。脊髓炎的临床表现,取决于受累脊髓的节段和病变的范围,脊髓各段均可受累,以胸段最为常见(74.5%),其次为颈段(12.7%)和腰段(11.7%)。主要表现有:

1.运动障碍　病变部位支配的肌肉呈现下运动神经元性瘫痪;病变部位以下支配的肢体呈现上运动神经元性瘫痪。病变早期呈现"脊髓休克"状态(其原因可能为脊髓低级中枢突然失去高级中枢的抑制控制,脊髓中枢的神经元又尚未有独立功能的一种暂时的功能紊乱现象),表现为弛缓性瘫痪,肢体肌张力降低,腱反射消失,病理反射阴性,腹壁、提睾反射均消失。若累及呼吸肌则表现为呼吸困难,咳嗽无力。脊髓休克期的持续时间差异甚大,数天致数周不等,以1～3周为最多见;如病变严重、继发尿路感染或累及脊髓血运时,则休克期延续较久,可达数月。脊髓休克时间长,预示脊髓损害重,功能恢复差。随着脊髓休克期的恢复,瘫痪肢体伸性反射恢复,病理反射阳性,此后逐步出现跟腱反射、肌张力增高和部分肌力恢复,肌力恢复始于足趾,然后在床面伸缩和抗重力运动。70%～80%的脊髓炎,3个月恢复良好。但是,脊髓损害严重而又完全的患者,在休克期后,可以出现伸性反射、肌张力增高,但不伴肌力的恢复。这些患者脊髓本身的兴奋性逐步提高,下肢任何部位(足底、大腿内侧、小腿等)的刺激均可引起肢体屈曲反射或阵挛,这种反射的出现仅提示脊髓自主功能建立,并不意味脊髓病损的恢复。脊髓损害不完全者,常呈伸性肌张力增高,两腿内收,足内旋而呈剪刀交叉,刺激足底或大腿内侧可引起肢体抽动和阵挛。脊髓完全损害者,常呈屈性肌张力增高,严重者可为两腿屈曲如虾,此时若给轻刺激如膀胱充盈、足底、大腿内侧或腹壁受压,甚至棉被的压迫均可引起强烈的肢体屈曲痉挛、出汗、竖毛,重则出现血压升高和大、小便排出等症状,称为总本反射,一般预后较差。

2.感觉障碍　病损平面以下深浅感觉均消失,有些病人在感觉消失区上缘可有1～2个节段的感觉过敏带、根痛或束带样疼痛感。局灶性脊髓炎者可能出现脊髓半切型感觉障碍,即病变同侧的深感觉缺失和病变对侧肢体的浅感觉障碍。在恢复期,感觉远比运动障碍恢复慢且差得多。

3.膀胱、直肠和自主神经功能障碍　休克期及骶髓损害时呈无张力性神经源性膀胱(尿潴留、充溢性尿失禁及大量残余尿)、大便失禁、阳痿,病变水平以下,皮肤干燥无汗、脱屑,指(趾)甲变脆及肠麻痹。当度过脊髓休克期,脊髓排尿反射逐渐恢复和亢进,而出现反射性神经源性膀胱(少量尿液即排尿)。轻微刺激下肢或下腹壁的皮肤,可引起下肢的反射性屈曲、膀胱和直肠的排空和出汗;刺激阴茎时,可致反射性阴茎勃起和射精。颈段脊髓炎者,常因颈交感神经节和颈脊髓损害出现 Horner 综合征。患者长期卧床,常因压疮、肺部或泌尿道感染而危及生命。

脊髓炎的表现还随损害节段不同而有其特殊性。颈段脊髓炎者,出现四肢瘫痪,C_6 以上节段受累时,出现呼吸困难,需人工辅助呼吸;颈膨大脊髓炎者出现两上肢弛缓性瘫痪,而下肢为上运动神经元性瘫痪。腰段脊髓炎者,仅出现下肢瘫痪和感觉缺失而胸腹部正常。骶段脊髓炎者,出现马鞍会阴区感觉缺失,肛门反射和提睾反射消失,无明显肢体运动障碍和锥体束征。当脊髓损害由较低节段向上发展,累及较高节段,尤其是病变从下肢开始,迅速发展到完全性截瘫,并逐步上升,依次出现胸、臂、颈甚至呼吸肌肉的瘫痪和感觉缺失,出现吞咽困难、言语不能和呼吸困难者,称为急性上升性脊髓炎;病变上升至脑干出现多组脑神经病变麻痹,累及大脑出现精神异常者,称为弥漫性脑脊髓炎。当病变累及脊髓膜和脊神经根时,患者可出现脑膜和神经根刺激症状,体检时可有项强、Kemig 征、直腿抬举试验阳性等,分别被称为脊膜脊髓炎、脊膜脊神经根脊髓炎。

【辅助检查】

1.血象　急性期外周血白细胞计数轻度增高或正常。

2.脑脊液检查　脑脊液外观、压力均正常;白细胞可增高至$(10～200)×10^6/L$,主要为淋巴细胞;蛋白质轻度增高,多为 0.5～2g/L,糖和氯化物含量正常。一般椎管无梗阻现象,少数重症患者,在急性期脊髓水肿严重,可致椎管不完全阻塞。部分病例的脑脊液完全正常。

3.MRI 检查　MRI 能早期区别脊髓病变性质范围、数量,是确诊急性脊髓炎最可靠的措施,亦是早期诊断多发性硬化的可靠手段。

4.脊柱 X 线检查　一般无异常改变。年龄较大者可有非特异性脊柱肥大性改变。

【诊断与鉴别诊断】

根据病人的前驱感染病史、急性起病和典型的截瘫,传导束性感觉障碍和以膀胱直肠功能障碍为主的自主神经功能障碍等脊髓损害症状,诊断并不困难。但仍须注意与以下疾病鉴别:

1.急性感染性多发性神经炎　四肢呈弛缓性瘫痪,感觉障碍多为末梢型,主观感觉麻痛痹比客观感觉障碍更为明显;常有脑神经障碍,大小便障碍较少见,脑脊液有蛋白-细胞分离现象。

2.急性硬脊膜外脓肿　多有原发感染灶,全身中毒症状明显,有剧烈的局限性腰背痛和明显的脊柱痛,迅速出现截瘫。腰穿可有蛛网膜下腔梗阻,脑脊液细胞和蛋白增高。CT 扫描或 MRI 可直接显示硬膜外脓肿及了解脓肿对脊髓的压迫状况。

3.视神经脊髓炎　为多发性硬化的一种亚型。除出现脊髓横贯性病损外,在脊髓症状出现前后或同时有视力障碍,某些病例的病情可有缓解与复发,亦可出现复视、眼球震颤、共济失调等其他多灶性体征。

4.脊髓出血　起病突然,多有外伤等诱因,病初伴背部剧烈疼痛,迅速出现肢体瘫痪、感觉和大小便障碍,脑脊液常含血,脊髓造影或脊髓血管造影可发现血管畸形,脊髓 CT 扫描或 MRI 可明确出血部位。

5.脊柱转移性肿瘤　以年长者多见,病初呈根性疼痛,随后出现脊髓受压症状。发病可较快,亦可进展缓慢,运动、感觉障碍常双侧不对称,椎管常有阻塞。脊柱 X 线检查可显示脊柱椎体破坏。

6.其他　尚应与脊柱结核、周期性瘫痪和功能性瘫痪(癔症)等相鉴别。

【治疗】

本病无特效治疗,主要针对减轻脊髓损害、防治并发症和促进功能恢复。

（一）对症支持疗法

1.一般处理　加强护理,应使病人的瘫痪肢体保持在功能位,加强按摩和被动运动锻炼。为了增加病人的营养和提高抗病能力,可小量输血或血浆、白蛋白、丙种球蛋白等。

2.防治压疮　保持皮肤清洁干燥,在骶部、踝、肩胛等易受压部位加用气圈或厚软垫,每 2～3h 翻身 1次,以防止压疮。局部红肿和硬块者,可用 50%～70%酒精擦拭,并以 3.5%安息香酊涂以患处;若已形成压疮,可用 1%普鲁卡因局部封闭或用红外线照射;有溃疡形成,应及时换药。

3.防治呼吸道感染　经常翻身、扶坐和拍背,鼓励患者咳痰,以防止呼吸道感染。若出现呼吸肌麻痹或呼吸道分泌物阻塞时,应及时行气管切开及人工呼吸。有感染时则给相应的抗生素。

4.尿路感染的防治　凡尿潴留者应留置导尿管并进行膀胱冲洗。除急性期(约 1～2 周)外,切忌让保留导尿持续引流,应使膀胱保持一定容量,每 3～4h 放尿 1 次,以防止痉挛性小膀胱的发生。当膀胱逼尿肌出现节律性收缩能解出小便时,应尽早拔除导尿管。

（二）药物治疗

1.肾上腺皮质激素　可选用大剂量甲泼尼龙短程疗法:0.5～1.0g/d 静滴,连用 3～5d;或用氢化可的松 200～300mg/d 或地塞米松 10～20mg/d 加入 5%～10%葡萄糖液 500ml 中静滴,每日 1 次。2～3 周后改口服地塞米松 0.75～1.5mg 或泼尼松(强的松)10mg,每日 3 次,5～7d 减量 1 次,约 4 周逐步停用。应同时服钾盐,注意预防并发症,可同时用抗生素。

2.免疫球蛋白　急性期立即使用效果好。成人用量 0.4g/(kg·d)静脉滴注,连用 3～5d 为 1 个疗程。

3.脱水并改善脊髓微循环　急性期脊髓的病理变化多有水肿和肿胀,因而造成脊髓血液循环障碍,应早期静滴 20%甘露醇 250ml 或用呋塞米(速尿)20～40mg 加入 50%葡萄糖液 40～60ml 内静注后,再给予右旋糖酐 40(低分子右旋糖酐)或羟乙基淀粉(706 代血浆)500ml 静滴,每日 1～2 次,1～2 周为 1 疗程。

4.中医中药　急性期以清热解毒为主,方剂为板蓝根、大青叶各 30g,麦冬、沙参、银花、连翘各 10g煎服。

5.其他药物　应同时应用维生素 B 族、辅酶 A、细胞色素 C、ATP 等神经营养代谢药。恢复期可口服地巴唑、烟酸等血管扩张药。

（三）其他措施

包括针灸、理疗、按摩、感应电等辅助治疗,以促进神经功能恢复。

急性脊髓炎首次发病的预后与下列因素有关：病前有否先驱症状，凡有发热等上呼吸道感染等先兆的患者，预后较好；脊髓受损程度，部分性或单一横贯损害的患者，预后较好，上升性和弥漫性脊髓受累者预后较差；并发压疮、尿路或肺部感染者预后较差，且常是脊髓炎致命的主要原因；接受激素治疗者预后较好。约10%患者可复发，或演化为MS或视神经脊髓炎。

（徐连登）

第五节　周围神经病

一、流行病学

虽然吉兰-巴雷综合征是发展中国家最常见的急性周围神经病，但它的年发病率只有1/100000。尽管急性周围神经病的发病率相对较低，但部分急性周围神经病在短期内有较高的死亡率，因而早期诊断和治疗至关重要。在急诊绝大多数的周围神经病为亚急性或慢性周围神经病，死亡率不高，但远期致残率较高。

目前，据估计有1.5%的美国居民患有周围神经病。根据美国糖尿病协会的报告显示，美国共有17000000的居民患有糖尿病（超过6%），粗略估计其中有60%的人患有周围神经病。

二、疾病特点

（一）解剖学

脊神经共有31对：8对颈神经，12对胸神经，5对腰神经，5对骶神经和1对的尾神经，脊神经的前根和后根在每个脊髓的相应阶段穿出脊髓，在脊神经节远端两者汇聚成一条混合神经（即脊神经），既含有感觉纤维又有运动纤维，脊神经又迅速分为前支和后支，后支分布于躯干背侧，前支主要支配躯干的前外侧部，并且通过形成臂丛和腰骶丛神经各自支配上肢及下肢。由于神经丛是由各种神经交织而成，所以由神经丛分出的分支均为既含有有感觉纤维又含有运动纤维的混合神经。

除了感觉及运动神经纤维，自主神经系统也是周围神经的一个重要组成部分，自主神经系统按解剖及功能可分为交感神经（胸腰部）及副交感神经（颅部及骶部）两大类。自主神经功能紊乱可引起全身和局部自主神经功能的异常，如直立性低血压局部皮肤萎缩干燥。

（二）病理生理学

周围神经纤维基本病理改变主要有以下三种。

1.神经元瓦勒变性　周围神经切断、严重受压或缺血性损害后，受累远端轴突和髓鞘变性、碎裂，由Schwann细胞或巨噬细胞吞噬。断端近侧的轴突和髓鞘可有同样变化，但一般只到最近的一两个郎飞结，近细胞体的轴突仍保持存活和具有再生的能力。但轴突变性后的再生非常缓慢，且轴突损伤后胞体亦可发生改变（胞体肿大、胞核移向边缘，尼氏小体和染色质溶解），断裂处越接近神经元胞体，神经元越易发生变性。

2.远端轴突变性　在多发性神经病中，往往最长神经纤维的末端轴突首先变性，称轴突性神经病或远端轴突病。随病情进展，长神经纤维的近端部分和较短的神经纤维也先后发生变性，称"逆向死亡"，继而髓鞘也崩溃。轴突性神经病见于多种代谢、中毒和遗传性疾病。

3.节段性脱髓鞘 是指神经纤维发生局限性 Schwann 细胞及髓鞘的破坏,而轴突基本正常,神经的传导速度可减慢。有些 Schwann 细胞及髓鞘受破坏,有些则正常,因而病变呈斑点状,称节段性脱髓鞘。也可引起与轴突变性相似的功能缺损,但通过再髓鞘化可以相当快地修复,而不似轴突再生那样缓慢。节段性脱髓鞘主要见于炎性脱髓鞘性神经病、伴发于副蛋白血症的某些神经病和遗传性脱髓鞘性神经病。中毒和机械性损伤为少见原因。

尽管可能有多种病理改变同时存在的情况,但是每个病理改变过程都有其各自的临床特征,在电生理及病理上有相应区别。电生理的检查如神经传导速度和肌电图可发现潜在的周围神经病变。由于电生理检查不适用于急诊,所以仅简要介绍。神经传导速度及肌电图所获得的信息可有助于鉴别受累神经的分布情况(是对称性的还是非对称性的,是肢体近端受累还是肢体远端受累,抑或是近端远端同时受累)和受累神经纤维的类型(感觉性、运动性或混合性),有助于鉴别病变神经的所属节段(神经根、神经丛或神经病变),有助于鉴别周围神经病变是单神经病(单神经病或多数单神经病)还是多发性神经病,最后电生理检查还可以鉴别是轴突病变还是髓鞘病变,进一步缩小鉴别诊断的范围。疾病的预后取决于周围神经病的病理类型,脱髓鞘疾病时轴突功能保存完好,所以预后最好;轴突病变后的修复过程需靠轴突的缓慢再生,故其预后相对较差;而神经元细胞体本身的破坏引起的神经元病可表现为单纯的运动或单纯的感觉障碍,但是最终都会累及整条神经,是三种病理改变中预后最差的。

三、临床表现

对于来急诊并诉有感觉障碍和或运动障碍的患者,特别是病变以远端肢体为主的患者,需考虑到有周围神经病的可能。在这一类患者中应密切关注有呼吸肌无力的患者并应首先予以诊治,因为患者可因呼吸衰竭而致命。

(一)脱髓鞘性多发性周围神经病

急性脱髓鞘性多发性神经根神经病又称为吉兰巴雷综合征,是一种获得性自身免疫性疾病,通常表现为一个以上肢体急性或亚急性进展的瘫痪、腱反射消失和脑脊液蛋白质增高而细胞数不增多。由于这类疾病是急诊中常见的易引起急性呼吸肌无力的疾病之一,所以最先对这类疾病进行讨论。

吉兰-巴雷综合征在各国均有发生,但流行病学特点有所不同。国外资料显示 AIDP 的年发病率为 0.6/10 万~1.9/10 万,多呈散发,发病无明显季节性,中年发病者多见。

60%以上的患者发病前有上呼吸道、胃肠道等感染史。起病呈急性或亚急性,病情呈急性进展,90% 的患者于 4 周内达到高峰,也有延至更长时间。最早的神经症状常为双足麻刺感、触电感或疼痛等感觉异常,可能还伴后背痛。几个小时或几天内就出现肌力减退。多数以下肢为重,也可能先影响手臂或脑神经支配肌,有的则仅诉述全身乏力。躯干肌、肋间肌、膈肌可早期受累。腱反射很早就消失,甚至见于肌力尚未明显减退的部位。常出现吞咽、构音困难、(双侧)面神经麻痹、颈项肌无力等脑神经受累症状,眼外肌受累相对少见。少数患者有颅高压伴视盘水肿。

感觉障碍可能很轻微,表现也多样,几乎所有患者均感到感觉异常,有神经根牵拉痛和腓肠肌按痛,Laseque 征多数阳性。一部分患者有肢体远端的感觉减退,特别是音叉振动觉、运动觉和位置觉的减退。少数患者深、浅感觉都有明显障碍。

肢体远端常有皮肤温度改变、出汗异常、营养障碍等。一部分患者有短暂膀胱和(或)直肠功能障碍。有的患者可有心动过速、高血压、直立性低血压等自主神经功能异常。

30％的患者发生呼吸困难,有的患者急剧恶化,可于数小时丧失呼吸能力,需要辅助呼吸,一半左右可在起病4周内逐渐开始好转。以往因呼吸肌麻痹、继发感染、心血管异常等所致死亡率高达15％。由于重症监护的改善,目前的死亡率已下降到2％～6％。

GBS尚有其他临床变异类型:

1.Miller-Fisher综合征　约占GBS的5％,目前认为与GQlb抗体有关,以眼肌麻痹、共济失调和腱反射消失三联征为主要表现。

2.急性自主神经病变　以急性起病的交感、副交感神经功能障碍为主要表现,无躯体感觉和运动功能损害,腱反射常消失。

3.急性运动感觉性轴索性神经病(AMSAN)　轴突损害为主,起病急骤,症状迅速进展到顶峰,表现为明显的四肢瘫伴肌肉萎缩,常需要机械通气辅助,预后较差。

4.急性运动轴突神经病　轴突损害为主,以急性起病的四肢软瘫为主要表现,我国北方曾有爆发流行,与CJ感染有关。

5.感觉变异型　其认识尚未完全达成一致。

患者脑脊液呈蛋白增高而细胞数正常的蛋白细胞分离现象,为本病的特征性改变,但通常在起病1周后才开始出现,无助于疾病的早期诊断。部分患者血清中可检测到CJ抗体,Miller-Fisher综合征患者可测到GQlb抗体。电生理检查可见周围神经传导速度减慢。

急性期患者随时存在迅速恶化的可能,必须收治病房,严密监护。经常检查患者的呼吸情况,保证FEV1和呼气末峰流量正常,对于无法完成上述检查或检查结果低于正常值的患者需做血气分析。对于存在气道不稳定导致肺泡通气下降(CO_2分压升高)的患者,需要严密检测,但这在急诊难以做到。所以对于伴有肌无力,存在CO_2潴留或其他早期通气功能障碍的表现时应考虑预防性的气管插管。吞咽不便者即予鼻饲,以免误吸而致窒息或呼吸道感染。呼吸肌麻痹的GBS患者多数需要两周以上的辅助呼吸。良好的辅助呼吸治疗、心脏监护、营养支持、静脉血栓的预防和体疗等综合措施是减少并发症、降低死亡率的关键。

考虑到本病与免疫异常有关,曾先后试用激素、血浆交换和免疫球蛋白静脉注射。但病情较轻、不再进展的患者都能较快完全恢复,无须使用。

(1)肾上腺糖皮质激素:循证医学研究表明,激素对AIDP的效果并不优于安慰剂,目前国外已趋于不用,但国内仍有部分医院使用。

(2)血浆交换(PE):经循证医学研究证实有效,推测其机制可能为清除特异的抗周围神经髓鞘抗体和血清中其他可溶性蛋白。在起病2周内疗效最佳,每次40～50ml/kg,置换3～5次,10％的患者可能在停止血浆交换3周内复发。

(3)静脉滴注免疫球蛋白(IVIg):推荐剂量400mg/(kg·d),5天一个疗程。循证医学表明血浆置换和免疫球蛋白等效,没有必要两者合用。其优点为简单易行、无须特殊设备和专职人员,比PE更适用于儿童和老年患者。

部分患者对IVIg或PE无效或在治疗期间病情继续恶化(治疗失败),也有的患者开始有效或已稳定一段时间后又继续进展(急性复发)。有些患者换用另一种治疗后有效,但有些患者对PE、IVIg或激素都无效。

(二)远端对称性多发性周围神经病

多数多发性周围神经病都被定义为分布于肢体远端的对称性感觉运动障碍,下肢重于上肢,感觉障碍呈手套一袜子样分布,这种分布特点随着疾病向近端发展而变得不明显。腱反射消失以及运动障碍往往晚于感觉障碍的出现,遵循远端向近端发展的趋势。这种以累及肢体远端为主的周围神经病弥散而对称,其病理过程与代谢性或中毒性周围神经病相似,尽管目前无法明确,但可能为一组与周围神经长度相关的轴索疾病。

1.糖尿病性周围神经病(DSP)　DSPN是急诊最常见的周围神经病,尤其在糖尿患者中占有很大比例。主诉多以双足底皮肤的阳性症状(如麻刺感及烧灼感等)为起病。在典型的DSPN早期,这种感觉障碍不一定是对称的,尽管发病的部位为多发性周围神经病的好发部位,但在这个阶段要区分一个局灶病变是单神经病还是多发性周围神经病是不可能的。随着疾病的进展,双侧足底较足背更早出现感觉异常。而大脚趾出现背屈无力是最早的运动受累症状,接下来就是双足背屈无力、足下垂、踝反射消失,最后行走时出现跨阈步态。

感觉障碍由远端向近端发展,在到达膝关节前往往已经出现手指的感觉障碍。腱反射与本体感觉一样也随着疾病的进展而逐渐消失,本体感觉障碍严重时还会出现感觉性共济失调。当疾病进一步加重时可出现各种感觉障碍,甚至累及脐周的菱形区域,更严重时还可累及头颅顶部及面部的中线结构。当肌无力进一步加重,可出现肌萎缩及腱反射消失,患者在疾病晚期可丧失独立行走能力且手不能持物。

尽管糖尿病性周围神经病的本质上是所有周围神经受累,但患者通常都会被转诊至内分泌科进行治疗。但是如果患者症状过于严重,且在明确其病因为糖尿病而又来不及转诊的情况下应给予改善症状的治疗。从美国和世界范围来看,根据各自的临床经验而选择的药物有很大的差异。与安慰剂随机对照实验可以发现,三环类抗抑郁药和抗惊厥药作为基础用药时有着最好的NNTs(需治数:要达到有一个患者症状缓解50%以上而需要治疗的病例数);通常是3～5,在某些情况下可信区间的上限可达到10。丙咪嗪或阿米替林的初始剂量为25mg每晚一次(老年人从10mg开始),缓慢逐步加量至300mg。卡马西平建议剂量为200～400mg1次/8h或1次/6h。加巴喷丁有效剂量为3600mg/d,仅应用900mg/d是无效的。两个临床研究均发现曲马多的NNT值均低于5,尽管曲马多为含有类阿片的混合制剂,但是长期使用成瘾性小。在选择性5-HT再摄取抑制剂(SSRIs)中,帕罗西汀和安非他酮较有效,而氟西汀无效。所有的SSRIs的NNT可信区间的上限可达到50,所以如果没有新的临床资料,建议将SSRIs列为二线药物。目前很热门的辣椒素可使部分患者症状缓解,但是在使用过程中的烧灼样疼痛限制了其使用范围。控制好血糖可预防、减轻甚至逆转早期的糖尿病性周围神经病。

2.乙醇性多发性周围神经病　尽管乙醇中毒与周围神经的关系在几个世纪前就已经被认识到,但是乙醇直接的神经毒性作用仍然难以证明。而几个重要的人群观察性研究和动物实验研究的结果提示,乙醇可能是通过影响机体的营养状态而使机体出现周围神经病(即营养缺乏才是乙醇性周围神经病的根本原因)。

乙醇性周围神经病的临床和病理表现与糖尿病性周围神经病相似。但是,乙醇中毒时往往因严重的肌病及乙醇中毒性脑病而使病情变得更加复杂。该病除了肢体的运动和感觉障碍,还伴有皮肤萎缩和脱发等皮肤自主神经受损的症状,乙醇中毒时全身其他系统的症状往往更严重,以致可能完全掩盖了周围神经的症状。所有疑诊为乙醇性周围神经病的患者均应加强营养、改善饮食结构,并转至门诊治疗和随访。

3.人类免疫缺陷病毒(HJV)感染相关性神经病　随着高效反转录病毒药物的广泛使用,周围神经病成为HIV感染后最多见的神经科主诉之一,典型的HIV周围神经病为累及肢体远端为主的对称性周围神经病,其发病可能与双脱氧核苷的治疗和人体免疫力低下相关。这类患者需转至特殊的治疗场所,除了给予常规的DSPN的标准治疗外,拉莫三嗪对于HIV相关的周围神经病的疼痛也有一定的疗效。

4.毒素和代谢性周围神经病　很多毒性物质和代谢紊乱均可导致典型的DSPN。从一个对照实验的初步结果来看,他汀类药物也有引起周围神经病的不良反应。

（三）非对称性累及肢体近段和远端的周围神经病（神经根和神经丛的病变）

无论诊断臂丛还是腰丛疾病都是一个排除性诊断的过程（即存在肢体感觉运动障碍和腱反射异常的患者其体检不符合神经根或单神经的分布特点），但是单靠体格检查仍不能排除多数单神经病的可能性，这就需要通过详细询问病史来判断患者是在本身疾病基础上发生单神经病的风险大，还是发生神经丛损害的风险大。

放射性神经丛损伤通常在接受放射性治疗后发生，两者之间的间隔时间有很大差异，最长可达 20 年甚至更久。包括乳腺癌接受放疗患者在内的所有放疗患者均有可能发生放射性神经损伤。肿瘤性周围神经病多继发于肺癌或乳腺癌，对于考虑为癌性周围神经病的患者需完善影像学检查并尽快施行化疗。镇痛治疗是癌性周围神经病治疗的关键。

胸廓出口综合征仍存在很大争议，在过去 50 余年来，对于胸廓出口综合征是血管性疾病还是神经性疾病的观点一直不能统一，目前的流行病学研究发现胸廓出口综合征患者臂丛神经受卡压的发病率较高，支持臂丛神经受压为胸廓出口综合征的原因，而这也仅比早先认为的血管性病变稍微好一点。心肺外科医师认为，尽管目前除了手术后症状好转的病例报告外没有其他的客观的资料，但是胸廓出口综合征仍是一种非常常见的疾病。与此相反，神经科医师则认为这种疾病很少见，可能是臂丛内侧和下部神经被颈肋或纤维束卡压而形成。该病临床主要表现为逐步加重的肌无力和手部正中及尺神经支配肌肉的萎缩，伴有前臂及手部尺侧的感觉障碍，临床上有这些症状体征的患者应检查神经传导速度和肌电图以协助诊断。对于的确存在神经源性胸廓出口综合征的患者，应建议通过手术的方式去除颈肋或纤维束来解除臂丛的卡压。

由于神经丛疾病较为复杂，对于急诊医师而言，能将疾病定位在臂丛或腰骶丛就已足够，可根据疾病的严重程度以及怀疑的病因将患者收住入院或将其转诊给在周围神经病方面经验丰富的神经科医师。

（四）单纯性单神经病

单神经病是一类非对称性的以累及肢体远端为主的感觉运动性周围神经病。单神经病可分为单纯性和多灶性两种类型。多灶性单神经病常被称为多数性单神经病。在急诊患者中，单纯性单神经病较多数性单神经病多见，后者将在后面第五类中单独进行讨论，在此则主要介绍单纯性单神经病。

单纯性单神经病多数为外伤所致，钝伤和锐伤均可致病。如果是钝伤，神经受损可能是继发于内源性或外源性的压迫。周围神经在通过一些解剖上具有潜在狭小的缝隙或管腔时易受卡压，这种卡压性单神经病是压迫所致周围神经病的一种亚型。单纯性单神经病可以是急性、慢性或间歇性起病，并且持续存在。原先就存在的周围神经病可能是加重卡压性周围神经病的一个危险因素（即所谓的周围神经双卡压综合征），特别是原先有糖尿病的人群更是如此。表 22-4 列举了单纯性单神经病的分类。

表 22-4　单纯性单神经病

上肢
桡神经
腋窝
肱部
肘（骨间后神经综合征）
腕（桡神经皮支单神经病）
尺神经
腋窝

肱部

肘

内上髁后方的尺神经沟

肘管

腕（Guyon 管）

手部

尺神经浅支神经病变

尺神经深支神经病变

小鱼际近端

小鱼际远端

正中神经

腋窝

肱部（肌皮神经单神经病）

前臂

骨间前神经综合征

旋前肌综合征

腕（腕管综合征）

手部（正中神经返支）

肩胛上单神经病

腋神经病

下肢

坐骨神经

股神经

髂肌筋膜间隙综合征（近端）

隐神经病（远端）

股外侧皮神经（感觉异常性疼痛）

腓神经

腓总神经病（腓骨头，腘窝）

腓深神经病（腓骨及腓骨长肌间隙）

胫神经

腘窝（近端）

跗管（远端）

腓肠神经

腘窝，腓肠肌（近端）

第五跖骨底（远端）

足底神经

　　跗管远端

　　趾间神经病（Morton 神经瘤）

闭孔神经病

1.桡神经病　　桡神经由颈 5 至胸 1 神经根组成，是臂丛后束的延续。它首先支配肱三头肌的三个头，继而由内侧头延伸支配肘肌，然后沿桡神经沟经肱骨中段后面，旋向下外行，出沟后支配肱桡肌及其稍远端的桡侧腕长伸肌，在肱骨外上髁前方分为浅、深两终支。桡神经浅支为皮支，其分支分布于手背桡侧半和桡侧三个半手指近节背面的皮肤。深支为肌支，又称为骨间后神经，其分支支配旋后肌、拇长展肌以及前臂的全部伸肌（桡侧腕短伸肌、尺侧腕伸肌、指总伸肌、小指伸肌及示指伸肌）。桡神经的主要功能为伸肘（肱三头肌、肘肌）、伸腕（桡侧腕长伸肌、桡侧腕短伸肌、尺侧腕伸肌）和伸指（指伸肌群）。

桡神经位置表浅且与肱骨贴近，是臂丛神经中最易遭受损伤的一支周围神经。病因较多，最常见为外伤，肱骨、桡骨骨折或脱位，全身麻醉或醉酒时，腋部或上肢受压时均容易引起该神经损伤。此外，炎症、中毒、肿瘤、慢性铅中毒和乙醇中毒也可引起桡神经损伤。大约 90% 的桡神经麻痹发生于睡眠、昏迷或持续 6～8 周的感觉障碍患者。

桡神经麻痹最突出的表现为腕下垂，腕及手指不能伸直，拇指不能伸直外展。手背桡侧半和桡侧三个半手指近节背面的皮肤感觉减退。按病损部位不同，尚有其他的临床表现。高位（如腋部）损伤时，上肢诸伸肌均瘫痪，产生完全的桡神经麻痹，且因肱桡肌瘫痪致前臂在旋前部位不能屈曲肘关节；在肱骨中 1/3 受损时，肱三头肌功能完好，其余伸肌瘫痪；在肱骨下端或前臂上 1/3 时，肱三头肌、肱桡肌、旋后肌和腕伸肌功能保存；于前臂中 1/3 以下病变时，仅有伸指功能丧失而无腕下垂；若病损位于腕关节，因桡神经的各运动支均已发出，则不产生桡神经麻痹的运动症状，感觉障碍仅见于前臂外侧及拇、食指桡侧一小区。

根据典型的腕下垂、伸指、伸拇不能，定位诊断并不困难。然而，由于桡神经麻痹时手指无力下垂，处于非功能位，所以通过检查骨间肌肌力来判定尺神经功能就会出现假阳性。检查者应事先让患者将手掌放置于一个水平面上，直到手指完全伸直并且掌指关节亦无下垂，在这种状态下查到的骨间肌肌力较为客观。否则，可能会将单纯的桡神经麻痹误诊为臂丛神经病。此外，可根据病史和有关检查明确病因，肌电图可明确神经受损的位置和程度。

桡神经有良好的再生能力，功能恢复较上肢其他神经为佳。如果肌电图提示存在失神经改变则提示预后不佳，恢复的过程较缓慢。止血带引起的桡神经损伤多在 2～4 个月内可自发缓解，尽管止血带引起的所有的桡神经病变最终都会恢复，但如果电生理检查时发现有轴索的变性，其恢复的时间可能要很长。75% 的由闭合性肱骨骨折所致的桡神经损伤患者可自发缓解，一般先保守治疗观察 1～2 个月后再决定治疗方案。相比而言，多发性骨折则需外科手术介入来缓解桡神经受压。患者如果采用保守治疗，等待自愈，那么在整个过程中均需保持手部背屈 60°。用石膏或玻璃纤维夹板简单固定处理可治疗腕下垂、肌萎缩和关节挛缩。如果固定在腕关节近端的橡皮带可以连到手指，引起手部背屈，那么可以更好地改善手部的功能。

2.尺神经病　　尺神经由颈 7 至胸 1 神经根的纤维组成。尺神经在臂部未发分支，在前臂上部发支支配尺侧腕屈肌和指深屈肌尺侧半，桡侧关节上方发出的手背支转向手背侧，分布手背尺侧半和小指、环指及中指尺侧半背面皮肤。

尺神经在腕关节处进入豌豆骨和钩骨之间的 Guyon 管后分成浅支（感觉支）和深支（运动支）。浅支分布于小鱼际、小指和环指尺侧掌面皮肤,深支分布于小鱼际肌、拇收肌、掌侧骨间肌、背侧骨间肌及第3、4蚓状肌。骨间肌收缩时可使手指内收及外展,蚓状肌收缩时屈掌指关节,可被平均地分为两部分:尺侧(附着于环指及小指)及正中(附着于食指及中指)两部分,尺神经可被看成是正中神经的补充。

尺神经在肱骨内上髁后方及尺骨鹰嘴之间处最为浅表,其空间较小,周围多为骨性结构,尺神经行经其表面,易由于外源性的压迫或骨折或关节脱位而受损。尺神经外伤后有形成迟发性尺神经麻痹的倾向,即尺神经麻痹不是在受损即刻发生,而是过了多年后才出现。在大多数情况下这种尺神经麻痹可由电生理检查定位其受损的部位。此外,肱骨内上髁发育异常、肘外翻畸形、长期以肘支持劳动、麻风、肘管内腱鞘囊肿和神经炎均可使尺神经受损。

鉴别尺神经沟和肘管段的尺神经病变比较难,但区分肘段和腕部受累还是相对容易的。尺神经沟和肘管段病变的典型症状是屈腕,手向桡侧偏斜,各指不能分开或合并,小指不能运动,拇指不能内收,手部精细动作障碍,手指特别是无名指和小指末节不能伸展及屈曲近端指节。小鱼际肌、手内肌和骨间肌萎缩而致手掌凹陷,由于伸肌的过度收缩,使掌指关节过伸而末节屈曲呈"爪形手"。感觉障碍分布在手掌及手背的尺侧、整个小指和无名指的尺侧一半。

如果出现手掌尺侧面和手指的感觉异常(包括小指和环指尺侧),强烈提示病变在肘部水平,而非腕部,因为尺神经皮支在尺神经进入 Guyon 管之前已经发出。所以腕部的病变不应该伴有感觉的障碍,而肘部病变则可引起。

Guyon 管卡压引起尺神经症状较少见,但一旦受累,可影响所有手部尺侧固有肌群的功能(支配小指及环指的蚓状肌)和所有的骨间肌,而尺侧的外部肌群(小指及环指的指深屈肌)和尺侧腕屈肌则不受影响,仅有的感觉障碍是尺神经皮支终末支分布区,而其他尺神经分布范围的感觉不受累。

发生于 Guyon 管远端的手部尺神经病变有三种,最常见为发出小鱼际支前、后的两个深支受累。如果是在发出小鱼际支前的病变,则手部所有尺神经支配的肌肉均出现无力不伴有感觉的障碍。如果在发出小鱼际支后的病变,除了小鱼际肌的功能保留外,其他症状与前者无明显差别。其病因可能是局部的撕裂伤或长期使用某些工具、拐杖或手杖导致局部反复受压引起的。

当尺神经浅支在 Guyon 管的远端受到直接的卡压时,仅出现小指和环指尺侧半掌面的单纯感觉障碍,除了指尖以外,小指和环指尺侧面的背面应该是感觉正常的。这种感觉障碍的分布特点与支配手部掌侧及背侧的尺神经浅支在其进入手部的过程中不通过 Guyon 管有关。

尺神经病变主要是病因治疗,创伤性损伤可考虑手术治疗。如是继发于结缔组织疾病或糖尿病则主要治疗原发疾病。由局部压迫而引起的必须立即解除有关因素。为了促使神经功能的恢复,可予理疗、电刺激、针灸、体疗以及 B 族维生素等。

3.正中神经病变　正中神经是由颈5至胸1的神经根汇合而成,通过下干穿出臂丛。支配旋前圆肌、桡侧腕屈肌、各指深浅屈肌、掌长肌、拇长屈肌、拇短屈肌、拇对掌肌和拇短掌肌。正中神经的感觉支分布于手掌桡侧一半,拇、食、中三指的掌面,无名指桡侧一半掌面,食、中两指背面和无名指中节、末节桡侧一半的背面。正中神经主要功能是前臂旋前和拇、示指的屈曲。

正中神经在上臂受损时,会发生完全性麻痹。表现为前臂不能旋前,腕不能外展及屈曲,拇、食、中指不能屈曲,拇指不能对掌、外展和屈曲。肌肉萎缩以大鱼际肌最明显,手掌变平,拇指紧靠食指,呈"猿手"样,感觉障碍分布于手掌桡侧,桡侧三指和无名指的桡侧一半。

正中神经病变通常表现为腕管综合征,是一种最常见的卡压性周围神经病,为正中神经通过腕横韧带下方腕管内受压所致。尽管双侧正中神经均有可能有受累,但如果仔细询问病史就会发现通常是一侧先于另外一侧起病。患者晚上睡眠时会痛醒或不自主晃动手臂,活动时症状可加重,疼痛甚至可上升至上臂或肩膀,运动症状仅表现为拇指肌外展和对掌无力。许多患者在最初询问病史时通常主诉整个手部均受累,但经仔细的感觉检查后发现其功能障碍并不如主诉那样严重。最多见的主诉是手变得笨拙无力,特别是在打开开口带螺纹的容器时更明显。正中神经支配区域的皮肤变得比较干燥,且触摸上去与尺神经支配区域的皮肤相比明显较为粗糙,症状的轻重取决于正中神经受卡压的严重程度。

腕管综合征最重要的感觉障碍就在于环指的感觉分裂(即环指的尺侧面感觉正常,但是桡侧面则有感觉异常)。食指指尖出现感觉障碍是腕管综合征最敏感的症状。如果一个人仅有运动受累而不伴有感觉障碍,那么这个患者不大可能诊断为腕管综合征,应改变诊断思路。如果一个患者没有明确的感觉和运动障碍,那么腕管综合征激发试验如 Tinel 征(叩诊腕部的正中神经)和 Phalen 征(过屈腕关节)的敏感性和特异性不适合用来判断患者是否需要行电生理检查。就如先前提到,检查患者是否有感觉障碍的最敏感的方法就是轻轻地触碰患者的指尖以检查是否有感觉异常。

腕管综合征最常见的原因就是糖尿病及妊娠。伴有系统性疾病的 CTS 通常是双侧对称型性起病的。尽管妊娠相关的 CTS 多为自限性,但在某个研究中发现,有接近半数的妇女在经过一年的随访后还是留有症状。所有疑诊为 CTS 的患者均应行神经传导速度检查。由于在疾病的早期,临床和神经电生理可能存在一定的误差,所以对于疑有 CTS 的患者(伴或不伴有客观的体征),就算其电生理检查是正常的,还是建议其行 MRI 或超声检查。目前,MRI 检查的敏感性高但是特异度低,超声检查看上去很有潜力,但目前该方面的研究还比较缺乏。如果所有检查结果均为阴性或只有 MRI 检查呈阳性,可先随访,但如果症状持续存在,则仍需复查一遍各种检查。因为 CTS 随着时间进展最终会出现客观阳性结果。

CTS 患者在做完神经传导速度检查后,可根据检查结果建议患者行夹板固定、封闭治疗或外科行屈肌支持带松解术。内镜微创修补术可能会达到很好的效果。

4.骨神经病 坐骨神经是由 $L_4 \sim S_3$ 神经根组成,穿出腰骶丛后分成两个分支:腓总神经和胫神经。坐骨神经通过坐骨切迹出盆腔,行走至股后区,在股二头肌长头深面继续下行,直到腘窝上方才分为腓总神经和胫神经。

坐骨神经病变通常伴有髋关节的脱位或任何形式的锐伤或钝伤后形成的臀部血肿,其他病因还包括臀部肌内注射等。坐骨神经支配腘窝和膝关节以下的所有感觉和运动功能,所以完全性的坐骨神经损害时将带来严重后果。由于不能屈膝,脚也形成连枷足(即踝关节既不能屈也不能伸),导致患者不能行走。大多数坐骨神经病均为部分性的,由于一些不明原因,坐骨神经的部分性损伤多只累及主干,随后即发展至腓总神经,而有时这两者在临床上难以鉴别。通过神经电生理检查,如果存在臀部肌肉或胫神经支配的肌肉的损害的证据,那么可以鉴别部分性坐骨神经病与腓总神经病。对于足下垂则需用支架以保持踝关节在 90°,直到其肌力出现可能的恢复。

5.外侧皮神经病 股外侧皮神经是纯感觉性周围神经,而股外侧皮神经病(感觉异常性股痛)是最常见的一种综合征,大多为通过或跨过腹股沟韧带时受到卡压或绞缠损伤所致。和面神经麻痹一样,股外侧皮神经病也是 HIV 相关性周围神经病最常见的一种。当然外源性的压迫和肥胖也可能引起神经的损伤,引起大腿外侧皮肤感觉减退或消失。疾病可以自发缓解,但常有复发,严重时需考虑性腹股沟韧带松解术来减轻症状。

6.总神经病 腓总神经为坐骨神经的一个主要分支,在大腿下 1/3 处从坐骨神经分出,在腓骨头前方分出腓肠外侧皮神经,分布于小腿外侧面,然后形成腓浅神经和腓深神经。腓浅神经支配腓骨长肌和腓骨短肌,并分出足背内侧皮神经和足中间皮神经,分布于 2、3、4、5 足趾背侧皮肤。腓深神经支配胫骨前肌、拇长伸肌、拇短伸肌和趾短伸肌,并分出皮支到 1、2 趾间背侧。

腓总神经在腓骨上部,位置表浅易受撞击、挤夹、压迫(如石膏固定)、冷冻等各种外界因素的损害,也可能为代谢障碍(糖尿病)、铅中毒、结缔组织疾病(结节性多动脉炎)和麻风所累。部分患者常在睡醒后出现症状,推测可能与睡眠时姿势不当相关,跷二郎腿也可能是原因之一。

腓总神经损伤引起腓骨肌及胫骨前肌群的瘫痪和萎缩,患者不能伸足、提足、扬趾及伸足外翻,足下垂呈马蹄内翻足。步行时患者先高举足,使髋关节、膝关节过度屈曲,当足落地时先足尖下垂,接着用整个足跖着地,似马或鸡的步态,或称跨阈步态。感觉障碍分布于小腿前外侧和足背,包括第一趾间隙。跟腱反射不受影响。

大多数的腓总神经病变的患者最终可以恢复,如果不能,则需行电生理检查以排除神经是在腓骨头以上(即腘窝处)受到卡压。如果电生理结果显示病变位于腓骨头或腓骨头以下,那么可能需要进一步探查腓骨前肌及趾长伸肌之间的腔隙看是否存在卡压情况。

腓总神经病变的治疗时需要用夹板将踝关节固定成 90°,直到腓总神经修复。使用夹板可防止由于长时间的足下垂而形成马蹄足(跖屈),防止踝关节间隙变小,保证距骨在踝关节窝内。

对于单纯性单神经病变,其治疗时应根据病因、部位及疾病的特点而采取不同的治疗方式,所有锐器伤引起的神经病变均需外科探查并修复受损的神经。钝器伤可能由于骨折、血肿和原本就存在的腔隙卡压神经而间接引起神经病变,这时亦需要外科手术介入。除此之外,神经在处于较表浅部位时易受到直接的敲击或肢体不活动时持续的压迫而受损(压迫性神经麻痹)。大多数都可自愈,但所需时间与疾病的严重程度和神经长度有关。如果影像学或神经电生理提示有神经受到卡压,那么需考虑行松解术。在某些情况下,如果临床和神经电生理之间存在差异,那么 MRI 通过观察神经卡压情况对于需考虑做探查手术或行牵引治疗的人可能有很大的帮助。另外超声在一些单神经病的应用方面也有报道。

(五)多数单神经病

多数单神经病的特征是不对称性感觉和运动均受累的以肢体远端受累为主的周围神经病。在单纯性单神经病中,感觉障碍解剖上的分布区域与运动障碍一致。至于腱反射是否受累则取决于受累的神经。例如,如果疾病累及股神经,那么膝反射将减弱甚至消失。

1.血管炎　多数单神经病与血管炎关系密切,血管炎是进行腓肠神经活检的一个重要指征,但是糖尿病的发病率远高于血管炎,所以在急诊最常见到的多数单神经病变的原发病还是糖尿病。

2.糖尿病

虽然对于缺血在糖尿病性神经病变中的所起的作用还存在争议,但是更多的证据表明非对称性糖尿病性多数单神经病与微血管病变存在更强的相关性,而糖尿病中 DSPN 虽然更多见,但是其与血管的关系却不及非对称糖尿病性多数单神经病。

3.莱姆病　莱姆病的周围神经病可分为早期和晚期。莱姆病早期即有面神经受累(其他脑神经受累少见)和神经根神经炎。晚期的莱姆病性周围神经病可表现为 DSPN、多数单神经病或神经根神经炎。莱姆病性周围神经病中最常见的是感染一个月后出现对称或非对称的面神经麻痹,患者还会有头痛及其他的全身症状。在疾病早期,严重时会出现沿神经根分布的神经痛,而疼痛部位就位于或邻近蜱咬伤部位。临床上可出现与神经根受累区域相一致的感觉异常、肌无力及腱反射减弱。慢性莱姆病的患者可出现感觉症状,双下肢远端的感觉异常尤为明显。而相对较少出现的是多数单神经病及神经根病变,后者病情的严重程度不如早期莱姆病所致的神经根神经炎严重。

对于怀疑有莱姆病的患者,最有帮助的检查包括血清 ELISA、Westernblot 及脑脊液检查。脑脊液中可有淋巴细胞增多、蛋白升高、糖正常。在疾病早期的神经根神经炎以及单纯性面神经麻痹时可有脑脊液的异常,但是慢性莱姆患者的脑脊液可正常。有面神经麻痹但不伴有脑脊液异常的患者可给予口服多西环素 100mg,隔日 1 次,连续 2 周。当伴有其他症状时可静脉滴注头孢曲松,成人 2g/d,儿童 75～100mg/(kg·d),至少持续 2 周。

(六)肌萎缩性侧索硬化

虽然肌萎缩侧索硬化(ALS)和运动神经元病(MND)两者意思相近,但后者代表了一个疾病谱,从仅累及上运动神经元的原发性侧索硬化到仅累及下肢的进展性脊肌萎缩均包括在内。ALS既有上运动神经元受累又有下运动神经元受累,属于这个疾病谱的中间型,是MND中最常见的一种形式。

ALS的下运动神经元病变的病理机制是前角细胞神经元受损,前角细胞位于脊髓前角灰质内,其运动传出纤维参与前根与后根汇合成脊神经,所以MND为一个纯运动系统受累的疾病。在中枢神经系统内,运动皮质的锥体Betz细胞丢失,伴随着皮质脊髓束继发变性。表22-5列举了几个具有代表性的上运动神经元、下运动神经元及混合性的运动步进障碍。患者多表现为不对称的肢体远端肌无力,不伴有感觉障碍。几乎所有确诊的患者均有肉跳,但是很少以肉跳作为最初的主诉。尽管神经电生理检查可发现有ALS时的神经电位的改变,但往往是亚临床的。

临床上表现为非对称性肢体远端的纯运动神经元病变最后多诊断为ALS,目前ALS除了支持治疗外并无其他有效的治疗方式。所有到急诊对ALS的诊断存在怀疑的患者均应行神经电生理检查,看是否符合诊断标准。因为临床上有一种很罕见的疾病多灶性运动神经病,易与ALS混淆,而多灶性运动神经病对环磷酰胺及丙球有戏剧性的效果,所以将二者鉴别出来有着极其重要的意义。

表 22-5　与肌萎缩侧索硬化相关的客观临床证据

上运动神经元病变

　腱反射亢进

　持续的阵挛,特别是踝阵挛

　Hoffmann征(+)和下颌反射

　Babinski征(+)

下运动神经元病变

　阳性症状

　　肉跳

　　痛性痉挛

　阴性症状

　　不对称的肢体远端无力

　　肌萎缩

混合性的运动神经元病变

　构音障碍

　吞咽困难

　呼吸受累

(七)感觉神经元病(神经节病)

这类周围神经病主要选择性累及脊髓后根神经节,像ALS选择性累及运动系统那样,本组疾病表现为相对单纯的感觉障碍。尽管各种感觉均可受累,但主要影响本体感觉,所以存在感觉性共济失调和腱反射消失(不伴肌力减退)。起病时多从肢体远端开始,呈非对称性,但随着病情加重及病变范围的扩大,最后可能会呈对称性分布。通过脊髓及其周围组织的MRI检查可确诊感觉神经节病,其MRI上的表现为神经节到脊髓后角细胞的联络纤维变性,将疾病进一步定位于后根神经节。表22-6列举了以一些引起这类周围神经病的常见原因。

表 22-6　感觉神经元病（神经节病）

疱疹

　　单纯疱疹病毒Ⅰ型、Ⅱ型

　　水痘带状疱疹病毒（带状疱疹）

炎性感觉性多发性神经节病变（ISP）

副癌综合征

原发性胆汁性肝硬化

干燥综合征（干燥性角结膜炎）

中毒

　　维生素 B_6 服用过量

　　重金属

　　　　铂（顺铂）

　　　　甲基汞

维生素 E 缺乏

四、实验室检查

　　血液学检查在诊断周围神经病方面的价值相对较少，在急诊仅有少许检查可能会有帮助。脑脊液检查对 GBS 及莱姆病的诊断有帮助。表 22-7 列举了有助于诊断的其他一些检查，根据临床表现有选择地进行其中某些检查。测定周围神经病相关的一系列抗体价格昂贵，除了具有商业价值外，对于筛查来说价值不大。

表 22-7　怀疑有周围神经病的患者的辅助检查

大部分患者都需要的检查

　　血常规（CBC）

　　血沉（ESR）

　　血糖

　　肌酸激酶（CK）

　　肌酐

如果有相关提示的时候需行的检查

　　人绒毛膜促性腺激素（HCG）

　　血镁

　　血磷

　　维生素 B_{12}

　　糖化血红蛋白

　　免疫固定蛋白电泳

　　适时地通过荧光梅毒螺旋体抗体吸收试验行 RPR 检查或性病研究实验室试验

甲状腺功能

HIV

ELISA 或 Western Blot 测定莱姆包柔螺旋体病毒

类风湿因子及抗核抗体

根据长期可疑的暴露史行血液、尿液、头发及指甲的重金属检测

周围神经相关的特殊血清抗体检测

脑脊液细胞、蛋白及莱姆抗体滴度测定

神经电生理检查

　神经传导速度

　肌电图

神经影像学

　MRI

　CT

　超声

定量感觉检查

神经活检

　腓肠神经

　表皮内神经纤维密度

　　总之,周围神经很少累及呼吸,但是 GBS 是最常见的可累及呼吸的周围神经病。对于任何一个有对称性肢体远端及近端肌力下降,并伴有腱反射减弱或消失及各种感觉障碍的患者,均需按 GBS 处理。

　　在急诊,由于受到辅助检查手段的限制,不可能做出具体到某种周围神经病的诊断,所以重点应放在判断患者属于七大类中的哪一类。通过有目的地询问病史及体格检查所得出的信息综合起来考虑可判断患者所属的类别:①左右是否对称;②病变位于肢体近端还是远端;③感觉和运动受累的形式。患者病变所属的类别决定了患者今后将行的辅助检查、治疗及干预措施、疾病的转归及神经修复所需的时间。

(徐连登)

第六节　神经肌肉疾病

一、概述

神经肌肉疾病包括三大类型:神经病、神经肌肉接头疾病和肌肉疾病。

(一)神经病

神经病依据临床定位可分为五大类:

1.单神经病　通常为创伤性或嵌压所致,如腕管综合征。多发性单神经病常见原因为系统性血管炎。

2.多发性神经病　神经末梢先受累,特别是支配四肢的神经远端受累较早。病因常为代谢性或中毒性。

3.神经根病　伴有从颈或后背到肢体的放射性痛。常见原因有椎间盘突出症、带状疱疹病毒感染等。

4.多发性神经根神经病　通常为双侧性,近端远端均受累,包括格林-巴利综合征、慢性炎性脱髓鞘性多发性神经根神经病及各种副蛋白血症相关性神经病。

5.神经丛病　通常影响单肢,伴有疼痛及明显的神经功能缺损症状。病因包括创伤、肿瘤、放射等。

(二)神经肌肉接头疾病

神经肌肉接头疾病包括重症肌无力、Lambert-Eaton肌无力综合征等。重症肌无力是一种自身免疫病,其发病机制主要为针对神经肌肉接头处突触后膜上乙酰胆碱受体的抗体所介导,临床上表现为眼外肌无力(睑下垂、复视)、球部肌肉无力(构音障碍、吞咽困难、颈部无力)、四肢无力、呼吸肌无力等。疲劳试验及腾喜龙试验、神经重复电刺激、乙酰胆碱受体抗体检测有助于诊断。治疗方法包括胆碱酯酶抑制剂、胸腺摘除、各种免疫抑制剂、大剂量免疫球蛋白、血浆交换等。Lambert-Eaton肌无力综合征致病机制为针对神经末梢钙通道的抗体降低了乙酰胆碱释放,多数患者伴发有肿瘤(通常为小细胞肺癌),属于副肿瘤综合征的一种。

(三)肌肉疾病

肌肉疾病主要出现运动系统损害的临床症状,通常表现为对称性肢体近端无力,没有感觉障碍,腱反射正常或降低。肌肉疾病可以是遗传性疾病如遗传性肌营养不良,也可以是获得性肌病。炎性肌病包括多发性肌炎及皮肌炎,通常激素或免疫抑制剂治疗有效,成人皮肌炎伴发恶性肿瘤的比例较高。所有肌病患者均应排除是否为内分泌疾病所致如甲亢性肌病、Cushing综合征及其他内分泌肌病。其他肌病包括医源性肌病以及人类免疫缺陷病毒感染相关性疾病。辅助检查中通过血清肌酸激酶测定和肌电图检查确定是否存在骨骼肌损害,通过病理检查确定骨骼肌病变的性质,通过基因检查确定遗传性肌肉病的分子诊断。

在神经重症监测治疗中,神经肌肉疾病占有较大比例,特别是格林-巴利综合征及重症肌无力均可累及呼吸肌,需要呼吸机辅助呼吸。本章重点介绍这两种疾病。

二、格林-巴利综合征

近年来,由于对不典型表现的认识提高,提出了格林-巴利综合征(GBS)的临床及病理谱概念。GBS已经成为一个已经被证明的或推测的急性自身免疫性多神经病的通用名词,其中包括经典的急性炎性脱髓鞘性多神经病(AIDP),不典型AIDP,Miller-fisher综合征及最近定义的轴索损害变异型。

【病因】

GBS病因未明,多数患者发病前几天至几周有上呼吸道或肠道感染症状。60%以上的病例有空肠弯曲杆菌感染史,其他前驱感染因素包括巨细胞病毒、EB病毒、流感病毒、支原体、柯萨奇病毒及肝炎病毒。非感染原因包括自身免疫病、手术、外伤、分娩、免疫接种等。

【发病机制】

本病被认为是一种自身免疫性疾病,主要的致病因子为糖脂抗体。自身抗原可直接刺激B细胞产生自身抗体,其免疫损伤机制可能是分子模拟,即空肠弯曲杆菌脂多糖的寡糖结构与周围神经髓鞘磷脂有类似的抗原决定簇,抗脂多糖的抗体与髓鞘磷脂发生交叉免疫反应。抗体与抗原结合后诱导补体系统激活,导致周围神经脱髓鞘。此外,被髓磷脂蛋白PO、β_2或其他尚不清楚的特异性抗原致敏的外周血自身反应性 T 细胞活化后也可导致细胞免疫介导的周围神经脱髓鞘。

【病理】

主要病变部位在脊神经根(尤以前根为多见)、神经节和周围神经。病理改变为水肿、充血、局部血管周围淋巴细胞浸润、神经纤维出现节段性脱髓鞘和轴突变性。

【分类及分型】

目前已经确认的 GBS 类型包括 AIDP、不典型表现的 AIDP(肢体无力不对称、纯运动、伴有显著感觉缺失、伴有腱反射保留)、症状局限的 AIDP(咽,颈.臂受累、下肢轻瘫、伴有感觉异常的双侧面瘫)、纯感觉性神经病、纯自主神经神经病、Miller-Fisher 综合征、轴索损害变异型(急性运动轴索性神经病及急性运动感觉轴索神经病)。

【临床表现】

任何年龄均可发病,以中青年男性多见。四季均有发病,夏、秋季节多见。起病呈急性或亚急性,少数起病较缓慢。主要临床表现包括:

(一)运动障碍

四肢呈对称性下运动神经元性瘫痪,且常自下肢开始,逐渐波及双上肢。病情常在 1～2 周内达高峰。四肢肌张力低下,腱反射减弱或消失。起病 2～3 周后逐渐出现肌萎缩。颈肌、肋间肌、膈肌也可受累。当呼吸肌瘫痪时,可出现胸闷、气短、咳嗽无力,严重者可出现呼吸衰竭而需要气管切开及呼吸机辅助呼吸。近一半患者伴有脑神经损害,以舌咽、迷走、单侧或双侧面神经受累多见,其次为眼动神经。

(二)感觉障碍

以主观感觉障碍为主,多表现为四肢末端麻木及针刺感,可为首发症状。客观检查感觉多正常,仅部分病人有手套、袜套样感觉障碍。感觉障碍远比运动障碍为轻,是本病特点之一。

(三)自主神经功能障碍

初期或恢复期常有多汗,可能系交感神经受刺激所致。少数病人初期可有短期尿潴留、便秘。部分病人可出现血压不稳、心动过速和心电图异常等。

【辅助检查】

(一)脑脊液检查

典型表现为脑脊液出现蛋白-细胞分离现象(即蛋白含量增高而白细胞数正常或轻度增加)。蛋白含量一般在 0.5～2g/L 不等,常在发病后 1～2 周开始升高,4～5 周后达最高峰,6～8 周后逐渐下降。也有脑脊液蛋白含量始终正常者。

(二)血常规

白细胞总数可增多。

(三)血沉

血沉增快。

(四)肌电图检查

其改变与病情严重程度及病程有关。病后 2 周内常有运动单位电位减少、波幅降低,但运动神经传导速度可正常。2 周后逐渐出现失神经性电位(如纤颤、正锐波)。病程进入恢复期时,可见多相电位增加,运动神经传导速度常明显减慢,并有末端潜伏期的延长,感觉神经传导速度也可减慢。

【诊断与鉴别诊断】

（一）诊断标准

1.确诊的必备条件

（1）超过一个以上的肢体进行性力弱，从下肢轻度无力到四肢及躯干完全性瘫痪，伴或不伴有共济失调、延髓性麻痹、面肌无力、眼外肌麻痹等。

（2）腱反射消失，通常是完全丧失，但是如果其他特征满足诊断，远端腱反射流失而肱二头肌反射和膝腱反射减低也可诊断。

2.高度支持诊断

（1）临床特征：进展很快的肢体瘫痪，但在4周内停止发展；病变为对称性（并非绝对），通常先一个肢体受累，而后对侧肢体亦受累；感觉障碍轻微；脑神经可受累，约50％出现面瘫，常为双侧，其他有支配舌、吞咽肌和眼外肌运动脑神经麻痹；病情一般在进展停止后2～4周开始恢复，亦有数月后才开始恢复的，多数病人功能可完全恢复；自主神经功能障碍；不伴发热。

（2）脑脊液特点：发病1周后出现蛋白增高；也可罕见发病后1～10周内无蛋白增高。

（3）电生理特征：约80％病例在病程中有神经传导减慢或阻滞，神经传导速度通常低于正常的60％，不是所有神经都受影响，远端潜伏期延长至正常的3倍，F波检查提示神经根和神经干近端受损。

（二）鉴别诊断

1.急性脊髓炎　伴有损害平面以下的感觉减退或消失，且括约肌功能障碍较明显，虽然急性期也呈弛缓性瘫痪，但有锥体束征。

2.脊髓灰质炎　本病表现为单瘫、截瘫或四肢瘫，但多为节段性且较局限，可不对称，无感觉障碍。起病时多有发热，脑脊液蛋白和细胞均增多或仅白细胞计数增多，多见于儿童。

3.周期性瘫痪　本病可有家族史，呈发作性肢体无力，伴或不伴感觉障碍。多数有引起低血钾的病因。发作时多有血钾降低和低钾性心电图改变，补钾后症状迅速缓解。

4.多发性肌炎　本病多见于中年女性，肌肉无力、酸痛及压痛，肢体近端肌肉受累为主，也可累及颈项肌及舌咽肌。血沉加快，血清肌酶（如CK等）明显增高。肌电图提示肌源性损害，糖皮质激素治疗有效。

5.肉毒中毒　有特殊食物史或接触史，眼外肌麻痹、吞咽困难及呼吸肌麻痹常较肢体运动障碍为重，感觉无异常，脑脊液无改变。

【治疗】

（一）免疫治疗

激素治疗目前在国际上尚存在争议。大剂量免疫球蛋白及血浆交换是公认有效的方法。免疫球蛋白用法是每天0.4g/kg静脉滴注，5天为一疗程。血浆交换疗法开始越早，疗效越好，与丙种球蛋白效果类似，也可两者合用。

（二）对症及支持治疗

预防各种并发症，辅助应用B族维生素（B_1、B_{12}等）。恢复期应加强肢体功能康复。

（三）合并呼吸机麻痹的处置

GBS并发呼吸肌麻痹或自主功能障碍是最危重的状态。对于GBS患者，应重点评价呼吸功能（通气功能及血气分析）、自主神经功能（心率、血压、大小便功能等）、肢体残疾程度（Hughes残疾评分）、有无延髓性麻痹等，据此判断患者是否需要入重症加强医疗病房（ICU）以及是否气管插管和呼吸机辅助呼吸。在疾病快速进展、延髓性麻痹、双侧面瘫或自主功能障碍的GBS患者，极易发展为呼吸肌麻痹。对于气管插管及呼吸机辅助呼吸的患者,应加强口腔及呼吸道护理,保持呼吸道通畅,严密监测生命体征,预防并及时处理感染,保持水及电解质平衡,预防下肢静脉血栓形成,加强肢体功能的康复训练,为加快疾病恢复应及早使用血浆交换或丙种球蛋白。Hughes 残疾评分主要评价 GBS 患者的运动功能,<3 分提示在不需要帮助下患者能够行走 5 米以上,≥3 分提示患者不能行走 5 米(即卧床或需要机械通气)。

【病程与预后】

GBS 呈单相病程,疾病有一定的自限性。通常在发病1~2周内症状最重,多数在病情稳定后2~4周开始恢复。病程长短不一,儿童较成人恢复得较快且较完全。轻型患者多在数月至 1 年内完全恢复,或残留肢体力弱、指趾活动不灵、肌萎缩等。重者可在数年内才逐渐恢复。致死原因为呼吸肌麻痹、吸入性肺炎、肺部感染、肺栓塞或自主神经功能障碍等。预后差的因素有轴索型 GBS、病情进展速度快、需要辅助呼吸、电生理检查明显异常者。

三、重症肌无力

重症肌无力(MG)是一种神经—肌肉接头处突触后膜上因乙酰胆碱受体(AChR)减少而出现传递障碍的自身免疫性疾病。临床上主要表现为骨骼肌无力,具有晨轻暮重或易疲劳性的特点。

【病因】

病因及自身免疫触发机制不详,因为 80%MG 患者存在胸腺异常,因此可能与胸腺的病毒感染有关。感冒、情绪激动、过劳、月经来潮、使用麻醉、镇静药物、分娩、手术等常使病情复发或加重。

【发病机制】

发病机制与自身免疫反应有关,证据包括:

1.自身免疫攻击的靶是神经肌肉接头处突触后膜上的 AChR,并有其相应的乙酰胆碱受体抗体(AChRAb)和被 AChR 致敏的 T 细胞及 AChRAb 的 B 细胞。临床上约 85%患者血清中也可以测到抗 AChRAb,但抗体浓度与病情严重度不一定平行一致。

2.已经从 MG 患者骨骼肌中提取和纯化出 AChR,其分子结构、氨基酸序列等均已搞清。

3.用 AChRAb 或特异性自身免疫性 T 细胞可作被动转移,包括由 MG 患者向动物或动物相互间转移。

4.用从电鳗的电器官提取并经纯化的 AChR 作为抗原与佐剂相混合,免疫接种于兔、猴、鼠等,可造成实验性自身免疫性重症肌无力模型,并在动物的血清中测到 AChRAb;⑤采用激素、免疫抑制剂等治疗可以使疾病缓解。

MG 与胸腺的关系最为密切,约 75%病例伴有胸腺增生,并出现淋巴细胞生发中心,15%病例伴有胸腺瘤。对胸腺的病理研究表明,胸腺内存在肌样上皮细胞,其表面表达类似骨骼肌神经肌肉接头处的 AChR。推测这种受体是在特定的遗传素质和病毒感染作用下而产生,机体免疫系统对其发生致敏,产生针对 AChR 的抗体。这种抗体与骨骼肌神经肌肉接头处的 AChR 发生交叉免疫反应(分子模拟),在补体参与下,破坏突触后膜,导致突触后膜溶解破坏等一系列形态学改变,从而导致神经传导障碍,引起肌无力症状。

此外,MG 患者有时也可合并其他自身免疫性疾病如格林-巴利综合征、多发性硬化、Graves 病等。

部分患者可检测到抗核抗体、抗 DsDNA 抗体、抗甲状腺细胞抗体、抗胃壁细胞抗体等自身抗体。

【病理】

受累骨骼肌的肌纤维间小血管周围可见淋巴细胞浸润。急性和严重病例中,肌纤维有散在灶性坏死,并有多核细胞和巨噬细胞浸润。部分肌纤维萎缩、肌核密集,呈失神经支配性改变。晚期病例,可见骨骼肌萎缩,细胞内脂肪性变。电镜检查见终板的突触前神经末梢中的囊泡数目和直径均无改变,但突触间隙变宽,突触后膜的皱褶变浅变少,所以突触后膜的面积和 AChR 数量减少。

【分型】

目前常用改良的 Osserman 分型,主要依据受累肌群、病程及治疗反应等,此分型不能反映肌群受累的严重程度,而只能反映肌群的选择性。

Ⅰ型(眼肌型):单纯眼外肌受累,但无其他肌群受累之临床和电生理所见。对肾上腺糖皮质激素治疗反应佳,预后佳。

Ⅱ型(全身型):有一组以上肌群受累,主要累及四肢,药物治疗反应好,预后好。

ⅡA型(轻度全身型):四肢肌群轻度受累常伴眼外肌受累,一般无咀嚼、吞咽、构音困难。对药物治疗反应及预后一般。

ⅡB型(中度全身型):四肢肌群中度受累常伴眼外肌受累,一般有咀嚼、吞咽、构音困难。对药物治疗反应及预后一般。

Ⅲ型(重度激进型):急性起病、进展较快,多于起病数周或数月内出现延髓性麻痹,常伴眼肌受累,多于半年内出现呼吸肌麻痹。对药物治疗反应差,预后差。

Ⅳ型(迟发重症型):潜隐性起病,进展较慢。多于 2 年内逐渐由Ⅰ、ⅡA、ⅡB 型发展到延髓性麻痹和呼吸肌麻痹。对药物治疗反应差,预后差。

Ⅴ型(肌萎缩型):指重症肌无力病人于起病后半年即出现肌萎缩者。因长期肌无力而出现失用性、继发性肌肉萎缩者不属此型。

【临床表现】

本病见于任何年龄,多在 30 岁以前发病,女性多见。多数起病隐袭。临床主要表现是骨骼肌的易疲劳性和肌无力,突出特点为活动后加重、休息后减轻,即呈现晨轻暮重现象。查体可见受累肌群力弱,疲劳试验阳性,应用胆碱酯酶抑制剂后症状缓解。

最常受累的肌群为眼外肌,可表现为眼睑下垂、眼球活动障碍、复视,严重者眼球固定。在疾病早期,特别是儿童,可出现交替性眼外肌受累的表现,即先一侧眼睑下垂,几周后另一侧眼睑下垂,而原来一侧的睑下垂消失。面部表情肌受累表现为苦笑面容,甚至面具样面容。四肢肌群以近端受累为重,表现为活动久后抬上肢梳头困难,骑自行车刚开始时能上车,但骑片刻后下车困难而跌倒于地,或走一段路后上台阶或上公共汽车困难。咀嚼、吞咽肌群受累可表现为在吃饭时,尤其在进干食时咀嚼费力,用餐时间延长;说话久后构音不清;吞咽可有困难.甚至呛咳。呼吸肌群,早期表现为用力活动后气短,重时静坐也觉气短、发绀,甚至需要呼吸机辅助呼吸。

应该强调的是,全身所有骨骼肌均可受累,但受累肌肉的分布因人因时而异,不是所有患者均先从眼肌受累开始,也有先从呼吸肌无力发病者。

当病情加重或治疗不当,导致呼吸肌无力或麻痹而致严重呼吸困难时,称为重症肌无力危象。分为 3种:①肌无力危象:由各种诱因和药物减量诱发。应用胆碱酯酶抑制剂后危象减轻。②胆碱能危象:多在胆碱酯酶抑制剂用量过大所致,除呼吸困难表现外,尚有毒碱样中毒症状(呕吐、腹痛、腹泻、瞳孔缩小、多汗、流涎、气管分泌物增多、心率变慢等),烟碱样中毒症状(肌肉震颤、痉挛和紧缩感等)以及中枢神经症状(焦虑、失眠、精神错乱、意识不清、抽搐、昏迷等)。③反拗性危象:不能用停药或加大药量改善症状者,多在长期较大剂量用药后发生。

上述三种危象可用以下方法鉴别:①腾喜龙试验,因 20 分钟后作用基本消失,使用较安全。将腾喜龙

10mg 溶于 10ml 生理盐水中,先静注 2mg,无不适时再注射 8mg,半分钟注完。若为肌无力危象,则呼吸肌无力于 0.5~1 分钟内好转,4~5 分钟后又复无力。若为胆碱能危象,则会有暂时性加重伴肌束震颤。若为反拗性危象,则无反应。②阿托品试验:以 0.5~1.0mg 静注,症状恶化,为肌无力危象,反之属胆碱能危象。③肌电图检查:肌无力危象动作电位明显减少波幅降低,胆碱能危象有大量密集动作电位,反拗性危象注射腾喜龙后肌电无明显变化。

【辅助检查】

(一)药理学试验

1.新斯的明试验

(1)药物用量及用法:甲基硫酸新斯的明 1.0~1.5mg,肌肉注射。儿童剂量酌减(10~12 岁:2/3 成人量;7~9 岁:1/2 成人量;3~6 岁:1/3 成人量;<3 岁:1/4 成人量)。为消除其 M-胆碱系不良反应,可同时注射阿托品 0.5~1.0mg。

(2)观察指标及时间:按患者受累肌群作多项观察。观察指标为外展内收露白(mm)、睑裂大小(mm)、上睑疲劳试验(秒)、上肢疲劳试验(秒)、下肢疲劳试验(秒)、复视评分,左右侧分别记分。每项指标在用药前及用药后每 10 分钟测定一次,记录此时与用药前数据的差值。试验结束后,每项求出注射后 6 次记录值的均值。

(3)注意事项:①餐后 2 小时行此试验;②有支气管哮喘和心律紊乱者慎用;③服用胆碱酯酶抑制剂者,应在服药 2 小时后行此实验;④晚期、严重病例,可因神经-肌肉接头处突触后膜上乙酰胆碱受体破坏过重而致实验结果阴性。

2.腾喜龙试验　　适用于病情危重、有延髓性麻痹或肌无力危象者。用腾喜龙 10mg 溶于 10ml 生理盐水中缓慢静脉注射,至 2mg 后稍停,若无反应可注射 8mg。症状改善者可确诊。

(二)电生理检查

1.神经重复电刺激检查(RNS)　　正常人低频重复电刺激(小于 5Hz),其波幅或面积衰减不应超过 5%~15%,高频重复电刺激(大于 10Hz)时其衰减不应超过 30%。若低频重复电刺激波幅递减超过 15% 以上为阳性。检测的阳性率因 MG 型别不同而异:Ⅰ型为 17.2%,ⅡA 型 85.1%,ⅡB 型 100%。应该注意服用胆碱酯酶抑制剂者,应停药 6~8 小时以上再进行检查。

2.单纤维肌电图检查(SFEMG)　　正常人颤抖为 15~20 微秒,若超过 55 微秒为颤抖增宽。检测的阳性率为 91%~94%。进行此检查时无须停用胆碱酯酶抑制剂。

(三)血清中 AChRAb 检测

一般采用 ELISA 检测,检出率为 85%~95%,约 10%~15% 全身型 MG 患者测不出。

(四)胸部影像学检查

胸部计算机断层扫描(CT)检查可发现前上纵隔区胸腺增生或伴有胸腺肿瘤,对于诊断及选择治疗方案均有帮助。

(五)其他

可进行自身抗体(如抗核抗体、SSA、SSB、抗 DsDNA 抗体、抗胃壁细胞抗体、抗甲状腺抗体等)、血沉、类风湿因子、抗链"O"等的检查。

【诊断与鉴别诊断】

根据活动后加重、休息后减轻的骨骼肌无力,疲劳试验阳性,药理学试验阳性,诊断并不困难。本病眼肌受累者需与动眼神经麻痹、甲亢、眼肌型营养不良症、眼睑痉挛鉴别。延髓肌受累者,需与真、假延髓性麻痹鉴别。四肢无力者需与周期性瘫痪、感染性多发性神经炎、进行性脊肌萎缩症、多发性肌炎和 Lambert-Eaton 综合征等鉴别。Lambert-Eaton 综合征与本病十分相似,但新斯的明试验阴性,RNS 低频波幅递减,而高频时波幅递增。

【治疗】

(一)治疗原则

强调个体化治疗方案。权衡临床病情与治疗效果、不良反应的发生频率、治疗费用和方便性。

(二)治疗方案

1.胸腺摘除＋激素冲击＋其他免疫抑制剂　适用于胸腺有异常(胸腺瘤或胸腺增生)的 MG 患者。首选胸腺摘除,若摘除后症状改善不理想者,可以继续用激素冲击及其他免疫抑制剂联合治疗。

2.激素冲击→胸腺摘除→激素冲击　适用于已经用激素冲击治疗的 MG 患者,待激素减到小剂量后,摘除胸腺,之后若患者仍需药物治疗,可再用激素冲击。

3.单用免疫抑制剂(如硫唑嘌呤、环孢素 A 等)　若患者无胸腺摘除指征或不愿手术,且对激素治疗有顾虑或有激素治疗禁忌证者,可选用此方案。

4.大剂量免疫球蛋白/血浆交换　适用于肌无力危象患者或者不同意上述治疗的患者。

欧洲神经病学联盟指南(2%)对 MG 治疗的推荐为:

(1)激素:当需要免疫抑制治疗时,口服激素是首选药物(临床实践观点)。

(2)硫唑嘌呤:对于需要长期使用免疫抑制治疗的患者,建议在激素减量的同时合用硫唑嘌呤,并尽量使激素用量最小,保持硫唑嘌呤的剂量(A 级推荐)。

(3)血浆交换及静脉注射丙种球蛋白:在病情严重患者及胸腺切除术前推荐使用血浆交换(B 级推荐),静脉注射丙种球蛋白及血浆交换对于治疗 MG 加重均有效(A 级推荐)。

(4)胸腺摘除:对于非胸腺瘤的 MG 患者,胸腺切除可作为增加病情缓解或改善可能性的一种选择(B 级推荐),一旦诊断胸腺瘤,不论 MG 是否严重,胸腺摘除均是适应证(A 级推荐)。

(5)环孢素:治疗 MG 有比较可靠的证据,但因其不良反应较严重而仅用于硫唑嘌呤无效或不能耐受者(B 级推荐)。

(6)霉酚酸酯:亦可用于硫唑嘌呤无效或不能耐受者(B 级推荐)。

(7)环磷酰胺:疗效较好,但由于不良反应较多而仅用于不能耐受激素或对激素加硫唑嘌呤、甲氨蝶呤、环孢素或霉酚酸酯无效的患者(B 级推荐)。

(8)他克莫司(FK-506):可用于其他药物控制不良的患者(C 级推荐)。

(三)肾上腺糖皮质激素

一般全身型 MG 多采用大剂量激素冲击治疗,常用药物为地塞米松及甲基泼尼松龙。单纯眼肌型 MG 可采用小剂量泼尼松口服。

治疗时的注意事项包括:

1.治疗早期病情可有一过性加重,严重时可出现危象,需要呼吸机辅助呼吸。

2.激素最好于早晨一次使用,大剂量快减,小剂量慢减,可采用隔日减量方法,减量速度必须根据病情而定。

3.加用辅助用药包括抑酸剂、补钙剂、补钾剂。

4.老年患者以及患有糖尿病、高血压、溃疡病者慎用或禁用。

5.用药 3～6 个月后明显缓解。

6.为了防止激素减量中病情复发,在激素冲击治疗同时加用免疫抑制剂。

（四）免疫抑制剂

1. 硫唑嘌呤　开始每天 50mg，每周增加 50mg，直至达到治疗剂量[通常 2～3.5mg/(d·kg)]，可较长时间应用。服药前应查血白细胞，用药中定期复查血常规，若血白细胞低于 $3.0×10^9/L$ 停药。起效时间为 4～12 个月，最大效应需 6～24 个月。

2. 环孢素 A　应用剂量为 2～5mg/kg，分两次应用，开始用小剂量，逐渐加量。疗程为 3 个月～1 年。起效时间为 1～2 个月，显效时间为 3～5 个月。用药过程中注意监测肾功能和高血压，并测定血中环孢素 A 浓度，调整在 100～150ng/ml。

3. 环磷酰胺　可以静脉用药治疗（200mg 加入 10％葡萄糖 250ml 中，1 次/2 日，10 次为一疗程）或口服治疗[1.5～5mg/(kg·d)，口服]。70％～80％的患者有效。用药后 1 个月起效，最大改善在 1 年之内。常见的不良反应包括严重的骨髓抑制、肝脏毒性、脱发、全血细胞减少、恶心呕吐、关节痛、头晕、易感染、膀胱纤维化、肺间质纤维化和出血性膀胱炎等。

4. 霉酚酸酯　主要用于器官移植后，近期研究发现对 MG 疗效较好。成人剂量 lg，每天 2 次，较少受其他因素影响，除胃肠道不适外，其他不良反应较少。

5. 他克莫司（FK506）　是与环孢素结构类似的大环内酯类药物，比后者强 10 倍以上，初步研究发现疗效较好且起效较快，成人用法是最初 3mg/d，病情稳定改善后可减量到 1～2mg/d。主要不良反应是高血糖和肾功能异常，也需注意其血药浓度可受多种药物影响。

6. 单克隆抗体　抗 CD20 的单抗 rituximab 已用于治疗难治性 MG。

（五）血浆置换

在 3～10 天内血浆置换 3～5 次，每次置换 5％体重（50ml/kg）的血浆。每次置换大约可清除 60％的血浆成分，这样经过 3～5 次置换可以清除 93％～99％的血 IgG（包括 AChRAb）和其他物质。置换第一周内症状有改善，疗效可持续 1～3 个月。不良反应包括低血压或高血压、心动过速、发热、寒战、恶心、呕吐、柠檬酸盐导致的低钙血症、低蛋白血症、血小板减少导致的凝血异常、出血和与插管有关的静脉血栓形成。

（六）大剂量免疫球蛋白

剂量为 0.4g/(kg·d)，静脉点滴，连用 5 天，IgG 半衰期为 21 天左右（12～45 天），治疗有效率为 50％～87％，用药后 4 天内起效，8～15 天效果最显著，并持续 40～106 天左右。

（七）胸腺摘除手术

药物疗效欠佳、伴有胸腺异常（胸腺增生或胸腺瘤）、发生危象的病人，可考虑胸腺切除术。疗效以病程较短的青年女性患者较佳。胸腺切除术后 2～5 年内，大约有 34％～46％的患者完全缓解，33％～40％的患者明显改善。对于胸腺瘤患者，手术目的是切除肿瘤，对 MG 改善帮助可能不大，手术后依据病理结果决定是否放疗。儿童 MG 患者胸腺摘除应从严掌握。手术方式采用纵隔镜下微创扩大胸腺切除术或传统的胸腺切除及纵隔异位胸腺清除术。

（八）胆碱酯酶抑制剂

只能起缓解症状的作用。常用的药物有溴吡斯的明及新斯的明。前者起效 30 分钟，1～2 小时作用最大，持续 4～6 小时，剂量为 60mg，每天 3 次，可增加到 120mg，每 3 小时一次，有进食障碍者，应饭前 1 小时服药。后者只用于药理学试验。对心动过缓、心律不齐、机械性肠梗阻以及哮喘患者均忌用或慎用。

（九）危象的治疗

MG 危象是临床严重情况，若处理不当可能导致患者死亡。多种因素可以导致危象的发生包括感染（特别是肺部感染）、电解质紊乱、不适当使用非去极化肌肉松弛剂、应用能加重无力的药物（如氨基糖糖类抗生素、β-受体阻滞剂、奎宁、苯妥英等）、胆碱酯酶抑制剂停药等。由于 MG 危象发生非常迅速，因此对很

可能发生 MG 危象的患者应严密观察肺功能、血气分析等。一旦发生 MG 危象,应给予如下处理:

1.保持气道通畅,维持通气和氧合 首先要保持气道通畅,给氧,监测患者的通气和氧合状况。然后才区分危象类型及查找可能诱因,随时准备气管插管及呼吸机辅助呼吸。对于需要较长时间呼吸机辅助呼吸的患者宜及早气管切开。

2.正确迅速使用有效抗危象药物

(1)肌无力危象:甲基硫酸新斯的明 1~2mg 肌注,好转后根据病情 2 小时重复一次,日总量 6mg。酌情用阿托品 0.5mg 肌注。

(2)胆碱能危象:立即停用抗胆碱酯酶药物,并用阿托品 0.5~1.0mg 肌注,15~30 分钟重复一次,至毒碱样症状减轻后减量。

(3)反拗性危象:停用一切抗胆碱酯酶类药物,至少 3 天。以后从原药量的半量开始给药。

3.综合治疗和对症处理 在呼吸机辅助呼吸的前提下,可考虑同时应用激素冲击或血浆交换或大剂量免疫球蛋白治疗,这样能有效缓解病情,及早脱机,加速康复。治疗过程中密切生命体征监测,维护重要生命器官功能。

【病程与预后】

MG 是一种慢性疾病,病情易波动,需要较长时间免疫治疗,除非发生危象,一般不会致命。由于该病对各种免疫治疗反应良好,治疗后可得到有效控制。

【预防】

平素应避免过劳、外伤、感染、腹泻、精神创伤等各种诱因,并避免使用各种安定剂、抗精神病药物、局部或全身麻醉药、吗啡类镇痛药、碘胺类药物,避免使用氨基糖苷类抗生素。应避免灌肠,以防猝死。

（刘　镇）

第七节　急性中枢神经系统感染

【基本概念】

急性中枢神经系统感染是由各种生物源性致病因子侵犯中枢神经系统,包括脑实质、脑膜及脑血管等,引起的急性炎症性疾病,主要的病原体包括病毒性感染、化脓性细菌感染、结核感染、真菌感染等。

急性中枢神经系统感染的途径一般有血源感染、直接感染和神经干逆行感染。临床表现多为发热、头痛、意识障碍,可并发脑积水、硬膜下积液和颅神经受累,侵犯脑膜时出现脑膜刺激征,脑脊液异常和病原菌检测可明确诊断。急性中枢神经系统感染病情多较严重,如不能早期确诊并及时予以有效的抗感染治疗,将遗留不同程度的神经系统后遗症,甚至死亡。

【常见病因】

常见病因为病毒、细菌、立克次体、螺旋体、真菌、寄生虫等侵犯中枢神经系统。

【发病机制】

1.病毒性脑炎脑膜炎 由已知或可疑的病毒直接或间接侵入中枢神经系统所引起。病毒侵入机体后直接或经病毒血症不同程度地侵犯脑实质,也可累及脑膜。

(1)脑膜炎病理上呈现软脑膜弥漫性淋巴细胞浸润,脑组织有围管性淋巴细胞浸润、胶质增生、神经节细胞肿胀及点状出血;脉络膜丛及脑室上皮亦有非特异性炎症改变。

(2)脑炎以颞叶、边缘叶及额叶受累最为严重,其他脑叶及脑干均可被累及。在致死病例中,呈现脑实质广泛性破坏性改变,可见坏死性、炎症性或出血性损害。单纯疱疹病毒感染可在受累神经细胞核内见嗜伊红性包涵体(称为急性包涵体脑炎),是本病的特征性改变,电子显微镜下可见包涵体内含有病毒抗原及疱疹病毒颗粒。另一类为变态反应性脑炎,主要侵犯白质,致大脑白质弥漫性坏死、软化及髓鞘脱失,神经胶质弥漫性增生,可见血管周围淋巴细胞浸润。

2.细菌性脑膜炎　多种细菌均可感染中枢神经系统,引起细菌性脑膜炎,因细菌感染除结核杆菌和布氏杆菌外,均有化脓性改变,故又称为化脓性脑膜炎。最常见的主要病原菌为脑膜炎球菌、肺炎球菌和流感杆菌。新生儿细菌性脑膜炎以 B 组链球菌、金黄色葡萄球菌和革兰阴性杆菌(大肠埃希菌)为主;5 岁以下儿童以流感杆菌和李斯特菌为主;医院获得性细菌性脑膜炎以耐药程度高的革兰阴性杆菌为主;颅脑外伤、手术或脑脓肿破溃后脑膜炎可由金黄色葡萄球菌和铜绿假单胞菌引起,也可引起混合性细菌性脑膜炎,如需氧菌和厌氧菌的混合感染。病原菌可通过多种途径侵入脑膜:可由血行、直接上呼吸道、颅脑外伤或手术、临近解剖部位感染,如鼻窦炎、中耳炎、乳突炎等。而细菌释放内毒素或细胞壁成分刺激局部炎症反应引发化脓性脑膜炎。

各种病原菌所致的急性化脓性脑膜炎病理变化基本相同。早期软脑膜及大脑浅表血管充血、扩张,炎症沿蛛网膜下腔扩展,大量脓性渗出物覆盖脑表面,常沉积于脑沟及脑基底部脑池等处。随着炎症扩展,浅表软脑膜和室管膜均因纤维蛋白渗出物覆盖而呈颗粒状。病程后期则因脑膜粘连引起脑脊液吸收及循环障碍,导致交通性或非交通性脑积水。儿童病例常出现硬脑膜下积液、积脓。偶可见静脉窦血栓形成、脑脓肿或因脑动脉内膜炎而至脑软化、梗死。

3.结核性脑膜炎　中枢神经系统的结核感染是通过呼吸道吸入含结核杆菌的微粒,经血行播散至全身各脏器所致。感染 2～4 周后,机体产生细胞介导的免疫反应,在组织中形成结核小结节、干酪样病灶,感染后的炎症反应程度取决于宿主的免疫能力和其他一些尚未阐明的遗传因素。如果机体免疫力下降或宿主存在基础免疫缺陷,干酪样中心的病原会继续增殖,导致结核结节破溃,释放出的结核杆菌和有毒抗原产物进入脑组织或脑脊液,从而引起渗出性结核性脑膜炎。主要病理改变为脑膜广泛性炎症反应,形成结核结节,蛛网膜下腔产生大量炎症和纤维蛋白渗出,尤其在脑基底部的 Willis 动脉环、脚间池、视交叉池及环池等处,充满黄厚黏稠的渗出物,使脑膜增厚、粘连,压迫颅底脑神经及阻塞脑脊液循环通路,引起脑积水。脑膜血管因结核性动脉内膜炎及血栓形成而引起多处脑梗死及软化。

4.隐球菌脑膜炎　新型隐球菌为条件致病菌,广泛存在于土壤和鸽粪中,鸽子是主要传染源。与其他部位相比,隐球菌最易侵犯中枢神经系统。在原有慢性疾病,尤其是长期使用抗生素、激素或免疫抑制剂的患者,更易发生此病。新型隐球菌主要通过呼吸道、消化道和皮肤 3 条途径传播至脑膜。脑膜炎是由脑膜感染沿血管周围鞘扩张进入脑实质引起,或由脑血管栓塞造成,颅底、软脑膜病变较显著,蛛网膜下腔有广泛渗出物积聚,内含单核、淋巴细胞及隐球菌等,可形成局限性肉芽肿。隐球菌可在血管周围间隙中增殖,并在灰质内形成许多肉眼可见的囊肿,囊肿内充满隐球菌。

【临床特征】

1.一般症状　急性中枢神经系统感染常有突出的发热、头痛症状,伴频繁呕吐、颈肌强直。头痛常剧烈,呈弥散性、持续性跳痛或撕裂样痛,转头或咳嗽时头痛加剧。

2.病毒性脑炎　脑膜炎前驱期多为非特异性症状,如发热、咽痛、头晕、肌痛、恶心、腹泻、全身不适和上呼吸道感染的症状。发病早期以精神异常表现为主,包括神志淡漠、躁动不安、幻觉、行为异常、谵妄等;中期可出现大脑功能障碍,如抽搐、肢体瘫痪、失语、视野改变、意识障碍和椎体外系症状等,累及脑膜时除脑实质损害表现外,可出现颈项强直、病理反射阳性等脑膜刺激征;后期昏迷加深,出现视神经盘水肿和脑疝形成。

3.细菌性脑膜炎　典型表现为感染、颅内压增高和脑膜刺激征3方面。急性起病、高热、头痛、呕吐,病情进展可出现意识障碍、惊厥。体征有颈项强直,克氏征、布氏征阳性等脑膜刺激征。新生儿和老年人常起病隐匿,缺乏典型表现,须引起警惕。

常见病原菌引起的细菌性脑膜炎临床特点如下:

(1)脑膜炎球菌性脑膜炎:又称为流行性脑脊髓膜炎,简称流脑。冬春流行,多见于儿童。除典型细菌性脑膜炎临床表现外,可见皮肤及黏膜瘀点、瘀斑,部分患者脑膜炎球菌可不侵犯脑膜而仅表现为败血症,严重者可呈暴发型发作,出现循环衰竭或以脑实质损害、颅内压增高为突出表现。脑脊液或皮肤瘀点组织液涂片、培养可获得病原菌。

(2)肺炎球菌性脑膜炎:常继发于肺炎、中耳炎、鼻窦炎伴菌血症或败血症的患者,约85%发生意识障碍,脑神经损害约占50%,主要累及动眼神经和面神经,皮肤瘀点少见,因渗出物中纤维蛋白含量多,易造成粘连,故硬膜下积液或积脓、脑脓肿等并发症较其他化脓性脑膜炎多见。

(3)流感杆菌性脑膜炎,多见于5岁以下儿童,秋冬发病率最高,起病较其他化脓性脑膜炎缓慢,临床表现和其他化脓性脑膜炎基本相同。脑脊液涂片常见短小的革兰阴性杆菌。

(4)葡萄球菌性脑膜炎:发病率低于脑膜炎球菌、肺炎球菌和流感杆菌所致脑膜炎,多发生于夏季。本病多因脑膜附近组织葡萄球菌感染直接扩散或脓肿破裂而发病,病程中可见荨麻疹样、猩红热样皮疹或小脓疱,出现脑脓肿的机会较多。脑脊液混浊、易凝固,血及脑脊液涂片、培养可获阳性结果。

(5)肠道革兰阴性杆菌性脑膜炎:新生儿及2岁以内小儿多见,以大肠埃希菌最多见,常并发脑室膜炎,起病隐匿。新生儿临床表现多不典型,预后差,病死率高。

4.结核性脑膜炎　起病隐匿,但婴儿可急性起病,症状轻重不一。主要表现为一般结核中毒症状,发热,伴畏寒、全身酸痛、食欲减退、盗汗、精神萎靡、易激惹等。神经系统症状,包括:

(1)脑膜刺激征:早期即可出现。

(2)颅内高压:剧烈头痛、喷射性呕吐、视盘水肿、意识障碍,严重者出现脑疝、枕骨大孔疝。

(3)脑神经损害:常见受损神经包括动眼神经、面神经和展神经。

(4)脑实质损害:刺激性症状,如惊厥或癫痫发作;坏死性症状,表现为瘫痪、意识障碍等。

5.隐球菌脑膜炎　多起病隐匿,为慢性或亚急性病程,但严重免疫功能低下患者可急骤起病。病前可有呼吸道感染史,多数患者以发热、头痛为初始症状,初期头痛多为阵发性,以后呈持续性并日益加重,伴恶心、呕吐。早期脑膜刺激征明显,视盘水肿等颅内压增高症状多见,有些患者可有颅神经受损表现,主要以视神经、听神经、面神经和眼球运动神经损害为主,也可见阻塞性脑积水表现。临床病情呈进行性加重,未经治疗的患者在数月内死亡,因在明确诊断前用药针对性不强,常使病情迁延。

【辅助检查】

1.周围血象检查　细菌性脑膜炎多表现为白细胞总数增多,达 $15\times10^9\sim30\times10^9/L$,分类以中性粒细胞为主。病毒、结核、真菌性脑膜炎白细胞正常或早期略高,以淋巴细胞增高为主。急性寄生虫感染血嗜酸性粒细胞可明显增高。

2.脑脊液检查　是快速诊断中枢神经系统感染和病原体鉴别的主要检查方法之一。常见脑膜炎的脑脊液变化,见表22-8。

表 22-8　常见脑膜炎的脑脊液变化

脑膜炎	压力 （mmHg）	外观	WBC 总数 （×10⁶/L）	细胞分类 （%）	蛋白质 （g/L）	葡萄糖 （mmol/L）	病原体
病毒性	正常/↑	清亮	＜1000	L 为主	正常/↑	正常	病毒分离（＋）
细菌性	↑	混浊/脓样	＞1000	N 为主	↑↑	↓↓	涂片、培养（＋）
结核性	↑	毛玻璃样	100～500	L 为主	↑	↓	抗酸染色、培养（＋）
真菌性	↑↑	清亮/微混	10～800	L 为主	↑	↓	墨汁涂片、隐球菌培养（＋）

病毒性脑炎脑膜炎的脑脊液呈轻度炎性改变，脑脊液压力可增高，白细胞轻度增多，以淋巴细胞为主，蛋白质正常或轻度增高，糖和氯化物多为正常。

细菌性脑膜炎则表现为脑脊液压力增高，外观混浊或呈脓性；白细胞明显增加，可达 1000×10⁶/L 以上，以中性粒细胞为主，部分细菌性脑膜炎或治疗后的细菌性脑膜炎脑脊液白细胞数增高可不明显；脑脊液中葡萄糖含量对于细菌性脑膜炎有较好的诊断和鉴别价值，同步糖含量（脑脊液糖与血糖的同步浓度）对鉴别细菌性与病毒性脑膜炎很重要，病毒性中枢神经系统感染脑脊液糖含量常不降低，细菌性感染糖含量明显降低。另外，蛋白明显增加及氯化物降低。

结核性脑膜炎脑脊液压力增高，外观清亮或呈毛玻璃样，静置数小时后液面上可形成薄膜，白细胞增多，100～500×10⁶/L，淋巴细胞为主，但在疾病早期，可以中性粒细胞为主，蛋白含量增高，糖和氯化物降低。

隐球菌脑膜炎脑脊液压力明显增高，多超过 20cmH₂O，外观清亮或微混，细胞数轻至中度增高，蛋白含量增高，糖和氯化物降低。

常见脑膜炎的脑脊液变化见表 25-8-1。

3.病原学检查　是中枢神经系统感染诊断最可靠的依据。病原学检查包括咽拭、血、皮肤瘀点和脑脊液的细菌涂片及培养，以获得病原菌。抗酸染色涂片、结核杆菌培养可获得结核感染的病原诊断。脑脊液墨汁涂片或培养见隐球菌，是确诊真菌性脑膜炎的依据。

4.免疫学检查　常用的检查方法包括放射免疫测定法（RIA）和酶联免疫吸附法（ELISA），用于测定脑脊液中的抗原或抗体，特异性高。对不能镜检和分离困难的病原体如病毒，检测脑脊液或血中 IgM 抗体可用于早期诊断，如乙脑病毒 IgM 抗体阳性结合病史即可确诊。IgG 抗体滴度恢复期比急性期增高 4 倍以上具有诊断意义。

（1）分子生物学检查：采集脑脊液或血液进行核酸杂交、PCR、RT-PCR 等检测难以培养的细菌、支原体、螺旋体等的核酸，特异性及敏感性较高，应注意排除假阳性。PCR 病毒核酸检测具有快速、灵敏的特点，能提供早期诊断，目前已广泛应用于临床。

（2）影像学检查：对中枢神经系统感染仅有定位定性的辅助意义。化脓性脑膜炎早期 CT 扫描可无异常发现，出现并发症如交通性脑积水时可见脑室扩大。对脑脓肿、硬膜下脓肿、硬膜外脓肿及颅内结核、真菌、寄生虫性肉芽肿病 CT 检查可判断其位置、大小、形态及数量。胸部 X 线或 CT 发现粟粒性结核或真菌感染时，需进一步查脑脊液有无并发结核性或真菌性脑膜炎。病变部位在脑部，头颅 CT 可显示低密度区位置。MRI 检查诊断意义与 CT 相似，但 MRI 影像发现病变更敏感，观察病变更细致，较 CT 更能准确显示各类病毒性脑炎病变的性质、部位及形态。

（3）其他特异性检查：①脑电图检查有助于急性期脑炎的预后评估。病毒性脑膜炎早期脑电图主要是低至中幅度慢波活动增多，背景 α 波节律不规则；急性期常持续出现高波幅 θ 波或 δ 波，或单个尖波。脑炎

早期脑电图为 α 波逐渐减少,频率减慢,θ 波为主;中期以多形性高波幅 δ 波为主混有 θ 波;极期在广泛慢波幅背景上出现暴发性抑制;最后可呈平坦波。②乳胶凝集试验对于诊断隐球菌感染甚为重要,敏感性和特异性均达到 90% 以上,在真菌培养和鉴定结果出来前,血、脑脊液的乳胶凝集试验结果可作为早期、快速诊断依据。

【诊断思路】

1.病毒性脑炎脑膜炎　　根据急性起病、发热、脑实质损害等临床表现及脑脊液检查等实验室结果,排除其他病原体引起的中枢神经系统感染及脑肿瘤等颅内占位病变后,可考虑本病;确诊需用血清和脑脊液的病毒免疫学检查。

2.细菌性脑膜炎　　根据临床表现、体征及脑脊液检查,典型病例可确诊。细菌学检查可明确病原菌,必要时应用免疫学方法帮助诊断。对经过不规则抗感染治疗的化脓性脑膜炎,脑脊液检查结果不典型、涂片和培养均阴性者,应结合病史及临床表现等综合考虑作出诊断。在明确诊断时需与其他病原体引起的中枢神经系统感染相鉴别。

3.结核性脑膜炎　　有密切结核接触史;有呼吸系统、泌尿生殖系统、消化系统等结核病灶;发病缓慢,具有结核毒血症状,伴颅内高压、脑膜刺激征以及神经系统症状体征;脑脊液检查符合非化脓性脑膜炎表现者,考虑本病。确诊需病原学依据,同时须与其他脑膜炎、颅内占位性病变鉴别。

4.隐球菌脑膜炎　　临床表现为中枢神经系统感染症状,起病亚急性或慢性,有视盘水肿等颅内高压症状,脑脊液检查为感染性脑膜炎表现,尤其是患者有免疫力低下或养鸽习惯,应高度怀疑本病。本病的临床表现和脑脊液改变与结核性脑膜炎、病毒性脑膜炎及不典型化脓性脑膜炎很相似,其诊断有赖于脑脊液墨汁涂片、真菌培养,以及隐球菌乳胶凝集试验结果。

【救治方法】

(一)病原治疗

1.病毒性脑炎脑膜炎　　抗病毒治疗,包括阿昔洛韦、更昔洛韦等抗疱疹病毒药物,金刚烷胺抗甲型流感病毒药物,利巴韦林等广谱抗病毒药物。

2.细菌性脑膜炎　　抗菌药物应用原则包括:

(1)根据细菌培养结果和药敏结果,尽早选择敏感并易通过血脑屏障的杀菌剂。

(2)剂量高于一般常用量。

(3)疗程足。对细菌性脑膜炎的疗程因病原菌不同而异,普通社区感染如肺炎链球菌、流感嗜血杆菌、脑膜炎奈瑟球菌引起的脑膜炎,疗程为 2 周左右,对革兰阴性杆菌性脑膜炎,疗程需达 4 周以上。

(4)病原菌未明前,根据患者年龄、病史选择经验性抗菌药物进行治疗,对于婴幼儿、老年人及抵抗力低下及耐药菌株感染者应考虑联合用药。目前,社区获得性细菌性脑膜炎经验性治疗方案为:头孢曲松或头孢噻肟;医院获得性脑膜炎,尤其是颅脑手术后、脑外伤或脑室引流初始治疗方案为:万古霉素加美罗培南、头孢吡肟或头孢他啶。对于治疗 3 天内临床症状及细菌学检查无改善病例,应及时更换抗菌药物。

3.结核性脑膜炎　　目前易透过血脑屏障的抗结核药物有异烟肼和吡嗪酰胺,利福平也可达到有效脑脊液浓度,因此结核性脑膜炎治疗包括异烟肼、吡嗪酰胺和利福平三联,也可视情况加用乙胺丁醇。成人剂量:异烟肼 600～900mg/d,吡嗪酰胺 2g/d,利福平 450～600mg/d,乙胺丁醇 1g/d,待病情稳定后减量。用药过程中需注意监测抗结核药物的毒副作用。结核性脑膜炎的总疗程至少需 1 年,但吡嗪酰胺一般宜限于早期 4 个月内应用。

4.隐球菌脑膜炎　　抗真菌治疗:隐球菌脑膜炎初始治疗方案首选仍为两性霉素 B 和 5-氟胞嘧啶(5-FC)联合用药,以减少单药剂量。两性霉素 B 使用方法为"渐进"累积剂量,即第 1～5 天,总量依次为每天 1mg、2mg、5mg、10mg、15mg,第 6 天起按体重 0.5～0.7mg/(kg·d)计算,总累积剂量 3～4g。5-氟胞嘧啶剂量为 150mg/(kg·d)。两者同步,疗程多在 3 个月以上。出现肾功能减退者,可选用两性霉素 B 脂质体替代两性霉素 B。治疗过程中不能耐受上述方案者,可改为氟康唑持续长程治疗。

(二)对症治疗

控制颅内压、减轻脑水肿,高热患者要降温治疗,有并发症的要积极治疗并发症,如癫痫的抗癫痫治疗、占位性病变的手术治疗、硬膜下积液穿刺放液治疗等。另外,如在两性霉素 B 治疗过程中,低钾血症发生率高,需密切监测血钾浓度并及时纠正。

肾上腺皮质激素能减轻病毒性脑炎、结核性脑膜炎脑水肿症状,改善颅内高压、椎管阻塞等症状和体征,应早期应用。隐球菌脑膜炎确诊 2～4 周内的病死率高,多与颅内高压相关,因此早期应用肾上腺皮质激素降颅压是降低其早期病死率的关键。

支持治疗:加强护理,注意患者营养、水和电解质平衡、呼吸道通畅及维持静脉通路等。

【最新进展】

如今,各类中枢神经系统感染的实验室检查技术在不断地更新发展,特别是免疫学及分子生物学检查的日益更新,给病原的快速诊断带来先机。

检测脑脊液和血液中病原体的抗原有临床参考意义,如真菌半乳甘露糖(GM)试验可测出脑脊液或血液曲霉菌 GM 抗原敏感性达 $1\mu g/L$,是曲霉菌感染筛选指标之一;对真菌细胞壁成分 1,3-β-D 葡聚糖(glucan,G)抗原检测(G 试验)敏感性达 $1\mu g/L$,提示真菌感染可能。

目前结核也有特异性抗体、结核抗原检测,其中抗原测定是诊断结核感染的直接证据。血、脑脊液中 T-SPOT 检测,快速便捷,对于原本较难诊断的结核感染是一强有力的新手段。另外 PCR 检测脑脊液中分枝杆菌的 DNA 片段,利用免疫酶点技术测定结核感染中特异性 B 细胞,以及结核杆菌硬脂酸(TBSA)检测,都是提高结核杆菌检测率的新方法,并在进一步的研究中。

另外,研究发现,动态脑电图与常规脑电图相比,更可以监测到脑部神经元群阵发性异常放电,提高病毒性脑炎的早期诊断率。

在治疗方面:近年来由于病原菌谱变化,各类病原菌耐药性增加,激素、免疫抑制剂、颅内手术及相关创伤性内置物应用的增多,静脉吸毒,HIV 感染的增加,给抗病原治疗,特别是耐药性细菌治疗带来困难。因此,对待急性中枢神经系统感染,更应尽快获得病原培养依据及药敏结果,对症下药。对于静脉给药以外的治疗方式如鞘内注射抗菌药物,尚无定论。除病原治疗外,对症治疗对于缓解中枢神经系统感染急性期症状,减少急性期病死率有重要作用,如早期肾上腺素及激素的短期应用。另有研究表明,人免疫球蛋白与抗病毒治疗的联合应用,有助于减轻病毒性脑炎脑膜炎的临床症状,缩短住院天数。

(郑　平)

第二十三章　中西医结合治疗皮肤病

第一节　药疹

药疹亦称药物性皮炎,指药物通过口服、注射、吸入、栓剂使用、灌肠或外用药吸收等途径进入机体后,在皮肤黏膜上引起的炎症性皮损,严重者可累及机体的其他系统。轻症药疹如麻疹样药疹、固定性药疹、荨麻疹样药疹等较多见,重症药疹(如 Steven-Johnson 综合征、中毒性表皮坏死松解型和剥脱性皮炎型等)则较为少见,但其表现严重,甚至可危及生命。

一、病因

所有的药物均可引起药疹,常见的过敏药物有以下几类:抗生素类,以青霉素最多见。磺胺类,以长效磺胺多见。解热镇痛药,以吡唑酮类、水杨酸类较常见。安眠镇静药,以巴比妥类较多。抗癫痫药,如苯巴比妥、苯妥英钠、卡马西平等。抗毒素与血清,如破伤风抗毒素。近年来,中草药及中成药引起药疹的报道越来越多,甚至有引起重型药疹,过敏性休克死亡者,应引起重视。常见的致敏中药有板蓝根、大青叶、鱼腥草、穿心莲、丹参、紫草、六神丸、云南白药等。

二、发病机制

一般认为药疹的发生主要是通过变态反应和非变态反应两种机制引起。

1.变态反应　药物有半抗原和全抗原之分,大多数药物及代谢分解产物为小分子产物质,属半抗原,需与体内载体蛋白共价结合后,才能形成全抗原;少数药物如破伤风抗毒素、肽类激素、胰岛素、右旋糖酐等为大分子物质,属全抗原。包括Ⅰ型变态反应:即 IgE 依赖性速发性药物反应。临床表现有荨麻疹、血管性水肿、过敏性休克。Ⅱ型变态反应:即细胞毒性药物诱导的反应,是最常见的药物反应,临床表现有白细胞减少症、溶血性贫血、药物性紫癜。Ⅲ型变态反应:即免疫复合物介导的药物反应。临床上有血清病、血管炎。Ⅳ型变态反应:即细胞介导的药物反应。临床表现有湿疹。药疹可为一种变态反应所致,亦可是 2 种或 2 种以上的变态反应类型共同作用的结果。变态反应所致的药疹有如下共同特点:①有一定的潜伏期,一般首次用药后 4~20d,平均 7~8d。已致敏者再次用药则可在数分钟至 24h 发病。②炎症反应与药理性质无关,与药物剂量不平行。③痊愈后再用该药,可再次发病。④有些病例可用致敏药物脱敏。⑤致敏状态,可发生交叉过敏。⑥抗过敏药物(如皮质激素)治疗有效。

2.非变态反应　是药物效应途径的非免疫性活化、过量、积蓄毒性、代谢变化等发生的药疹,无免疫系统参与。

3.机体因素　①肝、肾功能障碍。②酶系统异常，如 G-6-PD 缺乏患者易发生药物性溶血，慢乙酰化患者长期应用普鲁卡因胺易发生红斑狼疮样反应。③营养状况，营养不良或贫血者对免疫抑制药或抗癌药耐受性差，易发生不良反应。④遗传因素等。

4.光感作用　某些药物进入人体后，需经日光照射后才能发生药疹，其致病机制分 2 类：①光毒性反应，服用或局部接触某些药物后，由于药物能吸收中波及长波紫外线的能量。并把能量转移到邻近的细胞，引起细胞的损伤。这种反应与药物剂量相关，多数人均可发生。②光变态反应，药物经光线作用后转变为抗原性物质，引起变态反应性损害。

三、临床表现

不同药物可引起同种类型药疹，而同一种药物对不同患者，或同一患者在不同时期也可引起不同的皮损和表现。药疹的临床表现繁多，常见类型如下。

1.大疱性表皮松解型药疹　重症药疹之一，起病急骤，进展快。皮损初起为弥漫性红斑，明显触痛，也可呈麻疹、猩红热样或多形红斑样后迅速融合成弥漫性红斑并波及全身；在红斑处出现大小不等的松弛性水疱或大疱，疱壁常呈褐红色或紫黑色，尼氏征阳性；呈暗灰色的坏死表皮覆于糜烂面上，可伴大面积的糜烂及大量渗出，似浅表的二度烫伤，触痛明显。全身中毒表现较重，伴高热、乏力、恶心、呕吐、腹泻等表现；口腔、呼吸道、胃肠道黏膜也可糜烂、溃疡；严重者常因继发感染、肝肾衰竭、电解质紊乱、内脏出血、蛋白尿甚至氮质血症等而危及生命。

2.剥脱性皮炎型药疹　重症药疹之一，临床表现以全身皮肤弥漫性潮红、继之大量剥脱为特征。此型药疹多是长期用药后发生，首次发病者潜伏期为 20d 左右。有的患者皮损初呈麻疹样或猩红热样，逐渐加重，融合成全身弥漫性潮红、肿胀，尤以面部及手足为重，继而全身出现大量鳞片状或落叶状脱屑，手足部则呈手套或袜套状剥脱；头发、指（趾）甲可脱落（病愈可再生）；黏膜多有损害，表现为口腔黏膜糜烂、疼痛而影响进食，眼结膜充血、水肿、畏光、分泌物增多，重时可发生角膜溃疡。多有全身浅表淋巴结肿大，常有畏寒、发热甚至高热；严重者可体温降低，可伴有支气管肺炎、药物性肝炎，外周血白细胞可显著增高或降低，甚至出现粒细胞缺乏，可因全身衰竭或继发感染而危及生命。

3.多形红斑型药疹　临床表现可分为轻型和重型。轻型表现为蚕豆大小圆形或椭圆形水肿性红斑或紫红斑，境界清楚，典型皮损为中心呈紫红色的虹膜状或靶红斑，中央可有水疱形成；多发生于四肢、躯干对称或不对称分布；伴轻度瘙痒；常累及皮肤-黏膜交界处如口腔、外生殖器等处。重型又称重症渗出性多形红斑型药疹，属重症药疹之一，表现为广泛红斑、丘疹、水疱基础上形成大疱、糜烂、渗出，尼氏征常为阴性；黏膜表现严重，尤其是口、眼、外阴部黏膜常严重红肿糜烂、渗出、疼痛明显；常伴高热，外周血白细胞增多，可伴肝肾功能损害；病情重者如治疗不及时可危及生命。

4.麻疹型或猩红热型药疹　前者常在用药后几天至 2 周内发生。皮损为散在或密集、红色针头至米粒大的斑疹或斑丘疹，对称分布，可泛发全身，但以躯干为多，类似麻疹；严重者可伴发小出血点。后者初起为小片红斑，从面、颈、上肢、躯干向下发展，于 2～3d 遍布全身并相互融合，伴面部四肢肿胀，酷似猩红热的皮损，尤以皱褶部位及四肢屈侧更为明显；可伴发热等全身表现，但较麻疹及猩红热轻微。多有明显瘙痒；末梢血白细胞可增多，一过性肝功能异常；1～2 周后体温逐渐下降，皮损颜色转淡，伴有糠状脱屑。可向重症药疹发展，必须引起高度注意。

5.荨麻疹型药疹　较常见。临床表现与急性荨麻疹相似，但持续时间较长，同时可伴有血清病样表现

（如发热、关节疼痛、淋巴结肿大、血管性水肿甚至蛋白尿等）；若致敏药物排泄十分缓慢或因不断接触微量致敏物质,则可表现为慢性荨麻疹。

6.固定型药疹　是最常见类型之一。首次应用致敏药物时,皮损发生的潜伏期常在1～2周,而过敏者再用致敏物时,皮损可于数小时内发生。好发于口唇、口周、龟头等皮肤-黏膜交界处,但任何部位均可发生。特征性皮损为圆形或类圆形的水肿性暗紫红色斑疹,直径1～4cm,常为1个或数个,边界清楚,绕以红晕,红斑上可出现水疱或大疱,黏膜皱褶处易糜烂渗出,甚至继发感染而出现溃疡产生痛感。轻度瘙痒,一般不伴全身症状。再次用药时皮损常在同一部位发生,但随着复发次数增加,皮损数目亦可增多;反复发生皮损的部位易遗留灰黑色色素沉着斑,不易消退。

7.湿疹型药疹　首次发疹的潜伏期依不同的药物长短差别较大,多在1～3周甚至更长时间,再次发作者潜伏期可明显缩短。皮损表现为多形性的湿疹样损害,大小不等的红斑、丘疹、丘疱疹和小水疱,常融合成片,可有糜烂、渗出、脱屑;常见于四肢、面颈部但可泛发全身。常有不同程度的瘙痒,病程相对较长。

8.光敏型药疹　是由于系统应用光敏性药物并暴露于阳光达一定时间后,在皮肤发生的急性皮肤炎症反应。可分为光毒性和光变应性皮损二类。前者是最常见一种变态反应性药疹,系药物直接光化学作用所致,任何个体的皮肤内有足够浓度的药物,在适当波长的紫外线作用下均可引起光毒性反应;常见药物包括喹诺酮类抗生素、四环素、非甾体抗炎药、胺碘酮酚噻嗪类和补骨酯及其衍生物;皮损表现类似晒斑,严重者可形成大疱。而光变态反应性皮损是光感性药物在光作用下通过变态反应而发生的皮损,仅有少数个体发病,有一定的潜伏期;皮损类似于湿疹样皮炎,不同之处在于皮损主要位于曝光区;常见药物为磺胺类、噻嗪类利尿药和酚噻嗪类补骨脂及其衍生物等。

9.紫癜型药疹　临床并不少见,常为Ⅱ或Ⅲ变态反应引起的血小板减少性紫癜或血管炎性紫癜。轻者表现为双侧小腿出现红色瘀点或瘀斑,散在或密集分布,可略微隆起,压之不褪色,有时可伴发风团或中心发生小水疱或血疱;重者四肢躯干均可累及,可伴有关节肿痛、腹痛、血尿、便血甚至黏膜出血、贫血等。

10.痤疮型药疹　临床常见,但除激素可能是通过毛囊皮脂腺单位的生理作用异常而引起发病外,其他引发本类药疹的机制都不大清楚。多发于长期应用药物后,好发于面部、背部。皮损表现为毛囊性丘疹、丘疱疹,类似寻常性痤疮。病程进展缓慢,一般无全身症状。

11.脓疱型药疹　较少见,发病机制不明。多在用药后1～3d发生,好发于躯干、四肢。初期皮损表现为广泛性红斑,继之迅速出现大量的非毛囊性表浅无菌性小脓疱,可有靶状红斑、紫癜等皮损;持续1～2周后变为干涸脱屑。可伴发热及轻度全身不适。

常伴发热等全身症状。重症患者可有心、肝、肾等内脏器官和（或）造血系统等损害。重症患者肝、肾功能测定,心电图检查及肺部X线片可见异常。

四、诊断及鉴别诊断

1.诊断依据　①有明确服药史;②有一定潜伏期;③除固定型药疹外,皮损多对称分布,颜色鲜红;④瘙痒明显;⑤排除与皮损相似的其他皮肤病及发疹性传染病。

2.鉴别诊断　是否有服药史是区别药疹与其他皮肤病的关键之处。①大疱性表皮松解型药疹应与金黄色葡萄球菌性烫伤样皮肤综合征进行鉴别:后者为凝固酶阳性菌噬菌体Ⅱ组71型金黄色葡萄球菌引起的急性表皮颗粒层坏死的严重皮肤感染,无服药史,细菌学检查阳性。②剥脱性皮炎型药疹应与其他原因所致的剥脱性皮炎进行鉴别:后者多由其他一些皮肤病如银屑病、毛发红糠疹发展而成,或者有恶性肿瘤的存在而引起,病程多较长,发展相对较慢。③多形红斑型药疹与非药物所致的多形红斑,包括重症多形红斑的临床表现难以区别,但后者除无服药史外,感染常是致病因素,可作为鉴别诊断的重要依据。④麻疹型、猩红热型药疹应与真正的麻疹或猩红热进行鉴别:前者皮损颜色更为鲜红,瘙痒更明显而全身症状可较轻微,且缺少传染病应有的其他症状和体征,如麻疹的 Koplik 斑、猩红热的草莓样舌及口周苍白圈等。⑤荨麻疹型药疹与其他原因所致的荨麻疹进行鉴别:主要区别为前者有用药史、风团持续存在的时间相对较长。⑥湿疹型药疹与湿疹进行鉴别:要点是后者病程为慢性经过,反复发作,以冬天多发。⑦痤疮型药疹应与寻常痤疮进行鉴别:后者青春期发病,粉刺明显,无特殊服药史。⑧脓疱型药疹需与角质层下脓疱病、脓疱疹等进行鉴别:角层下脓疱病是角质层下的浅表性无菌脓疱,病程为慢性经过反复发作,与前者的急性发病,有服药史显然有别;而脓疱疮病原学检查阳性,局部淋巴结常肿大及全身症状可作区别。

五、治疗

1.停用致敏药物　为治疗的首要措施。

2.促进药物排泄　方法包括多饮水和静脉供给合适的液体量以降低药物的血液浓度,成年人的补液量一般在 3000～4000ml/d,必要时可适当使用一些利尿药,以提高药物的排泄效果,但应注意水、电解质平衡和纠正酸碱代谢紊乱。

3.积极抗过敏治疗　治疗药疹的主要环节。药物包括抗组胺药和糖皮质激素,某些轻症药疹往往单用或联合使用抗组胺药物即可得到满意控制,而早期、足量应用糖皮质激素是治疗药疹,特别是重症药疹的重要措施。

4.积极的支持疗法　主要包括两个方面,其一是充足的营养补充,如鼓励患者进食合适饮食,严重者酌情补充清蛋白、血浆或新鲜血等,不能进食者应行鼻饲疗法;另一方面是给予良好的皮肤护理,轻型无渗液者用炉甘石洗剂等外用,有收敛、消热、保护皮肤、预防感染、加速皮损消退等作用;有糜烂渗出者要注意创面的清洁保护,可用 3% 硼酸溶液或生理盐水湿敷,湿敷间歇期间外用氧化锌油;对重型多形红斑、大疱性表皮松解型等药疹则应做保护性隔离,可用创面暴露疗法(层流病房或灯桥保暖暴露),每天进行创面清洁,清洁后可选用 0.2% 庆大霉素盐水、丁胺卡那喷雾剂喷创面,每天 2 次以预防感染;对眼、口、外阴黏膜损害的患者,应参照以上皮肤的处理方法;对并发细菌感染明显者应系统应用抗生素,药物选择应尽量参照细菌培养及药敏结果,但应注意避开过敏药物,尚无药敏结果时可选用第三代头孢菌素、磷氯霉素、红霉素等,如抗生素疗效不佳,应注意真菌感染的可能,及时进行真菌镜检及培养并尽快抗真菌治疗;出现肝肾损害者应同时给予相应治疗。

附:过敏性休克的抢救原则

1.必须就地抢救,分秒必争。

2.立即肌内注射 0.1% 肾上腺素 0.5～1.0ml,病情严重者可静脉给药。

3.先用地塞米松 5～10mg 肌内注射或溶于注射用水 10ml 中静脉推注,然后再静脉给予氢化可的松 200～300mg,加入 5% 葡萄糖盐水 500ml 中静脉滴注。

4.吸氧,如有呼吸道梗阻则可考虑气管插管或气管切开。

5.上述处理后血压不升者,可给予升压药,如多巴胺、间羟胺。

（高晓芬）

第二节　红皮病

红皮病指累及体表面积大于90%的任何炎性皮肤病,特征是弥漫性潮红、大量脱屑,故又称剥脱性皮炎。

病因可归纳为四种:特发性、继发性(银屑病、湿疹、异位性皮炎、落叶性天疱疮、接触性皮炎、毛发红糠疹等)、药物和恶性肿瘤。

【临床提要】

1.皮肤损害

(1)急性期,为弥漫性皮肤潮红、浸润、肿胀和脱屑。红斑迅速扩展,12~48h内可累及全身,2~6天后出现鳞屑。

(2)脱屑期,鳞屑可呈糠状或大片状,掌跖部剥脱,如手套、袜状。可有头发和体毛脱落,及甲崤、甲板增厚或脱落。皮肤干燥、发热,呈鲜红色,触之增厚。皮损可有肿胀、渗液、结痂,可继发感染。

(3)慢性期,皮损色泽变暗,水肿消退。色素沉着或皮肤异色病样改变。皮肤绷紧感,严重瘙痒。

2.全身表现　①低热或中度发热,代偿性代谢亢进和基础代谢率升高。②非显性失水,皮肤血流量增加可致心衰。③低白蛋白血症、负氮平衡。④免疫学改变:γ-球蛋白增多。⑤肝脾肿大。⑥淋巴结肿大。

【治疗处理】

红皮病病因分为四大类,应尽量找出病因,不同的病因治疗是不同的,病因不明为特发性。红皮病是严重的疾病,要认真对待,治疗且应有针对性,采取病因治疗和综合治疗原则。外用糖皮质激素制剂、药浴浸泡和外敷都属于非特异性治疗,但对大多数病例有效。阿维A酯和环孢素对银屑病性红皮病有效。异维A酸对由毛发红糠疹(PRP)引起的红皮病有效。内用糖皮质激素可挽救重症患者的生命。免疫抑制剂如硫唑嘌呤、甲氨蝶呤和环磷酰胺有时是必要的。对淋巴瘤和白血病必须采取特殊且有效的治疗方法。对于药物引起的病例必须停用该种致病性药物。

(一)治疗原则

1.首先要针对病因进行治疗,依不同病因选择不同的治疗方案。

2.注重全身支持治疗,局部则对症处理。

3.支持治疗对所有类型红皮病需对症治疗及支持治疗。患者常需住院,给予精心的皮肤护理。

(二)基本治疗

见表23-1。

表 23-1　红皮病的基本治疗

作用靶位/治疗终点	阻断一切诱发本病的因素,制止角蛋白增生过度,抑制表皮更新速度过快和表皮剥脱及大量蛋白丧失,减轻真皮水肿、血管扩张和炎性细胞浸润,纠正代谢紊乱,改善临床症状,降低病死率
对症治疗	寻找病因,停止致敏药物,针对不同病因综合治疗
	系统治疗:支持疗法、营养补充、外周水肿可用利尿剂,保持水、电解质平衡,治疗继发感染,口服镇静作用抗组胺药物止痒,糖皮质激素(特发性及药物性红皮病)
	局部治疗:燕麦浴、湿敷、外用润滑剂、弱效糖皮质激素乳膏,卡泊三醇,他克莫司,物理治疗等
特发性红皮病	对症治疗,支持治疗,糖皮质激素

继发性红皮病（病因学治疗）	监测原发疾病，病因治疗，对症治疗及支持疗法
	银屑病红皮病：MTX、阿维A、环孢素、霉酚酸脂、英夫利昔单抗5～10mg/kg，阿法赛特，阿伦单抗
	毛发红糠疹性：阿维A、MTX、系统糖皮质激素
	药源性红皮病：停用致敏药物，系统糖皮质激素
	落屑性红皮病：调整消化功能，控制感染，补充B族维生素和锌、重症系统糖皮质激素
	落叶型天疱疮性：系统糖皮质激素，IVIg，雷公藤，羟氯喹，氨砜
	湿疹皮炎性：系统糖皮质激素、雷公藤
	淋巴瘤性：联合化疗、PUVA、电子束照射、体外光化疗法、生物制剂、口服贝扎罗汀CTCI)有效
	移植物抗宿主病红皮病：环孢素，糖皮质激素、体外光化学疗法，PUVA（急性GVHD有效）
并发症治疗	(1)高排出量心衰：利尿剂、血管扩张药，洋地黄类药物
	(2)低体温和发热：低体温应保暖，发热物理降温
	(3)血浆容量减少性虚脱：扩容、静脉补液、补充白蛋白等
	(4)感染：根据细菌培养和药敏选择抗菌药物

（三）治疗措施

1.病因治疗　病因明确者，应尽早去除；如立即停用过敏药物或刺激性治疗，及时处理原发疾病，伴发恶性肿瘤者应同时进行抗肿瘤治疗。

2.支持疗法　纠正负氮平衡，给予高蛋白饮食，补充多种维生素，维持水、电解质平衡。应加强护理，保持环境安静、温暖和清洁，精心护理。

3.药物所致红皮病　首先是避免可能诱发本病的药物。病情严重者，可系统用糖皮质激素，尤其是药物过敏引起者。根据病情的轻重不同给予不同开始剂量的泼尼松。

4.糖皮质激素　泼尼松，每日40～60mg，分次口服；病情严重者可采用地塞米松（10～20mg）或氢化可的松（200～500mg）静脉滴注，每日1次，病情控制后减量或改为泼尼松口服；静脉给药和口服给药亦可同时进行。使用激素时，应注意补钾。

5.免疫抑制剂　主要用于原发病为银屑病或毛发红糠疹者或使用糖皮质激素疗效不显者有效；甲氨蝶呤（MTX），环孢素，对原发病为银屑病者可使用。有经验表明，对银屑病性红皮病可采用联合疗法。以雷公藤多甙或阿维A酯为主，配合脉络宁静脉滴注，或羟基脲，或MTX等治疗。一般不用糖皮质激素，只是在原来已用者，酌情减量，并用MTX辅助逐渐撤药。

6.抗组胺剂　有镇静、止痒作用，瘙痒明显者可使用。

7.抗生素　继发性感染时需用抗生素。某学者认为皮肤金黄色葡萄球菌移生实际上可能引起红皮病，故应使用适当的抗生素消灭之。

8.维A酸类　针对银屑病和毛发红糠疹所致的红皮病有效。

9.局部治疗　原则是安抚止痒、保护皮肤、防止感染。酌情选用无刺激性的粉剂、洗剂、霜剂或软膏。糜烂渗液明显者，用3%硼酸溶液湿敷，但一般不能超过体表面积的30%～40%。眼、口腔及外阴部损害给予相应处理。

10.中医中药　中医辨证施治也有一定的效果。北京中医医院收治113例银屑病性红皮病。约40%～50%的患者辨证用中药煎剂治疗，或因疗效不明显，采用中药煎剂配合糖皮质激素或免疫抑制剂（MTX等）治疗，所有病例以中药煎剂为主，取得较为满意的疗效。

（四）循证治疗步序

见表23-2。

表 23-2　红皮病的循证治疗步序

项目	内容	证据强度
一线治疗	病因治疗银屑病性、药物性、毛发红糠疹性、淋巴瘤性、天疱疮性、副肿瘤性及特发性	
	住院	C
	润肤剂	C
二线治疗	局部使用糖皮质激素	C
	PUVA	C
	系统性使用糖皮质激素(特发性)	C
三线治疗	环孢素(银屑病、特发性)	D
	甲氨蝶呤(银屑病性)	C
	系统使用维 A 酸药物(银屑病性、毛发红糠疹性)	C
	IVIg	C
	生物制剂(银屑病性)	B
	体外光化学治疗	C

(五)治疗评价

1.药物诱发的红皮病　一般停用致敏药物后,对症处理,采用糖皮质激素治疗,随致敏药物从体内排出,疾病可以痊愈。

2.甲泼尼龙冲击　某学者报道 1 例患者由于被黄蜂叮咬之后发展为红皮病,进行密切的局部治疗及口服激素治疗之后效果不佳,病程持续 4 个月。采用静脉用甲泼尼龙 2g 冲击治疗,一周之后又重复治疗,使皮损消除。

3.继发银屑病红皮病

(1)MTX:有用 MTX 静脉滴注法治疗 3 例红皮病性银屑病,MTX 每周 2 次,每次 10mg,溶于 5%葡萄糖液 500ml 内静脉滴注,每 1 次静脉滴注后 3 天即见潮红减退,总量 40~60mg(2~3 周)后基本痊愈。

(2)阿维 A 酯:曾报道 1 例男性 37 岁银屑病患者,给予阿维 A 酯 40mg/d,分 2 次口服,5 天控制病情,10 天皮肤潮红减轻,15 天红皮消退;阿维 A 酯减为 30mg/d,第 5 天有轻度反跳,加用雷公藤后控制。

(3)环孢素:某学者报道 1 例 83 岁银屑病红皮病患者对糖皮质激素、MTX 和阿维 A 酯治疗无效,在住院期间用环孢素 5mg/(kg·d)和卡泊三醇软膏外用共 8 周取得显著效果。停用环孢素后,以 UVB 光疗替代 4 个月.患者皮肤转为正常。

(4)卡马西平:某学者报道一名 HIV 感染患者合并有红皮病型银屑病,无意之中采用卡马西平 200~400mg/d 治疗。其皮损消除,但当卡马西平停用时皮损复发,再次治疗,皮损又可消除。

4.毛发红糠疹性红皮病　某学者用环孢素 5mg/(kg·d)治疗 1 例病程 4 年的毛发红糠疹性红皮病,第 1 周达到显效,4 周后皮肤恢复正常,用 3mg/(kg·d)维持治疗未再复发。

5.继发于恶性肿瘤的红皮病　应针对肿瘤情况采用手术、化疗或放射治疗。有前列腺癌患者经 X 线治疗肿瘤后,红皮病明显好转。某学者引用 Zackheim 所推荐的低剂量 MTX 治疗 29 例向表皮性皮肤 T 细胞淋巴瘤Ⅲ期红皮病和 Sezary 综合征患者,其用法为口服、皮下或肌内注射 5~125mg,每周 1 次,完全缓解率为 41%,部分缓解率为 17%,中位治疗时间为 31 个月,中位存活时间为 8.4 年。

6.外用糖皮质激素　特别是封包疗法,能从皮肤吸收,应注意其不良反应,包括促进继发细菌感染。由于系统应用糖皮质激素是引起银屑病性红皮病的主要诱因,因此不主张首选该药,只有当不疑为银屑病时，才可考虑系统应用糖皮质激素，而且患有潜在的脂溢性或特应性皮炎的患者一旦全身应用糖皮质激素，则撤药可能有困难。

7.生物制剂　5例银屑病性红皮病患者。给予英夫利昔单抗 5mg/kg 治疗，在第 0、2、6 周以及以后每 8 周一次。其中 3 例患者 PASI 评分改善 75％或 75％以上。

另一项开放性试验，受试者包括 8 例大斑块性银屑病患者和银屑病性红皮病患者。患者在第 0、2、6 周时给予英夫利昔单抗 5mg/kg 治疗。所有患者在 10 周内都出现症状缓解。PASI 评分平均减少 86.6％。1 例以红皮病为表现的 T 细胞白血病/淋巴瘤患者，接受达克利珠单抗治疗后，症状长期处于完全缓解状态。

8.中医药治疗　应用雷公藤制剂治疗红皮病 40 例，其中 31 例达到痊愈，8 例显效，仅 1 例无效。结果表明。取得最佳疗效的红皮病是继发于湿疹和皮炎者，其次是银屑病红皮病，而蕈样肉芽肿及 Sezary 综合征 1 例有一定的效果，但不能治愈，另 1 例蕈样肉芽肿无效。

（六）预后

1.相关因素　红皮病是一种严重的全身性疾病，本病可反复发作。病程非常长。其预后取决于病因、病变程度和治疗情况，严重的代谢紊乱可引起低体温、心力衰竭、周围循环衰竭和血栓性静脉炎，败血症、肝肾损害和恶性肿瘤，皮肤、皮下组织和肺部感染常见。有时可导致死亡，特别是老年患者；既往报道的死亡率为 18％～64％。

2.继发红皮病　药物诱发的红皮病预后最好，如能及时停药和给予适当的治疗，病变常在 2～6 周内消退。湿疹性红皮病、特发性红皮病和红皮病型银屑病是较常见的红皮病，病程可能长达数月或数年，且易于复发。红皮病或为持久性，治疗无效。

3.随访报告　某学者报道了 7 例红皮病患者，随访 3～16 年期间均发生 Sezary 综合征，其中 4 例发生多次接触性过敏或药物反应，1 例有严重的异位性皮炎。

（高晓芬）

第三节　银屑病

银屑病基本特征为境界清楚的红色斑丘疹、斑块，表面有白色鳞屑，好发于四肢伸侧和头皮。

银屑病是一种常见的皮肤病，具有遗传性，有家族史者约占 30％。它是一种 T 细胞异常的免疫性皮肤病。

多种细胞因子、黏附因子、血管生长因子参与了银屑病的发病。银屑病多呈慢性，易复发；经过循证医学或经验医学证明：银屑病经治疗后完全可以达到安全、有效、长期控制症状的目的。

银屑病临床分几种类型，其中以寻常型最常见。红皮病型银屑病全身皮肤潮红，伴不同程度鳞屑。脓疱型银屑病以无菌性小脓疱为主要损害，严重者泛发全身；如果局限于掌跖，称掌跖脓疱病。银屑病性关节病除皮肤损害外，还可累及关节。

一、病因

（一）遗传

银屑病的发生是遗传和环境因素共同作用的结果，目前认为银屑病是一种多基因遗传病，银屑病患者中约 30％有家族史,父母一方有银屑病时,其子女银屑病发病率为 16％左右;而父母均为银屑病患者,其子女银屑病患病率达 50％。与银屑病相关的 HLA 基因,国外学者的研究发现 HLA A_1、A_2、B_{13}、B_{17}、B_{27}、B_{39}、BW_{57}、CW_6、DR_7 在不同人种及种族人群的银屑病患者表达的频率明显升高,HLA 到目前为止是唯一与寻常型银屑病相关一致的基因。

Henseler 将银屑病分为两型,Ⅰ型有家族史,发病年龄早(40 岁前发病);Ⅱ型散发,发病晚(40 岁以后、皮损局限),不表达 HLA DR_7,只与 HLA C_{W2}、B_{27} 有微弱联系。

国内学者曾对中国汉族人群,寻常性银屑病 HLA Ⅰ、Ⅱ类基因进行研究,发现 HLA A_{26},B_{13},B_{27},B_{44},B_{57},CW * 0602,DQA1 * 0104,DQA1 * 0201,DQB1 * 0201,与中国Ⅱ型有明显的正相关,可能是Ⅱ型的易感基因,或与易感基因相连锁,其中 HLA DQA1 * 0104、AQA1 * 0201 等位基因与Ⅰ型银屑病呈正相关,而 HLA DQA1 * 0501、A_2、A_{66}、CW * 0304 与银屑病有明显负相关。它们可能具有阻止汉族人发生银屑病的作用。

其中存在 B_{13}、B_{17} 的人其个体发生银屑病的危险性为正常人的 5 倍,HLA B_{27} 可见于脓疱性银屑病及关节型银屑病,B_{13} 及 B_{17} 在点滴型及红皮症银屑病多见,在掌跖脓疱病中 HLA B_8、BW_{35}、CW_7 和 DR_3 比例增加。

银屑病的发病率在欧美约 2％,在我国约 0.123％,好发于青壮年,两性发病率无差异。

(二)免疫异常

多年来研究者认为银屑病是一种角质形成细胞异常的疾病,但近 20 年来,越来越多的研究表明银屑病是一种 T 细胞介导的免疫性皮肤病。由于活化的 T 细胞会表达多种黏附分子,从而加速 T 淋巴细胞的皮肤归巢,其中皮肤淋巴细胞相关抗原(CLA)是 T 淋巴细胞表达的一种特异的黏附分子,是记忆淋巴细胞向皮肤归巢的受体。

通过研究证明银屑病本身存在细胞免疫功能异常,其中 CLA 在 T 细胞上的表达,对银屑病的病情进展起重要作用,特别提出 CLA^+CD8^+ T 细胞可能对银屑病皮损的维持起一定作用,外界诱因如 SEB 可以通过刺激 CLA 表达增加而使银屑病发病或病情加重。

(三)超抗原

链球菌 M 蛋白、葡萄球菌肠毒素 B(SEB)等超抗原可以活化 T 淋巴细胞,释放大量细胞因子,在这些细胞因子的协同作用,使角质形成细胞活化增殖,表达 HLADR,上调 Fas 抗原,活化的 T 细胞表达的 Fas L 与角质形成细胞表面的 Fas 抗原结合,诱导角质形成细胞凋亡,即"活化诱导凋亡",从而构成银屑病的特征,在超抗原存在情况下,活化的 HLADR 角质形成细胞,又刺激 T 细胞活化,从而形成 T 细胞活化的正反馈环路,使银屑病皮损持续、扩散、病情迁延。

(四)精神因素

银屑病是一种心身疾病,1968 年 Farber 报道 2144 例银屑病患者中 40％的患者都有在焦虑时发生了银屑病,随后又报道 5600 例中 1/3 患者的银屑病新皮损出现与焦虑有关。1977 年 Seville 报道 132 名银屑病患者中有 51 名(46％)在首次发病前 1 个月有特殊紧张事件,而对照组为 10％。杨雪琴 1991 年对 139 例银屑病病人和 147 例正常人作 A 型性格问卷、Zung 自我评定抑郁量表和 Zung 自我评定焦虑量表及特殊紧张生活事件调查,结果银屑病患者中 A 型性格是 B 型性格的 4.7 倍,而正常人中 A 型是 B 型的 1.2 倍;严重抑郁者和中等抑郁者占 84.8％,正常人为 28.6％;严重焦虑者和中等焦虑者占 77.7％,正常人占 22.4％;有特殊紧张生活事件如人际关系紧张、家庭不幸、经济困难等负性事件者明显比正常对照组多,差异均有显著意义。

心理因素如何引发银屑病的机制尚不明了。1988 年 Faber 提出心理紧张可使皮肤中许多感觉神经释放 P 物质和神经肽,引发银屑病中神经源性炎症假说,有的学者发现银屑病病人皮损中除了 P 物质外,还有血管活性肠肽(VIP)增加,P 物质有刺激角质形成细胞增殖、血管内皮细胞增生、诱导肥大细胞数目增加及脱颗粒的作用;VIP 对 KC 有直接致敏有丝分裂原作用。

杨雪琴等证明,银屑病患者血清中有较高的能抑制正常小鼠淋巴细胞转化的神经免疫蛋白。神经紧张能使 P 物质从外周神经末梢释放,并与肥大细胞结合,使之脱颗粒,并释放一系列炎症介质,并吸引炎症细胞聚集,进而引发一系列银屑病皮肤组织病理性改变。Bernsin 证明神经肽可以促使 KC 分泌 IL-1 和 GM-CSF,而发生皮肤神经血管内环境平衡紊乱。

(五)药物

银屑病可被一些药物诱发,例如 β 受体阻断剂(普萘洛尔)、锂剂(碳酸锂)、抗疟药等。更多的新药包括特比萘芬、钙通道阻断剂尼卡地平、硝苯地平、尼索地平、维拉帕米和地尔硫卓,卡托普利,格列本脲和降脂药如吉非贝齐也可诱发银屑病,很久以前就已经知道内服类固醇类药可能使病情反跳;Demitsu 等曾报道了 1 例地塞米松诱发的泛发型发疹性脓疱病,该患者地塞米松斑贴试验阳性。因为细胞因子可能与银屑病的发病有关。那么用细胞因子治疗可能诱发或加重银屑病就不奇怪了。已有粒细胞集落刺激因子(G-CSF)、白细胞介素、α 干扰素和 β 干扰素诱发或加重了银屑病的报道。

中药诱发加重,庞晓文等观察 275 例银屑病患者,因服用中药致病情加重者 41 例(14%),其中寻常型 22 例,服中药后原有皮损扩大融合,15 例由寻常型变为红皮病型,3 例由寻常型变为泛发型银屑病,1 例由局限性脓疱型变为泛发性脓疱型银屑病,41 例患者中 17 例服用中成药克银丸、银屑敌胶囊等,24 例服用中药煎剂,作者认为患者病情加重的原因可能为,盲目使用偏方或秘方,中药引起变态反应,中药除某些无机物外,大多属有机物,如蛋白、多肽、多糖等(特别是动物性中药如全蝎、蜈蚣、蝉衣、乌梢蛇、土鳖虫、蛤蚧)可导致变态反应,某些中药如活血化瘀药乳香、没药可能是变应原,经过斑贴,证实了这一推断。另一些中药则为组胺释放机制,补体活化机制,影响花生四烯酸代谢机制,如降香、白药子含有非甾体类抗炎成分,通过抑制环氧合酶,导致花生四烯酸转入脂氧合酶代谢,大量合成 12 羟基甘碳四烯酸及白三烯而加重银屑病。某些中药外用可引起接触性皮炎如龙舌兰,白头翁、毛莨、追风草、防风、没药、板蓝根、仙人掌、藿香正气水;有些可引起剥脱性皮炎,如巴豆粉、透骨草、皮炎宁酊、骨有灵搽剂,这些也可以诱发银屑病加重。

(六)其他

酗酒和吸烟可能会加重银屑病。其中关于吸烟方面,Caroline M 等人发现银屑病患者吸烟者比例(46%)明显高于对照组(24%)。而调查这些人发病前吸烟情况,银屑病吸烟者比例(55%)显著高于对照组(30%),统计学差异有显著性。

饮酒与银屑病的关系,Woilljams HC 认为饮酒是已知可以诱发和加重银屑病的因素,但这方面还需作进一步研究。

外伤和化学刺激如染发剂,可以诱发受损部位的同形反应。

气候可以诱发银屑病,李林统计 1616 例银屑病患者中,气候诱发者占 55.87%,冬季发病 632 例,占 39.1%,夏季发病者 84 例,占 5.19%。

二、临床表现

(一)寻常型银屑病

是最常见的类型。主要表现为境界清楚的红色斑块,表面覆以银白色鳞屑。皮疹好发于肘膝关节伸侧、骶尾部和头皮。皮损大小不等,可由小丘疹发展融合而成病变。呈圆形、地图状,亦可因中央消退而形成环状。

在检查皮损时有些体征具有诊断特征。如刮除鳞屑后,可见一半透明的薄膜样表面,称薄膜现象;再刮除膜状层,可见点状出血,称 Auspitz 征;皮损外伤后,沿伤口处出现皮损,称同形反应。头皮斑块处头发集中呈束状发。甲板可增厚变脆,与甲床分离,表面点状凹陷。

寻常型银屑病初期皮损可不断加重、增多,同形反应阳性,称进行期;进行缓慢发展或基本不变,称稳定期;而后逐渐消退,称消退期。如果不治疗,皮损可持续数月或几年。一般冬季加重,夏季减轻。

（二）点滴状银屑病

为泛发的小丘疹,0.5～1.0cm 大小,散在分布于躯干上部和四肢。好发于青少年。多因 β 溶血性链球菌所致的咽喉炎而诱发。也可因局部用药不当刺激和系统应用皮质类固醇突然停药而诱发。

（三）脓疱型银屑病

以无菌性小脓疱为特征性损害。临床分为两种类型。一种为局限型,因皮损只发生在掌跖处,又称为掌跖脓疱病。双侧掌跖对称性多发性小脓疱,2～4mm 大小,脓疱可在红斑基础上出现,也可发生在正常皮肤上,周围有红晕。脓疱一般经 8～10 天干涸,变成暗褐色,伴脱屑。一般无明显症状,偶有灼热、瘙痒感。脓疱分批出现,迁延反复。另一种为泛发性脓疱型银屑病,是银屑病的一种少见、严重类型。常因寻常型银屑病系统使用皮质类固醇后突然停药而发生。发病前常伴发热。在红斑基础上出现泛发小脓疱,2～3mm,发生于躯干和四肢,严重者脓疱可融合。随脓疱出现,原红斑不断扩大融合,甚至发展成红皮病。脓疱和发热呈周期性反复。少数患者因长期反复不愈,可出现水、电解质紊乱,甚至会危及生命。

（四）关节病型银屑病

除有皮损外,还累及关节,约占银屑病患者的 2%,好发于青壮年。多数患者表现为四肢远端非对称性、少数小关节受累,如手指、足趾间关节。也可侵犯骶髂关节、踝关节、腕关节和膝关节。表现为关节肿胀,日久关节活动障碍,出现畸形。

此型患者常伴甲损害,而且部分患者皮损较重,可同时伴脓疱或红皮病表现。

（五）红皮病型银屑病

是银屑病的严重类型。面部、躯干、四肢大部分皮肤甚至全身出现皮损。为广泛融合性红斑,伴不同程度脱屑。可以突然发生全身潮红浸润,也可从慢性斑块型皮损发展加重而成。有时可发现小面积未受累的正常"皮岛"。红皮病型银屑病可因局部治疗不当,如外用蒽林软膏或 UVB 照射等而诱发。部分红皮病型银屑病患者在加重阶段也可伴发一些小脓疱,或关节症状。本型银屑病多为慢性复发性,可出现发热、低蛋白血症,水、电解质代谢异常,严重时可危及生命,并常损害指(趾)甲,甚至引起甲缺失。

三、实验室检查

多数银屑病患者临床实验室检查无明显异常。但少数患者,特别是红皮病型、泛发性脓疱型等重型患者,可出现血沉增快、白细胞升高、轻度贫血、血 BUN 升高、低蛋白血症、血尿酸升高、电解质紊乱等。银屑病性关节病 X 线检查,可见关节面破坏。

在寻常型银屑病,典型组织病理表现为表皮融合性角化不全,部分皮损角化不全中有 Munro 小脓疡;颗粒层变薄或消失,棘层肥厚,皮突较规则延伸;真皮乳头上延,小血管迂曲扩张,其上表皮变薄,真皮浅层小血管周围轻度淋巴细胞浸润。

四、诊断和鉴别诊断

根据典型皮损一般不难诊断。但当不典型时易与其他疾病相混淆,应当进行鉴别。

1.玫瑰糠疹 好发于躯干、四肢近端屈侧,对称性淡红色斑丘疹、斑片,表面细糠状鳞屑,椭圆形,长轴与皮纹一致。

2.脂溢性皮炎 好发于头皮和腋窝、腹股沟等皱褶部。头皮损害为红色斑疹和斑片,一般无明显肥厚,表面有油腻性鳞屑,头发不呈束状。

3.二期梅毒疹 皮疹广泛,大小一致,无厚鳞屑,掌跖处有损害,有湿丘疹,梅毒血清试验,如 RPR 阳性。

关节病型银屑病应与类风湿关节炎作鉴别:后者主要为掌指关节受累,可致外翻畸形,患者无银屑病皮损,类风湿因子阳性。

五、诊治经验与分析

寻常性银屑病的发生率目前在国内有些地区已达 2%,基本与北欧地区发生率一样,由于本病不易根治,所以患病人数有逐年增多趋势,银屑病通常分为四型,其中寻常型占 90% 左右,关节病型占 7%~8%,脓疱型占 2%~3%(不包括掌跖脓疱病),红皮病型占 0.5%~1%。

以下介绍寻常型银屑病诊治经验。

寻常型银屑病的发生与消退和季节有密切关系。因此有冬季型与夏季型之分。冬季型是在秋末冬初发病,而至来年春夏消退。夏季型除发生在夏季外,更重要的是发生于手背、面部、上肢,在暴露部位出现红斑鳞屑皮损是典型的夏季型。

(一)寻常型银屑病的治疗原则

银屑病是一种遗传病,又是一种 T 细胞异常并参与的免疫性皮肤病。多种细胞因子、黏附因子、血管生长因子参与了发病。现在知道多种因素如精神因素、神经内分泌、外伤、超抗原、药物、外用药、食物、光照等都可能参与,影响、诱发乃至加剧病情,因此银屑病的防治原则是十分重要的。

1.要向患者说明银屑病为慢性复发性皮肤病,无传染性,治疗可以使症状控制,有可能复发,也不用灰心,坚持治疗可以达到长期控制症状的目的。

2.要发现可能诱发因素,给予相应处理,如由感染激发者要给予抗感染治疗,有长期服药的病人,要分析服药与发疹的关系,有诱发银屑病的可疑药物如 β 受体阻断剂(普萘洛尔)、锂剂、抗疟药、特比奈芬、钙通道阻断剂(尼卡地平、硝苯地平)、维拉帕米、地尔硫革、卡托普利、格列苯脲和降脂类药吉非贝齐也可诱发银屑病,要及时停药。中药中动物性药如土鳖虫、蜈蚣在进行期要避免应用,降香、黄药子等组胺释放剂也要避免使用。有药疹病史的银屑病病人要避免使用可疑药物,因为药疹复发可能转为银屑病。同样,有接触性皮炎的病人要避免接触过敏原,因为这类病人发生接触性皮炎后,很可能转变为银屑病损害。

有精神刺激或精神压力者,应采用心理治疗,减轻和消除精神刺激的影响,设法减轻精神压力。也可以给予镇静药。

由刺激食物激发者,应禁止饮酒和摄入刺激性食物如鱼虾等。要少吃牛羊肉,因其花生四烯酸含量高。

要避免吸烟。

避免外伤和使用染发剂,尤其是有同形反应现象者。

10 岁以内有慢性扁桃体炎的儿童银屑病患者,摘除扁桃体可减少银屑病复发。

3.根据皮损数目多少及病情进展快慢,可分别采用系统用药加外用药物或单纯使用外用药治疗。

4.寻常型银屑病禁用皮质类固醇系统治疗。

5.急性进行期银屑病患者禁用强烈的外用药。如高浓度的水杨酸软膏、蒽林软膏、汞软膏以及芥子气软膏、氮芥软膏等,也要避免采用紫外线照射,因为可以诱发病情加重,乃至出现脓疱及红皮病改变,点滴性银屑病患者应避免洗烫搔抓。

6.外用药治疗时,最好每天洗澡 1 次,每天搽药 2 次,保持药物在皮损处时间越长,疗效越好。

7.严重的银屑病患者应用抗代谢药、阿维 A 酸、甲氨蝶呤、环孢素 A 时一定要按时进行血常规(2 周)及肝肾功能检查(1 个月),发现异常及时停药。

8.在皮损消退、临床痊愈时不应马上停止治疗,宜继续巩固治疗 2～3 个月,可防止和减少复发,延长缓解期。

过去对银屑病的免疫治疗都是一些意外的发现,针对性不强。目前的免疫治疗药物多是以发病机制为基础确定了特异性的分子靶点(如已经获得 FDA 批准用于治疗银屑病的。未来以免疫为基础的生物学制剂将划分得更细、副作用将更小。

(二)银屑病外用药治疗

治疗银屑病的外用药物种类繁多,如何选择要根据病人个体差异,皮肤敏感及皮损数目、浸润程度和部位等因素考虑。

1.应根据皮损处于进行期、静止期或消退期的不同阶段而选择作用强度不同的药物。进行期宜选择浓度低、温和的药物,在静止期或消退期可选择浓度高、作用强的药物。在进行期用浓度高、作用强的药物有时反可诱发疾病加重、皮损增多。

当皮损面积大,皮损菲薄且充血显著需计算单位时间内用药总量,以避免药物吸收引起不良反应产生。

2.局限性斑块型皮损适合采用封包疗法,即外用药物后,可外包保鲜塑料膜,以减少用药量并可提高疗效,但应注意可能会增加药物的吸收。

3.外用药治疗期间可配合温水浴、矿泉浴、苏打浴、淀粉浴和剃发等措施促进皮损鳞屑脱落,可利于药物的吸收。

(1)含水软膏,15%～20%尿素霜,5%硼酸软膏适用于进行期及面积较大皮损。

(2)20%尿素软膏+5%水杨酸软膏等量,适用于静止期,有止痒作用。

(3)5%水杨酸+5%白降汞软膏,适用于斑块型及消退型病例。对汞过敏者禁用白降汞。

(4)5%～10%黑豆馏油软膏+20%尿素霜+123 糊适用于痒感明显、病期较长及脂溢性皮炎型皮损。

(5)5%硼酸膏+10%氧化锌软膏适用于夏季型进行期红斑型皮损。

(6)慢性静止期斑块型银屑病及已控制进行的银屑病,可采用皮质类固醇软膏(如哈西奈德膏)、卡泊三醇软膏顺序疗法。可以收到良好的效果。

卡泊三醇具有促进角质形成细胞分化成熟抑制角质细胞分裂增殖的作用。适用于慢性斑块性银屑病。一般 2～4 周起效,8 周以后疗效达最佳。

(7)慢性斑块性银屑病也可采用皮质激素软膏和 5%煤焦油软膏外用。

(8)慢性斑块性银屑病可用激素软膏与他扎罗汀(维 A 酸第三代),治疗效果较好。

(9)蒽林软膏有抑制角质形成细胞分裂作用,适用于慢性斑块银屑病,浓度从 0.1%开始,以后增至

0.3%,本品易着色。

(10)喜树碱软膏有抑制角质形成细胞分裂增殖作用,适用于慢性斑块银屑病,少数患者发生局部刺激和色素沉着。

(三)全身用药

1.甲氨蝶呤:每12小时服2.5mg,36小时连服3次,此为1周用量,或每周肌注10mg,也可增至25mg/周,要注意肝、肾功能及降低白细胞的毒性作用,适用于关节病型、脓疱型银屑病及红皮病型银屑病。由于毒副作用,目前除严重的关节型银屑病外,其他类型已较少应用。

2.维A酸、阿维A酯,30～60mg/d,连服2个月,逐渐减量,注意检查血脂、肝功能。可引起口干、皮肤瘙痒。

本药可致畸,孕妇禁用,青春期女性慎用,2年内避免妊娠,可出现皮肤、口唇干燥。

适用于脓疱型、红皮病型、顽固泛发性寻常型银屑病、脓疱型,开始用量1～2mg/(kg·d),红皮病型0.3～0.4mg/(kg·d)。

3.叶酸5mg、维生素C 0.1g,3次/日。适合寻常型银屑病。

4.环孢素A:用于脓疱型、关节病型。每日3～5mg/kg,维持量3～5mg/kg。一般3～7天见效,注意肝肾副作用。

5.雷公藤多苷:每次10～20mg,3次/日,2～4周见效。

6.皮质类固醇激素:不主张使用。此类药物起效较快,停药后易使病情加重。

7.依那西普为肿瘤坏死因子α(TNF-α)拮抗剂,是重组TNF-α受体融合蛋白,其分子中有两个与TNF-αp75受体结合部分,并增加了与人IgG Fc片段连接部分。美国FDA批准依那西普治疗Crohn病和类风湿关节炎,2002年增加银屑病关节炎适应证,每周2次,每次25mg皮下注射,间隔72小时,每个疗程12周,87%患者达到银屑病关节炎综合疗效指标,依那西普的不良反应有:注射部位的反应,感染,充血性心衰,神经脱髓鞘病、狼疮综合征及肿瘤。

8.对于并发上呼吸道链球菌感染、咽炎、扁桃体炎的急性点滴状银屑病,可以点滴青霉素或口服红霉素、罗红霉素、头孢菌素。也可以点滴葡醛内酯300mg+维生素C 3g+生理盐水500ml,每日一次(3小时滴完),7天1个疗程,可点滴2～3个疗程。也可以点滴丹参注射液40ml+生理盐水500ml,每日1次,7天1个疗程,点滴2～3个疗程。

9.对于斑块状银屑病以活血化瘀为主要治则。丹参注射液40ml+生理盐水500ml,静脉点滴,每日一次,或静脉点滴苦参素葡萄糖液600mg(100ml),7天1个疗程,点滴2～3周。

10.对于红皮病型银屑病,采用清开灵注射液静脉点滴(有药物过敏者免用)。清开灵注射液40ml+生理盐水500ml,静脉点滴,每日1次,1周1个疗程,点滴2个疗程后,可以改用丹参注射液40ml+生理盐水500ml,静脉点滴,每日1次,1周1个疗程,点滴2个疗程。

11.对于泛发性斑块状银屑病,点滴型银屑病病情稳定后,可以采用PUVA治疗,内服补骨脂0.6mg/kg,2小时后进行长波紫外线照射,每周2～4天,皮损消退后改为每周或3周1次。注意紫外线对眼睛的损害及光敏反应。也适用于关节病型,红皮病型恢复期银屑病。窄波UVB(311nm)治疗对寻常型银屑病效果良好,不需服药。

六、中医辨证施治

本病病因尚未完全明了,一般认为与遗传、感染、免疫、代谢、精神、内分泌有关。

　　中医认为血热是本病的重要原因。从发病机制来说,虽有风、寒、湿、热、燥等邪,但经络阻隔、气血凝滞是发病的重要环节,故采用活血理气或活血化瘀等法论治,是当前主要治疗法则。

(一)血热型(进行期银屑病)

　　皮损分布广泛,色鲜红或暗红,红斑大,鳞屑附着面小,新疹不断出现,有薄膜及 Auspitz 征,便干,溲赤,瘙痒,心烦,舌质绛红,苔黄腻,脉浮数或沉缓有力。

　　辨证:内有蕴热,郁于血分。

　　治则:凉血活血。

　　方药:凉血活血汤。

　　生槐花 30g,紫草根 15g,赤芍 15g,白茅根 30g,板蓝根 10g,生地 30g,丹皮 9g,丹参 15g,鸡血藤 30g,茜草根 15g,制大黄 10g,羚羊角粉(冲服)0.6g。

(二)血燥型(相对静止期)

　　病程日久而顽固,新发皮损少,皮损多呈斑片、钱币形或互相融成大片,色淡红,鳞屑与红斑等大,鳞屑附着较紧,有时仅发生于头部,缺乏全身症状,舌质淡红,苔薄白或薄黄,脉沉缓或沉细。

　　辨证:阴血不足,肌肤失养。

　　治则:养血法阴润肤。

　　方药:养血解毒汤(顾伯华)。

　　二地各 10g,当归 10g,红花 10g,鸡血藤 15g,僵蚕 10g,火麻仁 10g,玉竹 10g 二冬各 10g,白鲜皮 15g,豨莶草 10g,乌蛇 10g。

(三)血瘀型

　　皮损颜色暗红、经久不退。舌质紫暗或见瘀点,脉涩或细缓。

　　辨证:经脉阻滞、气血凝结。

　　治则:活血化瘀行气。

　　方药:紫草 30g,生地 30g,丹参 30g,乌蛇 10g,桃仁 15g,红花 15g,白蒺藜 30g,土茯苓 30g,草河车 15g,鸡血藤 30g,甘草 6g,茯苓 10g,三棱 10g,莪术 10g 白花蛇舌草 30g。

(四)湿胜型

　　头部银屑病,或渗出性银屑病,腋窝、腹股沟、屈侧多见,红斑、糜烂、浸渍流滋,瘙痒,神疲,下肢重,带下增多。苔薄黄腻,脉濡滑。

　　辨证:湿热蕴积。

　　治则:清热利湿,和营通络。

　　方药:二术各 10g,厚朴 10g,枳壳 10g,茯苓 10g,茵陈 30g,薏米 15g,黄芩 10g,栀子 10g,双花 10g,生地 15g,半夏 10g,陈皮 10g,土茯苓 30g,忍冬藤 15g 丹参 15g,路路通 10g,泽兰 10g。

(五)热毒型(红皮病型)

　　皮肤弥漫潮红,有大量落屑,寒热交炽,口燥少汗,舌绛红,苔黄或灰腻,脉弦紧或数。

　　辨证:心火炽盛,兼感毒邪,郁火流窜入于营血,蒸热肌肤,气血两燔。

　　治则:清营解毒,凉血护阴。

　　方药:解毒清营汤加减。

　　玳瑁粉(冲服)6g,生栀子 10g,川连 3g,双花 10g,连翘 10g,公英 15g,生地 60g,茅根 60g,丹皮 10g,石斛 10g,玉竹 10g,花粉 30g,麦冬 10g,紫草 20g,大青叶 30g,茯苓 30g。

（六）脓毒型（脓疱型银屑病）

有散在粟粒或豆大小脓疱，性质表浅，互相融合成脓湖，表面糜烂、脱屑，可泛发全身，常伴发热口渴，大便秘结，舌质红，苔白。

辨证：毒热内炽，郁于血分。

治则：清热解毒，凉血消肿。

方药：解毒凉血汤加减。

玳瑁粉6～10g，生地30g，二冬各12g，鲜石斛20g，鲜茅根30g，连翘15g，莲心10g，赤芍15g，丹参15g，紫草10g，茜草15g，双花30g，瓜蒌根15g，砂仁3g泽泻3g。

（七）寒湿型（关节病型银屑病）

常伴急性进行期甚至红皮病型银屑病皮损，关节症状与皮肤表现常同时加重减轻，指（趾）末端关节受累最为常见。X线检查受累关节边缘肥大，呈帽状改变而无普遍脱钙和尺侧半脱位。血清类风湿因子检查阴性，可资鉴别。中医辨证本型多系风、寒、湿毒三气杂至、痹阻经络。

1.急性期　关节红肿疼痛、活动受限、皮损泛发、潮红、浸润肿胀、弥漫脱屑、舌红苔黄、脉滑数。

辨证：风湿毒热侵袭肌肤。

治则：凉血解毒为主。

方药：羚羊角粉0.6g，玳瑁粉3g，生地15g，丹皮15g，赤芍15g，紫草15g，茅根30g，秦艽15g，木瓜10g，双花15g，重楼15g，大青叶30g，板蓝根30g，土茯苓30g，白花蛇舌草30g。

2.缓解期　泛发的银屑病皮损或红皮样损害及关节红肿缓解，但关节疼痛较重，筋脉拘紧，活动受限，皮损干燥脱屑，白屑迭起，痒甚，常伴头昏，乏力，腰酸背痛，面色萎黄，舌红苔少，脉细数。

辨证：肝肾阴虚，寒湿痹阻。

治则：滋补肝肾，温经通络。

方药：独活寄生物与地黄汤加减。

秦艽15g，乌蛇10g，全虫3～6g，络石藤10g，独活10g，钩藤10g，木瓜10g桂枝10g，二地各10g，鸡血藤30g，桑寄生15g，麦冬15g，黄芪15g，丹参15g，红花10g，羌活10g。

此方通络破瘀止痛疗效虽好，但可加重银屑病皮损，故血热之象未除时不宜服用。

（八）冲任不调型

皮疹发生与经期、妊娠有关，多在经期、妊娠、产前发病或皮损加重，少数经后、产后发病，周身皮损呈丘疹或斑片，色鲜红或淡红，覆盖银白色鳞屑，伴微痒，心烦口干，头晕腰酸，舌质红或淡红，苔薄，脉滑数或沉细。

治则：养血调经，调摄冲任。

方药：二仙汤合四物汤加减。

当归10g，赤芍10g，熟地10g，首乌10g，仙茅10g，淫羊藿10g，女贞子10g旱莲草10g，枸杞子10g，钩藤10g，生牡蛎30g，菟丝子10g，知母10g，徐长卿10g紫草10g。

（高晓芬）

第四节　红斑狼疮

结缔组织病包括一组临床表现、组织病理学和免疫学有共性的疾病,曾称为胶原病,现均概括于风湿病的范畴中。

本组疾病是以结缔组织黏液样水肿、纤维蛋白样变性和血管炎为基本病理改变的一组疾病。

由于结缔组织广泛分布于全身各系统,如皮肤、关节、心脏、肺、肝和肾脏,因此结缔组织病均为多系统受累疾病。

在结缔组织病内,不但是结缔组织受累,而且被强调有免疫学的不正常,因此,这种情况也被称为"自身免疫疾病"或免疫性疾病。

一、概述

红斑狼疮(LE)是临床上较常见的结缔组织病。本病主要分盘状红斑狼疮和系统性红斑狼疮,其他还有亚急性皮肤型红斑狼疮,新生儿红斑狼疮,深在性红斑狼疮和药物性红斑狼疮等。

红斑狼疮是自身免疫性疾病,病因较复杂。遗传、免疫学异常,病毒感染,性激素和日光等环境因素与发病有关。病理机制主要为自身免疫,B淋巴细胞克隆活化,产生各种自身抗体,自身抗原与自身抗体形成的免疫反应是导致红斑狼疮各脏器病变形成的基础。

二、盘状红斑狼疮(DLE)

概述面部为主的持久性红斑,角化明显,呈慢性经过,愈后萎缩或色素脱失。日晒后皮损加重。

皮损超出头面部时称为播散性DLE,个别可转变为SLE。患者应注意避免日晒,口服氯喹有效。

盘状红斑狼疮主要累及皮肤,一般无系统受累,好发于20~40岁,男、女之比约为1:3。慢性病程,预后良好。

1.临床表现　皮损好发于头面部,基本损害为境界清楚之紫红色丘疹或斑块,表面有黏着性鳞屑,鳞屑下方有角栓,陈旧皮损中心有萎缩,毛细血管扩张和色素减退。

一般无明显自觉症状,日晒后可使皮损加重,黏膜病变以下唇多见,表现为红斑,糜烂和溃疡,皮损超出头面部范围时称为播散性DLE,头部皮损可导致永久性秃发,经久不愈的皮损可继发癌变。一般全身症状不明显,少数患者可有乏力、低热或关节痛等。少于5%的患者可转变为SLE。

2.实验室检查　少数患者ANA阳性,滴度较低。少数播散性DLE患者有时可有白细胞减少,血沉稍快,球蛋白增高等。

3.组织病理　有特征改变,表现为角化过度,毛囊角栓,表皮萎缩,基底细胞液化,基底膜增厚,真皮血管和附属器周围有灶性淋巴细胞浸润。胶原间可有黏蛋白沉积。

4.免疫病理　直接免疫荧光检查即狼疮带试验(LBT),皮损区表皮和真皮交界处可见IgG和C_3沉积,以IgM沉积为主,呈颗粒状荧光带,阳性率为70%~90%,正常皮肤狼疮带阴性。

5.诊断和鉴别诊断　根据皮损的特征易于诊断,须依血尿常规检查和免疫学检查以排除是否有系统受累。本病还须与扁平苔藓、脂溢性皮炎、多形性日光疹等进行鉴别。

6.治疗　避免日晒,外出时宜外用防晒剂。局部可外用皮质类固醇霜,对顽固而局限的皮损可用类固醇激素皮损内注射。皮损较广泛或伴有全身症状者须采用全身治疗。可选用以下药物:

(1)抗疟药:羟氯喹 100mg,每日 2 次。其主要副作用是视网膜病变,服药期间应定期(3～6 个月)查眼底。停药后视觉的改变似不再发展。

(2)沙利度胺(反应停):每日 100mg,对不能耐受抗疟药治疗的 SLE 及 DLE 十分有效。但应注意其致畸作用,其他不良反应有嗜睡、便秘及感觉障碍。

(3)皮质类固醇:对皮损广泛、伴有低热和关节痛等全身症状者或单纯氯喹疗效不理想时可配合中小剂量泼尼松(每日 15～20mg)治疗,待病情好转后再缓慢减量。

三、系统性红斑狼疮(SLE)

概述女性多见,多系统、多器官受累,表现多样化,以蝶状红斑、盘状红斑、关节痛、肾炎最常见。严重狼疮性肾炎和狼疮脑病为常见死亡原因。系统性红斑狼疮常有日光加重病情的历史。

患者血清中有多种自身抗体,为重要的诊断依据,治疗主要为皮质类固醇和免疫抑制剂,可以配合中药。

系统性红斑狼疮(SLE)是多系统受累的疾病,可累及全身各个器官,本病好发于生育年龄的妇女,男、女之比约为 1∶9～1∶15。

随着免疫学的进展,对本病的认识水平和诊断方法有了显著进步,使许多患者能得到早期诊断和治疗,由于激素、免疫抑制剂、中药的合理应用,使得本病的预后大为改善,目前 SLE 的 10 年生存率已达80%～90%。

(一)临床表现

本病临床症状较复杂,各种症状同时或先后发生。早期症状中最常见的为关节痛、发热和面部蝶形红斑等,有时贫血、血小板减少或肾炎也可成为本病的初发症状。

1.皮肤黏膜　病程中的 70%～80%患者有皮损。面部蝶形红斑是 SLE 的特征性皮损,为分布于面颊和鼻梁部的蝶形水肿性红斑,日晒性皮肤型红斑狼疮的特征性皮损(环形红斑和丘疹鳞屑性红斑),有时手指、手掌可见掌红斑及紫斑荨麻疹样溃疡等血管炎样皮损。病情活动时患者常有弥漫性脱发(休止期脱发),前后发际毛发细而无光泽,常于 2～3cm 处自行折断,形成毛刷样外观(狼疮发)。约 1/3 患者有日光过敏。还可有紫癜样皮损、雷诺现象、大疱性皮损、多形性红斑样皮损、荨麻疹样血管炎或血栓性静脉炎等表现。黏膜损害主要表现为口腔溃疡及下唇鳞屑白色斑片。

2.关节肌肉　关节受累是 SLE 中最常见的症状,90%以上患者均有不同程度的关节炎和关节痛,可伴有关节红肿,但关节畸形不多见。肌炎和肌痛也较常见,但肌无力不明显,少数患者可出现缺血性骨坏死,股骨头最常受累。

3.浆膜炎　心包炎和胸膜炎较常见,可为干性或有积液,腹膜炎较少见。

4.系统受累　累及心脏可有心包炎、心肌炎和心内膜炎。肺部病变主要为间质改变,表现为活动性呼吸困难,肺功能检查及 CT 扫描对帮助诊断有一定价值。5%～6%患者有狼疮样肾炎表现,可导致肾病综合征甚至肾衰竭。中枢神经系统受累表现为头痛、癫痫样发作等,也可引起意识障碍和定向障碍等,周围神经受累可引起多发性神经炎的症状。还可有肝大、肝功能异常,多数 SLE 患者在疾病活动期伴有血液系统的异常,可表现为自身溶血性贫血、白细胞减少和血小板减少。视网膜可有棉絮样渗出。

（二）实验室检查

1.血常规和尿常规检查　常有贫血、白细胞减少、血沉增快。可有蛋白尿、血尿和管型尿。血沉增快、C_3 水平低常提示疾病的活动。

2.生化和血清学检查　常有血清蛋白异常如球蛋白升高，免疫球蛋白 IgG、IgM 或 IgA 升高，蛋白电泳 α_2 和 γ 球蛋白升高，补体常降低。此外常有 RF 阳性，肾受累时可有血肌酐、尿素氮水平上升。部分患者肝功能异常。

3.自身抗体　SLE 患者体内有多种自身抗体，这些抗体是疾病诊断的主要依据。抗核抗体（ANA）为 SLE 的过筛试验，抗双链 DNA 抗体对 SLE 特异性较强，是监测疾病活动的指标之一。抗 Sm 抗体是 SLE 的特异性抗体。还有其他各种自身抗体。（表 23-1）

表 23-1　常见的自身抗体

抗体名称	抗原性质	阳性率（%）
ANA	细胞核成分	90～95
dsDNA 抗体	双链 DNA	50～70
组蛋白抗体	组蛋白	20～40
Sm 抗体	核糖核蛋白	20～30
UIRNP 抗体	核糖核蛋白	30～40
Ro（SSB）抗体	核糖核蛋白	30～40
La（SSB）抗体	核糖核蛋白	10～20
磷脂抗体	心磷脂	40～90
ribRNP 抗体	与核糖体大亚基相关磷酸化蛋白	
Scl-70 抗体	DNA 拓扑异构酶	
Jo-1 抗体	组氨酸 tRNA 合成酶	

（三）组织病理

SLE 皮损的组织病理学改变与 DLE 基本相同，基底细胞液化，真皮浅层水肿，有黏蛋白沉积，有时可见白细胞碎裂性血管炎改变，血管和附属器周围的炎症细胞浸润不如 DLE 致密。

取皮损做直接免疫荧光检查，皮损区表皮真皮交界处有 IgG、IgM、IgA 和 C_3。沉积形成颗粒状荧光带，阳性率为 50%～90%，外观正常皮肤（上臂内侧）狼疮带试验（LBT）阳性率为 60%～70%。

（四）诊断和鉴别诊断

SLE 的诊断可参考 1982 年修订的美国风湿学会 SLE 的分类标准（表 23-3）。本病还须与其他疾病如皮肌炎、硬皮病、血液病等进行鉴别，有时 SLE 也可和其他结缔组织病并存，组成重叠综合征。

表 23-3　SLE 诊断标准

1.蝶形红斑

2.DLE 皮损

3.日光过敏

4.口腔溃疡

5.关节炎

6.浆膜炎(胸膜炎或心包炎)

7.肾病表现:24 小时尿蛋白>0.5g(或尿蛋白>+++)或有细胞管型

8.神经系统表现:癫痫发作或精神症状(除外由药物、代谢病或尿毒症引起)

9.血液系统表现:溶血性贫血、白细胞减少(<1500/μl),或血小板减少(<100000/μl)

10.免疫学异常:LE 细胞(+)、抗 dsDNA(+)、抗 Sm(+)、梅毒血清假阳性反应

11.ANA 阳性

注:11 项中具备 4 项即可诊断 SLE。

要与亚急性皮肤红斑狼疮、混合结缔组织病和干燥综合征相鉴别。

其中误诊 SLE 的现象不少见,误诊最多者为原发性干燥综合征,因为其至少 50%ANA 阳性,0～20%抗 dsDNA 亦可呈阳性。

(五)治疗

首先应解释病情,使患者一方面解除顾虑,另一方面重视疾病,并配合治疗,应避免日晒和过劳,病情活动时应注意休息,避免妊娠。

1.皮质类固醇　治疗 SLE 的主要药物,如何合理应用激素是治疗本病的关键,普通轻症 SLE 病人服泼尼松每日 20～30mg;有明显全身症状及脏器损害轻者每日泼尼松 30～40mg,病情重者用大剂量每日 60～80mg,对于急剧加重肾衰竭者,有明显神经精神症状,如发现有抽搐,以及重症溶血性贫血,可采用甲泼尼龙每日 500～1000mg 静脉冲击疗法,连续 3 天。协和医院对 24 例常规糖皮质激素无效 CNS-SLE 患者给予鞘内注射甲氨蝶呤加地塞米松各 10～20mg,每周 1 次,有效率为 91.1%,住院病死率大大降低。病情稳定后,皮质类固醇维持至 10～15mg/d。

2.免疫抑制剂　LE 肾炎如仅用激素治疗疗效不满意时须加免疫抑制剂,如环磷酰胺(CTX)或硫唑嘌呤,国内外较推崇 CTX,认为可减少肾组织纤维化和稳定肾功能。目前一般推崇环磷酰胺冲击疗法,每月一次,环磷酰胺 600～800mg 加生理盐水 500ml/次,连续 6 个月。可改为每 3 个月一次,每次 600～800mg/次,总量 6～8g。

3.环孢素 A　对疗效不理想的病人,还可选用环孢素 A 治疗,环孢素 A 一般用 4～6mg/(kg·d)。要注意肝肾功能及高血压等副作用,总治疗时间 2～3 个月,再逐步减量。

4.骁悉　0.5～2.0g/d,每个疗程 3～24 个月。

5.非甾体类抗炎药(NSAIDS)　可用于治疗关节炎和低热等症状。

(六)中医辨证

中医文献中并无红斑狼疮的记载,但对红斑狼疮所表现的症状、体征等描述并不鲜见,如东汉·张仲景《金匮要略》中有"阴阳毒"论述,用升麻鳖甲汤治疗,至今仍有人沿用此方治疗系统性红斑狼疮。明·申斗垣《外科启玄》描述之"日晒疮",近代名医赵炳南据本病的体征表现,称之为"鬼脸疮"、"红蝴蝶"等。

中医辨证论治,可以参照"温毒发斑"、"水肿"、"心悸"、"胁痛"等。

病机(中医):红斑狼疮是虚证还是实证,是因病致虚,还是因虚致病,根据上海中医学院沈丕安教授分析住院 500 例 SLE 病例,认为红斑狼疮是一种虚证,素体不足,真阴亏损为本,本虚标实,阴虚内热为主体。病程长者,可有气阴两虚、阴血两虚、阴阳两虚;晚期有阴阳气血俱虚表现,内脏以脾肾两虚为主,晚期可出现五脏俱虚。病位在经络血脉,以三焦为主,与脾肾密切相关,可累及心、肺、肝、脑、皮肤、肌肉、关节、营

血,可遍及全身各个部位和脏器。

本病总是以虚证为主导,这就是本病的本,即使在急性病情突出表现为毒热的表象,但从根本上来看,还是虚中夹实,标实本虚,虚始终在疾病的过程中占主导地位,因此在治疗本病时,应切记虚是本病之本,始终注重扶正重于祛邪的指导思想。

在本病急性进展期,机体自身变态反应激烈,炎症及机体损伤发展很快,应以皮质类固醇治疗为主,早期迅速足量给药,控制病情,保护主要脏器,为继续治疗争取时间,同时应本着急则治其标的原则,采用清热解毒、凉血护阴的治疗方法,解除患者的高热、烦躁、神昏谵语等毒热炽盛、毒邪攻心等临床表现,这样就可以提高疗效,迅速解除患者的病痛,在这一阶段以激素治疗配合中药如清营的解毒凉血汤,可以较快控制病人的毒热症状,而且还有凉血、退热、护心护阴的作用。

当高热退后,患者出现阴阳失调,气血失和,则主张采用养阴益气、清热解毒、活血通络的方法,扶正祛邪,一方面扶正固本,改善体质,调节机体免疫功能,控制低热,减少激素使用引起的感染等合并症,一方面又协助身体,恢复机体水平。北京市中医院常用的养阴益气清热方,改善了临床症状,减少激素用量,提高了疗效,降低了皮质类固醇的副作用和并发症,改善了实验室指标,提高补体水平,降低了病情活动性。

对于红斑狼疮的发病原因,张志礼教授认为红斑狼疮久病伤阴,脾肾两虚,虚证上升为主导地位,这时中药治疗就上升到重要地位。要以补虚扶正为主要治则,发挥中药扶正固本,改善体质,调节机体免疫功能的作用。健脾药中黄芪性味甘,微温,归脾、肺经,可补气升阳,益卫固表,利水消肿;太子参性味甘、微苦,归脾、肺经,功能补气生津;白术性味苦、甘,温,归脾、胃经,功能补气健脾,燥湿利水;茯苓性味甘、淡,平,归心脾经,功能渗湿、健脾,张志礼教授将这四味药合用,可补元气,益心脾,利水消肿。现代药理研究表明这些药物具有增强免疫功能和免疫调节作用,可增加有效循环血容量,降低全血比黏度,改善微循环,证实了气虚致瘀,益气化瘀的理论。益肾药中,女贞子性味甘、苦、凉,归肝肾经,功能补益肝肾,养阴明目;菟丝子性味甘辛平,归肝肾经,功能补阳益阴,固精缩尿;仙灵脾性味辛甘温,归肝肾经,功能补肾壮阳,祛风除湿,三药合用肾阳肾阴兼而补之。现代药理学研究证明这些药物在调节免疫反应方面有明显作用,可抑制 T 淋巴细胞对 IgE 的免疫调节,调节下丘脑-垂体-肾上腺皮质轴的功能水平,对性腺功能水平、细胞水平、受体水平均有一定的提高作用。现代药理学研究还发现女贞子有强心利尿作用,菟丝子有升高白细胞作用,仙灵脾有雄性激素样用。张志礼通过数十年临床观察及实验室研究,证实了益肾药对免疫功能的调节作用,因此以健脾益肾药的补益疗法,明显地提高了对红斑狼疮的疗效。

分期辨证论治

1.毒热炽盛　高热烦躁,面部红斑或出血斑,全身无力,关节肌肉疼痛,烦热失眠,精神恍惚,严重时神昏谵语,抽搐昏迷,呕血、便血、衄血,口渴思冷饮,舌红绛,苔黄或光面苔,脉数。实验室检查自身抗体阳性,血沉可明显异常。

辨证:热入营血,毒热炽盛,气血两燔。

治则:清营解毒,凉血护阴。

方药:玳瑁粉 6g(羚羊角粉 0.6g),生地炭 15～30g,双花炭 15～30g,板蓝根 30g 白茅根 30g,丹皮 15g,赤芍 15g,元参 15g,天花粉 15g,石斛 15g,草河车 15g,白花蛇舌草 30g,生石膏 30g。

加减:高热不退加安宫牛黄丸;昏迷加局方至宝丹;毒热盛加大黄、黄连、漏芦;毒热下注小便淋漓加海金沙、车前子;低热不退加地骨皮、柴胡、青蒿、鳖甲;邪热盛加秦艽、乌梢蛇、鱼腥草;抽搐加钩藤、菖蒲;精神症状加马宝 0.6～1.5g;红斑加鸡冠花、玫瑰花、凌霄花、菊花。

分析:此期多见于急性期或复发活动期,热入营血,毒热炽盛,故高热不退;热伤脉络,故见皮肤斑疹或出血、衄血;毒热耗伤阴血,筋血失养,气血阻隔则肌肉关节疼痛,毒热攻心则神昏谵语。

方中玳瑁粉清热镇心、平肝退热,双花炭、板蓝根、草河车、白花蛇舌草解毒清热,生地炭、生石膏、丹皮、赤芍、茅根清热凉血,元参、天花粉、石斛养阴、清热。

2.气阴两伤　高热退后不规则发热或持续低热,心烦乏力,手足心热,自汗盗汗,懒言声微,面色深红,腰痛,关节痛,足跟痛,脱发,视物不清,月经量少或闭经,舌红苔白或镜面舌,脉细数软或芤脉。

辨证:气阴两伤,血脉瘀滞。

治则:养阴益气,清热解毒,活血通络。

方药:南北沙参各 30g,石斛 15g,党参 10～15g,生黄芪 10～30g,黄精 10g,玉竹 10g,丹参 15g,鸡血藤 15～30g,秦艽 15～30g,乌梢蛇 10g,草河车 15g,白花蛇舌草 30g。

加减:脾虚加白术、茯苓;胸闷加石莲子、荷梗、枳壳;心悸失眠加紫石英、首乌藤、莲子心;正气衰微,心气虚加西洋参、白人参;头昏加川芎、菊花、茺蔚子、钩藤。可配合服八珍丸、地黄丸。

分析:此型多见于亚急性期,因高热耗损阴血,阴虚内热故持续低热,手足心热;阴虚阳亢,虚阳上越则面色深红;心阳浮越则有心烦,血虚不能濡养四肢百骸,故倦怠乏力,脱发,腰腿痛,关节痛;目不能得血濡养故视物不清,肾阴亏耗则足跟痛,腰腿痛。

方中党参、黄芪、黄精补气养血;沙参,石斛养阴清热,丹参、鸡血藤、秦艽、乌梢蛇活血通络;草河车、白花蛇舌草清热解毒。

3.阴虚内热　相当于盘状红斑狼疮、亚急性皮肤红斑狼疮、系统性红斑狼疮缓解期,红斑转暗,低热不退,口干唇燥,神疲乏力,耳鸣目眩,关节疼痛,自汗盗汗,头发稀少,月经不调,大便不润,小便短赤,或有胸闷心悸,夜难安眠,面色㿠白,或胁肋胀痛,胃纳不香,呕恶嗳气,肝脾肿大,苔薄舌红,脉弦细。

辨证:阴虚内热。

治则:养阴清热,补益肝肾。

方药:知柏地黄丸加减。

生地 30g,元参 10g,麦冬 10g,知母 10g,黄柏 10g,青蒿 12g,地骨皮 30g,太子参 15g,枸杞子 12g,女贞子 10g,黄精 10g,鹿含草 15g。

加减:关节痛者加秦艽 10g,威灵仙 10g,乌蛇 10g;关节红肿明显加忍冬藤 30g,络石藤 30g,红藤 30g;自汗盗汗加生芪 15g,生牡蛎(先煎)30g;夜寐不安加夜交藤 30g,酸枣仁 10g;头发脱落加菟丝子 10g,旱莲草 10g;月经不调加当归 10g,益母草 10g;心悸胸闷者加生芪 15g,五味子 10g,酸枣仁 10g;咳嗽痰多者加北沙参 12g,炙紫菀 10g,款冬花 10g;心绞痛者加麝香保心丸;四肢厥冷,脉微欲绝者加附子、陈皮各 10g,厚朴 10g;肝脾肿大,加大黄䗪虫丸 4.5g。

4.脾肾两虚　疲乏无力,关节痛,腰腿痛,尤其有足跟痛,肢凉发白,水肿腹胀,有时低热缠绵,五心烦热,肢冷面热,口舌生疮,胸膈痞满,甚则咳喘胸闷,尿少,夜尿增多,舌质淡或暗红,舌体肿嫩或有齿痕,脉沉细,尺脉尤甚。实验室检查以尿异常,血浆白蛋白低,肾功能异常为明显。

辨证:脾肾两虚,阴阳不调,气血瘀滞。

治则:健脾益肾,调和阴阳,活血通络。

方药:生黄芪 10～30g 太子参 10～15g,白术 10g 茯苓 10g 女贞子 15～30g 菟丝子 15g 仙灵脾 10g 车前子(包)15g 丹参 15g 鸡血藤 15～30g 秦艽 15～30g 桂枝 10g 草河车 15g 白花蛇舌草 30g。

加减:气虚下陷加白人参;水肿加冬瓜皮、抽葫芦、仙人头;尿闭加肾精子 2～3 粒;腹水加大腹皮、汉防己;胸水加桑白皮、葶苈子;尿素氮升高加附子、肉桂;腰痛加杜仲炭、川断、桑寄生;月经不调加益母草、泽兰;腹胀胁痛加厚朴、枳壳、香附;关节肿痛加豨莶草、老鹳草、透骨草;可配合服金匮肾气丸。

分析:此型多数为慢性患者,常伴有狼疮性肾炎,由于阴病及阳,脾阳不足,水湿不运,脾土不能制水,肾阳不足,肾水泛滥,故有水肿,腹水,少尿。

方中黄芪、太子参、白术、茯苓健脾益气;女贞子、菟丝子、桂枝、仙灵脾益肾助阳;车前子利水消肿;丹参、鸡血藤、秦艽活血通络,调和阴阳;草河车、白花蛇舌草解毒清热。

5.脾虚肝郁　腹胀,纳差,胁痛,头昏头痛,月经不调或闭经,皮肤红斑或瘀斑,舌暗紫或有瘀斑,脉弦缓或沉缓。实验室检查多有肝功能异常。

辨证:脾虚,肝郁,经络阻隔。

治则:健脾疏肝,活血解毒通络。

方药:黄芪10～30g,太子参10～15g,白术10g,茯苓10g,柴胡10～15g,丹参15g,鸡血藤15g,首乌藤30g,钩藤10g,益母草10g,草河车15g,白花蛇舌草30g。

加减:胸胁胀痛加陈皮、厚朴、香附;便秘加瓜蒌、制军;尿黄加茵陈、六一散;恶心呕吐加竹茹、乌梅,可配合服乌鸡白凤丸、八珍益母丸。

分析:有的学者称此型为邪热伤肝,常见有肝损害,肝气郁结则胸胁胀,腹胀纳差,热盛伤阴,肝阴不足,虚阳上扰清窍则头昏目眩,肝血不足则月经不调。

方中黄芪、太子参、白术、茯苓健脾益气;柴胡、枳壳、益母草疏肝理气行血;首乌藤、鸡血藤、钩藤调和阴阳;草河车、白花蛇舌草解毒清热。

6.风湿痹阻　关节疼痛,可伴肌肉疼痛,肌肤麻木,皮肤红斑、硬结、结节,可伴不规则低热。舌红苔黄,脉滑数。

辨证:风湿痹阻,经络阻隔。

治则:祛风湿宣痹,温经治血通络。

方药:黄芪10～30g桂枝10g,秦艽15～30g,乌梢蛇10g,丹参15g,鸡血藤15～30g,天仙藤10～15g,首乌藤15～30g,桑寄生15g,女贞子15g,草河车15g白花蛇舌草30g。

加减:关节痛重加制川乌、草乌;结节性红斑加紫草根、茅根、养血荣筋丸、雷公藤等。

分析:此型以皮肤红斑、结节及关节症状为主,毒热凝滞,阻隔经络可致肌肉麻木,关节疼痛,阴阳失调,气血瘀滞则肢节沉重,难以转侧,皮肤出现红斑结节。

方中黄芪、桂枝温经益气;秦艽、乌梢蛇、天仙藤、丹参、鸡血藤活血通络;女贞子、首乌藤、桑寄生养血益肾;草河车、白花蛇舌草解毒清热。

(七)慢性肾衰竭和尿毒症

狼疮性肾炎晚期可出现慢性肾衰竭,在氮质血症的最初一段时期是可逆的,通过积极治疗,肌酐、尿素氮、尿酸可以下降至正常。

治疗原则

1.加强肾脏代偿,中药补肾健脾,活血化瘀,可增强肾脏的代偿功能和抑制肾纤维化。

2.控制全身狼疮活动,加量运用激素或使用免疫抑制剂要根据病情权衡之。

3.加快排毒,采用利尿通便。

4.控制血压。

辨证:脾肾阳虚。

治疗:健脾补肾,活血化瘀,利尿通腑。

方药:肾衰汤加减。

生芪60g,二地各20g,炙龟甲10g,炙鳖甲10g,菟丝子10g,杜仲10g,川断10g,巴戟天10g,桃仁10g,丹参15g,鬼箭羽10g,白术10g,猪苓20g,茯苓30g泽泻10g,车前子30g,赤豆15g,生大黄10g,木香2.5～

4.5g,大腹皮 10g,大枣 10g,甘草 6g。

慢性肾衰竭中肌酐、尿素氮明显升高,这是邪毒,但慢性肾衰竭又是一种虚证,脾肾两虚,有的阴阳气血俱虚,治疗上首先应是补虚,健脾益肾,补阴、补阳、补气、补血、补精,缺什么补什么,补虚可以增强肾脏的代偿能力,可以提高肾上腺皮质功能,代偿能力改善的情况下同时给予活血利水。

分析:慢性肾衰竭用地黄、龟、鳖、杜仲、川断、菟丝子、巴戟天以及黄芪、白术等多种补肾药、健脾药加强肾脏和肾上腺和全身代偿能力。用落得打、鬼箭羽、丹参、猪苓、茯苓、泽泻、木香、大腹皮、生大黄等以活血、利水、排毒祛邪。

(八)红斑狼疮合并红细胞、白细胞、血小板减少

红细胞、白细胞减少,相当于中医血虚证、血损证,血小板减少相当于衄证。

1.阴虚内热　低热或自觉内热,面红,乏力,皮肤有细小瘀点,口干,便秘,白细胞 3.0×10^9/L 左右,或血小板 40×10^9/L 左右,红细胞 3.0×10^{12}/L 左右,舌红苔薄,脉细数或细弱。

辨证:阴虚内热。

治则:养阴清热,凉血生血。

方药:红斑汤合生血汤加减。

生地 30g,生石膏 30g,知母 10g,黄芩 10g,双花 10g,白术 10g,女贞子 10g 山萸肉 10g,羊蹄根 10g,首乌 10g,旱莲草 10g,茯苓 10g,陈皮 10g,佛手 10g,白芍 10g,甘草 6g。

2.气阴两虚　面色不华,乏力,经量多,有少量尿蛋白,畏冷又畏热,面部红斑,脱发,舌红苔薄,脉细或濡细。

辨证:气阴两虚。

治则:益气养阴,健脾生血。

方药:生血汤加减。

黄芪 20g,白术 10g,猪苓 10g,茯苓 10g,生薏仁 10g,山萸肉 10g,女贞子 10g 生地 20g,制首乌 10g,当归 10g,知母 10g,黄芩 10g,阿胶珠 10g。

3.气血两亏证　狼疮年久,月经量多,腰酸腿痛,脱发,纳食不香,面色不华,雷诺现象,畏冷,舌质一般偏淡,苔白,脉濡细或濡弱。

治则:肝肾阳虚,气血两亏。

方药:生血汤合左归丸加减。

黄芪 20g,党参 10g,当归 10g,阿胶珠 10g,二地各 10g,山萸肉 10g,炙龟甲 10g,女贞子 10g,鹿角 10g,制首乌 10g,木香 3g,陈皮 10g,白芍 10g,白豆蔻 6g 甘草 6g。

方解和体会

(1)血细胞减少在狼疮活动期,可以是自身抗体引起的破坏,但临床上也有一些病人与长期少量出血有关。

(2)在治疗上,控制狼疮可以减少破坏,同时要增加生血。中医生血的方法很多,有益气补血,健脾生血,柔肝生血,滋阴补血,益肾填精,用血肉有情之品填补精血。

(3)补血药阿胶、山萸肉、女贞子能促进骨髓造血,加速血细胞提前成熟。鹿角、鹿茸、鹿角胶能促进骨髓造血功能。

(4)丙种球蛋白对于控制血小板减少,有明显的作用。

(九)口眼干燥

口眼干燥、少津少泪见于以下几种情况:①狼疮阴虚内热,口干多饮,但无少泪;②SLE 继发干燥综合

征;③原发性干燥综合征。但许多患者还欲排除 SLE 合并糖尿病和甲状腺功能亢进症。口眼干燥相当于中医燥证、燥痹证。

1.阴虚内热症　SLE 口干或眼干,多饮,喜饮冷,畏热,面颊升火,有时关节痛,泪液分泌实验提示双眼泪液明显减少,舌红,苔薄净或光剥,少津,脉细数。

辨证:阴虚内热。

治则:养阴清热,生津通络。

方药:红斑汤合沙参麦冬汤加减。

生地 20g,石斛 10g,玄参 10g,麦冬 10g,北沙参 10g,黄芩 10g,生石膏 30g 白茅根 30g,双花 10g,薏米仁 15g,知母 10g,竹叶 10g,羊蹄根 9g,川牛膝 10g。

2.肾虚火旺　SLE 年久,口干目糊,面部升火,下肢畏冷,腰酸乏力,双膝酸痛,大便干燥,舌红苔薄,脉细数。

辨证:阴虚火旺。

治则:滋阴清火。

方药:大定风珠合红斑汤加减。

龟甲 10g,鳖甲 10g,知母 10g,生地 15g,生石膏 30g,麦冬 10g,黄芩 10g,川桂枝 10g,二芍各 10g,枸杞子 10g,制首乌 10g,石斛 10g,生甘草 3g,川牛膝 10g 双花藤 15g,麻仁 10g。

(十)肝功能异常

红斑狼疮一般不损害肝脏,但临床上少数病人转氨酶 GOT(AST)、GPT(ALT)升高,达 100～200U/L,也有达 1000U/L 以上者,出现黄疸,这与狼疮自身免疫有关,也可能是 SLE 与免疫性肝炎重叠有关。但必须排除病毒性肝炎,也要排除因肌炎而引起的 ALT、AST 增高。

1.阴虚内热　面部红斑,内热或低热,肝功能检查 ALT 100～200U/L,无黄疸,无明显消化道症状,或用过泼尼松,已减至 20～30mg/d,ALT 不再下降,B 超示肝脾肿大。舌红,苔薄,脉细数。

治则:养阴清热,疏肝利湿。

方药:红斑汤合四逆散加减。

柴胡 10g,郁金 10g,生地 20g,知母 10g,生薏米 15g,生石膏 30g,女贞子 10g 枸杞子 10g,银花 10g,黄芩 10g,二芍各 10g,平地木 10g,焦山栀 10g,枳壳 10g 猪茯苓各 10g,泽泻 10g,甘草 6g。

2.肝郁湿热　狼疮病人,ALT 高达 1000U/L,有黄疸,肝区隐痛,食欲减退,大便干结,白蛋白正常,球蛋白明显升高,白球比值倒置,B 超示肝脾大。舌红,苔黄腻,脉弦滑数。

治则:养阴清热,疏肝解郁。

方药:红斑汤合茵陈蒿汤加减。

柴胡 10g,郁金 10g,生石膏 30g,生地 15g,知母 10g,败酱草 15g,女贞子 10g 黄芩 10g,川连 5g,生薏仁 15g,茵陈 30g,生大黄 10g,焦山栀 10g,公英 15g,山萸肉 10g,猪苓 10g,茯苓 10g,大枣 10g,陈皮 10g,甘草 6g。

3.肝脾两虚　反复 ALT 升高长达半年以上,B 超显示肝内部分纤维化,脾大,轻度黄疸,面色晦暗,纳谷不香,白细胞、血小板减少,有少量尿蛋白,泼尼松服之已久,难以撤减。舌暗红,苔腻,脉弦细。

治则:疏肝健脾,活血化湿。

方药:补肝散加减。炙鳖甲、炙龟甲、黄芪、白术、生薏米、生地、山萸肉、制首乌、女贞子、知母、黄芩、郁金、泽泻、六月雪、刘寄奴、落得打、木香、大枣、甘草。

方解和体会

(1)红斑狼疮 ALT 升高,要在治疗红斑狼疮的同时治疗肝炎降转氨酶。治疗狼疮用养阴益气清热法;而治疗肝脏病变要用降酶和利胆的中药,此类药大多为清热化湿药,如公英、平地木、石见穿、垂盆草、六月雪、败酱草、龙胆草、黄芩、川连、茵陈、焦栀子、生军、金钱草等。可选择其中 1~3 味,不宜太苦,常用药有公英、平地木、败酱草、茵陈、焦栀子、制大黄等。

(2)既能扶正又能保肝降酶的中药,如女贞子、枸杞子、五味子、山萸肉,这是最适合的,女贞子常用量为 30g,为较好降酶药。扶正药黄芪、白术、麦冬、知母、枸杞子、五味子、龟甲、鳖甲有改善肝功能,促进肝内蛋白合成,保护肝糖原,可结合病情酌情使用。

(3)对肝脏有损害的药如川楝子、黄药子、铁树叶、雷公藤,及中成药壮骨类、疳积散、复方青黛丸不宜使用。

人参、西洋参、灵芝为慢性肝炎、肝硬化常用药,对狼疮不宜使用。

(十一)狼疮的肺部病变(狼疮性肺炎)和呼吸衰竭

狼疮肺部间质性损害在胸片较常见,两肺下野有条索状阴影、结节状阴影。根据 SLE 尸检,几乎所有病人均有肺部病变,可发生几种类型的实质性肺病变,但均无特异性。所有病人均有小气道改变,包括支气管扩张,肺泡间隔斑状缺损,局灶性肺气肿和慢性炎症细胞间质性浸润,此外,还有肺泡出血,间质增厚,慢性胸膜肥厚,约 20% 的病例,肺泡有玻璃样变增厚,以及 20% 的病例有小及微小动脉的坏死性血管炎,并有炎症或增殖性病变。

杨国亮认为肺部病变起始为血管炎,继之血管周围炎,以后波及肺间质及肺实质,为间质组织、肺泡壁和毛细血管纤维蛋白样变性、坏死和透明性变,伴有淋巴细胞和浆细胞浸润,50% 发现胸膜炎与心包炎变化相似。

西医治疗原则

1.一般处理

(1)吸氧。

(2)呼吸性碱中毒、代谢性碱中毒用呼吸兴奋剂,如尼可刹米或洛贝林,以排出 CO_2,并服氯化钾,使肾脏排出 HCO_3^-,以缓解碱中毒。

(3)呼吸性酸中毒、代谢性酸中毒,用 10% 碳酸氢钠 100ml 静点。

(4)利尿。

2.控制感染:一般选择青霉素、头孢菌素或红霉素雾化吸入效果很好。避免使用可能损伤肾脏的抗生素。

3.激素治疗。

4.必要时根据病情加免疫抑制剂如雷公藤多苷、环磷酰胺静滴、骁悉、环孢素 A。

5.血小板微生物生长因子(PDGF)抑制剂,吡非尼酮使用 6 个月(54 例)后,70% 患者肺活量有改善或保持稳定。

血管紧张素转换酶抑制剂有报道用于特发性肺纤维化,肺功能、血气指标有明显改善。

6.抗氧化剂乙酰半胱氨酸,可以抑制肺纤维化形成,可以溶解黏液和脓痰。

中医辨证施治

传统医学目前多数人将间质性肺炎、肺纤维化归于"肺痹"与"肺痿"范畴。虚、热、痰、瘀痹阻肺络是肺纤维化的基本病机特点。辨证多为气阴两虚,肺肾不足,气虚血瘀,痰瘀互阻,痰热蕴肺等,因此益气养阴、补肺益肾、宣肺解毒、活血化瘀、益气活血为本病的主要治则。

中医将狼疮肺炎,分为四型。

1.阴虚肺热　自觉低热,有内热,手足心热,面部红斑,咳嗽、痰白,可能有少量心包胸腔积液。

治则:养阴清热,润肺化痰。

方药:红斑汤合百部汤加减。

生地 15g,生石膏 30g,黄芩 9g,知母 9g,南北沙参各 9g,川贝 9g,双花 9g 地骨皮 15g,桑白皮 15g,蒸百部 10g,白毛夏枯草 10g,杏仁 10g,陈皮 9g,半夏 9g 甘草 6g。

本症多见于狼疮活动期,以肺损害为主,或狼疮用皮质类固醇全身情况控制后,肺部症状尚未完全改善者。

2.气阴两虚　狼疮日久,自觉内热,时有低热,口干多饮,咳嗽有痰白沫,动则气急,面色不华,乏力,血象白细胞减少。舌质一般,苔薄白,脉濡数。

治则:益气养阴,健脾补肾。

方药:黄芪 15g,太子参 15g,当归 15g,三七 10g,丹参 10g,麦冬 10g,五味子 10g,款冬花 15g,苏子 10g,地龙 15g,北沙参 30g,山茱萸 15g,甘草 5g。

3.肺虚痰热　本证为狼疮肺损害合并慢支感染。咳嗽,痰黏稠或黄痰,气急面红,口干喜饮,血常规中白细胞和中性粒细胞均增高。舌红,苔黄,脉滑数、濡数。

治则:清肺化痰。

方药:麻杏石甘汤合白毛夏枯草汤加减。麻黄、杏仁、象贝、白毛夏枯草、黄芩、合欢皮、桑白皮、葶苈子、生石膏、碧桃干、老鹳草、蒸百部、半夏、陈皮、甘草。

4.气虚血瘀　狼疮肺炎,其起始为血管炎、血管周围炎,以后波及肺间质及肺实质,常有咳嗽,动则乏力,气急,可按血瘀治疗。舌绛红,苔薄白,脉濡数。

方药:党参 10g,黄芪 15g,白术 10g,茯苓 10g,丹参 15g,水蛭 1.5g,鸡血藤 15g,天仙藤 9g,首乌藤 9g,甘草 6g。

5.验方雌雄散加减　海马 30g,脐带 10 条,蛤蚧 2 对,炙麻黄 6g,炙苏子 30g,黄芩 30g,淫羊藿 15g,共研细末,装胶囊,每胶囊 0.5g,每日 3 次,每次 4～5 粒,用于狼疮性肺损害、肺气肿、慢性呼吸功能不全、气急。

(高晓芬)

第五节　过敏性紫癜

过敏性紫癜属小血管性血管炎的亚型,组织学上为白细胞破碎性血管炎,是一种血管变态反应性出血性疾病,亦称免疫性血管性疾病。并伴小血管炎。由于毛细血管脆性及通透性增加,血液外渗,产生皮肤紫癜、黏膜及某些器官出血,关节痛、腹痛、胃炎。多见于儿童和青年,病因有感染、食物、药物、花粉等。

【临床提要】

1.单纯皮肤型(紫癜型)　主要表现为皮肤紫癜。①基本皮损为可触性紫癜,也可有风团、红斑、斑丘疹、结节、水疱、血疱、坏死或溃疡。②皮损好发于下肢,常呈对称性。

2.腹型(Henoch 型)　毛细血管受累,有恶心、呕吐、呕血、腹痛、腹泻及黏液便、血便、肠套叠等。

3.关节型(Schonlein 型)　关节部位血管受累,关节肿胀、疼痛、压痛及功能障碍。

4.肾型　肾小球毛细血管炎,血尿、蛋白尿及管型尿,偶见水肿、高血压及肾衰竭等。

5.混合型　皮肤紫癜合并其他类型紫癜。

6.其他　可因病变累及眼部、脑及脑膜血管,而出现相关症状、体征。

7.实验室检查　①毛细血管脆性试验半数以上阳性。②血小板计数(93％患者正常)、功能与凝血检查均正常。BT 可能延长。

皮肤都有 IgA、补体 C3 和纤维素的沉积。IgA 型免疫复合物水平增高。

8.组织病理　本病的基本病理变化是毛细血管及小动脉发生免疫性病变,引起血管壁有纤维素样坏死和红细胞渗出血管外,血管壁及其周围有中性粒细胞浸润。

9.诊断　典型病例根据:①皮肤,特别是下肢伸侧、臀部有分批出现、对称分布、大小不等的丘疹样紫癜。②多数患者在紫癜出现之后或之前有腹痛、关节痛、尿改变等。③实验室检查,包括血小板计数、止血功能及骨髓检查无特殊发现等。

【治疗处理】

(一)治疗原则

应尽量找出致敏药物或化学物质,立即撤除或停止接触该类物质,并避免再次接触。如有明显感染,应给予有效抗生素。如果同时存在有慢性疾病,治疗潜在的疾病可改善皮肤损害。根据皮肤损害程度和治疗药物毒性和副作用,治疗药物可分为一线和二线两种。

(二)基本治疗

1.作用靶位

(1)阻止 IgE 参与的速发型变态反应和 IgG 参与的抗原-抗体复合物反应;

(2)抑制肥大细胞,释放介质;

(3)抑制血小板聚集,微血栓形成;

(4)减少免疫复合物在血管壁基底膜上的沉积,及炎性细胞浸润;

(5)减轻血管壁通透性,胃肠道、关节组织水肿,皮肤、黏膜出血。

2.除去病因　感染(细菌、病毒、寄生虫)、药物、寒冷(抗原-抗体复合物反应)、外伤、更年期、昆虫叮咬、结核菌素试验、精神因素。

3.系统治疗

(1)非甾体抗炎剂:治疗关节痛;

(2)糖皮质激素:治疗急性皮肤腹痛、肠道出血、关节痛、肾损害;

(3)免疫抑制剂(硫唑嘌呤/环磷酰胺):治疗肾小球肾炎;

(4)血浆置换疗法、免疫球蛋白疗法;

(5)抗感染:上呼吸道感染可用青霉素。

4.局部治疗　安抚止痒剂,对症处理。

(三)治疗措施

1.一般治疗

(1)除去病因:细菌和病毒感染,寄生虫感染,食物(异体蛋白)、药物(抗生素、解热镇痛剂、镇静安眠药、人工合成雌激素、丙酸睾酮、胰岛素、抗结核药、洋地黄制剂、奎尼丁、麻黄碱、阿托品、奎宁、金、砷、铋、汞等),其他有寒冷、外伤、昆虫叮咬、花粉、种痘、更年期、精神因素。

(2)抗组胺类药物:基于本病属于变态反应性疾病,故可选用异丙嗪、布可利嗪(安其敏)、氯苯那敏等抗过敏类药物,但其疗效不定。

(3)维生素 C、卡巴克络及芦丁:可增强毛细血管抵抗力,降低毛细血管通透性及脆性,作为辅助剂应用。一般剂量宜大,维生素 C 以静脉注射为好。

2.对症治疗

(1)腹痛:皮下注射阿托品、山莨菪碱、东莨菪碱等解痉剂,可用 0.1%肾上腺素0.3～0.5ml,皮下注射。

(2)浮肿、尿少:可用利尿剂、山梨醇等;急性肾功能不全时可作腹透或血透。

(3)有脑部并发症者:可用大剂量激素、山梨醇、甘露醇、呋塞米等。

(4)消化道大量出血:口服止血粉、输血。

3.普鲁卡因封闭疗法　普鲁卡因具有调节中枢神经系统、抑制过敏反应,使血管功能恢复的功能。

用法:皮试阴性者,以普鲁卡因 150～300mg 加入 5%葡萄糖注射液 500ml,静脉滴注,每天 1 次,连用 7～10 天为一疗程。少尿时也可作肾周封闭,但疗效不肯定。

4.糖皮质激素　泼尼松 20～60mg/d,分 3～4 次口服,一旦病情控制,剂量递减至最小维持量,疗程 3～4 个月。可抑制抗原-抗体反应,改善毛细血管通透性。对皮肤型和关节型有效,但对肾炎型可能无效,也不能预防肾炎并发症的发生。

5.免疫抑制剂　主要适用于肾型过敏性紫癜。如硫唑嘌呤[2～3mg/(kg·d)]或环磷酰胺[2～3mg/(kg·d)],服用数周或数月。对肾型或并发膜性、增生性肾炎者(单用激素治疗效果不显著)或有严重并发症如高血压者,可采用免疫抑制剂。

6.雷公藤　对肾型过敏性紫癜疗效颇佳,复发率较低,复发后再用雷公藤仍然有效。一般采用雷公藤多苷片,1～1.6mg/(kg·d),分 2～3 次口服,疗程 3 个月。病情严重者可适当延长疗程。

7.联合治疗　糖皮质激素合并免疫抑制剂治疗,对尿异常持续 7 个月以上的患者可采用激素和免疫抑制剂联合疗法。少数用上述疗法效果不明显或有急进性肾损害,血及尿中纤维蛋白降解产物增多,血中总补体或补体 C3 下降者可联合应用激素、免疫抑制药、肝素及双嘧达莫,有的病例可奏效。

8.其他　早期用抗组胺药,如右氯苯吡胺 2mg,每日 4 次;联合应用非甾体抗炎药,如吲哚美辛 25～50mg,每日 3 次。依据治疗反应可加用或替用秋水仙碱 0.5mg,每日 3 次;或羟基氯喹 200～400mg/d。如无治疗效果,可试用氨苯砜。

(1)低剂量免疫球蛋白:有人以低剂量免疫球蛋白肌内注射治疗过敏性紫癜,初步观察表明治疗有效,但有待进一步随机对照试验的证实。

(2)皮肤损害:紫癜、水疱、溃疡采用一般局部处理。

9.中医中药

(1)清热凉血活血消斑,兼以养阴。方药:凉血五根汤加减。白茅根 15g、瓜蒌根 9g、板蓝根 9g、茜草根 9g、干生地 12g、元参 9g、生槐花 15g、丹皮 9g、地榆 6g。

(2)血热者宜凉血、止血。方药:生地 12g、白芍 9g、丹皮 9g、连翘 9g、水牛角 30g、仙鹤草 9g、红枣 4 粒。

(3)气血不足者益气、摄血。方药:党参 9g、黄芪 12g、白术 9g、熟地 9g、当归 9g、白芍 9g、山药 12g、炙草 3g、红枣 4 粒。

(4)本病也可用凉血四物汤。

(四)治疗评价

1.静脉滴注免疫球蛋白(IVIg)　继发于这些异常血清蛋白性疾病的紫癜有慢性化倾向。也有大剂量 γ 球蛋白输注后获得长时间缓解的报道。

2.糖皮质激素　能减轻急性期皮肤和肠道出血及水肿、缓解腹痛及关节痛、预防儿童肠套叠。

一般不能消除皮疹,也不能减轻肾脏损害的程序,并且不能缩短病程及减少复发。

3.中西医联合治疗　能取得较好疗效。

（五）预后

1.本病有自限性　本病通常呈自限性,大多于1～2个月内自行缓解,但少数患者可转为慢性。约半数以上缓解的患者于2年后出现一次或多次复发。本病的病程长短与急性期的严重程度、重要脏器有否受累、是否反复发作等因素有关。

2.各型过敏性紫癜病程　单纯皮肤型和关节型者病程较短,约1～2周。腹型者病程约3～5周;肾型病程最长,最长达4～5年以上。

3.预后相关因素　95％以上的患者预后良好。病死率很低,一般低于5％。皮肤型、关节型预后均良好,腹型若无肠套叠、肠梗阻等并发症者预后较好。肾脏有病变者大多数经治疗后可以恢复,肾脏有严重病变或中枢神经系统有并发症者预后严重,但经积极治疗大多数可恢复。预后差及死亡的患者大多为慢性紫癜肾的患者。

（高晓芬）

第六节　金黄色葡萄球菌性烫伤样皮肤综合征

金黄色葡萄球菌性烫伤样皮肤综合征(SSSS)又称新生儿剥脱性皮炎,或金黄色葡萄球菌型中毒性表皮松解症STEN)。是由噬菌体Ⅱ组(3A、3B、3C、55及71型)金黄色葡萄球菌引起,此菌分泌一种表皮松解毒素,可能直接作用于桥粒或作为超原引起表皮松解,造成表皮剥脱。是一种以全身泛发性红斑、松弛性大疱及大片表皮剥脱为特征的急性皮肤病。大多数发生于婴儿,偶见于成年人。

一、临床表现

本病多见出生后1～5周婴儿,突然发病,常有上呼吸道感染、脓疱疮或葡萄球菌皮肤感染史。初在口周或眼睑四周发生红斑,2～3d后迅速蔓延至全身,触痛明显。红斑上常见表皮层起皱褶或为松弛性大疱,皮损处尼氏征阳性,外观未受累,皮肤亦呈阳性,稍摩擦表皮即脱落,露出鲜红色糜烂面,似烫伤样。手、足皮肤似手套或袜子样剥脱。患病后1～2d口周痂皮脱落,可见放射状破裂。口腔、鼻黏膜、眼结膜亦可受累。可伴发热等全身症状。一般1～2周痊愈。病情重者可继发败血症、支气管肺炎而导致死亡。多数病人除有唇炎、口腔炎及结膜炎外,无明显黏膜损害。一般都有发热、厌食、呕吐、腹泻等全身症状。

二、诊断及鉴别诊断

根据发生于新生儿,广泛红斑、大面积表皮剥脱、烫伤样外观及细菌培养等,诊断不难。鉴别诊断:脱屑性红皮病,常发生在1岁以内婴幼儿,以头皮及全身反复脱屑为主;中毒性表皮松解症(TEN):TEN大多是药物过敏,无家族史,主要是见于成年人,皮损像多形红斑,触痛比较轻,尼氏征仅于皮损处阳性,常有口腔黏膜损害。

三、预防及治疗

隔离患儿,注意保温,预防并发症。早期依据药敏试验选用抗生素,耐 β 内酰胺酶半合成青霉素常有良效。亦可采用新型青霉素Ⅱ、氨苄西林、第二代或第三代头孢菌素,要注意水、电解质平衡和补充营养。局部治疗可用 0.1％ 依沙吖啶液、新霉素软膏等外搽。慎用皮质激素,因其可加重病变。

（高晓芬）

第七节　大疱性皮肤病

天疱疮是一组累及皮肤和黏膜的自身免疫性表皮内水疱病,各种水疱病在皮肤的定位。天疱疮具有下述共同特征:①表皮细胞间黏附丧失,表皮内水疱;②血清内有 IgG 型或 IgA 型自身抗体;③各型天疱疮均有针对正常上皮结构蛋白的特异性自身抗体;④循环自身抗体有致病性(IgA 型天疱疮尚未证实),体内试验可复制疾病的基本特征。

一、寻常型天疱疮

寻常型天疱疮是天疱疮的代表病种,多见于 40～60 岁的老人,是最常见而又较为严重的一个类型。

天疱疮的发病机制极为复杂,其为一种自身免疫性疾病,主要有沉积于棘细胞间的天疱疮抗体所致,补体、细胞因子也参与天疱疮的发病,其发病机制可简明表达。

【临床提要】

1.皮肤损害　皮损为大小不等的浆液性松弛性水疱和大疱,常发生在外观正常皮肤上,少数发生于红斑基底上,壁薄而松弛,易破,棘细胞松解症或 Nikolsky 阳性(①压迫完整水疱顶部,水疱向前方扩大;②摩擦损害附近表皮,引起表皮剥脱)。大疱破裂后遗留表皮剥脱面,难以愈合,渗出明显,有腥臭味,瘙痒。

2.黏膜损害　几乎均有口腔黏膜受累,糜烂,边界不清,上覆灰白色膜,完整水疱罕见。愈合缓慢,疼痛,影响进食。

3.发病特征　好发于中年人,损害常首发于口腔,其次累及躯干上部、头和颈,以后见于间擦部位(腋窝、腹股沟)。全身各处均可发病,但以受摩擦或压迫部位(如面、胸背、腋窝、股部及骨突起处)多见且严重。

4.组织病理　表皮基底层上部水疱和裂隙,棘突松解细胞。直接免疫荧光显示 IgG/补体 C3 沿角朊细胞呈波纹状沉积。

5.鉴别诊断

(1)口腔损害:阿弗他口炎,多形红斑,单纯疱疹,糜烂性扁平苔藓,瘢痕性类天疱疮。

(2)皮肤损害和口腔:Stevens-Johnson 综合征/中毒性表皮坏死松解症,大疱性类天疱疮,线状 IgA 大疱性皮病,获得性大疱性表皮松解症。

【治疗处理】

只要存在高滴度的抗表皮抗体,疾病将不会痊愈;因此,寻常型天疱疮的治疗目的是抑制和减少自身抗体的合成。系统用糖皮质激素和/或免疫抑制剂可使大多数寻常性天疱疮患者获得持续缓解,以至于可停用所有系统治疗,但少数患者仍死于和免疫抑制疗法相关的并发症;若能辅以不良反应相对较少的免疫调节疗法,可进一步改善患者的预后,然而只有少数患者的病情可以缓解,但大多数患者需要终身治疗。

(一)治疗原则

1.早期诊断,早期治疗 应学会早期识别大疱病,使患者在发病之初就能得到治疗是十分重要的。寻常性天疱疮,最初出现的症状常是反复发作的口腔糜烂或溃疡。

2.确定好糖皮质激素首剂量,判断出控制量和维持量 按皮损面积小于全身体表面积 10% 为轻症,30% 左右为中症,大于 50% 为重症。天疱疮的首剂量分别是 40mg、60mg 及 80mg。控制量是指将皮损完全控制所需要的剂量。

3.适时应用免疫抑制剂 常用有 MTX、硫唑嘌呤、环磷酰胺、雷公藤多苷或环孢素等。

4.个体化原则 糖皮质激素的用量应在恰好能控制病情的前提下尽可能的小。免疫抑制剂亦是如此。

5.辅助治疗 可减少不良反应,抗感染药物,同时给予鱼肝油丸及钙片,以预防骨质疏松;给予胃膜素、硫糖铝及氢氧化铝凝胶以保护胃黏膜;在服用大剂量泼尼松时并服缓释氯化钾片或枸橼酸钾。

6.长期小剂量糖皮质激素治疗 对中、重症天疱疮维持治疗一般需 2～3 年或更长,这是防止复发的关键。向患者说清楚,使其有长期接受治疗的思想准备。

(二)基本治疗

糖皮质激素是非常重要的首选药物,顽固性病例或不耐受糖皮质激素者,可选用硫唑嘌呤、环磷酰胺、苯丁酸氮芥、甲氨蝶呤和金盐(疗效依次降低)。治疗应根据疾病的活动性来调节,不应受自身抗体滴度的过分影响;一般情况下,活动性病变时出现高滴度的抗体,病情缓解时则较低或检测阴性。

1.作用靶位 阻断自身抗体的产生、抑制棘细胞间 IgG、补体 C3 沉积、控制病情发展,防止感染,减少并发症,改善临床症状。

2.糖皮质激素 单独使用,或加免疫抑制剂,或甲泼尼龙冲击疗法。

3.免疫抑制剂

(1)硫唑嘌呤、霉酚酸酯首选;环磷酰胺可为替代药物,甲氨蝶呤以及环孢素。

(2)可单独使用,或结合糖皮质激素或常规及冲击疗法。

4.其他系统药物治疗 烟酰胺、四环素、氨苯砜和磺胺吡啶、金制剂、肝素、雷公藤多苷、利妥昔单抗。

5.重要辅助疗法 支持疗法及系统抗感染、大剂量免疫球蛋白静脉注射、血浆置换/光置换疗法。

6.局部治疗 消炎、抗变态反应、抗感染。

(三)治疗措施

1.支持疗法 对损害广泛者应给予高蛋白饮食、维生素,注意水、电解质平衡,全身衰竭者可小量多次输血或血浆。

2.全身治疗

(1)糖皮质激素:是本病的第一线药物,单用泼尼松对约半数寻常型天疱疮患者疗效良好,亦可控制大多数落叶型天疱疮。1mg/(kg·d),分次口服;若 1 周后皮损未获控制,需增加剂量 1/3～1/2,直至皮损停止发展,无新疱出现,则继续用该药量 2～3 周后逐渐减量,减量速度不可太快,根据病情可每隔 10～20 天减量 1 次,每次以减前量的 1/6～1/10 为宜。减量应逐渐减少,间隔时间应逐渐延长。减至每日泼尼松 30mg 左右时,可采用每日或隔日晨 1 次服法。此后减量更应慎重,否则易引起复发。维持量一般为 5～15mg/d,多数患者需用维持量数年,少数最后可达到停止用药。

一般来说寻常型、增殖型天疱疮用量较大,可达每日 100～150mg,落叶型、红斑型、疱疹样型天疱疮用量较小,一般每日为 60～80mg。

1)皮损局限:当皮损相对局限时,应给予口服足量的糖皮质激素控制水疱发生,通常初次治疗给予 40～60mg/d 泼尼松即可。在少数病例,皮损非常局限时,给予局部或皮损内注射糖皮质激素治疗也有效。

2)皮损泛发:对泛发性寻常型天疱疮患者,需要每日口服大剂量激素(一般需要每日 100～200mg 泼尼松),严重或口服有困难者,可静脉滴注相应量氢化可的松或地塞米松。3～5 天后仍有新的水疱发生,应立即增加原剂量的 1/3～1/2。

3)冲击疗法:天疱疮抗体滴度每 4 周检测 1 次。少数天疱疮患者血清中含有高滴度自身抗体,对大剂量糖皮质激素治疗无反应。可用冲击疗法,如用甲泼尼龙每日 1g 静脉滴注,输注时间在 2～3 小时以上,连用 3～5 天后,改服泼尼松龙 40mg/d。

4)药物治疗持续时间:需持续到临床症状被控制和血清天疱疮抗体消失。对处于缓解期但仍在接受治疗的患者,直接免疫荧光检查有预测病情活动的价值,免疫荧光染色阳性者比阴性者更有可能复发。

(2)免疫抑制剂:与糖皮质激素联合应用,可提高疗效,减少激素用量。重症病例宜先用糖皮质激素控制病情后再加免疫抑制剂,亦可单用于病情较轻的病例及糖皮质激素治疗抵抗或糖皮质激素减药过程中的病例。免疫抑制剂常在应用一个月后出现疗效。出现效果后,一般先减糖皮质激素,以后减免疫抑制剂。

1)硫唑嘌呤:广泛用于控制耐糖皮质激素的天疱疮,毒性低于环磷酰胺,疗效亦稍差。2～3mg/(kg·d),分次口服,联用小量泼尼松(5～15mg,隔日口服 1 次)。2.5mg/(kg·d),对于病情轻或早期病例,单独使用也有效。

2)霉酚酸酯:剂量 2.0g/d,分两次给药,起效慢,在用药 2～3 个月方能发挥明显的疗效。

3)环磷酰胺(CTX):对增殖的浆细胞有优先毒性作用,可有效减少自身抗体合成,常用于激素治疗无效者。1～2mg/(kg·d),分次日服,亦可间歇性静脉注射。对顽固性难治的天疱疮可用 CTX 冲击。

4)苯丁酸氮芥:环磷酰胺治疗时发生膀胱毒性,可用此药代替之,4～8mg/d。

5)甲氨蝶呤:不能应用烷化剂或硫唑嘌呤者可试用甲氨蝶呤,疗效较差,7.5～15mg/周。

6)环孢素:与糖皮质激素合用可取得较好的效果,已成功治疗一些寻常型天疱疮病例。5～8mg/(kg·d),分 2 次口服,病情控制后减为 2～3mg/(kg·d),可连续用药 1～2 年。

(3)金制剂:一般用硫代苹果酸金钠,每周肌内注射 1 次,首次 10mg,第 2 次 25mg,此后每周 50mg,直至病情控制后改为每 2～4 周肌内注射 50mg。一般在总剂量达到 300mg 以上时才出现疗效。因疗效不一,且对肾及肺超敏反应,目前已少用。

(4)血浆置换法:可清除血浆中天疱疮抗体,减轻棘层松解和缓解病情。本法用于天疱疮的疗效不一,单独应用可使循环自身抗体短期内减少伴病情改善;血浆置换法仅为一种辅助手段。

(5)静脉滴注免疫球蛋白:每日 0.4g/kg,静脉滴注,连用 3～5 天。

(6)肝素:能抑制 T、B 淋巴细胞的玫瑰花环形成,减轻抗体对靶细胞的毒性,并抑制 T、B 淋巴细胞之间的协作。有作者报道 34 例天疱疮患者,13 例单用肝素,9 例大部分愈合,3 例无新发皮疹;21 例联合应用肝素和糖皮质激素,全部愈合,而激素用量减少或不变。

(7)抗生素:广泛的水疱形成且正接受大剂量糖皮质激素和免疫抑制剂的患者,发生继发性感染的危险性较大,必须尽早治疗。

(8)其他:雷公藤多苷每天 40～60mg,抑制 B 细胞产生抗体,与糖皮质激素联合应用,可减少前者的用量、氨苯砜(50～100mg/d)、磺胺吡啶(2～3g/d)、烟酰胺、四环素、左旋咪唑(0.1～0.2g/d,联用泼尼松)及体外光化学疗法亦有一定疗效。

3.局部治疗

(1)加强护理,注意清洁卫生,减少创面继发感染,并防止褥疮发生。

(2)皮损局限、有渗出者,可用0.1%雷佛奴尔外涂或湿敷,无渗液可用0.1%新霉素软膏,无感染者可用糖皮质激素霜。

(3)皮损广泛、结痂、渗液多者,可用1:10000高锰酸钾溶液或0.1%新洁尔灭清洗创面。大疱可抽去疱液,但疱壁不应剪除,疱壁可起保护作用;以凡士林纱布包扎,亦可视病损情况使用扑粉或抗生素软膏;广泛、面积大者可采用烧伤病房的暴露疗法。

(4)口腔糜烂,用糖皮质激素含漱或糖皮质激素加氨甲苯酸含漱,亦可用多贝液或1%过氧化氢溶液漱口,外用1%甲紫液或碘甘油;疼痛严重者,进食前外涂3%苯唑卡因硼酸甘油溶液或1%达克罗宁液或1%普鲁卡因溶液含漱。

(四)治疗评价

1.糖皮质激素　仍是目前治疗天疱疮的最有效的药物,此类药的运用大大降低了天疱疮的死亡率。

2.免疫抑制剂　曾有报道单用免疫抑制剂成功地治疗了早期稳定的寻常天疱疮。然而,一般为了早期控制病情最好是免疫抑制剂结合糖皮质激素治疗。在寻常型天疱疮疾病初期或急性期单独应用免疫抑制剂效果差,多与糖皮质激素联合应用。对于不适合用糖皮质激素的患者也可联用两种不同作用机制的免疫抑制剂,如环孢素与环磷酰胺联用,合并可发挥强效免疫抑制作用,且较安全。

3.氨苯砜和磺胺吡啶配合糖皮质激素、免疫抑制剂使用。主要用于轻型者。

4.静脉滴注免疫球蛋白 IVIg 治疗天疱疮的机制可能与以下因素有关　①免疫球蛋白中的抗独特型抗体具有特异的抗原结合功能,从而有效地中和致病抗体;②使网状内皮系统清除自身抗体的过程加快;③与特异性 B 细胞受体结合,使受体功能下调,抗体合成减少。在已报告的 IVIg 治疗的天疱疮患者,其抗体滴度均大幅度下降。

6 例天疱疮患者先前经过常规治疗,未见疗效,使用大剂量:IVIg0.4g(kg·d),连续治疗 5 天后改用环磷酰胺(100～150mgd)维持治疗。在 IVIg 治疗后第 1 周内没有新发皮损,2 周内所有患者的 80% 原发皮损消退,其中 1 例患者原发皮损全部消退。第 3 周,糖皮质激素剂量平均减了 41%,其临床疗效远远高于免疫抑制剂或糖皮质激素治疗的患者,结果表明 IVIg 能有效快速控制活动期天疱疮患者的病情。

5.利妥昔单抗　利妥昔单抗是一种抗 CD20 的单克隆抗体,靶向作用于 B 细胞,可能对使用了标准免疫抑制疗法无效的顽固型寻常型天疱疮患者有很好的疗效。

(五)预后

1.死亡率　在糖皮质激素应用于临床以前,PV 的死亡率为 70%～100%;糖皮质激素的系统应用大大改善了 PV 的预后,使死亡率降至 25%～45%;在联合其他疗法之后,死亡率不足 10%。早期诊断、及时给予充足的治疗可使死亡率进一步降至 5%。

2.死亡相关因素　然而少数患者的死亡与长期系统使用大剂量糖皮质激素和传统免疫抑制剂的并发症有关,感染是导致死亡的最常见原因。患者多死于发病初的几年内,活过 5 年后的 PV 患者预后较好。衰弱、电解质及蛋白质丧失、摄食减少和脓毒血症是死亡的原因;目前的死亡率为 5%,免疫抑制治疗的并发症亦是重要的死因。

3.病程　典型自发缓解很难发生,但治疗后缓解及复发常见,大部分患者需要终身治疗。

二、增殖型天疱疮

增殖型天疱疮为寻常型天疱疮的变异型,认为该型的临床特征与患者的抵抗力有关。是寻常型天疱疮的少见变型,患者较寻常型天疱疮轻。

【临床提要】

1.基本损害　早期皮损类似寻常型天疱疮,松弛的大疱变成糜烂,很快形成肉芽,呈疣状或乳头瘤样增生。也有口腔黏膜损害,但出现较迟,疼痛明显。

2.发病特征　其发病年龄比寻常型天疱疮早,与患者对疾病的抵抗力增加有关。好发于腋窝、股、臀沟、乳房下、脐、肛周、生殖器等部位。

3.临床分型　可分为轻型和重型。①轻型:亦名 Hal-lopeau 型,原发损害为小脓疱,水疱不明显,临床表现类似于增殖性皮炎,病情较轻,经过缓慢,预后良好;②重型:亦名 Neumann 型,原发性损害为水疱,剥脱面以疣状增生愈合,早期可出现小脓疱。

4.组织病理　同寻常型,前者乳头瘤样增殖明显,表皮内嗜酸粒细胞性脓疡。

5.鉴别诊断　增殖型天疱疮必须同蕈样碘疹、梅毒湿疣、腹股沟肉芽肿、尖锐湿疣、真菌性与阿米巴性肉芽肿相鉴别。

【治疗处理】

(一)治疗原则及基本治疗

参见寻常型天疱疮。对各型天疱疮的治疗目标即通过免疫系统减少自身抗体的合成。只有小部分药物可以有效减少自身抗体合成,这些药物中最有效的是环磷酰胺。

(二)治疗措施

参照寻常型天疱疮,一般说来,寻常型、增殖型天疱疮糖皮质激素用量较大,每日可达 100～150mg。Sawai 等用米诺环素 100mgd 和烟酰胺 1.5g/d 治疗 1 例患者 10 个月,病情未复发。

(三)专家推荐治疗步骤

参照寻常型天疱疮。

(四)治疗评价及预后

增殖型天疱疮是寻常型天疱疮的变型,或轻型。该型患者抵抗力强、病程更为缓慢,预后较好。

三、落叶型天疱疮

落叶型天疱疮是天疱疮的异型,病情相对较轻,特征是松弛的大疱和限局或广泛的剥脱。

【临床提要】

1.基本损害　损害为松弛的水疱、大疱,常发生于红斑基底上,少数源于外观正常皮肤,Nikolsky 征阳性。由于水疱表浅,极易破裂,因而水疱少见,仅留表浅糜烂、结痂,类似剥脱性皮炎。

2.发病特征　好发于中年人,口腔黏膜受累罕见,也不严重。自觉疼痛和灼热感,

3.组织病理　落叶型和红斑型天疱疮,表皮颗粒层裂隙或水疱,并见棘突细胞松解现象。

4.鉴别诊断　落叶型天疱疮及其变型鉴别诊断:需与本病鉴别的疾病包括寻常型天疱疮、脓疱病、葡萄球菌皮肤烫伤样综合征、脓疱型银屑病、角层下脓疱性皮病和脂溢性皮炎,临床和组织病理特征可鉴别。

【治疗处理】

（一）治疗原则

参照寻常型天疱疮该项。

（二）基本治疗

1.作用靶位 阻断自身抗体产生、抑制棘细胞间 IgG、补体 C3 的沉积、控制病情发展，防止感染，减少并发症，改善临床症状

2.系统治疗

（1）糖皮质激素单用；

（2）糖皮质激素＋抗代谢药如硫唑嘌呤或霉酚酸酯；

（3）糖皮质激素＋环磷酰胺；

（4）糖皮质激素＋环磷酰胺十短期血浆置换疗法；

（5）其他药物：四环素、烟酰胺、甲氨蝶呤、氨苯砜及金制剂。

6.局部治疗 抗变态反应、抗炎、抗感染。

（三）治疗措施

1.参照寻常型天疱疮的治疗 本病与寻常型天疱疮相似，但是认为很少需要强有力的治疗，以防止长期口服糖皮质激素常见的不良反应发生。

2.糖皮质激素 单独应用口服糖皮质激素治疗即可控制大多数病例的病情，很少需要免疫抑制剂治疗。泼尼松，1mg/（kg·d），病情控制后在 6 个月内缓慢减量，隔日口服的方案常有效。外用或皮损内注射糖皮质激素对部分病例有一定的疗效。在某些病例可使用皮质激素局部疗法，其可以减少泼尼松口服剂量，

3.羟氯喹 糖皮质激素治疗无效者，可选用寻常型天疱疮的治疗药物，联用抗疟药（如羟氯喹，200mg/次，每日 2 次）的效果可能更佳。

4.氨苯砜 可单独用于治疗轻病例或与糖皮质激素联用，以减少口服激素的用量。

（四）专家推荐治疗步骤

参照寻常型天疱疮。

（五）治疗评价

Chaffins 等报道用烟酰胺 1.5g/d 和四环素 2.0g/d 治疗了 5 个病例，其中 4 例获得疗效。然而 Alopsy 等报道 2 例患者治疗失败。Hymes 等报道了 3 例以羟氯喹 200mg，每日 2 次，作为辅助治疗产生了疗效。严重的病例可采用免疫抑制剂治疗，如硫唑嘌呤、霉酚酸酯或环磷酰胺。

（六）预后

落叶型天疱疮日光和（或）热暴露可使病情加重，有时可自行缓解。本病的死亡率极低，可能系皮损表浅及黏膜不受累之故；大多数患者的病情较轻。与寻常型天疱疮相比，落叶型、增殖型、红斑型有良性病程，死亡率较低，而寻常型有较高的死亡率。

四、红斑型天疱疮

红斑型天疱疮是落叶型天疱疮的变型，是局限性落叶型天疱疮或落叶型天疱疮的早期病变。本型具有与红斑狼疮共存的临床表现及免疫荧光和血清学证据。

【临床提要】

1.基本损害　为散在红斑,其上有松弛性水疱,Ni-kolsky征阳性,可形成糜烂、结痂和鳞屑。面部出现蝶形分布的鳞屑性红斑,酷似红斑狼疮,或似脂溢性皮炎。口腔黏膜较少受累,偶可发展成泛发性落叶型天疱疮。

2.发病特征　红斑型天疱疮占天疱疮的7.7%,发病在18～84岁,平均54岁。儿童也有发生。损害主要发生于曝光部位,如头皮、面和躯干上部等皮脂溢出部位,口腔黏膜和上肢、下肢较少受累,偶可发展成泛发性落叶型天疱疮。损害主要发生于头皮、面和躯干上部等皮脂溢出部位。

3.红斑型天疱疮与红斑狼疮共存　红斑型天疱疮具有某些与红斑狼疮重叠的临床表现及免疫荧光检查和血清学检查结果,目前一般认为其代表了落叶型天疱疮与红斑狼疮的共存。

4.组织病理　落叶型和红斑型天疱疮,表皮颗粒层裂隙或水疱,并见棘突细胞松解现象。免疫荧光染色显示IgG抗体和补体位于细胞间和基底膜带两处,这就增加了本病和红斑狼疮之间的联系。30%的患者有低滴度抗核抗体。

5.鉴别诊断　需与本病鉴别的疾病包括寻常型天疱疮、脓疱病、葡萄球菌皮肤烫伤样综合征、脓疱型银屑病、角层下脓疱性皮病和脂溢性皮炎,临床和组织病理特征可鉴别。

【治疗处理】

(一)治疗原则

参照寻常型天疱疮该项。红斑型天疱疮可能与红斑狼疮共存,应相应诊治。

(二)基本治疗

1.局部治疗

仅局部浅表损害,可局部外用或皮损内注射糖皮质激素。

2.系统治疗　糖皮质激素,羟氯喹。

(三)治疗措施

可参照寻常型天疱疮的治疗。必须使用泼尼松,其剂量通常要远小于落叶型天疱疮。局部使用糖皮质激素和遮光剂在局限性红斑型天疱疮患者可取得良好效果。严重病例可能需要使用免疫抑制剂。

(四)专家推荐治疗步骤

参照寻常型天疱疮。

(五)治疗评价

对红斑型天疱疮和疱疹样天疱疮,由于病情较轻,故激素用量应较其他型为小。对最轻的病人,如损害仅局限于齿龈,或对红斑型天疱疮非常浅表的损害,或为局限型天疱疮时,可单独局部应用强效激素制剂。

(六)预后

红斑型天疱疮的死亡率极低,大多数患者的病情较轻。

五、新生儿寻常型天疱疮

自应用免疫荧光研究以来,文献报道了9例新生儿天疱疮及3例死产儿天疱疮。

新生儿寻常型天疱疮发生机制有:①胎盘传递。新生儿和死产儿天疱疮的出现,进一步提示天疱疮抗体经胎盘传递的可能性。新生儿发生天疱疮,可能就是IgG经胎盘传递的结果。②与孕妇关系。寻常型天疱疮孕妇,当抗体滴度超过胎盘的饱和度后,抗体就会进入胎儿血液循环,引起胎儿发病。一般发生寻常性天疱疮的抗体滴度为1:20,而落叶性天疱疮为1:40或更高。

【临床提要】

1.皮肤损害　出现松弛性水疱,在外界因素的作用下极易破裂,形成表皮剥脱、糜烂,然后结痂。

2.发病特征　除皮肤外,病变也可以累及其他器官,如口腔、食管、尿道、膀胱和眼;尿道黏膜的疼痛导致排尿困难。皮损可以泛发或局限。Nikolskys征阳性。

3.实验室检测　曾报道1例母亲处于增殖性天疱疮消退期,其新生儿发病天疱疮。另1例母亲怀孕前患病,妊娠期间皮损消退,分娩后1个月复发,母亲的天疱疮抗体IIF最大滴度1:80;所生新生儿皮损位于下颌、颈部、腋下和足部,其DIF显示IgG和补体C3沉积,IIF最大滴度1:80。还有1例新生儿天疱疮,其母亲怀孕前2年口腔和鼻黏膜有皮损,用小剂量泼尼松(5mg/d)治疗,妊娠期间及分娩后皮损完全消退,而所生新生儿皮损位于躯干、四肢,IIF最大滴度1:20。妊娠期间检测患病孕妇羊水中天疱疮抗体,可能是观察胎儿发病情况的可行性方法。

【治疗处理】

(一)治疗原则

1.早期诊断　医生应警惕新生儿天疱疮,应仔细询问其母的水疱病史。要早期诊断,避免延误治疗。

2.糖皮质激素　最有效是治疗新生儿寻常型天疱疮最有效的药物。应依据患者的个体因素,选择适当的治疗方案。

3.自限性疾病　新生儿天疱疮是自限性疾病,治疗与不治疗可在2～3周痊愈。然而治疗可改善其预后。

(二)基本治疗

1.糖皮质激素首选　常规或冲击疗法。

2.辅助治疗　酌情慎用硫唑嘌呤。

3.特殊治疗　血浆置换、静脉注射丙种免疫球蛋白。

4.局部治疗　糖皮质激素。

(三)治疗措施

1.糖皮质激素　建议初始剂量在2～3mg(kg·d),2周内逐渐减量至0.5～0.8mg(kg·d),并根据病情确定隔日疗法的时间表。

2.硫唑嘌呤　推荐起始量为2mg/(kg·d),分两次服用,维持量为1mg/(kg·d)。

3.血浆置换和丙种免疫球蛋白静脉注射　用于两滴度抗体的进展期患儿。

4.局部治疗　用糖皮质激素或皮损内注射。对仅有少量轻微、或顽固皮损可选用,局部治疗尚需注意皮损表面清洁,防止继发感染。

(四)治疗评价

由于本病有自限性,一般治疗可试行局部糖皮质激素、防止感染为主。必要时系统使用糖皮质激素,一般不使用免疫抑制剂。

(五)预后

新生儿天疱疮预后良好,皮损在有或没有局部治疗时,2～3周痊愈。免疫荧光检测也能证实新生儿天疱疮在临床上的迅速痊愈。新生儿寻常性天疱疮抗体滴度在出生后短期内转阴。胎儿的存活率可能受母亲疾病的严重程度和(或)母亲治疗的影响。

对所有患天疱疮的孕妇、曾患天疱疮的无症状孕妇、单卵同胞妊娠者，均应在妊娠期间监测天疱疮抗体的滴度。

六、疱疹样天疱疮

疱疹样天疱疮是一种较为少见的一种自身免疫性水疱病。

【临床提要】

1.基本损害　为绿豆大或更大的水疱，疱壁较紧张，类似疱疹样皮炎。糜烂面较小，损害排列成环状。

2.发病特征　好发于中老年人，男女发病率相等，皮损分布于胸、背及腹部及四肢近端。病程慢性，预后较好。

3.组织病理　疱疹样天疱疮棘层松解发生在棘细胞层中部.疱内有嗜酸或中性粒细胞浸润。

【治疗处理】

（一）治疗原则

参照寻常型天疱疮，疱疹样天疱疮病情较轻，故激素用量应较他型为小。

（二）基本治疗

1.作用靶位　阻断血清内 IgG 型自身抗体的产生，阻断抗原抗体反应，抑制表皮细胞间 IgG 沉积。

2.方法选择　氨苯砜、雷公藤、糖皮质激素。

（三）治疗措施

轻症患者选用氨苯砜（100mg/d）或雷公藤多苷（40～60mg/d）口服，疗效不佳者联用泼尼松（20～30mg/d）。

（四）治疗评价及预后

本型疱疹样天疱疮预后良好，病程慢性，反复发作。多数病例能用药物长期控制，少数转变成寻常型或落叶型天疱疮。

七、药物诱发性天疱疮

药物诱发性天疱疮，通常表现为落叶型天疱疮的不同型，也可少见于寻常型天疱疮。致敏的药物有：巯基类药物（占 81%），如青霉胺、卡托普利等；含二硫键药物，如吡硫醇硫代金钠；抗生素类：特别是青霉素及其衍生物，利福平等；吡唑酮衍生物；氨基比林等。

与大多数药疹不同，DIP 至少在用药后数月内可不发生。最早期表现为非特异性麻疹样疹或荨麻疹，随后发生天疱疮样皮损。临床上最常见的是落叶型天疱疮（包括红斑型天疱疮）样损害；而寻常型天疱疮样、疱疹样天疱疮样损害少见。

【治疗处理】

（一）治疗原则

参照寻常型天疱疮该项。

（二）基本治疗

停用可疑药物，应用糖皮质激素。

（三）治疗措施

停用致病药物，予以中等剂量的糖皮质激素治疗，直至皮损消退。临床症状一般在数周内减轻，糖皮质激素在数月内逐渐减量至停用。

（四）治疗评价及预后

大多数病例在停用致病药物后,皮损自行消退或改善。

八、副肿瘤性天疱疮

副肿瘤性天疱疮,某些天疱疮与肿瘤并发患者有一定特殊性,一般为恶性肿瘤,患者多为淋巴内皮细胞肿瘤,如非 Hodgkin 淋巴瘤(42%)、胸腺肿瘤(6%)、慢性淋巴细胞性白血病(29%),以及甲状腺肿瘤。在这些患者中可以看到各种各样良性和恶性肿瘤相伴。

肿瘤可启动针对自身的免疫反应:体液免疫和细胞免疫共同介导的自身免疫性疾病,肿瘤可能异常表达上皮蛋白质,抗肿瘤免疫反应不仅攻击这些蛋白质,而且可与上皮的正常构造蛋白发生交叉反应;α-干扰素治疗恶性肿瘤可诱导本病,提示肿瘤细胞与免疫系统之间可能存在较为复杂的相互作用。副肿瘤性天疱疮发病机制。

【临床提要】

1.口炎　顽固性口炎是最恒定的临床特征,一般为首发症状;表现为整个口咽表面的糜烂和溃疡伴唇红缘受累,持续存在,难以治疗。

2.皮肤损害　皮损形态变异极大,且随疾病阶段而发生变化,可表现为糜烂、水疱、红斑和丘疹鳞屑性损害。肢体上的水疱有时为紧张性,类似于大疱性类天疱疮或多形红斑;躯干上的损害常为弓形,类似于线状 IgA 皮病。

3.苔藓样损害　极为常见,包括浸润性红色丘疹和斑块,可为原发性皮损或在既往出现水疱的慢性损害上发展而成;慢性病变可以苔藓样损害为主。

4.组织病理　口腔黏膜上皮显示基层上方棘层松解,完整的皮肤水疱亦有相同的表现。苔藓样损害表现为真皮乳头内致密的带状淋巴细胞浸润,上皮内偶有个别细胞坏死及少数淋巴细胞浸润。直接免疫荧光显示 IgG、补体成分沉积在棘细胞间和基底膜带中。

【治疗处理】

（一）治疗原则

参照寻常型天疱疮该项。

（二）基本治疗

1.作用靶位　阻断抗肿瘤的免疫反应,减轻其造成的皮肤黏膜损害,肿瘤可能的异常表达上皮蛋白质,抗肿瘤免疫反应不仅攻击这些蛋白质,而且可与上皮的正常结构蛋白发生交叉反应,肿瘤是自身免疫反应的启动因子,因而应消除这种因子,首先切除肿瘤。

2.手术治疗　切除肿瘤。

3.方法选择　糖皮质激素、环磷酰胺、硫唑蝶呤、环孢素、氨苯砜。

4.一线药物

(1)泼尼松:0.5～1.0mg/kg 或甲泼尼龙,每日静脉滴注×3 日,或每周 1000mg iv×2 周;

(2)利妥昔单抗:每周 455mg/m^2×4w;

(3)达珠单抗:每周 2mg iv×4w,后隔周一次。

5.二线药物

(1)环孢霉素:5mg/(kg・d);

(2)环磷酰胺:2.5mg/(kg・d);

（3）霉酚酸酯：1500mgpo，bid；

（4）吗乙基；

（5）高剂量静推：2g/kg iv，每3～4周重复一次；

（6）免疫球蛋白；

（7）血浆置换法：隔日治疗一次。

（三）治疗措施

1.**伴良性肿瘤**　伴有良性肿瘤的患者应行手术治疗，肿瘤切除后一年内病变明显改善或完全消退。

2.**伴恶性肿瘤**　伴有恶性肿瘤的患者尚无有效的治疗方法，口服泼尼松[1mg/（kg·d）]仅使症状部分改善；皮损见效较快，但口炎一般用任何治疗均无效。环磷酰胺[1～2mg/（kg·d）]、硫唑嘌呤[1～3mg/（kg·d）]、环孢素[4～6mg/（kg·d）]、氨苯砜、金盐和血浆置换法均已试用，但并无可靠的疗效，其中仅环孢素对少数慢性淋巴细胞性白血病患者有一定的疗效。

（四）治疗评价及预后

1.**良性肿瘤**　副肿瘤性天疱疮的改善与恶性肿瘤的治疗之间亦无明显相关。然而，伴有良性肿瘤的本病患者在手术切除肿瘤后，病变明显改善或完全消退。

2.**恶性肿瘤**　伴有恶性肿瘤者预后不良，Anhah（1996）观察了33例患者，其中30例死于败血症、胃肠道出血、多器官功能衰竭和肺功能衰竭。

九、IgA 天疱疮

本病亦名 IgA 落叶型天疱疮，是一种罕见的瘙痒性水疱脓疱性疾病，以鳞状细胞间 IgA 沉积和表皮内中性粒细胞浸润为特征。1987年靳培英首次报告国内病例。仅有 IgA 免疫复合物沉积于表皮棘细胞之间。我国2000年国内骆肖群、翁孟武亦报道1例。

【临床提要】

1.**基本损害**　类似于落叶型天疱疮或角层下脓疱性皮病，红斑基底上发生松弛的水疱、脓疱或大疱，常呈环状或疱疹样排列，伴有明显瘙痒，Nikolsky 征阴性。少数病人可有口腔水疱、糜烂、溃疡。

2.**发病特征**　主要发生于中老年人，儿童少见。皮损好发于皱折部位，如腋窝、乳房下、阴股部、四肢近端。单个皮损可2～3周自愈，它处又出现新的皮损。一般无全身症状，也可有轻到中度发热。

3.**临床分型**　一般可分为两种类型：角层下脓疱性皮病样型和表皮内脓疱疹型。

4.**组织病理**　其有两种类型的组织病理特征：①充盈中性粒细胞和稀少棘层松解细胞的角层下脓疱；②充盈中性粒细胞和偶见嗜酸粒细胞的表皮内脓疱，棘层松解罕见或缺乏。直接免疫荧光显示 IgA 沉积在鳞状细胞间，一般无补体或其他免疫球蛋白，少数病例伴有 IgG 沉积。

5.**鉴别诊断**　主要临床鉴别诊断有：角层下脓疱性皮肤病、疱疹样皮炎、落叶型天疱疮、IgG 疱疹样天疱疮、线状 IgA 大疱性皮病。

【治疗处理】

（一）治疗原则

单独应用糖皮质激素治疗 IgA 天疱疮，常常不能控制病情，IgA 天疱疮的首选药物是砜类药物如氨苯砜。

（二）基本治疗

1.**作用靶位**　阻断 IgA 抗体产生及其免疫反应，抑制棘细胞间 IgA 的沉积，及中性粒细胞浸润，减轻炎症损害,促进疮面愈合。

2.首选药物　氨苯砜,24～48小时见效。

3.替代疗法　磺胺吡啶＋泼尼松或PUVA＋阿维A酯。

4.其他联合治疗　单用中等剂量泼尼松或秋水仙碱。

5.血浆去除疗法。

(三)治疗措施

可选用下述药物:

1.氨苯砜　首选药物,50～150mg/d,分次口服。多数患者能够控制。

2.替代治疗　如果患者不能耐受氨苯砜,替代疗法有磺胺吡啶合并泼尼松或PUVA的光化学疗法合并阿维A酯治疗。

3.氨苯砜联合治疗　氨苯砜＋小量糖皮质激素治疗,或氨苯砜(50～100mg/d)和阿维A酯(20～30mg/d)联合用药疗效较好。

4.泼尼松　30～40mg/d,清晨顿服。单独治疗亦有疗效。

5.阿维A酯(银屑灵)　1～2mg/(kg·d),分次口服。

6.物理治疗和(或)阿维A酯　单独使用PUVA或PUA合并阿维A酯治疗3例IgA天疱疮有效。

7.秋水仙碱　有报告治疗1例IgA天疱疮也有效。

(四)治疗评价

1.氨苯砜　Wallach报告应用氨苯砜治疗23例IgA天疱疮(氨苯砜100mg/d),其中16例有效。

2.维A酸类　Wallach报告阿维A酯治疗4例IgA天疱疮有效。部分病人是氨苯砜(50～100mg/d)和阿维A酯(20～30mg/d)联合用药疗效较好。近来Gruss等人报道异维A酸已成功治疗1例SPD型IgA天疱疮:异维A酸20mg/d,4天后皮疹明显改善,3周内消退,随访6月,未见不良反应,皮疹未复发。

3.糖皮质激素　Wallach报告的23例IgA天疱疮中,5例单独全身应用中等剂量糖皮质激素[0.5～1.0mg/(kg·d)],2例患者联合应用免疫抑制剂获得了很好的效果。

4.美满霉素＋雷公藤　国人骆肖群、翁孟武用美满霉素结合雷公藤治疗,2周内皮疹消退,考虑是否与美满霉素抑制中性粒细胞和嗜酸粒细胞的趋化性有关。

(五)预后

IgA天疱疮临床症状较轻,呈良性经过,病变可自行消退。病程缓慢,3个月～22年。作为表浅水疱性疾病,经适当治疗后疗效好,通常愈后不留瘢痕。其原因是IgA天疱疮患者血清中IgA自身抗体滴度较低,不能通过经典途径激活补体。但停止治疗或减少药物剂量后,皮损复发。IgA天疱疮也合并其他疾病,如合并IgA单克隆丙种球蛋白病,1例患B细胞淋巴瘤和2例患骨髓瘤,在那些合并恶性IgA丙种球蛋白的患者中,其预后与恶性肿瘤有关。

十、大疱性类天疱疮

大疱性类天疱疮(BP)是一种自身免疫性表皮下水疱性皮肤病,紧张性大疱、基底膜带IgG和补体C3沉积以及抗基底膜带抗体是其特征,常见于老年人。儿童罕见。少数患者在紫外线或PUVA治疗后发病或加重。

【临床提要】

1.基本损害　为正常皮肤上或红斑基底上发生紧张性大疱或水疱,呈半球形,直径数厘米,最大可达

7cm,少数患者主要为小水疱,泡液清亮,可为出血性。

2.发病特征　好发于下腹部、大腿前内侧、前臂屈侧、腹股沟和腋窝等处,伴瘙痒。Nrkolsky 阴性。水疱破裂后形成糜烂,但愈合迅速,不向周围扩展。10%～35%出现口腔黏膜受累,尤其颊黏膜,有完整的水疱,不向周围扩展。

3.临床变型　①局限性大疱性类天疱疮;②汗疱疹样类天疱疮;③小疱性类天疱疮;④增殖性类天疱疮;⑤结节性类天疱疮;⑥红皮病性大疱性类天疱疮。

4.组织病理　表皮下大疱,早期嗜酸粒细胞浸润,DIF 示表皮基底膜带 IgG 或补体 C3 线状荧光。可检出 IgG 类抗 BMZ 抗体。

5.鉴别　本病需与寻常型天疱疮、疱疹样皮炎及大疱性多形红斑鉴别。

【治疗处理】

(一)治疗原则

参见天疱疮治疗原则。应认真对病情进行评估,不能只根据抗体滴度来判定类天疱疮病情的轻重,而主要依据临床,来进行合理的治疗、早期用药、小心的选择和审慎地使用药物、并密切观察其副作用、当病情控制后及时减量或停药。

(二)基本治疗

1.作用靶位　阻止循环抗体的形成,抑制 IgG、补体 C3 及其在基底膜带透明板的沉积,减少循环抗体激活的中性及嗜酸粒细胞释放炎症介质,抑制真皮表皮交界处分离和表皮下水疱形成,从而减轻临床症状。

2.局限性　高效糖皮质激素制剂外用或皮损内注射、他克莫司。

3.泛发性

(1)轻度:小量糖皮质激素、四环素联合烟酰胺;

(2)中度:中量糖皮质激素,不能耐受者试用氨苯砜、四环素、烟酰胺或硫唑嘌呤;

(3)重度:中量糖皮质激素加硫唑嘌呤;若病变进展,则应用糖皮质激素加环磷酰胺或苯丁酸氮芥、糖皮质激素冲击治疗、静脉滴注免疫球蛋白、血浆置换法或环孢素、利妥昔单抗、依那西普。

(三)治疗措施

1.一般治疗　要注意对年老体弱者给予支持疗法。皮损广泛者,注意机体水、电解质平衡。防止继发感染。

2.全身治疗

(1)糖皮质激素:轻度泛发性病变者给予泼尼松 0.5mg/(kg·d),清晨顿服。中度泛发性泼尼松[0.75～1.25mg/(kg·d),清晨顿服]一般有效,较严重的泛发性病变者,糖皮质激素冲击治疗对严重的病例有效;甲泼尼龙,1g/d,静脉注射,连续 3 天。病情控制(常在 3 周内)后改为隔日用药,每周减少 10mg 直至达到隔日口服 20mg,以后每周减少 5mg 直至停药。

(2)氨苯砜:50～100mg/d,单用或联用糖皮质激素。

(3)雷公藤多苷:20mg,每日 3 次,与糖皮质激素合用可减少后者的剂量。

(4)免疫抑制剂

1)硫唑嘌呤:1～1.5mg(kg·d),单独应用对老年患者有良好疗效,一般在 2～6 个月内见效。严重的病例应与中量糖皮质激素联用,病情控制后激素逐渐减量至停用,但硫唑嘌呤应继续应用数月。开始 8 周内应每周检查血常规,随后 2 个月内每隔 1 周 1 次,此后每个月 1 次;每个月检查肝功能。胃肠道不适(恶心、呕吐、腹泻)一般在前数周内发生。

2)环磷酰胺:2mg/(kg·d),分次口服。可与糖皮质激素联合应用,以减少糖皮质激素剂量。环磷酰胺亦可静脉冲击。

3)环孢素:5mg/(kg·d),维持量为3mg(kg·d)。单用或与糖皮质激素合用,不做首选。

4)其他:霉酚酸酯、甲氨蝶呤均可选用。

(5)四环素和烟酰胺:四环素1～2g/d或红霉素1g/d,烟酰胺1.5～2.5g/d,对不能耐受糖皮质激素的年轻患者有良好疗效。

(6)血浆置换法:因其疗效短暂、副作用较多(如发冷、发热、低血压)、费时、价格昂贵,故仅用于其他疗法无效的严重病例。

(7)其他:氯喹(25～50mg/d)、磺胺吡啶(1.5～2g/d)。

(8)静脉注射丙种球蛋白:严重病例或对一般治疗无效者可选用。

3.局部治疗　高效糖皮质激素制剂外用或皮损内注射仅适用于局限性病变者。对轻型或局限型,可单独采用局部疗法。以抗炎、止痛、止痒、抗感染、促进愈合为原则。皮疹局部可用糖皮质激素。顽固性皮损采用局部注射曲安奈德等。倾斜进针达真皮乳头,接近真表皮结合区,以增强作用而减少皮肤萎缩等副作用。有继发感染可能时,外用抗生素。

(四)治疗评价

1.糖皮质激素　为本病首选,疗效肯定,一般而言,大疱性类天疱疮的激素控制量比天疱疮所需要小。

2.其他药物　DDS治疗本病相对是安全的。副作用主要有溶血性贫血、高铁血红蛋白血症、肝毒性和骨髓抑制。

3.四环素烟酰胺　四环素单独应用或与烟酰胺联合应用治疗本病均有效。Fivenson等采用烟酰胺500mg,每日3次和四环素500mg,每日4次联合治疗14例患者,其中10例完全或部分有效。曾有单服四环素而成功治愈的报道。本方法治疗BP的机制可能与四环素具有抑制白细胞趋化及其抗炎作用(可抑制在基底膜带由补体介导的炎症),烟酰胺具有稳定肥大细胞,抑制嗜酸细胞趋化因子和其他炎症介质以及溶酶体酶的释放有关。四环素与烟酰胺合用对本病的治疗有协同作用。

4.免疫抑制剂　对本病也有效。也可单独使用硫唑嘌呤进行治疗比较严重的疾病。霉酚酸酯作为一种新的免疫抑制剂也可治疗该病,而且没有肝脏毒性,也可用低剂量甲氨蝶呤进行治疗。用药的指征为:①泛发型BP,对泼尼松80mg/d无反应者;②泛发型BP,对全身激素治疗有禁忌,对DDS 200mg/d无效者;③病情反复发作,对激素依赖,而长期用激素有明显副作用者;④发病年龄<60岁,发作时即为泛发性病变者;⑤皮损表现为丘疹结节型或水疱和多形性变型者。免疫抑制剂产生疗效较慢,需4～8周,故应和糖皮质激素同时启用。

5.血浆置换　可去除与本病有关的自身抗体和免疫复合物(在BP中60%～70%患者可测得自身抗体)。在一有41例患者的多中心对照随机研究中已证实临床有效。也可与激素合用。结果表明联合治疗组患者的复发率低,激素用量也小。

6.利妥昔单抗　两名处于慢性白血病缓解期的女性BP患者,接受利妥昔单抗治疗,375mg/m²,每周1次,连服4周。两名患者皮疹均消退。随后接受每2个月1次的利妥昔单抗治疗,3年内无复发。四例BP患者接受利妥昔单抗(抗-CD20)治疗。一名2岁的男孩四个疗程后有部分好转,9个月后经再次治疗,疾病完全缓解。

(五)预后

如果不予治疗,病程将持续数月至数年,可出现自发性消退或加重,复发性病变常比初发者轻微。糖皮质激素治疗可使75%病例获得长期临床缓解。死亡率相对较低,主要见于活动性病变的高龄或衰弱患者。

　　大多数 BP 病人经一阶段时间的治疗后能撤去所有的全身治疗,并能获得持久的缓解,但也有少数病人可能会复发。

十一、黏膜类天疱疮

　　黏膜类天疱疮又称瘢痕性类天疱疮,可能是类天疱疮的一个亚型,本病是一种主要累及黏膜的慢性表皮下大疱病,罕见,好发于眼(90%)和口腔(66%),炎性损害常以瘢痕愈合,可能由针对上皮基底膜抗原的自身抗体介导。

【临床提要】

　　1.局限性　①齿龈类天疱疮、脱屑性齿龈炎的类天疱疮类型。②口腔类天疱疮。③眼类天疱疮。

　　2.泛发性　可累及口、眼及其他黏膜表面等多个部位;头皮、脸、肢体;脐及肛门生殖器表面也可累及。泛发性病变更难以控制,特别是病情进展较快者。

　　3.组织病理　与大疱性类天疱疮相同,只是在真皮上层可能有纤维化和瘢痕存在。

【治疗处理】

(一)治疗原则

　　治疗方法的选择应考虑病变部位、疾病活动性、患者年龄和既往治疗效果,一般原则是:①仅有口咽部受累时,可应用糖皮质激素制剂外用或皮损内注射,必要时短期口服泼尼松或氨苯砜;②有严重或进行性眼病变、食管和喉部受累以及潜在的失明或窒息危险时,应采取积极的治疗措施,如系统性应用糖皮质激素和免疫抑制剂。

(二)基本治疗

　　1.作用靶位　阻止 IgG、IgA 和补体成分在基底膜带的沉积,抑制激活补体及其淋巴细胞、中性粒细胞和嗜酸粒细胞浸润,抑制水疱形成和瘢痕愈合,改善临床症状。

　　2.局部治疗　外用糖皮质激素,外涂及皮损内注射。

　　3.系统治疗　糖皮质激素、氨苯砜、磺胺吡啶、硫唑嘌呤及环磷酰胺、英夫利昔单抗。

(三)治疗措施

　　1.局部治疗

　　(1)糖皮质激素:外用糖皮质激素软膏或凝胶一般耐受良好,可减轻炎症。醋酸曲安西龙(5～7.5mg/ml)注射于损害周围有助于黏膜糜烂愈合,每 2 周 1 次。

　　(2)其他药物:过氧化氢溶液或聚维酮碘稀释液轻轻擦洗口腔,每日数次;3%苯唑卡因硼酸甘油或碘甘油外涂;餐前可用局部麻醉剂(2%普鲁卡因)漱口。类似的药物可用于阴道损害的封闭治疗,糖皮质激素的离子透入疗法也可用于局限性皮损,局部硫糖铝悬浮液可减轻口腔和生殖器溃疡的疼痛和缩短痊愈时间。环孢素洗剂亦有一些效果。

　　(3)眼损害:可外用糖皮质激素和选用适当的手术治疗,如结膜瘢痕松解、睑内翻矫正、拔除倒睫和黏膜移植。

　　2.全身治疗

　　(1)泼尼松:较严重病例的常用剂量为 1mg/(kg·d)或 60mg/d,病情控制后改为隔日口服,并逐渐减量,一些病例需较大剂量才能维持。

　　(2)氨苯砜:开始剂量为 25～50mg/d,根据耐受情况增加至 100～150mg/d。

（3）免疫抑制剂：最常用的药物是环磷酰胺和硫唑嘌呤，前者的疗效较好，但毒性较大；二者均能诱导疾病缓解。二者的剂量均为 $1\sim2mg/(kg\cdot d)$，数周内不会出现明显疗效，需要迅速控制病情者应在初期联用系统性糖皮质激素治疗。

（4）IVIg：对那些病程进展快，分布广泛，且对上述治疗抵抗者，静脉输注丙种球蛋白（IVIg）也有效。

（四）治疗评价

1.糖皮质激素　是治疗此病的第一线药物，特别是对泛发型。如泼尼松剂量为 $1\sim2mg/kg$，连用较大剂量直到病情控制。

2.免疫抑制剂　硫唑嘌呤及环磷酰胺作为辅助性。硫唑嘌呤毒性较环磷酰胺小，前者是缓慢进展疾病的首选用药。使用前，须检测血硫嘌呤甲基转移酶水平，以供临床医生评估用药后中性粒细胞减少发生的风险。环磷酰胺适用于病程进展较快者。环磷酰胺治疗 $18\sim24$ 个月可使大多数患者的病情完全缓解。

3.四环素/烟酰胺　Roubeck 等报道四环素对于局限性病变有效。Poskitt 等报道一些患者对于四环素及烟酰胺治疗有效。

4.氨苯砜及磺胺吡啶　对此病极有效。氨苯砜适用于局限型或进展缓慢的泛发型。在用药前，应检测红细胞酶即葡萄糖-6-磷酸脱氢酶水平，因它可以引起溶血性贫血，所以开始给予 $25mg/d$ 连续 3 天。以后每天增加 $25mg$ 直到 $100mg/d$，连用 7 天。氨苯砜可增至 $125mg/d$，每日单剂量口服维持 $125\sim150mg/d$，连服 12 周。大多数局限型或缓慢进展泛发型患者 12 周后有效。如 12 周后病情未能充分控制，必须开始系统糖皮质激素加免疫抑制剂治疗。

当系统糖皮质激素减量及停药，且免疫抑制剂治疗已控制病情后，氨苯砜用来维持治疗极为有效。氨苯砜常在硫唑嘌呤或环磷酰胺减量或停药时给药。磺胺吡啶每日 $1\sim2g$。

（五）预后

本病为一种慢性疾病，可使眼黏膜呈慢性进行性皱缩和结缔组织继发性瘢痕形成，如未治疗，最终导致失明。全身健康常常不受影响，通常为慢性经过。与大疱性类天疱疮相反，瘢痕性类天疱疮缓解的倾向很小。部分局限型最终可以逐渐减用及停用所有药物，而大部分泛发型需长期治疗。瘢痕性类天疱疮可以被青霉胺和可乐定诱发。局限性病变易治疗并得到控制，一些局限性可以发展为更广泛的病变，而另一些可以通过治疗缓解。

（高晓芬）

第八节　丹毒

丹毒是以患部皮肤突然发红成片，色如涂丹，灼热肿胀，迅速蔓延为主要表现的急性感染性疾病。《素问·至真要大论》云："少阳司天，客胜则丹疹外发，及为丹㿬疮疡……"《诸病源候论·丹毒病诸候》云："丹者，人身忽然焮赤，如丹涂之状，故谓之丹。或发于足，或发腹上，如手掌大，皆风热恶毒所为。重者，亦有疽之类，不急治，则痛不可堪，久乃坏烂。"本病发无定处，生于胸腹腰胯部者，称内发丹毒；发于头面部者，称抱头火丹；发于小腿足部者，称流火；新生儿多生于臀部，称赤游丹。本病相当于西医的急性网状淋巴管炎。

【病因病机】

中医学认为由于素体血分有热，外受火毒，热毒蕴结，郁阻肌肤而发；或由于皮肤黏膜破伤（如鼻腔黏膜、耳道皮肤或头皮破伤、皮肤擦伤、脚湿气糜烂、毒虫咬伤、臁疮等），毒邪乘隙侵入而成。凡发于头面部者,夹有风热;发于胸腹腰胯部者,夹有肝火;发于下肢者,夹有湿热;发于新生儿者,多由胎热火毒所致。

西医学认为丹毒系由溶血性链球菌感染引起的皮肤及皮下组织内淋巴管及其周围组织的急性炎症。起病前常有皮肤及黏膜的微细破损,如发生于下肢与足部的丹毒常因足癣引起,颜面丹毒常与颜面、咽、耳等处病灶感染有关。此外,通过污染的器械、敷料、用具等感染也可发生丹毒。致病菌可潜伏于淋巴管内,引起复发。

【临床表现】

1.多数发生于下肢,其次为头面部。可有皮肤、黏膜破损等病史。

2.发病急骤,潜伏期2～5天,初起往往先有恶寒发热、头痛骨楚、胃纳不香、便秘溲赤等全身症状。继则局部见小片红斑,迅速蔓延成大片鲜红斑,略高出皮肤表面,边界清楚,压之红色稍褪,放手后立即恢复,表面紧张光亮,摸之灼手,肿胀、触痛明显。一般预后良好,5～6天后消退,皮色由鲜红转暗红或棕黄色,最后脱屑而愈。病情严重者,红肿处可伴发瘀点、紫斑,或大小不等的水疱,偶有化脓或皮肤坏死。亦有一边消退,一边发展,连续不断,缠绵数周者。患处附近臖核可发生肿痛。也可出现脓疱、水疱或小面积的出血性坏死。好发于小腿、颜面部。

3.新生儿丹毒常游走不定,多有皮肤坏死,全身症状严重。

4.本病由四肢或头面走向胸腹者,为逆证。新生儿及年老体弱者,火毒炽盛,易致毒邪内陷,见壮热烦躁、神昏谵语、恶心呕吐等全身症状,甚至危及生命。

5.发于小腿者,愈后容易复发,常因反复发作,皮肤粗糙增厚,下肢肿胀而形成象皮腿。

6.丹毒的复发可引起持续性局部淋巴水肿,最后结果是永久性肥厚性纤维化,称为慢性链球菌性淋巴水肿。乳癌患者腋部淋巴结清扫术后由于淋巴瘀滞,也易反复患丹毒。

【诊断】

1.根据前驱症状、好发部位、典型皮损、实验室检查即可诊断。

2.实验室检查:血常规检查白细胞总数常在 $20×10^9/L$ 以上,中性粒细胞 $80\%～90\%$,可有嗜酸粒细胞增多,还可有血清嗜酸性阳离子蛋白增高,部分患者有血清 IgE 增高。

【鉴别诊断】

1.蜂窝组织炎 局部色虽红,但中间隆起而色深,四周较淡,边界不清,胀痛呈持续性,化脓时跳痛,大多可坏死、溃烂;全身症状没有丹毒严重;不会反复发作。

2.漆疮(接触性皮炎) 有明显过敏物质接触史;皮损以肿胀、水疱、丘疹为主,伴灼热、瘙痒,但无触痛;一般无明显的全身症状。

【辨证治疗】

1.风热毒蕴证

[主要证候]发于头面部,皮肤掀红灼热,肿胀疼痛,甚至发生水疱,眼睑肿胀难睁,伴恶寒发热,头痛,舌红,苔薄黄,脉浮数。

[治法治则]疏风清热解毒。

(1)常用中成药:西黄胶囊、皮肤病血毒丸。

(2)简易药方:普济消毒饮加减。黄芩10g,黄连10g,柴胡10g,升麻10g,金银花30g,连翘10g,蒲公英30g,白芷10g。水煎服,每日1剂,分2次服。大便秘结者,加生大黄、芒硝。

2.湿热毒蕴证

[主要证候]发于下肢,局部红赤肿胀、灼热疼痛,或见水疱、紫斑,甚至结毒化脓或皮肤坏死,可伴轻度

发热,胃纳不香,舌红,苔黄腻,脉滑数。反复发作,可形成象皮腿。

[治法治则]清热利湿解毒。

(1)常用中成药:龙胆泻肝丸、四妙丸、西黄胶囊。

(2)简易药方:五神汤合萆薢渗湿汤加减。萆薢10g,黄柏10g,赤芍10g,牡丹皮10g,泽泻10g,车前子10g,蒲公英30g,紫花地丁30g,白花蛇舌草30g,茯苓10g,金银花10g。水煎服,每日1剂,分2次服。肿胀甚者或形成象皮腿者,加生薏苡仁、防己、赤小豆、丝瓜络、鸡血藤。

3.胎火蕴毒证

[主要证候]发生于新生儿,多见于臀部,局部红肿灼热,常呈游走性,或伴壮热烦躁,甚则神昏谵语、恶心呕吐。

[治法治则]凉血清热解毒。

简易药方:犀角地黄汤合黄连解毒汤加减。水牛角(先煎)20g,赤芍10g,牡丹皮10g,生地黄10g,黄连10g,黄芩10g,黄柏10g,栀子10g。神昏谵语者,可加服安宫牛黄丸或紫雪丹。

【外治疗法】

1.同痈外治法1~3。

2.皮肤坏死者,若有积脓,可在坏死部位切一两个小口,以引流排脓,掺九一丹。

【其他疗法】

1.针灸治疗

(1)刺血疗法:在患处消毒后,用三棱针围绕患处四周点刺放血,可以清泻热毒,适用于下肢丹毒,颜面丹毒禁用。

(2)穴位注射:足三里、三阴交均取患侧。每穴注射银黄注射液1ml,每天1次,5次为1个疗程。

(3)七星针疗法:局部红肿处常规消毒,取七星针轻叩刺之,直至少量渗血,2天1次,5次为1个疗程。适用于慢性丹毒。

2.西医治疗

(1)早期、足量有效地应用抗生素治疗。首选青霉素,过敏者可用红霉素静脉滴注。口服泰利必妥,也可选用抗菌谱较广的头孢类抗生素。一般疗程为10~14天,在皮损消退后应维持一段时间。

(2)加强支持疗法,对于高热、全身症状明显者应对症处理。

(3)局部处理:有水疱破溃者可用1:2000小檗碱(黄连素)或呋喃西林液湿敷,无水疱者可外用抗生素类软膏如莫匹罗星(百多邦)软膏、诺氟沙星乳膏等。

3.物理治疗　常采用紫外线照射、音频电疗、超短波、红外线、微毫米激光,均有一定疗效。

【预防与调理】

1.患者应卧床休息,多饮开水,床边隔离。流火患者应抬高患肢。

2.应积极寻找可导致致病菌进入的皮肤病变,如湿疹的搔抓、破损或外伤,一旦发现这些皮肤病变应积极治疗。

3.因脚湿气致下肢复发性丹毒的患者,应彻底治愈脚湿气,以减少复发。

4.忌食辛辣、海鲜、牛羊肉等发物,以及香菜、韭菜、姜、葱、蒜等辛香之品。

【临证心得】

1.凉血解毒是治疗基本大法　丹毒属于火毒诸证,临床症见红、肿、热、痛,其发病多由湿热病机转化而来,火毒与热不能截然分开,只是程度不同的两种状态,火为热之极,热为火之渐,火热炽盛则成毒。火毒致病多急骤,《外科理例》云:"外科冠痈疽于杂病之先者,变故生于顷刻,性命悬于毫芒故也。"故病情较重,易于传变。《外科精要》有云:"凡痈疽之疾,真如草寇,凡疗斯疾,不可以礼法待之,必服一二紧要经效之药,把定脏腑。"因而火毒之皮肤诸疾治疗必当机立断,以绝传变后患。火毒易入营血,治当清营凉血解毒之法,常用大剂量之水牛角、鲜生地黄、赤芍、牡丹皮、大青叶、板蓝根、野菊花、紫花地丁、七叶一枝花、白花蛇舌草等,配生大黄、厚朴、枳壳以通腑泻热、釜底抽薪,加生石膏、黄连、知母清气分之热,同时又加生薏苡仁、茯苓淡渗利尿,且能健脾护胃。

2.注重发病部位的辨证　丹毒发于头面多与风热毒邪瘀滞肌肤有关,以清热疏风、凉血解毒为主要治法。应用风药必不可少。常用防风、荆芥、升麻、芦根、白鲜皮等,结合清热解毒、凉血散瘀之品如金银花、赤芍、牡丹皮、生石膏、水牛角等每每获效。因头面为人体上部,风热之邪易于侵袭头面,疏风清热给邪以出路。而发于胁肋部与气郁化火有关,因胁肋部为肝经所系,肝胆郁热,夹毒而发则出现胁肋部丹毒。疏肝理气、解郁化瘀成为治疗的关键。常用药物如柴胡、郁金、佛手、川楝子、木香、香附、丹参、苏木等必不可少。发于下肢者多夹湿热。湿热瘀滞,夹毒阻滞肌肤则发生下肢丹毒。清热利湿、活血化瘀则显得尤为重要。常用药物为黄柏、草薢、土茯苓、冬瓜皮、茯苓皮、桃仁、红花等。在一些病案中,湿热瘀滞日久,血脉不通,湿热无以出路,需加大活血化瘀的力量,活血利湿成为重中之重。临床用水蛭、土鳖虫、全蝎、泽兰、泽泻等,概因气血通,湿热清。

3.后期顾护气阴　热毒邪气阻滞肌肤,日久必然伤及气阴。特别是疾病后期,气阴两伤,络瘀血阻成为疾病主要的病机。益气养阴、活血化瘀是后期治疗的基本法则。常用药物为生黄芪、党参、麦冬、五味子、天冬、麦冬、丹参、牡丹皮、当归、白芍等。后期治疗应避免过于苦寒伤及气阴,败坏肠胃。益气养阴,活血化瘀可以修复病络,恢复皮肤功能,减少复发。

(高晓芬)

第九节　艾滋病

艾滋病(AIDS)是由人类免疫缺陷病毒(HIV)所致的传染病。HIV感染后形成一个病谱,从临床潜伏或无症状进展为AIDS。HIV是反转录病毒科慢病毒属中的一种病毒。按发现先后,HIV有HIV-1、HIV-2两种变种。

HIV特异地侵犯辅助性T细胞(CD4细胞),引起人体细胞免疫严重缺陷,导致顽固的机会感染、恶性肿瘤和神经系统损害。

【流行病学】

(一)传染源

1.艾滋病患者及HIV携带者。

2.传染性最强的是临床无症状而血清HIV抗体阳性者。

3.病毒阳性而抗体阴性的HIV感染者,则更是危险的传播者,这种情况在早期和晚期病人中比较多见。

(二)传播途径(表23-4)

从感染者的血液、唾液、脑脊液、精液、泪液、宫颈分泌液、乳汁、尿液、脑组织和淋巴结中都曾分离到HIV,但在传播上已证实的是血液、精液和宫颈分泌液,乳汁也证实能使婴儿受感染。

表 23-4　HIV/AIDS 的主要传播途径

途径	细则
性接触	同性/异性/双性恋性接触
血液及血制品	输血、血制品
母婴	胎盘、产道、母乳喂养

1.性接触　是艾滋病的主要传播途径,占成人病例的 3/4。

2.血及血制品传染　①输入被 HIV 污污的血液及血制品,如Ⅷ因子;②器官移植传播,如肾及骨髓移植引起艾滋病;③人工授精;④静脉药瘾者共用受 HIV 污染的针头或注射器;⑤共用带有 HIV 的医疗器械、剃刀、牙刷等也可经破损处传播。

3.母婴传染　又称围生期传播,包括:①经胎盘;②分娩过程;③经母乳传播。

4.职业危险因素　医务人员可因针头刺伤或黏膜被血液溅污而接触病毒,数百名医务人员曾被污染 HIV 的血液针头刺伤,其中致 HIV 感染者占 0.5%。

5.其他　目前尚不能证明 HIV 可通过空气、食品、饮水、食具、吸血节肢动物或日常生活接触而传播。

【诊断要点与临床特征】

本病潜伏期较长,2~10 年左右可以发展为艾滋病。HIV 侵入人体后可分为四期。

1.Ⅰ期　急性感染,可有发热、全身不适、头痛、厌食、恶心、肌痛、关节痛和淋巴结肿大,类似血清病的症状。此时血液中可检出 HIV 及 p24 抗原。一般症状持续 3~14d 后自然消失。

2.Ⅱ期　无症状感染,血清中能检出 HIV 以及 HIV 核心蛋白和包膜蛋白的抗体,具有传染性。此阶段可持续 2~10 年或更长。

3.Ⅲ期　持续性全身淋巴结肿大综合征(PGL),除腹股沟淋巴结以外,全身其他部位两处或两处以上淋巴结肿大。一般持续肿大 3 个月以上。

4.Ⅳ期　艾滋病有 5 种表现:①体质性疾病,即发热、乏力、盗汗、厌食、体重下降,腹泻和感冒等,肝脾肿大。②神经系统症状,头痛、癫痫、进行性痴呆、下肢瘫痪等。③机会性感染,如卡氏肺囊虫、弓形虫、隐孢子虫、隐球菌、念珠菌等。④继发肿瘤,如卡波西肉瘤、非霍奇金病等。⑤免疫缺陷并发病,如慢性淋巴性间质性肺炎等。

(一)HIV 感染的皮肤表现

1.AIDS 中的卡波西肉瘤(KS)

(1)AIDS 中卡波西肉瘤的总发病率为 34%。

(2)开始为粉红色斑疹,以后颜色变暗,形成淡紫色或棕色的斑疹或斑块,最后变为出血性皮损和结节。

2.其他恶性肿瘤　①淋巴瘤;②肛门生殖器肿瘤;③口腔鳞癌;④恶性黑素瘤;⑤基底细胞癌。

3.急性 HIV 皮疹　大约 30%~50% 发生,为斑疹和丘疹,可为几个或数百个,2~5mm 大小,伴有瘙痒,常见于躯干、面部及上肢。

4.其他皮肤损害　①口腔毛状黏膜白斑;②带状疱疹和单纯疱疹;③尖锐湿疣;④口腔念珠菌病;⑤嗜酸性脓疱性毛囊炎;⑥杆菌性血管瘤病;⑦干皮症;⑧脂溢性皮炎;⑨获得性鱼鳞病;⑩银屑病;⑪黄甲综合征;⑫药疹。

(二)HIV 感染的系统表现

1.神经系统　占 20%~40%,亚急性脑炎,B 细胞淋巴瘤,脑弓形虫病、隐球菌性脑膜炎。

2.肺　①85％AIDS病人有卡氏肺囊虫肺炎；②巨细胞病毒肺炎；③结核病。

3.消化道　①口腔、肛周及食管念珠菌病；②胃肠道感染常见，可引起腹泻、体重减轻、吸收不良。

【诊断】

我国制定的艾滋病病例诊断标准见表24-5。

表 24-5　我国制定的艾滋病病例诊断标准

1.HIV感染者：受检血清初筛试验，如酶联免疫吸附试验、免疫酶法或间接免疫荧光试验等方面检查阳性，再经确证试验，如蛋白印迹法等方法复核确诊者

2.艾滋病确诊病例

(1)艾滋病病毒抗体阳性，又具有下述任何一项者，可确诊为艾滋病患者

1)近期内(3～6个月)体重减轻10％以上，且持续发热达38℃1个月以上

2)近期内(3～6个月)体重减轻10％以上，且持续腹泻(每日3～5次)1个月以上

3)卡氏肺囊虫肺炎(PCP)

4)卡波西肉瘤(KS)

5)明显的霉菌或其他条件致病菌感染

(2)若HIV抗体阳性者体重减轻、发热、腹泻症状接近上述第一项标准，且具有以下任何一项时，可为实验确诊艾滋病患者

1)CD4$^+$/CD8$^+$淋巴细胞计数比值<1，CD4$^+$细胞计数下降

2)全身淋巴结肿大

3)明显的中枢神经系统占位性病变的症状和体征，出现痴呆、辨别能力丧失或运动神经功能障碍

【鉴别诊断】

原发性免疫缺陷病、继发性免疫缺陷病、特发性CD4$^+$T淋巴细胞减少症。

【治疗】

(一)治疗原则

1.监测血浆病毒浓度和CD4$^+$细胞计数。

2.三联疗法　联合应用两种反转录酶抑制剂和一种蛋白酶抑制剂的疗法。

3.HIV感染的早期治疗可减缓免疫功能的衰退。

(二)支持疗法

改善AIDS患者的进行性消耗。

(三)免疫调节剂

常用的有白细胞介素2(IL-2)、胸腺肽、异丙肌苷、香菇多糖及T-肽等。亦有胸腺移植、骨髓移植等。

(四)机会性感染的防治

1.弓形虫病　联用乙胺嘧啶和磺胺嘧啶。

2.隐球菌性脑膜炎　给予两性霉素B或氟康唑。

3.巨细胞病毒肺炎或视网膜炎　给予更昔洛韦或膦甲酸。

4.卡氏肺囊虫肺炎　常给予复方磺胺甲基异噁唑或戊烷脒。

(五)卡波西肉瘤

冷冻或电干燥法、激光和红外线凝固治疗，手术切除。肿瘤对放疗和化疗敏感，给予600～900cGy单剂放疗。小于1cm的皮损对皮损内注射化疗药物有效。泛发性皮损，常用单一的长春新碱、博来霉素、多柔比星或依托泊苷化疗。

（六）抗反转录病毒联合治疗

已批准生产的有三大类共 14 种化学治疗药物。包括 5 种核苷类反转录酶抑制剂（NRT1）、3 种非核苷类反转录酶抑制剂（N-NRT1）及 6 种蛋白酶抑制剂（PI）：齐多夫定（ZDV，AZT）、去羟肌苷（ddI）、扎西他滨（ddC）、司坦夫定（d4T）、拉米夫定（3TC）、奈韦拉平、台拉韦定 delavirdine（DLV）、efavirenz、英地那韦（IDV）、里托那韦（RTV）、沙奎那韦（SAQ）、fortovase、奈费那韦（NVP）、amprenavir。

【预防】

（一）特异性预防

1.依据 CD4$^+$ 淋巴细胞减少（$<0.2\times10^9$/L），给予一定的投药。

2.阻断母婴传播：CD4$^+$T 淋巴细胞$>0.2\times10^9$/L 的艾滋病孕妇，用 AZT 于产前、产程内及婴儿治疗，有一定的保护效果。新近使用奈韦拉平于孕妇分娩时服用 200mg，新生儿 2mg/kg，可达到预防效果。

3.被污染针头刺伤者，在 2 小时内用 AZT 治疗，疗程 4～6 周；或尽早或在 72 小时内用 2～3 种药物联合治疗 1 个月。

（二）综合预防

1.宣传艾滋病的预防知识，阻断传播途径。

2.禁止静脉药瘾者共用注射器、针头。

3.使用进口血液、血液成分及血液制品时，须经 HIV 检测。

4.血液、器官、组织及精液捐献者应做 HIV 检测。

5.提倡使用避孕套（使 HIV 传播率降低 70％～80％），但非绝对安全。

6.HIV 感染者应避免妊娠，所生婴儿应避免母乳喂养。

7.不共用剃须刀、牙刷等。

8.医疗人员接触 HIV/AIDS 者的血液、体液时应注意防护。

（高晓芬）

第四篇　妇儿急症

第二十四章　妇儿急症

第一节　痛经

痛经指妇女经期前后或行经期间,出现周期性小腹疼痛,或痛引腰骶,甚至剧痛晕厥者,严重者影响日常生活。中医亦称"经行腹痛"。现代医学将痛经分为原发性和继发性两种。经过详细妇科临床检查未能发现盆腔器官有明显异常者,称原发性痛经,也称功能性痛经。继发性痛经则指生殖器官有明显病变者,如子宫内膜异位症、盆腔炎、宫颈狭窄等。本节所称的痛经是指原发性痛经。

一、病因病机

本病的发生与冲任、胞宫的周期性生理变化密切相关。急性发作的核心病机在于邪气内伏或精血素亏,更值经期前后冲任二脉气血的生理变化急骤,导致胞宫的气血运行不畅,"不通则痛"。

1.气滞血瘀　素性抑郁,或忿怒伤肝,肝郁气滞,气滞血瘀,或经期产后,余血内留,蓄而成瘀,瘀滞冲任,血行不畅,经前经时气血下注冲任,胞脉气血更加壅滞,"不通则痛",故使痛经。

2寒凝血瘀　经期产后,感受寒邪,或过食寒凉生冷,寒客冲任,与血搏结,以致气血凝滞不畅,经前经时气血下注冲任,胞脉气血更加壅滞,"不通则痛",故使痛经。

3.湿热蕴结　素有湿热内蕴,或经期产后,感受湿热之邪,与血搏结,稽留于冲任、胞宫,以致气血凝滞不畅,经行之际,气血下注冲任,胞脉气血更加壅滞,"不通则痛",故使痛经。

二、诊断与鉴别诊断

(一)诊断

1.临床症状　经期或行经前后出现周期性小腹疼痛,或痛引腰骶,甚至剧痛晕厥,腹痛多发生在经前1~2天,行经第一天较剧,可呈阵发性痉挛性疼痛或胀痛,严重者可放射到腰骶部、肛门、阴道,甚至出现面色苍白、出冷汗、手足发凉等晕厥之象。

2.体征　原发性痛经妇科检查多无明显阳性体征;若盆腔内有粘连、包块、结节或增厚者,可能是盆腔炎症、子宫内膜异位症等所致。一般不伴有腹肌紧张或反跳痛。

3.辅助检查　B超可判断有无盆腔炎、子宫肿瘤、子宫内膜异传病变等;宫腔镜检查可判断有无宫腔粘连,可发现刮宫时遗漏的细小病灶,如小肌瘤、息肉、溃疡等,而提供有价值的诊断依据;腹腔镜检查是诊子宫内膜异位症的最佳诊断方法;子宫输卵管造影检查亦有助于明确痛经原因。这些辅助检查有助于明确痛经原因,区别诊断原发性痛经和继发性痛经。

(二)鉴别诊断

1.卵巢囊肿蒂扭转　　多有卵巢囊肿病史;腹痛与月经周期无密切相关性,多与体位的突然变化有关;妇科检查扪及有压痛性的肿块;B超检查有助于诊断及鉴别诊断。

2.异位妊娠　　有停经史,多伴有阴道出血,多有突发性一侧少腹撕裂样疼痛,行尿妊娠试验、B超检查、后穹隆穿刺检在可资鉴别。

3.急淋腹痛　　与月经周期无明显相关性,多有尿频、尿急、尿痛,查尿常规有白细胞增多,也可见红细胞。尿道分泌物涂片检查可帮助鉴别诊断。

4.肠痈　　转移性右腹疼痛,压痛点常位于麦氏点,可有腹膜刺激症状、右下腹包块形成;血常规检查可见白细胞及中性粒细胞增多;行腹部平片、B超检查有助于鉴别诊断。

三、治疗

因病经病位在子宫、冲任,变化在气血,故治疗以调理子宫、冲任气血为上。治疗经期重在调血止痛以治标,及时控制、缓减疼痛,平时辨证求因而治本。对于痛经急症,应本着"急则治其标"的原则以缓急止痛为大法,积极缓解疼痛。

(一)急救处理

1.针刺治疗

(1)气滞血瘀证:可取气海、太冲、三阴交、内关等穴。

(2)湿热瘀阻:可取次髎、阴陵泉等穴。

(3)寒凝血瘀:可取中极、水道、地机等穴。

2.中成药　　田七痛经胶囊、元胡止痛片、少腹逐瘀颗粒等。

3.穴位贴敷　　麝香痛经膏穴位外贴,取气海、子宫、三阴交或腹部痛点敷贴,1～3天更换1次。

(二)分证论治

1.气滞血瘀证

症状:每于经前一两天或经期小腹胀痛,拒按,或伴胸胁、乳房胀,或经量少,或经行不畅,经色紫暗有块,血块排出后痛减,经净疼痛消失。舌质紫暗或有瘀点,脉弦或弦滑。

治法:理气行滞,化瘀止痛。

方药:膈下逐瘀汤加减,药用当归、川芎、赤芍、桃仁、红花、枳壳、延胡索、五灵脂、牡丹皮、乌药、香附、甘草等。

2.寒凝血瘀证

症状:经前数日或经期小腹冷痛,得热痛减,按之痛甚,经量少或月经推后,经色黯黑有块,肢冷畏寒,面色青白。舌暗苔白,脉沉紧。

治法:温经散寒,化瘀止痛。

方药:少腹逐瘀汤加减,药用小茴香、干姜、延胡索、没药、当归、川芎、肉桂、赤芍、蒲黄、五灵脂等。

3.湿热瘀阻证

症状:经前小腹疼痛拒按,有灼热感,或伴腰骶疼痛;平时小腹时痛,经期疼痛加剧。低热起伏,经色暗红,质稠有块,带下黄稠,小便短黄。舌红,苔黄而腻,脉弦数或濡数。

治法:清热除湿,化瘀止痛。

方药:清热调血汤加减,可用牡丹皮、黄连、生地黄、当归、白芍、川芎、红花、桃仁、莪术、香附、延胡索等。

四、调护

1.注意经期卫生。

2.经期注意保暖,避免受寒。

3.调畅情志,保持精神愉快。

4.不可过用寒凉、滋腻的药物,勿吃生冷、辛辣食物。

（郑　平）

第二节　崩漏

崩漏是指经血非时而下,或暴下不止,或淋沥不尽。崩漏是月经周期、经期、经量严重紊乱的月经病。依据出血越多少及病势急缓的不同又分称为崩漏,前者出血量多且势急,又称崩中、血崩、经崩等,后者出血量少而势缓,又称漏下、血漏、经漏等。临床上崩与漏可单独出现,亦常交替出现,二者病因病机相同,故临床统称崩漏。本病为临床常见疑难急重之症,尤其崩中,如不及时诊治,将可能出现出血性休克而危及生命。

现代医学的无排卵性功能失调性子宫出血可参照本节内容辨证论治。

一、病因病机

1.肾虚　先天肾气不足,少女肾气稚弱,更年期肾气渐衰,或早婚多产,房事不节,损伤肾气。若耗伤精血,则肾阴虚损,阴虚内热,热伏冲任,迫血妄行,以致经血非时而下;或命门火衰,肾阴虚损,封藏失职,冲任不同,不能制约经血,亦致经血非时而下,遂成崩漏。

2.脾虚　忧思过度,饮食劳倦,损伤脾气,中气下陷,冲任不同,血失统摄,非时而下,遂致崩漏。

3.血热　素体阳盛,或情志不遂,肝郁化火,或感受热邪,或过食辛辣助阳之品,火热内盛,热伤冲任,迫血妄行,非时而下,遂致崩漏。

4.血瘀　七情内伤,气滞血瘀,或感受寒热之邪,寒凝或热灼致瘀,按阻冲任,血不循经,非时而下,发为崩漏。

二、诊断与鉴别诊断

（一）诊断

1.病史注意患者的年龄、月经史、婚育史及避孕措施;有无饮食失节、生活失度、精神紧张等影响正常月经的因素;有无全身相关疾病史。了解发病时间、病程经过及以往治疗经过,有无激素类药物使用史。

2.症状:本病的特点是月经周期紊乱,经期长短不一,经量多少不定。有时停经数月,然后暴下不止或淋沥不尽;出血或量多,或淋沥不止;或先骤然暴下,继而淋沥不断,或先淋沥不断,又忽然暴下;或出血数月不休。出血量多或时间长时,常继发贫血,大量出血可导致休克。

3.检查

(1)妇科检查:出血来自子宫腔,排除生殖器官器质性病变,无妊娠征象。

(2)辅助检查:根据情况选择诊断性刮宫、超声检查、宫腔镜检查、基础体温测定、激素测定、宫颈细胞学检查、妊娠试验等,排除生殖器肿瘤和炎症、全身性疾病或异常妊娠引起的阴道不规则出血。还应检测血细胞计数及血细胞比容以了解贫血程度,检测血小板计数、出凝血时间、凝血酶原时间、活化部分凝血酶原时间等以了解凝血功能。

(二)鉴别诊断

1.出血性妊娠病　崩漏应与胎漏、胎动不安、异位妊娠、畸胎等妊娠出血性疾病鉴别,妊娠病患者均有停经史和早孕反应,尿妊娠试验阳性,B超检查可明确诊断。

2.产后恶露不绝　发病时间在产后,与崩漏明显不同。

3.肿瘤　临床表现为类似崩漏的不规则阴道出血,通过妇科检查、B超或MRI检查、肿瘤标志物测定、诊断性刮宫及病灶活组织检查等可明确鉴别。

4.炎症　子宫内膜炎、子宫内膜息肉、宫颈息肉、盆腔炎等疾病引起的出血表现类似漏血病,通过妇科检查、诊断性刮宫或宫腔镜检查可明确诊断。

5.外伤　出血有外伤史,通过妇科检查可鉴别诊断。

6.血液病　再生障碍性贫血、血小板减少性紫癜等血液系统疾病也可在月经期或阴道异常出血时导致暴下流血或淋沥不止,通过血液分析、凝血子检测或骨髓细胞学检查不难鉴别。

三、治疗

崩漏的治疗,应根据发病的缓急和出血的久暂,以及出血期还是非出血期,本着"急则治其标,缓则治其本"的原则,灵活掌握和运用"塞流、澄源、复旧"的治崩三法。

塞流:即止血,用于暴崩之际,塞流止血以防脱。常采用独参汤或生脉散,补气摄血止崩。若暴崩如注,肢冷汗出,昏厥,不省人事,脉微欲绝者,为气随血脱之危急证候,治宜回阳救逆,益气固脱,急投参附汤。

澄源:即正本清源,亦是求因治本,是治疗崩漏的重要阶段。一般用于出血减缓后。

复旧:即固本善后,是巩固崩漏治疗的重要阶段,用于血止后恢复健康,调整月经周期或促排卵。可采用补虚、清热、化瘀、治肾、治脾、治肝以及中药周期疗法。在治疗崩漏的过程中,塞流、澄源、复旧虽然各有侧重,但不能截然分开,当始终不离辨证论治这一宗旨。

(一)急救处理

崩漏患者经血暴崩不止或淋沥日久不净,多有继发性贫血,甚至可导致失血性休克而危及生命,放出血期治疗上以止血为首要目的,同时给予补血治疗(包括病重患者的输血)。血止后根据年龄和有无生育要求而采取相应的治疗措施,对于青春期功血以调整月经周期为主,育龄期有生育要求者以调经促排卵为主要目的,更年期患者则以调经、减少经量、防止子宫内膜病变为治疗原则。崩漏出血期的急救处理主要有以下几种方法。

1.药物治疗 根据出血量选择合适的制剂和用法用量。对少量出血者,使用最低有效量性激素,以减少药物副反应。对大量出血者,要求性激素治疗8h内见效,24～48h内出血基本停止。若96h以上出血仍不停止,应考虑更改功能性子宫出血的诊断。

(1)联合用药。性激素联合用药比单一用药的止血效果好。口服避孕药对治疗青春期和育龄期无排卵性功血常常有效。出血量不多、轻度贫血的青春期和育龄期功血患者,可于月经第1d起口服复方低剂量避孕药共21d,停药7d,28d为1周期,连续3～6个周期。急性大出血,但病情较稳定者,可用复方单相口服避孕药,每6～8h 1片,血止后每3d递减1/3量直至维持量(每日1片),共21d停药。也可在雌孕激素联合的基础上加用雄激素,以加速止血,如三合激素(黄体酮12.5mg,苯甲酸雌二醇1.25mg,睾酮25mg肌注,每8～12h 1次,血止后逐渐递减(每3d减量一次)至维持量,共21d停药。

(2)雌激素。应用大剂量雌激素可迅速使子宫内膜生长,短期内修复创面以止血,适用于急性大出血时。口服结合雌激素2.5mg,每4～6h 1次,出血后每3d递减1/3量直至维持量(1.25mg,每日1次)。也可用苯甲酸雌二醇肌注,从血止日期算起第21d停药。大剂量雌激素疗法对有血液高凝状态或血栓性疾病史的患者应禁用。

间断性少量长期出血者的雌激素水平较低,应用雌激素治疗效果也很好。多采用生理替代剂量,如结合雌激素1.25mg,每日1次,共21d,最后7～10d应加用孕激素,如醋酸甲羟孕酮10mg,每日1次,但需注意停药后出血量会较多,一般7d发生血止。

(3)孕激素。孕激素的止血机制是使雌激素作用下持续增生的子宫内膜转化为分泌期,以达止血效果。停药后子宫内膜脱落较完全,可起到药物性刮宫作用。适用于体内已有一定雌激素水平的功血患者。合成孕激素分两类,常用17-羟孕酮衍生物(醋酸甲羟孕酮、甲地孕酮)和19-去甲基睾酮衍生物(炔诺酮等)。以炔诺酮治疗出血较多的功血为例,首剂量5mg,每8h 1次,2～3d血止后每隔3d递减1/3量,直至维持量每日2.5～5mg,持续血止后21d停药,停药后3～7d发生撤药性出血。

(4)雄激素。雄激素有拮抗雌激素、增强子宫平滑肌及子宫血管张力的作用,减轻盆腔充血而减少出血量。适用于绝经过渡期功血。大量出血时需联合雌孕激素应用。

(5)其他。非甾体类抗炎药和其他止血药可作为减少出血量的辅助用药,但不能单独使用而赖以止血。

2.手术治疗

(1)诊断性刮宫。用手术方法将增生过厚的子宫内膜基本刮除干净而止血,效果迅速。刮取的内膜行病理检测,可鉴别有恶性病变。适用于病程较长的已婚育龄期或绝经过渡期患者。对未婚而中西药物治疗无效的严重患者,经其父母和家人知情同意后方可施行。

(2)子宫内膜切除术。是指用物理方法(如气化、消融或切除)破坏子宫内膜的功能层、基底层,使子宫内膜不能再生,从而达到人为绝经的目的。主要适用于经量多的绝经过渡期功血和经激素治疗无效且无生育要求的育龄期功血患者。术前应先行子宫内膜病理检查以排除子宫内膜癌。可手术前1个月口服达那唑600mg,每日1次,以减少所切除的组织量,增加手术安全性。手术方法主要有电环切和滚球电极施术的子宫内膜切除术、激光子宫内膜切除术、微波子宫内膜切除术、热水囊子宫内膜切除术、热盐水宫腔循环灌注子宫内膜切除术、射频子宫内膜切除术、低温冷冻子宫内膜切除术等。

(3)子宫切除术。患者经各种治疗效果不佳,并了解了所有治疗出血的可行方法后,由患者及家属知情选择接受子宫切除术。

（二）分证论治

在出血期，治疗以塞流止血为主。崩漏止血后的治疗是治愈本病的关键。血止后，还须进一步治疗，否则经血如无堤之水，不日即可复泛。在非出血期，治疗以复旧为主，结合澄源。本节主要介绍出血期救治方法。

1.脾虚证

症状：经血非时暴下不止，或淋沥日久不尽，血色淡，质稀薄，面色㿠白，神疲气短，或面浮肢肿，小腹空坠，纳呆便溏。舌质淡胖，苔白，脉沉弱。

治法：补气摄血，固经止崩。

方药：固本止崩汤加减，药用熟地、白术、黄芪、当归、炮姜、人参等。

2.肾虚证

（1）肾气虚证

症状：出血量多势急，或淋沥日久不净，或由崩而漏、由漏而崩反复发作，经色淡红或淡暗，质稀薄，面色晦暗，眼眶暗，腰脊酸软，小便清长。舌淡暗，苔白润，脉沉弱。

治法：补益肾气，固经止血。

方药：固阴煎加减，药用人参、熟地、炒山药、山茱萸、远志、炙甘草、五味子、菟丝子等。

（2）肾阴虚证

症状：经乱无期，出血量少，淋沥累月不尽，或停闭数月后突然暴崩下血，经色鲜红，质稍稠，头晕耳鸣，腰膝酸软，五心烦热，夜寐不宁。舌红少苔，脉细数。

治法：滋肾益阴，固经止血。

方药：左归丸合二至丸加减，药用熟地、炒山药、枸杞子、山茱萸、川牛膝、菟丝子、鹿角胶、龟板胶、女贞子、旱莲草等。

（3）肾阳虚证

症状：经乱无期，出血量多，或淋沥不尽，或停经数月后又暴下不止，血色淡红或淡暗，质稀，肢冷恶寒，腰膝酸软，肢肿便溏。舌淡暗，苔白润，脉沉细无力。

治法：温肾益气，固经止血。

方药：右归丸加减，药用熟地、炒山药、山茱萸、枸杞子、鹿角胶、菟丝子、炒杜仲、当归、制附子等。

3.血热证

（1）虚热证

症状：经来无期，量少淋漓不尽，或量多势急，血色鲜红，面颊潮红，五心烦热，夜寐不宁，口干咽燥，便结。舌红少苔，脉细数。

治法：养阴清热，固经止血。

方药：保阴煎加减，药用生地、熟地、芍药、山药、续断、黄芩、黄柏、甘草、五味子、旱莲草等。

（2）实热证

症状：经来无期，经血或暴下如注，或淋沥日久难止，血色深红，质稠，口渴烦热，尿黄便结。舌红苔黄，脉滑数。

治法：清热凉血，固经止崩。

方药：清热固经汤加减，药用黄芩、栀子、生地、地骨皮、地榆、藕节、阿胶、陈棕炭、龟板、牡蛎、生甘草等。

4.血瘀证

症状:经血非时而下,量时多时少,时出时止,或淋沥不断,或停闭数月又突然崩中,经色暗或有血块,小腹疼痛。舌质紫暗或边尖有瘀点,脉弦细或涩。

治法:活血化瘀,固经止血。

方药:逐瘀止血汤加减,药用生地、大黄、赤芍、牡丹皮、当归、枳壳、龟板、桃仁等。

四、调护

1.重视个人卫生与经期防护,注意避孕与计划生育,减少感染机会和宫腔手术操作,尽量避免冲任或胞宫损伤。

2.早期发现和早期治疗各种出血性月经失调,如月经先期、月经过多、经期延长或经间期出血,防止病情加重,发展为崩漏。

3.加强个人修养,保持心情舒畅,培养良好的心态,正确对待情绪变化,及时调整。一旦发病,不可忽视而延误病情,也不可讳疾忌医。

4.调节饮食,劳逸适度,房事有节,锻炼身体,增强抗病能力。

(郑　平)

第三节　异位妊娠

受精卵在子宫体腔以外着床称异位妊娠,习称宫外孕。异位妊娠依受精卵在子宫体腔外种植部位不同而分为输卵管妊娠、卵巢妊娠、腹腔妊娠、阔韧带妊娠、宫颈妊娠。此外,子宫残角妊娠临床表现与异位妊娠类似。

中医古籍中未见有异位妊娠的病名记载,但在"妊娠腹痛"、"胎动不安"、"胎漏"、"癥瘕"等病证中有类似症状的描述。

异位妊娠是妇产科常见的急腹症之一,发病率约为1/100,是孕产妇的主要死亡原因之一。其中以输卵管妊娠最常见,占95%左右。本节以此为例叙述。输卵管妊娠破裂后,可造成急性腹腔内出血,发病急,治疗不及时或处理不当,可危及生命。

一、病因病机

其病因与少腹宿有瘀滞,冲任不畅,或先天肾气不足等有关。由于孕卵未能移行胞宫,在输卵管内发育,以致胀破脉络,阴血内溢于少腹,发生血瘀、血虚、厥脱等一系列证候。

1.气虚血瘀　素禀肾气不足,或早婚、房事不节,损伤肾气,或素体虚弱,饮食劳倦伤脾,中气不足,气虚运血无力,血行瘀滞,以致孕卵不能及时运达胞宫,而成异位妊娠。

2.气滞血瘀　素体抑郁,或忿怒过度,气滞而致血瘀,或经期产后,余血未尽,不禁房事,或感染邪毒,以致血瘀气滞,气滞血瘀,胞脉不畅,孕卵阻滞,不能运达胞官,而成异位妊娠。

二、诊断与鉴别诊断

(一)诊断

1.症状

(1)停经:除输卵管间质部妊娠停经时间较长外,多有 6～8 周停经史。有 20%～30%患者无停经史,将异位妊娠时出现的不规则阴道流血误认为月经,或由于月经过期仅数日而不认为是停经。

(2)腹痛:是输卵管妊娠患者的主要症状。在输卵管妊娠发生流产或破裂之前,由于胚胎在输卵管内逐渐增多,常表现为一侧下腹部隐痛或酸胀感。当发生输卵管妊娠流产或破裂时,突感一侧腹部撕裂样疼痛,常伴有恶心、呕吐。若血液局限性病变,主要表现为腹部疼痛,当血液积聚于直肠子宫凹陷处时,可出现肛门坠胀感。随着血液由腹部流向全腹,疼痛逐渐由腹向全腹扩散,血液刺激膈肌,可引起肩胛部放射性疼痛及胸部疼痛。

(3)阴道流血:胚胎死后,常有不规则阴道流血,色暗红或深褐,量少呈点滴状,不超过月经量,少数患者阴道流血量较多,类似月经。阴道流血可伴有蜕膜管型或蜕膜碎片排出,系子宫内膜剥离所致。

(4)晕厥与休克:由于腹腔内出血及剧烈腹痛,轻者出现晕厥,严重者出现失血性休克。出血量越多越快,症状出现越迅速越严重,但与阴道流血量不成正比。

2.体征

(1)一般情况:腹腔内出血较多时,患者呈贫血貌。可出现面色苍白、脉快而细弱、血压下降等休克表现。通常体温正常,休克时体温略低,腹腔内血液吸收时体温略升高,但不超过 38℃。

(2)腹部检查:下腹有明显压痛及反跳痛,尤以患侧为著,但腹肌紧张轻微出血较多时,叩诊有移动性浊音。有些患者下腹可触及包块,若反复出血并积聚,包块可不断增大变硬。

(3)盆腔检查:阴道内常有来自宫腔的少许血液。输卵管妊娠未发生流产或破裂者,除子宫略大较软外,仔细检查可触及胀大的输卵管及轻度压痛。输卵管妊娠流产或破裂者,阴道后穹隆饱满,有触痛。将宫颈轻轻上抬或向左右摆动时引起剧烈疼痛,称为宫颈举痛或摇摆痛,此为输卵管妊娠的主要体征之一,是因加重对腹膜的刺激所致。内出血多时,检查子宫有漂浮感。子宫一侧或其后方可触及肿块,其大小、形状、质地常有变化,边界多不清楚,触痛明显。病变持续较久时,肿块机化变硬,边界亦渐清楚。输卵管间质部妊娠时,子宫大小与停经月份基本相符,但子宫不对称,一侧角部突出,破裂所致的征象子宫破裂相似。

3.辅助检查

(1)HCG 测定:β-HCG 测定是早期诊断异位妊娠的重要方法。由于异位妊娠时,患者体内 HCG 水平较宫内妊娠低,需采灵敏度高的放射免疫法测定血 β-HCG 该方法可进行性定量测定,对保守治疗的效果评价具有重要意义。

(2)超声波诊断:B 型超声波显像对诊断异位妊娠有帮助。异位妊娠的声像图特点:宫腔内空虚,宫腔外出现低回声区,其内探及胚芽及原始心管搏动,可确诊异位妊娠。由于子宫内有时可见到似妊娠膜(蜕膜管型与血液形成),有时被误认为宫内妊娠。

(3)阴道后穹隆穿刺:是一种简单可靠的诊断方法,适用于疑有腹腔内出血的患者。腹腔内出血最易积聚于直肠子宫陷凹,即使出血量不多,也能经阴道后穹隆穿刺抽出血液。抽出暗红色不凝血液,说明有血腹症存在。陈旧性宫外孕时,可抽出小块或不凝固的陈旧性血液。若穿刺针头误入静脉,则血液较红,将标本放置 10min 左右即可凝结。无内出血、内出血量很少、血肿位置较高或直肠子宫陷凹有粘连时,可能抽不出血液,因而阴道后穹隆穿刺阴性不能否定输卵管妊娠存在。

(4)腹腔镜检查:目前该检查不仅作为异位妊娠诊断的最佳方法,而且可在确定诊断的情况下治疗。适用于原因不明的急腹症鉴别及输卵管妊娠尚未破裂或流产的早期。大量腹腔内出血或伴有休克者,禁做腹腔镜检查。早期异位妊娠患者,腹腔镜下可见一侧输卵管肿大,表面紫蓝色,腹腔内无出血或少量出血。

(5)子宫内膜病理检查:目前很少依靠诊断性刮宫以助诊断,诊刮仅适用于阴道流血较多患者,目的在于排除同时合并宫内妊娠流产。将宫腔排出物或刮出物做病理检查,切片中见到绒毛,可诊断为宫内妊娠,仅见蜕膜未见绒毛有助于异位妊娠诊断。

(二)鉴别诊断

1.宫内妊娠流产　多有停经史,中央一阵下腹部坠痛,腰酸,少量阴道出血。难免流产时下腹阵发性疼痛,坠胀感、腰酸痛均加重,妇科查子宫增大与孕月相符。难免流产时宫口开,可有胚胎组织堵塞。HCG阳性,盆腔B超提示宫内见妊娠囊。

2.黄体破裂　多发生于排卵后期,腹部一侧突发性疼痛,有压痛及反跳痛,内出血多时可有腹胀及移动性浊音,并可出现休克表现。妇科检查子宫大小正常,后穹隆饱满,一侧附件压痛,无肿块扣及,后穹隆穿刺或腹腔穿刺可抽出小凝血。HCG阴性,血色素下降。

3.卵巢囊肿蒂扭转　多有卵巢囊肿史,常于体位改,变时下腹一侧突然发生剧烈疼痛,甚者痛至晕厥,伴恶心呕吐、体温升高。腹部可扣及包块,有压痛,腹肌较紧张。妇科检查有宫颈举痛,卵巢肿块边缘清晰,蒂部触痛明显。HCG阴性,血色素正常,白细胞增高,B超提示附件包块。

4.急性盆腔炎　无停经史,下腹疼痛,多为双侧,伴发热,阴道分泌物增多,有异味,或阴道少量出血,有腹膜炎时有压痛和反跳痛,移动性浊音阴性。妇科检查宫颈举摇痛,子宫大小正常,压痛,附件增厚或增粗,可扣及痛性包块。后穹隆穿刺可抽出脓液,HCG阴性,血色素正常,白细胞增高。

5.急性阑尾炎　无停经史,右下腹持续性疼痛,多由上腹部转移右下腹,伴恶心呕吐。右下腹压痛、反跳痛明显,有肌紧张,妇科检查出子宫、附件无异常,形成腹膜炎时有压痛。HCG阴性,血色素正常,白细胞增高。

三、治疗

中医学认为异位妊娠主要是血瘀少腹实证,治疗始终以活血化瘀为主。辨证治疗的重点是动态观察治疗,尤以判断胚胎死活最为重要,可以参考HCG水平的升降、B超动态观察附件包块的大小和是否有胎心搏动,结合早孕反应和阴道流血情况等来判断。并在有输血、输液及手术准备的条件下进行服药治疗。

(一)急救处理

异位妊娠已破损型的属急危重症,其典型症状是突发性腹剧痛,伴肛门下坠感,面色苍白,四肢厥冷,或冷汗淋漓,恶心呕吐,血压下降或不稳定,有时烦躁不安,脉微欲绝或细数无力,并有腹部及妇科检查体征。临床处理如下:

1.患者平卧,立即测血压、脉搏、呼吸、体温,观察患者神志变化。

2.急查血常规、血型,交叉配血,备血。

3.立即予吸氧、输液,必要时输血。

4.有条件者可同时服用参附汤回阳救逆,或服用生脉散合宫外孕Ⅰ号方(赤芍、丹参、桃仁)以益气回脱,活血化瘀。

5.若腹腔内出血多,或经以上处理休克仍不能纠正者,应立即手术治疗。

（二）分证论治

1.未破损期

症状:患者可有停经史及早孕反应,或有一侧下腹疼痛,或阴道出血淋沥。立应科检查及触及一侧附件有软性包块、压痛,妊娠试验阳性或弱阳性。舌淡红,苔薄白,脉弦滑。

治法:活血化瘀,消癥杀胚。

方药:宫外孕Ⅱ号方加减,药用丹参、赤芍、桃仁、三棱、莪术等。可同时使用天花粉针剂(用前注意皮试),以提高杀胚效果。氨甲蝶呤(MTX)、5-氟尿嘧啶(5-FU)、米非司酮也应用于异位妊娠的杀胚治疗。

2.已破损期指输卵管妊娠流产或破裂者

(1)休克型:指输卵管妊娠破损后引起急性大量出血有休克征象者。

症状:突发性下腹剧痛,肛门下坠感,面色苍白,四肢厥冷,或冷汗淋漓,恶心呕吐,血压下降或不稳定,有时烦躁不安,并有腹部及妇科检查体征。脉微欲绝或细数无力。

治法:回阳救脱,活血祛瘀。

方药:生脉散合宫外孕Ⅰ号方加减。药用人参、麦冬、五味子、赤芍、丹参、桃仁等。

对于休克患者应立即给予输液、输血等治疗,配合中药积极抢救。

(2)不稳定型:输卵管妊娠破裂后时间不长,病情不稳定,有再次发生内出血的可能。

症状:腹痛拒按,腹部有压痛及反跳痛,但逐步减轻,可触及界限不清的包块,时有少量出血,或头晕神疲,血压平稳。舌淡红或舌质淡,苔薄白,脉细缓。

治法:活血祛瘀。

方药:宫外孕Ⅰ号方加减,药用赤芍、丹参、桃仁、党参、黄芪等。

(3)包块型:输卵管妊娠破裂时间已久,腹腔内血液已形成血肿包块,即陈旧性宫外孕。

症状:腹腔血肿包块形成,腹痛逐步减轻,可有下腹坠胀或便意感,阴道出血逐渐停止。舌质暗,脉细涩。

治法:活血化瘀,消癥散结。

方药:宫外孕Ⅱ号方加减,药用赤芍、丹参、桃仁、三棱、莪术等。

若包块较硬者,可加穿山甲、牛膝以加强消癥散结之功;身体虚弱者加黄芪、党参扶正祛邪;若瘀血化热出现低热者,加丹皮、龟板、地骨皮以化瘀清热。

四、调护

1.育龄期妇女应避孕,减少人工流产等手术机会,防止生殖器感染。

2.放置宫内避孕器、施行人工流产等宫腔操作时,要严格遵守操作规程,防止腔感染。

3.积极、彻底治疗子宫内膜异位症、生殖系统炎症、性传播疾病。

4.发现异位妊娠后,应绝对卧床休息,减少体位变动,勿增加腹压。尽量避免不必要的妇科检查,专人护理,密切观察病情变化。

（郑　平）

第四节 小儿心搏呼吸骤停

心搏、呼吸骤停是临床中最紧急的危重情况,需争分夺秒地实施心肺复苏。心肺复苏(CPR)是指在心跳呼吸骤停的情况下对患儿实施的心肺功能抢救措施,包括基本生命支持(PBLS),高级生命支持(PALS)和延续生命支持(PLS),使生命得以维持的技术和方法,是急救技术最重要而关键的组成部分。本病相当于中医猝死之病,猝者,突然也;死者,丧失活力。《素问·调经论》曰:"气复返则生,不返则死。"猝死是各种内外因素导致心脏受损,阴阳之气突然离决,气机不能复返,心搏接近停止跳动或刚刚停止跳动而表现为发病疾速,忽然神志散失,脉搏消失,呼吸微弱或绝,全身青紫,瞳仁散大,四肢厥冷等一系列临床病象的危重疾病。

一、病因与发病机制

引起小儿心搏呼吸骤停的原因与成人有所不同。成人以原发心脏病导致心律失常、心力衰竭为心搏骤停的首要原因。小儿则以进行性呼吸衰竭或休克为主,另外有很多其他病因,如低钙性喉痉挛、新生儿窒息、婴儿猝死综合征、先天代谢性疾病等成人不存在的因素。新生儿和婴儿死亡的主要原因是先天性畸形、早产的并发症和婴儿猝死症等。意外伤害逐渐成为导致年长儿童死亡的主要原因。

(一)呼吸骤停的原因

1.严重呼吸系统疾病 严重哮喘、喉炎、重症肺炎、肺透明膜病等。

2.急性气道梗阻 痰堵、气管异物、胃食管反流、哮喘持续状态、喉头水肿、喉痉挛、化学物质导致气道烧伤等。

3.意外伤害 溺水、胸外伤、双侧张力性气胸、药物中毒(安眠药、氰化物等)。

4.中枢神经系统疾病 颅内感染、肿瘤、脑水肿、脑疝、颅脑外伤等。

5.神经肌肉疾病 格林-巴利综合征、肌炎、肌无力、进行性肌营养不良等。

6.代谢性疾病 低钙血症、低血糖、甲状腺功能低下等。

(二)心搏骤停的原因

1.心血管不稳定 严重心律失常、心肌炎、心肌病、心力衰竭等。大出血导致严重低血压所致机体缺血缺氧、酸中毒,最终造成心脏骤停。

2.外伤及意外 电击、烧伤、颅脑外伤、药物中毒(氯化钾、洋地黄、灭鼠药等)。

3.电解质紊乱 高钾血症、低钾血症、低钙血症等。

(三)其他

某些临床诊疗操作能加重或触发心跳呼吸骤停,包括气道的吸引能引起低氧、肺泡萎陷及反射性心动过缓;不适当的拍背、翻身、吸痰等可使更多的分泌物溢出,阻塞气道;患儿气管插管发生阻塞或脱开;外科手术麻醉剂以及镇静剂和止咳药使用不当所致的呼吸抑制;各种临床操作如腰椎穿刺、心包穿刺、鼻胃管的放置、气管插管、心血管介入治疗操作等均可引起心跳呼吸骤停。

二、中医病因病机

中医认为本病因宗气外泄,心脏藏真逆乱外现,真气耗散;或邪实气机闭阻,升降否隔,气血暴不周流,阴阳偏竭不交,气机离决,神散而成。

三、临床表现

临床表现为突然昏迷,随即呼吸停止、面色发绀、瞳孔散大、对光反射消失、大动脉(颈动脉、股动脉、肱动脉)搏动消失、听诊心音消失、心电图检查呈等电位线、电机械分离或心室颤动等。

四、诊治要点

(一)西医诊断

根据临床表现确诊心跳呼吸骤停并不困难。一般患儿突然昏迷、大血管搏动消失即可诊断。在紧急情况下,若触诊不能确定有无大血管搏动(10秒内),可拟诊为心脏骤停,不必反复触摸脉搏或听心音,以免延误抢救时机。初生婴儿1分钟无自主呼吸即为复苏指征。

(二)中医辨证要点

突然神昏不语,气粗息涌,喉间痰鸣,或息微不调,或点头样呼吸,面色晦暗或面赤,口唇、爪甲暗红或青紫,四肢厥冷,大汗淋漓,脉虚极,或微,或伏不出,即可诊断为猝死。应立即进行心肺复苏,待自主循环恢复后,患者生命体征稳定,根据病史、发病原因、舌脉等进行辨证论治。

五、急救处理

对于心搏呼吸骤停,现场抢救十分必要,应争分夺秒地进行,争取在4分钟内进行PBLS,并在8分钟内进行PALS。

(一)儿童基本生命支持

尽早进行心肺复苏,迅速启动急救医疗服务系统。任何一个受过训练的医务人员或非医务人员都可以实施BLS,是自主循环恢复(ROSC)、挽救心跳呼吸骤停患者生命的基础。同时启动急救医疗服务系统,迅速将患儿送到能进行高级生命支持的医疗机构。

1.检查反应及呼吸　迅速评估环境对抢救者和患儿是否安全。评估患儿的反应性和呼吸(5~10秒之内做出判断),轻拍患儿双肩,大声问:"喂!你怎么了?"对于婴儿,轻拍足底。如患儿无反应,快速检查是否有呼吸,如没有自主呼吸,或呼吸不正常,应大声呼救,并启动急救医疗服务系统,获得自动体外除颤仪或手动除颤仪,准备开始进行CPR。

2.迅速启动急救医疗服务系统　如果有两个人参与急救,则一人在实施CPR的同时,另一人迅速启动急救医疗服务系统(EMS),如电话联系"120"或附近医院,获取自动体外除颤仪(AED)或手动除颤仪。如果只有一人实施CPR,则在实施5个循环的CPR(30:2的胸外按压和人工呼吸)后,联络EMS,获取AED或手动除颤仪,之后尽快恢复CPR,直至急救医务人员抵达或患儿开始自主呼吸。

3.评估脉搏　医务人员需在10秒之内触摸脉搏做出判断(婴儿触摸肱动脉、儿童触摸颈动脉或股动脉),如果10秒内无法确认触摸到脉搏或脉搏明显缓慢(<60次/分),需开始胸外按压。非医疗人员可不评估脉搏。有脉搏而没有正常呼吸者,给予人工呼吸,每3~5秒1次呼吸,或每分钟12~20次呼吸。

4.心肺复苏术　小儿CPR程序为C-A-B方法,即胸外按压(C)、开放气道(A)和建立呼吸(B)。新生儿心脏骤停主要为呼吸因素所致,其CPR程序可根据病因改为A-B-C方法。

(1)胸外心脏按压:将患儿放置于硬板床上以保证按压效果。对于新生儿或婴儿,单人使用双指按压法,将两手指置于双乳头连线下方按压胸骨;或使用双手环抱拇指按压法,双手围绕患儿胸部,四手指重叠位居后背,用双拇指按压胸骨下 1/3 处。对于儿童,可用单掌或双手按压胸骨下半部。单掌胸外按压时,一手固定患儿头部,另一手的手掌根部置于胸骨下半段,手掌根的长轴与胸骨的长轴一致。青少年同成人采用双手胸外按压,将手掌根部重叠置于胸骨中、下 1/3 处,十指相扣,下面手的手指抬起,手掌根部垂直按压胸骨下半部。操作者肘关节伸直,凭借体重,肩、臂之力垂直向患儿脊柱方向按压,注意不要按压到剑突和肋骨。按压深度至少为胸部前后径的 1/3(婴儿大约 4cm,儿童大约为 5cm),进入青春期后按压深度同成年人,为 5～6cm。按压频率为 100～120 次/分,每一次按压后让胸廓充分回弹以保障心脏血流的充盈。应保持胸外按压的连续性,尽量减少胸外按压的中断(少于 10 秒)。

(2)开放气道:窒息性心脏骤停常为低龄儿童的首要病因,故开放气道和实施有效的人工通气是儿童心肺复苏成功的关键措施之一。首先应清理口、咽、鼻分泌物、异物或呕吐物,可配合口、鼻等上气道吸引。多采用仰头抬颏法:用一只手的手掌外侧置于患儿前额,另一手的食指、中指将下颌上提,使下颌角与耳垂的连线和地面垂直,可防止舌根后坠阻塞咽部。疑有颈椎损伤者可使用托颌法:将双手放置在患儿头部两侧,握住下颌角向上托下颌,使头部后仰程度为下颌角与耳垂连线和地面呈 60°(儿童)或 30°(婴儿)。

(3)人工呼吸:口对口或口对口鼻人工呼吸。操作者先吸一口气,如患儿是 1 岁以下婴儿,可将嘴覆盖患儿口和鼻;如果是较大的婴儿或儿童,用口对口封住,拇指和食指紧捏住患儿的鼻子,保持其头后倾,将气吹入后可见患儿的胸廓抬起。停止吹气后,放开鼻孔,利用胸部及肺弹性回缩出现呼气动作排出肺内气体。注意吹气要均匀,每次通气持续约 1 秒钟,避免过度通气,同时避免用力过猛,以免肺泡破裂及胃胀气。

如果条件允许或是医院内的急救,应尽快采取球囊-面罩通气辅助呼吸的方法。球囊—面罩通气可采取"CE"方式进行:拇指和食指呈"C"字形将面罩紧紧扣在面部,中指、无名指、小指呈"E"字形向面罩方向托颌。常用的气囊通气装置为自膨胀气囊(婴儿和低龄儿童容积至少是 450～500mL,年长儿容积为 1000mL),可输入氧气,在氧气流量为 10L/min 时,递送的氧浓度为 30%～80%。配有贮氧装置的气囊可以提供 60%～95%高浓度氧气,氧气流量应维持在 10～15L/min。在上述操作时应观察患儿的胸廓起伏以了解辅助通气的效果。

(4)胸外按压与人工呼吸的比例:单人复苏婴儿和儿童时,在胸外按压 30 次和开放气道后,立即给予 2 次有效的人工呼吸,即胸外按压和人工呼吸比为 30∶2,若为双人复苏则为 15∶2。建立高级气道后,胸外按压持续不间断进行,频率为 100～120 次/分,呼吸频率为 10 次/分(即每 6 秒给予 1 次呼吸),注意避免过度通气。若有 2 名或 2 名以上施救者,于每 2 分钟交换操作,以防止胸外按压质量及效率降低。约两分钟评估一次脉搏,以决定是否继续行 CPR。

(5)除颤:在能够获取自动体外除颤器或手动除颤仪的条件下进行。提倡尽早除颤,1～8 岁儿童使用儿科剂量衰减型 AED,婴儿应首选手动型除颤仪,次选儿科剂量衰减型 AED,也可使用不带儿科剂量衰减器的 AED。初始除颤能量用 2J/kg,难治性室颤可增至 4J/kg,之后的能量可考虑 4J/kg 或更高,但不超过 10J/kg。除颤后应立即恢复 CPR,尽可能缩短电击前后的胸外按压中断时间(<10 秒),2 分钟后重新评估心跳节律。

(二)高级生命支持

PALS 为心肺复苏的第二阶段,在 PBLS 基础上应用辅助设备和特殊技术,对症处理复苏之后的症状等,以促进自主循环的恢复,稳定心肺功能,最大程度改善预后。包括建立血管通路、气管插管、机械通气、电除颤、心电监护、药物复苏及必要的记录。

1.气管插管　当需要持久通气,或面罩吸氧不能提供足够通气时,就需要用气管内插管代替面罩吸氧。

无囊气管导管和有囊气管导管均可用于婴儿和儿童。气管导管内径大小可根据患儿年龄进行选择。若用无囊气管导管(UETT),导管内径的选择为:<1岁3.5mm,1~2岁4mm,>2岁可用公式进行估算:[4+(年龄/4)]mm。若用有囊气管导管(CETT),导管内径的选择为:<1岁3mm,1~2岁3.5mm,>2岁可用公式进行估算:[3.5+(年龄/4)]mm。插管深度可用公式估算:2岁以上的计算公式为:[年龄(岁)/2+12]cm或[导管内径(mm)×3]cm;新生儿的计算公式为:[6+体重(kg)]cm;体重<750g的,仅需插入6cm。插管后可继续进行球囊加压通气,或连接人工呼吸机进行机械通气。

2.动态检测动脉血氧饱和度　供氧ROSC后,动态检测动脉血氧饱和度,应逐步调整供氧,以保证动脉血氧饱和度维持在正常目标值范围内,将其控制在≥94%,但低于100%。

3.机械通气　可有效提供肺泡通气,减少呼吸肌做功,改善低氧血症,以利于自主呼吸恢复。一般多采用间歇正压通气法,病情需要时可加用呼气末正压,以提高功能残气量,防止肺泡萎陷,减少肺内分流,避免高浓度氧吸入。患儿出现自主呼吸后,可根据其呼吸能力采取间歇指令通气、压力支持等方法逐步脱离机器。

4.给药途径　由于建立中心静脉通路耗时较多,周围静脉通路常为首选。若静脉通路(IV)不能迅速建立(>90秒),应建立骨内通路(IO)。骨内通路适用于任何年龄,是一种安全、可靠,并能快速建立的给药途径。如果静脉通路和骨内通路均未能及时建立,利用利多卡因、肾上腺素、阿托品、纳洛酮等脂溶性药物可经气管通路(ET)给药。气管内途径给药的药物最佳剂量尚未确定,一般是静脉剂量的5~10倍。如果在CPR过程中进行气管内给药,可短暂停止胸外按压后注入药物,用至少5mL的生理盐水冲洗气道,然后立即给予连续5次的正压通气。

5.药物治疗　药物治疗的主要作用包括抗心律失常、纠正休克、纠正电解质和酸碱失衡、维持心排血量和复苏后稳定等,有条件应尽快给予。常用急救药物有以下几种:

(1)肾上腺素:儿科患者最常见的心律失常是心脏停搏和心动过缓,肾上腺素有正性肌力和正性频率作用,能升高主动脉舒张压和冠状动脉灌注压。IV或IO给药剂量为0.01mg/kg,(1:10000溶液0.1mg/kg),最大剂量为1mg;ET给药剂量为0.1mg/kg,最大剂量为2.5mg;必要时间隔3~5分钟重复一次,注意不能与碱性液体于同一管道输注。

(2)胺碘酮:用于多种心律失常,尤其是室性心动过速,对于室颤,经CPR、2~3次电除颤、注射肾上腺素无效者,可使用胺碘酮。剂量为5mg/kg,IV或IO给药,可重复给药2次至总量达15mg/kg,单次最大剂量为300mg。

(3)利多卡因:用于复发性室性心动过速、室颤和频发性室性期前收缩。除颤无法纠正的室颤或无脉性室速,胺碘酮或利多卡因均可考虑使用。利多卡因经IV或IO途径给药,负荷剂量为1mg/kg,维持剂量为20~50μg/(kg·min)。

(4)碳酸氢钠:由于心脏骤停后出现的酸中毒多为呼吸性酸中毒合并高乳酸性代谢性酸中毒,因此不主张常规给予碳酸氢钠。心脏骤停或严重休克时,血气分析可能无法准确反映机体酸中毒的程度,碳酸氢钠过量使用可影响组织内氧的输送,引起低血钾、低血钙和高钠血症,降低室颤阈值,导致心肌功能不全。在抢救中毒、高钾血症所致的心脏骤停,以及较长时间心脏骤停时,需要使用碳酸氢钠。首次剂量为1mmol/kg,IV或IO缓慢注入。当自主循环建立及抗休克液体输入后,碳酸氢钠的用量可依血气分析的结果而定。

(5)阿托品:阿托品可提高心率,改善心动过缓,以往用于预防和治疗气管插管时刺激迷走神经所致的心动过缓、房室传导阻滞。然而最新国际指南并不支持危重婴儿和儿童在气管插管前常规使用阿托品,对于存在心动过缓高危风险(例如为便于插管而给予神经阻滞剂琥珀胆碱等)的病例,紧急气管插管可使用阿托品作为前期用药,仅适用于婴儿和儿童,IV 或 IO 剂量为 0.02mg/kg,ET 剂量为 0.04~0.06mg/kg,无最小剂量要求。

(6)葡萄糖:糖的给予在 CPR 时易被忽视。儿童糖原储备有限,当机体能量需要增加时,可导致低血糖,危重患儿应重视血糖浓度的监测。当发生低血糖时,应给予葡萄糖 0.5~1.0g/kg,IV 或 IO 给药。CPR 后常出现应激性高血糖,伴高血糖的患儿预后差,当血糖高于 10mmol/L 时要控制。

(7)钙剂:不作为常规应用药物,仅在已证实的低钙血症、钙拮抗剂过量、高镁血症或高钾血症时才给予钙剂。剂量为 10%葡萄糖酸钙 100~200mg/kg(1~2mL/kg)或 10%氯化钙 20mg/kg(0.2mL/kg),单次最大剂量为 2g。

(8)其他治疗:如纳洛酮、腺苷等,对复苏后患儿出现的低血压、心律失常、颅内高压等应分别给予预防及处理。

(三)延续生命支持

ROSC 后的患儿易出现脑缺氧、心律不齐、低血压、电解质紊乱、继发感染等情况,将患儿转运至具有心肺复苏系统治疗能力的医院或重症监护中心,明确导致心跳呼吸骤停的病因防止复发,控制体温以利于脑复苏,优化机械通气,减少肺损伤,降低多器官衰竭的风险,提供必要的复苏后康复训练等。复苏后的综合治疗需多学科联合,对提高患儿的生存率及生存质量均有重要意义。

六、中医治疗

(一)治疗原则

及早使用中医药治疗,以益气救阴、回阳固脱、涤痰开窍为法。复苏成功后以扶正祛邪,调理脏腑阴阳,恢复五脏元真为法。

(二)辨证论治

1.元阳暴脱证

主要证候:神志不清,面色苍白,四肢厥冷,舌质淡暗,脉微欲绝或伏而难寻,或六脉全无。

治法:回阳固脱。

方药:通脉四逆汤加减,或静脉滴注参附注射液。

2.气阴两脱证

主要证候:神昏不语,面白肢冷,大汗淋漓,尿少或无尿,舌质深红或淡,少苔,脉虚极,或微,或伏而不出。

治法:益气救阴。

方药:生脉散加减,或静脉滴注参麦注射液。

3.痰瘀蒙窍证

主要证候:神志恍惚,气粗息涌,喉间痰鸣,或息微不调,面晦暗或面赤,口唇、爪甲暗红,舌质隐青,苔厚浊或白或黄,脉沉实,或沉伏。

治法:豁痰化瘀,开窍醒神。

方药:菖蒲郁金汤,或静脉滴注醒脑静、血必净或清开灵注射液。

七、调护

1.保持气道通畅及氧气供给,保持静脉通路通畅。

2.病情监护，密切注意呼吸、脉搏、体温、血压、神志、瞳孔、舌脉、色泽、心电图、血气改变等，并做好相应记录。

3.调节水、电解质平衡及脂肪、蛋白质等营养物质平衡，注重预防性护理。

4.调节情志，保持情绪稳定，避免恼怒，加强食疗，防寒保暖，防止外邪入侵。

（霍敏俐）

第五节　急惊风

急惊风是由多种原因引起的临床以突然全身或局部肌肉抽搐为主要表现，常伴有神志不清的一种病证。急惊风来势急骤，临床以四肢抽搐，颈项强直，两目上视，高热不退，神志昏迷为特征。急惊风是儿科常见的急危重症，被古人列为儿科四大要证之一，来势凶猛，病情危急，常痰、热、惊、风四证俱备。古代多惊、痫并称，至宋代《太平圣惠方》，始将惊风与痫病区别开来，并创急惊风、慢惊风之病名。清代医家沈金鳌《幼科释谜·惊风》云："小儿之病，最重惟惊。"关于治疗，宋代钱乙《小儿药证直诀·脉证治法》从"心主惊，肝主风"立论，指出急惊风的病位在心肝，"小儿急惊者，本因热生于心……盖热甚则风生，风属肝，此阳盛阴虚也。"提出"急惊合凉泻"的治疗原则。清代儿科医家夏禹铸《幼科铁镜》中所述"热盛生风，风盛生痰，痰盛生惊"是对急惊风病机的精确概括。急惊风以5岁以下儿童发病率较高，其中因外感高热引起的惊厥在5岁以下儿童中发病率为2%～7%。小儿急惊风中30%以上因感冒高热所致。本病发病率高，四季皆有。

急惊风是一种症状，往往发生于许多疾病的过程，现代医学的高热惊厥、急性中毒性脑病、各种颅内感染引起的抽风均可参阅本节内容进行辨证论治。

一、病因病机

急惊风多见于外感热病，病因包括外感时邪、疫毒湿热、暴受惊恐等。病变部位主要在心、肝，病机围绕热、痰、惊、风的演变与转化。小儿外感时邪，易从热化，热盛生痰，热极生风，痰盛发惊，惊盛生风，则发为急惊风。

1.外感时邪，化热化火　小儿肌肤薄弱，腠理不密，极易感受六淫时邪，由表入里，邪气嚣张而壮烈，热极化火，引动肝风，出现高热神昏，抽风惊厥。

2.疫毒湿热，化火动风　饮食不洁，误食污秽或毒物，湿热秽毒，蕴结肠腑，壅塞不消，痰热内伏，气机不利，郁而化火，邪毒炽盛，上扰神明，内陷厥阴，引动肝风。

3.暴受惊恐，气机逆乱　小儿元气未充，神气怯弱，若乍闻异声，不慎跌仆，暴受惊恐，惊则气乱，恐则气下，致气机逆乱，神明受扰，心神不宁，惊惕不安，伤神失志，肝风内动。

二、诊断与鉴别诊断

（一）诊断

1.发病特点　突然发病，5岁以下幼儿多见，尤以3岁以下婴幼儿为多。常有感受时邪，或感受疫邪，或暴受惊恐史，或继发，久病虚衰。有明显的原发疾病，如感冒、肺炎喘嗽、疫毒痢、流行性腮腺炎、流行性乙型脑炎等。

2.证候特点　发热或壮热不退,突然神志昏迷,惊厥抽搐,喉间痰多,呼吸不利。具有热、痰、风、惊四证和搐、搦、掣、颤、反、引、窜、视八候。

3.辅助检查　血、尿、便常规检查及细菌培养,脑脊液检查,血生化、电解质、肝肾功能检查。必要时做脑电图、脑 CT 或头颅 MRI 等检查。

(二)鉴别诊断

1.痫病　痫病是一种反复发作性神识异常病证,以突然发病,神识不清,口吐涎沫,牙关紧闭,两目上视,重者猝然昏倒,四肢抽搐,或口中作猿羊叫声,移时清醒为特点,可反复发作,一般不伴发热,年长儿较为多见,多有家族史,脑电图检查有异常,可见尖、棘波等癫痫波形。而急惊风无此类表现,故可与本病鉴别。

2.脐风　脐风即新生儿破伤风,多用接生时消毒不严,在生后 4～7d 出现,临床以唇青口撮,牙关紧闭,苦笑面容,四肢抽搐,角弓反张为主症。近年来,我国城乡推行新法接生技术,本病发生率已极大降低。根据病史、发病年龄、典型症状可资鉴别。

3.慢惊风　慢惊风是与急惊风相对而言,以起病缓慢,病程较长,时作时止,抽搐无力,可伴昏迷、瘫痪等为特点。多不伴有发热,神昏抽搐症状相对较轻,有时仅见手足蠕动,其性属虚、属阴、属寒,故可鉴别。

三、治疗

急惊风是由多种病因所致之儿科急危重症,其治疗,应审明病因,辨明虚实。治疗以清热、豁痰、镇惊、息风为基本法则。若外感时邪化热所致惊风,宜疏风清热,息风定惊;若湿热秽毒,蕴结肠腑,郁而化火,引动肝风,宜清热化湿,解毒息风;若暴受惊恐,神明受扰,气机逆乱,宜镇惊安神,平肝息风。在急惊的治疗中既要重视息风镇惊,又不可忽视原发疾病的处理,要分清标本缓急,辨证与辨病相结合。

(一)急救处理

1.保持安静,减少刺激,将惊风患儿平放床上,取头侧位。

2.加强护理,保持呼吸道顺畅,吸氧,必要时吸痰及清理口咽部分泌物,窒息时施行人工呼吸。

3.高热者退热,控制体温,可用物理降温,用冷湿毛巾或退热贴敷额头处,必要时用冰袋放在额部、枕部及颈侧。还可用药物降温,以布洛芬栓纳肛或安乃近滴鼻液滴鼻,或用赖氨酸阿司匹林针稀释后肌注或静滴。

4.抽搐者抗惊厥治疗,予地西泮,每次 0.3～0.5mg/kg,最大不超过 10mg,缓慢注射,注射过程中注意防止呼吸抑制。或用 10％水合氯醛 40～60mg/kg,保留灌肠。或用苯巴比妥钠,每次 10～20mg/kg,肌肉注射。

5.对持续惊厥者,为避免发生脑水肿,输入的液量和钠量不宜过多,总液量控制在每天 60～80ml/kg。

6.密切观察病情变化,特别是颅内压增高等神经系统变化。有反复呕吐,疑似颅内压增高者,用 20％甘露醇 0.5～1g/kg,于 20～30min 内快速静脉滴注,必要时 6～8h 重复 1 次。

7.注意心肺功能,维持营养、水、电解质平衡。

(二)分证论治

1.外感惊风

症状:起病急骤,高热持续,或骤发高热,伴有头痛,鼻塞流涕,咳嗽咽痛,突然烦躁,神昏抽搐。舌红,苔薄黄,脉浮数。

治法:疏风清热,息风定惊。

方药:银翘散加减,药用银花、连翘、牛蒡、薄荷、芦根、淡竹叶、防风、淡豆豉、栀子、钩藤、蝉蜕、僵蚕等。

若高热不退者,加石膏、羚羊角粉(冲服)清热泻火息风;咽喉肿痛,大便秘结者,加玄参、牛大黄、黄芩、蚤休清热泻火,解毒利咽;咳嗽明显者,加杏仁、贝母清热止咳;喉间痰鸣者,加天竺黄、瓜蒌皮清热化痰等。

中成药:①清开灵注射液,清热解毒,化痰通络,醒神开窍。每次10～20ml,以5%或10%葡萄糖注射液稀释,静脉滴注,或肌肉注射,每次1～2ml。②清热镇惊散,清热解痉,镇惊息风。口服,每次1g,每日2次,周岁以内小儿酌减。③小儿回春丹,息风镇惊,化痰开窍。水丸,1～2岁每次2粒,3～4岁每次3粒,10岁以上每次5粒,每日1～3次,口服。大蜜丸,每次1丸,每日2次,口服。周岁以内小儿酌减。

2.疫毒惊风

症状:持续高热,或壮热不退,烦躁口渴,四肢厥冷,突然两目上窜,肢体抽搐,神昏谵语,腹痛呕吐,大便黏腻或夹脓血。舌质红,苔黄腻,脉滑数。

治法:清热解毒,平肝息风。

方药:清瘟败毒饮合羚羊角钩藤汤加减,药用羚羊角、钩藤、菊花、生地、白芍、贝母、生石膏、黄连、黄芩、栀子、水牛角、玄参、丹皮等。

若痰盛者,加菖蒲、天竺黄、胆南星化痰开窍;大便秘结者,加大黄、厚朴、知母通腑泄热,釜底抽薪;抽搐频繁者,加石决明、全蝎、地龙息风止惊;湿热疫毒惊风,兼见呕吐腹痛,或便下脓血,治宜清热解毒,化湿息风,方用黄连解毒汤合白头翁汤加减等。

中成药:①醒脑静注射液,每次1～2ml,每日1～2次,肌肉注射;或每次5～10ml,以5%或10%葡萄糖注射液稀释后静脉滴注。②清开灵注射液,用法同外感惊风。(安宫牛黄丸,清热解毒,化痰开窍,镇惊安神。每次0.5～1丸,每小时1～2次,口服或鼻饲。④牛黄清热散,清热化痰,镇惊定搐。每次0.2g,每周2次,口服或鼻饲,3周岁以内小儿酌减。

3.暴受惊恐

症状:暴受惊恐后惊惕不安,身体战栗,喜投母怀,夜卧不宁,甚至惊厥、抽风,神志小清,面色时青时白,偶有发热,大便色青。舌淡红,苔薄白,脉数不整,或指纹紫滞。

治法:镇惊安神,平肝息风。

方药:远志丸或琥珀抱龙丸加减,药用远志、石菖蒲、茯神、茯苓、龙齿、人参、蝉蜕、琥珀(冲服)、胆南星、天竺、茯苓、石决明、钩藤、全蝎等。

中成药:①琥珀抱龙丸,镇惊安神。每次1丸,每日2次,口服。婴儿一次1/3丸化服。②牛黄镇惊丸,镇惊安神,祛风豁痰。口服,每次0.5～1g,每日1～3次。③小儿惊风散,镇惊息风。口服,周岁小儿每次1.5g,每周2次,周岁以内小儿酌减。

(三)其他疗法

1.针灸疗法

针刺人中、合谷、涌泉,行捻转泻法,强刺激,人中穴向上斜刺,用雀啄法。高热加曲池、大椎,或十宣放血。

外感惊风,取人中、合谷、太冲、手十二井(少商、商阳、中冲、关冲、少冲、少泽),或十宣、大椎,施以捻转泻法,强刺激。人中穴向上斜刺,用雀啄法。手十二井或十宣点刺放血。湿热惊风,取人中、中脘、丰隆、合谷、内关、神门、太冲、曲池,施以提插捻转泻法,留针20～30min,留针期间3～5min施术1次。耳针取神门、脑(皮质下)、心、腑点、交感穴,强刺激,每隔10min捻转1次,留针60min。

2.推拿疗法

高热,推三关,透六腑,清天河水;昏迷,捻耳垂,掐委中;抽风,掐天庭,掐人中,拿曲池,拿肩井。

急惊风欲作时,拿大敦穴,拿鞋带穴;惊厥身向前曲,掐委中穴;身向后仰,掐膝眼穴;牙关不利,神昏窍闭,掐合谷穴。

四、调护

1.加强护理,建立特别护理记录,详细观察其病情变化,密切观察患儿面色、呼吸及脉搏变化,防止病情突然变化。

2.使急惊风患儿平躺侧卧,保持呼吸道通畅,痰涎壅盛者,随时吸痰,同时注意给氧。

3.保持室内安静,避免过度刺激。

4.抽搐发作时,切勿强制按压,以防骨折;并用纱布包裹压舌板,放于上牙齿之间,以防咬伤舌体。

(郑献敏)

第六节　小儿重症泄泻

小儿重症泄泻是小儿泄泻的变证,亦称"暴泻",是婴幼儿较常见的脾胃系统病证。常因感邪较重,或治疗不当,或调护失宜所致。婴幼儿生理为"稚阳稚阴"之体,病理上多有"易寒易热"、"易虚易实"之变,由于脾胃功能失调,导致大便稀薄,暴注下迫,便下如水,耗气伤阴,出现伤阴伤阳或阴阳俱伤的危候,甚至可导致慢脾风。泄泻是指大便次数增多,粪便稀薄。泄泻重症泻注如水,常致损伤气津,即使婴幼儿腹泻时间不长,也可在数小时至数天内,出现泻下无度,完谷不化,尿少或无,精神萎靡,囟门下陷,不思饮食,皮肤干瘪,睡卧露睛,舌淡,脉微等气随津脱之证。

泄泻,《黄帝内经》称为"鹜溏"、"飧泄"等,首次对其病因病机进行论述。《素问·气通天论》曰:"因于露风,乃生寒热,是以春伤于风,邪气流连,乃为洞泄。"《素问·阴阳应象大论》曰:"清气在下,则生飧泄。""湿胜则濡泄。"《素问·举痛论》曰:"寒气客于小肠,小肠不得成聚,故后泄腹痛矣。"《素问·至真要大论》曰:"诸呕吐酸,暴注下迫,皆属于热。"说明风、寒、热、湿均可引起泄泻重症。本病在婴幼儿发病率极高,近20年来其发病率和病死率里已明显降低,但仍是婴幼儿时期的常见病和死亡原因。

本病一年四季均可发生,尤以夏秋季多见,发病年龄以2岁以下婴幼儿居多。现代医学的幼儿腹泻重型等,可参阅本节内容辨证论治。

一、病因病机

小儿重症泄泻的病因多责之于正虚邪盛,邪毒侵袭,湿热蕴结,下注大肠,正气虚损,津伤液脱,或暴吐、暴泻之后,阴津受劫,气阴两伤,或久泻不止,耗气伤津,气随津脱,终致伤阴、伤阳,以至阴阳俱伤,甚至阴竭阳脱。

1.湿热下注,气机不畅　湿热之邪,蕴结脾胃,下注肠道,传化失司,故泻下稀薄如水,量多次频。湿性黏腻,热性急迫,湿热交蒸,壅阻胃肠气机,故泻下急迫,腹痛时作,烦闹不安;湿困脾胃,故食欲不振,甚或呕恶,神疲乏力。若伴外感,则发热;热重于湿,则口渴;湿热下注,故小便短黄。

2.阴津受劫,气阴两伤　暴吐暴泻,泻下无度,水液耗失,阴津受劫,液亏气虚,气阴两伤,肌肤失养,故目眶及前囟凹陷,皮肤干燥或枯瘪,啼哭无泪,唇红而干,精神萎靡;水液不足,故小便短少,甚或无尿;气阴不足,心失所养,故心烦不安。

3.阴损及阳,阴竭阳脱　暴泻或久泻不止,耗伤津液,阴损及阳,气随液脱。阴伤于内,故见啼哭无泪,尿少或无;阳脱于外,则精神萎靡,表情淡漠,哭声微弱,面色青灰或苍白,四肢厥冷,终致阴津耗竭,阳气欲脱。

二、诊断与鉴别诊断

(一)诊断

1.发病特点　起病急骤,再饮食不节、饮食不洁或感受时邪病史,常因感受湿热邪毒、暴吐暴泻、亡津失液等急重症所致,或继发于久病虚衰。

2.证候特点　常急性起病,可由轻型转化而成。除有较重的胃肠道症状外,还有较明显的脱水、电解质紊乱及全身中毒症状,如发热、烦躁、精神萎靡、嗜睡甚至昏迷、休克。暴泻暴吐,大便水样或蛋花汤样,泻下急迫,每日十次或数十次,大便呈蛋花汤样或水样,可有少量黏液,伴皮肤干瘪,囟门凹陷,目眶下陷,烦渴尿少,或精神萎靡,啼哭无泪,甚至无尿,口唇樱红,呼吸深长,腹胀等。

3.辅助检查　血、尿、便常规检查及培养,血气分析,血清钾、钠、氯、钙、镁等生化检查,心电图、凝血功能检查等。

(二)鉴别诊断

1.痢疾　小儿痢疾亦多发于夏秋季,有人便次数增多,便稀腹痛,当与本病鉴别。痢疾常有里急后重,高热惊厥,便下脓血,甚至昏迷抽搐、呼吸不畅或面色苍白、皮肤发绀、四肢冰冷等,大便培养有痢疾杆菌生长,血常规有白细胞及中性粒细胞增高。而泄泻症状无此类表现,故与本病不难鉴别。

2.急性出血性坏死性小肠炎　起病急骤,发病前多有不洁饮食史,反复腹泻不止,腹胀腹痛,发热,呕吐频繁,甚则情志淡漠、嗜睡。粪便初为形状而带粪质,渐转为黄水样,继之呈血水状或果酱样,甚至可呈鲜血状或暗红色血块。泄泻重症无此类特征.故可鉴别。

三、治疗

小儿重症泄泻是因感受时邪较重,或治疗不当,或调护失宜所致之儿科常见的急危重症,其治疗须审明病因,辨明虚实、辨别阴阳至关重要。若系湿热邪毒内侵所致,清热利湿,分利水湿尤为重要;若暴吐暴泻,治疗不当所致伤津失液,当益气养阴,酸甘敛津,气阴同治;若暴泻或久泻不止,阴津耗竭,阳气欲脱,气血阴阳俱虚,当挽阴回阳,救逆固脱,阴阳同治。

(一)急救处理

1.立即建立静脉通路静脉补液,保持呼吸道通畅,吸氧。呕吐频繁者禁食6～8h或减少饮食,适当休息。

2.监护生命体征、尿量、血氧饱和度,急查血气分析及电解质,判断脱水程度、脱水性质及病情危重度。

3.液体复苏及病因治疗:首先快速补充水、电解质,尽快纠正脱水及电解质紊乱,并治疗相关病因。重度脱水或吐泻严重伴腹胀的患儿应立即静脉补液。补液的成分、数量和输液的速度须根据脱水程度和性质来决定,并要灵活掌握。①补液总量:包括累计损失量、继续损失量和生理需要量,中、重度脱水予120～150ml/kg、150～180ml/kg。②溶液种类:根据脱水性质而定。等渗、低渗、高渗性脱水分别用1/2张、2/3

张、1/3～1/4 张含钠液。③输液速度:原则为先快后慢。对重度脱水伴低血容量休克的患儿应先快速扩容,以 2:1 等张含钠液 20ml/kg,于 30～60min 内静脉推注或快速静滴,迅速增加血容量,改善循环功能。补充累积损失阶段总量的 1/2,除去扩容液量,于 8～12h 内静滴。④纠正酸中毒:重度脱水多伴有酸中毒,用 1.4％碳酸氢钠 20ml/kg 代替 2:1 等张含钠液,具有扩容和纠正酸中毒的双重作用。5％碳酸氢钠 5ml/kg,可提高二氧化碳结合力 5ml/L,可稀释后使用。⑤纠正电解质紊乱:有尿或院前 6h 内有尿即应及时补钾,浓度不应超过 0.3％,一般患儿按每日 3～4mmol/kg(相当于氯化钾每日 200～300mg/kg)补给,中、重度脱水给予静滴,滴注时间不少 6～8h。若出现手足搐搦症者,立即给 10％葡萄糖酸钙注射液 1ml/kg(每次不超过 10ml),稀释后缓慢静脉滴注,必要时重复使用。用钙剂无效者,应测血清镁,低镁症用 25％硫酸镁注射液每次 0.1ml/kg,深部肌肉注射,每 6h1 次,每日 3～4 次,症状缓解后停用。

4.加强护理,防止并发症。

(二)分证论治

1.湿热下注

症状:大便稀水样或如蛋花汤样,泻下急迫,稀薄如注,日次至数十次,量多次频,气味秽臭,或见少许黏液,腹痛时作,食欲不振,或伴呕恶,神疲乏力,烦躁,口渴引饮,发热或不发热,尿量短少,肛周红赤。舌质红,苔黄腻,脉滑数或指纹紫滞。

治法:清热利湿,清肠止泻。

方药:葛根黄芩黄连汤加减,药用葛根、黄芩、黄连、茯苓、甘草等。

热重于湿,加连翘、马齿苋、马鞭草清热解毒;湿重于热,加滑石、车前子、苍术燥湿利湿;腹痛,加木香理气止痛;口渴,加天花粉、芦根清热生津;呕吐,加竹茹、佩兰化浊止呕。

中成药:①喜炎平注射液:稀释后静脉滴注。②葛根芩连丸:每服 1～2g,每日 3 次。③藿香正气软胶囊:每服 1～2 粒,每日 2～3 次。

2.气阴两伤

症状:泻下无度,质稀如水,精神萎靡,或烦躁不安,目眶下陷,前囟凹陷,皮肤干燥或枯瘪,啼哭无泪,口渴引饮,小便短少,甚至无尿,或伴腹胀,口唇樱红,呼吸深长。舌红少津,苔少或无苔,脉细数或沉细欲绝。

治法:益气养阴,酸甘敛津。

方药:人参乌梅汤合生脉散加减,药用人参、乌梅、木瓜、莲子、山药、麦冬、五味子、炙甘草等。

久泻不止,加山楂炭、诃子、赤石脂涩肠止泻;口渴引饮,加石斛、玉竹、天花粉、芦根养阴生津止渴;大便热臭,加黄连、秦皮清解内蕴之湿热。

中成药:参麦注射液或生脉注射液,每次 1～2ml,每日 1 次,肌肉注射;或每次 5～20ml,以 5％葡萄糖注射液稀释后静脉滴注。

3.阴竭阳脱

症状:精神萎靡,表情淡漠,面色青灰或苍白,哭声微弱,啼哭无泪,尿少或无,四肢厥冷,泻下不止,便稀如水,次频量多,唇下色白,或伴低热烦躁,神疲气弱,皮肤花斑,冷汗自出,尿少色黄。舌淡,苔白无津,脉细数或沉微欲绝。

治法:温阳救逆,回阳固脱。

方药:参附龙牡汤合生脉散加减,药用人参、附子、麦冬、五味子、白芍、炙甘草、黄芪、煅龙骨、牡蛎等。

汗多者加大剂量山萸肉,以救阴固脱。若脾败木乘,虚风内动,出现惊厥抽搐,加白芍、钩藤、僵蚕息风止痉。腹胀明显,用香砂养胃丸加减,宜加附子、肉桂、炮姜、沉香等。

中成药:参麦注射液、生脉注射液或参附注射液,每次 1～2ml,每日 1 次,肌肉注射;或每次 5～20ml,以 5％葡萄糖注射液稀释后静脉滴注。

（三）其他疗法

重症泄泻患儿,服药困难,可采用针灸、推拿、穴位贴敷及灌肠疗法。伴有中毒性肠麻痹或低钾血症所致的腹胀时,配合脐部外敷中药理气消胀。

1.针灸疗法　取足三单、中脘、天枢、脾俞穴等,针刺,实证用泻法,虚证用补法,每小时次。气虚阳脱者,艾灸神阙、气海、关元等穴。

2.推拿疗法　取八卦、胃、中腑、大肠,外劳宫、四横纹、脾等穴,根据临床辨证灵活配伍。

3.灌肠疗法　用中医辨证方药,加水 300ml,煎至 60ml。＜1 岁,每次 10～20ml;1～3 岁,每次 20～30ml;＞3 岁,每次 30～40ml,保留灌肠,每日 2 次。

4.敷脐疗法　腹部敷贴暖脐膏以止泻。如暴泻腹部饱胀者,用中药丁香、白芷等研粉末,取适量加葱白捣烂,外敷脐部,每日 1 次,至腹胀消;或用肉桂、细辛等研粉末,取适量以姜汁或醋汁调成糊状,外敷脐部,纱布或胶布固定。亦可用麝香镇痛膏贴于脐部。

四、调护

1.加强护理,建立特别护理记录,详细观察其病情变化,逐日做好出入量、生命体征和血氧饱和度等记录。

2.加强口咽部护理,防止霉菌性口腔炎。

3.勤换尿布,大便后及时用温水冲洗臀部,保持干燥,预防尿布皮炎和臀部感染等。

（郑献敏）

第七节　重症肺炎喘嗽

重症肺炎喘嗽为小儿肺炎喘嗽之变证,在以发热、咳嗽、喘促为主症的肺炎喘嗽病程中,突然出现面色苍白或青紫,呼吸浅促,甚至神昏抽搐,其发病较急,来势凶猛,迅速出现心阳虚衰,内陷厥阴等证候,常可危及患儿生命。

清代谢玉琼在《麻科活人全书》中指出:"气促之证,多缘肺热不清所致……如肺炎喘嗽。"首先提出了肺炎喘嗽的病名,并一直沿用至今。重症肺炎喘嗽属于中医"肺风痰喘"、"马脾风"、"肺炎喘嗽"范畴。小儿为稚阴稚阳之体,肺脏娇嫩,脾常不足,肾常虚,心肝有余,因此罹患重症肺炎后,更易出现易虚易实,易寒易热,及易转虚,虚实夹杂,气阳衰竭的错综复杂证候,若小及时抢救,则危象立至。故对重症肺炎喘嗽患儿应采取中西结合治疗,以挽救垂危于俄顷。

本病四季皆有,以冬春季发病率为高,多发于婴幼儿,年龄越小发病率越高且越重。

现代医学的重症肺炎及重症肺炎合并心力衰竭、呼吸衰竭、中毒性脑病均可参阅本节进行辨证论治。

一、病因病机

肺炎喘嗽的病程中,若邪气重着或正气虚弱,虽由肺进而涉及其他脏腑出现变证。如邪热炽盛,热毒内闭,内陷厥阴,致热盛动风;如正气虚弱,肺气不足,致呼吸不畅,肺气衰竭;如邪盛正衰,肺气郁闭,气机不利,则心脉失养,心阳虚衰,进而致心血瘀滞、本虚标实的危重变证。

1.邪热炽盛,内陷厥阴 邪热炽盛,毒热内闭肺气,痰热灼金,热毒化火,肺气闭塞,内陷厥阴,引动肝风,出现热盛动风证候,可致神昏、抽搐之变证。肺失肃降,可影响脾胃升降失司,以致浊气停滞,入肠之气不得下行,出现腹胀、便秘等腑实证候。

2.正气虚弱,肺气衰竭 正气虚弱,肺气不足,肺络阻塞,致呼吸不利,呼吸微弱,可见呼吸浅促,喘促气短,肺气衰竭。

3.心阳虚衰,心血瘀滞 邪盛正衰,肺气闭塞,心失所养,心阳虚衰,气机不利,血流不畅,可致心气不足,心阳不振,气滞血瘀,证见唇甲皮肤紫绀、胁下痞块增大、舌质紫暗等气滞血瘀、虚实夹杂之象。

二、诊断及鉴别诊断

(一)诊断

1.发病特点 有肺炎喘嗽原发病。婴幼儿多发,有先天性心脏病者易于发生。

2.证候特点 突然出现极度烦躁,面色苍白,口唇青紫发绀,呼吸浅促,汗出肢冷,脉疾数或脉沉弱,或高热不退,头痛呕吐,神昏谵语,口噤项强,四肢抽动,脉细数。

3.体征 心率突然超过180次/min,呼吸突然加快,超过60次/min。右肋下积块迅速增大。呼吸困难,胸胁三凹征,口唇发绀或樱红,甚至呼吸节律不整或暂停。肺部听诊可闻及固定的中细湿啰音或呼吸音减弱。

4.辅助检查 血、尿、便常规检查,血气分析、胸部X线检查,病毒学检查或细菌培养,肺部CT检查。

(二)鉴别诊断

1.哮喘 哮喘是小儿时期常见的反复发作的哮鸣气喘性疾病,临床以发作时喘促气急,喉间痰吼哮鸣.呼气延长,严重者不能平卧,呼吸困难,张口抬肩,唇口青紫为特征。咳嗽、气喘、哮鸣、呼气延长为哮喘主症,多数不发热,经治可缓解,常反复发作,多有过敏史,两肺听诊以哮鸣音为率。重症肺炎喘嗽之不难鉴别。

2.支气管异物 吸入异物可致突然呛咳,呼吸困难,喘憋紫绀,可伴有肺部炎症。但根据异物吸入史、突然出现咳喘症状、胸部X线检查以鉴别,纤维支气管镜检查可明确诊断。

三、治疗

重症肺炎喘嗽是儿科常见之急危重症,常需中西医结合抢救治疗。对重症肺炎喘嗽的治疗,明辨虚实,审明病因和病之脏腑关系。若邪陷厥阴,高热神昏,有动风抽搐者,则清热解毒、化痰息风;若肺气衰竭,呼吸不畅,则大补元气,益气固脱;若心阳虚衰,心血瘀滞,肺气郁闭,则当益气固脱,活血化瘀,回阳救逆。若本虚标实可扶正祛邪,标本兼治。

(一)急救处理

1.保持安静,适当镇静,建立静脉通路,畅通气道。避免烦躁哭闹,安抚镇静可减轻心脏负担。

2.维护生命体征,予心电监护、血氧监护、监测尿量,判断疾病危重度及预后转归。

3.呼吸急促或口唇紫绀者给予鼻导管或面罩吸氧。

4.清热解毒,镇惊祛风:①安宫牛黄丸,每次1/2～1丸,每日1～2次,口服或鼻饲。②清开灵注射液,每次 10～20ml,以 5％或 10％葡萄糖注射液 10ml 稀释后静滴,或肌肉注射,每次 1～2ml。③醒脑静注射液,每次 5～10ml,以 5％或 10％葡萄糖注射液 100ml 稀释后静滴,或肌肉注射,每次 1～2ml。④痰热清注射射液,每次 5～10ml,稀释后静注。

5.益气固脱,活血化瘀:①参附注射液或参麦注射液,肌肉注射,每次 1～2ml;或每次 10～20ml,以 5％或 10％葡萄糖注射液 100ml 稀释后静脉滴注。②丹参酮注射液,每次 2～4ml,以 5％或 10％葡萄糖注射液 100ml 稀释后静脉滴注。

6.伴发急性心衰时,给予强心剂、利尿剂和血管活性药物。强心用毛花苷,饱和量为 0.03～0.04mg/kg(2 岁以下)或 0.02～0.03mg/kg(2 岁以上),首次给饱和量的 1/2,余量分 2 次,每隔 4～6h 给药 1 次,加入 10％葡萄糖注射液 10ml 中,缓慢静脉注射。伴有血压下降时可用多巴胺,以 5％葡萄糖注射液 100ml 稀释,以每分钟 5～10ml/kg 持续静脉滴注,并根据需要调节滴速。

7.出现惊厥烦躁时,予 10％水合氯醛 0.3～0.5ml/kg 灌肠;神昏抽搐时予苯巴比妥钠 10～20ml/kg 肌注,或安定 0.3～0.5mg/kg,肌注或静脉快速滴注;颅内高压,予 20％甘露醇 0.25～0.5g/kg 静脉快速滴注,6～8h 1 次;肢体浮肿或尿少,予速尿 10mg/kg 静注。重症者可用肾上腺皮质激素等。

8.出现呼吸衰竭,即刻予气管插管,呼吸机辅助呼吸。

(二)分证论治

1.邪陷厥阴

症状:壮热烦躁、神昏谵语,四肢抽动,口噤项强,两目凝视,呼吸浅促微弱,或出现间歇叹气样,舌红,苔黄腻,脉细数,或指纹青紫,可达命关,或透关射甲。

治法:清心开窍、平肝息风。

方药:羚羊钩藤汤合牛黄清心丸加减,药用羚羊角(冲服)、钩藤、茯神、生地、白芍、菊花、川贝母、鲜竹茹、知母、石膏、甘草、黄连、黄芩、栀子、郁金、石菖蒲等。

昏迷痰多者加胆南星、天竺黄、猴枣散等豁痰开窍;高热神昏者加牛黄奇心丸、紫雪丹、安宫牛黄丸、至宝丹等成药清热开窍。

中成药:清开灵注射液或醒脑静注射液,每次 10～20ml,以 5％葡萄糖注射液 100～250ml 稀释,静脉滴注,每小时 1 次,以清心开窍,平肝息风。

2.肺气衰竭

症状:骤然面色苍白,呼吸困难加重,喘促持续不已,动则喘甚,烦躁不宁或神萎淡漠,舌质暗淡,苔薄腻,脉细弱,或指纹紫暗,可透关射甲。

治法:大补元气,益气固脱。

方药:独参汤或参附龙牡救逆汤加减,药用人参、附子、干姜、炙甘草、五味子、龙骨、牡蛎、白芍等。气阴两竭者加生脉散益气养阴,阳气虚衰者亦可用独参汤或参附汤少量频服以救急。

中成药:生脉注射液,每次 10～20ml,以 5010 葡萄糖注射液 100～250ml 稀释,静脉滴注,每日 1 次,以益气养阴救逆。

3.心阳虚衰

症状:突然极度烦躁不安,面色苍白或紫绀,呼吸困难,口唇紫绀,额汗不温,右肋下出现痞块并渐增大,四肢厥冷,舌质略紫,苔薄白,脉细弱疾数,或指纹紫暗,可达命关。

治法:温补心阳,救逆固脱。

方药:参附汤或四逆汤、当归四逆汤等加减,药用人参、制附片、干姜、当归、细辛、桂枝、山萸肉等。

冷者加制附片、茱萸肉剂量,回阳救阴固脱;若出现面色苍白而青,唇舌发紫,右胁下痞块等血瘀较著者,可酌加红花、丹参等活血化瘀之品,以祛瘀通络;动则气短难续,加胡桃肉、紫石英、诃子摄纳补肾;畏寒肢冷,加补骨脂、附片行气散寒。

中成药:参附注射液或生脉注射液,每次 10～20ml,以 5％葡萄糖注射液 100～250ml 稀释,静脉滴注,每日 1 次,以回阳救逆。

(三)其他疗法

1.针灸疗法　抽搐时,针刺人中、合谷、涌泉,行捻转泻法,强刺激;高热者,加曲池、大椎穴,或十宣放血。气虚阳脱者,针刺内关、神门,灸百会、神阙、气海、关元。

2.拔罐疗法　取肩胛双侧下部,拔火罐,每次 5～10min,每日 1 次,5d 为 1 疗程。用于肺炎后期湿性啰音久不消失者。

四、调护

1.保持室内安静、清洁、通风。

2.保持呼吸道通畅,及时清除呼吸道分泌物,变换体位,以利痰液排出,避免痰液堵塞气道。

3.密切注意体温、呼吸、神情、精神反应等变化,及时处理。饮食宜清淡宜有营养,多喂开水。

(郑献敏)

第五篇　急性中毒和物理损伤

第二十五章　急性中毒

第一节　急性酒精中毒

一、概述

酒精即乙醇。各种酒类饮料中均含有不同浓度的酒精,其中白酒中酒精的含量可达 50%～60%,而啤酒中的酒精含量仅 2%～5%。成人一次口服最低致死量约为纯酒精 250～500ml。病情严重者可危及生命。长期过量饮酒,由于胃肠道受损害,摄食量减少,营养的吸收和代谢发生障碍:抑制维生素 B_1 吸收和在肝脏储存;影响磷脂类合成,可产生神经系统损害;乙醇与肝细胞内蛋白质分子共价结合,影响对脂肪酸的利用,使甘油三酯形成增多,可致高甘油三酯血症和脂肪肝,造成肝细胞损伤。

酒精中毒归属中医学"酒害"、"酒毒"、"酒臌"、"酒胀"、"酒厥"等病症。核心病机为"饮酒过度,停积不散,蕴滞于胃,散流诸脉,熏蒸脏腑,令人志乱",证候特征是"酒毒内盛,邪实内闭"。

二、诊断与鉴别诊断

(一)诊断

1.病史　发病前有饮酒史。

2.临床表现　急性酒精中毒的临床表现因人而异,中毒症状出现迟早也各不相同,与饮酒量、血中乙醇浓度呈正相关,也与个体敏感性有关。主要表现为神经系统和消化系统的症状,以神经系统损害最多见。临床上大致分为 3 期:

(1)兴奋期:血乙醇浓度>500mg/L,出现头昏、乏力.自控力丧失,自感欣快、言话增多,喜怒无常,粗鲁无礼或有攻击性行为,也可沉默、孤僻或入睡。

(2)共济失调期:血乙醇浓度>1500mg/L,患者动作不协调,步态蹒跚、行动笨拙、言语含糊不清,眼球震颤、视物模糊、复视,恶心、呕吐、嗜睡等。

(3)昏迷期:血乙醇浓度>2500mg/L,患者昏睡,颜面苍白,体温降低、皮肤湿冷,口唇微绀,呼吸减慢、心跳加快、血压下降,二便失禁,严重者可发生呼吸、循环衰竭而危及生命。也有因咽部反射减弱,饱餐后呕吐,导致吸入性肺炎或窒息而死亡。

急性中毒患者苏醒后常有头痛、头晕、乏力、恶心、纳差等症状,少数可出现低血糖症、肺炎、急性肌病等并发症。根据饮酒史、呼出气有浓厚乙醇味,不同程度的神志障碍、血中乙醇浓度测定可作出诊断。

3.实验室和辅助检查

(1)血乙醇浓度测定:血中可以测得乙醇。

(2)血液生化检查:急性中毒可出现低血糖、低血钾、低血镁和低血钙。

(3)动脉血气分析:急性中毒患者表现不同程度的代谢性酸中毒。

(4)心电图:可见心律失常和心肌损害的心电图改变。

(5)头颅CT:有头部外伤或有局部神经学体征时,进行CT检查以除外硬膜下血肿。

(二)证候诊断

1.酒毒犯胃,气机逆乱证 恶心呕吐,呼气、呕吐物有酒味,腹痛腹泻,甚则呕血、便血、昏睡、神昏谵语,狂躁,舌质深红,苔黄腻,脉弦数。

2.毒损气血,脏腑虚衰证 面色苍白,口流清涎,四肢厥冷,语声低微,或口中喃喃自语,甚则昏迷,遗溺,脉微细弱。

(三)鉴别诊断

1.颅脑疾病 可出现昏迷、二便失禁、言语障碍、肢体不利等症状,但多有颅内感染、脑血管意外、脑外伤等病史。

2.代谢性疾病 糖尿病酮症酸中毒、非酮症高渗性糖尿病、低血糖等可出现意识障碍、昏迷,应注意相鉴别。

3.镇静催眠药中毒 有大量服用药物史,血液、尿液及胃液中药物浓度检测对诊断具有一定的参考价值。

(四)病情评估及高危因素

1.病情评估 当过量酒精进入体内时,超过了肝的氧化代谢能力,即在体内蓄积,并进入大脑。乙醇的代谢产物乙醛使患者先处于兴奋状态,逐渐转入抑制状态,继之皮质下中枢、小脑、延脑血管运动中枢和呼吸中枢相继受抑制,严重急性中毒可发生呼吸、循环衰竭。乙醛对肝亦有直接毒性作用,可导致肝细胞受损,造成肝细胞变性坏死;亦可直接损伤胃黏膜导致胃黏膜糜烂出血。

2.高危因素 患有心脑血管疾病、糖尿病、肝病、消化性溃疡的患者为高危因素,饮酒过量易引发相应并发症,应适当限制饮酒。

三、处理原则

急性酒精中毒轻者无需特殊处理,卧床休息、注意保暖可自行恢复。中毒症状较重、昏迷者,应迅速治疗,大多数患者可在数小时内缓解。

中医急救原则:醒神开窍、和胃止呕、祛邪排毒、扶正固脱。

西医急救原则:维持呼吸、循环功能,催吐、洗胃、导泻,支持治疗。

四、急救处理

(一)一般处理

1.保持气道通畅、鼻导管吸氧。

2.应严密监测神志、脉搏、呼吸、体温、血压、心律(率)和心功能状态。

3.兴奋躁动者宜适当约束,共济失调者严格限制活动,以免摔伤或撞伤。

4.对烦躁不安或过度兴奋者可用小剂量地西泮,避免用吗啡、氯丙嗪、苯巴比妥类镇静药。

5.清醒者迅速催吐,期间注意预防吸入性肺炎。

(二)急救处理

1.中毒症状较重,出现神志障碍或昏睡者进行气管内插管后洗胃。催吐、洗胃、导泻对清除胃肠道内残留乙醇可有一定作用。

2.维持有效循环血容量,纠正水电解质紊乱和酸碱平衡。应用葡萄糖注射液、维生素 B_1、维生素 B_6 静脉滴注加速乙醇在体内氧化,防止肝肾功能损害。

3.纳洛酮治疗,纳洛酮能促进乙醇在体内转化,使血乙醇浓度明显下降,逆转急性乙醇中毒对中枢的抑制作用,可作为非特异性的催醒药。肌内或静脉注射,每次 0.4~0.8mg。必要时可间隔 1h 左右重复应用,直至患者清醒。重度中毒患者的首次剂量可用 0.8~1.2mg。

4.血乙醇浓度>5000mg/L,伴有酸中毒或同时服用其他可疑药物者,宜及早进行血液透析治疗。

(三)并发症的治疗

急性酒精中毒容易并发出血性胃炎和消化性溃疡,中毒症状较重者宜及早给予奥美拉唑钠或泮托拉唑钠 40mg 静脉滴注。有呼吸抑制时给予呼吸兴奋剂,必要时呼吸机辅助呼吸治疗。

五、分证论治

1.酒毒犯胃,气机逆乱证

治法:和中解毒。

方药:甘草泻心汤。

生甘草、黄芩、黄连、干姜、半夏、大枣、生晒参。

2.毒损气血,脏腑虚衰证

治法:回阳救逆。

方药:四逆汤合四君子汤。

炮附子、干姜、甘草、人参、茯苓、白术。

六、预防护理

1.密切观测病情变化,监测生命体征。保持病室安静,通风。

2.清醒者进流质饮食或易消化的饮食,忌辛辣燥热及滋腻之品。急性出血者当禁食水。

3.昏迷者保留胃管,留置尿管,勤翻身,以防压疮发生。

4.改变生活方式,节制饮酒。

(云惟峥)

第二节　急性镇静催眠药中毒

一、概述

镇静催眠药是指具有镇静、催眠作用的中枢神经系统抑制药,可分为 4 类:①苯二氮卓类:如地西泮、阿普唑仑等;②巴比妥类:如苯巴比妥、戊巴比妥等;③非巴比妥、非苯二氮卓类:如水合氯醛、格鲁米特等;④吩噻嗪类:如氯丙嗪、奋乃静等。一次大量服用可引起急性镇静催眠药中毒。

中医学对本病没有论述,但根据本病症的特点可以归属于"脱证、神昏"等病症,核心病机为"邪毒内侵,气机逆乱",证候特点为"邪毒内盛,大实之象"。

二、诊断与鉴别诊断

(一)诊断

1.病史　有大剂量服药史。

2.临床表现

(1)苯二氮卓类中毒:主要临床表现为嗜睡、头晕、言语不清、意识模糊、共济失调。

(2)巴比妥类中毒:中毒表现与服药剂量有关,依病情轻重分为:

①轻度中毒:服药量为催眠剂量的 2~5 倍,表现为嗜睡、记忆力减退、言语不清、判断及定向障碍。

②中度中毒:服药量为催眠剂量的 5~10 倍,患者昏睡或浅昏迷,呼吸减慢,眼球震颤。

③重度中毒:服药量为催眠剂量的 10~20 倍,患者中深昏迷,呼吸浅慢甚至停止,血压下降、体温不升,可并发脑水肿、肺水肿及急性肾衰竭。患者常死于呼吸或循环衰竭。

(3)非巴比妥、非苯三氯革类中毒:轻、中度中毒患者表现为嗜睡和共济失调,重度中毒患者出现昏迷、呼吸和循环衰竭。顿服水合氯醛 10g 以上可引起严重中毒。

(4)吩噻嗪类中毒:最常见表现为锥体外系反应;①帕金森综合征;②静坐不能;③急性肌张力反应,如斜颈、吞咽困难、牙关紧闭等;④可引起血管扩张、血压降低、心动过速、肠蠕动减慢等。

3.实验室和辅助检查

(1)药物浓度测定:血液、尿液及胃液药物定性测定有助于诊断。

(2)血液生化检查:电解质、血糖、肝功能、肾功能。

(3)其他检查:心电图检查,严重患者需查动脉血气分析。

(二)证候诊断

邪毒内侵,气机逆乱证:初起患者嗜睡,呼之能应,言语不清,脉沉弱。若邪毒内陷,终致阴阳俱衰,表现为昏睡不醒、呼之不应、四肢厥冷、呼吸气微、脉微欲绝。

(三)鉴别诊断

镇静催眠药中毒一般症状较轻,出现深昏迷、严重低血压和呼吸抑制时应与颅脑疾病、代谢性疾病及其他中毒所致的昏迷相鉴别。

（四）病情评估及高危因素

1.病情评估　苯二氮卓类中毒呼吸抑制作用较小,很少出现长时间深度昏迷、休克及呼吸抑制等严重症状。巴比妥类对中枢神经系统有广泛抑制作用,对脑干(特别是网状激活系统)、小脑和脑皮质作用明显,可抑制延髓呼吸和血管运动中枢。短效中毒剂量为3～6g,长效中毒剂量为6～10g。摄入10倍以上催眠剂量时,可抑制呼吸而致死。非巴比妥、非苯二氮卓类中毒对中枢神经系统的作用与巴比妥类相似,临床表现亦与之相似。吩噻嗪类中毒病情严重者可发生昏迷、呼吸抑制。

2.高危因素　急性镇静催眠药中毒主要是因为一次过量服用药物所致,剂量越小,中毒越轻;剂量越大,中毒越快、越重。老年人和儿童抵抗力弱,中毒发生快并且病情重。长期生活或工作压力过大,造成情绪不稳定、精神紧张或抑郁,有自杀倾向者应予高度重视。长期服药者,突然停药或减量会引起戒断综合征。心脏病患者、肝肾功能不全的患者发生中、重度急性中毒后易出现严重并发症,应及时处理。

三、处理原则

本病当中西医结合治疗,西医的特异性解毒药物和中医非特异性解毒治疗的联合使用,可有效降低病死率。中医当祛邪解毒,振奋心阳,回阳救逆,醒神开窍。西医急救当催吐洗胃、清除毒物,补液利尿、维护重要器官功能。

四、急救处理

（一）一般处理

1.心电监护,建立静脉通路。

2.鼻导管吸氧,维持血氧浓度。

3.加强支持疗法,保护重要器官。

（二）急救处理

1.评估和维护重要器官功能　主要是维持呼吸、循环和脑功能,应用纳洛酮等药物促进意识恢复。严重者需进行气管插管,呼吸机辅助呼吸。

2.清除体内尚未吸收的毒物　毒物清除越早、越彻底,病情改善越明显,预后越好。

(1)催吐:适用于神志清楚,并能配合的患者,昏迷惊厥者禁忌催吐。嘱患者饮温水300～500ml,用手指或压舌板刺激咽喉壁或舌根诱发呕吐,不断重复,直至胃内容物完全吐出为止。药物催吐可用吐根糖浆15～20ml加入200ml水中分次口服。

(2)洗胃:一般在服毒后6h内洗胃效果最好。但即使超过6h,由于部分毒物仍残留于胃内,多数情况下仍需洗胃。对昏迷、惊厥患者洗胃时应注意呼吸道保护,避免发生误吸。

(3)导泻:洗胃或灌入泻药有利于清除肠道内毒物,常用盐类泻药,如20%硫酸钠或20%硫酸镁15g溶于水中,口服或经胃管注入。

3.促进已吸收毒物的排出

(1)强化利尿:如无脑水肿、肺水肿、肾功能不全等情况,可快速输入葡萄糖或其他晶体溶液,然后静脉注射呋塞米,促进毒物随尿液排出。

(2)碱化尿液:静脉滴注碳酸氢钠溶液,调节滴速维持血 pH 7.45～7.50,尿 pH 8.0.2～4h 监测一次电解质水平和治疗效果。

（3）血液净化治疗：经过积极治疗病情仍有恶化的患者应当进行血液透析或血液滤过。

4.特效解毒药物的应用　氟马西尼是苯二氮䓬类特异性拮抗剂,能竞争性抑制苯二氮䓬受体,阻断该类药物对中枢神经系统的作用。用法:氟马西尼 0.2mg 缓慢静脉注射,必要时重复使用,总量可达 2mg。巴比妥类及吩噻嗪类中毒目前尚无特效解毒药物。

5.对症治疗　主要针对吩噻嗪类中毒。措施包括:

（1）中枢抑制较重时应用苯丙胺、安钠咖等。

（2）如有帕金森综合征可选用盐酸苯海索、氢溴酸东莨菪碱。

（3）肌肉痉挛及肌张力障碍者应用苯海拉明。

（4）低血压应以扩充血容量为主,必要时使用血管活性药物。

（5）如有心律失常发生,根据心律失常的类型选择抗心律失常药物。

五、分证论治

邪毒内侵,气机逆乱证。

治法:祛邪解毒,调畅气机。

方药:金银花甘草三豆汤。

金银花、甘草、黑豆、绿豆、赤小豆、生大黄。

若出现昏睡不醒,呼之不应,四肢厥冷,呼吸气微,脉微欲绝,合参附汤:绿豆、白茅根、金银花、生甘草、石斛、丹参、大黄、竹茹、人参、附子。

六、预防护理

1.患者应卧床休息,严密观察病情变化,详细记录体温、脉搏、呼吸、血压等生命体征。

2.进流质饮食或清淡易消化之品,少食多餐,不能吞咽者予流质饮食鼻饲。

3.注意口腔护理,勤翻身,防止压疮和肺炎发生。

4.昏迷者留置尿管,保持二便通畅。

5.加强心理护理。故意服毒者,应有专人守护,做好患者的思想工作,解除其精神负担,消除心病,树立正确的人生观,配合治疗。

（云惟峥）

第三节　一氧化碳中毒

一、概述

一氧化碳(CO)是含碳物质不完全燃烧所产生的一种无色、无味和无刺激性气体,不溶于水。吸入过量一氧化碳即可发生急性一氧化碳中毒,又称为煤气中毒。一氧化碳中毒的主要原因包括生活性、职业性或意外情况中毒。工业生产和生活燃料燃烧不完全产生大量一氧化碳并泄露、环境通风不良或防护不当时,空气中一氧化碳浓度超过容许范围是发生中毒的先决条件。一氧化碳中毒后,形成的碳氧血红蛋白(COHb)与氧结合能力差,使血液携氧能力降低引起组织、细胞严重缺氧,出现不同程度的中枢神经系统功能障碍。

二、诊断与鉴别诊断

(一)诊断

1.病史　一氧化碳接触史,且通风不良,防护不好。生活性中毒多有同居室人发病,职业性中毒多为意外事故,集体发生。

2.临床表现　临床表现与血液碳氧血红蛋白(COHb)的浓度有关。急性一氧化碳中毒分为轻、中、重度 3 种临床类型:

(1)轻度中毒:血 COHb 浓度达 10%~20%。表现为头晕、头痛、恶心、呕吐、全身乏力。

(2 中度中毒:血 COHb 浓度达 30%~40%。皮肤黏膜可呈现"樱桃红"色,上述症状静重,出现兴奋、判断力减退、运动失调、幻觉、视力减退、意识模糊或浅昏迷。

(3)重度中毒:血 COHb 浓度达 30%~50%。出现抽搐、深昏迷、低血压、心律失常和呼吸衰竭,部分患者因误吸发生吸入性肺炎。受压部位皮肤易发生水疱或压迫性横纹肌溶解,可释放肌球蛋白而导致急性肾衰竭。

3.实验室和辅助检查

(1)血液 COHb 测定:血液 COHb 浓度测定是诊断 CO 中毒的特异性指标,且能反映 CO 暴露时间长短,也可判断 CO 中毒的严重程度。

(2)动脉血气分析:急性 CO 中毒患者氧分压(PaO_2)和动脉血氧饱和度(SaO_2)降低,二氧化碳分压(PaO_2)正常或轻度降低,中毒时间较长者,常呈代谢性酸中毒,血 pH 和剩余碱降低。

(3)脑电图:急性 CO 中毒时,脑电图常呈现弥漫性低波幅慢波。

(4)头部 CT:CO 中毒昏迷患者应进行头部 CT 检查,以除外脑梗死、脑出血或脑水肿等。

(二)证候诊断

1.实证(毒陷心脑,扰乱神明)　头痛、头晕、乏力、恶心呕吐,皮肤呈"樱桃红"色,四肢抽搐、神昏谵语,舌质深红,苔黄腻,脉弦数。

2.虚证(邪毒内阻,气血耗伤)　心悸气短,表情淡漠,吁吸气微,肢体痿软,二便失禁,甚者昏迷不醒,脉微欲绝,舌淡红,苔白腻,脉沉细无力。

(三)鉴别诊断

病史询问有困难时,应与其他气体中毒、安眠药中毒、脑血管意外和糖尿病酮症酸中毒等相鉴别。

(四)病情评估及高危因素

1.病情评估　一氧化碳中毒是以中枢神经系统功能障碍为主要临床表现的疾病。CO 中毒的严重性与空气中 CO 浓度和暴露时间密切相关。CO 中毒时,脑和心肌常先出现缺氧性损害,严重者发生脑水肿,心搏、呼吸停止。急性一氧化碳中毒患者在意识恢复后 2 个月内,有 3%~10% 的患者发生迟发性脑病。表现为:①精神异常或意识障碍,呈现痴呆、木僵、谵妄或去大脑皮质状态;②椎体外系神经障碍,出现帕金森综合征的表现;③椎体系统损害,如偏瘫、失语、病理反射阳性或大小便失禁;④大脑皮质局限性功能障碍,如失语、失明、不能站立或继发癫痫;⑤脑神经及周围神经损害,如视神经萎缩、听神经损害及周围神经病变等。年龄 40 岁以上、原发性高血压、脑力劳动、暴露 CO 时间较长或脑 CT 异常者,更易发生迟发性脑病。CO 中毒是由于机体感受了污秽湿浊之邪,邪性属火,火毒之邪滞于体内,极易伤阴耗液,而致肝阴不足,筋脉失养,虚风内动,或热极风动,出现肢软抽搐、肌肉颤动。火毒易上窜入脑,扰乱神明,"脑为髓之海"。髓海不定则头昏头晕、神志混乱,甚则昏迷不省人事,严重时可致阴竭阳脱。

2.高危因素 冬春季气候寒冷,取暖条件差,居室内火炉没有安装烟囱或通风不良,易造成 CO 中毒;生活中使用煤气烧水做饭,如果燃烧不完全或煤气泄漏,空气中 CO 浓度升高,可导致 CO 中毒;厂矿使用煤气或生产煤气的车间,通风设备条件差,防护不当,可导致集体性 CO 中毒。患有慢性阻塞性肺疾病和冠心病的患者对血液 COHb 浓度升高敏感性增强,中毒后易并发多脏器衰竭。儿童、老年人和原有心肺疾病者是 CO 中毒的高危人群。

三、处理原则

中医急救原则:通闭醒神,回阳固脱。
西医急救原则:迅速纠正缺氧,防治脑水肿,预防迟发性脑病发生。

四、急救处理

(一)一般处理
1.撤离中毒环境 发现中毒患者应立即撤离现场,转移至空气清新环境。
2.保持呼吸道畅通 昏迷患者,应松开衣领,注意观察意识状态和监测生命体征。

(二)急救处理
1.迅速纠正缺氧氧疗能加速血液 COHb 解离和 CO 排出,是治疗 CO 中毒最有效的方法。
(1)面罩吸氧:神志清醒者应用密闭面罩吸氧,氧流量 5～10ml/min。通常持续吸氧 2d 才能使血液 COHb 浓度降至 15％以下。症状缓解和血液 COHb 浓度降至 5％时可停止吸氧。
(2)高压氧治疗:高压氧治疗能增加血液中物理溶解氧含量,提高总体氧含量,较正常吸氧缩短血液 COHb 半衰期快 4～5 倍,缩短昏迷时间和病程,预防迟发性脑病发生。
2.机械通气:对昏迷、窒息或呼吸停止患者都应及时气管内插管,进行机械通气。
3.脑水肿治疗:严重 CO 中毒后,24～48h 脑水肿达高峰。应积极采取以下措施,颅内压和恢复脑功能。
(1)脱水治疗:①50％葡萄糖溶液 500ml 静脉输注;②20％甘露醇 1～2g/kg 静脉滴注 10ml/min),6～8h 1 次,症状缓解后减量;③呋塞米 20～40mg 静脉注射,8～12h1 次。
(2)糖皮质激素:地塞米松 10～30mg/d,疗程 3～5d。
(3)抽搐治疗:地西泮 10～20mg 静脉注射,抽搐停止后苯妥英钠 0.5～1.0g 静脉滴注,根据病情 4～6h 重复应用。
(4)促进脑细胞功能恢复:常用静脉药物有三磷酸腺苷、辅酶 A、细胞色素 C、大剂量维生素 C 和 γ-氨酪酸。
4.对症支持治疗:注意水、电解质代谢紊乱,预防感染,及时发现并治疗迟发性脑病。

五、分证论治

1.实证(毒陷心脑,扰乱神明)
治法:清心开窍,通闭醒神。

方药:菖蒲郁金汤。

石菖蒲、炒栀子、鲜竹叶、牡丹皮、郁金、连翘、灯心草、竹沥。

2.虚证(邪毒内阻,气血耗伤)

治法:益气固脱,回阳救逆。

方药:回阳救逆汤。

熟附子、干姜、肉桂、人参、白术、茯苓、陈皮、炙甘草、五味子。

六、预防护理

1.采用高浓度面罩给养或鼻导管给养(流量应保持 8～10L/min)。给养时间一般不超过 24h,以防发生氧中毒和二氧化碳潴留。中、重度 CO 中毒患者,以及老年人或妊娠妇女 CO 中毒首选高压氧治疗。

2.密切观察病情,注意生命体征变化。注意患者神经系统的表现及皮肤肢体受压部位的损害情况。

3.准确记录 24h 出入量,注意液体的滴速,防止肺水肿和脑水肿的发生。

4.昏迷并高热患者经抢救苏醒后应绝对卧床休息,观察 2 周,避免精神刺激。

5.加强预防 CO 中毒的宣传。居室内火炉要安装烟囱。烟囱室内结构要严密,室外要通风息好。厂矿使用煤气或产生煤气的车间、厂房要加强通风,加强对 CO 的监测报警。进入高浓度 CO 环境内执行紧急任务时,要戴好特制的 CO 防毒面具、系好安全带。

6.出院时留有后遗症者,应鼓励患者继续治疗的信心,如痴呆或智力障碍者应嘱其家属悉心照顾,并教会家属对患者进行语言和肢体锻炼的方法。

(古春花)

第四节　有机磷农药中毒

一、概述

有机磷农药是当今生产和使用最多的农药,品种达百余种,大多属剧毒或高毒类。根据毒力可将其分为:①剧毒类:甲拌磷(3911)、内吸磷(1059)、对硫磷(1605)、丙氟磷(DFP)等;②高毒类:甲基对硫磷、氧乐果、敌敌畏、马拉氧磷、速灭磷、谷硫磷、保棉丰等;③中度毒类:乐果、乙硫磷、敌百虫、久效磷、除草磷、信硫磷、杀螟松等;④低毒类:马拉硫磷、氯硫磷、锌硫磷等。由于生产、运输或使用不当,或防护不周,可发生急、慢性中毒,也可因误服、自服或污染食物的摄入而引起急性中毒。

有机磷农药易挥发,有蒜臭味,通常在酸性环境中稳定,遇到碱性则容易分解,可经呼吸道和皮肤吸收,迅速随血流分布到全身各个器官组织。有机磷农药是一种神经毒物,吸收后在体内广泛抑制胆碱酯酶的活力,使乙酰胆碱不能被分解而大量积累,引起神经功能紊乱,出现一系列中毒症状和体征。口服中毒者多在 10min 至 2h 内发病;吸入中毒者 30min 内发病;皮肤吸收中毒者常在接触后 2～6h 发病。

二、诊断与鉴别诊断

(一)诊断

1.病史　有有机磷农药接触史或吞服史。

2.临床表现

(1)急性中毒:口服中毒潜伏期短,首发症状为恶心、呕吐,呕吐物及呼吸有特殊的蒜臭味。经皮肤或呼吸道吸收中毒者潜伏期长,中毒症状相对较轻。全身中毒症状与摄入量明显呈正相关,典型中毒症状有3类表现:

①毒蕈碱样症状:M样症状:患者多汗、流涎、恶心呕吐,腹痛腹泻,支气管平滑肌

痉挛、分泌物增多,心率减慢,瞳孔缩小。

②烟碱样症状:N样症状:肌张力增强、肌纤维震颤、肌束震颤、心率加快,甚至全身抽搐,可因呼吸肌麻痹而死亡。

③中枢神经系统症状:头昏、头痛、眼花、软弱无力、意识模糊,甚至昏迷、抽搐,可因中枢性呼吸衰竭而死亡。

(2)反跳:是指急性有机磷农药中毒,特别是乐果和马拉硫磷口服中毒者,经积极抢救临床症状好转,达稳定期数天至1周后病情突然急剧恶化,再次出现胆碱能危象,甚至发生昏迷、肺水肿或突然死亡。这种现象可能与皮肤、毛发和胃肠道内残留的有机磷农药被重新吸收以及解毒药减量过快或停用过早等因素有关。

(3)迟发性多发性周围神经病变:少数患者在急性中毒症状消失后2~3周可发生感觉型和运动型多发性神经病变,主要表现为肢体末端烧灼、疼痛、麻木,以及下肢无力、瘫痪、四肢肌肉萎缩等。

(4)中间综合征(IMS):是指急性有机磷农药中毒所引起的一组以肌无力为突出表现的综合征。因其发生在急性中毒胆碱能危象控制之后、迟发性神经病变发生之前,故被称为中间综合征,发生率约为7%。主要表现为第3~7和第9~12对脑神经支配的肌肉、屈颈肌、四肢近端肌肉以及呼吸肌的肌力减弱和麻痹。IMS多发生在急性中毒后24~96h,个别短至10h,长达7d。患者在意识清醒的情况下,出现部分或全部上述肌肉无力或麻痹,表现为不能抬头、上下肢抬举困难、不能睁眼和张口、吞咽困难、声音嘶哑、复视、咀嚼不能、转动颈部和耸肩力弱、伸舌困难等。严重时,呼吸肌(膈肌和肋间肌)麻痹(RMP),出现胸闷、憋气、发绀、呼吸肌活动幅度减弱、呼吸浅速,常迅速发展为呼吸衰竭。如不及时建立人工气道,辅以机械通气,患者可很快死亡。呼吸衰竭是IMS的主要致死原因。

(5)非神经系统损害的表现:尚可出现心、肝、肾损害和急性胰腺炎、横纹肌溶解症等表现。

3.实验室检查

(1)血胆碱酯酶活力测定(CHE):血胆碱酯酶活力不仅是诊断有机磷农药中毒的特异性标志酶,还能用来判断中毒程度轻重,评估疗效及预后。

(2)尿中有机磷农药分解产物测定:对中毒诊断和鉴别诊断有指导意义。

(3)其他检查:重度中毒患者胸部X线可发现肺水肿影像。心电图常见室性心律失常、尖端扭转型室性心动过速、心脏阻滞和QT间期延长。疑有迟发性神经病时应检查肌电图、神经传导功能,并与其他神经疾病鉴别。

(二)证候诊断

本病来势凶险,早期除个别体质弱者外,一般多表现为邪盛标急之证;若度过危险期,晚期则表现为邪

去正衰之虚证。

1.实证　恶心,呕吐,呕吐物或呼出气有大蒜样气味,腹痛,腹泻,头晕,头痛,烦躁不安,肌肉震颤,甚则神昏谵语,舌红苔腻,脉滑数。

2.虚证　头晕耳鸣,筋惕肉瞤,呕恶清涎,腹痛腹泻,惊悸怔忡,甚则汗出肢凉,呼吸气微,二便自遗,脉微细欲绝。

(三)鉴别诊断

1.食物中毒　发病前有不洁饮食史,表现为胃脘部或脐周疼痛,恶心、呕吐、腹泻,多为黄色水样或稀便。无肌肉震颤、瞳孔缩小、肺水肿等表现。

2.阿片类中毒　阿片类中毒患者可见瞳孔缩小、呼吸抑制、肺水肿等临床表现,应注意与有机磷农药中毒相鉴别。通过病史、患者呼出气味、CHE活性测试,可与之鉴别。瞳孔缩小、大汗流涎和肌肉震颤这三点是有机磷农药中毒特有的体征。虽然近年来一些少数新类型农药有时也出现以上三点症状和体征,但参考CHE活力测定,仍可鉴别是否为有机磷农药中毒。

3.其他杀虫剂中毒　菊酯类杀虫药中毒,呼出气和胃液无特殊臭味;杀虫脒中毒,以嗜睡、发绀、出血性膀胱炎为主要特征,无瞳孔缩小、大汗淋漓、流涎等表现。二者胆碱酯酶活力均正常。

(四)病情评估及高危因素

1.病情评估　有机磷农药是一种神经毒物,经胃肠道吸收迅速而完全,经皮肤和呼吸道吸收较慢。吸收后在体内广泛抑制神经系统胆碱酯酶的活力,使乙酰胆碱不能被酶分解而大量积聚,引起神经生理紊乱,造成中毒,出现一系列毒蕈碱样、烟碱样和中枢神经系统中毒的临床表现,严重者可因昏迷和呼吸衰竭而死亡。急性有机磷农药中毒的程度取决于中毒量和中毒途径。口服中毒者潜伏期短,多在10min至2h内发病;吸入中毒者30min内发病;皮肤吸收中毒者常在接触后2～6h发病。根据中毒的程度,临床上分为3级:①轻度中毒:以M样症状为主,而无肌肉震颤和意识障碍,胆碱酯酶活力50%～70%(正常人胆碱酯酶活力为100%);②中度中毒:M样症状加重,出现N样症状,但无意识障碍,胆碱酯酶活力30%～50%;③重度中毒:除M样、N样症状外,还伴有意识障碍,合并脑水肿、肺水肿、呼吸衰竭等,胆碱酯酶活力在30%以下。古代中医学家对中毒有诸多论述。最早有关中毒的记载见于《金匮要略·禽兽鱼虫禁忌并治》:"所食之味,有与病相宜,有与身为害,若得宜则益体,害则成疾,以此相危,例皆难疗。"可见,早在古代,医家就已经意识到毒物侵入人体、渗入血脉,致使气血失调、功能紊乱,终致脏器受损、阴阳离决。

2.高危因素　生产及使用有机磷农药过程中防护不当,易吸收中毒;误服或误食被有机磷农药污染的食物可经胃肠道吸收而中毒,饮酒可促进毒物的吸收而致中毒症状加重。儿童、年老体弱者中毒后临床症状重,病死率高。

三、处理原则

急性有机磷农药中毒病情危急,需紧急处理,特别是中、重度中毒的患者,病情变化快,当中西医结合救治。

中医急救原则:急驱毒邪、开窍醒脑、益气回阳、扶正固本。

西医急救原则:迅速彻底清除毒物,阻止毒物的继续吸收,促进有毒物质的排泄,特效解毒剂的应用,积极处理并发症。

四、急救处理

（一）清除毒物

1.脱离污染源 立即脱离中毒现场,脱去污染的衣服,清洗污染的皮肤、毛发、指甲。眼部污染时,用2%碳酸氢钠溶液或0.9%氯化钠注射液冲洗。

2.洗胃 口服中毒者用清水、2%碳酸氢钠溶液或1:5000高锰酸钾溶液洗胃。常规洗胃可以反复多次,直到洗出液无蒜臭味。注意敌百虫中毒时禁用碳酸氢钠溶液洗胃,因为碳酸氢钠可将敌百虫转化为敌敌畏;对硫磷中毒时,禁用高锰酸钾溶液洗胃,高锰酸钾可将对硫磷氧化为对氧磷,使毒性显著增强。

3.导泻 洗胃后继用甘露醇250~500ml或硫酸镁60~100ml口服导泻,促进毒物排泄。

4.血液净化治疗 可有效清除血液中的有机磷农药,提高治愈率,在治疗重症有机磷农药中毒中具有显著疗效。血液净化治疗应在中毒后1~4d内进行,每天1次,每次2~3h,以提高清除效果。

（二）特效解毒剂的应用

1.应用原则 早期、足量、联合、重复用药。

2.胆碱酯酶复能剂 为肟类化合物,常用药物有氯解磷定(PAM-Cl)、碘解磷定(PAM-D和双复磷(DMO$_4$)。胆碱酯酶复能剂能有效解除烟碱样症状,迅速控制肌纤维颤动。由于胆碱酯酶复能剂不能复活已老化的胆碱酯酶,故必须及早应用。常见不良反应有一过性眩晕、口苦、咽干、恶心、呕吐、视物模糊、颜面潮红、血压升高、全身麻木和灼热感等。用量过大或注射过快时还可引起癫痫样发作、呼吸抑制、心律失常、中毒性肝病及胆碱酯酶抑制加重。

3.抗胆碱药 此类药物可与乙酰胆碱争夺胆碱能受体,从而阻断乙酰胆碱的作用。与胆碱酯酶复能剂类联合应用有互补、增效作用。

（1）阿托品:为阻断毒蕈碱(M)样作用和解除呼吸中枢抑制的有效药物。因其不能阻断烟碱受体,故对N样症状和呼吸肌麻痹所致的周围呼吸衰竭无效,对胆碱酯酶复活亦无帮助。阿托品治疗时,应根据中毒程度轻重选用适当剂量、给药途径及间隔时间,同时严密观察患者的神志、瞳孔、皮肤、心率和肺部啰音变化情况,及时调整用药,使患者尽快达到阿托品化并维持阿托品化,而且还要避免发生阿托品中毒。

阿托品化是指应用阿托品后,患者瞳孔较前扩大,出现口干、皮肤干燥、颜面潮红、心率增快、肺部湿性啰音消失等表现,此时应逐步减少阿托品用量。如患者瞳孔明显扩大,出现神志模糊、烦躁不安、谵妄、惊厥、昏迷及尿潴留等情况,则提示阿托品中毒,应立即停用阿托品,酌情给予毛果芸香碱对抗治疗,必要时采取血液净化治疗。

临床上很少单独应用阿托品治疗有机磷农药中毒,尤其对于中、重度中毒者,必须将阿托品与胆碱酯酶复能剂联合应用。两药合用时应减少阿托品剂量,以免发生阿托品中毒。

（2）戊羟利定:是一种新型抗胆碱药。在抢救急性有机磷农药中毒时,戊羟利定较阿托品具有以下优势:①拮抗腺体分泌、平滑肌痉挛等M样症状的效应更强;②除拮抗M受体外,还有较强的拮抗N受体作用,可有效解除乙酰胆碱在横纹肌神经-肌肉接头处过多蓄积所致的肌纤维颤动或全身肌肉强直性痉挛,而阿托品对N样受体几乎无作用;③具有中枢和外周双重抗胆碱效应,且其中枢作用强于外周;④不引起心动过速,可避免药物诱发或加重心肌缺血,这一点对合并冠心病和高血压的中毒患者尤为重要;⑤半衰期长,无需频繁给药;⑥每次所用剂量较小,中毒发生率低。由于存在以上优点,目前推荐用戊羟利定替代阿托品作为有机磷农药中毒急救的首选抗胆碱药物戊羟利定治疗有机磷农药中毒也要求达到阿托品化,其判定标准与阿托品治疗时相似,但心率增快不作为判断标准之一。

（三）对症支持治疗

有机磷农药中毒的主要死因为肺水肿、呼吸衰竭、休克、脑水肿、心脏停搏等。因此,对症治疗重在维护心、肺、脑等生命器官功能,包括:①保持呼吸道通畅,一旦出现呼吸肌麻痹,应及早行气管插管或切开,并予以呼吸机辅助呼吸,直至自主呼吸稳定;②发生肺水肿时应以阿托品治疗为主;③休克者给予血管活性药物;④脑水肿者应予甘露醇和糖皮质激素脱水;⑤有心律失常表现根据心律失常类型选用适当的抗心律失常药物;⑥及时纠正电解质紊乱和酸碱平衡失调。

五、分证论治

1.实证

邪毒内侵,胃气上逆,气机逆乱,清阳受扰。

治法:解毒祛邪。

方药:绿豆甘草汤。

绿豆、白茅根、金银花、生甘草、石斛、丹参、大黄、竹茹。

2.虚证

治法:益气回阳固脱。

方药:参附汤。

人参、附子。

六、预防护理

1.严密观察病情变化,详细记录生命体征,注意神志、瞳孔的变化。

2.进食流质饮食,不能进食者予鼻饲。

3.注意口腔护理,勤翻身、拍背排痰,预防压疮和肺炎的发生。

4.昏迷患者呼吸道分泌物增加,应随时吸痰,以防发生窒息和感染。

5.洗胃过程中,如有呼吸、心搏骤停,应立即停止洗胃并进行抢救。

6.做好心理护理,了解患者中毒的原因,根据不同的心理特点进行心理疏导。

7.有自杀倾向者,需有专人看护,防止意外发生。

（古春花）

第二十六章　物理损伤

第一节　电击伤

电击伤又称触电,是由于一定量的电流通过人体引起组织损伤和功能障碍,甚至呼吸心搏停止。电击包括低压电(≤380V)、高压电(>1000V)和超高压电(电压10000万伏、电流30万安)电击三种类型。低压电所致伤害较轻,高压电所致灼伤可焦化、炭化、组织坏死。如电流通过心脏可致心跳停止。闪电损伤(雷击)亦属于高压电损伤范畴。

一、病因及发病机制

1.病因　电击伤的原因大致可分三种:

(1)生活中直接接触漏电电器或工作中违反用电操作规程触电。

(2)高温高湿场所,本来不漏电的电器绝缘性能降低后而发生漏电;身体受潮或出汗电阻降低,本来不会触电的情况在此时因电流容易通过而发生触电。

(3)旷野树下躲避雷雨,在雷击的超高压电场中,电流或静电电荷经空气或其他介质后电击人体。

(4)意外事故如风暴、地震、火灾等使电线断裂,带电的电线落在人体上。

2.发病机制　低压和高压电流都可使细胞膜内外的离子平衡发生变化,并产生电泳、电渗等反应,从而可导致器官的生物电节律周期发生障碍。接触中枢神经系统的电流即使仅有几十毫安,已可引起神经传导阻断,如累及脑干,呼吸迅速停止。

电损伤对人体的危害与接触电压高低、电流强弱、直流电和交流电、频率高低、通电时间、接触部位、电流方向和所在环境的气象条件都有密切关系。据研究:电流强弱方面,通过人体的电流在1~6mA可有麻木、刺痛感;6mA以上的电流可使人呆滞,不能自动脱离电源;8~12mA电流通过人体时,肌肉立即收缩,即所谓"电击";20~25mA电流通过时,肌肉强烈收缩呈强直状,皮肤迅速被炭化,50mA以上电流通过心脏时导致心室纤颤心搏骤停,呼吸停止;100mA以上电流通过人体,如波及脑部可立即失去知觉、出现全身抽搐,中枢神经发生永久性或暂时性损害;300~1200mA以上电流量可直接引起呼吸循环中枢麻痹。电流途径方面,同样强度的电流通过肌肉及肌腱,不致引起生命危险,只引起局部灼伤或炭化,如通过心、脑、延髓及脊髓等重要器官时危险性极大,可引起致命性电击伤。

二、诊断

1.有接触电流或被雷电或高压电电弧击中史。

2.临床表现。

(1)症状。

①全身症状:轻度电击伤者出现头晕、心悸、四肢无力或痛性肌肉收缩、惊慌呆滞、面色苍白。中度电击伤可有呼吸浅促、心动过速、心律失常或短暂的昏迷。重度电击伤者如高压电击,特别是雷击时,常发生神志丧失、心脏呼吸骤停或严重心律失常。部分病例有心肌和传导系统损害,心电图出现心房颤动、心肌梗死和非特异性 ST 段降低。受电击的肌肉与肾脏组织发生细胞溶解坏死后可产生大量肌球蛋白尿,溶血后血红蛋白尿可损伤肾小管,以及脱水和血容量不足等多种原因可共同促使患者发生急性肾衰竭。组织损伤或体表烧伤处丢失大量液体时可出现低血容量性休克。

②局部症状:高压电击的严重烧伤常见于电流进出部位,烧伤部位组织炭化或坏死洞。电击周围部位烧伤较轻。如有衣服点燃可出现与触电部位无关的大面积烧伤。另外,在高压电流损伤时,因肌肉组织损伤、水肿和坏死。使肌肉筋膜下组织压力增加,出现神经血管受压体征,脉搏减弱,感觉及痛觉消失等,称前臂腔隙综合征,常需筋膜切开减压术。由于触电后大肌群强直性收缩可发生脊椎压缩性骨折或肩关节脱位。

(2)体征:听诊可有心音微弱、心律失常、局部有灼伤、组织坏死,周围皮肤焦黄有水疱,焦化或炭化。呼吸微弱甚则心音、呼吸音消失。触电处高压电击伤者伤口大而深,受损组织可变焦。

(3)并发症和后遗症:电击后 24～48h 常出现严重室性心律失常、神经源性肺水肿、胃肠道出血、弥散性血管内凝血、烧伤处继发细菌感染。大约半数电击者因单侧或双侧鼓膜受损破裂而致耳聋,或发生失明、瘫痪、暂时性精神失常等。孕妇电击后常发生死胎和流产。电击后数日到数月还可出现神经系统病变,上升性或横断性脊髓炎、多发性神经炎等。

3.实验室及其他检查

(1)尿分析:可出现肌红蛋白尿及血尿。

(2)心电图检查:可见心律失常,严重者可有心室颤动。

三、鉴别诊断

触电多有明确的病因和现场证据,一般无须鉴别诊断。

四、危重指标

1.严重的心律失常。

2.呼吸衰竭。

3.心搏停止,呼吸停止。

五、治疗

1.西医治疗　治疗原则迅速脱离电源,心脏骤停者立刻人工心肺复苏,防治并发症对症支持。

2.治疗措施

(1)现场抢救

①脱离电源:要分秒必争,迅速使触电者脱离电源,一是切断总电源,二是现场用绝缘物如干燥的竹

竿、木器、皮革及绳子等挑开电线或电器。切忌用手去拉触电者。

②现场心肺复苏：脱离电源后立刻对触电者的神志、生命体征进行检查，如呼吸、心搏已停止，应立刻施行心肺复苏术抢救。具体事项参照有关章节进行。

（2）院内抢救

①心肺复苏：医学界许多心肺复苏抢救成功的经验证明：触电、溺水、缢死等非心脏因素所致的意外性心脏骤停患者，复苏术有时须坚持较长时间方能奏效，尤其是一些既往健康的青壮年，入院后的抢救必须坚持不懈地进行，不能轻易放弃，不要被停搏 8～10min 神经损伤不可逆的所谓"临界时限"所影响，有时要持续数小时之久，直至患者清醒或出现尸僵、尸斑为止。

对呼吸停止、心搏尚存者，立即给予人工呼吸，有条件时应予气管插管、用呼吸机维持呼吸。对心搏停止、呼吸尚存者和心搏与呼吸都停止者，人工呼吸与胸外心脏按压并用，如条件许可应考虑紧急经胸雄心脏起搏，或开胸直接进行心脏按压；及气管插管，呼吸机维持通气，同时进行心电监测。

心肺复苏经常是重症电击患者抢救过程中最关键的一步，受具体的措施、复苏药物的使用，以及复苏后的处理可参考附录中心肺复苏指南概要的内容。

②心电监测：对所有电击患者，均应连续进行 48h 心电监测，以便及时发现并处理迟发性心律失常。出现心律失常者应使用适当的抗心律失常药物。心电监护或床边心电图若观察到并证实是心室停搏而非心室颤动者，心脏按压的同时应考虑准备紧急经胸壁心脏起搏，药物治疗可选用肾上腺素、异丙肾上腺素、阿托品、碳酸氢钠等。若为心室颤动，应立即于 200～300 瓦秒直流电非同步除颤；如无除颤设备，可用利多卡因 50～100mg，缓慢静脉注射，必要时 5～10min 重复 1 次，有效后静滴维持，一般 1h 总量不超过 400mg。若为无脉搏性心电活动，则以肾上腺素、阿托品反复推注。

③急性肾衰竭的防治：由于广泛肌肉和红细胞的破坏释放大量肌红蛋白和血红蛋白，为预防急性肾衰竭的发生，应酌情使用利尿药及脱水药。如：用乳酸林格液恢复循环容量，维持尿量（50～75ml/h）。出现肉眼肌球蛋白尿的，尿量应维持在 100～150ml/h。静脉输注碳酸氢钠碱化尿液，应用甘露醇预防肌球蛋白性肾病等。

④外科问题的处理：电击伤的全身治疗基本与一般烧伤治疗相同。电击伤的创面要清创包扎、常规注射破伤风抗毒素，选用有效抗生素防治继发感染，特别要注意厌氧菌感染的防治。

对于广泛组织烧伤、肢体坏死和骨折者，应请外科医师会诊，进行相应处置。皮肤组织坏死者应进行清创术，并预防应用破伤风抗毒素（3000U）。对腔隙综合征患者，如果腔隙压力超过 30～40mmHg，应进行筋膜切开减压术。对于肢体电击伤后深部组织损伤情况不明者，可应用动脉血管造影或放射性核素 ^{133}Xe 洗脱术或 ^{99m}Tc 焦磷酸盐肌扫描术检查。以指导治疗。对继发感染者应给予抗生素治疗。

⑤支持及其他对症处理：营养支持，保持水、电解质、酸碱平衡，防治休克，保护脑组织等。

（二）中医治疗

1.证候特征　触电后重者，立即昏迷或死亡，轻者可见惊厥、抽搐、僵直、心悸、喘息、面白唇绀等表现。外伤方面，高压电击可在人体造成一个进口和一个（或几个）色焦黄、伤面小而干燥的伤口，偶见水疱；雷电击伤的烧伤面积较大，伤口可深达骨干、肌肉，甚至骨干断裂。

2.治疗要点　本病以西医处理为主，复苏时可配合针刺人中、十宣、涌泉等穴位，有助于复苏后呼吸、心律的稳定；出现危险性心律失常、血压下降，西药抢救纠正效果不佳的，可加用中成药针剂如参附针、丽参针等。复苏后的处理应辨证施治。

六、临证提要

1.电击伤的抢救宜中西医结合,以西医处理为主。

2.西医疗法在心肺复苏、纠正酸碱失衡、防治休克、肾衰等方面疗效确切,起效也快;中医药处理则主要是在西医复苏效果欠佳时起辅助治疗作用,有时可有西药起不到的良效。

3.西医处理中最重要的一环就是心肺复苏,是电击伤抢救的成败关键。医学界许多成功经验证明:触电的意外性心脏骤停患者,尤其是一些既往健康无慢性器质性心脏疾患的青壮年,复苏术有时须坚持较长时间方能奏效,入院后的抢救必须坚持不懈地进行。

4.中药之人参在中医理论里被认为具有大补元气、救逆固脱之功效。现代药理研究亦证明,人参有加强心肌收缩力、保护心肌、减轻心肌缺血损伤及抗心律失常的作用,同时还能兴奋呼吸中枢,增强机体应激能力,提高机体免疫力。故在本病的抢救过程中应用人参及其制剂如参麦注射液、丽参注射液、参附注射液等,对于提高电击伤抢救中的心脑复苏成功率和抗心衰、抗休克、纠正心律失常均有特殊意义。

(云惟峥)

第二节　冻伤

一、概述

冻伤是机体在寒邪作用下产生的损伤,是寒冷地区的常见病。因其症状、程度和部位不同,又称"冻疮"、"冻烂疮"、"冻风"、"冻裂"和"冻僵"等。病位轻则在皮,中则在肌,重则伤及脏腑,甚至可危及生命。冻伤是因寒邪客于肌肤,使气血凝滞于皮肉、搏结于气血而成。医对该病的诊断与治疗积累了丰富的经验,并且有良好的治疗效果,对临床工作有指导意义。

西医的冻伤可参照本病治疗。

二、诊断与鉴别诊断

(一)中医证候诊断

冻伤为机体触犯严寒之气以致气血凝滞、脏腑功能失调,若素体气血不足,更易受寒邪侵袭,故冻伤可分为虚证与实证,实为邪气实,虚为正气虚。

1.**实证**　可分为寒盛血凝证和瘀滞化热证。

受冻部位冰凉麻木,冷痛,肤色青紫,肿胀散漫,或有水疱、血疱,感觉迟钝或消失,形寒肢冷、得暖则舒,舌黯苔白,脉沉细。化热后可见疮面黯红微肿,溃烂腐臭,脓汁稠厚,筋骨裸露,发热口渴,便秘溲赤,舌黯红,苔黄,脉细数。

2.**虚证**　虚者可分阳虚、气虚、血虚或兼而有之。

四末不温,恶寒倦怠,感觉麻木,昏昏欲睡,面色苍白,呼吸微弱,或四肢厥逆,甚而僵直,面色无华,脓水淋漓不敛,头晕目眩,舌淡苔白,脉沉微细或虚大无力。

（二）西医诊断

冻伤分为局部冻伤与全身冻伤。

1.全身冻伤 俗称冻僵，病情严重，发生在人体处于寒冷环境中，且超过人体调节能力而出现的全身体温降低。患者感觉迟钝，神志模糊昏迷甚至死亡。

2.局部冻伤 局部冻伤的伤情在复温后出现症状，一般分为3度：①一度冻伤：仅伤及表皮，受冻部位红肿出血，灼痛，瘙痒或麻木；②二度冻伤：伤及真皮，伤部剧痛，但感觉迟钝，红肿严重，可育水疱或血疱；③三度冻伤：伤及皮肤全层、肌肉甚至骨骼，局部苍白或紫黑，感觉、运动功能丧失，甚至指、趾脱落。

三、处理原则

急救冻伤的关键在脱离寒冷环境和复温。在复温过程中，皮肤一般呈炎性反应，损伤较轻，但深部组织的冻结伤虽经复温，其损伤并未因此终止，还会出现新的病变，突出的是微循环的改变。这是由于复温后冻处微血管显著扩张，甚至破裂和血液瘀滞，毛细血管通透性增加，出现水肿和水疱，严重者可发生弥漫性血栓形成，导致组织坏死，称之为"冻融性损伤"，与复温方式有一定关系。一般认为快速复温能减少冻伤组织的损害。注意复温浸泡时，水温不宜过高，水温过高会增加缺血情况下冻伤部位的代谢量，造成更多的损伤。同理，已复温的患者不宜再温浴和按摩，否则会增加组织坏死或增加感染机会。

四、急救处理

1.解冻：中止冻源，迅速撤离寒冷环境，移入暖房（22℃～25℃室温），脱去潮湿寒冷的衣服。

2.复温：主张快速、恒温，将患者置入40℃～42℃的温水中浸泡15～30min。快速复温以体温快速接近正常、甲床潮红有温感为度。水温不宜过高，浸泡时间不宜太长，否则反而有害。

3.活血化瘀：复方丹参液、川芎嗪注射液、脉络宁注射液等静脉滴注；或便用肝素1～2mg/kg溶入10%～20%的葡萄糖溶液内滴注，每6h1次。有出血倾向者停用。

4.冻伤局部的处理：一度冻伤：选用羌活、甘遂、甘草各30g煎汤浸泡洗浴，每日3次；药浴法：取干姜、肉桂、附子各20g煎汤，在40℃～41℃的温度下浸浴。

二度冻伤：无菌条件下，用注射器吸尽水疱或水疱内液体（若已形成胶冻样物，可待其逐渐吸收）后用无菌敷料包扎。也可选用马勃膏、红油膏、冻疮膏外敷。

三度冻伤：面积小者，外敷红油膏，后期改用白玉膏；面积大者，如无溃烂，也可用包扎法（同烧伤的早期包扎处理）。如有溃烂者，应行多切开引流，但不主张早期清创，因为冻伤与烧伤不同，冻伤后真实坏死界限往往比早期烧伤面积要小，而烧伤则反之。

5.抗感染：对严重冻伤者，应早期使用足量的广谱抗生素，以预防和控制感染。

6.二度以上冻伤者，应注射破伤风抗毒素。

五、分证论治

1.实证（寒客肌肤，筋脉凝结，经络瘀阻）

治法：温经散寒，活血化瘀。

方药：当归四逆汤合桃红四物汤。

当归、赤芍、川乌、桂枝、细辛、桃仁、红花、生地黄、川芎、丹参、生姜。水煎服,服时加适量黄酒,每日1剂,分2次服。如有化热者,可减川乌,合仙方活命饮加减。

2.虚证(体虚中寒,气血不足,真阳耗竭)

治法:回阳救逆,益气养血。

方药:四逆加人参汤合人参养荣汤。

附子、甘草、人参、干姜、白芍、当归、陈皮、黄芪、桂心、白术、熟地黄、五味子、茯苓、远志。

水煎服,每日1剂,分2次服。服时加适量黄酒。

六、预防护理

1.全身冻伤者,要注意保暖,室温宜在20℃～25℃。

2.受伤部位严禁火烤、热烫。

3.保持受伤部位的清洁、干燥,未溃发痒者切忌搔破,防止继发感染。

4.伤肢适当抬高,以利血液与淋巴回流。

5.冻伤部位禁用有色药物,以免影响对伤情的观察。

6.冬季寒冷季节,注意防寒与保温,鞋、袜、手套和耳套不要过紧,否则会影响血液循环,增加冻伤机会。

(霍敏俐)

第三节　淹溺

人淹没于水或其他液体中,由于液体或泥垢杂物充塞呼吸道及肺泡,或反射性引起喉痉挛与肺水肿而发生窒息和缺氧,并处于临床死亡状态称为溺水。从水中救出后暂时性窒息,尚有大动脉搏动者称为近乎淹溺。严重者甚至心搏呼吸停止,最后导致死亡。

一、病因及发病机制

1.病因　淹溺多发生于不会游泳或在游泳时发生意外者,或不慎落水者,或投河自杀者,意外事故多为沉船和洪水灾害。

2.发病机制　发生淹溺后,人首先是本能地屏气,以避免水进入呼吸道。不久,由于缺氧,不能继续屏气,会出现两种情况:①湿性溺水:喉部肌肉松弛,吸入大量水分,充塞呼吸道和肺泡发生窒息。如水液大量进入(22ml/kg)呼吸道数秒钟即可引起神志丧失、呼吸停止和心室颤动。湿性溺水极为多见,约占淹溺者的90%。②干性溺水:喉痉挛导致窒息,呼吸道和肺泡很少或无水吸入,此类型约占淹溺者的10%。因溺水环境不同而吸入的水质不同,临床预后、处理上亦有不同,常分两种类型。

(1)淡水淹溺:淡水吸入最重要的临床意义是肺损伤。因淡水是低渗液体,可很快经肺泡、毛细血管进入血循环,引起暂时性血容量增多,可造成低钠、低氯、低蛋白血症和红细胞轻度溶血;同时引起肺泡壁受损,肺泡表面活性物质减少,肺泡发生塌陷。由于血容量增多,淡水溺水者即使迅速复苏后,肺损伤过程仍会继续进展,出现广泛肺水肿或微小肺不张。

(2)海水淹溺:海水为高渗液,含3.5%的氯化钠,是血浆的3倍以上。因此,吸入的海水较淡水在肺泡内停留时间长,不仅不能被吸收到血液循环,而且血液中的大量蛋白质、水分自血管内反渗至肺泡腔,导致肺水肿、肺内分流,迅速出现低氧血症及高钠、高氯、高钾等血液浓缩改变。此外,海水对肺泡上皮及肺毛细血管内皮细胞有化学损伤作用,能加重肺水肿发生,使血压迅速下降。

人体淹溺吸入淡水或海水后,尽管血容量、血电解质浓度等变化不同,但都引起肺的顺应性降低、肺水肿、肺内分流、严重低氧血症和混合性酸中毒。有严重脑缺氧者,还可促使神经源性肺水肿发生。大多数溺水者猝死的原因是严重心律失常。

溺入粪池或污水池中时,基本病理变化同海水溺水,除上述病理生理变化外。还有腐败生物和化学物质的刺激与中毒等反应。

二、诊断

1.溺水史。

2.临床表现　淹溺患者表现神志丧失、呼吸停止及大动脉搏动消失,处于临床死亡状态。近乎淹溺患者临床表现个体差异较大,与淹溺持续时间长短、吸入水量多少、吸入水的性质及器官损害范围和程度有关。

(1)症状:淹溺时间短者,意识尚清,可有头痛或视觉障碍、剧烈咳嗽、胸痛、呼吸困难、咳粉红色泡沫样痰。溺入海水者口渴感明显,最初数小时可有寒战、发热。溺水时间长者,神志昏迷或模糊。

(2)体征:一般均有皮肤发绀,颜面青紫、肿胀,球结膜充血,口鼻充满泡沫或有泥褥、血性泡沫。常可出现精神状态改变如淡漠或烦躁不安;严重者可昏睡、昏迷和抽搐、肌张力增加。呼吸表浅、急促或停止。双肺可有弥漫性干湿啰音,偶尔有喘鸣音。四肢冰凉,脉搏常扪不到,严重者呼吸停止,心音微弱或消失。有时胃内充满积水以致急性胃扩张,腹部膨隆。有时可发现头、颈部损伤。

3.实验室及其他检查

(1)血尿常规分析:常有白细胞轻度增高。吸入淡水较多时,可出现血液稀释,甚至红细胞溶解,血钾升高,血和尿中出现游离血红蛋白。吸入海水较多时,出现短暂性血液浓缩,轻度高钠血症或高氯血症。严重溶血或急性肾衰竭时可有严重高钾血症,还可出现弥散性血管内凝血的实验室监测指标异常。

(2)心电图检查:心电图的常见表现有窦性心动过速、非特异性 ST 段和 T 波改变,通常数小时内恢复正常。出现室性心律失常、完全性心脏传导阻滞提示病情严重。

(3)动脉血气分析:约 75% 病例有明显混合性酸中毒;几乎所有患者都有不同程度的低氧血症。

(4)胸部 X 线检查:常显示斑片状浸润,有时出现典型肺水肿征象。住院 12~24h 吸收好转或发展恶化。约有 20% 病例胸片无异常发现。疑有颈椎损伤时,应进行颈椎 X 线检查。

三、鉴别诊断

淹溺多有明确现场证据或现场证人。一般无须鉴别诊断。

四、治疗

(一)西医治疗

1.治疗原则　使呼吸道通畅,供氧,复温。复苏心肺,处理并发症。

2.治行措施

(1)现场抢救。

①尽快将淹溺者从水中救出,迅速撬开牙关,清除口鼻腔中污水、污物、分泌物及其他异物,用手把舌头拉出,保持气道通畅,并解松患者衣服和腰带。

②尽快采取头低俯卧位,体位引流体内的积水,方法有如下几种:

救护者一腿跪地,一脚朝前屈膝,然后将患者放在屈曲的腿上,以便尽快控出呼吸道和胃内积水,并用手压其背部按压做人工呼吸。

将溺水者的腹部放在救护者的肩上,使其头部下垂,然后抓住溺水者的双踝关节,迅速跑动,以利排出积水。

将溺水者横伏于牛背上,头部朝下,赶牛走动,这样既可控水,又有人工呼吸的作用。必须注意的是,体位引流的时间不宜过长,以免延误心肺复苏的进行。

③初步的心肺复苏:如呼吸已停止,则立即行口对口人工呼吸。由于溺水后肺泡张力减低,气体进入肺内阻力较大,故吹气量要大,吹气频率每分钟 14~16 次,吹气后双手挤压胸廓,做辅助呼气。如心搏也已停止则人工呼吸必须与胸外心脏按压同时进行。心脏按压与人工呼吸的次数比例为 4:1~5:1(每分钟胸外心脏按压 90~100 次)。在患者转运过程中,不自停止心肺复苏。复苏期间常会发生呕吐,应注意防止呕吐物吸入气道。

(2)院内抢救:经现场初步抢救后的患者,不管呼吸、心搏是否完全恢复,都应抓紧时间尽快转入医院,以保证心肺复苏的成功,并提供进一步的生命支持。所有近乎淹溺者都应收住重症监护病房观察 24~48h,预防发生急性呼吸窘迫综合征等,24~48h 后无低氧血症或神经系统并发症者,可出院随访。

①继续心肺复苏:对短时间心搏呼吸仍未恢复的患者,入院后除做好心脏按压、辅助循环工作外,积极抢救肺功能尤为重要,可给予高浓度氧气或用 10%~20% 的酒精去泡沫剂吸氧,有条件者可行气管插管,并机械辅助通气以维持呼吸功能;其他心肺复苏措施基本同一般复苏。

②供氧:对心搏呼吸已恢复的患者,仍应吸入高浓度氧或进行高压氧治疗,有条件者可使用人工呼吸机。

③复温:如患者体温过低,据情可采用体外或体内复温措施。

④药物治疗。

药物复苏:同一般复苏。

缓解肺水肿:可静脉注射氨茶碱、毛花苷及呋塞米等药物以强心利尿,以及静脉注射地塞米松等肾上腺皮质激素防止哮喘样发作,并可防治脑水肿。

保护脑组织:淡水淹溺者脑水肿尤其多见,应适当过度通气,并用 20% 甘露醇 250ml 静脉滴注,每 6~8h 1 次,亦可与 50% 葡萄糖溶液 40ml 静脉注射交替使用。复苏成功后加用其他营养脑组织药物。

纠正酸中毒和水电解质失衡:不论淡水还是海水淹溺,绝大部分均会出现酸中毒,可先给予 5% 碳酸氢钠 100~200ml 静脉滴注,然后再根据化验结果调整用量。淡水淹溺者,因血液稀释,血容量增多,并出现低钠、低氯,故宜少量输入 3% 的氯化钠液,并适当控制输入量,必要时可输全血。海水淹溺者,于血液浓缩,血容量减少,可输入 5% 葡萄糖溶液、低分子右旋糖酐或血浆,忌输氯化钠液。有些溺水者出现溶血现象,忌输甘露醇,排出血红蛋白,保护肾功能,以防急性肾衰竭的发生。

抗感染:淹溺时呼吸道常吸入污水、泥垢和杂物,容易引起吸入性肺炎,体情况选用抗感染药物,以防止肺部感染。应及早应用故可根据具体情况选用抗感染药物,以防止肺部感染。

⑤严密监护,及时发现并处理其他可能的并发症。

（二）中医治疗

1.证候特征　溺水时间短、程度轻者,神志尚清、惊恐或迟钝、头痛、幻视、剧咳、胸痛、喘促、咳粉红色泡沫样痰。溺水时间长、程度重者,症见昏迷、面色苍白、肢体冰冷、腹胀如鼓、双目发赤、鼻及口内有污泥泡沫。

2.治疗要点　迅速将溺水者救出,立刻控出体内积水。发生厥脱者立刻用针灸或药物回苏醒神、固脱救逆。随后祛寒、复温、固脱、调理。

3.治疗方法

(1)排控积水、清除口鼻内污物:溺水者救出水面后,排除出内积水和清除口鼻内污物的方法同前述,无中西医之分。

(2)针灸回苏:用拇指按压或针刺强刺激人中、内关、涌泉、关元等穴位。艾条悬灸百会、关元等穴位。

(3)防脱固脱

①立即灌服独参汤或参附汤以回阳救逆。

②元参注射液或参附注射液10~20ml静脉推注,或加入50%葡萄糖注射液20ml中稀释后静脉注射。无效者隔10~20min再重复使用。本药具强心抗休克及改善微循环等作用。

(4)复温、调理:恢复呼吸心搏后,可煎服生姜红糖水以祛寒暖胃,同时按摩溺水者四肢和躯干,促进肢体血循环,恢复体温。

五、临证提要

1.淹溺的抢救宜中西医结合,以西医处理为主。抢救的排控体内积水、清除口鼻污物阻塞等初步处理不分中西医。

2.西医疗法在心肺复苏以纠正酸碱失衡,防治肺水肿、脑水肿、肾衰竭,抗感染等方面疗效确切,起效也快;中医药处理则主要是在西医复苏效果欠佳时起辅助治疗作用,既往临床经验表明,有时西医常规处理方法已用尽,病情仍未见扭转,经加用中医药却可起到意想不到的良效。但由于中医疗法效果的不确定性,可重复性也较差,以及国内医疗纠纷判定的立法问题,"先中后西"往往不能实行,只能作为一种抢救中必要的补充手段。

3.西医处理中很重要的一环就是心肺复苏,是淹溺抢救的成败关键。和触电所致的意外性心脏骤停的抢救一样,对一些既往健康无慢性器质性心脏疾患的青壮年,复苏术有时须坚持较长时间方能奏效,入院后的抢救必须坚持不懈地进行。

4.因为淹溺对人体所造成的损害首当其冲是肺,所以对心肺复苏成功后的患者和有大动脉搏动者称为近乎淹溺者,抢救的第一大要点就是防治肺水肿;这两种患者其次的损害就是脑水肿,尤其在淡水淹溺中较为严重,故防治肺水肿的同时,防治脑水肿也是重中之重。

5.抢救基本成功后,还要做好复温,防治肺感染、肾衰、低血压并发症等工作。中医药疗法在这一阶段可应用参附汤、丽参注射液等加强疗效,扶正固脱、防脱。

（霍敏俐）

第四节　中暑

中暑是指高温或烈日暴晒引起体温调节功能紊乱所致的一组临床综合征,以高热、皮肤干燥无汗及中枢神经系统症状为特征。重症中暑依其主要发病机制和临床表现常分为三型:①热射病是因高温引起体温调节中枢功能障碍,热平衡失调使体内热蓄积,临床以高热、意识障碍、无汗为主要症状。由于头部受日光直接暴晒的热射病,又称日射病;②热痉挛是由于失水、失盐引起肌肉痉挛;③热衰竭主要因周围循环不足,引起虚脱或短暂晕厥。后者又称热昏厥。中暑属于古之"中暍"、"中热"、"阳暑"等范畴。

一、病因与发病机制

在高温(一般指室温 35℃)环境中或炎夏烈日暴晒下从事一定时间的劳动,且无足够的防暑降温措施,常易发生中暑。有时气温虽未达到高温,但由于湿度较高和通风不良。亦可发生中暑。老年、体弱、疲劳、肥胖、饮酒、饥饿、失水、失盐、穿着紧身不透风的衣裤以及发热、甲亢、糖尿病、心血管病、广泛皮肤损害、先天性汗腺缺乏症和应用阿托品或其他抗胆碱能神经药物而影响汗腺分泌等因素,在炎热季节常为中暑的发病诱因。

热射病的主要发病原因是由于人体受外界环境中热源的作用和体内热量不能通过正常的生理性散热"达到热平衡,致使体内热蓄积,引起体温升高。初起,可通过下丘脑体温调节中枢以加快心排血量和呼吸频率,皮肤血管扩张,出汗等提高散热效应。而后,体内热进一步蓄积,体温调节中枢失调,心功能减退,心排血量减少,中心静脉压升高,汗腺功能衰竭,使体内热进一步蓄积,体温骤增。体温达 42℃以上使蛋白质变性,超过 50℃数分钟细胞即死亡。

热痉挛的发生机制是高温环境中,人的散热方式主要是依赖出汗。一般认为一个工作目的最高生理限度的出汗量为 6L,但在高温环境中劳动者的出汗量可在 10L 以上。汗中含氯化钠为 0.3%～0.5%。因此大量出汗使水和钠盐过多丢失,肌肉痉挛,并引起疼痛。

热衰竭的发病机制主要是由于人体对热环境不适应引起周围血管扩张、循环血量不足,发生虚脱;热衰竭亦可伴有过度出汗、失水和失盐。

中医认为中暑的外因是暑热之邪,内因责之于虚,诱因与炎夏之季、冒日劳役、长途行走有关。主要病机为感受暑热、耗气伤津、气阴两伤;或重者暑热内闭、内陷心包、蒙蔽心神;或暑热弛张、引动肝风等。

二、诊断

(一)临床表现特点

根据我国职业性中暑诊断标(GB11508-1989),可将中暑分为先兆中暑、轻症中暑和重症中暑三级,其临床特点如下:

1.先兆中暑　在高温环境下工作一定时间后,出现头昏、头痛、口渴、多汗、全身疲乏、心悸、注意力不集中、动作不协调等症状。体温正常或略有升高。如及时将患者转移到阴凉通风处安静休息,补充水、盐,短时间内即可恢复。

2.轻症中暑　除上述症状加重外,体温至 38℃～39℃上,出现面色潮红、大量出汗、皮肤灼热等表现;

或出现面色苍白、皮肤四肢湿冷、血压下降、脉搏增快等虚脱表现。如进行及时有效的处理,常常于数小时内恢复。

3.重症中暑　包括热射病、热痉挛和热衰竭三型。

(1)热射病:典型表现为高热(>41℃)、无汗和意识障碍。常在高温环境中工作数小时或老年、体弱、慢性病患者在连续数天高温后发生中暑。先兆症状有全身软弱、乏力、头昏、头痛、恶心、出汗减少;继而体温迅速上升,出现嗜睡、谵妄或昏迷。皮肤干燥、灼热、出汗,面潮红或苍白;周围循环衰竭时发绀。脉搏快,脉压增宽。血压偏低,可有心律失常。呼吸快而浅,后期里陈-施呼吸。四肢和全身肌肉可有抽搐。瞳孔缩小,后期扩大,对光反射迟钝或消失。严重患者出现休克、心力衰竭、肺水肿、脑水肿,或肝肾衰竭、DIC。实验室检查有血白细胞升高,尿蛋白和管型尿出现,血尿素氮、SGOT、LDK、CK 增高,血 pH 值降低,血 Na$^+$ 降低。心电图检查有心律失常和心肌损害的表现。

(2)热痉挛:常发生在高温环境中强体力劳动后。由于出汗过多、口渴、大量饮水而盐分补充不足以致血中氯化钠浓度显著下降,而引起四肢阵发性的强直性痉挛,最多见于下肢双侧腓肠肌,常伴有肌肉疼痛、腹绞痛及呃逆。体温大多正常。实验室检查有血钠和氯化物降低,尿肌酸增高。

(3)热衰竭:常发生于老年人、产妇及一时未能适应高温环境者。患者先有头痛、头昏、恶心,继而有口渴、胸闷、面色苍白、冷汗淋漓、脉搏细弱或缓慢、血压偏低,可有晕厥,并有手足抽搐。重者出现周围循环衰竭。实验室检查有低钠和低钾。

(二)诊断注意事项

中暑的诊断可根据在高温环境中劳动和生活时出现体温升高、肌肉痉挛和(或)晕厥,并应排除其他疾病后可诊断。此外,尚必须与其他疾病相鉴别。如热射病必须与脑型疟疾、脑炎、脑膜炎、有机磷农药中毒、中毒性脑炎、菌痢等相鉴别;热衰竭应与消化道出血或宫外孕、低血糖等相鉴别;热痉挛伴腹痛应与各种急腹症相鉴别。

三、治疗

(一)西医治疗

1.先兆中暑与轻症中暑　应立即撤离高温环境,扛阴凉处安静休息并补充清凉含盐饮料,即可恢复。疑有循环衰竭倾向时,可酌情给葡萄糖盐水静滴。体温升高者及时行物理降温。

2.重症中暑

(1)热痉挛与热衰竭:患者应迅速转移到阴凉通风处休息或静卧。口服凉盐水、清凉含盐饮料。静脉补给生理盐水、葡萄糖液和氯化钾。一般患者经治疗后 30min 到数小时内即可恢复。

(2)热射病:预后严重,病死率达 5%~30%,故须紧急抢救,应迅速采取各种降温措施,降温迟早快慢决定预后。

①按摩四肢皮肤:使皮肤血管扩张和加速血液循环,促进散热。在物理降温过程中必须随时观察和记录肛温,待肛门温度降至 38.5℃时,应立即停止降温,将患者转移到室温 25℃以下的环境中继续密切观察。如有体温回升,可再浸入 4%碘酒中或用凉水擦浴、淋浴。或在头部、腋窝、腹股沟处放置冰袋,并用电风扇吹风,加速散热,防止体温回升。老年、体弱和有心血管疾病者不宜用 4℃水浸浴。农村无上述条件者可用井水或泉水擦洗。促进蒸发降温。

②药物降温、物理降温：为了使患者高温迅速降低，可将患者除头部浸在 4℃ 水浴中，并与物理降温合用效果更好。氯丙嗪的药理作用有调节体温中枢功能，扩张血管、松弛肌肉和降低氧消耗，是常用协助物理降温的药物。用法：将氯丙嗪 25～50mg 稀释在 500ml 葡萄糖盐水或生理盐水中静滴 1～2min，病情紧急时可用氯丙嗪及异丙嗪各 25mg 稀释于 5% 葡萄糖液 100～200ml 中，在 10～20min 内静滴完毕。如 2h 内体温仍未下降可重复 1 次。必须密切观察血压、神志和呼吸，低血压时应肌内注射间羟胺、去氧肾上腺素及其他受体兴奋剂；如进入深昏迷、呼吸抑制、血压明显下降则停用。肛温降至 38.5℃ 时应暂停，如体温回升可重复使用，有心血管病史慎用。

③对症治疗：保持患者呼吸道通畅，并给予吸氧；烦躁不安或抽搐者，可用地西泮（安定）10mg 或苯巴比妥钠 0.1～0.2g 肌内注射；纠正水、电解质、酸碱平衡失调；应用肾上腺皮质激素对高温引起机体的应激反应和组织反应以及防治脑水肿、肺水肿均有一定的效果，但剂量不宜过大，用药时间不宜过长，以避免发生继发感染；应用 B 族维生素和维生素 C，以及脑细胞代谢活化剂；防治心肾功能不全，防治感染等。

（二）中医治疗

1.暑热炽盛

证候：发汗、汗出、口渴、多饮、面赤或兼见恶寒、舌红而少津、脉洪大。

治法：清热生津。

方剂：白虎汤或竹叶石膏汤加减。

2.气阴两伤

证候：身热汗出、精神疲惫、四肢困倦、胸满气短、不思饮食、大便溏泄、脉洪缓。若暑热大汗不止，或呕吐腹泻不止、耗气伤阴，则往往出现四肢厥冷、冷汗自出、面色苍白、烦躁不安，渐则呼吸浅促、脉微细欲绝，最后神志昏昧不清。

治法：益气救阴固脱。

方剂：生脉散或参脉散加减。

3.暑热蒙心

证候：高热烦躁、汗出胸闷、猝然昏倒、不省人事、舌质红绛、脉洪数。

治法：清心开窍。

方剂：安宫牛黄丸，紫雪丹，至宝丹。

4.暑热动风

证候：心中惮惮、时时欲厥、手足蠕动，或抽搐痉挛、舌红少苔，或焦干紫晦。

治法：清热平肝，咸寒养阴。

方剂：大定风珠加减。

中暑的治疗应以急救为先，首当开窍，重在清热，把握时机采用多途径给药。目前多中药注射液如热毒宁、清开灵、生麦、参麦、参附等，并配合针灸、刮痧疗法取得了满意效果。

（刘惠灵）

第五节　烧伤

一、概述

烧伤是指火焰、沸水、蒸气、化学物质、放射物质及电击作用于人体,而引起的损伤。中医称为"水火烫伤"、"火烫伤"、"汤烫伤"。其病位轻者在皮肉,重者或在气血或在脏腑。皆因火热之邪炽盛,灼伤皮肉、筋骨,内攻气血、脏腑,导致阴阳乖逆、脏腑衰败,甚至阴阳离决。中医学对烧伤的治疗积累了大量的临床经验,很多外用药在临床上行之有效。对严重烧伤的治疗,早期在于纠正阴阳乖逆,后期是治疗皮损。

西医的烧伤也可参照本病治疗。

二、诊断与鉴别诊断

(一)中医证候诊断

本病为火毒灼伤健康之体,内攻脏腑,非内邪所为,邪实而正不虚,但火邪可迅速导致正气耗尽,营血内燔,阴阳离决,邪实正衰,故本病亦可以虚实而论。

1.实证　皮红燎泡,壮热烦躁,口渴引饮,或狂躁不眠,干呕腹胀,小便短赤,大便秘结,舌质红绛,苔黄燥起刺,脉洪数或细数。

2.虚证　皮开肉焦,神志昏聩,面色青惨,呼吸浅促,肢冷脉绝。或病程日久,正气亏损,疮面色淡,新肉不生,形体消瘦,神疲乏力,心悸怔忡,舌质淡,苔薄白,脉沉细无力。

(二)西医诊断

1.了解烧伤原因,现场急救与处理过程,既往的健康状况。

2.了解局部皮损深度、面积和全身情况,判断烧伤程度。

(1)烧伤深度的判断:现在普遍采用的烧伤分级是三度四分法,即Ⅰ度、Ⅱ度、Ⅲ度,Ⅱ度中又分为浅、深两部分。

Ⅰ度烧伤:表面潮红,灼热,疼痛,无水疱。

浅Ⅱ度烧伤:局部大而薄的水疱,疱内液体澄清,基底潮红,疼痛明显。

深Ⅱ度烧伤:局部水疱较小而厚,疱浆混浊,水疱基底苍白或红白相间,疼痛轻微。

Ⅲ度烧伤:表面肌肤焦化,或皮革样变,无水疱,无疼痛,皮温降低。

(2)烧伤程度判断。

轻度烧伤:总面积在9%的Ⅱ度烧伤。

中度烧伤:总面积在10%～29%或Ⅲ度烧伤面积在10%以下。

重度烧伤:总面积在30%～49%或Ⅲ度烧伤面积在10%～19%。或烧伤面积不足30%,但有阴阳乖离,厥逆及脱证者;或有中、重度吸入性损伤者。

特重烧伤:总面积在50%以上的烧伤,或Ⅲ度烧伤面积在20%以上者。

(3)全身情况:严重烧伤者,可出现烦渴引饮,神昏谵语,高热烦躁,喘促胸闷,表情淡漠,厥逆虚脱。

(4)辅助检查:严重烧伤常伴有程度不同的水、电解质代谢紊乱和酸碱平衡失调,急性肾衰竭及呼吸衰竭。

①血常规检查:可见白细胞总数增高,血细胞比容增高。

②肾功能检查:可见尿素氮、血肌酐水平升高。

③尿常规检查:可见血红蛋白尿。

④血气分析:有呼吸道灼伤者,可出现严重尿潴留。

(三)鉴别诊断

1.呼吸道灼伤　除烧伤外,尚有呼吸困难,喘息不安,唇、爪甲青紫,张口抬肩。

2.放射物质灼伤　神疲乏力,少气懒言,恶心纳呆,伤口经久不愈,肉芽晦暗。

三、处理原则

本病早期治疗主要是判断烧伤深度、严重程度及全身情况,以决定治疗方法,在治疗中以纠正休克为首,有心跳骤停者,当先心肺复苏。休克基本纠正后,再进行创伤的处理。在处理创伤时,正确应用抗生素,控制感染和正确运用暴露、包扎等方法处理创面是防止感染性休克和创面早日愈合的关键一环。对于消灭创面,西医有用鸡皮和猪皮等异种植皮法,值得借鉴。

四、急救处理

(一)迅速脱离致伤源,进行初步处理

创面衣服应剪掉,切忌脱掉而损伤皮肤。如被化学物质烧伤,应立即用大量清水反复冲洗创面,并远离现场,防止吸入有毒气体。有心跳骤停者,应就地进行心肺复苏术。

(二)保持呼吸道通畅

火焰及化学烧伤易造成吸入性损伤导致呼吸道梗阻,是造成患者早期死亡的重要原因如发现患者有呼吸道梗阻时,应立即行气管切开,无条件时,可用粗针刺入环甲膜,以保持呼吸道通畅。

(三)建立静脉通路,制订补液计划

对中度以上的烧伤患者应及早建立静脉通路,迅速补充血容量以纠正厥、脱(休克)。根据烧伤严重程度,估计补液总量。对中度以上烧伤者,伤后的第 1 个 24h,每 1％烧伤面积每千克体重补充胶体及电解质液量 1.5ml(小儿 2.0ml);另加水分需要量 2000ml,胶体和平衡盐溶液的比例一般为 0.5：1,严重者 0.75：0.75。补液速度开始时应快,伤后 8h 补入总补液量的 1/2,另一半在后 16h 补入,能口服者尽量口服。伤后第 2 个 24h 的补液量应是第 1 个 24h 的 1/2。

(四)防治感染

静脉输入足量广谱抗生素,或清开灵注射液 60ml 加入葡萄糖氯化钠注射液 500ml 中静脉滴注。

(五)创面处理

1.暴露法　是将经清创后的伤面直接暴露在空气中,适用于面部、会阴部、臀部、躯干等不易包扎的部位和其他部位的深度烧伤,以及创面污染严重、清创不彻底的大面积烧伤的患者。创面可使用具有活血止痛、清热解毒、收敛生肌的中药制剂,如虎杖浸液、地榆油、紫草油等。

2.包扎法　适用于污染轻、清创彻底的四肢浅Ⅱ度烧伤、体表的小面积烧伤、小儿烧伤、有躁动及需要转送或需要植皮的患者。方法是:清创后用无菌敷料包扎,创面敷料厚度可达 3～5cm,面积必须超过创面 5cm,肢体关节固定于功能位,各指、趾间要有纱布相隔。深Ⅱ度与Ⅲ度烧伤 3～5d 后应改用暴露法,包扎

期间应密切注意体温、血象变化,疼痛的轻重,渗液的多少,有无臭味,以判断伤口有无感染。

（六）大面积烧伤或污染严置的烧伤

必须注射破伤风抗毒素。

五、分证论治

1.实证(邪实伤正,毒攻脏腑)

治法:清热泻火,凉血养阴。

方药:黄连解毒汤合清营汤。

黄连、黄芩、黄柏、栀子、水牛角、生地黄、玄参、金银花、竹叶心、连翘、丹参、麦冬。热重者,加生石膏;传心而神昏谵语者,加安宫牛黄丸;传肺而咳喘者,加川贝母、鱼腥草;传肝而抽搐者,加钩藤、决明子、僵蚕;传肾而尿少、尿闭者,加木通、泽泻;传脾而腹胀、便秘者,加大黄、厚朴、大腹皮。

2.虚证(邪实正竭,阴阳乖离,或余毒未尽,气血俱虚)

治法:扶阳救逆,益气固脱。

方药:早期用参附汤合生脉饮。

人参、附子、沙参、麦冬、五味子、甘草。

后期用八珍汤。

人参、云苓、白术、片草、当归、川芎、地黄、白芍。

中药针剂可选参附注射液静脉滴注;或用生脉注射液静脉注射,直到厥逆或脱证缓解后,改用生脉注射液静脉缓滴。若有反复,可重复作用。

针刺对烧伤早期即有厥逆、脱证者可用之,可选水沟、十宣、合谷、曲池、太冲、内关、关元、气海,水沟、十宣、太冲点刺放血,合谷、曲池、内关、关元、气海直刺。合谷、曲池用泻法;内关、关元、气海用补法。水沟、十宣、太冲不留针,合谷、曲池、内关、关元、气海留针 20～30min。

六、预防护理

1.保持烧伤病房内的环境安静、清洁与空气流通,温度适宜。

2.严密观察患者的情志、神态、寒热.饮食、大小便、脉搏变化,并及时记录。

3.用药后注意观察创面反应,有不良反应时应及时查明,正确处理。

4.对吸入性损伤或有气管插管的患者,必须做好呼吸道的护理。

5.饮食宜易消化、富有营养,多吃新鲜蔬菜,忌食辛辣之物。

6.普及防火教育,火场自救、急救知识。

(刘惠灵)

第六篇　急救诊疗技术

第二十七章　常用急救诊疗技术

第一节　气管插管术

气管插管术就是将合适的导管插入气管内迅速解除气道不通,保证氧的供应的一项急救技术。它是建立人工通气道的可靠径路之一,其特点是:①任何体位下均能保持呼吸道通畅;②便于呼吸管理或进行辅助或控制呼吸;③减少无效腔和降低呼吸道阻力,从而增加有效气体交换量;③便于清除气管、支气管分泌物或脓血;⑤防止呕吐或反流致误吸窒息的危险;⑥便于气管内用药(吸入或滴入),以进行呼吸道内的局部治疗。

一、适应证和禁忌证

主要用于:①呼吸骤停;②呼吸衰竭、呼吸肌麻痹和呼吸抑制者;③各种原因导致的呼吸道梗阻症。喉头水肿、急性咽喉炎、喉头黏膜血肿、颈椎骨折、主动脉瘤压迫或侵犯气管壁者,应禁用或慎用。

二、操作要点

气管插管术按照插管途径分为经口腔和经鼻腔插管。根据插管时是否用喉镜,分为明视插管和自探插管。临床急救中虽常用的是经口腔明视插管术。

1.患者仰卧,头后仰,颈上抬,使口、咽部和气管成一条直线。

2.不论操作者是右利或左利,都应用右手拇指推开患者下唇和下颌,食指抵住门齿,必要时使用开口器。左手持喉镜沿右侧口角进入口腔,握住舌背,将舌体推向左侧,镜片得以移至口腔中部,显露悬雍垂。再循咽部自然弧度慢推镜片使其顶端抵达舌根,即可见至会厌。进镜时注意以左手腕为支撑点,千万不能以上门齿作支撑点。

3.弯型镜片前端应放在舌根部与会厌之间上提起镜片即显露声,而不需直接挑起会厌;直型镜片的前端应放在会厌喉面后壁,需挑起会厌才能显露声像。

4.右手持气管导管沿喉镜片压舌板凹槽送入,至声门时轻旋导管进入气管内,此时应同时取出管芯,把气管导管轻轻送至距声门22～24cm(成人)(儿童12～14cm)。安置牙垫,拔出喉镜。

5.观察导管有否气体随呼吸进出,或用简易人工呼吸器压人气体观察胸廓有无起伏,或听诊两侧有无别称的呼吸音,以确定导管已在气管口。胖、颈短、喉结过高、气管移位等),插管时可能发生反流误吸窒息(如胃胀满、呕吐频繁、消化道梗阻、口消化道大出血等),口咽喉部损伤并出血,气管不全梗阻(如痰多、咯血、咽后壁脓肿等),或严重呼吸、循环功能抑制的患者,应在经环甲膜穿刺向气管注射表面麻醉药和经口施行咽喉喷雾表面麻醉后插管。

6.纤维光导支气管(喉)镜引导插管法,尤其适用于插管困难病例施行清醒插管。本法勿需将患者的头颈摆成特殊位置,又避免插管的麻醉或用药可能发生的意外,故更能安全地用于呼吸困难处于强迫体位或呼吸、循环处于严重抑制状态患者的气管插管。已经口腔内插管者,先将气管导管套在纤维光导支气管(喉)镜镜杆上,然后镜杆沿舌背正中线插入咽喉腔,窥见声门裂后,将镜杆前端插至气管中段,然后再引导气管导管进入气管,退出镜杆,固定牙垫和气管导管。

7.操作技术要求熟练,动作轻巧,切忌粗暴,减少由操作不当引起的并发症。

8.选择合适导管导管过细,增加呼吸阻力;过粗,套囊充气力过大,易致气管黏膜缺血性坏死,形成溃疡疤痕及狭窄。一般经口腔插管,男性可选用 F36～40 号气管导管,女性可用 F32～38 号气管导管,1 岁以下小儿,按导管口径(F)=年龄(岁)+18 选用。同时掌握气管内插管的深度,插入过浅容易使导管脱出,过深则可使导管进入一侧主支气管,造成对侧肺不能通气。

9.保证气道湿化。气管插管封闭上呼吸道而使自身的湿化作用几乎消失,人工通气又会使气道水分散失,导致气道干燥,痰液干结,形成痰栓阻塞气道而造成患者喘息。故除应有足够的液体量维持体液平衡外,机械通气可通过温化器视气道的湿度增减水量。

10.吸痰是气管插管后保持呼吸道通畅的主要措施。要求是:①有效;②尽可能避免加重感染;③尽可能避免气管黏膜损伤。每次吸痰前把手洗净并消毒,无菌后再用。口、鼻、咽腔吸痰管要与气管内者分开,不能混用。为避免吸痰时引起或加重缺氧,应注意:①每次吸痰前后,应输给 100％浓度氧气 2min;②视患者自主呼吸强弱,一次吸痰时间不应超过 1.5min;③除有特殊需要.血液,以免吸入肺或造成窒息。

11.间歇放气不足以防止气管壁黏膜伤,还会严重影响正常通气。目前已有采用塑料制成的低压套囊或内填海绵的常压套囊,并主张采用"最小漏气技术",即套囊注入的气量以人工通气时气道膨胀而仍有少许漏气为度。

12.气管插管要固定牢固并保持清洁。导管筒定不牢时可出现移位,当移至一侧主支气管可致单侧通气,若上移至声门外即可丧失入下气道的作用,因此,要随时观察固定情况和导管外露的长度。每人应定时进行口腔护理,随时清理口、鼻腔分泌物。气管插管术后,除非有损伤和堵塞,一般不再更换导管。硅胶制成的气管导管,因其刺激性小和光滑度好,可置管 1 周以上。

(云惟峥)

第二节　气管切开术

气管切开术是切开颈段气管前壁,给患者重新建立呼吸通道的一种急救手术。

一、适应证

1.喉部炎症、肿瘤、外伤、异物等原因引起的喉阻塞,呼吸困难明显而病因不能消除者。

2.严重颅脑外伤、胸部外伤、肺部感染、各种原因所致的昏迷。

3.需长期进行人工通气者。

二、操作要点

1.体位：一般取仰卧位，肩部垫高，头后仰，使气管上提并与皮肤接近，便于手术时暴露气管。若后仰使呼吸困难加重，则可使头部稍平，或待切开皮肤分离筋膜后逐渐将头后仰。如呼吸困难严重不能平卧时，可采用半坐或坐位，但暴露气管比平卧时困难。头部由助手扶持，使头颈部保持中线位。

2.消毒与麻醉：常规消毒（范围自下颌骨下缘至上胸部）、铺巾，以 1% ～2% 利多卡因溶液作颈部前方皮肤与皮下组织浸润麻醉。病情十分危急时，可不消毒、麻醉；而立即做紧急气管切开术。

3.切口：多采用正中纵切口。术者站于患者右侧，以左手拇指和中指固定环状软骨，食指抵住甲状软骨切迹，甲状软骨下缘至胸骨上缘之上 1cm 之间，沿颈中线切开皮肤与皮下组织（切口长度 4～5cm），暴露两侧颈前带状肌交界的白线。为使术后瘢痕不显著，也可作横切口，即在环状软骨约 3cm 处，沿皮肤横纹横行切开长 4～5cm 的皮肤、皮下组织。

4.分离气管前组织：用血管钳沿中线分离组织，将胸骨舌骨肌及胸骨甲状肌向两侧分开。分离时，可能遇到怒张的颈前静脉，必要时可切断、结扎。如覆盖于气管的甲状腺峡部过宽，在其下缘稍行分离后，用拉钩将峡部向下牵引，需要时可将峡部切断、缝扎，以便暴露气管。在分离过程中，切口双侧拉钩的力量应均匀，并常以手指触摸环状软骨及气管，以便手术始终沿气管前中线进行。注意不要损伤可能暴露的血管，并禁忌向气管两侧及下方深部分离，以免损伤颈侧大血管和胸膜顶而致大出血和气胸。

5.确认气管分离甲状腺后，可透过气管前筋膜隐约看到气管，并可用手指摸到环形的软骨结构。确认有困难时，可用注射器穿刺，视有无气体抽出，以免在紧急时把颈部大血管误认为气管。在确认气管已显露后，尽可能不分离气管前筋膜，否则，切开气管后，空气可进入该筋膜下并下溢致纵隔气肿。

6.切开气管确认气管后，于第三、四软骨环处，用尖刀于气管前壁正中自下向上挑开两个气管环。尖刀切勿插入过深，以免刺伤气管后壁和食管前壁，引起气管食管瘘。切口不可偏斜，否则插入气管套管后容易将气管软骨环压迫塌陷。切开部位过高易损伤环状较骨而导致术后瘢痕性狭窄。如气管套管需留置时间较长，为避免软骨环长期受压坏死或发生软骨膜炎，可将气管前壁毋战一圆形瘘。

7.插入气管导管：切开气管后，用弯血管钳或气管切口扩张器插入切口，向两侧撑开。此时即有大量黏痰随刺激性咳嗽咳出，用吸引器充分吸净后，再将带有管芯的套管外管顺弧形方向插入气管，并迅速拔H管芯，放入内管。若有分泌物自管口咳出，证实套管确已插入气管；如无分泌物咳出，可用少许纱布纤维置于管口，视其是否随呼吸飘动，否则，即为套管不在气管内，需拔出套管重新插入。

8.创口处理：套管插入后，仔细检查创口并充分止血。如皮肤切口过长，可缝合 1～2 针，一般不缝端，因下端缝合过紧，气管套管和气管前壁切口的下部间隙可有空气溢出至皮下组织而致皮下气肿。将套管两侧缚带系于颈后部固定，注意松紧要适度，不需打活结，以防套管脱出而突然窒息。最后在套管底板下垫一消毒剪纱布。有时在行气管切开术前，可先插入支气管镜或气管插管，以维持气道通畅，以便有充裕的时间施行手术，并使寻找气管较为方便。

三、注意事项

1.应注意气管切开的正确部位：在气管两侧，胸锁乳突肌的深部，有颈内静脉和颈总动脉等重要血管。在环状软骨，上述血管距中线位置较远，向下逐渐移向中线，所以气管切开口不得高于第二气管环或低于第五气管环。

2.选择合适的气管套管:术前选好合适的气管套管是十分重要的。气管套管多用合金制成,分外管、内管和管芯三个部分,成注意这三个部分的长短、粗细是否一致,管芯插入外管和内管时,是否相互吻合无间隙而又灵活。垂管的长短与管径的大小,要与患者年龄相适合。一般成人女性用 5 号气管套管,男性用 6 号气管套管。在合理的范围内,应选用较粗的套管,它有以下优点:①减少呼吸阻力;②便于吸痰;③套管较易居于气管中央而不易偏向一侧;④气囊内注入少骨气体即可在较低压力时使气管密封。

3.保证气管套管通畅:应随时吸除过多的和擦去咳出的分泌物。内管一般应 4～6h 清洗和煮沸消毒一次。如分泌物过多,应根据情况增加次数,但每次取出内管时间不宜过长,以防外管分泌物十分堵塞,最好有同号的两个内管交替使用。外管 10 天后每周更换一次。外管脱出,或临时、定期换管时,应注意:①换管全部用具及给氧、急救药品、器械都应事先准备好。②换管时给高浓度氧吸入。③首先吸净咽腔内分泌物。④摆好患者体位,头颈位置要摆正,头后仰。⑤术后 1 周内,气管软组织尚未形成窦道,若套管脱出或必须更换时,再新插入可能有困难,要在良好照明下,细心地将原处切开扩张器,认清方向,借助于气管切开扩张器,找出气管内腔,而后送入。套管外有气囊者,若病情允许,每 4h 放气 15min,再重新充气。

4.维持下呼吸道通:畅室内应保持适宜的温度(22℃)和温度(相对湿度 90% 以下),以免分泌物干稠结痂堵塞套管,同时减少下呼吸道感染的机会。可用一二层无菌纱布以生理盐水湿润后覆盖于气管套管后。每 2～4h 向套管内滴入数滴含有抗生素、"糜蛋白酶或 1% 碳酸氢钠溶液,以防止气管黏膜炎症及分泌物过于黏稠。

5.防止外管脱出:套管过短或固定套管之缚带过松,均可致外管脱出。应经常检查套管是否在气管内。

6.防止伤口感染:每日至少更换消毒剪口纱布和伤口消毒一次,并酌情应用抗生素。

7.拔管:如气道阻塞或引起呼吸困难的病因已去除后,可以准备拔管。先可试行塞管,用软木塞先半堵后全堵塞套管各 24h,使患者经喉呼吸,患者在活动与睡眠时呼吸皆平稳,方可拔管,拔管时做好抢救准备。拨开套管后,用蝶彤胶布将创缘拉拢,数开内即可愈合;如不愈合,再考虑缝合。拔管后 1～2d 仍应准备好气管切开器械与气管套管,以备拔管后出现呼吸困难时重插时用。拔管困难的原因,除因呼吸用难的原发病未愈外,还可能为气管软骨塌陷,气管切口部肉芽组织向气管内增生,环状软骨损伤或发生软骨膜炎而致瘢痕狭窄,也可因带管时间长,拔管时患者过于紧张与恐惧的精神因素而发生喉痉挛等。需针对不同情况予以相应处理。

8.术后并发症的防治:气管切开术常用的并发症有以下几种。

(1)皮下气肿:最常见,多因手术时气管周围组织分离过多,气管切口过大或皮肤切口下端缝合过紧等所致。大多于数日后自行吸收,不需特殊处理,但范围太大者应注意有无气胸或纵隔气肿。

(2)气胸与纵隔气肿:呼吸极度困难时,胸腔负压很大而肺气压很小,气管切开后,太大量空气进入肺泡,剧烈咳嗽,肺内气压突然剧增,可使肺泡破裂而成气胸手术时损伤膜顶也是直接造成气胸的原因。过多分离气管前筋膜,气体可由进入纵隔致纵隔气肿少量可行吸收;严重者可行胸腔穿刺或引流;纵隔气肿可由气管前向纵隔插入钝针尖或塑料管排气。

(3)出血:如出血不多,可于创口填塞明胶海绵及碘仿纱布压迫止血;如出血较多,宜打开伤口,找到出血部位进行结扎。如为无名动脉等受压破坏,出血常为致死性,需紧急并行人造血管移植。

(4)其他:可能有伤口与下呼吸道感染、气管食管瘘、气管狭窄、气管扩张和软化等。

(云惟峥)

第三节　心脏电复律

电复律是指用电击的方法将快速性心律失常恢复到正常的窦性心律,包括同步和非同步电复律。同步电复律是指发放高能电脉冲与心电图上 R 波同步,使它不至于落在心室的易损期而诱发室性颤动。非同步电复律用于当 QRS 波 T 波分辨不清或不存在时,如室扑或室颤,此时无须同步亦无法同步,使其在心动周期的任何瞬间发放脉冲。电复律已成为急救治疗中的一种重要手段。

【适应证】

(一)同步电复律

1.紧急复律　对抗心律失常药物治疗无效,或伴有明显血流动力学紊乱,严重威胁病人生命的某些心律失常,包括室性心动过速,快速房颤、房扑,预激综合征合并快速房颤。

2.择期复律　主要是新近发生的房扑或房颤,在去除诱因或使用抗心律失常药物后不能恢复窦性心律者。其次是某些顽固性室上性心动过速,非洋地黄中毒引起,并对迷走神经刺激或抗心律失常治疗不起作用者。

(二)非同步电复律(电除颤)

心室扑动和心室颤动。

【操作技术】

(一)胸外紧急电复律

1.在心室颤动或扑动的紧急情况下,可不用麻醉、不作同步性能的测试,而作紧急非同步电击。

2.初次电击的参考能量一般是 200~400J。每次电击间隔 1~2min,可重复数次。如再发生颤动,可重复使用前次复律成功的能量。

3.电击前若发现室颤波很细小,可静注肾上腺素 1~2mg,必要时可于 3~4min 后重复注射,使细颤转变为粗颤,电击后易于复跳。

4.近年来主张对心搏骤停者实施"盲目电击",即当病人发生心搏骤停时,在紧急情况下,不管是心室颤动或心搏静止还是无效的心脏电活动,为了争取抢救时机,可盲目给予电复律。

(二)胸外择期电复律

1.准备带同步功能的电复律机、电极板、盐水纱布(或导电糊)、橡皮手套及有关复苏设备等。

2.术前检查仪器同步装置,观察放电时的脉冲信号是否落在 R 波的下降支,同时选择 R 波较高的导联以触发同步功能。

3.病人于电击当天空腹,平卧绝缘硬板床上,面罩吸氧,用安定 10~20mg 或硫喷妥钠 50mg 静脉麻醉,保留静脉给药通道。

4.接通电源,调好所需电能量,并充电到所需的能量水平。

5.病人裸露胸部,将涂有导电糊或包有四层盐水纱布的电极板阳极置于左胸骨右缘第二肋间,阴极置于左锁骨中线剑突水平,并与皮肤紧密相贴。

6.操作者手持两电极柄,嘱在场人员离开病床,同时按下"放电"按钮。初次电击的参考能量:室上性心动过速或心房扑动 50~150J,室性心动过速或心房颤动 100~150J。一般从较低能量开始,不成功则逐步加量。每次电击间隔 2~3min,可重复数次。

7.整个复律过程应进行心电监护。电击复律前后测血压、心率并记录心电图。

8.电击后观察,清醒30min后送回病房,卧床休息1d。3h内每小时观察血压、脉搏、呼吸各一次。如果病情不稳定应继续观察,有条件时应持续监护8h。

【注意事项】

1.洋地黄中毒引起的心律失常不宜电复律,因电复律易导致难治性室颤,最终导致病人死亡。

2.除在急救时除颤外,一般复律术应在有复苏和监测条件下进行,如有可能应有起搏设备,整个过程清晰地看到心电图,随时描记各个导联。

3.电极板的手柄应保持干燥,电击时操作者与周围人员应避免接触病人身体和病床。

4.重复电击3次或能量达300J以上,仍未恢复窦性心律,一般应停止电复律治疗。

5.注意有关并发症,如新发心律失常、心肌损害、栓塞和肺水肿等,并作相应处理,尽量用低能量复律以减少并发症。

6.定期检查仪器,使其处于良好的备用状态。每次用毕必须把附件放置整齐,把电极板上的导电糊清除干净。

(彭智勇)

第四节　机械通气技术

一、概念

重症医学是研究危重病发生发展的规律,对危重病进行预防和治疗的临床学科。器官功能支持是重症医学临床实践的重要内容之一。机械通气从仅作为肺脏通气功能支持治疗的开始,经过多年来医学理论的发展及呼吸机技术的进步,已经成为涉及气体交换、呼吸做功、肺损伤、胸腔内器官压力及容积环境、循环功能等,可产生多方面影响的重要干预措施,并主要通过提高氧输送、肺脏保护、改善内环境等途径成为治疗多器官功能不全综合征的重要治疗手段。

机械通气的发展源于呼吸衰竭病理生理学的深入研究以及呼吸机的微机化;两者相互促进,使呼吸机更好地适应患者的病理生理变化。当今,机械通气不仅可以根据患者病情决定是否建立人工气道,而且呼吸机具有的不同的呼吸模式使临床医师可以根据患者病理生理状况对通气采取众多的选择,不同的疾病对机械通气提出了具有特异性的通气策略,医学理论的发展及循证医学数据的增加使呼吸机的临床应用更加趋于有明确的针对性和规范性。

机械通气技术的发展促进了机械通气持续发展和被广泛的应用。当前,对机械通气的指征,经鼻、口、气管切开等不同方法建立人工气道都有比较一致的看法。

对在机械通气中的诸多环节.如气道的湿化、呼吸机的调节、脱机参数直至脱机过程,国内外学者都有共识。

对机械通气基础理论与实践的研究促进了临床应用水平的提高;有关肺复张及保护性肺通气策略的研究、人机协调、通气机相关性肺损伤(VILI)、机械通气与心肺的相互作用的研究、呼吸力学的研究等明显改善了机械通气的监护水平;促进临床对ARDS、ACPE、COPD及困难脱机的理解和救治方法的改善,缩短了带机时间,减少了VAP的发生,提高了机械通气抢救成功率。机械通气支持业已成为危重症患者及MODS不可分割的重要组成部分。然而,在应用机械通气治疗方面至今仍存在很多争议;机械通气的应用与脱机仍带有一定程度的经验性,其科学性仍需进一步完善。

当今,机械通气的治疗效果仍具有双刃剑,国际上一些新的脱机模式,如 Smart Care、NAVA 刚刚问世,尽管并非完美,但却开创了机械通气应用的新领域。机械通气应用的新问题还将不断出现,临床医师必须充分了解呼吸机及模式的作用原理,认识机械通气治疗的复杂性、临床效果及其局限性;关注机械通气的发展趋势,妥善掌握机械通气应用有创、无创的指征,最大限度地减小机械通气的负面影响,提高抢救的成功率。

二、人工气道建立

人工气道是为了保证气道通畅而在生理气道与其他气源之间建立的连接,分为上人工气道和下人工气道。上人工气道包括口咽气道和鼻咽气道,下人工气道包括气管插管和气管切开等。

建立人工气道的目的是保持患者气道的通畅,有助于呼吸道分泌物的清除及进行机械通气。人工气道的应用指征取决于患者呼吸、循环和中枢神经系统功能状况。结合患者的病情及治疗需要选择适当的人工气道。

(一)建立人工气道

1.经口气管插管　操作较易,插管的管径相对较大,便于气道内分泌物的清除,但会影响会厌的功能,患者耐受性也较差。

(1)经口气管插管适应证:①严重低氧血症或高碳酸血症,或其他原因需较长时间机械通气,又不考虑气管切开;②不能自主清除上呼吸道分泌物、胃内反流物或出血,有误吸危险;③下呼吸道分泌物过多或出血,且清除能力较差;④存在上呼吸道损伤、狭窄、阻塞、气管食道瘘等严重影响正常呼吸的情况;⑤患者突然出现呼吸停止,需紧急建立人工气道进行机械通气。

(2)禁忌证或相对禁忌证包括:①张口困难或口腔空间小,无法经口插管;②无法后仰(如疑有颈椎骨折)。

2.经鼻气管插管　较易固定,舒适性优于经口气管插管,患者较易耐受,但管径较小,导致呼吸功增加,不利于气道及鼻窦分泌物的引流。

(1)经鼻气管插管适应证:除紧急抢救外,余同经口气管插管。

(2)经鼻气管插管禁忌证或相对禁忌证:①紧急抢救,特别是院前急救;②严重鼻或颌面骨折;③凝血功能障碍;④鼻或鼻咽部梗阻,如鼻中隔偏曲、息肉、囊肿、脓肿、水肿、异物、血肿等;⑤颅底骨折。

(3)与经口气管插管比较:经口气管插管减少了医院获得性鼻窦炎的发生,而医院获得性鼻窦炎与呼吸机相关性肺炎的发病有密切关系。因此,若短期内能脱离呼吸机的患者,应优先选择经口气管插管。但是,在经鼻气管插管技术操作熟练,或者患者不适于经口气管插管时,仍可以考虑先行经鼻气管插管。

3.逆行气管插管术　指先行环甲膜穿刺,送入导丝,将导丝经喉至口咽部,由口腔或鼻腔引出,再将气管导管沿导丝插入气管。

(1)逆行气管插管术适应证:因上呼吸道解剖因素或病理条件下,无法看到声带甚至会厌,无法完成经口或鼻气管插管。

(2)禁忌证:①甲状腺肿大,如甲亢或甲状腺癌等;②无法张口;③穿刺点有肿瘤或感染;④严重凝血功能障碍;⑤不合作者。

上人工气道包括口咽通气道和鼻咽通气道,有助于保持上呼吸道的通畅。前者适用于舌后坠而导致上呼吸道梗阻,癫痫大发作或阵发性抽搐以及经口气管插管时,可在气管插管旁插入口咽气道,防止患者咬闭气管插管,发生部分梗阻或窒息。鼻咽通气道仅适用于因舌后坠导致的上呼吸道阻塞,此时需注意凝血功能障碍者的鼻咽出血。

4.经皮气管造口术(PCT)　具有操作方法简单、快捷,手术创伤小等特点,临床研究表明,与气管切开术比较,有助于患者较早脱离呼吸机和减少 ICU 住院天数,以及减少并发症的发生率,但临床效果尚需进一步研究。

(二)气管切开的选择

对于需要较长时间机械通气的患者,气管切开是常选择的人工气道方式。与其他人工气道比较,由于其管腔较大、导管较短,因而气道阻力及通气死腔较小,有利于气道分泌物的清除,减少呼吸机相关性肺炎的发生率。但是气管切开的时机仍有争议。

对于"早期"的确切定义尚未统一,早至气管插管后 48 小时内,晚至气管插管后两周内,多数是在气管插管后 7 天或 7 天以内。目前,越来越多的研究倾向于无需到 21 天后,2 周内可考虑行气管切开。

1.气管切开术适应证　①预期或需要较长时间机械通气治疗;②上呼吸道梗阻所致呼吸困难,如双侧声带麻痹、有颈部手术史、颈部放疗史;③反复发生误吸或下呼吸道分泌较多,患者气道清除能力差;④减少通气死腔,利于机械通气支持;⑤因喉部疾病致狭窄或阻塞无法气管插管;⑥头颈部大手术或严重创伤需行预防性气管切开,以保证呼吸道通畅;⑦高位颈椎损伤。气管切开术创伤较大,可发生切口出血或感染。

2.以下情况气管切开应慎重　①切开部位的感染或化脓;②切开部位肿物,如巨大甲状腺肿、气管肿瘤等;③严重凝血功能障碍,如弥漫性血管内凝血、特发性血小板减少症等。

三、有创机械通气呼吸模式

(一)分类

1."定容"型通气和"定压"型通气

(1)定容型通气:呼吸机以预设通气容量来管理通气,即呼吸机送气达预设容量后停止送气,依靠肺、胸廓的弹性回缩力被动呼气。

常见的定容通气模式有容量控制通气、容量辅助-控制通气、间歇指令通气(IMV)和同步间歇指令通气(SIMV)等,也可将它们统称为容量预设型通气(VPV)。

VPV 能够保证潮气量的恒定,从而保障分钟通气量;VPV 的吸气流速波形为恒流波形,即方波,不能适应患者的吸气需要,尤其是存在自主呼吸的患者,这种人机的不协调增加,镇静剂和肌松剂的需要,并消耗很高的吸气功,从而诱发呼吸肌疲劳和呼吸困难;当肺顺应性较差或气道阻力增加时,使气道压过高。

(2)定压型通气:呼吸机以预设气道压力来管理通气,即呼吸机送气达预设压力且吸气相维持该压力水平,而潮气量是由气道压力与 PEEP 之差及吸气时间决定,并受呼吸系统顺应性和气道阻力的影响。

常见的定压型通气模式有压力控制通气(PCV)、压力辅助控制通气(P-ACV)、压力控制-同步间歇指令通气(PC-SIMV)、压力支持通气(PSV)等,统称为压力预设型通气(PPV)。

PPV 时潮气量随肺顺应性和气道阻力而改变;气道压力一般不会超过预置水平,利于限制过高的肺泡压和预防 VILI;流速多为减速波,肺泡在吸气早期即充盈,利于肺内气体交换。

2.控制通气和辅助通气

(1)控制通气(CV):呼吸机完全代替患者的自主呼吸,呼吸频率、潮气量、吸呼比、吸气流速电呼吸机控制,呼吸机提供全部的呼吸功。

CV 适用于严重呼吸抑制或伴呼吸暂停的患者,如麻醉、中枢神经系统功能障碍、神经肌肉疾病、药物过量等情况。在 CV 时可对患者呼吸力学进行监测,如静态肺顺应性、内源性 PEEP、阻力、肺机械参数监测。

CV 参数设置不当,可造成通气不足或过度通气;应用镇静剂或肌松剂将导致分泌物清除障碍等;长时间应用 CV 将导致呼吸肌萎缩或呼吸机依赖。对一般的急性或慢性呼吸衰竭,只要患者条件许可宜尽早采用"辅助通气支持"。

(2)辅助通气(AV):依靠患者的吸气努力触发呼吸机吸气活瓣实现通气,当存在自主呼吸时,根据气道内压力降低(压力触发)或气流(流速触发)的变化触发呼吸机送气,按预设的潮气量(定容)或吸气压力(定压)送气,呼吸功由患者和呼吸机共同完成。

AV 适用于呼吸中枢驱动正常的患者,通气时可减少或避免应用镇静剂,保留自主呼吸以减轻呼吸肌萎缩,改善机械通气对血流动力学的影响,利于撤机过程。

(二)常用模式

1.辅助控制通气　辅助控制通气(ACV)是辅助通气(AV)和控制通气(CV)两种模式的结合,当患者自主呼吸频率低于预置频率或患者吸气努力不能触发呼吸机送气时,呼吸机即以预置的潮气量及通气频率进行正压通气,即 CV;当患者的吸气能触发呼吸机时,以高于预置频率进行通气,即 AV。ACV 又分为压力辅助控制通气(P-ACV)和容量辅助控制通气(V-ACV)。

(1)参数设置。

容量切换 A-C:包括触发敏感度、潮气量、通气频率、吸气流速/流速波形。

压力切换 A-C:包括触发敏感度、压力水平、吸气时间、通气频率。

(2)特点:A-C 为 ICU 患者机械通气的常用模式,通过设定的呼吸频率及潮气量(或压力)提供通气支持,使患者的呼吸肌得到休息,CV 确保最低的分钟通气量。随病情好转,逐步降低设置条件,允许患者自主呼吸,呼吸功由呼吸机和患者共同完成,呼吸机可与自主呼吸同步。

2.同步间歇指令通气　同步间歇指令通气(SIMV)是自主呼吸与控制通气相结合的呼吸模式,在触发窗内患者可触发和自主呼吸同步的指令正压通气,在两次指令通气之间触发窗外允许患者自主呼吸,指令呼吸以预设容量(容量控制 SIMV)或预设压力(压力控制 SIMV)的形式送气。

(1)参数设置:包括潮气量、流速/吸气时间、控制频率、触发敏感度,当压力控制 SIMV 时需设置压力水平。

(2)特点:通过设定 IMV 的频率和潮气量确保最低分钟量;SIMV 能与患者的自主呼吸同步,减少患者与呼吸机的对抗,减低正压通气的血流动力学影响;通过调整预设的 IMV 频率改变呼吸支持的水平,即从完全支持到部分支持,减轻呼吸肌萎缩;用于长期带机患者的撤机;但不适当的参数设置(如流速及 V_T 设定不当)可增加呼吸功,导致呼吸肌疲劳或过度通气。

(3)容量通气方式临床应用:容量方式保证潮气量,适当的流速设定影响 V_T 及气道压的变化,其触发方式可为流速或压力触发,近年研究表明:流速触发比压力触发可以明显减轻呼吸功。呼吸机送气流速波形依据肺病变不同(即阻力、顺应性)可采用恒流或减速波方式送气,以利于肺内气体分布,改善氧合。该类模式又将压力限制或容量限制整合到模式中去,明显减轻压力伤与容积伤的危险。控制通气与自主呼吸相结合方式有利于循序渐进增大自主呼吸,在此期间可与 PSV 合用,使患者容易过渡到自主呼吸,因此可作为撤机方式之一。在 ARDS 患者应用容量模式时,PEEP 设定应注意调整潮气量以避免超过平台压加重肺损伤。当前,应用容量通气模式时,只要参数调节适当可明显减轻或克服传统容量模式的许多不利因素,已成为当前 ICU 常用的呼吸支持的方式之一。

3.压力支持通气　压力支持通气(PSV)属自主通气支持模式,是由患者触发、压力目标、流量切换的一种机械通气模式,即患者触发通气、呼吸频率、潮气量及吸呼比,当气道压力达预设的压力支持水平时,吸气流速降低至某一阈值水平以下时,由吸气切换到呼气。

(1)参数设置:包括压力、触发敏感度,有些呼吸机有压力上升速度、呼气灵敏度(ESENS)。

(2)临床应用:适用于有完整的呼吸驱动能力的患者,当设定水平适当时,则少有人机对抗,减轻呼吸功;PSV 是自主呼吸模式,支持适当可减轻呼吸肌的废用性萎缩;对血流动力学影响较小,包括心脏外科手术后患者;一些研究认为 $0.490\sim0.78kPa(5\sim8cmH_2O)$ 的 PSV 可克服气管导管和呼吸机回路的阻力,故 PSV 可应用于呼吸机的撤离;当患者出现浅快呼吸时,应调整 PS 水平以改善人机不同步;当管路有大量气体泄露时,可引起持续吸气压力辅助,呼吸机就不能切换到呼气相。对呼吸中枢驱动功能障碍的患者也可导致每分通气量的变化,甚至呼吸暂停而窒息,因此不宜使用该模式。

4.持续气道正压　持续气道正压(CPAP)是在自主呼吸条件下,整个呼吸周期以内(吸气及呼气期间)气道均保持正压,患者完成全部的呼吸功,是呼气末正压(PEEP)在自主呼吸条件下的特殊技术。

(1)参数设置:仅需设定 CPAP 水平。

(2)临床应用:适用于通气功能正常的低氧患者,CPAP 具有 PEEP 的各种优点和作用,如增加肺泡内压和功能残气量,增加氧合,防止气道和肺泡的萎陷,改善肺顺应性,降低呼吸功,对抗内源性 PEEP;设定 CPAP 应根据 PEEPi 和血流动力学的变化,CPAP 过高增加气道压,减少回心血量,对心功能不全的患者血流动力学产生不利影响。在 CPAP 时自主呼吸可使胸内压较相同 PEEP 时略低。

5.双相气道正压通气　双相气道正压通气(BIPAP)是指给予两种不同水平的气道正压,在高压力水平(P_{high})和低压力水平(P_{low})之间定时切换,且其高压时间、低压时间、高压水平、低压水平各自可调,从 P_{high} 转换至 P_{low} 时,增加呼出气量,改善肺泡通气。该模式允许患者在两种水平上呼吸,可与 PSV 合用以减轻患者呼吸功。

(1)参数设置:包括高压水平(P_{high})、低压水平(P_{low})即 PEEP、高压时间(T_{insp})、呼吸频率、触发敏感度。

(2)临床应用:BIPAP 通气时气道压力周期性地在高压水平和低压水平之间转换,每个压力水平、压力时间均可独立调节,可转化为反比 BIPAP 或气道压力释放通气(APRV);BIPAP 通气时患者的自主呼吸少受干扰,当高压时间持续较长时,增加平均气道压,可明显改善患者的氧合;BIPAP 通气时可由控制通气向自主呼吸过渡,不用变更通气模式直至呼吸机撤离。该模式具有压力控制模式特点,但在高压水平又允许患者自主呼吸;与 PSV 合用时,患者容易从控制呼吸向自主呼吸过渡。

因此,该模式既适用于氧合障碍型呼吸衰竭,亦适用于通气障碍型呼吸衰竭。

6.其他模式

(1)高频振荡通气(HFOV):高频振荡通气(HFOV)是目前所有高频通气中频率最高的一种,可达 $15\sim17Hz$。由于频率高,每次潮气量接近或小于解剖死腔。其主动的呼气原理(即呼气时系统呈负压,将气体抽吸出体外),保证了二氧化碳的排出,侧支气流供应使气体充分湿化。

HFOV 通过提高肺容积、减少吸呼相的压差、降低肺泡压(仅为常规正压通气的 1/5～1/15)、避免高浓度吸氧等来改善氧合及减少肺损伤,是目前先进的高频通气技术。

1)应用指征:主要用于重症 ARDS 患者:$FiO_2>0.6$ 时 $PaO_2/FiO_2<200$ 持续超使过 24 小时,并且平均气道压(MAP)$>1.96kPa(20cmH_2O)$[(或 PEEP$>1.47kPa(15cmH_2O)$],或氧合指数>20(氧合指数＝平均气道压×吸入氧浓度×//100/氧分压)。

2)参数设置:包括平均道压(MAP)、压力变化恒度(ΔP)、频率、偏向气流。

3)临床应用:成人 ARDS 的 RCT 研究显示,HFOV 在改善氧合方面较常规通气有一定的优势,病死率有降低趋势(52％vs37％),但血流动力学指标及气压伤发生率无显著性差异。因此,HFOV应视为与常规通气具有相同疗效和安全性的一种呼吸支持手段,早期应用可能效果更好。

(2)成比例辅助通气:成比例辅助通气(PAV)是一种部分通气支持,呼吸机送气与患者呼吸用力成比例,PAV的目标是让患者舒适地获得由自身任意支配的呼吸形式和通气水平。

1)参数设置:包括流速辅助(FA)、容量辅助(VA)、持续气道正压(CPAP)。

2)临床应用:呼吸负荷主要包括弹性负荷和阻力负荷,PAV模式下呼吸机提供的补偿是针对弹性负荷和阻力负荷,与PSV相比,呼吸机能更好地与患者配合,该通气方式下的流速-时间波形为接近生理状态的正弦波。研究显示,与其他通气模式比较,相同通气参数时平均气道压较低,对血流动力学影响较小,尤其适用于心功能低下的撤机困难患者;在PAV模式下,当患者吸气努力较小时,压力支持水平也较低,当吸气努力较大时,压力支持水平也较高,通过调节FA、VA循序渐进地增大自主呼吸,锻炼呼吸肌以适应通气需要,避免患者呼吸机依赖。

该模式可作为困难撤机患者的撤机方式,尤其适用于呼吸机依赖的患者。通过持续气道正压(CPAP)克服内源性PEEP(PEEPi),使吸气功耗减低。

四、有创机械通气(IMV)的适应证与参数设定

(一)目的与适应证

1.目的　机械通气的生理学作用是提供一定水平的分钟通气量以改善肺泡通气;改善氧合;提供吸气末压(平台压)和呼气末正压(PEEP),以增加吸气末肺容积(EILV)和呼气末肺容积(EELV);对气道阻力较高和顺应性较低者,机械通气可降低呼吸功耗,缓解呼吸肌疲劳。因此,应用机械通气可达到以下临床目的。

(1)纠正急性呼吸性酸中毒:通过改善肺泡通气使$PaCO_2$和pH得以改善。通常应使$PaCO_2$和pH维持在正常水平。对于慢性呼吸衰竭急性加重者(如COPD)应达到缓解期水平。对存在气压伤较高风险的患者,应适当控制气道压水平。

(2)纠正低氧血症:通过改善肺泡通气、提高吸入氧浓度、增加肺容积和减少呼吸功耗等手段以纠正低氧血症。机械通气改善氧合的基本目标是$PaO_2>8.00kPa(60mmHg)$或$SaO_2>90％$。动脉氧含量(CaO_2)与PaO_2和血红蛋白(HB)有关,而氧输送量(DO_2)不但与CaO_2有关,还与心输出量有关,因此为了改善组织缺氧应考虑上述因素对DO_2的影响。

(3)降低呼吸功耗,缓解呼吸肌疲劳:由于气道阻力增加、呼吸系统顺应性降低和内源性呼气末正压(PEEPi)的出现,呼吸功耗显著增加,严重者出现呼吸肌疲劳。对这类患者适时地使用机械通气可以减少呼吸肌做功,达到缓解呼吸肌疲劳的目的。

(4)防止肺不张:对于可能出现肺膨胀不全的患者(如术后胸腹活动受限、神经肌肉疾病等),机械通气可通过增加肺容积而预防和治疗肺不张。

(5)为安全使用镇静剂和肌松剂提供通气保障:对于需要抑制或完全消除自主呼吸的患者,如接受手术或某些特殊操作者,呼吸机可为使用镇静剂和肌松剂提供通气保障。

(6)稳定胸壁:在某些情况下(如肺叶切除、连枷胸等),由于胸壁完整性受到破坏,通气功能严重受损,此时机械通气可通过机械性的扩张使胸壁稳定,以保证充分的通气。

2.适应证　在出现较为严重的呼吸功能障碍时,应使用机械通气。如果延迟实施机械通气,患者因严重低氧和CO_2潴留而出现多脏器功能受损,机械通气的疗效显著降低。因此,机械通气宜早实施。符合下

述条件应实施机械通气：经积极治疗后病情仍继续恶化；意识障碍；呼吸形式严重异常，如呼吸频率>35～40次/分或<6～8次/分，呼吸节律异常，自主呼吸微弱或消失；血气分析提示严重通气和（或）氧合障碍：PaO_2<6.67kPa(50mmHg)，尤其是充分氧疗后仍<6.67kPa(50mmHg)；$PaCO_2$进行性升高，pH动态下降。机械通气时可能使病情加重：如气胸及纵隔气肿未行引流、肺大泡和肺囊肿、低血容量性休克未补充血容量、严重肺出血、气管-食管瘘等。但在出现致命性通气和氧合障碍时，在积极处理原发病（如尽快行胸腔闭式引流、积极补充血容量等）的同时不失时机地应用机械通气。

（二）呼吸机参数的设定

1.潮气量的设定　在容量控制通气模式下，潮气量的选择应保证足够的气体交换及患者的舒适性，通常依据体重选择5～12mL/kg，并结合呼吸系统的顺应性、阻力进行调整，避免气道平台压超过2.94～3.43kPa(30～35cmH_2O)。在压力控制通气模式时，潮气量主要由预设的压力、吸气时间、呼吸系统的阻力及顺应性决定，最终应根据动脉血气分析进行调整。

2.呼吸频率的设定　呼吸频率的选择应根据分钟通气量及目标PCO_2水平，根据选择的模式，成人通常设定为12～20次/分，急/慢性限制性肺疾病时也可根据分钟通气量和目标PCO_2水平超过20次/分，准确调整呼吸频率应依据动脉血气分析的变化综合调整VT与f。

3.流速调节　理想的峰流速应能满足患者吸气峰流速的需要，成人常用的流速设置在40～60L/min之间，根据分钟通气量和呼吸系统的阻力和肺的顺应性调整，流速波形在临床上常用减速波或方波。压力控制通气时，流速由选择的压力水平、气道阻力及受患者的吸气努力影响。

4.吸气时间/I：E设置　I：E的选择是基于患者的自主呼吸水平、氧合状态及血流动力学，适当的设置能保持良好的人机同步陛，机械通气患者通常设置吸气时间为0.8～1.2秒或吸呼比为1：1.5～1：2；控制通气患者，为抬高平均气道压，改善氧合可适当延长吸气时间及吸呼比，但应注意患者的舒适度，监测PEEPI及对心血管系统的影响。

5.触发灵敏度调节　一般隋况下，压力触发常为-0.049～0.147kPa(-0.5～-1.5cmH_2O)，流速触发常为2～5L/min，合适的触发灵敏度设置将明显使患者更舒适，促进人机协调；一些研究表明，流速触发较压力触发能明显减低患者的呼吸功；若触发敏感度过高，会引起与患者用力无关的误触发，若设置触发敏感度过低，将显著增加患者的吸气负荷，消耗额外呼吸功。

6.吸入氧浓度(FiO_2)　机械通气初始阶段，可给高FiO_2(100%)以迅速纠正严重缺氧，以后依据目标PaO_2、PEEP水平、MAP水平和血流动力学状态，酌情降低FiO_2至50%以下，并设法维持SaO_2>90%，若不能达上述目标，即可加用PEEP，增加平均气道压，应用镇静剂或肌松剂；若适当PEEP和MAP可以使SaO_2>90%，应保持最低的FiO_2。

7.PEEP的设定　设置PEEP的作用是使萎陷的肺泡复张、增加平均气道压、改善氧合，同时影响回心血量及左室后负荷，克服PEEP，引起呼吸功的增加。PEEP常应用于以ARDS为代表的Ⅰ型呼吸衰竭，PEEP的设置在参照目标PaO_2和氧输送的基础上，与FiO_2、VT联合考虑，虽然PEEP设置的上限没有共识，但下限通常在P-V曲线的低拐点(LIP)或LIP之上(2cmH_2O)；还可根据PEEPi指导PEEP的调节，外源性PEEP水平大约为PEEPi的80%，以不增加总PEEP为原则。

五、无创正压通气(NPPV)

NPPV是指无需建立人工气道的正压通气，常通过鼻/面罩等方法连接患者。临床研究证明，在某些病例NPPV可以减少急性呼吸衰竭的气管插管或气管切开及相应的并发症，改善预后；减少慢性呼吸衰竭呼吸机的依赖,减少患者的痛苦和医疗费用,提高生活的质量。

NPPV 可以避免人工气道的不良反应和并发症(气道损伤、呼吸机相关性肺炎等),同时也不具有人工气道的一些作用(如气道引流、良好的气道密封性等)。由于 NPPV 不可避免地存在或多或少的漏气,使得通气支持不能达到与 IMV 相同的水平,临床主要应用于意识状态较好的轻、中度呼吸衰竭患者,或自主呼吸功能有所恢复、从 IMV 撤离的呼吸衰竭患者;而有意识障碍、并发症或多器官功能损害的严重呼吸衰竭者宜选择 IMV。NPPV 与 IMV 各自具有不同的适应证和临床地位,两者相互补充,而不是相互替代。

(一)适应证和禁忌证

1.适应证　患者出现较为严重的呼吸困难,动用辅助呼吸肌、常规氧疗方法(鼻导管和面罩)不能维持氧合或氧合障碍有恶化趋势时,应及时使用 NPPV。但患者必须具备使用 NPPV 的基本条件:较好的意识状态、咳痰能力、自主呼吸能力、血流动力学稳定和良好的配合 NPPV 的能力。NPPV 可以作为有创通气的序贯治疗,尤其对脱机困难的患者可避免再次插管。

2.禁忌证　意识障碍、呼吸微弱或停止、无力排痰、严重的脏器功能不全(上消化道大出血、血流动力学不稳定等)、未经引流的气胸或纵隔气肿。严重腹胀、上气道或颌面部损伤/术后/畸形、不能配合 NPPV 或面罩不适等。

(二)通气模式与参数调节

持续气道正压和双水平正压通气是最常用的两种通气模式,后者最为常用。双水平正压通气有两种工作方式:自主呼吸通气模式(S 模式,相当于 PSV+PEEP)和后备控制通气模式(T 模式,相当于 PCV+PEEP)。因此,BiPAP 的参数设置包括吸气压(IPAP)、呼气压(EPAP)及后备控制通气频率。当自主呼吸间隔时间低于设定值(由后备频率决定)时,即处于 S 模式;自主呼吸间隔时间超过设定值时,即由 S 模式转向 T 模式,即启动时间切换的背景通气 PCV。在 ACPE 患者首选 CPAP,如果存在高碳酸血症或呼吸困难不缓解可考虑换用 BiPAP。

1.BiPAP 参数调节原则　IPAP/EPAP 均从较低水平开始,患者耐受后再逐渐上调,直到达满意的通气和氧合水平,或调至患者可能耐受的水平。

2.NPPV 转换为有创通气的时机　在应用 NPPV 过程中如何及时、准确地判断 NPPV 的效果,对于是继续应用 NPPV,还是转换为 IMV 具有重要意义:一方面可以提高 NPPV 的有效性,可避免延迟气管插管,从而提高 NPPV 的安全性。目前多数学者认为:应用 NPPV 1~2 小时(短期)病情不能改善应及时转为有创通气。

能够成功应用 NPPV 的患者的特征是:基础病情较轻,应用 NPPV 后血气能快速明显改善,呼吸频率下降。可能失败的相关因素为:较高的 APACHE II 评分、意识障碍或昏迷、对 NPPV 的初始治疗反应不明显、胸片提示肺炎、呼吸道分泌物很多、高龄、满口缺齿、营养不良等。

六、机械通气的并发症

机械通气是重要的生命支持手段之一,但机械通气也会带来一些并发症,甚至是致命的。合理应用机械通气将有助于减少甚至避免并发症的产生。因此,了解机械通气的并发症,具有重要的临床意义。

(一)气管插管相关的并发症

人工气道是经口/经鼻插入或经气管切开处插入气管所建立的气体通道。临床上常用的人工气道是气管插管和气管切开。

1.导管易位　插管过深或固定不佳,均可使导管进入支气管。因右主支气管与气管所成角度较小,插管过深进入右主支气管,可造成左侧肺不张及同侧气胸。

2.气道损伤　气囊充气过多、压力太高,压迫气管,使气管黏膜缺血坏死,形成溃疡,可造成出血。应使用低压高容量气囊,避免充气压力过高,有条件时监测气囊压力,低于 $2.45kPa(25cmH_2O)$ 能减少这类并发症。

3.人工气道梗阻　人工气道梗阻是人工气道最为严重的临床急症,常危及患者生命。导致气道梗阻的常见原因包括:导管扭曲,气囊疝出而嵌顿导管远端开口,痰栓或异物阻塞管道,管道坍塌,管道远端开口嵌顿于隆突、气管侧壁或支气管。

4.气道出血　人工气道的患者出现气道出血,特别是大量鲜红色血液从气道涌出。气道出血的常见原因包括气道抽吸、气道腐蚀等。

5.气管切开的常见并发症　气管切开是建立人工气道的常用手段之一。由于气管切开使气流不经过上呼吸道,因此,与气管插管相比,气管切开具有许多优点,但气管切开也可引起许多并发症,根据并发症出现的时间,可分为早期、后期并发症。

(1)早期并发症:指气管切开 24 小时内出现的并发症。主要包括以下几种。

1)出血:是最常见的早期并发症。凝血机制障碍的患者,术后出血发生率更高。出血部位可能来自切口、气管壁。气管切开部位过低,如损伤无名动脉,则可引起致命性的大出血。

2)皮下气肿和纵隔气肿:是气管切开后较常见的并发症。颈部皮下气肿与气体进入颈部筋膜下疏松结缔组织有关。

(2)后期并发症:指气管切开 24～48 小时后出现的并发症,发生率高达 40%。主要包括以下几种。

1)切口感染:是很常见的并发症。由于感染切口的细菌可能是肺部感染的来源,因此加强局部护理很重要。

2)气管切开后期出血:主要与感染组织腐蚀切口周围血管有关。当切口偏低或无名动脉位置较高时,感染组织腐蚀及管道摩擦易导致无名动脉破裂出血,为致死性的并发症。

3)气道梗阻:是可能危及生命的严重并发症。气管切开管被黏稠分泌物附着或形成结痂、气囊偏心疝入管道远端。

4)吞咽困难:也是较常见的并发症,与气囊压迫食道或管道对软组织牵拉影响吞咽反射有关。

(二)正压通气相关的并发症

1.呼吸机引起肺损伤(VILI)　呼吸机引起肺损伤指机械通气对正常肺组织的损伤或使已损伤的肺组织进一步加重。VILI 包括气压伤、容积伤、萎陷伤和生物伤。以上不同类型的 VILI 相互联系相互影响,不同原因呼吸衰竭患者可产生程度不同的损伤。

为了避免和减少 VILI 的发生,机械通气应避免高潮气量和高平台压,吸气末平台压不超过 2.94～$3.43kPa(30～35cmH_2O)$,以避免气压伤、容积伤,同时设定适合的呼气末正压,以预防萎陷伤。

2.呼吸机相关肺炎　呼吸机相关肺炎是指机械通气 48 小时后发生的院内获得性肺炎。文献报道,大约 28% 的机械通气患者发生呼吸机相关肺炎。气管内插管或气管切开导致声门的关闭功能丧失,机械通气患者胃肠内容物反流误吸是发生院内获得性肺炎的主要原因。

3.氧中毒　氧中毒即长时间的吸入高浓度氧导致的肺损伤。FiO_2 越高,肺损伤越重。但目前尚无 $FiO_2 \leqslant 50\%$ 引起肺损伤的证据,即 $FiO_2 \leqslant 50\%$ 是安全的。当患者病情严重必须吸高浓度氧时,应避免长时间吸入,尽量不超过 60%。

4.呼吸机相关的膈肌功能不全　1%～5% 的机械通气患者存在撤机困难。撤机困难的原因很多,其中呼吸肌的无力和疲劳是重要的原因之一。呼吸机相关的膈肌功能不全导致撤机困难,延长了机械通气和住院时间。机械通气患者尽可能保留自主呼吸,加强呼吸肌锻炼,以增加肌肉的强度和耐力,同时,加强营养支持可以增强或改善呼吸肌功能。

七、机械通气监护

机械通气患者应常规进行呼吸力学监测,对于急性呼吸衰竭病因诊断、评价疾病状态、观察对治疗的反应、调整通气模式和参数等均有重要意义。

呼吸力学监测可采用专用的呼吸力学监测仪。随着微电子技术的应用和机械装置的改进,现代呼吸机已经可以监测呼吸力学的大部分指标和进行相关的操作:各种气道压力、流速和容积的变化,吸气末阻断和呼气末阻断操作,压力-时间、流速-时间和容积时间曲线,压力-容积(P-V)环,流速-容积(F-V)环等。部分呼吸机还可监测一些特殊指标和进行一些特殊操作,如气道闭合压(P0.1)、描记准静态 P-V 曲线等。具有屏幕显示功能的呼吸机使得呼吸力学的监测更加容易。

(一)气道压力

气道压力监测是最基本的监测手段,常见的监测指标包括气道峰压(Ppeak)、平均气道压(Pmean)、平台压(Pplat)等。

1.监测需在患者自主呼吸完全抑制或较微弱、相对平稳状态下进行。平台压的准确测量需采用吸气末阻断法进行。

2.不同的监护设备所提供的压力监测点有所不同,各种压力采用的缩略符也有所不同,应参考仪器使用说明分析数据。

3.因受人工气道、机械通气管路和呼吸机活瓣的影响,测量的数值与真实的肺力学情况可能存在一定的差异。而且,需要定期校定压力检查是否准确。

4.机械通气时应设定安全的压力报警限以保证通气安全,一般情况下气道峰压不应超过 3.92kPa (40cmH$_2$O),气道平台压应控制在 2.94～3.43kPa(30～35cmH$_2$O)以内。

5.在正压通气条件下,很多生理指标将发生改变,如中心静脉压(CVP)、肺动脉楔压(PAWP)等,应结合临床分析上述参数的实际意义。

(二)气道阻力

气道阻力是气体通过气道进入肺泡所消耗的压力,阻力主要源于气体在气道内流动时气体分子之间及气体分子与气道壁之间产生的摩擦力,与气体流速、气道长度、管径以及气体的黏滞力密切相关,在整个呼吸过程中气道阻力是不断变化的,呼吸机通过计算压力和流速的变化提供气道阻力(Raw)监测。

1.由于人工气道、呼吸机活瓣等因素的干扰,实测的气道阻力要高于真正的阻力数值。

2.吸气末阻断法要求除流速恒定和呼吸肌放松外,还必须有一定的平衡时间(3～5 秒),对自主呼吸较强和非恒流的情况不适用。

3.气道阻力只是反映呼吸过程中的黏滞阻力,而呼吸过程中还有其他的阻力,如肺和胸廓运动所产生的弹性阻力和惯性阻力。

4.气道阻力过高可能由于疾病本身所致,也有可能是人为或机械因素所致,应加以区分,如人工气道、管路所产生的阻力。

5.气道阻力具有流速与容积依赖性,测量时应保证送气流速和肺容积在测定前后基本可比。

(三)顺应性

顺应性为弹性回缩力的倒数,整个呼吸系统的顺应性包括肺和胸廓两方面因素,又分静态顺应性与动态顺应性,呼吸机通过气道压力和容量监测可推算出呼吸系统总体顺应性。

1.应用吸气末阻断法测量肺顺应性时,除需要流速恒定和呼吸肌松弛外,还必须有一定的平衡时间(3~5秒),对自主呼吸较强和非恒流的情况不适用。

2.所测得的顺应性值为平均值,不能反映呼吸系统在整个通气过程中的变化。

3.顺应性监测时应注意 PEEPi 对其数值的影响,PEEPi 过高时可导致顺应性值的异常降低,导致临床判断失误。

(四)内源性呼气末正压

呼气气流受限造成了呼气末肺泡内压高于大气压,造成内源性呼气末正压(PEEPi)的产生。PEEPi 也称为自主 PEEP(AutoP-EEP),临床分为静态与动态 PEEPi。

1.测定静态 PEEPi 时应保证患者完全镇静,甚至肌松,否则数值不准。

2.在测量前,需要将 PEEP 调至 $0kPa(0cmH_2O)$,或在测量前后保证 PEEP 水平不变。

3.为准确起见,可重复监测 2~3 次后取平均值。

(五)气道闭合压

气道闭合压(P0.1)是吸气开始 0.1 秒后关闭气道所测得的压力,此指标反映呼吸中枢驱动强度。在自主呼吸期间,P0.1 异常升高可以提示中枢驱动增加,但神经肌肉功能不良时,P0.1 可能低估中枢驱动的增加。

1.测定 P0.1 时,患者需有相对稳定的自主呼吸。

2.不同体位可影响 P0.1 的测定结果。

3.P0.1 的测定不应在流速触发或有 Flow-by 的情况下测定,此时明显干扰测定值。

(六)呼吸力学曲线与呼吸环

压力、容积和流速是呼吸机监测最基本的指标,将其中两种指标相结合,在每个呼吸周期得到闭合的呼吸环,常用的呼吸环为压力-容积环,容积-流速环,压力-流速环。

1.流速、压力、容量波形的监测

(1)流速-时间波形:可通过调整呼吸机的波形监测为流速.时间波形或应用床边呼吸功能监测仪器监测。

1)自主呼吸时为正弦波,呼吸机控制通气时可有方波、减速波或加速波。

2)呼气气流波形反映呼吸系统的机械特性、通气机管路和患者气道阻力的变化。

3)当存在呼气气流限制,呼气气流不能到达基线时,提示肺过度肺膨胀和 PEEPi 的存在。

4)波形的异常可提示通气管路有阻抗或阻塞。

(2)压力-时间波形:可通过调整呼吸机的波形监测为压力-时间波形或应用床边呼吸功能监测仪器监测。

(3)容量-时间波形:可通过调整呼吸机的波形监测为容积-时间波形或应用床边呼吸功能监测仪器监测。

2.呼吸环的监测

(1)流速-容量环(F-V 环)

1)目前大部分呼吸机可监测 F-V 环,其吸气部分是由通气机设定的,呼气部分由患者呼吸系统弹性回缩力、气道和气管导管的阻力等因素决定。

2)当存在呼出气流限制,呼气潮气量曲线显示特征性的曲线形状(凸向容量轴),并在下一次机械吸气开始吸气气流突然终止,提示存在 PEEPi 及动态肺过度膨胀。

3）连续最大 F-V 环可用于评价对治疗（支气管扩张剂）的反应。

4）F-V 环外形突然变化说明急性临床状况恶化（即急性支气管痉挛、大气道黏液栓、气管导管扭结）。

5）存有大量分泌物患者 F-V 环呼气部分呈特征性锯齿样外形，经过吸痰后可以恢复正常。

（2）静态压力-容量环（P-V 环）：呼吸系统的 P-V 环是描述整个呼吸系统静态机械特征，是用于诊断目的的生理学方法，是严重肺疾病测定肺功能的实验方法之一。曲线两个特殊点作为机械通气的目标：①LIP，代表吸气顺应性改善的点，指出萎陷肺泡复张点；②UIP，代表肺过度膨胀点。目前床旁描记 P-V 环已作为监测、诊断和通气机治疗研究的重要手段。

1）在正常的呼吸范围（接近 FRC），弹性回缩力产生的压力（Pel）与肺容量呈线性关系。弹性回缩力的倒数是顺应性，也就是 P-V 曲线的斜率。呼吸系统弹性（指肺与胸壁）回缩力平均 $0.98kPa/L$（$10cmH_2O/L$），相当呼吸系统顺应性（Crs $0.1L/cmH_2O$）（$1cmH_2O=0.0981kPa$）。

2）呼吸系统在容量的两个极端曲线变平反映了肺顺应性下降，正常呼吸系统完全膨胀压力大约 $3.43kPa$（$35cmH_2O$）。

3）充气与放气 P-V 曲线的区别：表明肺机械特性变化是可塑性弹性物质的特征，涉及压力/容量的滞后现象，大部分是由于肺泡内层表面活性物质作用的结果。

4）P-V 曲线的充气支 LIP 是预测最小 PEEP，防止肺泡萎陷，而 UIP 是由于粗略估计最大压力，相当肺活量 $85\%\sim90\%$。P-V 曲线的放气支最大弯曲点要比 LIP 高 $0.20\sim0.29kPa$（$2\sim3cmH_2O$）。

5）呼吸环的任何改变都可能包括机械性和病生理改变两方面原因分别或同时存在，应注意鉴别并采取合适的处理。

6）不同的通气模式下对于呼吸环的解释是不同的，主要分为三种情况：压力控制模式、容量控制模式和自主呼吸模式。

综上所述，机械通气时深入了解波形曲线与环是至关重要的，在评价造成呼吸衰竭基础病的鉴别诊断方面：了解患者与通气机相互关系；监测呼气气流限制、PEEPi 及指导呼吸系统机械参数设定，维持肺泡膨胀压和容量的安全性，预测脱机后果等都是非常有意义的。

呼吸衰竭患者由于其病因及病理生理改变不同有明显个体化倾向，故应加强机械通气与血流动力学的监测与选择恰当通气模式，对搞好通气支持均是不可缺少的重要环节。

八、呼吸机的撤离

呼吸机撤离是指导致呼吸衰竭的基础病因改善或缓解后，呼吸机由控制通气转为自主呼吸过程。此过程可突然或逐渐撤离通气支持。Tobin 与 Brochard 2 个多中心研究结果表明，能够适应突然撤机的患者大约占机械通气患者的 75%。

撤机是指两个分开但又密切相关的过程，即撤机和拔除人工气道。撤机分为快速撤机与困难撤机两种类型。

（一）快速撤机

一般指无肺部疾病患者（术后或治疗后症状改善迅速的急性呼吸衰竭），此类患者一般在通气治疗后 $6\sim8$ 小时（一般 <24 小时）撤机。大多数术后患者是在手术室或复苏室撤机、拔管。快速撤机标准应根据血流动力学、神经系统及呼吸参数综合考虑。撤机的重要参考指标是自主呼吸试验。对心脏手术或高龄伴心功能不全患者应降低通气支持，同时维持稳定的血流动力学和足够的氧合指数（OI），$PaCO_2$ [$<5.99kPa$（$45mmHg$）] 及良好的精神状态。脱机过早或由于其他并发症必须重新插管，将延长 ICU 停留

时间,增加病死率。

(二)撤机困难

机械通气患者因各种原因不能撤机,临床医师应首先评估起始上机原因是否已纠正,在此基础上困难撤机的患者常存在以下问题。

1.神经系统 呼吸机依赖可涉及脑干、脑损伤或创伤以及脑肿瘤;由于创伤或疼痛应用大量镇静药及阿片类药物;在极少数患者可用药物或自身调节恢复自主呼吸功能;否则,这些患者往往需机械通气维持生命。

2.呼吸负荷过重 涉及呼吸肌疲劳,可为过重的呼吸功、呼吸机设定或人工气道的影响。由于废用性肌萎缩或外科创伤导致的肌肉损伤,支气管痉挛或过多分泌物加重呼吸负荷;慢性阻塞性肺疾病(COPD)患者因肺过度膨胀,削弱了患者的吸气力量。撤机过程发生高碳酸血症是呼吸泵力量和负荷的不均衡,而浅快呼吸是呼吸衰竭的信号。另一个原因是人工气道太细、太长或患者咬管、阻塞管腔,也可加重呼吸负荷。

3.代谢因素 不适当的营养和电解质失衡;机械通气患者过度通气,引起代谢失衡影响撤机;肾功能衰竭也可引起代谢失衡干扰撤机过程。

4.低氧血症 因脓毒症使血中氧含量及动脉血氧分压(PaO_2)降低而损害细胞氧摄取,延迟或干扰撤机过程。

5.心血管原因 因体内液体量过多以及心功能降低,导致心力衰竭而影响撤机过程;同时,由于机械通气产生胸腔正压,可减少静脉回流至心脏,导致心搏量降低也影响了撤机过程。

6.心理因素 长期机械通气支持患者心理依赖性增强,害怕脱离呼吸机,影响撤机过程。

撤机困难尽管仅占一小部分,但仍是ICU面临的难题。原因:①经历数周机械通气并发症明显增加;②对影响呼吸功能的因素了解太少;③不了解机械通气时的心肺相互作用,尤其对老年人(>60岁),机械通气时心血管事件发生率明显增加。这些患者病情复杂,临床诊断较困难,需多学科合作。因此,撤机困难是一项复杂的系统工程。

(三)撤机参数的临床应用

撤机参数是用于评价患者维持自主呼吸的客观指标。这些指标既反映了呼吸驱动力,也反映了机械参数的变化。更直接的评价自主呼吸能力的方法是无辅助自主呼吸。当前将撤机参数分为神经肌肉功能测定,呼吸机对抗呼吸系统机械和代谢负荷做功的能力。撤机参数是在这几个水平上测定的:如气道闭合压($P_{0.1}$)、最大吸气压(PI_{max})、肺活量(Vc)、最大自主通气量(MVV);测定呼吸肌负荷参数为阻力(R)、顺应性(C)、分钟通气量(V_A),以及在此基础上的综合参数,如CROP(顺应性、呼吸频率、氧合、PI_{max})及浅快呼吸指数(呼吸频率与潮气量的比值)。浅快呼吸指数是衡量患者呼吸肌力量和呼吸系统负荷之间关系的指标,能较好地预测撤机后果。Tobin的研究结果表明浅快呼吸指数敏感性为92%,特异性为22%。在自主呼吸实验(SBT)1分钟后RVR值[接收者工作特征曲线(ROC)面积0.74]较SBT30分钟RVR值(ROC面积0.92)明显降低。在试验中撤机失败组患者趋向呼吸浅快,成功组患者趋向呼吸变慢。Jacob等发现在预测撤机后果上浅快呼吸指数优于V_E和PI_{max};然而,浅快呼吸指数假阳性多f浅快呼吸指数<105f/(min·L)撤机失败],其特异性为11%~64%。近年来有作者将浅快呼吸指数值定义为80f/(min·L),其敏感性为62.4%,特异性为88.5%,浅快呼吸指数定义为97f/(min·L),敏感性就增加15%,特异性提高4%。

Yang和Tobin提出了CROP[动态肺顺应性(C_{dyn})×最大吸气压(PI_{max})×动脉血氧分压/肺泡氧分压/呼吸频率],其组成是由动态肺顺应性、最大吸气压、氧合和呼吸频率组成,CROP(顺应性、呼吸频率、氧合、PI_{max})>13时,其敏感性为0.81%,特异性为0.57%,阳性预测值为0.71,阴性预测值为0.70,ROC面积为 0.78。当辅助通气时此值压力并不比 f/Vt（呼吸频率/潮气容量）更好。CROP 的测定是表明了整体通气耐力与气体交换的有效性，可提供更好的预测结果，但因需要的参数多、计算的复杂性，使之难以在临床上使用。

撤机参数的研究现状：①撤机参数是一个标准，不能说明患者何时开始撤机；②通气参数是在休息状态下评价自主呼吸及循环状况；③病种不同，撤机参数有明显个体化倾向；④没有顾及机械通气与心肺间的相互作用，即只简单测定通气未考虑氧合。因此，当前尚没有一种准确指标能够预测患者是否能成功撤机。临床在恢复自主通气模式后可以动态连续监测撤机参数，在一定程度上提高对撤机后果预测的敏感性、特异性。

（四）自主呼吸实验的临床应用

压力支持通气、持续气道正压、T 型管是常用评价自主呼吸试验撤机的方法。几个随机研究拔管前自主呼吸试验表明，比较持续气道正压 0.49kPa（5cmH$_2$O）与 T 型管自主呼吸试验 1 小时、T 型管与压力支持通气[0.69kPa（7cmH$_2$O）]自主呼吸试验比较发现，拔管失败率无差异。将采用前瞻性对照随机研究自动导管补偿与持续气道正压预测拔管后果（99 例），自主呼吸试验 1 小时，拔管成功率分别为 96%、85%（P＞0.05），再插管率为 14% 和 28%。单中心研究表明，自动导管补偿可作为自主呼吸试验的一种有效模式。采用计算机闭环撤机模式持续气道正压/自动导管补偿与内科医师操作撤机比较表明，特异性计算机撤机系统与内科医师操作其机械通气时间与 ICU 停留时间减少。近年来研究 COPD 患者在应用 T 型管时，在气管插管囊充气时可增加吸气负荷，通过监测呼吸类型、跨膈压、压力时间乘积（PTP）及肺机械参数（阻力、顺应性）等研究表明，将气管插管气囊放气后做 T 型管 SBT 要比气囊不放气做 T 型管 SBT，呼吸负荷减轻而且通气明显改善。

有关自主呼吸试验时间，一个多中心研究表明，将符合撤机条件的机械通气患者分为 2 组：自主呼吸试验 30 分钟组有 237 例（87.8%）患者撤机成功；自主呼吸试验 120 分钟组有 216 例（84.8%）患者撤机成功，表明 SBT30 分钟组与 120 分钟组有同样的拔管成功率。此后诸多研究结果也表明 30 分钟与 1 小时对成功拔管差异无统计学意义。但多数学者均采用 30 分钟与 1 小时的自主呼吸试验时间，过长自主呼吸试验可增加呼吸负荷。

实施自主呼吸试验需经历两个阶段，第一个阶段即开始自主呼吸试验要密切观察 2～5 分钟。此阶段主要密切观察氧合、呼吸频率、潮气量（＞5mL/kg）、f/V$_T$＜100f/（min·L）。第一阶段任何 1 项异常即可认为是失败。通过第一阶段才开始第二阶段自主呼吸试验，此阶段主要是对心肺功能耐力的检验。此阶段如有 1 项及多个参数不正常即认为是患者撤机失败，应停止自主呼吸试验而恢复机械通气。以允许呼吸肌休息；同时寻找导致自主呼吸试验失败原因并给以相应的处理，病因去除后再做自主呼吸试验。

通过自主呼吸试验的患者，临床医师应关注患者能否拔管。一些研究表明成功通过 SBT 患者，指令咳嗽力量大小、气道内分泌物的量是预测拔管后果的重要因素。气道分泌物多与咳痰能力弱，两者相互作用增加拔管失败率。在预测成功自主呼吸试验拔管方面，这是气道能力或"拔管参数"，要比传统的撤机参数（氧合指数与浅快呼吸指数等）更重要。因此，意识、咳痰能力和分泌物的量是决定拔管成功的重要因素。有关拔管参数临床尚需进一步研究。

（五）多发性神经病/肌病（CIP/CIM）与困难撤机

长期机械通气伴严重损伤的患者，撤机困难可达 30%，表现在不耐受自主呼吸、SBT 失败、拔管数小时需重新插管，重新插管已成为增加病死率独立危险因素。

在机械通气期间，发生在各种基础病或并发症可导致撤机失败，而心、肺、胸壁和代谢因素，在首先排除这些常见原因后应考虑神经-肌肉疾病。

近年来集中研究外周神经原因导致撤机失败。危重患者暴露在多种应激因子:容量、电解质变化、分解代谢、营养缺乏和药物联合作用机体产生损伤。因此,ICU 患者有更高的神经肌肉无力的发病率(30%~60%)。另外,长时间住院增加发病率。在 ICU 常见的神经-肌肉疾病谱已有很大发展,其 CIP、CIM 比原发神经肌肉疾病(格林巴利综合征、肌病和运动神经元疾病)高 2~3 倍。

ICU 常见的因素是脓毒血症、全身性炎症反应综合征、多脏器功能失常综合征,还有其他因素,如已证实应用神经肌肉阻滞剂(皮质类固醇、细胞毒药物、哮喘状态)可发生多发性神经病与肌病(CIP/CIM)。在脓毒血症和全身性炎症反应综合征早期即可发生 CIP,但最常见于>1 周的机械通气患者。延迟出现多数因同时合并脓毒症性脑病或在机械通气时应用神经肌肉阻断剂或镇静剂。

危重患者出现撤机困难时,典型 CIP/CIM 表现为四肢无力、软瘫、腱反射减弱或消失、颅神经正常。鉴别 CIP/CIM 常靠电生理学方法。膈神经的研究和呼吸肌肌电图也能诊断 CIP/CIM。

尽管 ICU 临床检查是困难的,神经生理学检查、血浆肌酸激酶测定、肌肉活检、电生理学检查是诊断神经-肌肉疾病基本的方法,常用检查是肌电图(EMG)、反复神经刺激和神经传导的研究。

Vande Berghe 等证实强化胰岛素治疗可降低危重患者 CIP 的发病率。进一步研究多种不同干预手段、不同撤机策略、早期气管切开、拔管后应用无创正压通气(NPPV)等可能有助于降低撤机失败率,从而改善 CIP 后果。

(六)无创通气作为一种撤机工具

撤机失败者常出现浅快呼吸。COPD 患者从正压通气转为自主呼吸,呼吸肌负荷增加,出现动态肺过度膨胀及内源性呼气末正压,吸气阻力及呼吸功增加。COPD 和心外科手术出现呼吸机依赖的患者存在高呼吸驱动力,增加呼吸负荷与减低吸气肌力量之间不均衡,从而引起呼吸窘迫与高碳酸血症。

正压通气转为自主呼吸的心血管反应对撤机成败是重要的。此时静脉回心血量回流至右室增加;因心室相互作用室间隔左移;由吸气负荷胸内压负向波动增大,使左心室后负荷增加。撤机对合并左室功能不全患者加重心功能不全,同时混合静脉血氧饱和度降低,反映了在自主呼吸时心血管系统不能满足全身氧需。

撤机失败者使用 NPPV 可以减轻呼吸肌负荷,从而改善浅快呼吸。一些研究表明,正压通气加用外源性呼气末正压可改善肺泡通气,同时可抑制胸内压负向波动并抵消内源性呼气末正压。很多研究表明,应用无创正压通气可缩短有创通气时间,降低呼吸机相关性肺炎的发生率。作为有创通气的补充可减少再插管率。

应用无创通气应意识清楚、血流动力学稳定,有咳嗽反射及咳痰能力,有很好的依从性。无创通气已作为一种撤机工具。

(七)困难撤机的管理

1.机械通气模式的选择 对困难撤机的患者要尽快恢复患者自主呼吸,其中设定触发灵敏度应适当(即不支持过度,也不诱发呼吸肌疲劳);自主呼吸模式有压力支持、成比例通气/成比例压力支持通气,或持续气道正压/压力支持通气。

2.困难撤机的管理 采取以下干预措施对加快撤机是合适的,尤其在长期机械通气不能转为自主呼吸的患者,这些干预有助于撤机:①抬高床头至少 30°有助于缓解来自腹内容物对膈肌的压力;减低吸入性肺炎的机会;更容易清除过多的气道分泌物。应用旋转床 40°旋转,降低呼吸机相关性肺炎和肺膨胀不全。②吸痰与足够气道湿化有助于预防黏液栓。③防治支气管痉挛、控制感染、预防性使用制酸剂,可降低呼吸机相关性肺炎的发生。④应避免不必要的睡眠中断。⑤借助环境刺激激励患者与家人及来访者沟通,并借助写字板、图画、字母表、音乐等进行交流;气管切开患者使用带孔管道阀便于说话等。⑥机械通气患者一旦意识清楚宜尽早在床上活动。除非有相反指征,接受长期机械通气患者应每天定时到椅子上坐一下,进而可在床旁站立;如可能应有便携呼吸机或用带阀面罩通气,可允许在室外甚至户外接受阳光和新鲜通气。尽量生活自理。

(八)近代呼吸机撤离

传统撤机模式是应用分钟指令通气(MMV)、间歇指令通气(IMV)与同步间歇指令通气(SIMV),这些模式在撤机过程中有阶梯变化。近年来呼吸机同步性能改善可无缝隙地降低通气支持,使患者不知不觉地过渡到自主呼吸,明显提高撤机成功率,如压力支持通气优于同步间歇指令通气。临床应用成比例通气/成比例压力支持通气在摆脱呼吸机依赖。减小对心功能干扰方面优于压力支持通气。

滴定通气支持从控制通气向自主呼吸平滑、无缝隙过渡,即无阶梯性变化,不需更多的撤机标准。

1.自主滴定通气支持:一些呼吸机(Drager Evita XL,德国)安装撤机过程软件,该系统建立在临床实践基础上,即智能治疗模式,根据病情临床通过监测潮气量、呼吸频率、呼气末二氧化碳、吸入氧浓度自动调整压力支持水平。初步临床应用表明缩短带机时间,减轻医护人员工作量。

2.通过测定呼吸功(WOB)和呼吸泵的力量,使用患者的神经网络自动调节通气支持水平即神经调整呼吸辅助通气(NAVA,西门子,德国),这是一种新模式,通气由患者的神经中枢控制流速、频率与容量,使通气更适合患者的需求。

上述模式刚问世就都有各自的适应证和限制,并非完美,但却开创机械通气新领域,也体现当今呼吸机发展的趋势,为更好推广提高机械通气应用水平必将起到重要作用。

综上所述,尽管机械通气的应用水平有很大提高,呼吸机的撤离在诸多环节仍存在很多问题尚需进一步研究。危重患者影响呼吸机撤离有诸多因素,多数研究表明,CIP/CIM是撤机失败的独立危险因素。呼吸机撤离不仅涉及原发病改善、上机原因去除;撤机参数预测脱机后果准确率不高,但仍可指导临床适时确定中断机械通气(尤其是 f/V_T)。其准确指标应由临床医师通过主观和客观标准经验判断,以决定是否通过自主呼吸试验(SBT)。因此,呼吸机撤离的科学性并不完善,一些新的撤机模式及对机械通气相关知识了解将有助于改善撤机的后果。

(郑献敏)

第五节　血液净化技术

血液净化技术(BP)作为一种急救技术除用在急慢性肾功能衰竭治疗上以外,在多种危重病、全身炎症反应综合征(SIRS)、急性呼吸窘迫综合征(ARDS)、多器官功能障碍综合征(MODS)、多器官衰竭(MOF)等也已被广泛应用。血液净化主要目的是清除血液中有害物质,在医学史上是一门年轻的学科,是在血液透析基础上发展起来的新技术,当初主要治疗尿毒症,但很快扩展到其他领域,尤其是 1977 年连续性动静脉血液滤过的临床应用,并衍生出多种疗法,统称为连续性肾脏替代治疗(CRRT),与血液透析相比,代谢控制更佳,不但能清除容量负荷,还能清除炎症介质,其广泛应用在重危症患者的抢救,是近年来急救医学治疗中最重要的进展之一。目前临床常用的 BP 疗法有血液透析、血液滤过、血液透析滤过、血液灌流、血浆置换、连续肾脏替代等。

一、血液净化方式

1.血液透析(HD)　利用半透膜原理,将患者血液与透析液同时引进透析器,在透析膜两侧呈反方向流动,借助膜两侧的溶质梯度、渗透梯度和水压梯度,通过扩散、对流、吸附清除毒素;通过超滤和渗透清除体内过多的水分;同时可补充需要的物质,纠正电解质和酸碱平衡紊乱。它是抢救急慢性肾功能衰竭最有效措施之一。

需有透析液系统,应用血液透析机,主要清除血中小分子溶质及电解质、可透性药物和毒物,且可利用超滤系统清除血浆中的水分。主要用于急慢性肾功能衰竭、可析性药物及毒物中毒及严重电解质紊乱的治疗。

2.血液滤过(HF)　HF是模仿肾小球的滤过和肾小管的重吸收及排泄功能,应用高通量滤过器及对流原理,利用患者自身动静脉压力差作动力,将患者动脉血引入血滤器,血滤器的滤过膜为高分子生物合成膜,允许分子量为40000的溶质通过,水及溶质被排出,使体内存贮过多的水分及溶质清除,而蛋白质及血细胞不会滤出。

无需透析液系统,只需利用血泵式人体动静压力差,使血液在通过血滤器过程中清除血浆中的水分、电解质和一部分小分子溶质。其优点是方法简便,不需任何复杂的机器,体循环稳定,而且对水分的清除十分有效,同时还有清除炎性介质的作用。除可用于肾功能衰竭外,尚可用于 SIRS、MODS、ARDS、重症胰腺炎、慢性心衰、重症肝炎、水中毒等。

持续低流率地替代肾小球滤过,可较稳定地维持体液容量,对心血管功能影响小,由于每次 HF 要滤出 20L 左右的滤液,因此需补充置换液以保持水电解质及酸碱平衡。因 HF 主要靠对流清除水分及溶质,且 HF 的生物合成膜与 HD 的纤维素膜相比有更好的吸附蛋白质的作用,能吸附白蛋白、球蛋白、β_2 球蛋白、某些补体、甲状旁腺素等,故中、大分子溶质清除均优于 HD,而小分子物质的清除不如 HD。生物合成膜有较好的生物相容性,不容易激活补体使细胞活化,患者有较好的耐受性。HF 简单易行,可床边进行,临床主要用于 ARF 的治疗;与 HD 联合应用治疗 CRF 伴有高血容量、严重心衰者,顽固性高肾素型高血压、老年、心功能不稳、肝功能不良,低血压和严重水钠潴留者,神经系统病变、心包积液及骨病者;非肾衰患者伴体液过多,强心、利尿无效的泵衰竭,容量负荷的心力衰竭和急性肺水肿;也适用于中大分子毒物中毒,尤其是与血浆蛋白结合率高的药物和毒物中毒。

3.血液透析滤过(HDF)　HDF是HD和HF的联合应用,把血透、血滤序贯进行,其集中了血透和血滤的作用,兼有两者的优点,可清除中小部分有害溶质。是利用高通量血液滤过器进行透析的同时,经机器设置的补液系统向患者体内输入大量置换液,置换液是由碳酸盐透析液经由两个细菌过滤器而直接产生,更符合人体代谢的特点,同时根据患者脱水量设置超滤,通过弥散与对流的原理进行溶质清除,HDF 清除小分子物质的能力优于 HF,清除大中分子物质的能力较 HD 显著提高,超净水的使用以及滤器的高度生物相容性,减少了患者血液中免疫活性细胞的激活和炎症因子的分泌及血管活性物质的释放,从而提高了透析质量和患者的耐受性,减少了多种透析相关并发症的发生。HDF 的血流动力学稳定性优于 HD。

彭小梅等人对 28 例终末期肾衰(ESRD)患者进行 402 次 HDF 治疗,并将 HDF 与 HD 进行对比分析,发现 HDF 对 ESRD 患者经维持性 HD 不能纠正的顽固性高血压、顽固性心衰、顽固性低血压、心包胸腔积液、尿毒症脑病疗效显著,尤适用于心血管系统欠稳定的高危和老年尿毒症患者,对 ESRD 患者施以 HD 与 HDF 的联合治疗。HDF 对肝性脑病也有显著效果,但不能改善肝脏的病理损害。

4.血液灌流与吸附(HP)　HP是血液借助体外循环,通过具有广谱解毒效应的吸附罐内的吸附剂吸附内源性或外源性毒物、药物、代谢产物,达到血液净化。

与血滤相同均不需透析液系统,而是使用特别的灌流装置(如碳罐、树脂罐),主要用于药物、毒物中毒。常用的吸附剂是活性炭和树脂,对外源性药物和毒物清除率较高,对内源性毒物(如胆红素)也有较强清除率,特异性吸附剂则能从血液中选择性地清除自身免疫性致病物质、乙肝病毒、抗胰岛素抗体,甚至癌细胞等,但目前尚不能做到广泛应用于临床。急性药物中毒为 HP 首选适应证,凡经洗胃、导尿、输液、利尿等抢救措施后病情仍继续恶化者;病情严重伴脑功能障碍或已昏迷者;伴肝功能障碍者;年迈者;药物及其代谢产物与组织蛋白结合力高且有延迟性毒性者(如有机磷农药);服药剂量过大超过了自身清除能力的 30% 或已达中毒致死量浓度者,均为紧急 HP 的适应证。HP 对于脂溶性高、易与蛋白结合的大中分子药物和毒物均有较强的吸附清除作用,但 HP 对非脂溶性、伴酸中毒的药物如醇类的清除作用不如 HD。HP 对肝功能衰竭导致的肝性脑病,可清除假性神经介质、氨、游离脂肪酸、胆红素等物质,使肝功能改善,有促醒作用,为治疗创造时机,但不能改变病程,不能改善肝病理损害,不能降低病死率。如患者为两种以上毒物中毒及不明毒物者,同时伴有肾功能不全或伴多器官功能障碍者,可采用 HP 与 PE 或 HD 或 HF 或HDF 或 CRRT 联合治疗,相互弥补不足,提高疗效。也有学者尝试用 HP 或 HP+HD 于海洛因成瘾者的戒毒治疗,每例 2~4 次,能显著改善戒断症状,能完全解除身体依赖,但不能解除心理依赖及环境依赖。

免疫吸附是利用吸附材料,从血液中特异或选择性地吸附并除去与免疫有关的病因物质的方法。狭义上讲免疫吸附是利用抗原、抗体反应进行吸附的方法,主要用于免疫性疾病及肝脏疾病。

5.血浆置换(PE)　PE 是使用血细胞分离机或血浆膜分离器,是将患者的血液抽出来,分离血浆和细胞成分,弃去血浆而把细胞成分以及所补充白蛋白、血浆及平衡液等回输体内以达到清除各种病理性物质的治疗目的,以纠正体内的代谢紊乱,促进细胞免疫功能的恢复、网状内皮细胞吞噬功能的恢复。

近年来随着技术的改进,PE 已由一次性血浆置换衍生出许多模式,如双重膜滤过式血浆置换(DFPP)、血液灌流法和冷却滤过法等,减少血浆替代品的应用或不用。PE 适应证广泛,临床主要用于清除血中的各种毒素、炎性介质、非可析性药物及血内异常物质(抗体、抗原抗体复合物、巨球蛋白、冷球蛋白等)。临床用于 SIRS、MODS、MOF、ARDS、神经系统疾病(格林巴利综合征、重症肌无力)、风湿性疾病、血液病、重症肝炎等。对于重症、高度活动性的系统性红斑狼疮(SLE)、进行性系统性硬化症、混合性结缔组织病、多动脉炎等自身免疫性疾病,在病情危重及生命时或药物治疗无效时,PE 能比药物更有效、更迅速去除致病因子,使疾病在短期内得以缓解,迅速渡过危重期。有报道 SLE 患者 IgG 越高者,PE 治疗后症状缓解越迅速、显著。PE 仅能清除血浆中自身抗体等致病因子,并未从根本上抑制自身免疫紊乱,且这些致病因子 3~4 天即恢复或超过 PE 前水平,发生"抗体反跳",故需要同时应用免疫抑制剂以巩固疗效及对抗抗体反跳。PE 也用于急进性肾炎、肾移植前的准备及肾移植排斥反应。PE 是治疗各类重症溶血的快速、彻底、有效的方法,但患者合并 ARF 时需配合 HD、HF、HDF、CRRT 等治疗,PE 对急性活动性肝炎黄色肝萎缩、药物或毒物中毒也有良好治疗效果,尤其是血浓度高、毒性大、与血蛋白结合率高的毒物或药物中毒,应及早行 PE 治疗。

6.腹膜透析与结肠透析　利用腹膜、结肠黏膜作为半透膜,通过透析液的交换达到清除血中一部分有害溶质的目的。其疗效虽不如血液透析,但其方便易行,不需特殊机器,尚在一些地区应用。

7.连续血液净化治疗(CBP)　持续肾替代治疗(CRRT)的理论产生于 20 世纪 60 年代,临床应用则始于 1977 年连续性动静脉血液滤过(CAVH)的开展。近 10 余年来这一疗法在国内外得到蓬勃发展,相继有连续性动静脉血液透析(CAVHD)、连续性静脉血液透析(CVVHD)、连续性动静脉血液透析滤过(CVVH-DF)等,统称 CRRT。被认为是近年来急救医学治疗中最重要进展之一。CRRT 中以消耗同样的液体量(透析液或置换液)、对清除 UN 等小分子溶质而言,CWHD 对液体的利用效率最高,CVVH 最低;而对 β-2 球蛋白等大分子而言,CVVH 利用效率最高。CRRT 技术由于采用了持续的操作方法,加大体外循环中的血流量;使用高通透性、生物相容性好的滤器;配备大量的置换液;设置精确的液体平衡系统。使它具备了稳定的血流动力学;持续、稳定的控制氮质血症及电解质和水盐代谢;能够不断清除循环中存在的毒素或中分子物质;按需要提供营养补充等一系列优点。为重症患者的救治提供了内环境的稳定,即使在低血压的条件下也能应用,同时创造了良好的营养支持条件。临床应用范围从最初的提高重症 ARF 的疗效,尤其是 ARF 出现心血管功能不全、严重的液体超负荷、肺功能衰竭、脑水肿、高分解代谢、需要输入大量液体等,扩展到 MODS 的抢救,各种临床上伴或不伴 ARF 的常见危重病例的急救,如成人呼吸窘迫综合征、严重创伤、感染、烧伤、全身性炎症反应综合征等。这类患者均伴有全身炎症反应,体内产生大量异常的病理性介质,导致血管渗透性增加和血管扩张,损伤血管收缩和再充盈功能。CRRT 可清除炎症介质,阻断其病理生理过程,改善患者血液动力学状态,改善心功能。CRRT 对心肺旁路、器官移植等重大手术,不但可排除术后过多的液体,维持电解质平衡,还可减少炎症介质的释放。挤压综合征属高分解代谢,CRRT 早期干预,充分清除肌红蛋白及其他挤压的坏死组织,纠正高钾血症,加强营养,是治疗成功的关键。急性坏死性胰腺炎是活化的胰蛋白酶进入血液,刺激各种细胞释放出大量炎性介质及血管活性物质,导致 MODS;采用 CRRT 清除血液循环中的胰腺炎毒性物质,可阻断其病理生理过程,阻断或延缓多脏器功能损害,降低病死率。当常规内科治疗不能缓解毒性作用或伴有严重肝肾损害威胁生命的药物或毒物中毒,应不失时机地选择 CRRT,但 CRRT 对于与蛋白质相结合的毒素或分子量超过膜截留点的毒素,清除能力十分有限,可增加血液滤过的置换量以增加溶质清除;另一方法是借助 PE 或 HP 疗法的吸附剂增加筛选系数,因此又有了连续性高通量透析(CHFD)、连续性血浆滤过吸附(CPFA)等新的 CRRT 技术的问世。值得关注的是虽然有大量数据表明 CRRT 的有效性,但 CRRT 是否肯定降低了患者的病死率尚有争议,是否开始得越早越好,甚至在肾脏和其他器官功能发生障碍以前开始,以避免发生不可逆性功能损害,目前也尚无统一认识。

二、临床应用

1.急性肾功能衰竭　　HD 对急性肾衰(ARF)的治疗目的是尽早清除体内过多水分,纠正组织水肿,为原发病的治疗创造条件;尽早清除体内毒素,使毒素造成体内各脏器病变减轻,阻断其他器官的进一步损害;预防或及早纠正高血钾症和代谢性酸中毒,稳定机体内环境,有利于损伤细胞的修复;减少 ARF 并发症;为用药及营养治疗创造条件。但由于近 20 年来 ARF 的基础疾病谱发生了很大的变化,单纯性 ARF 逐年减少,而多器官功能障碍综合征(MODS)、老年性 ARF 比例逐年上升,后者病情凶险、预后恶劣,HD 由于其清除中大分子溶质能力不佳;血液动力学的不稳定性及短时间内清除体内过多液体容易导致低血压,而低血压可以加重肾损害,延长 ARF 恢复的时间。此外,由于机器和水处理设备的不可移动性,无法进行床边治疗,因此 HD 对于危重 ARF 有不可避免的缺陷。彭小梅等报道利用血透原理用单泵、瓶装或袋装透析液配合单纯超滤对不能进行常规血透的伴有 ARF 的危重 MODS 患者进行床边简易血透治疗,用单纯超滤抢救难治性急性左心衰,帮助患者渡过急危重期。HD 也常用于高血浓度、症状危重、经一般解毒疗法无效或毒物已损伤肾脏导致 ARF 的急性中毒的抢救,但毒素必须是小分子、不与血浆蛋白结合或结合率甚低者,方可通过血透排出,如醇类。

对于急性肾功能衰竭(ARF)患者,传统的血液透析可加重脏器的损害,特别是重症患者,当需要清除体内大量水分时,对于 ARF 合并心血管系统有稳定、严重容量负荷过多、脑水肿、高分解代谢以及需要大量补充液体时应选用 CBP 治疗。CBP 的优点是:①缓慢和等张清除液体,不会导致有效血容量的急骤变化;②有效地清除中、小分子毒素;③保证肠内、肠外营养的供给,利于脏器功能恢复;④应用合成膜滤器,不仅减少了血-膜反应,降低炎性介质的产生,而且通透性好,能有效地清除各种炎性介质,从而减轻了全身炎性反应和(或)急性排斥反应。自从 20 世纪 80 年代 CRRT 用于治疗 ARF 以来,此项技术在西方国家已广泛应用,我国 90 年代开始已逐渐在各大城市开展此项治疗,提高了 ARF 的生存率,缩短了 ARF 恢复时间。Bommel 报道,肾功能恢复时间 CAVHD 为(10.9±1.6)天,而间断血透(IHD)为(17.6±3.4)天,还减少了失衡综合征等副作用。

2.慢性肾功能衰竭　HD 治疗慢性肾功能衰竭(CRF)的目的是延长患者生命,有可逆急性加重因素的 CRF,HD 可帮助渡过危险期,配合肾移植。由于 HD 对大中分子尿毒素清除能力有限,故 CRF 患者 HD 与 HF 或 HDF 联合治疗能提高生存质量、减少慢性并发症。由于 CBP 的问世,IHD 也逐渐被 CRRT 所替代,特别是 CAVHD 或 CVVHDF 大大提高了慢性肾功能衰竭患者的生活质量。

3.SIRS 和 MODS　近年来,在危急重症特别是 MODS 发生的病理生理机制中,已发现白细胞介素(IL-I)、肿瘤坏死因子(TNF)、血小板活化因子(PAF)及心肌抑制因子(MDS)等炎性介质和细胞因子既是 SIRS 的动因,也可是其结果。

正常机体的炎症反应是一个自限性过程,而在损伤因子毒力强、数量巨大、持续时间长且机体处于超敏反应状态情况下,可产生大量的炎症介质和细胞因子。它们失控性释放作用于局部和全身,以正、负反馈方式进行相互调控,呈瀑布式激活。在其发病机制中,并没有一种炎性介质起着唯一决定性作用,这可能是以往设计的针对某一种炎性介质的治疗方法效果不理想的原因。如抗 TNF 单抗、抗 IL 单抗等均未能降低其病死率。随着炎症反应发生、发展,机体释放各种介质(可溶性干扰素受体、花生四烯酸、补体、凝血因子、一氧化氮及生长因子等),通过促炎症和抗炎症介质不平衡引起 SIRS 或代偿性抗炎症介质综合征(CARS)。SIRS 对血管张力及通透性产生明显影响,引起微循环紊乱,全身内皮细胞及实质细胞损伤。最终导致机体对炎症介质反应失控,进入不可逆性休克及 MODS 期。

CRRT 具有强大的对流和弥散作用,可有效地清除大量中分子物质,其中包括相当数量的炎症介质。一组研究表明,71 例 MODS 患者在 CRRT 后,除了血清尿素氮和肌酐水平下降,其水、电解质、酸碱平衡及肺通气功能得到改善外,特别有趣的是 IL-6 和 IL-10 水平也发生了显著变化。使用 CRRT 后,MODS 的病死率降低了约 20%。提示早期应用 CBP 治疗 MODS 患者,清除炎性介质和维持内环境平衡,内环境趋于稳定,这也是 SIRS、MODS 以及 MOF 治疗的关键之一。对 MODS 等危急重症患者抢救治疗、病情平稳过渡及其预后将产生有益的影响,对提高 MODS 患者的生存率,降低病死率会起到非常重要的作用。血浆置换对于清除炎性介质和细胞因子上则优于 CRRT,但血浆置换成本较高,只能在经济发达地区应用,但其效果是公认的。

4.ARDS　在 ICU 内,各种原因导致的急性肺损伤以及急性呼吸窘迫综合征很多见,以肺泡毛细血管膜损伤、肺顺应性降低、广泛性肺泡萎陷和透明膜形成为特点,临床上表现为进行性呼吸困难、顽固性低氧血症为特点。炎症介质在其发生发展中起了重要作用。目前认为,肺内炎症介质和抗炎介质的平衡失调,是急性肺损伤和 ARDS 发生、发展的关键环节。Bone 等认为 SIRS 患者中 25% 发生 ARDS,而 ARDS 又是 MODS 中常见的受累器官。血浆置换及 CRRT 均可改善 ARDS 的预后。其不但清除炎性介质,同时对于肺水的清除也有益,使肺内分流下降,改善了其氧合功能。严重脓毒症等引发的过度炎症反应分始动、放大和损伤三个阶段,一经启动便失去控制引发 SIRS,进一步发展为 MODS。ARDS 是 MODS 的一个重要组成部分,是 MODS 发生时最早或最常出现的器官表现。XiaoSu 等对急性肺损伤的犬进行 4 小时的 HVHF[超滤量 50~65mL/(kg·h)],发现超滤组 2 小时和 4 小时的肺动脉压力较对照组下降[2h(3.724±4.40)mmHg,4h(3.46±0.53)kPa vs 2h(5.59±0.40)kPa,4h(4.92±0.2)kPa],而且超滤组肺泡内白蛋白浓度较对照组低,认为 HVHF 可能降低肺静水压,清除肺间质水肿,以及减少肺毛细血管通透性。曾振国等发现 HVHF 能有效地提高内毒素所致 ALI 犬肺组织表面活性蛋白的含量,达到阻止 ALI 呼吸力学恶化、改善氧合的目的。而 Roman Ullrich 等发现出入量平衡的情况下,高容量 CVVH 对体循环和肺循环的血流动力学无明显影响,但是接受 CVVH 治疗的小猪动脉血氧分压较未接受 CVVH 的小猪明显增高[(35.64±4.39)kPa vs (23.41±8.91)kPa,(p<0.01)],而且降低吸气峰压,改善肺顺应性。连续血液净化

治疗对氧合和呼吸力学的改善主要是通过清除炎性介质,下调炎症反应,恢复机体免疫内稳状态,从而改善呼吸功能实现的;此外,治疗过程中由于输入大量低温置换液,可以在短时间内有效缓解高热状态,降低基础代谢率,使患者氧耗减少。

5.重症胰腺炎　是一种非感染性 SIRS,其发病机制是胰蛋白酶的活化,消化自身胰腺组织,同时胰蛋白酶进入血液,作用于不同的细胞,释放出大量血管活性物质和炎性介质。近年来应用单克隆和多克隆抗体中和各种炎性介质和毒素,但仍有局限性。我国天津、上海、南京等应用血浆置换或 CRRT,同时辅以腹腔灌洗或外科引流取得良好疗效。

6.严重水与电解质失衡　①高钠血症:血钠>150mmol/L。首先应确定是脱水还是真性高钠;高钠血症致血晶体渗透压增高,从而导致细胞内脱水。对此,患者如采用血液净化配合效果更佳且安全。可根据患者的原发病情况和血液生化检查决定其净化方式和透析液或置换液的内容。②低钠血症:血钠<120mmol/L。首先视其有无低钠的临床表现,低钠血症其晶体渗透压低,从而致细胞内水肿,临床上主要有脑细胞水肿的症状。再者,确定其病因和低钠的类别(真性低钠、溶质性低钠、稀释性低钠)。由于透析液中的电解质浓度是可调的,所以无论是哪一类型的低钠应用血液净化均有效。根据患者的病因及合并症情况选择净化方式,如合并水中毒则以血滤为主,合并酸碱失衡可做血透或血液透析滤过(HDF)。③高钾血症:血液净化特别是血液透析是纠正高钾血的有效方法。一般内科常规方法是通过促使钾离子从细胞外向细胞内转移,均是临时性应急办法,亦不如血液净化方便迅速,当然关键还不能忽略病因治疗。④低钾血症:严重低钾血症除病因治疗外,重要的是尽快使血清钾恢复至 3.0~3.5mmol/L。常规处理是静脉输入或口服钾制剂,但会导致一些副作用(静脉炎、胃肠道刺激症状)。有一些严重低钾(<2.0mmol/L)补钾速度难以达到,应用血液透析或 HDF 将透析液中钾离子浓度调至 5.0mmol/L 做净化,2~4h 血钾即可达到 35mmol/L 左右,然后根据血钾水平再决定透析液中钾的含量或者决定从静脉补钾的速度及量。总之,血液净化调整纠正低钾血症是即迅速又安全。⑤水中毒:对任何原因所致的全身严重水潴留,凡一般常规方法治疗疗效不佳者,可采用血滤或 CAVH 或 CVVH。

7.肝功能衰竭　无论是重症肝炎还是其他原因所致肝衰竭,目前国内外均较广泛地应用了血液净化方式去治疗并取得较好的疗效。①肝功能衰竭中血液净化的方式:CRRT、血浆置换、血液灌流、血液吸附;体外肝脏辅助治疗(原代肝细胞培养、单克隆细胞株滤器)、体外肝脏灌流等。②血液净化指征:暴发性而可逆性肝衰竭、肝昏迷、颅内高压、肝移植术前准备、肝移植术中容量控制、可逆性肝肾综合征。③血液净化在肝功能衰竭可清除的毒素:血液透析清除小分子毒素(氨、假性神经递质、r 氨基丁酸)。血液滤过清除中分子物质(细胞因子、酚类、脂肪酸、硫醇等)。血液灌流可清除胆酸、胆红质、细胞因子、硫醇、酚类。血浆置换或清除与白蛋白结合的物质或大分子物质(芳香族氨基酸、胆酸、胆红质、内毒素、NO、细胞因子、吲哚类、硫醇、酚类等)。

8.药物或毒物中毒　临床观察到 CRRT 超滤液中有血浆中所有的药物,其含量取决于血浆药物浓度和蛋白结合浓度,一般来说,只有游离的药物才能被滤出。药物或毒物中毒时,如内科治疗不能排出或缓解毒物作用应及时应用血液灌流、CRRT、血浆置换。另外,高通量滤器对药物、毒物有不同程度的吸附能力,可大大提高药物、毒物的清除率。

9.慢性心力衰竭　对于利尿剂和血管扩张药物反应差的心力衰竭患者应用血滤清除体内水分,减轻前负荷,疗效十分显著,血液净化还可纠正心力衰竭患者的生化异常和电解质紊乱。

三、总结

由于不同的血液净化方式均有其独特的溶质清除特点,而病情不同每个患者治疗的目的和要求也不同,必须强调个体化治疗,故临床治疗可根据病情需要将不同的血液净化技术联合应用。多是将能有效清除中大分子炎性介质和内毒素的 HP 疗法,与能有效清除小分子物质、调节内环境的血液净化技术(如 HD、HF、CRRT、PE 等)联合应用,尤其是伴有多器官损伤的重症全身感染、重症急性中毒(尤其是两种以上毒物中毒及不明毒物者)。随着 BP 技术的不断提高和完善,尤其是 CBP 技术的应用,临床应用范围也正在日益扩大,从最初治疗尿毒症,已经扩展到各种临床上常见的急危重症病例的急救。BP 通过有效地清除血液循环毒物及炎症介质,清除过多的溶量负荷,改善微循环和实质细胞摄氧能力,从而改善了组织的氧利用;对水电解质酸碱平衡及氮质血症的调控;为用药及营养支持创造条件等,对急危重症患者病因治疗及预防、阻止其他器官的序贯性损害,提高存活率,取得了突破性的进展。因此临床医生应打破以往以单器官或系统为中心的传统专科的界限,不要过分依赖于 BP 治疗指征及保守治疗,甚至在出现严重不可逆合并症时才行 BP 治疗,这样必然使其病死率上升。

(霍敏俐)

第六节　主动脉内气囊反搏术

主动脉内气囊反搏(IABP)是机械辅助循环方法之一,是通过动脉系统置入一根带气囊的导管到降主动脉内左锁骨下动脉开口远端,心脏舒张主动脉瓣关闭时,气囊充盈,使主动脉的血液挤入冠状动脉、脑血管、腹腔脏器。心脏收缩时,主动脉瓣开放,气囊放气,主动脉腔产生相对负压,利于心腔内血液射出,起到辅助衰竭心脏的作用。IABP 为治疗低心排综合征的有效手段,是首选的心脏机械辅助方法之一,对衰竭心脏的疗效优于任何药物。

一、主动脉内气囊反搏的发展过程

1953 年,Kantrowitz 发现增加动脉舒张压及冠状动脉灌注压,可使冠状动脉血流量增加 22%～53%,首先提出应用机械辅助心功能差的心脏。1958 年,Harken 描述了主动脉内气囊反搏的概念。1961 年,Clouss 等在实验中试用心脏收缩时从主动脉抽出一定量的血,在舒张期时加压注回主动脉,以辅助心脏循环。1962 年,Moulopoulos 将可膨缩的乳胶管放入狗的胸主动脉内,建立了主动脉内气囊反搏的动物实验模型。1967 年,Kantrowitz 首次在临床上使用主动脉内气囊反搏,救活一例心源性休克的患者。1980 年,Bregman 发展了经皮穿刺置管技术。近年,IABP 使用领域不断扩大,效果也有明显提高。目前,每年有70000 例患者接受 IABP 治疗。

二、IABP 治疗的作用机制

正常人体的心肌氧耗与氧供总是处于平衡状态,氧供受冠状血管通畅度、舒张压、舒张时间及血氧摄取能力等四个因素控制;氧耗则与心排血量呈线性相关,亦受心率、前后负荷与心肌收缩力的控制。

心脏收缩主动脉瓣开放,气囊放气,主动脉腔产生相对负压,降低左室后负荷,缩短心室等容收缩期,减轻心脏做功,降低心肌耗氧量。可使左室收缩压和射血阻力降低约 10%～20%,心肌耗氧量减少 15%～20%。后负荷量的减少,使左室的排空更有效,心排血量增加 20%,左心室舒张末容量下降 20%,同时减少了左室舒张期末压力,减少左室舒张期末室壁张力和氧耗量,从而减轻了心脏前负荷。

心脏舒张主动脉瓣关闭时,气囊充气,增加舒张期主动脉根部灌注压,增加冠状动脉血流量和冠状动脉侧支循环,增加心肌供氧。

心肌血供的增加和前、后负荷的减轻,使心肌收缩力增强,心排量增加,使全身重要器官的血流灌注得到改善,肾血流增加19.8%、肝35%、脾47%。随着左心室功能的改善,心输出量的增加,亦可使右心室前后负荷减低。右房压降低11%,肺动脉压降低12%,肺血管阻力降低19%,对右心功能也有一定的帮助和改善。

三、主动脉内气囊反搏的组成

1.气囊导管 由高分子材料聚氨酯类制成,具有较好的抗血栓性能和生物组织相容性,为一次性使用。气囊囊壁薄而透明,有良好的柔韧度。气囊两端与导管密封,导管内不同的方向和部位均有小孔与气囊相通,气囊的近端先充气,接着远端气囊充气而发生序贯式膨隆。这样,胸主动脉远端的血流先被阻断,随着气囊膨隆,降主动脉内血液被挤向近端,主动脉弓和升主动脉内压力升高,增加冠脉及重要脏器的血流灌注。

合适的气囊导管充盈后应占据降主动脉直径的80%～90%,其容积大小应大于每搏心排血量的50%。气囊过大,易造成气囊破裂或主动脉损伤,气囊过小,则会使反搏无效。临床上,一般根据患者身高大小选择合适的气囊导管。如果患者身高<152cm、152～162cm、162～183cm、>183cm,则分别选择气囊容积为25mL、34(30)mL、40mL、50mL气囊导管。

2.反搏机器 主要由压力驱动系统、监测设备、电源等部分组成。压力驱动系统包括真空泵和气体压缩机、动脉压力及心电图触发装置及其调控部分。新型反搏装置可追踪心率变化,监测和代偿心律失常,自动控制能力大为加强,反搏疗效显著提高。

四、IABP的适应证及禁忌证

(一)适应证

1.内科应用的适应证

(1)难治性不稳定心绞痛。

(2)急性心肌梗死伴心源性休克或心肌梗死后机械并发症(乳头肌或腱索断裂、室间隔穿孔)。单独应用IABP并不能显著减少心源性休克的死亡率。对反复缺血和并发机械并发症的心肌梗死,IABP支持仅是稳定患者危重情况的暂时手段,以帮助过渡到血液动力学状况稳定时进行冠状动脉成形术和其他再血管化措施。

(3)高危患者行心导管、冠状动脉造影检查或PTCA时的支持。可以使治疗过程更加平稳,降低住院死亡率和并发症的发生率。

(4)缺血性顽固性严重心律失常药物治疗无效、影响血流动力学者。

(5)为严重左心衰或心源性休克提供临时支持或作为心脏移植的过渡辅助。

(6)感染性休克。

(7)心肺复苏后心功能支持。

2.外科围手术期应用适应证

(1)高危患者预防性支持。如瓣膜手术患者术前心功能NYHAIV级,冠状动脉旁路术前射血分数

$<30\%$，严重左主干病变患者行非体外循环冠状动脉旁路术（OPCAB），急性心肌梗死早期（<7 天）行冠状动脉旁路术。术前或术中预防性应用与术中或术后血流动力学不稳定后再使用相比，前者可降低围术期死亡率，提高一年生存率，

（2）体外循环心脏术后脱离体外循环困难者。

（3）术后低心排血量综合征对较高剂量的正性肌力药物无效时。

（4）人工心脏及心脏移植手术前的过渡治疗。

（5）非心脏手术的心脏支持。

3.临床应用指征

（1）严重的左心室功能受损。

（2）CI<2.0L/（min·m²），EF$<30\%$，LVEDP>2.93kPa（22mmHg）。

（3）平均动脉压<6.65kPa（50mmHg），左房压>2.66kPa（20mmHg），CVP>1.47kPa（15cmH$_2$O）。

（4）多巴胺用量$>20\mu$g/（kg·min）。

（5）尿量<1mL/（kg·h）。

（6）末梢循环差，手足凉。

（7）组织供氧不足，动脉或静脉血氧饱和度低。

对于具有明确适应证及临床应用指证的患者，IABP 应用越早，预后越好。但在很多情况下，不能拘泥于上述的具体指征。往往应在患者的一般状况尚好时，对患者的病情发展有充分的估计，最好在药物治疗无效前和血流动力学恶化前即开始 IABP 治疗，才能改善疗效，降低死亡率。以急性心肌梗死为例，应对患者的梗死部位、面积及其对以后一段时间内的血流动力学的可能变化做出估计，对患者的年龄、性别、高血压、糖尿病及其他基础疾病对预后的影响做出评价，高危患者应给予积极的 IABP 治疗，不但可防止心肌梗死面积扩大，而且对改善预后有积极意义。目前对于 IABP 使用的适应证有越来越放宽的趋势。

（二）禁忌证

1.绝对禁忌证　重度主动脉瓣关闭不全；主动脉夹层及大动脉有损伤者；主动脉窦瘤破裂；动脉导管未闭（会增加左向右分流）；脑出血、脑死亡；疾病终末期。

2.相对禁忌证　主动脉人工血管置换术后；腹主动脉瘤；动脉粥样硬化，严重的周围血管疾病（气囊可通过降主动脉植入）；双侧股动脉-膝后窝旁路术后；脓毒症（气囊导管为异物，增加感染）；严重的凝血功能障碍；肥厚型心肌病伴左室流出道梗阻（IABP 使后负荷下降，会加重梗阻）。

五、主动脉内气囊反搏的建立及调控

（一）气囊导管的置入方法

1.Seldinger 经皮穿刺法　该方法操作简单，创伤小，临床应用最广泛。

（1）选择搏动较强的一侧股动脉，以减少血管并发症。于腹股沟韧带下 2cm、股动脉分叉以上股动脉搏动明显处，行股动脉穿刺；穿刺高于腹股沟韧带，将无法压迫损伤的动脉；穿入股动脉的浅表分支，会由于血管细小而引起下肢缺血。

（2）将导引钢丝通过穿刺针置于股动脉内，退出穿刺针。钢丝穿入困难可能是由于髂动脉粥样硬化管腔狭窄所致。

（3）在钢丝导引下，将扩张器送入股动脉，再送入鞘管。

（4）退出扩张器，鞘管可留在原位或从动脉内撤离（无鞘管法）（特别是股动脉较细时，以减少下肢缺血

的发生）。严重肥胖、腹股沟瘢痕、髂动脉严重屈曲的患者，不适用于无鞘管法。

（5）将测量股动脉穿刺点到脐，再到胸骨角的长度作为导管插入深度。以生理盐水浸湿气囊导管后，通过鞘管腔或钢丝将气囊导管送至胸主动脉内。

（6）导管远端接至反搏泵。

2.股动脉切开法　很少采用，仅用于经皮股动脉穿刺失败的成人及儿童。

（1）双侧腹股沟区备皮。消毒皮肤，铺无菌巾。因左髂总动脉较右侧短而直，易于插管，一般选用左股动脉进路。

（2）于腹股沟韧带之下，沿股动脉走行做 5～6cm 长的纵切口，游离出股动脉及股深动脉，分别套阻断线。

（3）取一段长 5～6cm、内径 1cm 的涤纶人造血管，近心端剪成 45°斜面，预凝，套于气囊导管上，控制股动脉血流，纵行切开股动脉 1～1.5cm。

（4）在撤去股动脉近侧阻断钳的同时，将气囊导管插入股动脉内。收紧阻断线止血，调节导管位置，连接反搏泵。

（5）将人造血管斜面与股动脉切口以 5-0 聚丙烯线连续缝合法进行吻合。紧靠吻合口，以粗丝线双重结扎人造血管，使之无漏血。将导管固定稳妥，撤去主动脉远端阻断钳。

（6）气囊导管的拔除：拔除气囊导管后，于靠近股动脉处切断入造血管，并连续缝合使之闭合。有时需以取栓导管插入切口近侧和远侧股动脉内，取除可能存在的血栓。

3.主动脉插管法　此法适用于髂动脉、股动脉太细或有病变，导管不能进入者。心脏直视手术后不能脱离体外循环者，可在体外循环下经升主动脉或降主动脉插管。缺点是纵隔感染的机会增多。

4.其他方法　腋动脉穿刺法、髂动脉切开法、锁骨下动脉切开法。均较少用。

（二）气囊导管位置的确定

气囊位于左锁骨下动脉开口以下 1～2cm 和肾动脉开口之间的降主动脉内。将从胸骨角到脐，再到股动脉穿刺点的长度作为导管插入深度。然后应通过透视或将反搏暂停后拍胸片，检查气囊导管位置，观察导管尖端是否位于第 2～3 肋间。如发现左上肢脉搏减弱或消失，是由于气囊位置过高，堵塞左锁骨下动脉所致，应稍退出导管；如发现尿量减少，应检查气囊是否过低，是否堵塞肾动脉。调整气囊位置时，应先暂停反搏，再调整导管插入的深度，以免动脉粥样硬化瘢块损伤气囊。

（三）IABP 的触发及调控

根据心电图或动脉波形，实现 IABP 触发。应尽可能首选心电图触发，只有在心电图难以触发时，才选择压力触发。用心电图触发者，应选择 R 波高尖的导联（R 波大于 0.5mV），充气设定在收缩末 T 波的峰端，放气设定在 R 波之前或之上。动脉波形触发尤其适用于术中，因为术中电烙器可能干扰心电图信号。

IABP 机器可以自动调节气囊充气和放气时相，有时需要手动精细调节。在心脏舒张期相当于动脉重搏波切迹处气囊充气，在心脏收缩期前气囊放气。在 1：2 模式下调整气囊充气和放气时相，可以比较反搏与非反搏下动脉压力波形的变化。反搏辅助舒张压波峰应高于收缩压，保持在 13.3～14.6kPa（100～110mmHg）。反搏辅助舒张压低于收缩压时，应考虑气囊过小或充气不足。反搏辅助舒张末压应低于非反搏辅助舒张末压 1.33kPa～2.0kPa（10～15mmHg），如过大可能是放气过早。反搏有效的最佳心率为 90～110次/min，如心率＞140/min，气囊难以完全充气和放气，可改为 2：1 反搏。

六、抗凝治疗

对于 IABP 治疗的抗凝要求不严格，有人主张不用抗凝治疗，有统计表明抗凝治疗对肢体缺血并发症的发生没有改善作用。常用的抗凝治疗方法如下。

1.肝素:0.5~0.8mg/kg,4~6 小时一次,ACT 维持在 150~200 秒。

2.低分子右旋糖酐:10~20mL/h,静点或口服乙酰水杨酸 0.3~0.5g,8 小时一次,用于禁用肝素患者。

3.体外循环期间和术中、术后渗血多而心包纵隔引流管未拔除患者,可不用抗凝。

七、IABP 辅助有效的指标

1.主动脉收缩压力波形降低而舒张压力波形明显上升。

2.正性肌力药物用量逐渐减少。

3.心输出量增加,血流动力学稳定。

4.尿量增加。

5.末梢循环改善,心率、心律恢复正常。

八、IABP 的撤除

(一)停用 IABP 的指征

原则上正性肌力药、血管活性药的用量逐渐减少[通常多巴胺或多巴酚丁胺<5μg/(kg·min)]或肾上腺素<0.05μg/min;血流动力学趋向稳定,心排量增加,心指数>2.5L/(min·m²);平均动脉压>10.64kPa(80mmHg);尿量较前增加>1mL/(kg·h);肺毛细血管嵌压<2.39kPa(18mmHg);手足暖,末梢循环好;机械通气已撤离。

(二)IABP 撤离方式

最常用的 IABP 撤离方式是降低反搏比率,其他的撤离方式还有先降反搏比率再降气囊容量、先降气囊容量再降反搏比率、只降气囊容量。以降低反搏比率方式开始撤离时,先降低反搏比率从 1:1 到 1:2 维持 2~3 小时,然后至 1:3 或 1:4 维持更长的时间。当反搏比率降低血流动力学保持稳定时可完成撤离。心排量通过连续测定应稳定。有气囊支持比无支持的心搏的收缩压通常偏低,因此撤离 IABP 看到血压上升并不是患者病情改善的表现。禁止将 IABP 导管留在患者体内,在停止反搏下,观察病情变化,因为气囊周围形成血栓的危险会明显提高。适当地延长 IABP 辅助的时间,可能有利于改善近期和远期的心功能。

(三)脱离 IABP 操作技术

经皮穿刺技术置入的气囊通常经皮撤离。先压迫穿刺点远端的动脉,将鞘管和气囊导管一同拔除,并让少量血液涌出,再用纱布压迫腹股沟穿刺部位,创口局部压迫 30 分钟,加压包扎 24 小时。经皮撤离时应校正凝血参数或可能需要经腹股沟探查是否有持续出血或假性动脉瘤。

九、IABP 的并发症

IABP 的并发症发生率为 12.9%~29%,其中以与血管相关的并发症发生率最高,随着 IABP 导管制造技术的不断进步,其发生率明显降低。

1.IABP 最常见的并发症是急性或慢性下肢缺血:动脉夹层、局部血栓形成、远端血栓栓塞均可引起下肢缺血。气囊和鞘管占据了股动脉横截面的大部分面积而损害末梢灌注,尤其是在有细小髂动脉的女性和有髂动脉狭窄的患者,可产生靠近植入部位或末梢血管的血栓。发生下肢缺血的危险因素有:周围血管病、女性、糖尿病、吸烟、休克、插管后踝臂指数(踝部收缩压和上臂收缩压的比值)<0.8、长时间 IABP 辅助、带鞘管穿刺。

2.气囊破裂:多由动脉粥样硬化斑块划伤所致,也可由操作不当引起。在导管的气腔中出现血液,提示气囊破裂,应立即拔除导管,以避免氦气栓塞及因气囊内血栓而不能拔除导管。

3.血小板减少:气囊放气和充气的机械作用刺激和破坏循环中的血小板。大约一半接受 IABP 治疗的患者会出现血小板减少,并不总能分清进行性加重的血小板减少症是由于 IABP 抑或患者接受的药物所致,如肝素或米力农。IABP 所致血小板减少通常较轻,在继续治疗过程中血小板计数会稳定在某一水平,在 IABP 导管拔除后会很快回升。至少应每日检查血小板数目。

4.穿刺部位及深部感染。

5.主动脉壁夹层形成或髂动脉/主动脉破裂。可在 LABP 导管穿刺过程中发生,患者会有背痛和(或)腹痛及失血性休克的临床表现。

6.动脉粥样硬化斑块破裂,在主动脉外膜出现血肿或血栓形成时,导致截瘫。

7.少尿:严重主动脉粥样硬化患者可发生内脏血管栓塞,特别是肾动脉;气囊位置过低或在纵隔水平以下充气可产生肾缺血;气囊不适当的充气、放气引起低心排,均可导致尿少。

8.股动脉损伤、撕裂、穿孔。

9.穿刺部位出血。穿刺导致动脉损伤、穿刺部位导管过度移动和抗凝治疗均会引起出血。

10.溶血、足下垂、股神经损伤。少见。

11.经胸切口放置 IABP 的并发症有:人造血管感染、纵隔感染、冠状动脉或主动脉弓血栓形成和胸骨不能闭合等。

为了减少下肢缺血并发症的发生,应慎重地选择患者。对可疑患者,应在 IABP 前先对股动脉、髂动脉进行检查,如造影或超声;对高危患者,使用细的 7.0Fr 导管及无鞘管穿刺;加强抗凝;加强定期观察下肢有无缺血,如监测末梢皮肤的色泽、温度、感觉、足背动脉的搏动情况或行血管多普勒检查、毛细血管再充盈时间(每小时 1 次);不要停止反搏观察病情,以减少气囊导管周围血栓形成的机会;严重外周血管疾病患者,可改换替代置管径路。

下肢缺血会表现为下肢疼痛、动脉搏动减弱或消失。骨骼肌缺血损害的酶学变化比临床体征灵敏度高,出现早,但由于 CK-MB 也来源于骨骼肌,对急性心肌梗死需要 IABP 辅助的患者不易区分是心肌梗死加重抑或骨骼肌缺血损害。一般为心肌梗死 CK<7000U、CK-MB/CK>6%,骨骼肌缺血损害 CK>7000U、CK-MB/CK<6%。

一旦出现下肢缺血的临床表现,导管经皮穿刺置入的,可将鞘管从股动脉撤出,如果不见好转,则中止 IABP 治疗,拔除导管,会使大部分患者下肢缺血状况好转;约 14% 患者需要外科治疗,如取出血栓、再血管化、因骨筋膜室综合征需行筋膜切开等;少数患者因肌肉坏死需要截肢。对于肢体缺血表现如苍白、冰凉、黑斑、水肿等,应给予保暖而不要加温,因为肢体温度升高会使氧耗量增高,从而缺氧进一步加重。

十、IABP 治疗的预后

以 IABP 治疗后 6 小时平均动脉压、肾上腺素剂量、中心静脉压、血乳酸浓度作为评分指标(每项一分),可对患者的预后做出评价,指导体外膜式氧和器(ECMO)、心室辅助装置(VAD)进一步治疗的必要性。3~4 分的患者没有存活的可能,0 分的患者会有 84.4% 的存活可能。

(李建松)

第七节　血流动力学监测技术

一、肺动脉漂浮导管的应用

1970 年 Swan-Ganz 才用于临床,1972 年用热稀释法测 CO,1975 年光学纤维导管可持续测 SVO_2,1981 年又使右室舒张末容积和右心射血分数变得可以监测。

S-G 导管是通过右心插管了解左心功能,可测定 RAP、RVP、肺动脉收缩压(PASP)、肺动脉舒张压(PADP)、肺动脉平均压(PAP)、肺动脉嵌顿压(PCWP),还可测 CO 以及混合静脉血的血气分析。

肺动脉漂浮导管也被称为 Swan-Ganz 导管。标准型 7Fr 的 Swan-Ganz 导管可插入长度为 110cm,是不透 X 线的导管。由导管顶端开始,每隔 10cm 标有明确的标记。导管的顶端有一个可充入 1.5mL 气体的气囊。充气后的气囊基本与导管的顶端平齐,但不阻挡导管顶端的开口。气囊的后方有一快速反应热敏电极,可以快速测量局部温度的变化。导管共有 4 个腔,包括顶端开口腔、近端开口腔、气囊腔和热敏电极导线腔。其中近端开口腔的开口位于距顶端 30cm 的导管侧壁上。近年来,出现了一些改良型的 Swan-Ganz 导管,这些导管在原有的基础上增加了进行心脏起搏、计算心室容积、持续心输出量测量、上腔静脉氧饱和度测量或记录心内电图等功能。应用 Swan-Ganz 导管是进行血流动力学监测的重要方法。

(一)主要适应证与禁忌证

1.适应证　一般来说,对任何原因引起的血流动力学不稳定及氧合功能改变,或存有可能引起这些改变的危险因素的情况,都有指征应用 Swan-Ganz 导管。

由于 Swan-Ganz 导管是一种监测的手段,所以应用 Swan-Ganz 导管在更大程度上取决于临床医生对血流动力学相关理论的理解、对病情变化的把握程度和对治疗的反应能力。同一种疾病的不同阶段对血流动力学监测要求的水平不同,同一种疾病在不同医疗水平的单位治疗对 Swan-Ganz 导管的要求也不同。

2.慎用指征　①急性感染性疾病;②细菌性心内膜炎或动脉内膜炎;③心脏束支传导阻滞,尤其是完全性左束支传导阻滞;④近期频发心律失常,尤其是室性心律失常;⑤严重的肺动脉高压;⑥活动性风湿病;⑦各种原因所致的严重缺氧;⑧严重出血倾向;⑨心脏及大血管内有附壁血栓;⑩疑有室壁瘤且不具备手术条件者。

3.禁忌证　在导管经过的通道上有严重的解剖畸形,导管无法通过或导管的本身即可使原发疾病加重,如右心室流出道梗阻、肺动脉瓣或三尖瓣狭窄、肺动脉严重畸形等。

相对禁忌证包括:出血性疾病(尤其严重血小板减少)、免疫抑制(或严重排异性受体)以及临终状态。

缺乏适当的设备及技术熟练人员的情况下不应进行创伤性血液动力学监测。

(二)置管方法

1.插管前准备　①向患者或家属充分解释相关问题;②患者应适当镇痛镇静;③准备急救设备及药品,如除颤器、利多卡因、多巴胺、肾上腺素等;④检查插管所需的器械是否齐全、配套;⑤预先用 50mg/L 的肝素生理盐水冲洗导管并排除导管内空气,检查气囊有无漏气,并分别封闭导管的各个接口;⑥如果插管将在压力波形引导下进行,则应当将压力传感器与导管的远端接口相连接,并检查压力监测仪上的压力曲线是否显示良好。

2.插管途径的选择　插入 Swan-Ganz 导管途径的选择应注意到达右心房的距离、导管是否容易通过、是否容易调整导管位置、操作者的熟练程度、患者的耐受程度、体表固定是否容易以及局部受污染的可能性。常用的插管部位有以下几种：①颈内静脉；②锁骨下静脉；③颈外静脉；④贵要静脉；⑤股静脉。

静脉插管径路优缺点见表27-1。

表 27-1　静脉插管径路优缺点

	优点	缺点
颈内静脉	穿刺胸膜和气膜的危险性小，有固定的解剖樗容易穿刺，如出现出血易，发现和压迫止血，右颈内静脉直接进入右心。中心导管放置不当者极少，是胸部手术时静脉起搏极好途径（极易进入右心）	对低血容量患者插管困难，穿刺带有一定盲目性，限制患者颈部活动，病人活动头部使导管移动或扭结的危险性大大增加，有些患者不能取垂头仰卧位插管，有穿刺颈动脉的危险
锁骨下静脉	对明显循环衰竭者仍能极好使用，导管固定较好，对病人限制少，直接进入右心	易刺入胸膜腔，穿刺带盲目性，有穿刺锁骨下动脉危险，且不易压迫止血，导管移位者较多

3.危险性

(1)插管操作有危险，见表 25-1。

(2)导管放置好后监测过程中发生的危险占 0.2%，包括：①心律失常；②插管静脉血栓形成；③肺动脉栓塞；④感染；⑤其他包括肺动脉破裂、心包填塞、导管打圈打结、气囊破裂出血、心内膜炎（少见）、三尖瓣或肺动脉瓣损伤等。

4.导管的插入步骤

(1)需要接受血流动力学监测的患者：往往都是危重患者，不宜被搬动。插入 Swan-Ganz 导管的操作多是在床旁进行。所以，根据压力波形插入 Swan-Ganz 导管是最常用的方法。

1)应用 Seldinger 方法将外套管插入静脉内，然后把 Swan-Ganz 导管经外套管小心送至中心静脉内。

2)确认监测仪上显示导管远端开口处的压力变化波形，根据压力波形的变化判断导管顶端的位置。

3)逐渐送入导管，当导管顶端进入右心房后，压力显示则出现典型的心房压力波形，表现为 a、c、v 波，压力波动的幅度大约在 0~0.017kPa(0~8mmHg)。

4)将气囊充气 1mL，继续向前送入导管。在一部分患者，由于三尖瓣的病理性或生理性因素，可能会导致充气的气囊通过困难。这种情况下，可在导管顶端通过三尖瓣后再立即将气囊充气。

5)如出现压力波形突然出现明显改变：收缩压明显升高，可达 3.33kPa(25mmHg)左右，舒张压不变或略有下降，可达 0~0.067kPa(0~5mmHg)，脉压差明显增大，压力曲线的上升支带有顿挫。这种波形提示导管的顶端已经进入右心室。

6)这时应在确保气囊充气的条件下，迅速而轻柔地送入导管，让导管在气囊的引导下随血流返折向上经过右心室流出道，到达肺动脉。

7)进入肺动脉后，压力波形的收缩压基本保持不变，舒张压明显升高，平均压升高，压力曲线的下降支出现顿挫。压力波动范围大约在 3.33/1.60kPa(25/12mmHg)。

8)继续向前缓慢送入导管，则可以发现压力波形再次发生改变，出现收缩压下降，舒张压下降，脉压差明显减小。压力波动范围在 0.80~1.06kPa(6~8mmHg)，平均压力低于肺动脉平均压。如果无干扰波形，可分辨出 a、c、v 波形。这种波形为典型的肺动脉嵌顿压力波形。

9)停止继续移动导管，立即放开气囊。放开气囊后压力波形会马上变为肺动脉压力波形。再次将气囊充气 1mL，之后排空气囊，压力波形重复出现由肺动脉嵌顿压力波形到肺动脉压力波形的转换，提示导管位置良好。

10)如果放开气囊后肺动脉嵌顿压力波形不能立即转变为肺动脉压力波形，或气囊充气不到 0.6mL 即出现肺动脉嵌顿压力波形,则提示导管位置过深。如气囊充气 1.2mL 以上才出现肺动脉嵌顿压力波形,则提示导管位置过浅。可据此对导管的位置做适当调整。

11)固定导管,进行 X 线胸像检查。

(2)插管困难的患者置管或条件允许的情况:也可以选择在 X 线透视引导下置入 Swan-Ganz 导管。

1)患者仰卧在 X 线诊台上,应用 Seldinger 方法将外套管置入深静脉。

2)用肝素生理盐水封闭 Swan-Ganz 导管的接口后,将 Swan-Ganz 导管由外套管送入中心静脉。

3)根据 X 线监视屏幕指导送入,将导管顶端送至右心房的入口处。

4)将气囊充气 1mL,继续将导管送入右心房并通过三尖瓣。

5)借助血流对气囊的漂浮作用,将导管顶端松入右心室流出道,并继续向前移动导管,跨过肺动脉瓣,进入右肺动脉。在此过程中应尽可能减少导管对心室壁的碰撞。

6)继续送入导管,可见导管的顶端被突然推向肺动脉的远端,并固定不动,提示导管已经被嵌顿。

7)立即放开气囊,导管的顶端应马上回到右肺动脉主干。监视屏幕上可显示导管的顶端在纵隔右缘随心脏的搏动而前后运动。

8)固定导管。

(三)常见并发症

与 Swan-Ganz 导管相关的并发症可被分为三个方面:静脉穿刺并发症、送入导管时的并发症和保留导管期间的并发症。

1.静脉穿刺并发症

(1)空气栓塞。

(2)动脉损伤。

(3)颈交感神经麻痹综合征。

(4)局部血肿。

(5)神经损伤。

(6)膈神经麻痹。

(7)气胸。

2.送入导管时的并发症

(1)心律失常。

(2)导管与心内结构打结。

(3)肺动脉痉挛。

3.保留导管时的并发症

(1)气囊破裂导致异常波形。

(2)用热稀释方法测量心输出量时发生心动过缓。

(3)心脏瓣膜损伤。

(4)深静脉血栓形成。

(5)心内膜炎。

(6)手术操作损坏导管或使导管移位。

(7)肺动脉穿孔。

(8)导管与心脏嵌顿。

（四）参数的测量

通过 Swan-Ganz 导管可获得的血流动力学参数主要包括三个方面：压力参数（包括右房压、肺动脉嵌顿压、肺动脉压）、流量参数（主要为心输出量）和氧代谢方面的参数（混合动脉血标本）。以这些参数为基础，结合临床常规检查，通过计算可以获得更多的相关参数。

1.压力参数

（1）右房压（RAP）：导管置于正确的位置时，近侧开口正好位于右心房内，经此开口测得的压力即为右心房压力。

（2）肺动脉压（PAP）：当导管顶端位于肺动脉内（气囊未充气时），经远端开口测得的压力。肺动脉压力可分别以收缩压、舒张压和平均压力来表示。

（3）肺动脉嵌顿压力（PAWP）：将气囊充气后，导管的远端嵌顿在肺动脉的分支时测量的气囊远端的压力。

2.流量参数　心输出量（CO）：Swan-Ganz 导管通过热稀释方法快速测量心输出量，并且可在短时间内重复或持续监测心输出量。

3.混合静脉血标本　混合静脉血是指从全身各部分组织回流并经过均匀混合后的静脉血。从肺动脉内取得的静脉血是最为理想的混合静脉血标本。

（五）注意事项

1.导管顶端在右心室的这段时间是插管过程中最容易引起致命并发症的阶段，应立即将气囊充气，操作要轻柔、迅速，尽可能减少导管的顶端在心室内停留的时间。

2.导管的顶端进入右侧肺动脉是较好的选择。进入左肺动脉同样可以进行正常的血流动力学指标的测量。但由于在导管的行程中出现再次反方向转折，导管的位置不易固定。尤其是在患者活动时，导管的顶端极易脱出。

3.应注意校正压力监测系统的零点水平，对整个管路进行常规冲洗，保证压力传导通路通畅。

4.应用压力指标反映心脏前负荷时，应注意心室顺应性、胸腔内压力改变等相关影响因素。

5.抽取混合静脉血标本时应首先确定 Swan-Ganz 导管的顶端在肺动脉内，压力波形显示典型的肺动脉压力波形。气囊应予以排空，在气囊嵌顿状态下所抽取的血标本不是混合静脉血标本。

6.确定肺动脉舒张末压（PAEDP）和 PAWP 之间的关系：HR 和肺血管阻力正常者，PAEDP 常在 PAWP 以内 $0.133 \sim 0.399 kPa(1 \sim 3 mmHg)$。如果二者存在这种密切关系，那么最好监测 PAEDP，而不必常规监测 PAWP。这可减少与记录 PAWP 有关的危险，但在某些临床情况下（原发肺动脉高压、肺动脉栓塞、肺部疾病或严重低氧血症），PAEDP 和 PAWP 相差很大，最好测定 PAWP 反应 LVEDP。心率增快（>125 次/min）可使 PAEDP/PAWP 相差很大，必须测定 PAWP。

7.用胸透或胸片检查导管尖确切位置和走向，撤出导管多余部分，以免导管向前漂移或心室激惹。

8.最长留置 $3 \sim 4$ 天。

热稀释方法通常作为"金标准"，但在技术上仍有很多"限制"，包括如下：

（1）存在心脏分流时用热稀释方法测定右室 CO 不等于左室 CO，三尖瓣反流（及肺动脉反流）通常导致低估 CO。

（2）血流温度变化影响 CO 测定的准确性。

（3）在呼吸周期，右室 SV 每次明显变化（达 50%），冷盐水注射时间可影响 CO 的测定。

（4）后两个问题常使正确热稀释 CO 测定复杂化，临床医师必须知晓这种后果，采用一种更新方法测定可能更合适。

二、PiCCO 血流动力学监测

Wessling 等人提出脉搏轮廓分析理论,即动脉脉搏轮廓与 SV 成比例,正因如此,脉搏轮廓分析能用于确定和监护 CO,这种系统需要指示剂稀释法进行定标。两种市售系统利用不同定标方法及不同测定点:PiCCO Plusion Munich,Germany 和 Pulse CO/LiDCO,LiDCO LTD,London UK。Pulse CO 系统定标主要是用锂稀释法。这种方法首先是叙述测定主动脉到股动脉通路的脉搏轮廓,然而市场有一些所售设备允许测定经腋动脉及外周动脉。理论上讲越小的外周动脉通路,确定 CO 潜在误差越大,但适当的定标,用指示剂稀释方法以及使用好的波形的约束将作为减小系统潜在误差的措施。

脉搏指示持续心输出量(PiCCO)监测,用于监测和计算血流动力学参数。心输出量可以通过动脉脉搏轮廓分析法连续测量,也可以通过经肺热稀释技术间断测量。另外,PiCCO 还监测心率、动脉收缩压、舒张压和平均压。分析热稀释曲线的平均传输时间(MTt)和下降时间(DSt),用于计算血管内和血管外的液体容积,PiCCO 可监测胸腔内血容量(ITBV)、血管外肺水含量(EVLW)及每搏排出量变异度(SVV)等容量指标来反映机体容量状态,指导临床容量管理。大量研究证实,ITBV、SVV、EVLW 等指标可以更为准确地反应心脏前负荷和肺水肿情况,优于传统的中心静脉压和肺动脉嵌顿压。

(一)适应证

任何原因引起的血流动力学不稳定,或存在可能引起这些改变的危险因素,并且任何原因引起的血管外肺水增加,或存在可能引起血管外肺水增加的危险因素,均为 PiCCO 监测的适应证。PiCCO 导管不经过心脏,尤其适用于肺动脉漂浮导管部分禁忌患者,如完全左束支传导阻滞,心脏附壁血栓,严重心律失常患者和血管外肺水增加的患者,如急性呼吸窘迫综合征(ARDS)、心力衰竭、水中毒、严重感染、重症胰腺炎、严重烧伤以及围术期大手术患者等。

(二)相对禁忌证

PiCCO 血流动力学监测无绝对禁忌证,对于下列情况应谨慎使用:

1.肝素过敏。

2.穿刺局部疑有感染或已有感染。

3.严重出血性疾病,或溶栓和应用大剂量肝素抗凝。

4.接受主动脉内球囊反搏治疗(IABP)患者,不能使用本设备的脉搏轮廓分析方式进行监测。

(三)操作步骤

1.应用 Seldinger 法插入上腔静脉导管。

2.应用 Seldinger 法于大动脉插入 PiCCO 动脉导管。

3.连接地线和电源线。

4.温度探头与中心静脉导管连接。

5.准备好 PULSION 压力传感器套装,并将其与 PiCCO 机器连接。

6.连接动脉压力电线。

7.打开机器电源开关。

8.输入患者参数。

9.换能器压力"调零",并将换能器参考点置于腋中线第四肋间心房水平。

10.准备好合适的注射溶液,注射速度应快速、均匀,以 5 秒为佳,从中心静脉导管注射,PICCO 监测仪通过热稀释法测量心输出量(建议测量 3 次),取平均值。

11.切换到脉搏轮廓测量法的显示页。

（四）注意事项

1.PICCO 导管有 5F、4F、3F 三种型号可供选择,可置于股动脉、肱动脉或腋动脉,一般多选择股动脉,3F 导管用于儿科患者,置于股动脉。

2.导管尖端不能进入主动脉。

3.置管和留管过程中注意无菌操作。

4.保持管路通畅。

5.换能器压力"调零",并将换能器参考点置于腋中线第四肋间心房水平,一般每 6～8 小时进行一次"调零"。

6.每次动脉压修正后,都必须通过热稀释测量法对脉搏指示分析法进行重新校正。

7.注意选择合适的注射液温度和容积,注射液体容量必须与心输出量血仪预设液体容积一致,注射时间在 5 秒以内。

8.有主动脉瘤存在时,ITBVI/GEDVI 数值不准确。

9.动脉导管留置一般不超过 10 日,如出现导管相关性感染征象,应及时将导管拔出并且留取血标本进行培养。

10.长时间动脉留管,注意肢体局部缺血和栓塞。

11.接受主动脉内球囊反搏治疗的患者,脉搏指示分析法不能准确监测各项指标。

12.该法不推荐在患有主动脉瓣反流、外周动脉疾病和外周动脉通路搏动衰减的患者。

三、NICO 无创心输出量监测

NICO 无创心输出量监测技术又称之为 CO_2 重复呼吸技术,其基本原理是依照间接 Fick 原理,与呼吸机管路相连的 CO_2 重复呼吸环为 150mL 的死腔,当呼吸环内的气体与肺泡及肺毛细血管达到一个平衡状态时,则可测出环路内的 CO_2 含量,假设在整个重复呼吸过程中混合静脉的 CO_2 浓度是无显著变化的,经过间接 Fick 公式:

$$CO(L/min) = VCO_2(mL/min)$$

$$CvCO_2\text{-}CaCO_2(mL/L)$$

进而通过环路中 CO_2 含量计算出 CO。该种方法能连续地监测 CO(平均每 4 分钟)、VCO_2、$PaCO_2$、$ETCO_2$,均较易测出。

（一）适应证

1.适用于气管插管或气管切开的有创机械通气患者。

2.适用于 ICU 或手术室。

（二）禁忌证

不能应用于非插管或气管切开的患者。

（三）操作方法及程序

1.准备:测定前需准确测量患者的身高和体重。

2.测出有创或无创 MBP。

3.建立颈内或锁骨下静脉,采用 Seldinger 技术,连接压力传感器,校零后测出 CVP。

4.取动脉血查血气分析和血常规。

5.将二氧化碳传感器及呼吸环按顺序与患者气管插管及呼吸机管路相连,氧合指套夹在患者食指上。

6.打开电源,通过自检后,按下"DATA ENTRY"键,输入吸氧浓度、身高、体重、血气分析指标、血色素等数值,全部设定后按"EXIT"退出。

7.按"STOP/CONTINUE REBREATHING"键开始测量,待 CI、CO、SV 值显示后,按"MENU"键,转动旋钮选择"SVR CALCULATION"项后确认,输入 MBP 和 CVP 值后自动显示 SVR 计算值。

8.根据二氧化碳浓度监护仪提示延长或缩短呼吸环长度。

9.机器自动进入下一次测量,共测量 3~4 次,第一次测量值弃去不用,记录后几次测量结果。

10.拆除传感器,关闭电源,测量结束。

(四)注意事项

1.呼气末二氧化碳分压过低时($PCO_2 < 25mmHg$ 时)不能进行测量。

2.根据二氧化碳浓度确定呼吸环长短。

3.呼吸环为一次性耗材,不可反复使用,以免交叉感染。

4.更换二氧化碳传感器或长期不用或对测量结果有疑问时需重新定标。

5.定标可用专用测量窗,也可在空气中定标。

6.勿只做一次测量,需取多次平均值,以减少误差。

7.重复呼吸环增加死腔,增加呼吸负荷,长时间测量将使 $PaCO_2$ 轻度升高。

四、阻抗法血流动力学监测

利用电生物阻抗技术检测人体器官活动与功能状态已成为近年来临床医学无创伤检测方法研究的重要方面。心阻抗图技术从提出到现在已有 40 余年的历史,从简单到复杂,经历了不断的发展与演变,而电生物阻抗技术在临床其他领域的应用,更为这一技术的发展与完善提供了广阔前景。

(一)胸腔阻抗法的原理

随着心脏收缩和舒张活动,主动脉内的容积随血流量而变化,故其阻抗也随血流量而变化。心脏射血时,左心室内的血液迅速流入主动脉,主动脉血容量增加,体积增大,阻抗减小;当心脏舒张时,主动脉弹性回缩血容量减少,体积减小,阻抗增大。胸腔阻抗随着心脏的收缩与舒张发生搏动性变化。无创血流动力学监测系统采用胸腔阻抗法(TEB)在心阻抗血流图(ICG)仪上实施实时、连续监测血流动力学参数和对心功能进行评价,具有无创、操作简便、患者可接受等特点,适用范围广。

根据欧姆定律(电阻=电压/电流),即电流与电压呈正比,与电阻成反比,人体组织也是导体,高频交流电通过人体时可产生阻抗,除了电阻性阻抗外,还有容抗和感抗,但在人体组织中可以忽略不计。因为低频电流仅在细胞表面产生阻抗,不进入细胞,而高频电流可进入深部组织,反映内脏血流的容积变化。胸腔阻抗法是采用生物电阻抗法,通过测量胸腔阻抗值的变化,来测定心脏血流动力学参数的。胸腔阻抗值的变化,主要是由平行于检测电流流动的方向的胸腔血管(主动脉和上、下腔静脉)中的血流产生的。由于血液是导体,当流量增加时,主动脉容积增大、阻抗减小;当流速增加时,使红细胞排列方向平行于主动脉,血流导电性就好,所以胸腔的阻抗也相应地产生大的脉动变化。主动脉的脉动变化是胸腔阻抗值的主要来源(98%),这是阻抗法的生理基础。

在胸腔体表加上低幅高频的恒定电流,因主动脉充满血流,导电性最好,是胸腔内电信号传导的最短路径,故电流沿着脊柱方向在主动脉内传导,根据安培定律:$I=U/R$,即电流恒定不变,电阻与电压呈正比。监测胸腔电压信号 ΔU,可以直接得到胸腔阻抗信号 ΔZ,分离出胸腔阻抗信号的直流成分,得到不随时间变化的阻抗成分,即胸腔组织的基础阻抗 Zo 和随时间变化的阻抗成分(呼吸和主动脉血流量变化引起),剔除阻抗变化信号中的呼吸成分,可以得到主动脉随心脏搏动血流量发生变化所引起的阻抗变化信号。因为在各心动周期血流量变化是主动脉阻抗变化的唯一因素,故测定各心动周期内主动脉的阻抗变化量,就可直接计算出心脏的"每搏输出量"(SV)。

胸部电生物阻抗(TEB)利用心动周期中胸部电阻抗的变化来测定左心室收缩时间和计算心搏量。其基本原理是欧姆定律(电阻=电压/电流)。早在 1907 年 Gramer 发现心动周期中有电阻抗的变化,1940 年 Nyboer 首先采用四电阻法在人体胸部通过高频电流,记录到与心动周期一致的阻抗变化,同时计算出 CO。假定人的胸腔为一圆柱体,从颈根部到剑突的长度不变,则容积变化与阻抗变化密切相关。1966 年 Kubicek 采用直接式阻抗仪测定心阻抗变化,推导出著名的 Kubicek 公式,将每搏量与生物阻抗的测定值建立关联。

(二)适应证

1.急、危重症患者的血流动力学状态监测评价。

2.围手术期高危外科患者的血流动力学监护。

3.患者心脏功能评价和动态监护,选择最佳的治疗方案。

(三)禁忌证

心阻抗血流图血流动力学监测系无创监测,无绝对禁忌证。

(四)操作方法及程序

1.将心阻抗血流图仪主机放置好,接通电源,开主机。

2.患者取仰卧位,用 75%酒精将患者双侧颈部及胸部贴电极片部位皮肤擦拭干净,并保证干燥。

3.将电极片分别贴在患者的双侧颈部齐耳垂水平对称和双侧胸部腋中线平剑突处,按仪器说明分别将与心阻抗血流图仪连接的导线与相对应的电极连接,按下软键"开始监护"。

4.输入患者信息(性别、身高、体重、年龄、血压、中心静脉压、肺动脉嵌压等),再次按下软键"开始监护",显示监测屏幕,开始持续监测。

5.通过心阻抗血流图测得胸液成分(TFC)、心室加速指数(ACI)、预射血指数(PEP)、左心室射血时间(LVET)、心率(HR)、血压(BP),计算可得心排量(CO)、搏出量(SV)、心排指数(CI)、体血管阻力(SVR)、左心室做功量(LCW)等血流动力学参数来评估患者的血流动力学状况和功能,观察患者状况趋势图,观察存储,回顾收集的数据和波形,打印注有相应的时间和日期的血液动力学参数报告。

6.监测完毕,按下"停止监护"键结束监测。

(五)临床应用

实时评价心脏功能:

1.各类患者的血流动力学状态监测评价。

2.为心脏手术提供重要信息。

3.麻醉或手术过程中的血流动力学状态监测评价。

4.高血压患者的指导治疗。

5.评价药物滴定效果,指导药物治疗。

(六)临床意义

用一种无创的方法对心脏循环功能和血流动力学变化进行连续、实时的监测评价,为临床医生提供了患者全方位的生命信息参数,帮助病情早期诊断,制订治疗方案,观察药物疗效,以及经验的总结、学习等,特别是对危重患者的抢救成功起到重要的作用。操作简单,检查成本低廉。

（七）注意事项

1.利用胸腔阻抗法测定的心阻抗血流图的适用范围为监测胸腔基础阻抗 $Z_0>15\Omega$,的患者,即胸腔液体指数 TFI<2 的患者。当广泛的肺水肿、胸腔积液、血胸、胸壁水肿等晶体液浸渗情况严重,使 TFI>2 时,与心排量相关的 SV、CO、CI 等参数的监测值只可用于动态观察,其绝对值缺乏可靠性。

2.二尖瓣关闭不全、扩张性心肌病等患者以及房颤、房早、室早、传导阻滞、心动过速、心动过缓、心律不齐等心律失常患者亦不适于用心阻抗血流图监测 PCWP(肺毛压)和 TPR(总外周阻力)。

3.活动、焦虑不安、颤抖以及连续激烈的咳嗽和大幅摆动等会影响监测参数的准确性和稳定性,故被监测者需保持平静。

4.其他影响因素:肥胖、放置胸腔引流管、机械通气、发热或低体温、血流动力学不稳定等因素均会导致监测结果准确性的下降。

（彭智勇）

第八节　颅内压监测技术

一、颅内压的形成及调节

颅内压(ICP)指颅内容物对颅内腔壁的压力。颅腔内有三种内容物:脑组织、脑脊液和血液,组成颅内压的解剖学基础。颅腔内脑组织体积最大,重约 1500g,占颅腔总容积的 80%~90%;脑脊液 110~200mL,占颅腔总容积的 10%左右;血液 75mL 左右,占颅腔总容积的 2%~11%。三种颅内容物中,脑脊液和血液是可流动的液体,在颅内压变化时对颅腔容积代偿起着重要的作用。脑脊液的液体静压和脑血管张力变动的压力组成颅内压的生理学基础,正常生理情况下这两种压力的调节作用使颅内压保持相对稳定。正常颅内压为 0.67~2.00kPa(5~15mmHg)。当颅内压增高时,脑脊液吸收加快并被挤压出颅腔;脑血管张力增高,脑血容量减少,颅内压下降。

构成颅腔壁的颅骨是一个近乎密闭的坚硬容器,颅腔内容物的体积增大,包括脑组织体积增大、脑血容量增加、脑脊液增多和颅内占位性病变等,都将破坏颅腔容积与颅内内容物体积之间的稳定平衡,失代偿时导致颅内压增高。

颅内压力与容量的关系:以颅内压为纵坐标,颅内容量为横坐标绘制出的曲线,称为压力-容量曲线。颅内压力与容量非线性关系而呈指数关系,表现为颅内压正常或升高的早期曲线平坦,即颅内容量增加不会引起颅内压的明显增高,说明代偿功能好;如果失代偿,曲线陡然上升,即颅内容量稍有增加,就会引起颅内压的大幅度升高,而且颅内压越高,压力升高的幅度越大。

颅内压持续超过 2.00kPa(15mmHg)即为颅内压增高,在许多重症神经系统疾病,如重症脑血管疾病、脑炎、脑膜炎、静脉窦血栓、脑肿瘤、脑膜癌病、颅脑创伤等,多伴有不同程度的颅内压增高,因而在 NICU 颅内压监测对判断病情、指导降颅压治疗方面有着重要的临床意义。

二、颅内压监测适应证

颅内压增高的症状如头痛、呕吐,对于昏迷患者很难识别。颅脑创伤后的视乳头水肿并不常见,即使是颅内压增高的患者。一项研究显示,54％的患者存在颅内高压,但检眼镜检查只检出 3.5％存在视乳头水肿。其他神经体征,如瞳孔扩大、去脑强直也可出现在没有颅内高压的患者。而且,尽管 CT 发现中线移位儿基底池受压等脑肿胀表现可提示颅内高压,但颅内压增高时也可不伴有上述表现。无创性检查的指标不能为重症患者存在的颅内高压提供可靠的依据。因此,颅内高压的诊断需依靠有创的持续颅内压监测。

颅内压监测的指征为复苏后 GCS≤8 分并伴有下述情况之一者:CT 异常、收缩压≤11.97kPa(90mmHg)、肌肉强直或年龄＞40 岁。如果患者 GCS＞8 分,需要治疗而不能进行连续的神经系统检查者、需手术治疗多发伤而进行长时间麻醉者、持续使用肌肉松弛剂进行人工通气治疗者,可考虑进行颅内压监测。GCS 更高的患者如果需要使用可能升高颅内压的治疗措施,如呼气末正压(PEEP)通气时,进行颅内压监测也是有益的。重症神经系统疾病在进行血液净化治疗时,为避免透析失衡综合征,也可在 ICP 监测下进行。严重凝血功能异常是颅内压监测唯一的禁忌证。

了解是否有颅内压增高及其增高的程度,尤其是昏迷患者的颅内压情况,均需进行有创颅内压监测。其主要适应证为:急性重症颅脑外伤、颅脑手术后、高血压脑出血、蛛网膜下腔出血、大面积脑梗死、严重感染、缺氧、中毒等原因导致的脑病和脑积水。当患者穿刺部位感染或免疫力低下时,ICP 监测将增加颅内感染的危险性;有严重出血倾向,如血友病、严重凝血功能障碍等,均禁忌行有创颅内压监测。

三、颅内压监测临床应用

颅内压监护目前广泛应用于颅脑创伤,脑肿瘤的术前、术中、术后,也常用于蛛网膜下腔出血、卒中、脑炎、脑积水等病例。

1.急性颅脑损伤:颅内压监护用于急性颅脑损伤最具代表性,也是应用最多的。假若急性脑外伤病例,伤后一直昏迷,并有瞳孔大小不等,颅内压持续监护下,压力始终正常,则应诊为原发性脑干损伤,不必手术。若外伤后有进行性颅内压增高,则有助于颅内血肿的早期诊断。Aner 等指出,脑外伤患者合并血肿者,颅内压增高出现在患者临床症状恶化前,因此,颅内压监护并配合 CT 等检查,可早期发现占位性病变。Miller 等提出,如 ICP＞5.32kPa(40mmHg)应估计到颅内血肿可能,应采用必要的影像学检查。反之,若 ICP＜1.33kPa(10mmHg),则不大可能有占位病变。在治疗上,颅压监护是判断治疗效果的可靠指标,尤其近年来对脑外伤患者采用巴比妥类药物治疗、过度换气法治疗和亚低温冬眠治疗,均应在颅内压监护情况下进行为妥。经降压脱水治疗后,若颅内压仍持续在 5.32kPa(40mmHg)以上者,则提示预后不良。说明患者伤后残存的健康脑组织不多,因而治疗反应不大。对颅内血肿患者,ICP 高出 40mmHg,如清除血肿减压及时,术后压力下降,则说明预后良好。因此,脑外伤患者,凡 CCS≤8 者均适应做颅内压监护,以鉴别原发性脑干损伤和继发脑干损伤,并早期及时发现血肿等占位病变。

2.颅内肿瘤:颅压监护可应用于脑瘤手术前、手术中及手术后。对术前即有高原波的患者,可在麻醉前即行脑室引流或强烈脱水治疗,以利患者顺利适应麻醉过程。术中监护对麻醉中及麻醉后的气道通畅不良、体位不正均可做出提示,及时纠正。术后监护有利于早期发现脑水肿、颅内血肿等并发症,术后持续监护数天,有助于指导脱水治疗、液体疗法及其他治疗措施。

3.卒中及蛛网膜下腔出血、脑炎等患者,凡可能出现颅内压增高,特别是出现昏迷者,都有指征做颅内压监护,以便及时发现颅内高压而采取恰当治疗。

4.对正常颅内压脑积水患者,通过 48 小时的颅内压监护观察,若在监护过程中确有颅内压增高现象,则适应作脑室腹腔分流术,若无颅压增高,则分流术没有必要。

四、有创性颅内压监测原理与方法

如能持续、动态、准确地监测颅内压变化,可为临床工作提供重要依据,以及时采取有效措施控制颅内压,因此,一百多年来有许多学者在这一领域进行了积极的探索。1891 年,Quinke 首创用腰椎穿刺测定颅内压,但腰椎穿刺不能作为持续监测的手段。1951 年,Guillaume 及 Jammy 发明脑室穿刺测量颅内压。1960 年,LundBerg 将感受器与监护仪连接,使持续监测颅内压成为现实。由于压力感受器必须与脑室骨、硬脑膜下(蛛网膜下腔)或硬脑外导管相连接,或直接植入脑实质、硬脑膜下或硬膜外间隙,因此这一监测技术是有创的,即有创性颅内压监测。传感器测得的压力信号转换成电信号并输入处理器,通过显示器和记录装置描记成压力曲线和参考值。

颅内压监护的方法,已有多种设计与改进,其原理是将导管或微型压力传感器探头安置于颅腔内,导管或传感器的另一端与 ICP 监护仪相连,将压力动态变化转化为电信号,再用记录仪记录下来。

按测压方式的不同,颅内压监测分为两种。

1.植入法 通过头皮切口与颅骨钻孔将微型传感器置于颅内,可直接置于硬膜外、硬膜下、蛛网膜下腔或脑实质内。其中以植入脑实质内较常用,光纤或张力计也能测量颅内压,但这些监测仪通常比较昂贵,容易漂移,而且在颅压高时也不能引流脑脊液。对婴儿也可安置于前囟作无创伤监测。

2.导管法 脑室内插管测压,安装技术最简单,必要时还可做脑脊液引流减压,取脑脊液化验,向脑室内应用药物等优点,缺点是可能发生脑脊液感染,脑室插管法的感染率为 1‰～2‰。

侧脑室内置管、外接引流及传感装置,是最可靠、经济、最精确的 ICP 监测方法;脑实质内光纤传导检测法虽可提供类似上述的 ICP 信息,但其价格昂贵、数值容易漂移、监测期间无法校对;蛛网膜下腔、硬膜下、硬膜外监测法不准确。

脑室内置管与其他方法相比仍是颅内压监测的最好方法,无论正常或病理状态下该方法可以提供最可靠的颅内压数据。除了监测颅内压,脑室造瘘还可通过间断引流脑脊液治疗颅内压增高。前额锥孔颅脑室内置管,将内径 1mm 的硅胶管顶端准确地放置在侧脑室额角内,可根据外界环境进行重新调零和校准。然后经充满盐水的配套导管与外部压力传感器和监护仪连接,另外连接一条导管至脑室外引流装置。传感器在使用前应注水、排气。仪器连好使用前以室间孔水平为 ICP 参考点(零点),将传感器放置固定在此水平测定。颅内压曲线描记于记录仪。监护时间 3 小时至 9 天不等,平均 6.5 天。

如果患者需要手术清除占位病变,可在手术中放置颅内压监测装置。对不需手术的患者,可在 ICU 内安装监测装置。监测装置得到的压力曲线应能显示出颅内压随呼吸、心跳波动的特性。没有波动提示监测器工作异常,应寻找原因。颅内压增高时应持续颅内压监测并积极治疗,无显著增高的颅内压则持续监护 3 日。

五、颅内压波形

1.正常的颅内压波形 正常的颅内压波曲线是由脉搏波以及呼吸影响颅内静脉回流所形成的呼吸波组成。正常脑压波波幅为 0.44kPa(3.3mmHg),压力上界可达 0.8～1.1kPa(6～8mmHg)。ICP 增高时,ICP 波动的波幅随之增大。

2.颅内压波的波形

(1)正常波:颅内压力曲线平直,压力在正常范围内,无快速与大的幅度升降。

（2）A波：又称高原波或平顶波，见于颅内压持续增高的情况，出现压力波形骤然升高，其波幅可达7.98～13.3kPa(60～100mmHg)，持续5～10分钟以上，而后又突然下降至原来的水平或更低，并呈间歇性发作。A波的出现开始多为间歇性，表明颅内压增高已到严重程度，是机体代偿功能趋于衰竭的表现，应立即采取降低颅内压的有效措施，持续的A波状态则表明颅内压增高已发生不可逆转的脑损害。预后恶劣。

（3）B波：是ICP一种节律性波动，振幅增高不超过0.667～1.33kPa(5～10mmHg)，持续0.5～2.0分钟。是正常人或患者在睡眠时出现的ICP波形，有时也是颅内代偿机制受损的表现。

（4）C波：较少发生，每分钟4～8次的节律性振荡，振幅小于B波，无重要临床意义。

六、颅内压分级

颅内压高低的标准和分级尚未绝对化，在判断颅内压高低与临床症状两者的关系时，有三种情况需要注意。

1.早期轻度的颅内压增高：由于患者的容积代偿机制发挥较好，所以可不表现出临床症状，对这类患者，颅内压监护有利于早期发现颅内压增高。

2.较重的颅内压增高：由于它会引起脑灌流不足和脑干移位，则颅内压的高低与临床症状及其严重程度常常是一致的。

3.有时脑组织的原发损害不一定是颅内压增高所引起的。这时，颅内压的高低是与临床症状不一致的。因此，颅内压水平的高低，是判断颅内情况的一个重要参数，但必须结合影响脑功能的多种因素，全面分析才能得出正确的判断。目前，临床认为颅内压超过8.0～2.66kPa(15～20mmHg)即为异常，超过5.32kPa(40mmHg)为严重颅内高压。

七、颅内压监测的并发症

颅内压监测的两个主要并发症是脑室炎和出血。尽管感染多发生在皮肤，但颅内压监测患者仍有1%～10%出现脑室炎。大多数研究发现脑室内置管较蛛网膜下隙和硬膜下导管发生感染的机会大。脑室内置管的感染率与监测的持续时间有关，有人主张5天后应取出导管并重新置入。但是一项研究指出，脑室内置管导致的感染常发生于第一周，很可能由于导管置入时的污染引起。调查者得出结论，不要常规性地重新放置未感染的脑室内置管。因缺乏随机对照研究，重新放置导管对脑室炎发生率的影响尚不明确。同样，颅内压监测中预防性应用抗生素的作用也不肯定。

尽管颅内压监测引起出血的概率只有1%～2%，但这种并发症仍值得重视，需要早期诊断和治疗。脑室内置管较蛛网膜下腔或硬膜下监测装置引起出血的概率小。凝血功能异常的患者更容易出现出血。

八、颅内压监测的护理

颅内压监测的护理要点如下：

1.保持监护仪的正常运转，并备好抢救药物。

2.保持导管通畅且妥善固定，随时注意对导管的保护，防止其受压、折曲。

3.体位：根据患者的颅内压来选择患者的最佳体位，可抬高床头30°～45°，有利于颅内静脉回流、减轻脑水肿、降低颅内压。

4.防止颅内压骤然升高的因素：烦躁不安、剧烈咳嗽、用力排便、尿潴留、憋气均可使颅内压、腹内压升高，因此要密切观察，及时治疗处理。

5.监测脑脊液的颜色、量及引流速度，如出现异常应及时处理。

6.保持置管周围无菌，定期换药，防止感染。

（郑艳娥）

第七篇　急危重症护理

第二十八章　心肺复苏术的护理

心脏、呼吸骤停是最紧急的临床情况。心肺复苏术(CPR)是针对心跳、呼吸骤停采取的抢救措施,即胸外按压形成暂时的人工循环、迅速电除颤终止心室颤动,促使心脏恢复自主搏动。通过人工呼吸纠正缺氧,并努力恢复自主呼吸。同时,恢复大脑血供、保护脑功能。此逆转临床死亡的全过程统称为心肺脑复苏术(CPCR)。各种原因导致的心脏、呼吸骤停,如果未能迅速、正确实施抢救,患者会因重要脏器严重、不可逆缺氧,从临床死亡进入生物学死亡。国外资料表明,院外发生的心搏骤停只有 10%～20% 的患者能恢复自主循环,生存出院的患者仅占 6%。国内资料提示,院外 CPR 成功率为 2.58%,1 周存活率仅 0.72%。抢救心脏、呼吸骤停的黄金时间为发病后 4min 内。护士应具备熟练的抢救技术,能及时准确地完成紧急状态下的各项治疗、护理工作,密切配合医生,对提高 CPCR 的成功率有重要作用。

一、心脏、呼吸骤停的病因

1.80% 由于心电异常,20% 为机械收缩功能丧失。也可因循环衰竭或通气障碍引起明显的呼吸性酸中毒(心肺骤停)而致。

2.原发性呼吸停止是由气道梗阻、呼吸中枢功能减退或呼吸肌无力引起的;继发性呼吸停止为循环功能不全所致,如溺水、气道异物阻塞、吸入烟雾、药物过量、电击伤、窒息、创伤、各种原因的昏迷等。

二、心脏、呼吸骤停的临床表现和判断

1.突然意识丧失,可伴有抽搐,对刺激无反应,多发生在心脏停跳后 10s 内。

2.大动脉如颈动脉、股动脉搏动消失,血压测不出。

3.呼吸停止,胸壁无起伏,口鼻无气流,发生在心脏停跳后 30s 内。

4.心音消失,面色发绀、苍白。

5.瞳孔散大,对光反射消失,多在心脏停搏后 40～60s 后出现。

三、心肺脑复苏中的护理配合

1.护理目标

(1)挽救生命。

(2)促进脑复苏,减少并发症。

2.护理配合　有效复苏的时间窗短暂,"时间就是生命"是 CPCR 护理配合中最重要的要求。患者能否存活主要取决于 2 个条件:一是原发病;二是抢救时间和正确的抢救方法,后者与护理配合的质量密切相

关。正常室温下心搏骤停 10s，脑组织氧储备耗尽，开始无氧代谢；20s 后发生心源性脑缺血综合征（阿-斯综合征），表现为抽搐、意识丧失和脑电活动消失；4min 后脑组织内葡萄糖耗尽，无氧代谢停止；10min 后脑细胞基本死亡。心搏骤停 4min、4～6min、6～10min 内正确复苏者，成功率分别是＞50%、10%、4%。超过 10min，患者生存的可能性很小。因此，快速、有效的 CPR 直接关系到患者能否存活和神经系统能否恢复。心肺脑复苏要遵循《美国心脏学会心肺复苏和心血管急救指南》（2000 年、2005 年，以下简称《2000 年指南》《2005 年指南》）。

（1）作为专业人员，护士要在 5～10s 内对心脏、呼吸骤停作出临床判断，并开始实施或帮助实施 CPR。医护人员在实行心肺复苏前可检查意识和大动脉搏动，据此即可诊断心搏骤停，并立即开始基础生命支持（BLS）和进一步生命支持（ALS）。切忌因为反复测血压、听心音、做心电图检查等贻误抢救。

（2）在医疗机构内，护士最先发现心搏、呼吸骤停患者可能性大。遭遇此类事件，必须做到条理清晰，慌乱会延误以秒计算的 CPR 时间窗，影响抢救效果。①单个护士目击到任何年龄患者发生突然虚脱、心搏骤停，在证实患者无反应后，求助离自己最近的人呼叫医生，同时立即取来除颤器，开始 CPR 和除颤，优先护理措施不是做心电图、测血压或者建立静脉通道。②当判断无反应患者可能的原因为窒息时，单个护士在离开患者去取抢救器械物品前，先做 5 个周期的 CPR（一个周期包括 30 次胸外按压和 2 次人工呼吸），约需 1.5～3.0min。如果是未目击到的、已经发生的心搏骤停，在检查心律和电除颤前，也应先实施 5 个周期的 CPR。此程序能提高早期复苏成功率和一年生存率。

（3）保持气道通畅的护理配合：发现心脏、呼吸骤停时，一名护士迅速使患者去枕、头后仰，使下颌角与耳垂的连线与身体长轴呈直角，清除呼吸道分泌物异物，解除舌后坠，为医生气管插管做好准备，并立即开始胸外按压。另一名护士准备好插管用物，包括牙垫、固定用品、呼吸气囊、氧气设备、呼吸机。待医生到场后协助插管。第三位护士尽快建立静脉通道，为下一步抢救赢得时间，并做好抢救记录，准确记录开始实施抢救的时间。

（4）人工呼吸护理配合：根据《2005 年指南》，按压与人工呼吸比例为 15∶1 或 30∶2，强调减少因进行人工呼吸使胸外按压间断、不连续，后者影响生存率。

院内抢救多采用高级人工气道（如气管插管、联合插管、喉面罩气道）。在复苏的最初几分钟或气管插管耽搁及插管不成功时，面罩通气特别有用，新指南要求护士必须会正确使用面罩通气，其要点是：抬高患者下颌充分打开气道，使面部和下颌紧贴面罩，调节潮气量 6～7ml/kg 或 500～600ml/次；疑有头、颈部外伤者，不应抬颈，以免造成脊髓损伤。

任何方式均应 1s 完成 1 次通气，并应看到胸廓起伏。在 BLS 过程中，为改善缺氧，尽快给患者吸入 100% 的纯氧。吸入高浓度氧能最大限度地增加动脉血氧饱和度和氧含量。短期纯氧治疗不会造成氧中毒。

医生进行气管插管时，护士打开氧气装置、启动呼吸机（参数应遵医嘱预设置），一旦插管成功立即连接气囊或呼吸机，并做好固定，听诊双侧肺野呼吸音是否清晰对称，观察胸廓起伏，有无腹胀。通气频率 8～10 次/min，避免过快导致 CPR 过程中静脉回流受阻和心输出量下降，冠脉和脑再灌注降低。

气管插管过程中尽量减少中断胸部按压，只有当插管者看到声门和进行插管动作时按压者才暂时中断按压，一旦导管通过声门，立即恢复按压。必须中断时不能超过 10s，如果需要多次插管，2 次操作间给予充分的通气和供氧。必须转运患者时，途中随时观察导管位置，到达目的地后应立即证实导管是否在位。

（5）建立人工循环的护理配合：早期电除颤和 CPR 的有机结合为患者获得最大的生存机会。在发生心脏、呼吸骤停事件后立即实施 CPR，尤其在心搏骤停后 4min 内电除颤，患者存活率高且无神经功能损害。主要原因是：心搏骤停最常见的初始心律紊乱为心室纤颤（以下简称室颤）。美国 Framingham 研究显示，在全部猝死患者中心脏性猝死占75％,其中心律失常型(主要是室性心动过速和室颤)占80％～90％,室颤有在数分钟内转化为心室停搏的倾向。最有效的治疗措施是电除颤,但是其成功率随实施除颤时间的延搁而锐减,连续CPR可提供少量血流维持脑、心的氧供应,延长可除颤的时间窗。单独实施CPR不能终止室颤、恢复灌注心律。护士配合电除颤和胸外按压时注意以下事项。

1)发现心搏骤停事件,且现场有除颤器时尽快实施电除颤。电除颤在室颤发生2min内进行效果最好,每延迟1min,复苏成功率下降7％～10％。现场有1名以上护士和急救人员时,一位开始CPR,另一位打开除颤器和贴除颤电极,在仪器分析心律前,继续CPR。电击时,不能接触患者及病床,以免触电。

2)《2005年指南》推荐一次电击后,立即继续CPR,取代《2000年指南》推荐的连续3次电除颤的方法。存在室颤或无脉性室速时,第一次电除颤后立即继续CPR,在5个CPR循环(约2min)后再分析心律和试图再次电除颤。使用单相波除颤器,初始电击能量为360J,如果室颤仍存在,二次及随后的电击能量仍为360J。双相波除颤器最佳除颤电量尚未确定。

3)使用电极板除颤时,2个电极板之间要分开,并压紧皮肤。凝胶或导电糊勿涂在2个电极板之间的皮肤上。不要使用导电性差的导电糊和超声凝胶,以免造成电流从体表通过而错过心脏。自黏式监测/除颤电极使用也较方便。

4)尽量减少在富含氧气的环境下电除颤,此时如果电极板未压紧,产生电流弧会造成火灾,虽然罕见,护士应警惕。预防:应用自黏性电极片可以减少电流弧的危险;电极板贴紧胸壁,避免与心电图导联接触;男性胸壁多毛时,电极容易接触不良,必要时迅速剪去应放置电极板位置的胸毛。

5)在室颤性心搏骤停的最初几分钟内,胸部按压较人工呼吸更重要,因为此时心、脑等组织的供氧,似乎更依赖于血流而不是动脉血氧含量。胸外按压的要求是用力、快速,频率100次/min,每次按压后使胸廓充分弹性复位。协调好建立人工气道、电除颤、检查心律等过程,尽可能减少中断胸外按压。护士必须确保除颤器处于备用状态,一旦按压者的手从患者胸部移开,应立即开始电除颤。2人以上急救时不需要"周期性"CPR(即为了通气而中断按压),相反按压者应不间断地以100次/min的频率按压,每2min替换按压者1次,以防因疲劳使按压质量和频率受影响。

6)准确记录心跳恢复的时间,停止复苏措施必须有医嘱。

(6)用药的护理配合在BLS的基础上给药可促进心脏复跳和循环、呼吸建立。心肺脑复苏过程用药繁多、复杂,护士要掌握基本抢救药品的剂量、用法、配制,熟悉其作用、副作用、用药注意事项。①给药途径静脉给药最常用,首选肘部静脉,药物到达大动脉高峰时间为1.5～3min。如果用20ml液体稀释后注射,效果与中心静脉给药相似。中心静脉给药可获得快速的药效和高峰浓度,在胸外心脏按压时最好在膈肌以上的中心静脉(颈静脉、锁骨下静脉)给药;其他替代途径包括经骨途径。如果静脉穿刺不成功,经骨给药可以达到足够的血浆药浓度;气管内给药吸收程度差别大,血浆药浓度低于静脉和经骨途径;心内注射现已不主张使用。②常用药物包括肾上腺素、血管加压素、利多卡因、胺碘酮、阿托品、去甲肾上腺素,升压药、呼吸兴奋剂、碳酸氢钠、呋塞米(速尿)、甲泼尼龙(甲基强的松龙)等;心肺复苏时液体选用0.9％氯化钠注射液(生理盐水),可使浓缩的血液稀释,有利于循环重建,不宜用葡萄糖注射液,因为在缺氧条件下葡萄糖代谢为乳酸,加重酸中毒。

(7)脑复苏中的护理配合:脑功能能否恢复是衡量复苏成败的关键,脑复苏的基本措施包括维持血压和有效通气、低温、脱水疗法,激素应用及高压氧等。

1)治疗性低温中的护理配合:体温每下降1℃,颅内压和脑代谢分别下降5.5％和6.7％,当体温降至32℃时,脑代谢降低50％左右,起到脑保护的作用。恢复自主循环但意识不清的患者治疗性低温,体温要求为32～34℃,维持12～24h。降温中为防止寒战,减少耗氧,使用小剂量肌肉松弛剂及镇静剂。

护士要准备好冰帽、冰袋、冰毯。低温过程中,定时测量肛温,保持低温状态稳定,避免忽高忽低;注意防止冻伤,可在皮肤和冰块之间加上纱布垫、毛巾保护局部皮肤;保持适当的室内温度;注意低温可能导致肺炎、心律失常等并发症。

心搏骤停后体温过低时不需立即升温,发热患者应尽早降温治疗,体温超过 37℃增加死亡率和降低脑复苏的概率,因此发现患者发热,立即通知医生处理。

2)脱水治疗的护理配合:心脏、呼吸骤停者毫无例外地发生脑水肿。复苏成功后,应在限水的基础上立即进行脱水治疗,前提是血压≥80mmHg/50mmHg、肾功能正常。护士要建立脱水剂专用静脉通道,避免妨碍其他用药。常用脱水剂有 20%甘露醇,每 4～6h 1 次,每次 125～250ml。对于严重脑水肿或伴有心功能不全、肺水肿者加用速尿 40～80mg,每天 1～3 次。伴有血容量不足或低蛋白血症者选用白蛋白或血浆。

3)高压氧:高压氧对急性脑缺血、缺氧的治疗有明确作用,应在复苏后尽早进行。3 个大气压下吸纯氧,血氧分压较吸空气可提高 21 倍,从而改善脑组织缺氧,使脑血管收缩、脑体积缩小,提高氧弥散能力。患者进行高压氧治疗时,需护士陪同前往,开始治疗前测量生命体征并记录。

(8)复苏后护理:复苏后短时间内,患者各项生命体征不稳定,变化大,护士要密切监护,及早发现异常,及早提示医疗干预,避免错失抢救时机。

1)心电监护:复苏后最常见的心律失常是无脉搏室速及室颤、无脉搏性电活动、心室停搏、心动过缓(包括房室传导阻滞)、血流动力学稳定型心动过速、血流动力学不稳定型心动过速。护士应密切监护心电、血压变化,维持血流动力学稳定,必要时配合医生实施有创血流动力学监测,定时复查心电图及心肌酶。

2)呼吸监护:复苏后有不同程度的呼吸功能不全,可能仍需机械通气支持。应密切监护呼吸频率、形态,有无发绀、呼吸困难,监测无创血氧饱和度、动脉血气分析结果,观察肺部体征。注意有无急性肺损伤或急性呼吸窘迫综合征的征象,发现异常及时报告医生。应用机械通气时,严格无菌操作技术,注意病人呼吸道的护理及呼吸机管路的管理,每次吸痰均应更换吸痰管,吸引负压不宜过大,避免损伤气道黏膜。根据病情调整呼吸机参数。

3)消化系统:心脏、呼吸骤停者常并发应激性溃疡、消化道出血,注意观察患者有无腹部不适,恶心、呕吐,观察肠鸣音,有无呕血、黑粪等。必要时留置胃管。

4)神经系统:意识恢复是脑复苏的重要标志。观察患者意识水平,经常呼叫病人的名字,注意其反应;观察瞳孔,若瞳孔对光反射出现,表示中脑功能开始恢复;听觉恢复则为大脑皮质功能恢复的先兆,病人即将清醒;注意瞳孔大小,发现脑疝的早期征象;注意肢体活动情况。

5)留置导尿,严格记录每小时尿量和 24h 出入量。如果尿量<30ml/h,提示器官有效灌注不良,应报告医生做相应处理。

6)加强基础护理,防止继发感染。留置导尿的病人定期更换导尿管和引流袋,每日 2 次消毒尿道外口及会阴部,防止泌尿系感染;意识不清和需要绝对卧床者,协助病人至少每 2h 翻身 1 次,按摩受压部位,必要时使用气垫床,预防压疮;定时拍背,清醒者督促其深呼吸,帮助排痰,预防肺部感染;口腔护理每日 3 次;病情许可可帮助被动活动肢体,预防深静脉血栓形成。

7)保证热量供给,必要时胃肠外营养,待胃肠功能恢复后可鼻饲饮食。

四、急诊室护士接诊心搏骤停病人的要点

1.接到心搏骤停急救电话立即做好接诊准备,抢救地点预留出足够空间,除颤器打开备用。同时通知

医生及麻醉科。

2.立即将病人送入抢救室，按 CPR 步骤进行抢救。按预先的分工，每名护士各负其责，做到急中有稳，忙而不乱。抢救小组至少 3 名护士按严格要求组合，一般由一名年资高、经验丰富的护士负责整个抢救现场的协调，密切观察病情变化；一名技术熟练、精于各种抢救监护仪器使用的护士，负责监护室工作，患者如果复苏成功，有能力负责患者后续治疗护理工作；第三位护士做记录和周边工作，一般由年资低、资历经验较少的护士担任。

3.在进行心肺复苏同时，询问"120"急救人员当时病人发病情况及发病时间，采取过何种急救措施及所用药物。

4.抢救过程中所用药物及病人病情变化要严格记录，注明用药时间、病情发生变化时间，并签名。

5.抢救中所用急救药物，使用前必须复述并得到确认后方可用于病人。熟练掌握各种抢救药物剂量，各种药物不同浓度、剂量的准确配制方法，以最快的速度用于病人。根据医嘱及时调整药物剂量。

6.一名护士负责将患者家属引导到家属等待区，做好安抚、解释、沟通工作，向患者家属了解发病时的具体情况，准备好需签订的协议并负责收回家属签字的治疗同意书、病危通知书等。

7.抢救过程中要严密观察连接于病人的各种仪器是否正常运行，发现故障及时排除。

（古春花）

第二十九章　多器官功能障碍综合征的护理

多器官功能障碍综合征（MODS）或多器官功能衰竭综合征（MOF）是指在严重创伤、感染或急性中毒发生 24h 后,同时或序贯发生 2 个或 2 个以上脏器功能障碍以致衰竭的综合征。以肺、心、肾、脑衰竭发生率最高。MODS 发病急,进展快,病死率高。病死率随衰竭器官数的增多而上升,2 个器官衰竭的病死率可达 10％～17％,3 个器官衰竭则增至 83％,4 个或 4 个以上器官衰竭者几乎全部死亡。早期诊断、早期治疗,加强 MODS 患者器官功能的监测与护理,是预防和控制其发展、减少死亡率的关键。

一、病因

1.严重创伤　大面积烧伤、严重创伤和侵袭性大手术常引起肺、心、肾、肝、消化道和造血系统等脏器功能的衰竭。

2.休克　各脏器常因血流不足而呈低灌注状态,组织缺血、缺氧,毒性物质蓄积等影响、损害各脏器的功能,尤其是创伤大出血和严重感染等引起的休克更易发生 MODS。

3.严重感染　败血症时菌群紊乱、细菌移位及局部感染病灶也是发生 MODS 的主要因素之一。

4.大量输液、输血及药物使用不当　输液过多,大量输血,去甲肾上腺素等血管收缩药物的大剂量应用,长期大量使用抗生素,大剂量激素的应用等均可发生 MODS。

5.心脏、呼吸骤停　各脏器缺血、缺氧,复苏后引起的再灌注损伤,同样可发生 MODS。

6.医源性诱因　高浓度吸氧、正压通气等使用不当,血液透析和吸附等治疗可导致 MODS。

二、发病机制

目前 MODS 的发生和发展规律未完全明了,但研究发现 MODS 为损伤-应激反应—全身性炎症的系列病理、生理改变,其本质上是失控的全身自我破坏性炎症反应过程,多种炎症介质参与是发病的关键。处于高度应激状态下的机体,在各种严重疾病或损伤等致病因素作用下,触发机体一系列生物反应,发生全身炎症反应综合征,可向 MODS 转化。

三、预防和治疗

1.预防　MODS 治疗的关键重在预防。首先应保持充分的循环血容量,注意对尿量和肾功能的保护,监测血氧饱和度以观察肺功能变化。临床上一旦出现某个器官功能障碍时,必须及时针对治疗,并同时监测其他器官的功能,否则就有可能序贯出现 2 个或多个其他器官的受累。即早期发现、早期诊断、早期治疗。

2.治疗　治疗高危及严重应激性疾病,在积极治疗原发病的同时,控制严重全身感染。需要外科手术控制的感染患者,即使发生 MODS 也是手术的适应证。采取营养和代谢的支持治疗,早期加强重要器官的功能监测和支持,防止低血容量性休克。

四、护理措施

1.护理目标

(1)维护生命体征稳定,抢救生命。

(2)及时发现病情变化,阻止 MODS 进展。

(3)使并发症得到预防、及时评估和处理。

(4)尽量维持病人舒适。

2.护理措施

(1)生命体征的监护:体温、血压、呼吸、脉搏这些生命指标的变化常反映患者病情的轻重与转归,对早期评价各脏器功能,识别 MODS 有重要意义。MODS 早期常无特殊表现,一个器官的功能损害可促发或加重另一个器官的功能损害。待症状出现时病情常难以逆转,这就要求医护人员熟悉 MODS 早期征象,识别高危病人。①在原发病与发生 MODS 之间常要经历数天或数周的时间,一般在 24h 以上。应早期做好重要生命器官的病情评估。MODS 时各个器官功能障碍发生的先后常依下列顺序,即肺首先受累,肾次之,到较晚期才出现肝脏衰竭,而血流动力学和心脏衰竭常是 MODS 的后期表现,累及中枢神经系统的时间早晚不一。其中难以纠正的低血压状态是导致 MODS 患者死亡的重要因素。护士在观察时要做到有的放矢,在疾病的全过程中始终监测各器官的功能变化,不可只集中于某个器官而忽略了对其他脏器的监护。②观察呼吸时要注意是吸气性还是呼气性呼吸困难,有无"三凹征",浅快的呼吸预示有呼吸窘迫的存在;血压过低提示可能合并休克,表现有气短、呼吸困难、心率快或周围灌注不足,血压低者还应想到有心脏功能衰竭的可能;低体温为严重创伤后的常见表现,尤其是老年患者和小儿更易出现低体温,常常引起凝血功能障碍和心功能障碍;体温升高达 38～40℃,伴有白细胞增加则提示全身感染的可能;意识及瞳孔变化多提示中枢神经系统病变。

(2)使用机械通气的监测和护理:MODS 时呼吸系统往往最先受到损伤,导致严重的低氧血症,而低氧血症可使心、脑、肾及消化系统相继受损而引起障碍甚至衰竭,病人不能维持自主呼吸,常需要用呼吸机进行机械通气予以纠正。①呼吸机的管理:护理人员应注意呼吸机工作参数是否与病情相适应,所采用的呼吸模式是否发生人机对抗。呼吸机监测系统报警时,及时检查病人状态和机器工作情况,注意气管导管位置有无脱出、断裂,导管套囊的充气情况和胸廓的起伏幅度等,确保患者接受安全的人工呼吸治疗。②肺功能监测:密切监测血氧饱和度和血气分析的变化,两者是监测肺功能的主要指标。在使用呼吸机或改变通气方式 30min 后,常规为病人做血气分析,以后每 4h 行 1 次血气分析,以便及时调整呼吸机参数,达到最佳氧疗效果。发现血氧饱和度下降时,应仔细寻找原因,及时处理。③湿化气道由于机械通气时肺脏被动接受来自呼吸机的干燥气体,干燥的气体会损害呼吸道上皮,使纤毛运输分泌物的时间延长,分泌物不易排出,还可使肺表面活性物质遭到破坏而导致肺顺应性下降,从而引起或加重缺氧、炎症。因此,要人为地对气体及呼吸道进行湿化。目前,呼吸机都有加温湿化功能,亦可采用微量泵持续推注湿化液,使气道始终处于一种湿化状态,使痰液黏稠度降低,痰液稀薄,患者能自行咳出,减少吸痰次数,避免吸痰负压引起的气道黏膜损伤出血,同时可降低肺部感染的机会。④适时吸痰:以听诊为依据,在确定痰液位置前提下对气管内痰液及时吸出,警惕吸痰导致低氧血症和组织缺氧。在吸痰前先翻身拍背,使痰液从周边肺野向中心集中后再吸,并在每次吸痰前后提高氧浓度,使血氧饱和度升高到最佳状态,缩短缺氧时间。

(3)循环系统的监测和护理。①持续心电、血压监护,观察患者心率、心律、血压等。中心静脉压是反映右心功能和血容量的一个重要指标,结合尿量、血压等血流动力学指标,了解有效循环血量,及时补充水电解质、血浆、全血。②对心功能障碍者要注意输液速度,特别是使用脱水剂时,速度既要在药物有效范围内,又要避免使心脏负荷过重,引起心衰。应用血管活性药物时,有条件的可用漂浮导管进行血流动力学监测以提供用药依据。注射洋地黄制剂或抗心律失常药应在心电监护下进行,熟悉药物的作用、副作用,熟练掌握各种心律失常的抢救处理原则。

(4)中枢神经系统功能的监测和护理。①密切观察神志、瞳孔大小、对光反射、肢体活动的变化。有条件者,可采用颅内压监护仪指导抢救和治疗,采集数据时注意有无接头漏液或导管被脑组织阻塞等情况。对躁动的病人应给予镇静剂,以免影响颅内压的稳定和准确。根据颅内压监护情况的不同使用脱水治疗。②亚低温对脑细胞具有保护作用。应用亚低温治疗时,要注意生命体征、皮肤的监护,如出现皮肤花斑,说明末梢血液循环差,此时需加强护理,使用扩张血管药物和血管解痉药物,同时加强体表的按摩,防止褥疮发生,复温期间要注意血压下降及心律失常。

(5)肾功能的监测和护理:尿量是反映肾脏血流灌注情况的主要指标,因此,注意监测每小时尿量和颜色,定时查尿常规、尿比重、肌酐、尿素氮、血钾、血钠等,根据肾功能各项指标的变化,及时调整液体及成分,如连续 6h 尿量<20ml/h,且出现血肌酐明显升高时,有急性肾功能衰竭的可能,避免使用对肾脏有毒性的药物。对少尿或无尿,持续肌酐及尿素氮增高的患者应尽早做血液透析治疗。

(6)消化功能的监测和护理:患者胃肠黏膜内 pH<7.3 时,发生 MODS 的概率明显升高,pH 是 MODS 的一项独立预测指标。对病情重,易发生上消化道出血的患者,应尽早给予抑制胃酸分泌的药物预防。早期留置胃管,对昏迷或已经插入气管导管的病人,可应用气管导管导引法置入胃管。定时抽吸胃液,观察胃液引流量和颜色,监测胃液 pH。若出现血压下降、心率加快,伴恶心、呃逆、肠鸣音增高者,警惕消化道出血的可能。已有显性出血者,应观察出血量、血流动力学指标的变化,根据呕血及便血情况准确估计出血量。

(7)凝血系统的监护:MODS 患者出现弥散性血管内凝血是预后不佳的指标之一。应密切观察出血、凝血功能变化,注意皮肤、黏膜、消化道、泌尿道有无出血,送检血有无血液不凝固,针孔、刀口渗血不止等情况。

(8)营养支持:MODS 与高分解代谢有关,以蛋白质分解和高血糖为特征,因此,尽早进行胃肠内营养是防治 MODS 的有效方法之一。其措施是及早鼓励患者经口进食,如不能进食且无消化道出血者可用鼻饲管进流汁,给予高于正常比例的蛋白和热量以额外补充营养,肠道进食优于非肠道,这是因为经胃肠道摄入营养物质可使胃肠蠕动功能尽快恢复,胃肠黏膜屏障得到保护。在肠道营养不能实现时,可采用胃肠外营养。

(9)早期防治感染。①在护理过程中,尤其是侵入性护理操作,要加强无菌观念,避免诱发感染的各种因素。危重病人在抢救时各种管道较多,如胃管、吸氧管、气管插管、输液管、Swan-Ganz 导管、导尿管、引流管等,增加了感染的机会,因此,要严格无菌操作,加强各种有创导管的培养监测,并定期更换,对气管插管、气管切开使用呼吸机的患者,做好气道的护理,预防肺部感染。使用一次性医疗用品,严格处理污染物,防止交叉感染。②做好基础护理,预防口腔溃疡、皮肤压疮、泌尿系统感染。③密切观察感染征象,定时监测白细胞计数,按医嘱足量应用抗生素。

(古春花)

第三十章　心血管系统急危重症护理

第一节　急重症心力衰竭

心力衰竭(HF)由各种心脏疾病引起,绝大多数情况下是指心肌收缩力下降使心排血量不能满足机体代谢的需要,器官、组织血流灌注不足,同时出现肺循环和(或)体循环淤血表现的一组综合征。根据发病过程分为急性和慢性心力衰竭。我国流行病学资料显示心力衰竭患病率为 0.9%,并随着年龄增高显著上升。心力衰竭住院率占同期心血管疾病的 20%,但死亡率却占 40%,其生存率甚至低于许多恶性肿瘤,提示预后严重。

一、急性心力衰竭的护理

急性心力衰竭(AHF)是指由于急性心脏病变或慢性心力衰竭急性失代偿引起心排血量显著和急骤降低,导致急性发作的症状和体征,表现为组织器官灌注不足和急性淤血综合征。临床上急性左心衰竭较常见,表现为急性肺水肿,重者伴心源性休克。AHF 通常危及生命并需要紧急治疗。及时正确的抢救与护理明显降低死亡率。

(一)急性心力衰竭的病因

1.心肌收缩力严重受损　主要原因为急性心肌梗死或急性重症心肌炎。

2.末梢血管阻力增高　主要见于高血压危象。

3.二尖瓣狭窄伴左心房功能衰竭。

4.快速心律失常　室速、心室颤动(室颤)、快速房颤或心房扑动(房扑)及其他室上性心动过速。

5.左心室舒张期容量负荷过重　如急性心瓣膜反流、腱索断裂、严重主动脉瓣狭窄或快速大量输血、输液时。

(二)急性心力衰竭的临床表现

典型发作为突然、严重呼吸困难,每分钟呼吸可达 30～40 次,强迫坐位、面色灰白,口唇发绀,大汗、烦躁,阵咳,咳粉红色泡沫状痰,恐惧,濒死感。听诊时两肺满布湿性啰音和哮鸣音,心尖部第一心音减弱,同时有舒张早期奔马律,肺动脉瓣第二心音亢进;伴心源性休克时血压下降,收缩压<90mmHg 或平均动脉压下降 30mmHg 和(或)少尿[<0.5ml/(kg·h)],皮肤湿冷、苍白,极重者可因脑缺氧而致嗜睡至昏迷。

(三)急性心力衰竭的治疗

最初治疗包括面罩吸氧或持续正压通气吸氧,必要时机械通气支持。药物治疗包括给予吗啡镇静,硝酸甘油、硝普钠等动静脉血管扩张剂降低前后负荷,快速利尿剂如呋塞米等减轻前负荷,洋地黄类、多巴胺、多巴酚丁胺等药物增加心肌收缩力,氨茶碱、糖皮质激素解除支气管痉挛和外周血管阻力。主动脉内球囊反搏术用于药物治疗无效或伴有低血压休克者。急性冠脉综合征或其他并发的心脏疾病应行心导管治疗和造影,以进一步行包括介入治疗或手术。

(四)急性心力衰竭的护理

1.护理目标

(1)及时发现早期急性左心衰征象,早干预,降低病死率。

(2)减轻心力衰竭时的呼吸困难等不适。

(3)减轻恐惧、焦虑,促进身心舒适。

2.护理措施

(1)急性心力衰竭是威胁生命的急症,一旦发作,治疗、护理必须争分夺秒。护士要立即采集生命体征数据,协助病人取坐位或半坐位,双腿下垂,以利于呼吸和减少静脉回流。同时通知医生。一侧床档要竖起,防止因体力不支或缺氧导致的意识障碍发生坠床。

(2)抢救车、除颤器、吸引器等备至病人床旁。立即建立1~2条静脉通道,遵医嘱快速准确给药。必要时中心静脉插管,接近中央静脉循环,用于注射药物和输液、测定中心静脉压。

(3)严密监测病情,持续心电、呼吸、血压、血氧饱和度监测,严密观察生命体征变化。注意呼吸深度、频率、类型变化,心律、心率变化,出现室颤立即非同步除颤,进入心肺复苏程序。密切观察患者意识、皮肤颜色及温度。观察肺部啰音的变化以及咳嗽、咳痰、喘憋情况。注意血氧饱和度的值与病人症状的关系,痰液、分泌物梗阻呼吸道可导致血氧饱和度急剧下降,注意协助患者咳嗽、排痰,必要时遵医嘱吸痰。有心肌缺血表现或心律失常时,必须做心电图,遵医嘱定时测量电解质、肌酐、血糖或其他代谢异常标志物。

(4)保持呼吸道通畅,给与高流量(6~8L/min)面罩吸氧,或通过持续正压通气吸氧,使血氧饱和度维持到94%~96%。可用50%酒精置于湿化瓶中,随氧气吸入,如病人不能耐受可降低酒精浓度或间断给予。必要时气管插管机械通气。要做好物品准备。

(5)用药的护理应用吗啡时注意有无呼吸抑制、心动过缓,部分病人用后发生恶心、呕吐,注意防止呛咳吸入,准备好容器、擦拭物,取头高并偏向一侧的体位;静脉应用速尿要在2min内推完并要严格记录尿量,备好便器,协助病人排尿;用血管扩张剂最好用输液泵遵医嘱设定输入速度和浓度,普通方式输液,要随时调节输液速度,防止过快或过慢导致血压骤降或者影响疗效。在治疗的开始应频繁监测血压,每2~5min1次,直至血管扩张剂、利尿剂或正性肌力药物的剂量稳定之后延长血压监护的测量间隔。硝普钠和硝酸甘油要现用现配,避光输注,定时更换药液并记录时间;洋地黄制剂推注速度宜缓慢,同时观察心电图变化。

(6)准确记录出入量,严格遵医嘱控制水分摄入,控制输液速度,尿量<30ml/h要及时报告医生。注意记录呕吐物和汗液量。

(7)保持病室安静,注意为病人保暖,随时帮助患者擦干汗液,更换衣服,保持皮肤干爽、清洁,取舒适卧位,预防褥疮发生。

(8)护士应简要向患者介绍本病的救治措施及使用监测设备的必要性。在抢救时保持镇静,避免在患者面前讨论病情,鼓励患者说出不适,耐心倾听,安慰病人,减轻恐惧。必要时让家属陪伴给予支持。

二、重症慢性心力衰竭的护理

重症慢性心力衰竭是各种病因器质性心脏病的终末表现,一般包括心功能Ⅳ级和难治性顽固性心力衰竭,死亡率高。

(一)基本病因

1.原发性心肌舒缩功能障碍 如心肌病变、原发或继发性心肌代谢障碍,这是引起心衰最常见的原因。

2.心脏负荷过度 ①压力负荷(后负荷)过度。②容量负荷(前负荷)过度。③心脏舒张受限。

(二)临床表现

严重呼吸困难、发绀、水肿,食欲不振、腹胀、恶心、呕吐、夜尿增多、右上腹饱胀不适、肝区疼痛等表现。心率快,呼吸急促,舒张期奔马律,肺野湿啰音、哮鸣音,颈静脉怒张、下肢水肿,胸、腹腔积液等体征。

(三)治疗

采取长期的综合性治疗措施,包括针对病因和诱因的治疗、调节神经体液因子的过度激活及改善心室功能等。

1.病因治疗 ①去除基本病因。②去除诱发因素。③改变生活方式,降低新的心脏损害的危险因素。

2.减轻心脏负荷 ①休息和镇静剂的应用。②控制钠盐摄入。③适当限制水分的摄入。④利尿剂的应用。⑤血管扩张剂的应用。

3.正性肌力药物 ①洋地黄类药物。②非强心苷类正性肌力药物:包括β肾上腺素受体激动剂(如多巴胺和多巴酚丁胺)、磷酸二酯酶抑制剂(如米力农)。

4.阻断神经体液因子的过度激活 血管紧张素转换酶抑制剂、β受体阻断剂、螺内酯等。

5.难治性心衰的治疗 ①纠正造成难治性心衰的原因和诱因。②控制体液滞留:严格控制饮食钠摄入(每日2g或更少),增加袢利尿剂的剂量、利尿剂联用或大剂量静脉用,或与能够增加肾血流的药物如多巴胺和多巴酚丁胺静脉滴注合用。③合理使用神经体液拮抗剂、血管扩张剂和正性肌力药物。④治疗快速心房纤颤、主动脉内囊反搏术和心脏移植等。

(四)慢性心力衰竭的护理

1.护理目标

(1)及时发现病情变化,防止猝死。

(2)预防呼吸道感染、褥疮等合并症。

(3)保证合理、安全用药。

(4)改善呼吸困难、水肿导致的不适。

(5)通过健康指导,增加患者治疗依从性,改善生活质量。

2.护理措施

(1)密切观察病情变化,早发现异常,早治疗处理,提高疗效,减少猝死发生率。①相同状态或活动量下,心率增快是慢性心力衰竭病情加重的重要指标。护士要了解病人的基础心率。发现心率增快,应注意其他症状和体征的变化,此时嘱患者减少活动,卧床休息。②呼吸困难加重是慢性心力衰竭病情加重的另一重要指标。发现患者呼吸频率增加,活动耐量下降或出现夜间阵发性呼吸困难,刺激性干咳或痰内带血丝、粉红色泡沫样痰,提示病情加重,要报告医生及时处理,防止进展为急性肺水肿或心源性休克。根据血氧饱和度给予鼻导管或面罩吸氧,并保持呼吸道通畅。帮助患者取舒适的上半身抬高位或半卧位,把枕头纵放在患者的肩膀及背部后面,使肋缘完全扩张,有利于呼吸。重度心衰患者可取床边端坐位,手臂和头放在活动餐桌上,下肢下垂床边,注意防止意外坠床。该体位允许肺充分扩张,同时减少静脉回流,减轻心脏负荷。

(2)水肿的护理:严重心力衰竭静脉压力升高,脏器淤血,浆膜腔积液,皮肤等软组织水肿,其特征为可压陷性,身体低垂部位最重。应加强皮肤护理,绝对卧床患者至少每小时翻身1次,按摩局部皮肤,防止皮肤受压发生褥疮,尤其注意骶尾部、外踝、足跟等处,保持被服干燥、平整。当水肿严重时,组织间隙水分会自皮肤渗出时,要避免皮肤摩擦破损,用柔软干敷料蘸干渗液。

(3)水分的管理:出入量的平衡对重症慢性心力衰竭病情有重大影响。护士遵医嘱和病情做好水分管理,减轻患者心脏负荷,保证其生理需要。①每天晨起排空膀胱后、早餐之前量体重,体重增加超过 1kg,表示有水潴留加重。每周 2 次测量腹围。②准确记录出入量,根据出量限定入量。严格限制钠盐摄入时,可不必严格限制水分。如果重症慢性心力衰竭患者血清白蛋白降低或伴有稀释性低钠血症,限制钠盐摄入的同时,应严格限制水分的入量。饮水通常一半量在用餐时摄取,另一半量在两餐之间摄取。如果患者感觉口渴,可口含碎冰或用温水口腔护理。③控制输液量和速度,输液时经常巡视,防止滴入过快诱发急性肺水肿。有条件时使用输液泵。告诉患者及家属控制液体速度的重要性,避免随意调快滴速。

(4)用药的护理。①洋地黄类药物:应用洋地黄类药物前,测量患者脉率或心率,注意速率与节律,如果太快或低于 60 次/min,暂不给药,检查心电图并报告医生,正确记录。洋地黄治疗量和中毒量接近,排泄速度慢,容易中毒。观察早期中毒症状并减量或暂停用药可避免严重中毒反应。厌食、恶心、呕吐等胃肠道症状,是洋地黄中毒最早的征象;出现各种类型的心律失常,最常见的是多源性室早呈二联律、三联律、房性心动过速伴房室传导阻滞及心房颤动伴加速性交界区心律等;头痛、头晕、乏力、烦躁、失眠及黄、绿视等神经系统症状是洋地黄中毒的重要提示。应用洋地黄过程中,原有症状好转后又突然或缓慢加重,也应警惕洋地黄中毒。发现上述情况均应通知医师。②利尿剂:遵医嘱正确使用利尿剂,观察和预防其副作用。袢利尿剂和噻嗪类利尿剂最主要的副作用是电解质丢失、低钾血症,可诱发致命性心律失常或洋地黄中毒。故应监测血钾和有无乏力、腹胀、肠鸣音减弱等低血钾的表现,同时多补充含钾丰富的饮食,必要时遵医嘱补充钾盐。口服补钾宜在饭后或将水剂与果汁同饮,以减轻胃肠道不适。配制静脉补钾液时每 500ml 液体中氯化钾含量不能超过 1.5g。老年人、伴肾功能减退者服用螺内酯等保钾利尿剂时,注意高钾血症的征象,监测血钾。非紧急情况下,利尿剂的应用时间选择早晨或日间为宜,避免夜间排尿过频影响患者休息。强化利尿治疗期间,严格记录出入量,监测入量与出量是否平衡。③血管扩张剂:硝酸酯类制剂的副作用包括头痛、脸潮红、心动过速、恶心、呕吐、低血压及头晕。静脉滴注硝酸甘油时应严格掌握滴速,监测血压。用药时从小剂量开始,逐渐增量,初始剂量为 $10\mu g/min$,最高剂量为 $200\mu g/min$。硝普钠注意现用现配,避光输入,严密监测血压。一般硝普钠初始剂量为 $15\mu g/min$,可每隔 $5\sim10min$ 增加 $5\sim10\mu g/min$,直到获得满意效果,最大剂量为 $300\mu g/min$,维持量为 $25\sim25\mu g/min$。④应用 β 受体阻断剂如美托洛尔等药物的初期,注意心功能有无恶化,以及有无低血压、心动过缓等副作用。发现病情变化及时报告医生。⑤应用多巴胺和多巴酚丁胺时注意用药浓度、滴速,防止引起血压大幅波动。观察心率、心律,有新出现的室性心律失常或原有室性早搏明显增多,及时报告医生。

(5)休息与活动:由于心排血量降低、组织器官灌注不足,慢性心力衰竭病人几乎都有疲倦、虚弱的症状,护士要根据患者心功能分级的变化和医嘱安排患者的休息与活动。①休息能减轻心脏负荷,减少组织的需氧量和静脉回流,促进利尿作用,减轻呼吸肌工作,从而缓解症状,减轻不适,恢复患者的心脏贮备。休息包括限制体力和心理活动心功能Ⅳ级时绝对卧床休息,可在床上做肢体被动运动。允许病人使用床边便器。晚间适当应用镇静药物,为患者提供安静的环境,保证病人充分睡眠。在心功能改善后,鼓励患者尽早活动,长期绝对卧床休息后开始活动要采取渐进方式,随时评估患者是否有不能耐受活动的征象,如呼吸困难、胸闷、疲倦、脉搏异常增快。如果出现上述征象,患者应静卧休息,抬高床头,吸氧,并通知医师。②预防卧床休息的合并症。长期过度的安静卧床会造成许多潜在危险,包括远期运动耐力降低、下肢深静脉血栓形成、肺栓塞、坠积性肺炎、下肢废用性肌萎缩、骨质疏松、胃肠蠕动减慢、压疮等,给重度心力衰竭患者带来负面影响。

（6）预防便秘：用力解大便，增加心脏负荷。预防便秘通常可给予轻泻剂。大多数患者不习惯床上排便，可允许患者使用床边坐便器，排便时要尊重其隐私，给予充足的时间，但不可单独留下病人。

（7）饮食护理：重症心力衰竭患者由于胃肠道淤血、呼吸困难等感觉的影响，食欲低下。给予清淡、易消化、少产气、低热量并富含维生素的饮食，少量多餐。视心衰的程度和利尿剂治疗的情况限制钠盐的摄取，减轻心衰引起的水肿。重症心力衰竭患者钠盐应限制在 0.4g/d，但使用强力利尿剂时钠盐不必严格限制，以免发生低钠综合征。含钠高的食物及饮料包括：熏肉、腊肉、熏鱼、香肠、罐头食品、啤酒、可乐、沙拉酱、味精、肉汁、快餐面、花生酱、辣酱油、酱油、面包及蛋糕，要避免或减少摄入。对限钠不能忍受时可使用食盐代替品，如无盐酱油，但注意食盐代替品多含钾，不可任意食用。变化烹调方法，使用调味品，改善低钠食物味道。服用洋地黄患者防止低钾血症，嘱患者摄食含钾高的食物如香蕉、柑橘、葡萄及绿叶蔬菜。

（8）心理护理：重症心力衰竭患者由于病情重、无法处理日常生活、身体痛苦、经济负担等原因，焦虑及忧郁多见。护士要多与患者交流，提供护理帮助，减轻其痛苦，努力减轻患者的焦虑。

（9）进行健康教育。①积极治疗原发病，注意避免心力衰竭的诱发因素，如感染、过度劳累、情绪激动、输液过多过快等。日常生活中注意保暖，预防感冒，如有感冒应立即诊治。告知患者及家属就医时向医护人员说明以往诊断和情况，便于在输液时控制输液量及速度。②饮食清淡、易消化、富营养，每餐不宜过饱。③根据心功能合理安排活动与休息，注意劳逸结合，保持情绪稳定。建议心功能稳定后进行散步、太极拳等活动。④心衰患者一般需长期服药，强调严格遵医嘱服药，不可轻易停用或减量。应教会患者或家属识别药物中毒反应并及时就诊，在服用利尿剂期间不必过分限制盐分。教导病人每天测量脉率，如有异常应返院诊治。⑤定期复查。出现憋喘、水肿、食欲不振、体重增加、反复咳嗽、夜间尿频、尿量减少等心力衰竭加重的症状，必须及时就诊。⑥育龄妇女应在医生指导下控制妊娠与分娩。

（古春花）

第二节　急性冠状动脉综合征

急性冠状动脉综合征（ACS）是冠心病心肌缺血急性发作过程中的一个类型，大多是由慢性稳定性心绞痛演变或恶化而来。冠状动脉粥样硬化是其病理基础，心肌急性缺氧是其发病原因。ACS 是一个动态演进过程，根据其临床表现可分为不稳定性心绞痛、心电图 ST 段不抬高的心肌梗死及 ST 段抬高性心肌梗死。不论引起不稳定性心绞痛是何种原因，持续心肌缺血的结果将是心肌梗死。ACS 的早期识别、快速有效的治疗，能挽救部分缺血心肌，缩小梗死面积，甚至避免心肌梗死发生。

一、临床分类

1.ACS 分类

第一类：包括不稳定心绞痛及非 ST 段抬高心肌梗死。非 ST 段抬高心肌梗死占 ACS 病人总数的 75%，高于 ST 段抬高性心肌梗死（占 25%）。非 ST 段抬高心肌梗死的血栓是以血小板为主，又称白色血栓，血管腔未完全闭塞。

第二类：为 ST 段抬高心肌梗死。其血栓是以纤维蛋白为主，又称红色血栓，血管腔完全闭塞。

2.心肌标志物
肌钙蛋白是鉴别不稳定心绞痛与非 ST 段抬高心肌梗死的主要依据。目前测定的肌钙蛋白有两种，即肌钙蛋白 T（TnT）与肌钙蛋白 I（TnI）。不稳定心绞痛，肌钙蛋白不升高；急性心肌梗死时肌钙蛋白升高。TnI 的特异性高于 TnT。TnI 及 TnT 一般每 6h 测一次,连续两次正常,可除外心肌梗死。

3.ACS 危险程度分类

ACS 低危:发作时 ST 段抬高<1mV,胸痛<20min,TnI 及 TnT 正常。

ACS 中危:发作时 ST 段抬高<1mV,胸痛<20min,TnI 及 TnT 轻度升高。

ACS 高危:发作时 ST 段抬高>1mV,胸痛>20min,TnI 及 TnT 明显升高。

二、临床表现、诊断与鉴别诊断

ACS 的诊断主要依据冠心病病史及临床表现,包括冠心病易患因素、心肌缺血临床表现(由稳定性心绞痛转为不稳定心绞痛或心肌梗死)、心电图及心肌标志物的改变等,可以作出诊断。

1.稳定性心绞痛　胸痛发作持续时间多在 5~15min,一般不超过 15min,多于劳累或过度紧张激动后发病,休息及服用硝酸甘油类药物可以缓解。

2.不稳定性心绞痛　胸痛发作持续时间一般达到或超过 15min,主要有以下三种类型:①新近发生的劳累后心绞痛,发病时间在一个月之内;②心绞痛发作频率及持续时间增加,硝酸甘油不能缓解;③静息性心绞痛,包括变异性心绞痛,卧位性心绞痛等。

不稳定性心绞痛肌钙蛋白 TnT 及 TnI 不升高。

3.心电图 ST 段不抬高的心肌梗死　临床有不稳定性心绞痛表现,肌钙蛋白 TnI、TnT 升高,应考虑有心肌梗死可能。

4.ST 段抬高心肌梗死　根据超早期巨大 T 波及弓背型 ST 段抬高、ST-T 波动态演变、肌钙蛋白阳性等,结合临床表现不难诊断。

胸痛是 ACS 诊断的重要依据之一,但也有少数病人可以无痛或疼痛部位不典型或仅有颈、颌、耳、上腹等不适。

三、ACS 治疗

1.院前治疗　开放静脉通路,氧气吸入,舌下含硝酸甘油,氧饱和度监测,心电监测等。2000 年国际复苏指南建议采用 MONA 方针:M(吗啡)能有效止痛,降低氧需及前负荷;O(氧气)改善缺氧;N(硝酸甘油)能对抗血管痉挛,降低心脏前后负荷及氧需;A(阿司匹林)抑制凝血酶诱导的血小板聚集。

2.院内治疗

(1)ST 段抬高心肌梗死的治疗。

无禁忌的病人立即给予溶栓或直接作介入治疗。急诊溶栓不再受到年龄限制。溶栓时间窗由 6h 延长至 12h。

溶栓治疗常用药物:①尿激酶(UK)2 万 U/kg,30min,静脉注射;②链激酶(SK)150 万 U,30min,静脉注射;③重组纤溶酶原激活物(rt-PA)50~100mg,90min,静脉注射;④重组链激酶(r-SK)150 万 U,30min,静脉注射。

介入治疗(PTCA)指证:急性心肌梗死(AMI)发生于老年,年龄>75 岁,或有溶栓禁忌证,有心衰或心源性休克者。

(2)非 ST 段抬高心肌梗死或不稳定性心绞痛的治疗。

加强临床观察,监测 EKG 及 TnI,TnT 的动态变化,进行综合治疗,包括抗凝、硝酸甘油、β-受体阻滞剂、钙拮抗剂等。

1)抗凝药物:①阿司匹林 160～324mg/d,最低维持量为 75mg/d;②低分子肝素 1mg/(kg·d),皮下注射,每 12h 一次,该药半衰期长,生物利用度高,出血危险少;③塞氯匹啶、氯吡格雷是 ADP 受体拮抗剂,对阿司匹林不能耐受者可选用此类药物。塞氯匹啶剂量为 250mg,口服,每日 2 次;氯吡格雷首服 300mg,口服,继以 75mg,每日 1 次;④阿昔单抗是强效广谱抗凝药物,可使血小板聚集减少 80%,静脉注射后作用持续 48h,适用于 PTCA。用法为 0.25μg/kg,静脉注射,继以 0.125μg/(kg·min),静脉注射,共 12h。最大剂量为 10μg/min。

2)抗心肌缺血治疗:可用下列药物:①硝酸甘油类含服、口服或静脉内注射;②β-受体阻滞剂。其作用有抗心律失常,抗高血压,降低心肌缺血,减少心肌氧耗,缩小心肌梗死面积,改善近期及远期预后。口服倍他乐克,自小剂量开始 12～25mg,每日 2 次。有心衰、哮喘及传导阻滞者忌用;③钙拮抗剂:能扩冠,改善侧支循环,有稳定斑块作用,药物甚多,适当选用。

非 ST 段抬高心肌梗死不主张溶栓,也不作直接 PTCA,而应给予综合治疗、观察,必要时择期作间接 PTCA。

四、监测与护理

（一）监测

1.尽早开始血压和心电的监测,同时注意观察神志、呼吸、出入量、出汗、体温和末梢循环等情况。

2.入院后在 ICU 监护 3～5 天,有严重心律失常、左心衰竭或心源性休克者则根据病情相应延长监测时间。

3.溶栓治疗监测内容:①症状及体征;②全导心电图;③凝血时间;④心肌酶谱变化。

（二）护理

1.休息　卧床休息一周,适当应用镇静剂。护理人员帮助病人进食、洗漱及大小便。下肢作被动运动,防止静脉血栓形成。活动量应循序渐进。

2.吸氧　通常用鼻塞吸氧,能减轻气短、疼痛或焦虑症状。

3.缓解疼痛　先予含服硝酸甘油,随后静脉点滴硝酸甘油,根据病情可选用强效镇痛剂,其中吗啡和哌替啶最为常用。

4.饮食及胃肠道症状的处理　饮食以易消化、低胆固醇、低动物脂肪膳食为宜,少食多餐,伴有糖尿病者应控制碳水化合物摄入量,有心力衰竭者应适当限制钠盐。

5.抗心律失常的治疗　室性早搏首选利多卡因,其他可选用的药物有钾镁制剂、β-受体阻滞剂、胺碘酮、美西律、普鲁卡因酰胺、室安卡因等。发生心室颤动时应立即直流电除颤,同时紧急进行心脏复苏。

6.合并其他疾病的治疗　本病急性期糖尿病多加重,可用胰岛素加强治疗并同时注意纠正酸中毒,在治疗过程中应避免引起低血糖,保持血糖稍高于正常水平,因低血糖对心肌代谢有不利影响。

（古春花）

第三节　急性心肌梗死

　　急性心肌梗死(AMI)是持久而严重的心肌急性缺血所引起的部分心肌的坏死,临床上产生胸痛和对坏死组织的一些全身反应,以及急性心肌损伤与坏死的心电图进行性演变和血清酶水平升高,常并发急性循环衰竭及严重的心律失常。

一、临床表现

　　1.症状　胸痛、胸闷、心悸为常见症状。疼痛剧烈者呈急性重病容,烦躁不安,面色苍白或伴出冷汗;严重者可并发休克,出现大汗淋漓,四肢厥冷。甚至出现神经精神症状。

　　心肌梗死病人在急性期的表现根据梗死部位的不同而不同,下壁心肌梗死多表现为心动过缓、低血压综合征,出现房室传导阻滞和心律失常。前壁 AMI 病人则多为交感神经亢进的表现,也可称为心动过速高血压综合征;但如果心排血量明显下降,也可出现血压降低的现象。

　　2.体征　梗死范围不大者,心脏不扩大;多次梗死并有高血压或心力衰竭者,心脏向左扩大。大的透壁性前壁心肌梗死常在心尖搏动最明显的上内侧触到早期、中期或晚期收缩期搏动,此动力异常区域如持续到梗死发病后 8 周,表明可能存在心尖部室壁瘤。

　　心尖部第一心音减低。伴有高血压者常有主动脉区第二心音亢进。房性或收缩期奔马律是由于急性心肌缺血或梗死,使左室顺应性降低所致。第三心音奔马律,又称心室奔马律,较收缩期奔马律为少见,它常是心力衰竭的指证,提示肺动脉舒张压或左室舒张末压升高。

　　广泛的透壁心肌梗死病人多于梗死后一周内出现心包摩擦音,是由于梗死处纤维蛋白性心包炎所致,常不伴有明显的心包积液。如心包摩擦音在梗死后 10 天出现,应考虑为梗死后综合征的可能性。

　　病程中在心尖部出现的新的收缩期杂音,多为乳头肌功能不全所致的二尖瓣关闭不全所致,是由于乳头肌缺血或坏死引起,杂音响度多变,时强时弱或消失。

二、实验室及其他检查

　　1.坏死组织和炎症反应的非特异性指标测定　白细胞计数上升,多见于发病后的几天内,中性粒细胞升至 75%～90%,数日后降至正常,嗜酸性粒细胞减少或消失。

　　红细胞沉降率增快,一般在发病数日后开始,持续 2～3 周逐渐恢复正常。

　　2.血清酶指标的测定　血清肌酸磷酸激酶(CK)有三种同工酶,CK-MB 主要存在于心肌中,正常的血清中无 CK-MB,AMI 发病后 4～8h,血液中出现 CK-MB,24h 达高峰,持续 3 天。CK-MB 反映心肌病变较总 CK 特异性强。近来又报道 CK-MM$_3$ 与 CK-MM$_1$ 比值增高,阳性改变早于 CK-MB,最早见于发病后半小时。

　　谷草转氨酶(AST)发病后 6～12h 升高,24～48h 达高峰,3～6 天后降至正常。

　　乳酸脱氢酶(LDH)发病后 8～12h 升高,2～3 天达高峰。1～2 周才恢复正常。

　　血清丙酮酸激酶(PK)适合对心肌梗死的动态观察,对估计心功能及预后可提供较可靠的定量指标。

　　3.其他生化指标的测定　测定尿和血液中的肌红蛋白和肌凝蛋白轻链的含量对本病的诊断有重要的

参考价值,尿肌红蛋白在梗死后 5～40h 开始排泄,持续平均可达 83h,血中肌红蛋白在发病后 4h 左右出现,多在 24h 内消失。

4.心电图检查　心电图不仅可以诊断心肌梗死,而且用于判断心肌梗死部位以及发生的时间,特异性高。急性心肌梗死心电图特点:出现病理性 Q 波(时限>0.04s,深度超过同导联 R 波的 1/4),R 波振幅变小,非 Q 波梗死可仅有 ST-T 改变。急性心肌梗死的心电图有一个演变的过程:①在急性期及超急性期,ST 段明显抬高,弓背向上,与直立 T 波形成单向曲线,反映心肌损伤,在 1～2 天后,ST 段逐渐回复至等电位线。②在 24～48h 内,出现病理性 Q 波或 QS 波。③在超急性期,ST 段抬高之前,可出现异常高大、两肢不对称的 T 波。以后 T 波倒置,3～6 周达最深,数周以至数年 T 波才逐渐转为正常,部分病人可有持续的 T 波异常。

梗死部位与心电图导联关系如下:①前间壁:V_1～V_3;②广泛前壁:V_1～V_5;③前侧壁:Ⅰ,aVL,V_5～V_7;④下壁:Ⅱ,Ⅲ,aVF;⑤下间壁:Ⅱ,Ⅲ,aVF,V_1～V_3;⑥下侧壁:Ⅱ,Ⅲ,aVF,V_5～V_7;⑦高侧壁:Ⅰ,aVL;⑧正后壁:V_7～V_9;⑨右室梗死:V_{3R}～V_{3R}。

5.超声心动图检查　二维超声心动图有助于评价左室壁的节段性运动异常,如室壁瘤,了解乳头肌功能情况及有无附壁血栓形成,脉冲多普勒能较好地观察左室舒张功能,对右室梗死节段运动不正常与右室功能不全具有鉴别意义。彩色多普勒则可较好地观察冠状动脉的血流量,对乳头肌断裂、左室游离壁破裂并发心包积血均能准确地检出。

6.心室及冠状动脉造影检查　左心室造影能明确地观察左心室收缩和舒张情况,了解有无心室室壁瘤形成,计算左室射血分数,评价左室功能。冠状动脉造影则可清楚地观察到冠状动脉有无狭窄或痉挛性病变以及病变的部位和程度。

三、诊断及鉴别诊断

(一)诊断

对于具有典型的临床表现、特征性心电图改变和实验室检查发现的病人可诊断本病。

(二)鉴别诊断

1.不稳定性心绞痛　心绞痛部位和心肌梗死相同,但心绞痛的时间一般不超过半小时,不伴有恶心、呕吐、休克、心力衰竭,也无血清酶的改变,发作时虽有 ST 段和 T 波的改变,但多为一过性。

2.主动脉夹层动脉瘤　其表现为突然的前胸痛,开始即较为剧烈。疼痛范围广泛,可同时有相应的脏器受累的症状和体征。发病常伴有休克症状,血压可以很高,X 线检查主动脉进行性增宽,超声检查、CT 和 MRI 检查可明确其诊断。

3.肺动脉栓塞　肺动脉栓塞可发生胸痛、气促、休克等,无咯血症状者类似于 AMI,心电图表现电轴右偏,工导联 S 波加深,一般不出现 Q 波;Ⅲ导联 Q 波加深;V_1 呈现 QR 型,R 波一般不超过 V_2,有时出现肺性 P 波。肺动脉栓塞较心肌梗死心电图改变快速而短暂,血清乳酸脱氢酶稍高。发热及白细胞升高多在 24h 内出现。

4.急性心包炎　急性心包炎在胸痛的同时可听到心包摩擦音,或以前有发热和白细胞增高,在发病当天或数小时内即听到心包摩擦音,其疼痛与体位有关,常于深呼吸时加重。心电图上多个导联 ST 段抬高,ST 段升高的程度<0.5mV,不具有定位性。伴有心包积液时可出现低电压,不引起 Q 波,也无心肌酶升高。

5.急腹症　急性胆囊炎、胆石症、胃及十二指肠穿孔、急性胰腺炎、急性胃炎等产生的急性上腹部疼痛常伴有呕吐或休克,可能与 AMI 的胸痛波及上腹部痛相混淆。但急腹症的腹部体征明显,根据病史、腹部平片、心电图及心肌酶谱检查,可作鉴别。

6.其他　其他如肺炎、急性胸膜炎、肋间神经炎、自发性气胸、纵隔气肿、胸部带状疱疹等疾病均可引起胸痛,但注意体征、X 线胸片和心电图特征不难鉴别。

四、救治措施

(一)一般治疗

1.休息与饮食　绝对卧床休息 1 周,大、小便在床上进行。第二周在床上作四肢活动、翻身等,第三周下床作轻度活动,如吃饭、大小便、室内缓步走动等,保持环境安静,如果睡眠不佳或情绪不好,可给予地西泮 2.5～5mg 口服,1～3 次/d。给予流质、半流质饮食,少食多餐。饮食以清淡易消化、低脂肪、富含维生素等食物为宜。保持大便通畅,切忌大便用力。必要时口服酚酞(果导片)0.2g 或开塞露肛注。

2.吸氧　吸氧能够提高血氧含量,增加氧供,改善心肌缺血。一般用鼻导管法,氧流量为 3～5L/min。如有心衰、休克、酸中毒等情况,血氧饱和度不易上升时,可予面罩吸氧。

3.止痛、镇静　疼痛和烦躁增加心肌耗氧量,扩大心肌梗死面积,诱发心律失常和休克。疼痛剧烈者可给予吗啡 5～10mg 或哌替啶 50～100mg 肌内注射,以后每 4～6h 可重复应用。上述药物有降低血压、抑制呼吸以及致恶心、呕吐等副作用。对于高龄、慢性肺疾患、房室传导阻滞、心动过缓等病人应慎用吗啡。疼痛较轻者给予可待因或罂粟碱 0.03～0.06g 肌内注射。

4.抗血小板聚集　阿司匹林 0.1～0.25g,口服,1 次/d。噻氯匹定 0.25g,口服,1～2 次/d。

5.极化液　10%氯化钾溶液 10mL+25%硫酸镁溶液 20mL+胰岛素 8～12U 加入到 10%葡萄糖注射液 500mL 中静滴,以改善心肌细胞代谢及维持心电活动稳定性。

6.硝酸酯类药物　硝酸甘油 10mg 加入 5%葡萄糖注射液 500mL 中静脉滴注,或硝酸异山梨酯 50mg 加入葡萄糖注射液 250～500mL 中静脉滴注,能扩张冠状动脉及外周动脉。根据血压来调整滴数,必要时适当加用升压药物。

7.钙拮抗剂　主要有硝苯地平 10～20mg/d,口服 20min 起效,半衰期 3～4h。

8.β-受体阻滞剂　如果病人心率较快,血压不低而且无心力衰竭,可给予 β-受体阻滞剂。明显心力衰竭、房室传导阻滞及下壁心肌梗死病人忌用。

9.血管紧张素转换酶抑制剂(ACEI)　可减小外周阻力,减轻心脏负担,缩小梗死面积。如培哚普利 4mg,口服,1 次/d。若血压较低时可减半使用。

10.抗凝药　肝素 50mg 加入 5%葡萄糖注射液中静脉滴注,注意复查 APTT,使其达到正常对照的 2～2.5 倍为宜。

(二)恢复冠状动脉再灌注治疗

AMI 发生后的最初 4～6h,处于坏死区边缘濒危状态的急性缺血心肌,如能恢复血流灌注,可以得到挽救。所以心肌梗死发生后,如果有条件,应该尽快采取恢复冠状动脉再灌注治疗。主要方法有 3 种:溶栓疗法、经皮腔内冠状动脉成形术(PTCA)及冠状动脉旁路移植术(CABG)。

1.溶栓疗法　溶栓治疗分为冠脉内溶栓和静脉溶栓两种,常用的溶栓剂有链激酶、尿激酶、组织型纤溶酶原激活物等。冠脉内溶栓所用的溶栓剂剂量小、效果较好并且能通过冠脉造影观察冠脉的再通情况,必要时可进行 PTCA 治疗。

静脉溶栓治疗应用较为广泛,且获得了较好的临床治疗效果。

适应证:①典型缺血性胸痛,持续时间>30min,含服硝酸甘油不缓解;②心电图至少两个以上相邻胸前导联或Ⅱ,Ⅲ,aVF 3个导联中至少两个出现ST段抬高>0.1mV,出现异常Q波时仍可溶栓;③起病6h以内。

禁忌证:①活动性内脏出血;②出血倾向或出血体质;③脑出血或蛛网膜下腔出血病史;④脑血栓起病6~12h以后,病情仍不稳定,有脑血栓复发或暂时性脑缺血发作(TIA);⑤夹层动脉瘤;⑥急性心肌梗死前2周接受过手术或创伤性操作;⑦急性心肌梗死前2周内发生过严重创伤;⑧有创伤的心肺复苏(CPR);⑨经治疗在溶栓前仍未控制的高血压。

冠脉再通判断标准:①心电图ST段抬高最明显的导联在开始溶栓后2h内,ST段迅速回降>50%;②胸痛自开始溶栓后2h内基本缓解或完全消失;③血清酶CK-MB峰值提前至距起病14h或CK提前至16h内;④出现缺血再灌注性心律失常、传导阻滞或伴低血压。具备上述指标2项或2项以上者判断为再通,但单独具备②、④不能判断为再通。溶栓后出现加速性室性自主心律或室性早搏,一般不需要特殊处理,注意监测心电变化。下后壁梗死病人出现窦性缓慢性心律失常时,可应用阿托品、654-2等药,如血压明显下降,可短期静脉滴注多巴胺。病人发生室性心动过速,如血液动力学稳定可先静脉推注利多卡因,伴有意识障碍或利多卡因治疗无效应及时应用同步直流电转复;一旦发生心室颤动应立即步直流电除颤。

2.急诊PTCA　急诊PTCA分为两种情况。第一种为直接PTCA,即不用溶栓药物直接进行PT-CA,适应证有:①心源性休克;②发病6h内或虽然超过6h但仍有胸痛及心电图ST段抬高;③大面积前壁心肌梗死;④有直接进行PTCA的设备及技术,能很快恢复充分的冠脉血流。第二种为在溶栓基础上进行PT-CA,包括:①即刻PTCA,指溶栓成功立即行PTCA。由于已恢复血流灌注,故一般不主张再做PTCA;②补救性PTCA,即对溶栓失败的病例行PTCA;③延迟性PTCA,指心肌梗死发生后7~10天行PTCA;④择期PT-CA,指心肌梗死发生后4~5周,有心绞痛或无症状性心肌缺血证据,可行冠脉造影和PTCA。

3.冠状动脉旁路移植术(CABG)　急诊冠脉搭桥术的适应证有:①PTCA治疗失败,有持久的胸痛和(或)血流动力学不稳定;②冠状动脉左主干或3支血管病变者心肌梗死发生后仍有心绞痛发作,或左前降支近端病变,有两支血管受累,或双支血管病变并左室功能差不宜行PTCA者;③合并急性室间隔缺损或急性二尖瓣关闭不全行手术修补的同时行冠脉搭桥术;④其他不适合行PTCA者。

(三)AMI并发心律失常的处理

心肌梗死发生后,由于代谢和离子的变化、心肌细胞电活动的不稳定性、自主神经功能失调、房室传导系统功能紊乱以及再灌注损伤,容易诱发各种心律失常。心律失常易发生于起病后1~2周内,尤其是24h内,是AMI早期死亡的主要原因。

对AMI病人应进行持续的心电监测,如果病人存在心律失常则应用抗心律失常药物进行治疗和预防。

1.窦性心动过速　窦性心动过速主要针对诱发因素给予止痛、镇静、补充血容量及控制心力衰竭等处理。必要时可给予小剂量β-受体阻滞剂及钙拮抗剂。

2.房性早搏及交界区早搏　心肌梗死早期发生率较高,偶发可不予处理,频发且无低血压、心动过缓、房室传导阻滞以及心力衰竭时,可用普罗帕酮100~150mg,3~4次/d;或维拉帕米40mg,3次/d。

3.心房颤动和扑动　心肌梗死时发生心房颤动多为阵发性,心室率正常者不需处理,对于快速心房颤动,可选用药物及电除颤。药物治疗:①胺碘酮首剂75~150mg溶于20mL生理盐水中,5~10min内静脉注入,以后0.5~0.70mg,/min持续滴注;②艾司洛尔10~20mg静注;③普罗帕酮75~150mg(分2~3次)稀释后缓慢静注;④维拉帕米5~10mg稀释后缓慢静注。药物治疗不理想,可行同步直流电复律。

心肌梗死发生心房扑动治疗原则同上,药物治疗时剂量较房颤大,疗效亦差,而同步直流电复律所需电能量小,且疗效较好。

4.室上性心动过速　心率过快必须及时处理。药物治疗有维拉帕米、胺碘酮、普罗帕酮、艾司洛尔、索他洛尔等。前4种药物的用法和用量同心房颤动。索他洛尔用量为1.5mg/kg,稀释后缓慢静注。如果心室率>200次/min,且血压降低、意识不清时,可行同步直流电复律。

5.室性早搏　在AMI早期,一旦出现室性早搏,应该立即处理。首选利多卡因静注1mg/kg(总量<100mg),隔10min推注一次,总量<4mg/kg,继以20~50μg/(kg·min)滴注维持。对有心力衰竭、休克病人应减量。胺碘酮首剂75~150mg溶于20mL生理盐水中,5~10min内静脉注入,以后0.5~0.75mg/min持续滴注。

6.室性心动过速　①短阵室速.心率<200次/min,首选利多卡因,无效时选择胺碘酮静注,亦可选用维拉帕米或硫酸镁;②如果室速频率>200次/min,随时有发生室颤的危险,首选同步直流电复律(100~200J);③心肌梗死恢复期发作阵发性室速者,Ⅰ类抗心律失常药物常无益处,可试用胺碘酮或β-受体阻滞剂;④恢复期出现反复发作、持续时间长的顽固性阵发性室速,应作电生理检查等查明原因。

7.尖端扭转型室性心动过速　①对伴有Q-T间期延长者,用异丙肾上腺素静脉滴注,使心率维持在100~120次/min;②低钾和低镁者,补充氯化钾和硫酸镁;③对于不伴有房室传导阻滞者,可给予利多卡因;④对伴有高度房室传导阻滞者,应安装临时起搏器,通过加速心率而防止发作,禁用Ⅰa,Ⅰc及Ⅲ类抗心律失常药。

8.缓慢心律失常　缓慢心律失常包括窦性心动过缓、窦房阻滞、交界性心律、房室传导阻滞等。如果心率低于50次/min,有明显血流动力学异常者.可给予阿托品1mg加入5％葡萄糖液500mL中静滴,也可以给予异丙肾上腺素0.5~1mg加入液体中静脉滴注。如果病情发展可安装临时起搏器,一般观察数日后多可自行恢复。少数病人需安装永久起搏器:①窦房结功能永久障碍;②下壁心肌梗死病人完全房室传导阻滞持续存在;③前壁心肌梗死病人发生Ⅱ度Ⅱ型或完全性房室传导阻滞。

(四)AMI并发心力衰竭

心肌梗死病人发生心力衰竭是由于心肌收缩功能障碍,心排量降低,肺淤血及外周循环灌注不足所致。除右室梗死外,一般发生急性左心衰。

1.半卧位或坐位。

2.吸氧3~5L/min。

3.镇静。常用吗啡或哌替啶,除镇静、镇痛作用外,还能扩张外周血管,减少回心血量。一般用吗啡2~5mg静注或5~10mg皮下或肌内注射,或哌替啶50~100mg肌内注射。

4.血管扩张剂。硝普钠50~100mg加入5％葡萄糖液250~500mL中静脉滴注,根据血压调整滴数,必要时在液体中加入升压药。也可选用硝酸甘油、酚妥拉明等。

5.利尿剂。呋塞米20~40mg稀释于20mL葡萄糖液中静脉推注。

6.强心药。在急性心肌梗死24h内禁用洋地黄类药物,24h后其他治疗措施无效时可酌情使用,一般为常用量的1/2~2/3。一般先选用非洋地黄类正性肌力药:①多巴胺20~40mg加入5％葡萄糖液250~500mL静滴,速度为2~10μg/(kg·min);②多巴酚丁胺20~40mg加入5％葡萄糖液250~500mL中静滴,速度为2~10μg/(kg·min);③氨力农0.5~4.0mg/kg静注;④米力农2~8mg静注。

(五)AMI并发心源性休克

病死率高,应迅速采取有效措施。

1.镇静。

2.吸氧。

3.纠正心律失常。

4.纠正酸碱平衡失调。如有代谢性酸中毒,可给予5%碳酸氢钠溶液静脉滴注,根据pH值调整用量。

5.补充血容量。如果PCWP<12mmHg,可以扩容;如果PCWP为12~18mmHg,在继续扩容的同时观察CI的变化及外周灌注情况;如果PCWP>18mmHg,不宜扩容。一般说来,如果PCWP在12~18mmHg,而CI不升高,应该考虑给予血管扩张剂及正性肌力药。

6.正性肌力药的应用。应用原则同心力衰竭的处理。

7.血管扩张剂。应用原则同心力衰竭的处理。由于心源性休克血压低,应用时多与升压药及正性肌力药合用。

8.机械辅助循环。主要指主动脉内气囊反搏术(IABP),它既可改善心脏功能,又可降低心肌耗氧量。心源性休克病人应用IABP时应给予肝素抗凝,并注意补充血容量。有主动脉瓣关闭不全、主动脉夹层动脉瘤时禁用IABP。IABP的主要并发症有血栓栓塞、感染、出血等。

9.急诊血运重建。主要包括急诊PTCA、溶栓治疗及急诊冠状动脉旁路移植术。

10.AMI并发心源性休克时推荐治疗方案。经积极内科治疗(包括正性肌力药和血管扩张剂等),若血压能维持在90mmHg以上,尿量>30mL/h,可继续药物治疗。若1h后低心排血量综合征持续不改善,应尽早行IABP。血流动力学稳定后应尽早行冠状动脉造影。若病情垂危,应立即行PTCA。如果指引导管或导引钢丝很难插入或在操作过程中血压显著下降应停止操作,可试行冠脉内溶栓治疗。若有条件而病变又适合旁路移植者,可考虑行急诊CABG。

(六)右室梗死的诊断与治疗

1.右室梗死的诊断　右室梗死多伴下壁心肌梗死而发生,除了心肌梗死的一般临床表现外,特征性的表现有:低血压、颈静脉怒张、Kussmaul征、右室奔马律、三尖瓣区的返流性收缩期杂音。心电图主要表现为右胸导联(V_{3R}~V_{7R})ST段抬高或病理性Q波,其中V_{4R}ST段抬高≥0.1mV,敏感性和特异性最高。

2.右室梗死的治疗　除了心肌梗死的一般治疗措施外,右室梗死的主要治疗措施是扩容,当PCWP<18mmHg时可快速扩容,达到18mmHg后停止扩容或谨慎扩容,同时应用多巴胺、多巴酚丁胺、硝普钠等药物。

五、AMI 的并发症

1.心脏破裂　心脏破裂为AMI的早期严重并发症,发生的部位多为左心室游离壁,也可发生在心室间隔部位,常发生猝死或通过引起心力衰竭而导致死亡。

2.乳头肌功能失调或断裂　由于乳头肌缺血缺氧甚至坏死,导致其收缩无力或断裂,造成房室瓣关闭不全。主要引起二尖瓣关闭不全,在心尖部可听到响亮的吹风样收缩期杂音,易诱发心力衰竭。

3.心包少量积血　心包少量积血发生于心肌梗死后2~4天,见于大面积及透壁性心肌梗死,一般无需特殊处理。

4.血栓形成与栓塞　AMI并发血栓形成,主要是指左心室附壁血栓,透壁性心肌梗死伴发室壁瘤时常常发生,是AMI死亡原因之一。同时由于AMI病人的长期卧床,可能导致深静脉的血栓形成,一旦心室内的血栓脱落,则可造成体循环栓塞,而深静脉血栓脱落则引起肺动脉栓塞,产生相应的症状。

5.室壁瘤　由于梗死发生时贯通心室壁全层,心脏收缩时该部位向外膨出,形成矛盾运动,可以出现顽固的充血性心力衰竭和难治性心律失常,易引起室性心动过速或心室颤动、猝死。室壁瘤内的附壁血栓可能脱落,造成体循环动脉栓塞。

6.心律失常　由于急性缺血后心肌的能量代谢障碍、离子水平变化、自主神经平衡失调、缺血再灌注损伤、梗死心肌的结构和功能变化以及精神和心理的应激反应均可促使心律失常的发生。

7.肩手综合征　发生于起病后几周至几个月内,持续数日或数周,特点是左肩、臂疼痛和强直,活动受限。主要进行理疗和功能锻炼。

8.心肌梗死后综合征　梗死后综合征(Dressier 综合征)表现为心包炎、胸膜炎或肺炎,产生发热、胸部疼痛、呼吸急促、咳嗽等症状。发病时间多在 AMI 后数周至数月内,少数也可在发病后的几天之内,发病的原因可能是由于机体吸收坏死的心肌组织,产生过敏性反应所致。

六、监测与护理

(一)监测

有条件者收住冠心病监护病房(CCU)。急性期易发生心律失常以及心率和血压的波动,应尽早开始血压和心电的监测,同时注意观察神志、呼吸、出入量、出汗、体温和末梢循环等情况。建立静脉通道,以便随时投入急救药物。入院后在 ICU 监护 3～5 天,有严重心律失常、左心衰竭或心源性休克者则根据病情相应延长监测时间,必要时插入 Swan-Ganz 漂浮导管进行血液动力学监测。溶栓治疗监测内容:①症状及体征;②全导心电图;③凝血时间;④心肌酶谱变化。

(二)护理

1.休息　绝对卧床,保持环境安静,减少探视,防止不良刺激。卧床休息一周,适当应用镇静剂和通便药物,护理人员帮助病人进食、洗漱及大小便。下肢作被动运动,防止静脉血栓形成。对无严重并发症者可在他人照顾下遵循第二周在床上、第三周在床旁和室内、第四周在病房外少量活动的活动时间表进行康复运动,活动量应循序渐进。

2.吸氧　在 AMI 早期,即便是不伴有左心衰竭或肺疾患,也常有不同程度的动脉低氧血症。有些病人虽未测出动脉低氧血症,由于增加肺间质液体,肺顺应性一过性降低,而有气短症状。通常在发病早期用鼻塞吸氧 24～48h,以利于氧气送到心肌,可能减轻气短、疼痛或焦虑症状。并发有左心衰竭、休克或肺疾病人,则根据氧分压处理。

3.缓解疼痛　AMI 时剧烈疼痛可使交感神经过度兴奋引起心率加快、血压增高和心排血量增加,从而增加心肌耗氧量。但发病早期由于可逆性心肌缺血疼痛和心肌梗死所致的疼痛常混淆在一起不易鉴别,所以常先予含服硝酸甘油,紧随着静脉点滴硝酸甘油,如疼痛不能迅速缓解,应立即肌内或静脉注射强效镇痛剂,其中吗啡和哌替啶最力常用。注意吗啡与哌替啶的副作用。急性下壁梗死增加迷走张力,选用哌替啶更为合适。为防止迷走神经活动过度增强,可给予阿托品合用。

4.饮食及胃肠道症状的处理　发病第一天有恶心、呕吐症状者,可肌内注射胃复安。暂不进食,静脉输液,注意水电解质平衡。饮食以易消化、低胆固醇、低动物脂肪膳食为宜,少食多餐,伴有糖尿病者应控制碳水化合物摄入量,有心力衰竭者应适当限制食盐。

5.硝酸酯类药物治疗　发病早期疼痛及 ST 段明显抬高时,给予舌下含服硝酸甘油继以静脉点滴,用量开始 5～10μg/min,每 5～10min 增加 5～10μg,直到平均压降低 10%,慢性高血压降低 30%,以心率增快 10 次/min 以内为宜。硝酸甘油可减轻 AMI 疼痛程度和持续时间,静脉用药 3～4 天后,根据病情继续服用长效硝酸异山梨酯或长效 5-单硝酸异山梨酯。当存在明显的心动过缓或心动过速、相对血压降低时应避免应用硝酸甘油,因血压下降可进一步导致反射性的心动过缓或心动过速。当下壁梗死并有右室梗死时,硝酸甘油能减低前负荷,降低左室充盈压,可引起血压下降和反射性心动过速,故应慎用或不用。

6.抗心律失常的治疗　室性早搏是 AMI 最常见的心律失常,易诱发室性心动过速和心室颤动导致猝死,首选利多卡因,其他可选用的药物有钾镁制剂、β-受体阻滞剂、胺碘酮、美西律、普鲁卡因酰胺、室安卡因等。发生心室颤动时应立即直流电除颤,同时紧急进行心脏复苏。

7.合并其他疾病的治疗　糖尿病在本病急性期多加重,可用胰岛素加强治疗并同时注意纠正酸中毒,在治疗过程中应避免引起低血糖,保持血糖稍高于正常水平,因低血糖对心肌代谢有不利影响。

在急性期血压过高,使心肌耗氧量明显增加,可使心肌梗死的范围增加,对透壁性心肌梗死可增加心脏破裂的危险,所以在急性期不宜使用降压作用缓慢而作用持久的药物,待心脏情况稳定后如血压仍高者,可服用硝苯地平等药物。

AMI 合并感染常见的主要是肺和泌尿系的感染,应积极应用抗生素控制感染。在坏死心肌组织的吸收过程中病人常会出现体温升高和有关的反应,此时也应适当应用抗生素来预防感染。

(三)AMI 转出 ICU 的指证

1.体温、血压、脉搏和呼吸等生命体征稳定 3 天以上。

2.临床表现,心电图和酶学检查提示心肌缺血、损伤和坏死逐渐恢复。

3.无严重并发症和(或)合并症。

4.无梗死范围扩展和再梗死。

(古春花)

第四节　高血压危象

高血压危象一般指血压在短时间内(数小时至数日)急剧升高,舒张压>130mmHg 和(或)收缩压>200mmHg,如不能迅速控制将危及生命。死亡原因主要是肾功能衰竭与脑卒中。如接受合理治疗,预后改善,病人的 5 年存活率可达70%。

一般将高血压危象分为两大类。严重高血压伴有新的或进行性神经系统、心血管及肾脏等靶器官损害,须立即给予有效降压治疗,以减轻器官功能不全,这类高血压称高血压急危症;严重高血压不伴有新的急性并发症,允许在 24h 左右控制血压者称高血压急症。

高血压危象涉及的疾病很多,如急性脑卒中、急性左心衰肺水肿、主动脉夹层瘤、急性冠脉综合征、急性肾功能衰竭、围手术期高血压、妊娠子痫或先兆子痫、急进性或恶性高血压、高血压脑病等。

一、临床表现与诊断

1.急进性与恶性高血压　中、重型高血压3%～4%可发生急进性或恶性高血压,40～50 岁多见,若为肾性高血压,病人更年轻。

(1)临床表现:多发病急剧,症状明显。剧烈头痛,位于枕部或前额,清晨更甚;头晕或眩晕,伴恶心呕吐;视力模糊;一过性意识障碍;心慌,气急等。少数病人血压很高但症状不明显。高血压视网膜病变,如视神经乳头有火焰状出血、渗出物或乳头水肿等改变是恶性高血压特征性改变。若脑、心、肾等靶器官明显受损,则将出现各器官功能不全的相应表现。

(2)诊断:血压在短时间内(几小时至数日)急剧升高。收缩压超过 200mmHg,舒张压超过130mmHg,一般均以舒张压>130mmHg 为准。结合上述临床表现可以确诊。

2.高血压脑病

(1)临床表现:常有急进性恶性高血压的临床表现,临床特征性表现与颅内压增高或脑水肿有关。主要为头痛、呕吐、视力模糊、短暂意识障碍或抽搐,视神经乳头水肿、出血及渗出等改变。一般无定位体征,如伴有急性缺血性或出血性脑卒中,则可有相应定位体征。

(2)诊断:血压在短时间内(几小时至几天)急剧升高伴有上述临床表现即可确诊。血压升高幅度、升高速度以及脑血管自我调节机制的个体差异对高血压脑病发病的影响更大。血压<130mmHg 也可以发生高血压脑病,颅内压增高及脑水肿表现是诊断高血压脑病的主要依据。血压急剧升高,伴头痛、呕吐,眼底检查视神经乳头水肿,缺少神经系定位体征,这些均有助于高血压脑病的诊断。

3.高血压危象某些病因的鉴别诊断

(1)肾动脉狭窄:无明显高血压家族史,腹部一侧听到性质粗糙的血管杂音,持续时间长,腰腹部有外伤史,舒张压升高特别明显,降压药治疗效果欠佳。静脉肾盂造影或核素肾血流图有助鉴别。确诊必须进行腹主动脉造影或选择性肾动脉造影。

(2)嗜铬细胞瘤:阵发性血压升高,怕热多汗,不明原因的体温升高、休克或晕厥,年轻,血压很高,无肾性高血压表现,降压药效果不佳,用 β-受体阻滞剂血压反而更高。测 24h 尿儿茶酚胺及其代谢产物(VMA)或血浆儿茶酚胺测定及 B 超、CT 等检查有助于诊断。

(3)原发性醛固酮增多症:血压很高,四肢无力或下肢瘫痪。心电图示低钾,血钾低而尿钾排出增多。血及尿醛固酮增多。B 超及 CT 检查有助于腺瘤的定位。原发性醛固酮增多症虽有可能引起高血压危象,但也有血压正常者。

二、救治措施

1.急救原则

(1)降低血压:使平均动脉压迅速降低 20%～25%。

(2)最初 48h,降低血压不要太快。舒张压不低于 100mmHg,收缩压不低于 160mmHg,有脑卒中的病人数日内随颅内水肿消退血压会自动下降。

(3)药物选择:选择作用快、副作用小、应用方便的药物,如硝普钠作用快,持续时间短,可随时调整、随时停用;硝酸甘油也可选用。静脉快速利尿剂,可促使血容量进一步下降,导致加压反射,不利于血压稳定,如有脑水肿或肺水肿则可应用。β-受体阻滞剂能增加脑血管阻力,减低脑血流灌注。

(4)血压下降后,争取短期内(1～2 天)停止静脉用药,加用口服降压药物。

2.急救措施

(1)硝普钠对小动脉及静脉均扩张,静注后立即起作用,高峰时间 1～2min,作用持续时间<3min。①剂量:0.3～10μg/(kg·min)。②用法:硝普钠 50mg 加于 500mL 葡萄糖液中,静脉点滴自 15μg/5min起始,根据监测血压,逐步增加剂量,争取 1h 内,使血压降至 160/100mmHg,并保持此有效剂量,继续静滴1～2 天,24h 后应加口服降压药物,逐步停用静脉用药。③注意事项:静滴时须避光。输液外渗可产生较强的刺激反应。硝普钠在红细胞中代谢为氰化物,以硫氰酸盐的形式经尿排泄。血浆硫氰酸盐浓度>100mg/L 时,可表现中毒症状,如出汗、乏力、恶心、呕吐、耳鸣、肠痉挛、肌肉抽搐、定向障碍和精神失常等,立即停药并可用羟钴胺或硫代硫酸钠解毒。

(2)硝酸甘油。能同时扩张动脉与静脉,静注后 1～2min 起作用。高峰时间 1～2min,作用持续时间<3min。①剂量 o～300μg/min。②用法:硝酸甘油 40mg 加于 500mL 葡萄糖液中静脉点滴。自 30μg/5min

起始,根据监测血压,逐步增加剂量,争取 1h 内使血压降至 160/100mmHg,并保持此有效剂量,继续静滴 1～2 天,尽早应用口服降压药物,逐步停止静脉用药。③注意事项:滴速过快.可引起头痛、心动过速或呕吐;滴注 12h 后易发生耐药现象,须增加剂量或调换其他药物。

(3)其他可供选择的用药:①尼卡地平:是二氢吡啶类短效钙通道阻滞剂,10～20mg 溶于葡萄糖液 100mL 中静脉点滴,剂量按 0.5～6μg/(kg·min)递增,5min 后出现降压作用,30～60min 达高峰效应。不良反应有心动过速、面部潮红等。有颅内出血或脑水肿者禁用。②酚妥拉明:α-肾上腺素能受体阻滞剂,适用于循环儿茶酚胺增多的高血压危象,尤其是嗜铬细胞瘤病人。降压作用快,持续时间短。先用酚妥拉明 5～10mg 静脉注射(可用葡萄糖液 20mL 稀释),继以 0.2～2mg/min 静脉滴注。③拉贝洛尔:β-受体阻滞剂,兼有 α-肾上腺素能阻滞作用。50mg 加入 20mL 葡萄糖液稀释后,以 5mg/min 的速度缓慢静注。间隔 15min 可重复用药,总剂量不超过 150mg,心功能不全者慎用。④阿方那特:是伴有主动脉夹层动脉瘤的高血压危象的最佳选用药物。按 0.5～5mg/min 静脉点滴,5～10min 后血压开始下降,停药后作用持续时间为 5～10min。该药可产生直立性低血压、排尿及排便困难等副作用。主动脉夹层动脉瘤在应用阿方那特同时,可加用 α-受体阻滞剂。⑤硫酸镁:妊娠子痫者选用,必要时加用拉贝洛尔。忌用硝普钠及血管紧张素转换酶抑制剂。

3.各种高血压急症治疗的药物选择

(1)急进型恶性高血压:首选硝普钠,其次可选用低压唑或柳胺苄心定。慎用减少肾血流量降压药,如 β-受体阻滞剂、利尿剂及长压定等;老年病人尤其是既往有一过性脑缺血或脑卒中的老年病人更应谨慎。

(2)高血压脑病:治疗目标为在 1～2h 内将舒张压降至 100mmHg,治疗中要密切观察血压动态变化和神志改变。用药基本同急进型恶性高血压。但血管扩张剂肼苯达嗪等应慎用,以免增加脑血流量,加重脑水肿。能通过血脑屏障的对神经系统有抑制作用的降压药,如可乐定、甲基多巴、利血平也要禁用,以免干扰神志观察。

(3)高血压合并左心衰竭:高血压引起心源性肺水肿时,迅速降压最为重要,一旦血压降至安全水平,则临床症状迅速得以控制。选用药物同急进型恶性高血压,静脉给药。将血压降至平日血压低限后改服钙离子拮抗剂、转换酶抑制剂或其他血管扩张剂,可与利尿剂联合使用;酌情使用洋地黄制剂,血压下降后即可停用洋地黄。慎用 β-受体阻滞剂。

(4)高血压合并急性冠状动脉供血不足:首选硝普钠、硝酸甘油,柳胺苄心定也可选用。利血平还有镇静及减慢心率的作用,是此型较理想的降压药,禁用或慎用肼苯达嗪。因其反射性导致心率增快、心输出量增加而使心肌耗氧量增加。

(5)高血压合并颅内出血:需尽快控制血压以防进一步出血,但降压过低过快也影响脑供血,一般主张仅在血压>200/130mmHg 时方考虑在严密血压观测下降压。既往血压正常者降至 160/95mmHg 左右,慢性高血压病人降至 180/105mmHg 左右。硝普钠为首选药物,低压唑与柳胺苄心定因能使血压突降且持续时间长,故不宜用。利血平和甲基多巴可抑制神经系统,影响临床观察。用肼苯达嗪后发生头痛、呕吐,易与病情混淆。

(6)高血压合并脑梗死:大多数脑梗死病人随病程的发展血压会自动下降,一般不予降压处理。

(7)高血压合并急性主动脉夹层动脉瘤:应立即在监测下静脉降压治疗,在 15～30min 内使血压降至收缩压 100～120mmHg,平均动脉压小于或等于 80mmHg。不能控制血压和(或)疼痛是预后不良的征兆。首选药为阿方那特,肌内注射利血平,需配伍 β-受体阻滞剂以降低心肌收缩力及心率,控制心率在 60 次/min 左右。肼苯达嗪因增加心率、心输出量及压力变化率而禁用。

三、监测与护理

1.降压的速度及程度　一般根据治疗前的血压水平,使收缩压下降 50～80mmHg,舒张压下降 30～50mmHg,最初 48h 内血压降低幅度不能超过治疗前平均动脉压的 25%。对急性主动脉夹层动脉瘤、嗜铬细胞瘤或使用单胺氧化酶抑制剂的病人出现急性高血压时,若肾功能正常,无心脑血管疾患,可将收缩压降至 110～120mmHg。急进性恶性高血压、急性脑卒中、颈动脉阻塞、有一过性脑缺血发作史及老年病人较易在迅速降压中发生冠状动脉和脑动脉供血不足,血压降低的幅度须更小些,甚至暂停降压。血压降至初步目标后应维持数天,在 1～2 周后可酌情逐渐将血压降至正常。

2.合理选择降压药物　选择药物的依据:①高血压急症的类型;②心、脑、肾功能状态;③是否合并其他疾病(如血管病变);④降压药物的药代动力学及其作用时间;⑤药物的副作用。

3.注意事项　①硝普钠是治疗高血压急症的首选药物。节后神经元抑制剂利血平、胍乙啶、萝芙木碱在高血压急症治疗中效果差而副作用大。②除吲哚洛尔和醋丁洛尔,大多数 β-受体阻滞剂缺乏内在拟交感作用,故对血液动力学有不利的影响,降低心率、心输出量,影响心、脑、肾的血供,除主动脉夹层动脉瘤外,β-受体阻滞剂不宜使用。③除非有明确指证(如充血性心力衰竭和肺水肿),高血压急症早期治疗阶段常常伴有血管内容量不足,故不应使用利尿齐。经过几天非利尿性降压治疗后,血容量可恢复正常甚至出现高容量状态,可加用小剂量利尿剂,增强降压效果。④避免同时给予多种静脉和(或)口服药物以免血压骤降。

(古春花)

第五节　严重心律失常

严重心律失常是指可能导致猝死或引起血流动力学障碍的各种心律失常,包括快速性室上性心律失常、快速性室性心律失常、某些室性早搏、Ⅱ度以上房室传导阻滞、缓慢性窦性心律失常等。

快速性心律失常的急救处理原则是:①及时终止快速性心律失常;②积极治疗原发病和去除诱因;③改善血流动力学,减慢心室率;④预防心室颤动和猝死的发生;⑤可行的电生理治疗方法:电除颤、食管调搏、射频消融根治术、安装埋藏式自动转复除颤器(ICD)。

房室传导阻滞和缓慢性窦性心律失常的急救处理原则是:①积极治疗原发病;②提高心室率,改善血流动力学状态;③预防阿-斯综合征和猝死发生;④可行的电生理治疗方法:安装临时起搏器或永久起搏器;临时食管调搏起搏。

一、快速性室上性心律失常(SVA)

(一)阵发性室上性心动过速(PSVT)

1.PSVT 分类

(1)自律性增高:房性自律性心动过速(AAT):少见。

(2)折返不伴旁路:①房室结折返性心动过速(AVNRT):常见;②窦房结折返性心动过速(SNRT):不常见;③房内折返性心动过速(IART):不常见。

(3)折返伴有旁路:房室折返性心动过速(AVRT)有 3 种折返途径:①前向性折返:房室系统前向传导,旁道逆行传导,QRS 波群时间正常,此型常见;②逆向折返性:旁道前传,房室系统逆传,QRS 波群宽大,为完全预激波群,此型不常见;③折返激动:循环于多条旁道之间。

2.临床表现　器质性心脏病和全身性疾病均可发生室上速,但大多数病人无肯定的器质性心脏病。表现为心动过速突然发作、突然终止,持续时间长短不一,短则数秒钟,长则数小时甚至数天。发作时病人有心悸、焦虑、恐惧、乏力、眩晕,甚至昏厥,并可诱发心绞痛、心功能不全或休克等。症状的轻重与发作时病人的心室率、持续时间和是否有器质性心脏病等有关。

3.心电图特点

(1)心率在 160~220 次/min,节律绝对规则。

(2)逆行性 P 波:AVNRT 的逆行性 P 波可能缺如、埋藏于 QRS 波群中或表现为 QRS 波群终末部位变形,AVRT 的 P 波常在 QRS 波群之后。

(3)QRS 波群的形态与窦性相似,或因差异传导而增宽。

4.诊断

(1)既往有反复发作史,突然发作、突然停止。

(2)可有心悸、血压低、心绞痛及心力衰竭等。

(3)心电图表现是诊断 PSVT 的重要依据。

(4)注意有无预激综合征(W-P-W 综合征)存在。

5.发作期的治疗　可通过增加迷走神经张力或应用药物减慢传导。近年来临床电生理技术应用日趋广泛,上述方法无效或伴明显低血压、心衰时,可用同步电复律(50~100J)。

(1)若病人血压与心功能良好,可尝试刺激迷走神经的方法:①颈动脉窦按摩,病人取仰卧位,先按压右侧,每次 5~10s,切勿双侧同时按摩;②Valsalva 动作,深吸气后屏气,再用力作呼吸动作;③诱导恶心;④将面部浸入冰水中等。

(2)临床电生理技术主要是以食管心房调搏术(TEAP)及时终止折返性 SVT,成功率大于 95%,并适时选择电生理介入治疗——射频消融术根治。TEAP 方法简单、安全、经济、可靠。机制是以食管调搏仪发放低压生理电脉冲进入折返环的可激动间隙,使之提前除极,因而终止环形折返运动。一般以高于心室律 20% 的脉冲连续发放 5~8 个电刺激信号,或判别折返中断立即停止发放脉冲;若无效,可以 10% 递增脉冲频率,最高脉冲频率达 300 次/min。

(3)阵发性室上性心动过速的药物治疗

1)折返性 SVT 的药物治疗:维拉帕米是无器质性心脏病 AVNRT 的首选药,其对房室结慢、快径均有抑制作用,延长房室结有效不应期,变单向阻滞为双向阻滞而终止房室结折返性心动过速。但其可使旁道前向不应期缩短,加速旁道传导。首剂 5~10mg 加入 5%GS20mL 缓慢静注,10~20min 后未复律者再给 5mg。该药具有引起血压下降、心动过缓、窦性停搏等副作用,对低血压、心衰、病窦、严重 AVB 者禁用。严禁与 β-受体阻滞剂联合用药。

普罗帕酮(心律平):对 AVRT 和 AVNRT 均有效,起效快,副作用小。选择性延长房室结快径逆向传导不应期,明显延长旁路不应期,变单向阻滞为双向阻滞而终止折返性心动过速。首剂 70mg(每次 1~1.5mg/kg)加入 5% GS 20mL 中缓慢静注,20min 后未转复者再给 70mg,总量小于 210mg。有窦房结或心功能不全者慎用。

普萘洛尔:近年来有专家指出,β-受体阻滞剂应当成为快速性心律失常治疗的基础用药。β-受体阻滞剂直接的抗心律失常作用是阻断 β 受体,因此,对不同心脏部位作用的强弱明显受该部位肾上腺素能受体分布多少的影响。其对交感神经末梢分布丰富的窦房结与房室结作用更为明显；希-浦系与心室肌组织的不应期及传导性在短时间用药后几乎无改变，提示有束支阻滞的病人可用该药。急诊快速性心律失常的紧急治疗用药方法，每次 0.2mg/kg，或负荷量 15mg，分 3 次缓慢静注（1mg/min），每次剂量间隔 5min。病窦、心衰、支气管哮喘病人忌用。

ATP：主要通过与房室结区细胞上的腺苷相结合，增强迷走神经张力，减慢房室结前向传导速度，并延长其不应期，从而终止心动过速。起效快，平均复律时间 3min 左右，转复率高达 100%，但副作用较多，如窦缓、窦性停搏等。常用 6～10mg 快速静注，合并病窦、冠心病、支气管哮喘、室性心律失常病人及老年人（60 岁以上）禁用。

胺碘酮：起效较慢，半衰期长，副作用多。适用于 PSVT 合并器质性心脏病、心功能不全者，对 W-P-W 综合征伴 PSVT 常有效。有碘过敏史禁用，甲状腺功能亢进病人慎用。近年为达到较快的负荷，尽快起效，采用静脉给药 15mg/min，10min；续 1mg/min，6h；再续 0.5mg/min，18 小时至数天为宜，注意监测血压。

毛花苷 C：可延长心房肌和房室结的不应期，增加迷走神经张力，减慢心率，使房室传导减慢，适用于有心脏增大或心衰及老年病人。起效慢，复律时间需 30min 以上。常用 0.4mg 加入 5%GS20mL 中缓慢静注，30min 未转复者可再用 0.2mg。禁用于 W-P-W 综合征及低血钾者。

莫雷西嗪（乙吗噻嗪）：终止 AVNRT 和 AVRT 有效剂量为 1.5～2.0mg/kg，加入 5%GS20mL 中缓慢静注，10min 未能转复者可重复上述剂量。

其他：氟卡尼、吡丙胺、普鲁卡因胺等。

2）W-P-W 综合征发生逆传性房室传导性心动过速或并发房扑或房颤，有发生室颤危险，不宜用洋地黄、维拉帕米等可能加快旁路前传的药物，而宜选用普罗帕酮、胺碘酮、普鲁卡因胺、氟卡尼等延长旁路不应期的药物静注。

普鲁卡因胺：抑制心肌和浦肯野纤维的快反应并延长其动作电位及延长旁道有效不应期。每次 15～20mg/kg，稀释后按 15～20mg/min 速度静滴。

氟卡尼：选择性延长房室结快径逆向传导不应期和传导，明显延长旁道前向和逆向不应期。用法：1.5～2.0mg/kg 加入 5% GS 20mL 缓慢静注，继以每小时 0.25mg/kg 速度加入 5%GS 中维持静滴，最大剂量小于 150mg。如有明显血流动力学障碍，应即刻电复律。

3）心房内折返性心动过速（IART）：IART 常可合并 2∶1 或 3∶1 房室传导，后者多见于洋地黄中毒，约 30% 可无明显器质性心脏病。治疗措施：①洋地黄中毒者应立即停用洋地黄并补钾，必要时给苯妥因钠；②药物可选用普罗帕酮、胺碘酮等，特发性心房内折返性心动过速可用 β-受体阻滞剂；③少数需电击复律，洋地黄中毒者一般不行电复律，以免导致室颤。

4）窦房结折返性心动过速（SNRT）：常有突发、突停的特点，心率一般小于 150 次/min，持续时间短。一般可不作特殊处理，若发作频繁可选用维拉帕米、β-受体阻滞剂、地高辛等。

5）房性自律性心动过速（AAT）：可选用普罗帕酮、β-受体阻滞剂、毛花苷 C、吡丙胺、普鲁卡因胺或胺碘酮等。

6）慢快综合征：为病窦综合征的一种类型。窦性心动过缓与房性快速性心律失常交替发作，后者通常为心房扑动、心房颤动或房性心动过速。房性快速性心律失常发作时，可使用 β-受体阻滞剂。最好的选择是安装起搏器。

（二）阵发性房颤

1.临床表现　房颤初始，病人心悸不适，心室率极快时可出现心绞痛、昏厥或心功能不全等表现。慢性持续性房颤的症状因心室率、有无器质性心脏病和血栓栓塞并发症而异,心音强弱不等,心律极不规则和脉搏短绌是房颤的主要体征。

2.心电图特点　①P 波消失,代之以形态、振幅、间距不规则的心房颤动波(f 波),频率为 350~600 次/min;②QRS 群波形态与窦性相同,R-R 间期绝对不匀齐,心室率一般为 100~160 次/min。心房颤动合并有房室旁道前传、束支阻滞、室内差异性传导时 QRS 波群增宽,应与室性心动过速鉴别。

3.诊断　心电图可明确诊断。心室率达 100 次/min 以上,为快速性房颤。W-P-W 综合征伴心房颤动时,心室率可达 200 次/min 以上,QRS 波群多有预激波。

4.救治措施

(1)吸氧,静滴 Mg-GIK。

(2)寻找并去除引起房颤的因素,如发热、甲亢、心肌缺血、心包炎等。

(3)临床症状严重者可首选同步直流电复律。

(4)药物治疗:①毛花苷 C:适用于器质性心脏病伴心功能不全者。剂量与治疗 PS-VT 相同。②普罗帕酮:适用于 W-P-W 综合征合并房颤和房扑高危病人,剂量与治疗 PSVT 相同。③胺碘酮:静注后房颤转复率为 30%~46%,房扑为 13%~35%。长期口服预防房颤发作有效率为 50%~80%。静脉用药同 PS-VT。预防用 200mg,口服,每日 3 次;7 天后继以维持量 200~400mg/d,每周服 5 天,饭后服。其他如普鲁卡因胺和氟卡尼等参见 W-P-W 综合征发生逆传性房室传导性心动过速或并发房扑或房颤的药物治疗。

(三)肌袖性心律失常

在大静脉至心房的入口处,缠绕于肺静脉或腔静脉壁上的心肌组织叫肌袖。肌袖发放的单个或连续的、有序或无序的、快速或缓慢的异常电活动,触发或驱动心房肌而导致的房性心律失常,称肌袖性心律失常。可分为肌袖性房性早搏、肌袖性房性心动过速、肌袖性心房扑动、肌袖性心房颤动、肌袖性紊乱心房律 5 类。

1.临床表现　中老年男性多发,发病年龄 27~74 岁,平均 53 岁。多无器质性心脏病,约半数病例有高血压病史,心悸、气短、胸闷、乏力等,症状出现半年至 20 年不等,无明显诱因,常于活动和激动时发作,白天好发,考虑与交感-副交感活性有关,抗心律失常药效果不好,钙拮抗剂和 β-受体阻滞剂部分有效,预后与心律失常性心肌病和持续性房颤有关。

2.救治措施　肌袖性心律失常是电生理介入治疗技术——射频消融根治术的最佳适应证。方法是在大静脉至心房的入口处,环形消融肌袖组织,切断由大静脉肌袖至心房的异常电活动的传导,以达到根治心律失常的目的。

(四)窦性心动过速

窦性心动过速是指窦房结发放冲动的频率大于 100 次/min。治疗重点是寻找病因,如心衰、发热、缺氧等,并对症治疗。

二、室性心律失常

(一)室性心律失常(VA)分级

1.良性 VA　良性 VA 指健康人无器质性心脏病或仅有轻微心血管病的室性早搏,包括频发、成对室早及非持续性室速(VT-NS),预后良好。

2.恶性 VA　恶性 VA 指发生于器质性心脏病及左室功能低下的致命性室颤,持续性室速(VT-S)及尖端扭转型室速(Tdp),属高危疾病,首次发作死亡率大于 50%;特发性室速室颤,可无器质性心脏病,可自发自止,表现为晕厥,亦可持续发作而发生猝死。

3.潜在恶性 VA　潜在恶性 VA 介于良性、恶性之间,大多数有心脏病尤其冠心病,AMI 于 1～2 周内频发、成对室早或 VT-NS,或陈旧性心梗(OMI)及心肌病的室早。当左心功能下降时,VA 频率及严重程度增加。

(二)需及时治疗的室早

一般认为,急性心肌缺血时出现:①频发室早(大于 6 次/min);②多源性室早;③成对或成串(连续 3 个以上)出现的室早;④室早呈 R-on-T,应及时治疗。

1.首先以利多卡因静脉注射,常用 50～100mg 加入 GS20～40mL 中静注,无效时 10min 后重复一次,继之以 1～2mg/min 的速度静滴维持。

2.如无效可选用普罗帕酮、胺碘酮、普鲁卡因胺、吡丙胺及氟卡尼等。

(三)持续性室速(VT-S)

1.诊断要点　室速持续时间超过 30s。

(1)突然发作心悸,临床症状严重,心音可有强弱变异,常有低血压、心绞痛、晕厥,甚至左心衰、休克等。

(2)心电图特点:①心率一般为 140～200 次/min,节律略不规则(偶尔绝对规则)。②QRS 波群多宽大畸形(起源予束支近端的室速,QRS 可不增宽),且时限大于 0.12s;形态一致或多形。③房室分离,窦性 P 波频率较心室率为慢,与 QRS 无固定关系。④ST-T 与主波方向相反。⑤V_1 的 QRS 单相或双向,R_{V_1} 大于 R_{V_5},V_6 呈单相 s 或 rs;V_1～V_6QRS 波群主波方向趋向一致。⑥偶尔出现心室夺获及室性融合波,为诊断室速的有力证据。

(3)室速应注意与 PSVT 伴差传、束支阻滞并 PSVT、预激综合征伴 PSVT(逆向型 AVRT)鉴别。

2.紧急救治　尽快控制发作,预防室颤和猝死。①普萘洛尔、胺碘酮、普罗帕酮等药的用法同 PSVT,必要时可用负荷量。②利多卡因:首剂 50～100mg 加入 5% GS 20mL 中,1min 内静注。必要时每 5～10min 给 50mg,共 2～3 次,每小时不能多于 300mg,见效后以 1～4mg/min 维持 1～3 天,每日不多于 3g。③美西律:100～200mg 稀释后 10min 内静注,有效后 1～2mg/min 静滴,渐减量维持 1～2 天。④苯妥英钠:适用于洋地黄中毒者,250mg 稀释后静注,必要时 5～10min 后重复。⑤病因及诱因治疗:如纠正心肌缺血;低血钾或洋地黄中毒引起的室速,应首先静滴氯化钾;对因窦缓或 AVB 致心率缓慢所伴发者可用阿托品等提高心率。⑥病情危急(如伴休克、肺水肿,或并发于 AMI)或应用一种抗心律失常药物无效时,应迅速同步直流电击复律 150～200J,洋地黄中毒和低钾者禁用电复律。⑦对稳定病人药物无效者,也可经静脉导管快速起搏法起搏心室,终止室速。

(四)尖端扭转型室速(Tdp)

1.Tdp 分型　Tdp 为多形性室速(PMVT)的一种,有 2 种亚型。①儿茶酚胺依赖型:如先天性 Q-T 延长综合征,偶见于二尖瓣脱垂及颅内出血;②获得性长间歇依赖型 Q-T 延长综合征:多见于低血钾、奎尼丁等药物中毒引起。

2.临床表现　典型表现是反复发作的晕厥和抽搐。晕厥的发生与心动过速发作的周期一致,发作有时也能自行终止,但常反复发作导致室颤、猝死。

3.心电图特点　①发作时,QRS 波群每隔 3～10 个绕着等电位线扭转;②室速常由联律间距较长的室早诱发,室早呈二联律伴 R on T 或 R on P;③发作间歇期 Q-T 间期延长,常超过 0.6s;④发作时心率大于 150 次/min,常大于 200 次/min,有时可达 300 次/min;⑤有自发终止倾向,但常发展为室颤。

4.急救措施　①纠正或解除病因。②长间歇依赖型以异丙肾上腺素 0.5～1.0mg 加入 5% GS 500mL

中静滴,使心率大于 100 次/min,有高血压或心肌梗死者不宜用。也可选用阿托品 0.5～1.0mg,肌内注射。③儿茶酚胺依赖型需用 β-受体阻滞剂或苯妥英钠。④静脉补钾和镁,以 25％硫酸镁溶液 8mL 加入 40mL 液体中静注,继以 8mg/min 静滴维持。⑤上述治疗无效时可试用维拉帕米 5～10mg 加入 GS 20～40mL 中静注。⑥禁用 Ⅰa(奎尼丁)、Ⅰc(普罗帕酮)及Ⅲ类(胺碘酮)抗心律失常药物,可试用 Ⅰb(利多卡因)类药物。⑦可选用心房或心室调搏(>110 次/min)。⑧Tdp 持续发作时,应按心搏骤停处理,包括立刻做胸外心脏按压、人工呼吸及电复律等。

(五)特发性室速

特发性室速包括特发性右室流出道室速和特发性左室室速,多数病程短的病人无器质性心脏病,长期反复发作可使心脏扩大。心动过速发作时,12 导联宽 QRS 波群形态表现类完全性左束支传导阻滞者,为特发性右室流出道室速,室率 150～250 次/min;而特发性左室室速心电图类完全性右束支传导阻滞,室率 150～200 次/min。药物治疗多无效,目前最好的治疗方法是急诊电生理介入治疗——射频消融术根治。

(六)室扑(VF)、室颤(Vf)、无脉搏室速及特发性室颤

室扑(VF)、室颤(Vf)、无脉搏室速及特发性室颤是最严重的心律失常,VF 是 Vf 的前奏,对血流动力学的影响等同于心室停搏。最常见于冠心病和离子通道疾病,也可由抗心律失常药物和严重急性缺血缺氧引起。临床表现为意识丧失、抽搐、呼吸停顿甚至死亡;脉搏摸不到、血压测不到、心音消失。室扑和室颤心电图特点是无法分辨 QRS 波群和 ST 段及 T 波,VF 呈正弦波,Vf 则表现为形态、频率、振幅均为明显不规则的波动。

最新研究表明,特发性室颤是因离子通道疾病,如长 Q-T 间期综合征(Q-Tc>460ms)、短 Q-T 间期综合征(Q-Tc<290ms)、Brugada 综合征、特发性 J 波而发生,可反复发作,也可首次发作即表现为猝死。

出现 VF 和 Vf 者应立即抢救:

1.吸氧、心电监护。

2.除颤和复律:300J 左右非同步电复律,可重复 3 次。

3.心肺复苏:心脏按压、人工呼吸,必要时气管插管。

4.抗心律失常药物:①Vf 者以肾上腺素 0.5～1mg 静注,使细颤变为粗颤后再用电除颤。每 5min 可重复。②利多卡因 1mg/kg 稀释后静注,3～5min 后可重复,总量小于 3mg/kg,转复后维持静滴 1～4mg/min,24 小时后减量;β-受体阻滞剂用于急性冠脉综合征的室颤,用法同室上速;胺碘酮适用于心功能不全和电除颤后,负荷量 150～300mg,10min 内注入,维持量 1～1.5mg/min,日总量小于 2g。

5.及时纠正代谢性酸中毒;低血钾者静脉补钾。

6.特发性室颤积极抢救后,应安装埋藏式自动转复除颤器(ICD)。

三、房室传导阻滞和缓慢性窦性心律失常

为保护血液循环动力,需要积极处理的主要是 Ⅱ度Ⅱ型、Ⅲ度房室传导阻滞、窦房传导阻滞以及窦停与病窦。常见于 AMI、心肌炎等。临床表现为头晕、乏力、胸闷,甚至晕厥、抽搐和心功能不全。听诊心率慢,心音可强弱不等。

(一)Ⅱ度Ⅱ型 AVB 的心电图特点

1.P-R 间期固定,可正常或延长。

2.QRS 波群有周期性脱落。

3.房室传导比例可经常变化,超过 3∶1 以上为高度 AVB,此时常有逸搏。

（二）Ⅲ度 AVB 的心电图特点

1.P 波与 QRS 波群无固定关系,P 波频率大于 QRS 波群频率。

2.P-P 间距和 R-R 间距多规则,有室早时不规则。

3.QRS 波群的形态可正常或宽大畸形。①如阻滞在房室交界处,则起搏点来自希氏束分叉以上(房室束),QRS 波群正常,频率为 40～60 次/min。②如阻滞在希氏束以下,则起搏点位于心室内(双束支、浦肯野纤维),QRS 波群宽大畸形,频率为 20～40 次/min。

4.心房颤动并Ⅲ度 AVB:R-R 基本规整,心室率在 45 次/min 左右。

（三）窦性心动过缓、窦性停搏及病态窦房结综合征

1.窦性心动过缓　窦性心动过缓起源于窦房结的窦性心律的频率低于 60 次/min。无症状者不需治疗;过缓者,可因心排血量不足而表现为头晕、乏力、胸闷等症状。

2.窦性停搏　心电图表现 P-P 间期明显延长,长的 P-P 闻期与基本的窦性 P-P 间期无倍数关系。长时间的窦性停搏后会出现交界性或室性逸搏,如无逸搏发生,可出现眩晕、黑蒙或短暂意识丧失,严重者可发生阿-斯综合征甚至死亡。可因迷走神经张力增高或颈动脉窦过敏引起;急性心肌梗塞、病态窦房结综合征、脑血管意外及应用洋地黄、奎尼丁、钾盐、乙酰胆碱等药可致窦停。

3.窦房传导阻滞　窦房传导阻滞指窦房结冲动传导至心房时发生延缓或阻滞。Ⅱ度Ⅰ型窦房传导阻滞 P-P 间期进行性缩短,直至出现一次长 P-P 间期,长的 P-P 间期短于基本的窦性 P-P 间期的两倍;Ⅱ度Ⅱ型窦房传导阻滞 P-P 间期无进行性缩短,长的 P-P 间期恰等于基本的窦性 P-P 间期的两倍。可与窦性停搏鉴别。

4.病态窦房结综合征　病态窦房结综合征是窦房结病变后功能减退,产生多种心律失常的综合临床表现。心电图:持续而显著的窦性心动过缓;窦性停搏与窦房传导阻滞;窦房传导阻滞与房室传导阻滞并存;慢快综合征;房颤发作前后有窦缓或Ⅰ度房室传导阻滞且房颤的室率缓慢;交界性逸搏。

（四）Ⅱ度Ⅱ型、Ⅲ度 AVB 和有症状的窦性心动过缓及窦性停搏的治疗

1.病因治疗:停用有关药物(洋地黄、奎尼丁、普萘洛尔、维拉帕米、异搏定等),纠正心肌缺血和高血钾等。

2.药物治疗:可选用:①阿托品 0.3～0.6mg,口服,每 4～6h 一次;必要时 0.5～1mg 肌内注射或静注;重症时阿托品 2～4mg 或山莨菪碱 20～40mg 加入 500mL 液体中静滴 6～8h。对Ⅱ度 AVB 和 QRS 波群正常的Ⅲ度 AVB(房室束有迷走神经支配)有效。②异丙肾上腺素 5～10mg 含服,每 4h 一次;必要时 1～2mg 加入 500mL 液体中静滴,控制心率在 60～70 次/min 为宜。高血压者忌用。③麻黄碱 25mg,每日 3～5 次口服,高血压者忌用。④多巴酚丁胺 40～80mg 及山莨菪碱 20～40mg 加入 500mL 液体中静滴,维持心室率 60～70 次/min;或以多巴胺 5～10μg/(kg·min)静滴。⑤泼尼松 10～20mg,口服,每日 3 次,或给予地塞米松 10～20mg/d 静滴,或给予氢化可的松 100～200mg/d 静滴,亦可应用甲泼尼龙,对 AMI 及心肌炎的效果较好。⑥11.2%乳酸钠溶液或 5%碳酸氢钠溶液静滴或静注,适用于高血钾或酸中毒者。

3.对 AMI 病人,应积极溶栓或 PTCA 治疗。术中安置临时起搏器,Ⅲ度 AVB 可恢复。

4.经上述治疗无效且伴有心脑供血不足症状,或曾有阿-斯综合征发作者,应安装永久性人工心脏起搏器。

四、严重心律失常的监测与护理

1.采用各种抗心律失常措施时应在心电监护下进行,无心电监护仪,可用听诊器监听并作心电图复查。

2.处理各种心律失常时,必须作好电除颤和心肺复苏的准备,以便发生意外时能及时抢救。

3.严重心律失常往往伴有血压下降,一旦心律失常纠正后,血压也可回升,应注意血压监测。

4.注意对引起严重心律失常的原发病的治疗与护理。

(古春花)

第六节　心血管系统介入治疗

一、急诊冠状动脉介入治疗的护理

急性心肌梗死(AMI)治疗的关键在于及时开通闭塞冠状动脉,恢复心肌血流灌注,保护心功能。溶栓治疗虽然可使60%~70%的梗死相关血管开通,但达到心肌梗死溶栓治疗试验(TIMI)血流分级3级血流者(完全灌注)只占少数,而AMI再灌注治疗达到TIMI 3级血流者降低病死率效果最显著。在技术设备具备的医院,对有适应证的AMI、高危的不稳定型心绞痛(UA)患者实施紧急经皮冠状动脉介入治疗(PCI),开通罪犯血管,成为急性冠状动脉综合征(ACS)重要的治疗方法,可作为溶栓治疗的替代治疗。

(一)紧急PCI的适应证

1.对急性ST段抬高心肌梗死患者,如果就诊的医院有进行PCI的设备和经验丰富的医疗团队,胸痛发作12h内应选择PCI;心源性休克,年龄<75岁,心肌梗死发病<36h,休克<18h;有溶栓禁忌证者;AMI发病12~24h内ST段抬高有动态变化或仍有持续性胸痛或伴有血流动力学不稳定或严重心律失常者紧急进行PCI(被称为直接PCI)。

2.对溶栓治疗冠状动脉血流未通者(TIMI 0~2级)及时行PCI(被称为补救PCI)。

3.对急性非ST段抬高心肌梗死和UA患者,根据其危险分层,对极高危患者进行紧急PCI(2h内);对中高危患者进行早期PCI(72h内)。

4.溶栓成功后,为改善病人转归,推荐24h内常规进行CAG和PCI(有条件时)。即使病人没有症状和明确心肌缺血的情况下也可应用。

(二)TIMI血流分级及其意义

TIMI分级是用CAG方法评价冠状动脉病变远端血流的标准,一般仅用于冠状动脉急性闭塞和(或)再灌注时评价血流,有重要临床意义。

在TIMI试验中,冠状动脉再灌注状况分为0~3级,具体判断标准是:0级(无灌注),血管闭塞远端无前向血流;1级(渗透而无灌注),造影剂部分通过闭塞部位,但不能充盈远端血管;2级(部分灌注),造影剂可完全充盈冠状动脉远端,但造影剂充盈及清除的速度较正常冠状动脉延缓;3级,造影剂完全、迅速充盈远端血管并迅速清除。

AMI时再灌注的程度和速度与病死率显著相关,研究表明TIMI 3级血流者病死率显著低于TIMI 0或1级者。

(三)紧急CAG和PCI的术前护理

如上所述,实施紧急CAG和PCI的对象均为急重的ACS患者,其特点是病情重,症状急剧,有的伴有急性左心衰、低血压、心源性休克等血流动力学不稳定状态,或者室速、室颤等严重心律失常,紧急开通血管可以挽救濒死心肌、挽救病人生命。AMI的PCI要求在患者抵达急诊室到开始介入治疗的时间在

90min 内完成,才能有优于静脉溶栓治疗的疗效。为实现这一目标护士必须在最短的时间内完成相关的准备工作。

1.护理目标

(1)缩短介入治疗时间,最大限度挽救心肌。

(2)迅速完成进行冠状动脉造影和介入治疗的基本准备

(3)减轻患者身体、心理痛苦或不适。

2.护理措施

(1)紧急优先工作:应当于患者到达后 10min 内描记 18 导联 ECG,进行心电、血压监测、吸氧。遵医嘱给予阿司匹林 300mg,嚼服,一旦决定 PCI 立即给予氯吡格雷 300mg,口服,并做好记录,如果服药后短时间内发生呕吐,将上述药物排出,需要报告医生决定补服剂量,重新服用。建立有效静脉通道,常规选择在患者左上肢建立留置针静脉通道(常规为右股动脉或右桡动脉入路,介入医生在右侧操作),留取血标本进行血清心肌酶学、血常规、血凝国际正常化比率(INR)、激活凝血酶原时间(aPTT)、电解质、血糖、肝肾功能及血脂分析实验室检查。同时通知导管室护士。

(2)一般准备:两侧腹股沟、会阴、膝关节以上大腿备皮,拟行桡动脉入路者双上肢从指尖到肘关节备皮。抗生素、碘过敏试验。了解双侧足背动脉搏动情况。留置导尿。

(3)准备手术知情同意书,待医生征得患者及家属知情同意并签字后,检查有无遗漏项并妥善保存。

(4)遵医嘱术前 30min 常规给予地西泮 10mg 肌内注射、使用抗生素。

(5)ACS 患者多发病突然,舒适状态常有明显改变。有胸痛、胸闷、气促,甚至濒死感等严重不适,加上急救的紧张气氛、面临介入治疗抉择的压力、生死未卜的担忧,患者和其家属感到恐惧不安、焦虑、无助。在对患者实施抢救过程中,护士要通过观察、询问、交谈等方法,做出心理评估,根据患者年龄、文化程度、社会背景、身心状态,就介入治疗进行通俗易懂的简要沟通,使患者和其家庭成员了解紧急 CAG 和 PCI 的目的、基本过程、术中可能的感觉,例如告诉患者术中注射造影剂时身体有发热感觉属正常,缓解紧张情绪,增加治疗顺应性。

(6)其间严密观察病情变化,患者有胸痛、呕吐、呼吸困难等症状和任何不适立即报告医生处理。

(7)如果病区或急诊室远离介入导管室需要转运时,在一组(名)护士做上述准备的同时,另一组(名)护士将正在使用的静脉输液泵、微量泵固定妥善,携带除颤监护仪、氧气枕、常用抢救药品、病历、护理记录单等患者所有相关资料、物品,离开病室前测定各项生命体征并记录。与介入导管室护士详细交接病情、目前用药等,向患者介绍导管室护士姓名、职称,消除陌生环境带来的紧张情绪。

(四)紧急冠状动脉造影和介入治疗导管室护理及配合

良好的导管室护理配合可缩短从发病到开通血管时间、提高 PCI 疗效,降低并发症。紧急冠状介入检查和治疗时,手术风险高于择期手术,患者病情危重、变化复杂,术中易发生低血压、心脏停跳、心室颤动(室颤)等血流动力学不稳定甚至死亡等事件,做好术中护理配合具有重要意义。

1.护理目标

(1)缩短接诊病人到介入检查和治疗开始的时间,最大限度挽救心肌。

(2)配合顺利完成冠状动脉造影和介入治疗。

(3)术中严密监护,配合紧急抢救,降低介入治疗术中并发症。

(4)减轻患者疾病、手术带来的身体、心理的痛苦或不适。

2.护理措施

(1)物品准备:①导管类准备多种型号和各种性能的冠脉造影管、指引导管、导丝、球囊、支架。②物品及药物准备除颤器置于可用状态。备好临时起搏器、氧气、吸引器。生理盐水、造影剂及各种急救药品。造影和介入治疗用无菌包、各型注射器,抽吸好肾上腺素、利多卡因、阿托品、多巴胺、地塞米松等药物及血小板Ⅱb/Ⅲa受体拮抗剂盐酸替罗非班氯化钠注射液(辛维宁)备用。配制肝素盐水(5U/ml)、硝酸甘油(100μg/ml)。③确认导管室内各种仪器接地良好,打开监护仪、检查压力检测系统。

(2)术中观察护理:导管室护士要熟悉介入检查和治疗步骤,充分理解术者意图,注意力要高度集中,反应要机敏,术中密切监护心电及生命体征,注意一般情况和神志,发现异常及时提醒术者,并配合给予相应处理。

1)导管室护士要做好分工协作,紧急冠状动脉造影和介入治疗时需要2~3名护士配合。1人主要负责物品配合,根据手术步骤和要求,准备好PCI材料,及时准确传递给术者。另1~2人主要负责病情监护、术中抢救配合、用药和记录、临时起搏器的使用、根据需要调节各种仪器的参数。

2)严密监护心电变化:ACS患者本身由于冠状动脉不同程度阻塞,心电极不稳定,加上介入检查治疗时导管、导丝、造影剂等对冠状动脉的刺激,术中心电变化快,护士必须有预见性地严密观察。注意荧光屏上手术的进展情况,尤其对术前评价可能为左主干、左前降支近段、右冠脉近段病变时,导管到位时患者极可能发生心率骤减、心搏骤停、室颤等危机心律,护士必须高度注意,一旦发生立即警示医生,遵医嘱电除颤、实施复苏或相应的治疗。当造影剂推注后心率减慢<60次/min时,立即嘱患者咳嗽,提高胸腔内压力,加速造影剂排出,提高心率。球囊或支架进入冠状动脉或进行扩张、释放时,暂时堵塞血管可导致患者胸痛、ST段和T波缺血改变要仔细观察记录,待球囊抽瘪、支架释放后,导管退出时症状立即缓解,如果胸痛和心电图改变未改善,遵医嘱给予硝酸甘油等药物,并观察血压、心率等变化。介入治疗过程中,当完全堵塞的冠状动脉再通时可出现再灌注心律失常,如心动过缓,频发室早、室速甚至室颤,注意治疗进程,开放血管操作前密切观察心电监护,及时发现异常心律,迅速报告术者处理,做好抢救准备。

3)严密监护冠脉内压力变化:压力明显下降或压力曲线形态不正常,应及时提醒术者同时观察患者一般情况。球囊、支架、导管对冠脉的短暂堵塞也可引起冠脉内压力暂时的降低,扩张完毕或支架释放后,立即恢复正常。护士要根据操作的状态和病人情况加以判断。冠脉内注射硝酸甘油时也应注意压力变化,防止低血压发生。

4)胸痛观察:胸痛是急性心肌缺血的主要症状之一,介入治疗过程中由于造影剂注入或球囊、支架到达病变部位加压扩张时,使冠状动脉血流暂时性减少,加重胸痛症状。护士事先告诉患者该过程短暂,减轻其紧张和恐惧情绪。胸痛明显或烦躁时也可遵医嘱给予硝酸甘油含服、吗啡3~5mg静脉推注,止痛、镇静,在开通血管后胸痛明显减轻是血管开通的指征。术中护士应随时询问患者有无胸痛及疼痛的性质,及时向医生报告。

5)迷走反射观察:导管刺激血管可发生迷走反射。如果未能及时发现和处理,严重者可导致死亡。密切观察患者有无面色苍白、恶心、打哈欠等前兆,注意动脉压力曲线、心率、心律、神志、表情改变,在严重迷走反射前积极补液、减少刺激等处理,可避免发生意外。

6)呼吸状况观察:包括呼吸频率、深浅、规律、血氧饱和度等指标。发现患者紧张不安、出现刺激性咳嗽、试图坐起、呼吸急促费力,是急性左心衰竭的早期表现,立即报告医生处理。出现不能平卧、哮鸣音、发绀、粉红色泡沫痰等提示肺水肿,立即抢救。此时,一名护士在患者头侧扶持,防止坠落;另一名护士要协助台上医生固定好物品,防止导管、导丝脱出,尤其是已经进行了球囊扩张但支架尚未到位或释放时尤应小心,一旦导管移位、冠状动脉内导丝脱出,可造成血管急性闭塞,导致病人死亡。

7)观察有无心脏压塞:发生PCI过程中,操作冠状动脉内导丝特别是较硬的导丝不慎可穿透血管壁导致穿孔,短期内大量血液流入心包即导致急性心脏压塞。该并发症虽不常见,但十分凶险,需紧急处理。

如发现、处理不及时将威胁病人生命。在医生对慢性完全闭塞病变和严重钙化的冠状动脉进行介入操作时或选择球囊过大时,发生血管穿孔意外的概率高,护士要密切观察心电图、压力曲线及生命体征,询问患者主诉,注意心脏及冠状动脉影像。尤其注意观察心包填塞的征兆,一旦发现病人血压下降、胸闷、脸色苍白、心率增快、烦躁等表现时,应立即报告术者,判断是否发生心脏压塞。一旦确定,及时协助医生进行心包穿刺引流、快速输液、输血、封堵出血口。进行心包穿刺引流穿刺时,护士要准备好单腔中心静脉导管,抢救物品,并协助医生消毒。穿刺时嘱患者勿剧烈咳嗽及深呼吸,同时观察生命体征的变化。待将引流管送达最佳引流位置后,连接三通接头和无菌注射器,抽吸心包积液,用透明敷贴固定好导管。根据病情抽吸心包积液,第一次抽吸 100～200ml,以后根据病情分次抽吸,每次抽液完毕用肝素、生理盐水 2～4ml 冲洗并保留于导管中,及时关闭三通,防止导管堵塞。出血停止后,仍应保留引流管,继续监护。

8)观察有无造影剂过敏:日本造影剂安全委员会对 30 多万人次造影结果研究显示,造影剂不良反应发生率离子型造影剂为 12.66%,非离子型为 3.13%。患者到达后,导管室护士要核对医嘱单,确认碘过敏试验结果。同时,护士要明确:试验结果只具有一定临床参考价值,阴性结果也存在发生严重反应(包括致死反应)的可能性。对既往有药物过敏史的患者更要加强观察。术中注意有无皮肤潮红、瘙痒、风团、皮疹、恶心、呕吐及低血压等过敏症状,一旦发现及时报告医生,暂停推注造影剂,抗过敏处理。

(五)紧急冠状动脉造影和介入治疗术后护理

1.护理目标

(1)降低介入治疗术后并发症。

(2)减轻身体、心理的不适。

2.护理措施

(1)结束手术后患者被收入 CCU:术后 24～72h 连续监护心电图、血压、血氧饱和度,注意心律、心率、ST-T 变化,观察胸痛有无再发,有无气促、呼吸困难,注意患者神志、面色,有无皮肤湿冷、口唇发绀。每 2h 测量体温 1 次。12 导联心电图每天 1～2 次,连续 3d。若有心前区疼痛、胸闷或与术前相似的不适,应立即描记心电图,报告医生。

(2)记录出入量,尤其注意尿量:术后双通道或三通道输液,安排好输液顺序,保证需要连续输注的药物(如抗凝药)和足够的液体入量,加速造影剂的排泄,防止低血压。有心功能不全者,注意控制输液速度,遵医嘱匀速完成单位时间液体入量,避免短时间内进入大量液体。

(3)穿刺局部护理:急诊 PCI 患者术前、术中应用了大量抗血小板、抗凝药物,有的还接受过溶栓治疗,如果穿刺部位不当、压迫止血不充分、血压高、患者不配合过早活动肢体、拔管后包扎时纱布卷位置不当、绷带不紧,患者过胖、腹股沟过深无法充分加压包扎等情况下,穿刺局部容易发生出血,形成局部血肿,如果动脉鞘管脱落可以大量出血造成低血压休克,危及患者生命。①患者回病房后护士要立即查看股动脉穿刺局部鞘管是否固定良好,鞘管尾端的三通开关用胶布固定在关闭状态,避免无意中打开。②股动脉入路要求平卧 24h,拔管后穿刺侧下肢(一般为右下肢)制动 8h,穿刺局部沙袋加压 6h。未拔动脉鞘管之前穿刺侧下肢保持伸直,不能曲折,上半身抬高时要小于 20°。8h 后穿刺侧下肢可水平移动,12h 后可自由卧位,20h 后可下床活动。制动时间不能过长,避免血栓形成并发症。③做增加腹压的动作如咳嗽、打喷嚏、呕吐、大便屏气时,穿刺局部用手按压,防止出血。观察敷料、伤口渗血情况,周围皮肤有无血肿,沙袋压迫有无滑落,足背动脉搏动、肢体皮肤温度和颜色等,并做好记录。④一旦发现大出血,通知医生,并立即拆除敷料。用拇指在穿刺点上方 1～2cm 处压迫止血 15～30min 后,重新包扎,1kg 沙袋压迫穿刺部位 6～8h。下肢制动时间重新计时。

(4)拔管护理:一般在停用肝素后 4h、活化凝血时间接近正常时(<175s)拔除动脉鞘管,但是,对于急

性闭塞风险高的患者有时需要保留 12h。拔管护理的重点是防止和协助处理拔管时血管迷走反应,后者表现为血压降低(<90mmHg/60mmHg),甚至低血压休克、心率进行性减慢、面色苍白、出汗、打哈欠、恶心、呕吐,处理不恰当在高危患者可导致死亡。拔管时血管迷走反应与疼痛、低血容量和紧张有关。①为预防拔管迷走反应,要做到:估计有血容量不足的患者,如发生过严重呕吐、大汗、失血者,拔管前充分扩容;操作前消除患者的紧张和焦急情绪,拔管时进行心电、血压监测,按压期间和完成后 30min 内密切观察心率、血压、面色、出汗等情况,准备阿托品、多巴胺等抢救药品;拔管医生按压力度适中,以能触到足背动脉波动为宜;两侧股动脉均有鞘管时,不能同时拔管、按压;伤口剧痛的患者用 2%利多卡因沿鞘管局部浸润后再拔管。②一旦发生血管迷走反应立即放低头部,偏向一侧,有呕吐者穿刺局部加压增力,防止腹压增加导致出血。给氧气吸入,遵医嘱给予 0.9%氢化钠注射液快速补液,静脉注射阿托品、多巴胺等药物。密切观察心率、心律、血压、心电图有无缺血改变等。

(5)介入术后病人第一次排大便需注意,避免因用力导致心血管事件。穿刺处加压包扎时间长或者卧床制动时间过长可导致下肢深静脉血栓形成,排便用力引起栓子脱落,可导致急性肺动脉栓塞,发生猝死。大便秘结者使用开塞露或缓泻剂。

(6)用药护理 PCI 后用药复杂,除了应用他汀类药物、β 受体阻断剂、血管紧张素转换酶抑制剂、硝酸酯类药物外,抗凝、抗血小板药物对减少术后并发症、保证 PCI 疗效十分重要,护士应保障病人准确、按时用药。①肝素及低分子肝素术后血栓形成的高危患者如弥散性病变、明显残余狭窄、置入多个支架等,给予皮下注射低分子肝素 0.4ml/12h,共 3~5d。在抗凝治疗期间要注意观察有无穿刺部位活动性血肿形成、皮肤或输液穿刺部位瘀斑、牙龈出血、血尿、黑粪等,注意观察血压、意识、瞳孔的改变,尽早发现出血先兆,及时报告医生,采取有效的治疗措施。②抗血小板药术后长期服用阿司匹林 100mg,每日 1 次。置入支架的患者加服氯吡格雷 75mg,每日 1 次,服用 9~12 个月。护士要强调该药对防止支架内血栓并发症(急性和亚急性血栓形成)的重要性,防止患者漏服。

(7)卧床不适的护理:制动导致腰背酸痛,不习惯床上进食、排便,导致焦虑、失眠、烦躁等不适。护士要多与患者交流,不设陪人时要多陪伴患者,帮助按摩身体受压部位和变换体位。

(8)心理护理和健康教育:紧急介入检查或治疗后的 ACS 患者有强烈的疾病不确定感(即缺乏确定与疾病有关事物的能力)和焦虑。他们不确定是否能够度过危机、担心出现意外,不确定手术是否对未来生活和工作存在影响,对自我的照护能力没有信心等。疾病不确定感越高的患者,其焦虑水平越高。疾病相关信息缺乏与疾病不确定感有密切关系。护士可以从减轻患者的疾病不确定感入手减轻其焦虑,鼓励患者说出自己的感受,并表示理解和肯定。术后早期的健康教育主要针对饮食、活动、出院后的自护知识(如观察病情、服药、自救、复诊)等指导在出院前进行。

二、快速心律失常射频消融术的护理

射频消融术(RFCA)是目前临床治疗快速性心律失常的最有效的方法。RFCA 是通过放入心脏的射频导管头端的电极,释放射频电能,在导管头端与局部心肌之间,这种低电压高频电能转化为热能,使靶点组织温度升高,细胞水分蒸发,产生局部凝固坏死,从而消除病灶,根治快速心律失常。具有疗效好、创伤小、复发率低的特点。

(一)RFCA 的适应证

适用于各种机制的室上性心动过速;房性心动过速;特发性室速;持续性心房颤动;预激综合征合并阵发性心房颤动和快速心室率;发作频繁、心室率不易控制的典型房扑;发作频繁、心室率不易控制的非典型房扑等。

（二）RFCA 的基本方法

首先进行心内电生理检查,明确诊断和确定合适的消融靶点,选用大头导管引入射频电流。消融左侧房室旁路时,大头导管经股动脉逆行置入;消融右侧房室旁路或改良房室结时,大头导管经股静脉置入,到达靶点并放电消融。

（三）护理

1.术前护理

(1)协助完善术前检查:安排尽快完成血、尿、便常规和常规生化(血糖、肝功能、肾功能,必要时查心肌肌酶谱等),凝血功能 4 项、肝炎病毒标志物、抗 HIV、梅毒等化验及胸片、12 导联心电图、心脏超声等检查,必要时做动态心电图、运动负荷心电图等检查。给患者讲解术前检查的意义,取得配合。

(2)术前患者准备:①术前指导护士简单介绍手术过程及术中可能的不适、需患者配合的事项。告知患者手术医生、麻醉方式。安排导管室护士术前访视患者。条件许可安排患者参观导管室环境。通过术前指导降低患者紧张和恐惧感。术前 1～2d 练习床上排便。②遵医嘱停用所有抗心律失常药物至少 5 个半衰期。术前晚睡前口服地西泮 5mg,术前 30min 肌内注射地西泮(安定)10mg。③术前 1d 沐浴,双侧腹股沟、会阴部、前上胸部、双侧颈部、腋窝备皮。检查双侧足背动脉搏动情况并记录。④术前禁食、禁水 6h,术前 30min 排空大小便。⑤确认手术协议书签字手续完善(病人及家属共同签字)后,更换消毒病员服,备好病历、沙袋、平车,护送患者入导管室。

(3)环境准备:病人去导管室后,紫外线消毒床单位和病室空气消毒。准备好心电监护仪。

2.术中护理配合

(1)亲切迎接病人,帮助摆好体位。测血压、心率、心律和呼吸频率等,记录一份 12 导联心电图,录入病人基本资料,连接电生理仪,保证接地良好。准确安放背部电极板。

(2)导管室物品准备。备好消融导管、各种电极导管、急救药物、肝素、生理盐水,多导电生理仪、射频仪、除颤器、心电图机、血压计及负压吸引器等。确保物品齐备,抢救物品处于备用状态。

(3)术中观察:①手术开始后经常询问患者有无不适,安抚患者。密切观察生命体征、一般情况、体表及心内电图。多巡视,鼓励患者说出不适,解答患者疑虑,发现异常及时提醒医生处理。②密切注意医生操作进程和意图,主动进行配合,及时发现病情变化或设备异常。在射频消融放电时,应特别密切监护生命体征,观察患者反应,并告知患者此时心前区可能有烧灼感或者刺痛,如果疼痛难忍要及时通知医护人员。③详细记录放电次数、时间、功率、电流、阻抗值、温度等参数,防止房室传导阻滞发生。如阻抗迅速升高,说明局部组织烧焦、碳化,应立即通知医生停止放电。密切观察 X 线影像有无心影扩大、心脏搏动显著减弱、肺脏有无压缩或胸腔液平等,及时发现心包填塞并发症。出现严重心律失常协助抢救。④对于手术时间较长的患者,要注意是否因出汗而脱水,注意补液速度。对于全身麻醉的患者,要注意保障呼吸道通畅,密切观察呼吸情况和血氧饱和度的变化。

(4)手术结束后再次记录 1 份 12 导联心电图。帮助医生局部包扎固定,检查静脉通路并妥善固定。将患者移动到运送床或担架上,护送其回病房。

3.术后护理

(1)患者回病室后持续心电监护 24～48h,密切观察患者神志、血压、心律、心率、呼吸等变化。少数患者偶有发作心动过速的感觉,心电图显示窦性心动过速,心率可达 100 次/min 左右,在很短时间内可以恢复正常,无需处理。

(2)观察穿刺部位有无出血、穿刺侧肢体温度及颜色、足背动脉搏动情况,并记录。穿刺动脉时沙袋加压 6h,穿刺静脉者沙袋加压 4h,术后绝对卧床 12h,术后 72h 内避免剧烈活动,防止穿刺部位出血。穿刺侧肢体给予被动按摩,防止动脉血栓及下肢静脉血栓形成。帮助患者取舒适卧位。

(3)密切观察患者有无胸痛、胸闷及呼吸困难,及时发现心包填塞、房室传道阻滞等并发症。有异常症状和心电变化及时报告医生检查和处理。

(4)遵医嘱常规应用抗生素 3～5d。

三、临时性起搏器植入术的护理

临时性心脏起搏可通过经静脉、经食道、经胸壁等途径来实现。经静脉临时心脏起搏是目前最常用的方法,用于紧急抢救心脏停搏和严重心动过缓患者。

(一)临时起搏的途径

通常采用经皮穿刺股静脉、颈内静脉、锁骨下静脉路径,在 X 线透视下(紧急或不具备条件时用心电图引导)的引导下将起搏电极送入起搏心腔(右心室心尖),最后连接电极导线近端与起搏器,起搏心内膜。临床上采用股静脉途径最多,此时下肢活动略受限制,但电极不易发生移位。

(二)临时起搏适用的临床情况

各种原因引起的心脏停搏导致的阿-斯综合征;急性心肌梗死合并房室传导阻滞或严重的缓慢心律失常药物治疗无效时;某些室速的转复;预防性临时起搏等。

(三)安置临时性起搏器的护理

1.术前护理

(1)物品准备:静脉置管穿刺包(内有必需的无菌扩张管、外套管、导引钢丝等);起搏电极(5F～7F 的双极电极)。提前做好电路导通、阻抗测试及消毒工作。体外携带式临时起搏器,注意电源更新。准备急救药物及设备。

(2)患者准备:①术前指导:给清醒患者讲解手术过程、术后注意事项,消除紧张、恐惧、焦虑等不良情绪,使患者配合治疗。②备皮:根据穿刺部位备皮。如行经胸壁起搏,电极放置前要清洁并擦干皮肤,如有胸毛应用剪除,不必剃刮,保证电极与皮肤的良好接触。

(3)检查确认是否签署手术知情同意书。

2.术后护理

(1)护士要明确临时起搏设定的频率,该起搏方式应有的心电图表现,并记录 12 导联心电图。持续监护心电变化,观察心率、心律、起搏信号,及时发现并报告医生处理与起搏相关的或其他的心律失常。

(2)随时观察脉冲发生器与电极导线的连接是否可靠,定时遵医嘱测定起搏参数并调整,以免发生起搏及感知障碍。

(3)固定好体外的起搏电极,防止意外脱落或移位。固定电极时避免任何张力。锁骨下静脉入路,用托板保持上肢伸直,股静脉入路不能下床步行。鼓励病人卧床 24～48h,平卧或左侧卧位。起搏器电极与皮肤之间予以衬垫,预防皮肤破损。

(4)体外起搏器固定在病人身体上或者床上,外用硅胶套包裹,起到绝缘作用。各种操作前事先将其安置好,以免参数被意外碰触而改变。

(5)定时观察穿刺部位有无红、肿、压痛、分泌物。穿刺部位每天消毒,更换覆盖的无菌敷料,保持局部干燥,预防感染。每天 4 次测量体温,如有体温升高立即通知医生。

(6)确保用电安全,所有使用的电器要接地良好,避免电干扰。保证病人床单位干燥。

3.停用临时性起搏器　由股静脉插入的导管一般不宜超过 2 周,防止引起静脉血栓。拔除后轻压伤口

10～15min,预防出血。放置永久性的起搏电极后,临时电极不宜立即拔除,观察病情稳定后再去除,以免急需时使用。

四、永久心脏起搏器植入术的护理

永久人工心脏起搏器植入术是将人工心脏起搏器脉冲发生器永久埋藏在患者皮下组织内,发放脉冲电流刺激心脏,使之兴奋和收缩,以代替心脏起搏点,控制心脏按脉冲电流的频率有效地搏动。永久心脏起搏器由脉冲发生器、电极及导线、电源3部分组成。

永久人工心脏起搏器植入术常用于各种原因引起的心脏起搏或传导功能障碍,如病态窦房结综合征、窦性心动过缓、高度或完全性房室传导阻滞等缓慢性心律失常。近年来也用于肥厚性心肌病、慢性难治性心力衰竭等的治疗。

(一)永久心脏起搏器植入术的术前护理

1.术前教育

(1)向病人及家属介绍起搏器植入术的目的、治疗价值和安全性,术中需要配合的地方、可能出现的不适及术后注意事项。

(2)向患者简要介绍导管室的环境、麻醉方法、手术过程、手术医生等,并告诉患者在清醒状态下接受手术。安排导管室护士术前访视,增加与患者沟通,消除其紧张情绪。

(3)指导患者适应床上用餐、排便,训练床上排便。

(4)患者因担心手术意外、起搏器失灵、术中的危险性等产生焦虑心情,护士配合医生主动与患者交流沟通,给予精神上的安慰。向患者介绍手术的重要性和技术的成熟性,鼓励患者配合手术。

2.术前准备

(1)遵医嘱留取术前常规检查标本,查血、尿、粪常规及出凝血时间、肝功能、肾功能、乙肝5项等,协助患者外出做超声心动图、心电图、胸片等检查。

(2)遵医嘱停用口服阿司匹林、华法林5～7d。

(3)皮肤清洁准备,预防切口感染。部位包括左侧颈部、左肩、左胸部、左上臂、手术部位20cm范围、会阴部、左大腿内侧。

(4)做好抗生素药物过敏试验并做好记录。

(5)术前4～6h禁食、禁水,避免术中呕吐。停用低分子肝素等抗凝剂。

(6)术前用镇静剂,使情绪安定。

(7)病人去导管室后更换消毒被服,紫外线消毒床单位和病室空气消毒。

(二)永久心脏起搏器植入术的术中护理配合

1.导管室要提前消毒,病人进入前设定好适宜的室温。

2.备齐各种急救药品。检查除颤器、临时起搏器的状态及性能,使之处于备用状态。校准生理记录仪。备齐术后监护仪等设备。

3.亲切迎接病人,减轻其紧张感,脱去多余衣物。术前即刻描记全导联心电图以备案。建立静脉通道。连接监护。

4.植入起搏器过程中,护士巡视监护,时刻注意患者的生命体征,密切心电、血压监护,记录患者的心率、心律。电极到达心室时刺激室壁可引起室早、室速甚至室颤,此时要加强监护,一旦出现意外及时处理。

5.配合临时性起搏器的连接、遵医嘱设置参数和启用。

6.配合永久起搏器参数的测定。

(三)永久心脏起搏器植入术后护理

1.保持水平体位安置患者至床上,连续心电监护,监测心率变化,注意起搏器的感知功能是否正常,有无异常心律。记录全导心电图,术后 3d 内每 6h 描记 1 次心电图,观察起搏心电图波形有无改变、脉冲信号、脉冲信号与 QRS 波群的关系,如果只有脉冲信号而其后无宽大畸形的左束支传导阻滞型的波形,提示阈值升高、电极移位或阻抗增加,应即刻报告医生,及时处理。观察体温变化,每 2h 测量体温 1 次,一旦有发热立即报告医生。

2.注意用于病人的各种电子医疗仪器接地良好。

3.局部伤口处沙袋压迫 4~6h。每天观察伤口有无红、肿、热、痛、分泌物等发炎征象,按无菌原则更换敷料。

4.起搏器安置后早期电极导管移位 90% 发生于术后 1 周内,发生的原因之一与患者起床活动过早有关。因此,患者术后体位护理非常重要。患者术后 48h 内取平卧或略向左侧卧位,其间患侧肩肘关节制动,最好用绷带固定,卧床期间腕关节以下包括手指可以活动,健侧肢体和双下肢活动、颈项活动不受限制,卧床期间护士协助生活护理,协助患者每 2h 深呼吸咳嗽 1 次。48h 后可抬高头部或半卧位,72h 后逐渐下床活动。术后第一次下床要有护士协助,动作宜缓慢,防止摔倒,下床活动幅度不宜过大。

5.术后 1 周协助医生检测起搏器的感知功能和起搏等各项参数,如电流、电阻、能量、阈值等。

(四)永久心脏起搏器植入术后健康指导

由于起搏器是植入体内的电子设备,可能受到外界的干扰发生故障,危及病人生命,护士必须做好起搏器的相关指导。

1.告知患者术后可进行一般性运动,但应避免造成胸部冲击和剧烈的甩手、外展等动作的运动,如打网球、举重、从高处往下跳,以免电极导线发生移位、断裂。

2.避免接近高压电区及强磁场如大功率发电机、变电站、电台发射器、理疗用的微波治疗仪、电刀、电钻、磁共振检查等。但家庭用电一般不影响起搏器工作,告诉患者电视机、收音机、洗衣机、微波炉、电饭煲、电冰箱、吸尘器、电动剃须刀等电器可照常使用。手提电话使用时要距离起搏器 15cm 以外(用植入起搏器的对侧肢体)。嘱病人一旦接触某种环境或电器后出现胸闷、头晕等不适应立即离开现场或不再使用该电器。

3.告知患者及家属植入起搏器的设定频率,学会自测脉搏,指导患者每天早晚各测脉搏 1 次,并注意与起搏器设定频率是否一致。若脉搏比原起搏心率少并且感觉胸闷、心悸、头晕、乏力、黑矇等应立即来医院就诊;如果脉搏与设置起搏心率一致,但患者出现心悸、头晕、易疲劳、活动耐力下降、血管搏动等不适,要警惕起搏器综合征,也应就诊。

4.外出时要携带起搏器识别卡,注明姓名、住址、联系人电话、起搏器型号、生产商、植入日期、植入医院地址、医生姓名和电话、起搏器设定频率、工作方式等,以便发生起搏器失灵等突发事件时,及时联络处理。另外,就医或通过机场安全门时,将识别卡展示给医生或检查人员,便于进行医源性的预防措施或解除金属警报以通过检查。

5.保持局部清洁、干燥,局部体表隆起处需用棉垫保护皮肤。衣着应宽大,患侧不宜过紧,以免皮损引起感染。嘱患者如发现伤口有渗液、红肿、起搏器外突等异常情况应立即就医。

6.强调术后定期复查的重要性,与医生共同制定复查时间表。出院后 1、3、6 个月各随访 1 次,测试起搏功能,以后每半年随访 1 次。告知患者及家属起搏器使用年限,接近有效期时出现脉搏减少是电池耗竭的预兆,应随时来院检测、更换起搏器。

五、主动脉内球囊反搏术的护理

主动脉内球囊反搏术(IABP)是一种有效的机械性循环辅助方法,于 1967 年首次成功应用于临床。随着技术的不断改进,IABP 成为救治心源性休克、重症缺血性心脏病的重要手段。

(一)IABP 方法和原理

1.方法　IABP 是经皮穿刺股动脉插入球囊导管,球囊置于距左锁骨下动脉远端 1~2cm 和肾动脉开口近端的降主动脉内,导管的另一端连接反搏机器。

2.IABP 治疗原理　心脏收缩期,与主动脉瓣张开同步,球囊内气体排空,主动脉压力下降,心脏射血阻力降低,心脏后负荷下降,心肌耗氧量降低,心排血量增加,改善左心室功能;心脏舒张期,球囊充气,主动脉近心端的舒张压升高,冠状动脉的灌注压及血流量增高,增加心肌供血。

(二)反搏装置和球囊导管

反搏机由监测、调控、动力部分组成。监测部分可以显示心电图、动脉血压及波形;调控部分可以选择反搏触发的方式(心电图触发和动脉压力触发),使驱动反搏与心脏搏动同步;动力部分由气体压缩机和真空泵组成,使球囊充气和排气,气体为氦气或二氧化碳气;球囊导管为一次性使用用品。导管末端有由聚氨酯材料制成的一可充盈的球囊,分单囊、双囊 2 种,目前临床多用单囊导管。球囊导管有 2.5~50ml 等不同容积,供不同体重的儿童和成人使用。

(三)IABP 适应证

1.高危病人的预防性应用,用于手术前心功能Ⅳ级、左室射血分数小于 30% 的病人。

2.心脏手术中,脱离体外循环机困难或心脏泵功能衰竭者。

3.重症冠心病行冠状动脉搭桥合并巨大室壁瘤者。

4.心脏直视术后出现顽固性低心排血量、严重心律紊乱、应用大剂量辅助心功能药物无效,血压继续下降者。

5.急性心肌梗死后有顽固性、恶性室性心律失常。

6.药物治疗无效的不稳定型心绞痛或心肌梗死后心绞痛。

7.急性心肌梗死合并室间隔穿孔或乳头肌断裂等机械并发症,严重心功能不全者。

8.心脏移植后的循环辅助。

(四)IABP 的护理

IABP 治疗的对象多为心血管危重症病人,正确的护理是 IABP 疗效的重要保障。

1.严密观察病情和 IABP 辅助循环的效果　监测生命体征,持续观察血压、心率、心律、呼吸、血氧饱和度等指标。血压回升、呼吸困难减轻、尿量增加、末梢循环变温暖、发绀减轻、血氧饱和度升高、心绞痛减轻提示 IABP 治疗有效。如果上述征象恶化,立即报告医生处理,及时调整 IABP 各项参数。如果循环功能改善,对正性肌力药物的依赖降低(多巴胺用量<5μg/(kg·min),血压稳定(收缩压>90mmHg),心脏指数>2.5L/(m2.min),排尿>1ml/(kg·h)是停用反搏的指标。

2.观察 IABP 工作状态　护士必需熟知 IABP 的工作原理和目前的工作方式及参数,掌握 IABP 仪器的警报系统,包括电源、触发、漏气、低反搏压、气源(氦气、二氧化碳气)不足,导管位置及系统报警等。在球囊反搏治疗过程中出现报警时,要立即查找原因并排除,同时报告医生,以免因 IABP 停搏过久出现血流动力学改变或血栓形成等严重后果。IABP-般选用心电图触发反搏,反搏效果有赖于 R 波振幅、心律和心率。理想的心率为窦性心律 80~100 次/min。护士要密切观察患者心电变化,特别是心律、心率及 QRS

波群的动态变化。

(1)出现报警首先观察病人,注意其一般情况和生命体征。如果病情变化导致报警立即抢救、处理。

(2)检查心电监护电极片有无脱落或接触不良。患者躁动、翻身、出汗,可使心电图电极片松脱,造成报警。护士查看后随时固定或更换电极片,以确保 IABP 有效触发。选择 T 波低平,R 波高大的导联(R 波波幅<0.5mm 不能有效触发反搏)。

(3)严重心动过速(>150 次/min)、心动过缓和 QRS 波幅多变等情况均可影响球囊反搏效果甚至停止工作,导致报警。发现心率过快、过慢,心律改变如窦性突然转为心房纤颤,应立即报告医生,及时调整充盈时间和反搏频率,达到最佳疗效。

(4)反搏前后及反搏期间压力的动态变化,反映了反搏疗效和病情的变化。动脉收缩峰压和舒张末期压反搏后较反搏前降低,而平均压上升,说明反搏有效。观察动脉收缩压、舒张压、平均压、反搏压与波形,了解反搏疗效,估计病情的好转与否,并及时反馈给医生,根据各项压力的动态变化,结合心率、尿量等指标,调整反搏压大小及反搏频率,将球囊控制在心脏舒张初期充盈、心脏收缩期前抽空。球囊充盈过早,主动脉瓣未关闭,阻碍心脏射血而增加心脏负荷,使心肌耗氧量增加;充盈延迟,舒张压升高不明显,IABP 辅助的效果降低。

3.检查 检查管路系统是否漏气,保证球囊导管的通畅,防止导管打折、移位和脱落。

(1)各班护士认真交接管道反搏压力等情况,观察各管道连接处有无松动、血液反流现象,每小时用3~5ml 肝素盐水冲洗 1 次,以免形成血栓。冲管前先抽回血丢弃,再注入肝素液,避免将气泡及血栓注入体内。

(2)妥善固定气囊导管,防止意外脱落。

(3)保持正确的体位。IABP 时病人应绝对卧床,取平卧位,穿刺侧下肢伸直。向病人说明保持下肢伸直的重要性,取得配合。翻身时下肢与躯体成一直线,幅度不宜过大,避免穿刺侧屈曲受压,保持管道通畅。

4.并发症的观察与护理

(1)下肢缺血可能的原因是:反搏球囊导管与股动脉直径不称,前者选择过粗;导管周围血栓形成阻塞股动脉;动脉痉挛;血栓脱落形成下肢动脉栓塞;术后抗凝不当;下肢活动受限,下肢被动护理欠缺等。护理措施如下。①严密观察置入导管侧的足背动脉搏动情况,下肢皮肤颜色、温度、感觉等变化并与对侧比较。发现下肢缺血情况及时报告医生处理。②冠状动脉旁路移植术后应用 IABP 的病人,检查置入反搏球囊导管侧下肢弹力绷带是否包扎过紧。在术后 6h 松解弹力绷带。③将置入反搏导管侧的下肢垫高,每 4h下肢被动运动、按摩 1 次。④病人半卧位时应小于 45°,避免屈膝、屈髋导致反搏球囊导管打折。⑤抗凝治疗中遵医嘱定时监测全血活化凝血时间,使之维持在正常的 1.5~2.5 倍,根据该结果通知医生调整肝素剂量。同时注意观察有无出血或栓塞迹象。⑥避免触发不良和循环波动引起的低反搏压等。

(2)出血及血肿形成可能原因有:放置反搏球囊导管时血管壁撕裂;拔除导管后压迫不良造成局部出血与血肿;股动脉切开放置导管时血管吻合口缝合不严;股动脉分支损伤未处理等。护理措施:拔管时手压迫止血后,穿刺侧腹股沟局部加压包扎,用 2kg 沙袋压迫穿刺部位 8~10h,下肢制动,绝对卧床 24h。出血多者注意血压、休克征象,必要时遵医嘱输液、输血,做好手术修复的术前准备。

(3)感染:置反搏导管处切口或穿刺口渗血引起继发感染或无菌操作不严格所致。护理措施:监测体温、血象的动态变化,检查穿刺部位有无渗血、红肿及分泌物。每日局部消毒,更换敷料。保持穿刺点清洁干燥,敷料被渗液、渗血浸湿时,及时更换。应用抗生素后观察疗效,效果不佳时及时报告医师修正治疗方案。

（4）球囊破裂：插入球囊导管时,尖锐物擦划球囊或者动脉壁粥样硬化斑块刺破气囊等。护理措施：观察到反搏波形消失、导管内有血液进入提示球囊破裂。出现上述情况及时报告医师,立即停止反搏,撤除导管。病情需要时,协助医师重新置入新的反搏球囊导管。

（5）动脉撕裂、穿孔：导管进入动脉夹层可直接导致动脉壁破裂；导管在夹层内充盈也可导致动脉穿孔。护理措施如下。①置入反搏导管后出现不可解释的低血容量、低血压,病人诉腰背部疼痛应考虑有动脉穿孔,出现上述情况立即报告医师。②立即执行快速输血、补液医嘱,密切监护血压等生命体征,做好急诊修复手术准备。

5.观察出血倾向　应用 IABP 期间,常规使用肝素抗凝,应密切观察出血倾向,观察穿刺处有无渗血,皮肤黏膜有无出血,有无呕血、黑粪、血尿等。

6.做好基础护理　应用 IABP 期间,保持床铺清洁干燥。每日早晚为患者做口腔护理,协助患者进食,做好皮肤护理,病情危重不能更换体位者,每隔 2h 按摩患者受压部位和腰部肌肉以减轻不适。使用充气床垫,防止压疮发生。保持病房内安静、清洁,使病人感到舒适,确保病人休息和睡眠。

（古春花）

参 考 文 献

1.张建平,雍文兴,吕娟.中西医结合急危重症学.甘肃:甘肃科学技术出版社,2015

2.徐新献,王志坦.中西医结合内科手册.四川:四川科学技术出版社,2014

3.方朝晖.中西医结合内分泌代谢疾病诊治学.北京:中国中医药出版社,2013

4.江杨清.中西医结合临床内科学.北京:人民卫生出版社,2012

5.侯恩存,梁健,邓鑫.中西医结合肿瘤临床.上海:第二军医大学出版社,2014

6.罗明,吴孝雄.中西医结合抗肝癌.上海:第二军医大学出版社,2012

7.廖玉华.心血管疾病临床诊疗思维.北京:人民卫生出版社,2013

8.杨晴.实用中医诊疗手册.北京:人民军医出版社,2015

9.陆付耳.中医临床诊疗指南.北京:科学出版社,2016

10.屠佑堂.中医实用诊疗大全.湖北:湖北科学技术出版社,2013

11.史伟,吴金玉.肾内科中西医结合诊疗手册.北京:化学工业出版社,2015

12.徐欣昌,田晓云.消化系统疾病.北京:人民卫生出版社,2015

13.陈可冀.中西医结合心血管病基础与临床.北京:北京大学医学出版社,2014

14.李云霞,王静.呼吸系统疾病.北京:人民卫生出版社,2014

15.苗阳,赵福海.冠心病中西医实用手册.北京:人民军医出版社,2012

16.张培影.心力衰竭中西医结合治疗学.北京:人民卫生出版社,2015

17.王清海.高血压中西医结合研究与临床.北京:人民卫生出版社,2016

18.熊晓玲.高血压病中西医防治.四川:四川科学技术出版社,2012

19.王振涛,韩丽华.常见心肌疾病中医治疗.北京:人民军医出版社,2014

20.张澍.实用心律失常学.北京:人民卫生出版社,2010

21.万力生,邱静宇.中医儿科诊疗思维.北京:人民军医出版社,2010

22.郑锦,陆金根,詹红生,阙华发.常用中医诊疗技术实训指南.上海:上海科学技术出版社,2013

23.吴银根,唐斌擎.肺系疾病中医诊疗思路与经验.上海:上海科学技术出版社,2016

24.吴勉华,王新月.中医内科学.北京:中国中医药出版社,2012

25.罗仁,曹文富.中医内科学.北京:科学出版社,2016

26.程丑夫.中医内科临证诀要.长沙:湖南科学技术出版社,2015

27.张伯礼.中医内科学.北京:人民卫生出版社,2012

28.李兴广,林燕.中医内科学速记歌诀.北京:化学工业出版社,2016

29.冯先波.中医内科鉴别诊断要.北京:中国中医药出版社,2014

30.田德禄,蔡淦.中医内科学(第二版).上海:上海科学技术出版社,2013

31.朴春丽.中医内科临床技能.北京:人民卫生出版社,2011

32.侯瑞祥.实用中医内科临证手册.北京:中国中医药出版社,2013

33.李军祥.中医内科学.北京:中国中医药出版社,2015

34.王新月.中医内科学.北京:中国医药科技出版社,2012

35.郝双阶.中医速记宝典.北京:人民军医出版社,2015

36.王洪武,杨日进.中医内科证治歌诀.北京:人民军医出版社,2014

37.王永炎.中医内科学.上海:上海科学技术出版社,2014

38.李乃彦.中医内科临证辑要.北京:中国中医药出版社,2013

39.黄掌欣,郭小林.泌尿科疾病用药分册.湖北:湖北科学技术出版社,2015

40.李虹,王建业.泌尿外科疾病临床诊疗思维.北京:人民卫生出版社,2015

41.庄国立,罗陆一.针灸治疗冠心病临床研究进展.实用中医药杂志,2012,28(3):185-187

42.付国春,杜宗礼,戴晓峰.中西医结合治疗糖尿病性冠心病临床观察.中医临床研究,2012,4(6):27-28